Nikolai Ivanovich Pirogov, Wilhelm August Roth, Anton Schmidt

Das Kriegs-Sanitäts-Wesen und die Privat-Hilfe

Auf dem Kriegsschauplatz in Bulgarien und im Rücken der operierenden Armee

1877-1878

Verlag
der
Wissenschaften

Nikolai Ivanovich Pirogov, Wilhelm August Roth, Anton Schmidt

Das Kriegs-Sanitäts-Wesen und die Privat-Hilfe

Auf dem Kriegsschauplatz in Bulgarien und im Rücken der operierenden Armee 1877-1878

ISBN/EAN: 9783957005212

Auflage: 1

Erscheinungsjahr: 2015

Erscheinungsort: Norderstedt, Deutschland

Hergestellt in Europa, USA, Kanada, Australien, Japan
Verlag der Wissenschaften in Hansebooks GmbH, Norderstedt

Cover: Horace Vernet "Schlacht bei Friedland"

N. PIROGOW.

DAS

KRIEGS - SANITÄTS - WESEN

UND DIE

PRIVAT - HÜLFE

AUF DEM KRIEGSSCHAUPLATZE IN BULGARIEN

UND

IM RÜCKEN DER OPERIRENDEN ARMEE

1877 — 1878.

AUS DEM RUSSISCHEN

VON

Dr. WILHELM ROTH
KÖNIGL. SÄCHSISCHEM GENERALARZT I. CL.

Dr. ANTON SCHMIDT,
KAISERLICH RUSSISCHEM STAATSRATH.

LEIPZIG,

VERLAG VON F. C. W. VOGEL.

1882.

IHRER MAJESTÄT DER KAISERIN

MARIA ALEXANDROWNA

DER ALLERHÖCHSTEN PROTECTORIN
DER GESELLSCHAFT ZUR PFLEGE VERWUNDETER
UND KRANKER KRIEGER

UNTERTHÄNIGST GEWIDMET VON

N. PIROGOW

Vorwort der Uebersetzer.

Am $\frac{23.\ \text{November}}{5.\ \text{December}}$ 1881 ist Nicolai Iwanowitsch Pirogow, betrauert von seinem Vaterlande und der Wissenschaft, aus dem Leben geschieden. Seine letzte Arbeit ist das vorliegende Werk: Das Kriegssanitätswesen und die Privathülfe während des letzten russisch-türkischen Krieges 1877 und 1878 in Bulgarien.[1]

Die hohe Bedeutung, welche dem Namen N. Pirogow in der Kriegschirurgie zukommt, rechtfertigt von selbst das Unternehmen, das jüngste Werk des berühmten Verfassers weiteren Kreisen der Fachgenossen durch die Uebersetzung aus dem Russischen zugänglich zu machen. Sowohl der Herr Verfasser wie Se. Excellenz der Herr Generaladjutant General der Infanterie von Baumgarten Seitens der Gesellschaft des rothen Kreuzes (welche das Original veröffentlicht hat) haben ihre Einwilligung hierzu ertheilt.

Wir haben uns dieser Aufgabe in der Weise unterzogen, dass der erste Theil von Wilhelm Roth, theilweise mit Unterstützung des Königl. preussischen Stabsarztes Herrn Dr. Nicolai, der zweite Theil unter Redaction von Anton Schmidt, welcher selbst am Kriege theilgenommen hat, vom Herrn Dr. Michelson übersetzt worden ist.

Aenderungen des Originals sind nur vorgenommen, wo es sich um irrthümliche Angaben handelte und dann besonders kenntlich gemacht, ausserdem wurden einige mit den Namen der Uebersetzer unterzeichnete erläuternde Anmerkungen hinzugefügt. Abweichende Ansichten sind unsererseits, wenn wir auch dieselben hatten, grundsätzlich nicht zum Ausdruck gebracht worden.

Zu dem umfangreichen Werke musste behufs einer leichteren Benutzung Einiges hinzugefügt werden, was im Original nicht enthalten ist. Vor Allem war eine Karte nothwendig. Da uns keine

---

[1] Н. Пироговъ. Военно-врачебное дѣло и частная помощь на театрѣ войны въ Болгаріи въ тылу дѣйствующей арміи въ 1877—1878 гг. С. Петербургъ 1879. 2 Bände 407 und 355 Seiten.

zur Verfügung stand, welche sämmtliche in dem Ortsregister enthaltenen Ortschaften, namentlich die Dörfer, die als Etablirungsorte von Lazarethen in Frage kamen, enthielt, so musste eine Zusammenstellung aus mehreren Karten erfolgen, welcher Arbeit Herr Richter, Zeichner im topographischen Bureau des Königl. sächsischen Generalstabes, sich mit Geschick unterzogen hat. Es sind in der Hauptsache benutzt worden: Die Generalkarte der Südosteuropäischen Halbinsel von Heinrich Kiepert, sowie die der Nationalzeitung von 1877 beigegebenen Karte des Kriegsschauplatzes vom demselben Verfasser, ferner die Karten von Donau-Bulgarien von Kanitz aus Petermann's Mittheilungen 1877, weiter die Skizzen in Mosino, das russische rothe Kreuz 1877/78 in Rumänien, sowie in dem Bericht des Stafford house committee von 1879. Besonders werthvoll für die Uebersicht der Evacuation war die vom russischen rothen Kreuz 1877 herausgegebene Karte über die sanitären Einrichtungen zur Pflege der Kranken und Verwundeten. Es kann die beigefügte Karte nur den Werth einer allgemeinen Skizze in Anspruch nehmen und als solche beurtheilt werden, zumal mehrere der darauf verzeichneten Orte auf keiner Karte aufzufinden waren, auch die verschiedene Schreibweise der Namen Irrthümer leicht möglich macht.

Weiter enthält unsere deutsche Ausgabe eine Zusammenstellung einiger Bestimmungen über die Organisation des russischen Feld-Sanitätswesens, sowie ein vollständiges Namens-, Orts- und Sachregister nebst Maass- und Gewichtsvergleichung.

Herrn Assistenzarzt 1. Cl. Dr. Gräfe vom Königl. Sächsischen Sanitätscorps sind wir für seine freundliche Unterstützung bei diesen Arbeiten zu besonderem Danke verpflichtet, denselben schulden wir auch dem Oberlazarethgehülfen H. Kirsten bezüglich der Herstellung der Manuscripte.

Wenn die Kenntniss des vorliegenden Werkes durch unsere Arbeit weiteren Kreisen erschlossen und dadurch das Loos des kranken Soldaten irgendwie verbessert würde, so haben wir den uns vorschwebenden Zweck erreicht.

Dresden und Moskau im Februar 1882.

Wilhelm Roth. Anton Schmidt.

Vorwort des Verfassers.

Auf Wunsch der erhabenen Protectorin der Gesellschaft zur
Pflege verwundeter und erkrankter Krieger kam ich einer Aufforderung dieser Gesellschaft alle Sanitätsanstalten auf dem Kriegssschau-
platze und im Rücken der operirenden Armee und zugleich auch die
Mittel für den Transport der Kranken und Verwundeten auf Landwegen und Eisenbahnen zu besichtigen nach und reiste in Begleitung
des zu mir commandirten Dr. S. Schkljärewsky am $\frac{16.}{28.}$ September
1877 zu einer vorläufigen Besichtigung der im Rücken der Armee, in
Kiew, auf den Stationen Schmerinka, Rasdelnaja, Rachny, in Tschernjatin und Severinowka befindlichen Lazarethe ab (die Odessaer Hospitäler hatte ich vor dem mir gewordenen Auftrage schon im August
gesehen).

Am $\frac{22.\ \text{September}}{4.\ \text{October}}$ reisten wir nach Rumänien ab; unterwegs besichtigten wir die uns begegnenden Sanitäts- und Militärzüge, alle Sa-
nitätsanstalten in Kischinew, Kalarasch, Gerbowez, Korneschti, Ungeni, Jassy, Bukarest, Frateschti, Putinei, Aternaz und Simniza und
am $\frac{10.}{22.}$ October fuhren wir über die Donau nach Bulgarien.

Als wir hörten, dass in der Gegend von Plewna eine Schlacht
bevorstehe, begaben wir uns über Gorny-Studen, wo wir das Kriegshospital Nr. 67 in Augenschein nahmen, zu dem Hauptquartier der
activen Armee, welches damals soeben nach der Gegend von Plewna
— nach Bogot — verlegt war. Hier von Seiner Kaiserlichen
Hoheit dem Höchstcommandirenden huldvollst empfangen, genossen
wir Hochdesselben Gastfreundlichkeit, welche uns Gelegenheit gab
Demselben unmittelbar über das Loos und die Bedürfnisse der Verwundeten und Kranken Kenntniss zu geben. In Gesellschaft des
Leibchirurgen A. L. Obermüller und seines Assistenten betheiligten
wir uns täglich an der Thätigkeit des in Bogot etwas zerstreut
liegenden temporären Kriegshospitals Nr. 69 und blieben auch dort,
so lange als die Verwundeten vom $\frac{12.}{24.}$ October von Gorny-Dubnjak
diese Etappe, welche auch als Verbandplatz diente, passirten. Mehr
als einmal hatten wir das Glück, an den Betten der Verwundeten
während der Hülfeleistung Seine Majestät den Kaiser zu sehen,

dem wir durch Seine Kaiserliche Hoheit den Höchstcommandirenden vorgestellt wurden. Ueberdies besuchten wir fast täglich die Verwundeten des Etappenlazarethes Ihrer Majestät der Kaiserin, welches zu der Zeit gleichfalls in Bogot etablirt war.

In den ersten Tagen des November reisten wir zum Zwecke der Besichtigung der Etappen, Verpflegungsstationen und Hospitäler auf dem Wege von Bogot über Poradim, Sgalewiza, Bulgareni, Gorny Studen, Dorf Pawlo nach der Stadt Bjela. Nachdem wir unterwegs Alles besichtigt und die Niederlage der Gesellschaft des rothen Kreuzes, sowie auch die beiden Kriegshospitäler Nr. 48 und 56 in Bjela selbst besucht hatten, begaben wir uns in das Hauptquartier des Thronfolgers nach Brestowez. Derselbe beehrte mich mit eingehenden Erkundigungen nach dem Eindrucke, welchen die für die Pflege der Verwundeten und Kranken dieses Krieges getroffenen Sanitätsvorkehrungen auf uns hervorgebracht hätten. Auf dem Rückwege nach Bogot unterzogen wir zwei t. Kriegshospitäler Nr. 63 und 66 einer Besichtigung, da dieselben für uns das besondere Interesse boten, dass sie die damals einzigen Hospitäler waren, welche in Bauernhäusern etablirt waren, nämlich in den Orten Letniza, Kaluger, Leschan und Bulgareni. In Bogot angelangt, brachten wir die von uns gesammelten Thatbestände zur Kenntniss Sr. Kaiserlichen Hoheit des Höchstcommandirenden, wie wir auch folgenden Herren Mittheilung davon machten: dem Chef des Generalstabes, den Generalbevollmächtigten der Gesellschaft des rothen Kreuzes in Bulgarien, dem Feld-Medicinalinspector und dem Inspector der Hospitäler. In Bogot nahmen wir wieder Theil an der Aufnahme und dem Verbinden, theilweise auch an der Abfertigung der Transporte der Verwundeten und Kranken, die von verschiedenen Punkten um Plewna, welches von unserer Armee belagert wurde, nach dem Hospital Nr. 69 gebracht wurden. Unterdessen besichtigte ich auch einige unserer Divisionslazarethe und die rumänischen Lazarethe, welche auf den Positionen um Plewna vertheilt lagen (Tutscheniza, Griwiza). Als wir am $\frac{24.\ \text{November}}{6.\ \text{December}}$ von der Katastrophe bei Elena hörten, reisten wir in Gesellschaft der Oberin der St. Georgs-Schwestergesellschaft E. P. Karzow und eines Arztes vom rothen Kreuze, Bubnow, über Lowtscha und Selwi nach Tirnowa, wo die sämmtlichen Verwundeten der Schlacht bei Elena hingeschafft worden waren.

Kaum hatten wir die Besichtigung des Kriegshospitales Nr. 62 mit seinen Kranken und Verwundeten, seiner Unterkunftsräume, welche in der Stadt selbst für die Aufnahme der Verwundeten und Kranken in den Moscheen und in gewöhnlichen Häusern hergestellt waren, sowie auch des von den Schwestern bewohnten Hauses beendet, als wir mit der Nachricht von der Schlacht am $\frac{28.\ \text{November}}{10.\ \text{December}}$

und dem Falle Plewnas überrascht wurden. Dies bewog uns unverzüglich nach Bogot zu reisen, um helfend mitzuwirken und Zeugen zu sein der angestrengten Thätigkeit des dortigen Hospitales Nr. 69, welches damals fast zum Haupt-Verbandplatze geworden war. Dieses Hospital nahm damals ununterbrochen und unter durchaus sehr ungünstigen Verhältnissen die Transporte von Schwerverwundeten von dem Schlachtfelde des $\frac{25.\text{ November}}{10.\text{ December}}$ auf. Die Anhäufung der neu ankommenden Verwundeten von Plewna, der fortgesetzte Zugang von entfernteren Transporten mit Kranken und Verwundeten von Orchanie, die eingetretene Kälte und der Anfang December reichlich tief gefallene Schnee brachten das unter Zelten liegende Hospital Nr. 69 in eine sehr schwierige Lage und erschwerten den Verkehr so hochgradig, dass wir zugleich mit Hunderten von Verwundeten, welche mit Ungeduld der Ermöglichung eines Transportes harrten, genöthigt wurden, bis zum $\frac{11.}{23.}$ December in Bogot zu bleiben. Bogot auf dem winterlichen Wege verlassend, nahmen wir die Richtung über Bulgareni nach Sistowa, wo wir am $\frac{13.}{25.}$ December anlangten, einen Tag vor Beginn des Eisganges auf der Donau. In Sistowa, wo täglich von allen Seiten Transporte von Kranken und Verwundeten — Russen und Türken — eintrafen, fanden wir sämmtliche Räumlichkeiten überfüllt. Hier wurden von uns besichtigt: das in Privathäusern und in der Moschee etablirte t. Kriegshospital Nr. 50, das Dorpater Lazareth, das Depôt der Gesellschaft des rothen Kreuzes in der Stadt selbst und das Lazareth der Anstalten der Kaiserin Maria in dem Himmelfahrtskloster (5—6 Werst von Sistowa). Am $\frac{15.}{27.}$ December erhielten wir die überraschende Nachricht, dass ein Theil der Donaubrücke durch den Eisgang fortgerissen und somit die Verbindung mit Rumänien vollkommen unterbrochen sei. Erst am $\frac{17.}{29.}$ December wurde es uns möglich auf einem Pontonboote durch die treibenden Eisschollen bis zu einer Insel in der Donau, gegenüber von Simniza, überzusetzen. Derartig war unsere ganze Reise von Bogot bis Simniza — ganz ebenso war sie für die Transporte der Kranken und Verwundeten — mit den verschiedenartigsten Verkehrshindernissen verknüpft.

Den Schlitten, auf welchem wir von Bogot abgereist waren, mussten wir in Poradim zurücklassen und in einem Postkarren, den wir auf der Station nahmen, den beispiellos zugerichteten Weg längs des Donaufers nach Sistowa zurücklegen und von hier, wie gesagt, in dem Boote bis zur Insel fahren, auf welcher wir zu Fuss bis zu dem anderen Boote gehen mussten, welches uns endlich nach Simniza brachte. In Simniza fanden wir eine ebenso furchtbare Anhäufung von Kranken und Verwundeten (mehrere Tausend), wie in Sistowa. Den Transport derselben nach Frateschti wagte man zur

Zeit nicht wegen der Kälte und des starken Schneefalles, sowie
auch wegen Mangels genügender Mengen warmer Kleidung. Wir
besichtigten hier die t. Kriegshospitäler Nr. 47 und 57, welche in
Zelten, Sappeurbaracken und Erdhütten etablirt waren, und die
Niederlage der Gesellschaft des rothen Kreuzes. Die Kälte erreichte
damals bereits 17°, um die Zelte herum und auf den Wegen lag
tiefer Schnee; wir waren genöthigt auf einem aus dem Stegreif
improvisirten Schlitten über die Etappen des rothen Kreuzes Putinei
und Aternaz nach Frateschti zu reisen, wo wir am anderen Tage
anlangten, nachdem wir unterwegs diese beiden bemerkenswerthen
Etappenanstalten der Gesellschaft des rothen Kreuzes in Augenschein
genommen hatten.

Nach Frateschti kamen wir gerade zu der Zeit, als die gefangenen Türken von Plewna in ganzen Abtheilungen daselbst einzu-
treffen begannen, welche unterwegs Hunderte von Kranken zurückliessen. Eines der t. Kriegshospitäler, Nr. 75, bezog damals die
warmen Baracken, welche S. S. POLJÄKOW in der Nähe der Station
Frateschti (am Anfange der damals immer noch nicht fertiggestellten
Frateschti-Simnizaer Eisenbahn) errichtet hatte. Der Flecktyphus
machte sich zu der Zeit schon deutlich bemerkbar, sowohl unter den
gefangenen Türken, welche neuerdings unaufhörlich eintrafen (wir
stiessen unterwegs auf etliche aus mehreren Tausend Köpfen bestehende Abtheilungen solcher, welche sich in einer höchst elenden
Verfassung befanden), als auch unter unseren Kranken und Verwundeten, gleichwie auch unter dem Sanitätspersonal der Hospitäler und
der Gesellschaft des rothen Kreuzes. Zu der Anhäufung und Stauung
der Typhuskranken gesellte sich zu der Zeit noch ein ferneres Miss-
geschick, die Unterbrechung des Verkehres auf der rumänischen
Bahn von Frateschti nach Bukarest. Die Kenntnissnahme von dem
Systeme der Sortirung der Kranken und Verwundeten und von der
Thätigkeit der t. Kriegshospitäler Nr. 46 und 75, die Besichtigung der
kürzlich in die warmen Baracken POLJÄKOW's Uebersiedelten und
die Beobachtung der Thätigkeit der Gesellschaft des rothen Kreuzes
an diesem wichtigen Platze nahm mehrere Tage in Anspruch.

Als wir weiter zu reisen beschlossen, glaubten wir uns den Weg
nach Bukarest zu erleichtern, wenn wir uns dem bereits mit Kranken
und Verwundeten beladenen Sanitätszuge Nr. 6 anschliessen würden,
fataler Weise waren wir jedoch, nachdem wir vergebens einen ganzen
Tag auf die Abfertigung des Zuges in demselben gewartet hatten,
genöthigt in einen Passagierzug umzusteigen, welcher von Schiurschewo nach Bukarest ging und uns nur bis auf die Hälfte des Weges
brachte, wo der letztere durch einen entgleisten Tender versperrt
war. Hier mussten wir durch den tiefen Schnee zu Fuss gehen, um

in einem anderen Passagierzuge Platz zu nehmen, welcher uns end-
lich am $\frac{24.\ \text{December}}{5.\ \text{Januar}}$ nach Bukarest brachte. Hier besichtigten wir wieder das t. Kriegshospital Nr. 54 in St. Pantaleon und das Nicolai-
hospital, welches nicht mehr von einem Lazarethe des rothen Kreuzes,
sondern von einer Abtheilung des t. Kriegshospitales Nr. 54 eingenommen war, die Hauptniederlage der Gesellschaft des rothen Kreuzes
und die Quartiere der barmherzigen Schwestern, sowie auch einige
leere Sanitätszüge, welche in Bukarest zusammengekommen waren,
in der Erwartung der Ermöglichung freier Bahn nach Frateschti.
Wir wurden hier auch mit den neu angekommenen Sanitätszügen
bekannt, welche in Wien angekauft und für den Wintertransport der
Kranken und Verwundeten bestimmt, bisher jedoch noch nicht in
Function getreten waren.

Bei unserer Begegnung mit dem Generaladjutanten von Drenteln
und dem Generalbevollmächtigten der Gesellschaft des rothen Kreuzes,
Richter, in Bukarest, theilten wir denselben die Eindrücke mit,
welche wir bei der Besichtigung aller der vorbenannten Anstalten
empfangen hatten, wobei wir Folgendes aussprachen: dem Ersteren
unsere offene Meinung über den Werth und die grossen Mängel der
in Frateschti neu eröffneten Poljäkow'schen Baracken und über die
drohende Gefahr der Verbreitung des Typhus infolge der ungeheuren
Anhäufung von Kranken in Sistowa, Simniza und Frateschti — und
dem Letzteren unsere Zweifel an der Zweckmässigkeit der Einrichtung des von ihm angenommenen Transportsystemes für die Ueberführung der Verwundeten von Orchanie in die in Bulgarien etablirten
t. Kriegshospitäler.

Am $\frac{27.\ \text{December}\ 1877}{8\ \text{Januar}\ 1878}$ reisten wir nach Jassy, wo wir uns wiederum
mit der Thätigkeit der Evacuationscommission des stehenden Laza-
rethes der Gesellschaft des rothen Kreuzes und der t. Kriegshospitäler Nr. 47, 74 und 81 bekannt machten, welche damals bei dem
eingetretenen Winter unter viel unangenehmeren Bedingungen thätig
waren. Wir benachrichtigten die Organe der Evacuationscommission
von der ihnen bevorstehenden schweren Zeit der Ueberführung der
ungeheuren Massen der in Bulgarien und Rumänien angehäuften,
durch Entbehrungen entkräfteten und angesteckten Verwundeten und
Kranken, die wir soeben gesehen hatten. Wie bei unserem ersten
Besuche, so auch diesmal, betheiligten wir uns an den Sitzungen
der Jassyer Evacuationscommission und erhielten von derselben einen
sorgfältig zusammengestellten statistischen Bericht über alle durch
Jassy passirten Transporte. Auf der Rückreise nach Russland über
Kischinew besichtigten wir hier wieder das t. Kriegshospital Nr. 60
und die Etablissements der Lazarethe des rothen Kreuzes in den
vom Generalbevollmächtigten gemietheten und sehr gut hergerichte-

ten Häusern. Nach unserer Rückkehr nach Russland begaben wir
uns in Begleitung des Generalbevollmächtigten der Gesellschaft des
rothen Kreuzes im Rücken der Armee, ABASA, Anfangs Februar 1878
auf die Reise zur Besichtigung der von demselben längs·der Odessa-
Elisawetgrader Eisenbahnlinie angelegten Hospitäler; die letzteren
waren für uns insofern bemerkenswerth, als dieselben in sehr schön
hergerichteten Gebäuden früher dort bestandener Militäransiedelungen
und in Bauernhäusern etablirt waren. Auf dieser Reise besichtigten
wir die mobilen Lazarethe der Gesellschaft des rothen Kreuzes in
Birsula (auf einer leeren Dampfmühle), Nowoukrajinka (in Speichern,
Magazinen, Reitbahnen der früheren Militäransiedelungen) und in
Lissaja-Gora (in Bauernhäusern). Auf der Rückreise waren wir in
Odessa, wo wir schon viele mit den Transporten aus Jassy angelangte
typhös Inficirte vorfanden. Das Hospital in der Quarantäne, das
städtische Krankenhaus, das Nowgoroder Lazareth des rothen Kreuzes,
das neueröffnete schöne Militärhospital 2. Klasse und zeitweise auch
die sehr geräumige Sortirungsbaracke der Gesellschaft des rothen
Kreuzes füllten sich mit Kranken, welche nunmehr die Stellen der
Verwundeten einnahmen.

Am $\frac{25.\ \text{Februar}}{8.\ \text{März}}$ 1878 besichtigten wir wiederum das Hospital zu
Tschernjatin, welches uns besonders dadurch interessirte, dass das-
selbe in Gebäuden etablirt war, welche nach einem Vorschlage des
Gouvernements-Medicinalinspectors, Dr. SEDERHOLM in einer local ge-
wohnten Bauart (preussisches Mauerwerk) erbaut waren. Es interessirte
uns durch Augenschein uns zu überzeugen, wie die Kranken in diesem
Etablissement den Winter ertragen würden. Es stellte sich heraus,
dass, wie wir auch erwartet hatten, die Temperatur und die Ventilation höchst befriedigend waren und die Behandlung ein gutes Resultat gab. Gleichzeitig wurde auch das Lazareth des rothen Kreuzes
in Schmerinka wieder in Augenschein genommen, welches auf 80
Betten mit einer besonderen Abtheilung für Typhöse erweitert und
dessen letztere auch schon mit Kranken belegt war. Mitte (Ende)
März endlich beschlossen wir unsere Besichtigung der Sanitätsanstalten mit einem wiederholten Besuche der Hospitäler und Lazarethe
in Kiew, wo, wie in Odessa, im Frühjahr die Typhuskranken die
Hospitalräume zu füllen begannen.

Ausser der Besichtigung der Hospitäler, Etappen, Sanitätszüge,
Consultationen in den von uns besuchten Hospitälern und dem persönlichen Antheil, welchen wir während einiger Wochen an der
Hülfeleistung für die Verwundeten bei Gorny-Dubnjak und Plewna
genommen hatten, betheiligten wir uns auch an den Sitzungen der
Comités in Odessa und Kiew bezüglich der Fragen über die Evacuation und die Wahl von Maassregeln gegen die Anhäufung der
mit Typhus Inficirten und gegen die Verbreitung desselben auf den
wichtigeren Eisenbahnlinien. Das Protokoll der Jassyer Commissions-

sitzung hatte ich die Ehre der Generalverwaltung der Gesellschaft des rothen Kreuzes noch im September 1877 zur Ansicht zu unterbreiten und die Protokolle der Odessaer und Kiewer Berathungen wurden derselben von mir im Februar und März 1878 vorgelegt. Ueber einige andere Fragen wurden von mir zwei Zuschriften aufgestellt und je nach ihrer Bestimmung übermittelt: eine aus Frateschti den Generalbevollmächtigten der Gesellschaft des rothen Kreuzes RICHTER und TSCHERKASKI und die andere aus Sistowa dem Chef des Generalstabes und dem Fürsten TSCHERKASKI. In der ersteren, welche ich persönlich im October 1877 vorlegte, war die Rede von der drohenden Unmöglichkeit von Wintertransporten und der daraus sich ergebenden absoluten Nothwendigkeit einer regelmässigen Organisation von Winterquartieren für die Verwundeten und Kranken, der Heizung und der Umgebung der Hospitalzelte mit Gräben, der rechtzeitigen Herstellung von Erdhütten und Unterkünften in bulgarischen Hütten. In der anderen, welche ich in Sistowa nach einer Berathung mit dem dortigen Gouverneur aufgestellt hatte, befürwortete ich einerseits aufs dringlichste die zeitweilige Unterbrechung der Wintertransporte nach Sistowa und die Einrichtung von Unterkommen für die Kranken in bulgarischen Dörfern bis zur Herstellung der Verbindung mit Rumänien über die Donau, und andererseits bat ich den Fürsten TSCHERKASKI als Civilgouverneur von Bulgarien die locale Gouvernementsverwaltung zu autorisiren, dass dieselbe in ungleich grösserem Maassstabe, als dies bisher der Fall, Bürgerhäuser für die Kranken zwangsweise mit Beschlag zu belegen. Diese Zuschrift wurde zugleich von mir von Sistowa aus dem Chef des Generalstabes übermittelt.

Diese kurze Zusammenstellung der von uns besichtigten Sanitätsanstalten habe ich besonders angeführt, um einen Begriff von der Menge des Materiales zu geben, welches als Grundlage für die statistischen und wissenschaftlichen Ergebnisse diente, welche aus meinem Rechenschaftsberichte hervorgehen. Was indessen die Zuverlässigkeit und den sonstigen Werth dieses Materiales anbelangt, so muss ich bemerken, dass zu der Zusammenstellung desselben ausser den persönlichen Eindrücken und vielen Notizen, welche wir während der Besuche selbst aufnahmen, uns noch dienten: 1) die statistischen Angaben, welche uns von den Evacuationscommissionen auf Grundlage glaubwürdiger Dokumente in Jassy und Frateschti übermittelt wurden, 2) die Notizen über die Formation, Einrichtung und Thätigkeit aller temporären Kriegshospitäler, welche im Verlaufe des vergangenen Feldzuges in Rumänien und Bulgarien in Action waren, die uns von den Hauptorganen dieser Anstalten überliefert waren, 3) die Notizen über Entstehung, Einrichtung und Thätigkeit der Hospitäler der Localcomités der Gesellschaft des rothen Kreuzes, 4) die allgemeinen Listen und speciellen Krankengeschichten über

die in wissenschaftlicher Beziehung wichtigsten Verwundeten und
Operirten, welche uns von den Aerzten der von uns besuchten
Hospitäler zugestellt wurden, endlich 5) Notizen, welche den Ausdruck der persönlichen Beurtheilung enthielten, auf factischen Thatsachen begründet waren und uns von mehreren Mitwirkenden aus
dem Militärressort und der Gesellschaft des rothen Kreuzes mitgetheilt wurden, sowie auch mündliche Ueberlieferungen glaubwürdiger Augenzeugen.

Allerdings können wir uns nicht mit einer unanfechtbaren Genauigkeit der von uns zusammengestellten Daten rühmen, besonders
derjenigen, welche den Theil der Verwundeten und Operirten betrifft, welche durch verschiedene Phasen des Transportes gingen und
nach entfernten Orten des Reiches evacuirt wurden; nur über die in
den Hospitälern von Bulgarien und Rumänien Gestorbenen konnten
wir zuverlässige Kenntniss erlangen. Andererseits jedoch, wenn man
in Betracht zieht, dass wir die Möglichkeit hatten, das Schicksal
einer erheblichen Anzahl der wichtigsten operativen und Verwun-
dungsfälle zu verfolgen, welche durch verschiedene Hospitalinstanzen
gingen, bis sie die schliesslichen Evacuationsstationen in Frateschti
und Jassy erreichten und ferner sogar bis in die Hospitäler im Süd-
westen Russlands, so kann man doch wohl annehmen, dass unsere
statistischen Angaben eines erheblichen Grades von Glaubwürdigkeit
nicht entbehren. Schliesslich müssen wir hoffen, dass unsere Militär-
Medicinalverwaltung sich um die Sammlung unvergleichlich zahl-
reicherer zuverlässiger und genauer Daten bemühen wird, welche
diesen wissenschaftlich wichtigen Gegenstand betreffen. In welchem
Maasse es dem kriegsstatistischen Bureau, welches sich in Sistowa
befand, möglich sein wird, diese nicht leichte Aufgabe auszuführen,
wird die Zukunft zeigen; bis dahin, hoffe ich, werden auch die von
uns mitgetheilten Ziffern die Beachtung eines Jeden verdienen, der
aus Erfahrung mit den Schwierigkeiten unserer Thätigkeit bekannt
ist. Wir haben unsererseits soweit als möglich alle Sorgfalt angewandt, um dieselben möglichst getreu und der Wahrheit nahe kom-
mend zu gestalten. Im Interesse derselben Wahrheit habe ich mir
erlaubt in meinem Berichte mit voller Offenherzigkeit alles Das
klar zu legen, was mir von dem auf dem Kriegsschauplatze Gesehenen in administrativer oder wissenschaftlicher Beziehung mangelhaft
oder fehlerhaft erschien. Ich thue dies freilich nicht um Jemand
blosszustellen, anzuschuldigen oder Jemandem Vorwürfe zu machen;
hierzu fehlt mir schon deshalb das Recht, da alles Das, was mir als
Irrthum, Fehler oder Mangel erschien, in Wirklichkeit kein solcher
sein mochte, indem mir nicht immer bis in die Einzelnheiten alle
Bedingungen und Umstände, unter denen sich diese oder jene tadelns-
werthe Maassnahme vollzog, bekannt waren. Wer aus Erfahrung
bekannt ist mit den Schwierigkeiten der Leitung, mit dem schwer-

fälligen Mechanismus der Administrationsmaschine zur Kriegszeit, der lässt sich nicht leicht zu Anschuldigungen der leitenden Persönlichkeiten hinreissen und entschliesst sich nicht sofort zum Tadel derselben für das Gehenlassen selbst gewaltiger Mängel und Lücken zur Zeit eines Krieges.

Indem ich hiermit die Einleitung zu meinem Berichte beschliesse, kann ich nicht verfehlen, meine tiefste Anerkennung und Dankbarkeit den höchsten Persönlichkeiten der Militäradministration, den Generalbevollmächtigten der Gesellschaft des rothen Kreuzes und allen Aerzten auszusprechen, welche mir bei der Sammlung des Materiales und bei meiner Information über das Detail des den Gegenstand meiner Thätigkeit bildenden Gebietes behülflich gewesen sind. Einigen derselben sind wir auch noch dadurch verbunden, dass sie uns Pferde und Fahrzeuge zur Verfügung stellten, ohne welche uns die Reisen in Bulgarien bei den damaligen Verhältnissen kaum möglich gewesen wären. Endlich bin ich auch noch dem zu meiner Begleitung commandirt gewesenen Dr. Schkljärewsky sehr zu Dank verpflichtet, indem mir derselbe die allerwirksamste Hülfe bei der Expedition erwiesen hat, sowohl persönlich, als auch bei der Zusammenstellung des Berichtes selbst, dessen statistischer Theil vornehmlich von ihm mit Sorgfalt und Sachkenntniss ausgearbeitet ist.

Ich habe meine Beschreibung des Kriegs-Sanitätswesens und der freiwilligen Hülfe auf dem Kriegsschauplatze in Bulgarien in zwei Theile getheilt. In dem ersten Theile beschreibe ich:

1) Die Unterkunft der Hospitäler auf dem diesmaligen Kriegsschauplatze im Allgemeinen; 2) unsere Kriegshospitäler im Vergleich mit den Divisionslazarethen und die Verbandplätze; ferner bringe ich 3) eine Statistik der Verluste aus Reih und Glied in den Gefechten, eine Statistik der Sterblichkeit in den t. Kriegshospitälern, das Verhältniss der Anzahl des Sanitätspersonales zu der Anzahl der Hospitallagerstellen auf unserem Kriegsschauplatze und eine allgemeine Uebersicht über die feldärztliche Thätigkeit bei der Hülfeleistung für die Kranken; 4) begutachte ich die Grundprincipien des Evacuationssystemes, wie es in diesem Kriege gehandhabt wurde, im Allgemeinen, entwickele meine Ansicht über das Evacuationssystem in unseren Kriegen mit der Türkei und beschreibe die Einrichtung der Evacuationspunkte, der Etappen und der Sanitätszüge; 5) endlich widme ich ein ganzes Capitel der Beschreibung der Grundprincipien unserer Privathülfe, ihrer Thätigkeit, ihrer Anlagen auf dem Kriegsschauplatze und im Rücken der operirenden Armee, ihrer Transportmittel und ihres Personales selbst.

Jeder dieser fünf Abschnitte hat in meinen Augen eine besondere Bedeutung.

So beweist der erste Abschnitt die Nothwendigkeit der beweglichen und improvisirten Unterkommen auf unseren Kriegsschauplätzen; der zweite stellt den schwerfälligen Mechanismus der Formirung unserer temporären Kriegshospitäler und die schreienden Mängel dieser Formationen, welche das Alpha und das Omega unseres Sanitätswesens auf dem Kriegsschauplatze bilden, dar. Die von mir in dem Abschnitte vorgeführten Geschichten einiger Kriegshospitäler sollen den ganzen Entwickelungsprocess, die verschiedenen Schicksale des Wanderlebens dieser wichtigen Formationen und ihrer Wandlungen, ihre Bedürfnisse und Entbehrungen, welchen sie auf dem Kriegsschauplatze infolge verschiedener Ursachen, der Planlosigkeit der Administration und der Unvollkommenheit der eigenen Organisation selbst, unterworfen sind, zur Anschauung bringen. Der dritte Abschnitt zeigt, wie wichtig für die Kriegs-Sanitätsadministratoren die statistische Feststellung der Verluste in den Gefechten und das Zahlenverhältniss des Sanitätspersonales zu der Zahl der Hospitalverpflegungsstellen und zu der Kopfzahl der ganzen Armee ist. In diesem Abschnitte wird auch die verschiedene Bedeutung des Sterblichkeitsprocentsatzes beleuchtet, je nachdem, wie und wo die Statistik geführt wird, — auf dem Verbandplatze, auf einer dem Schlachtfelde näheren oder von demselben entfernteren Etappe oder in einem der Evacuationslinie näheren oder mehr entfernten Hospital. In dem vierten Capitel werden die Hauptgrundsätze des Evacuationssystemes dieses Krieges einer Betrachtung unterzogen und ein Evacuationsplan vorgeschlagen, wie er mir am rationellsten erscheint. Ich als Vertreter des Krankenzerstreuungssystems trete den Utopien und Illusionen entgegen und beweise durch Thatsachen den Schaden, welcher aus falsch verstandener Humanität und aus den in unseren Kriegen nicht ausführbaren Anforderungen der Wissenschaft in Betreff der ersten Hülfeleistung und der Auswahl der Transportmittel entsteht. Endlich in dem fünften Capitel behandle ich die Grundsätze und bestimme die Bedeutung unserer Privathülfe, wie sie derselben in ihren Beziehungen zum Militär-Sanitätswesen meiner Meinung nach am meisten. entsprechen. Offenkundig lege ich ihre erheblichen Mängel dar und verweise ihre in diesem Kriege eingeschlagene Richtung, welche mir als unrichtig und als geeignet erscheint, diese wichtige Unterstützung von ihrem wahren Ziele abzulenken.

In dem zweiten Theile behandle ich ausschliesslich meine Ansichten über den chirurgischen Theil der ärztlichen Thätigkeit im letzten türkischen Kriege und bringe so weit als möglich zuverlässige statistische Resultate über den Verlauf und die Behandlung verschiedener Schussverletzungen, wobei ich namentlich auf die Brust- und Knieschüsse und die Oberschenkelschussfracturen ein besonderes Gewicht lege, als auf die zuverlässigsten Anzeichen des Fortschrittes unserer Feldchirurgie.

N. Pirogow.

I.

Vergleich des Krimkrieges und des französisch-deutschen Feldzuges mit dem letzten orientalischen Feldzuge. Unterbringung der Kranken und Verwundeten auf dem Kriegstheater: Zelte, Häuser in Städten, Dorfhütten, Erdhütten, Jurten und Baracken. Auswahl der Plätze für die Unterkunft.

Ich beginne meinen Bericht mit der Antwort auf die Frage, die mir nicht selten von verschiedenen Personen vorgelegt worden ist: Unterschied sich der eben beendete Krieg in sanitär-administrativer Beziehung vom Krimkrieg und deutsch-französischen Kriege? Diese Frage wurde mir gestellt, der ich selbst im Krimkriege an der administrativ-sanitären Thätigkeit Antheil gehabt und als Augenzeuge die Arbeit vieler sanitärer Einrichtungen in Deutschland, Elsass und Lothringen zur Zeit des deutsch-französischen Krieges kennen gelernt hatte. Diese drei Kriege lassen sich indessen billigerweise deshalb gar nicht mit einander vergleichen, weil sie unter ganz verschiedenen Bedingungen und Umständen geführt wurden. Der Krimkrieg, der sich an der Grenze unseres Reiches abspielte, war folgegemäss ein Vertheidigungs- und besonders ein Belagerungsfeldzug. Die damalige Einrichtung unseres Militär-Medicinal-Wesens war von der jetzigen qualitativ und quantitativ verschieden. Unsere Verbindungen waren wenigstens in der Umgebung des Kriegstheaters im elementarsten Zustande. Die Zahl der operirenden Armee war bei Weitem geringer, die Waffen und zwar sowohl die feindlichen wie besonders die unsrigen hatten nicht den Grad der Vollkommenheit, welcher die heutigen auszeichnet, die Verletzungen in unserer Armee waren ungleich schwerer und mörderischer, da sie im Belagerungskriege ausschliesslich durch schweres Geschütz entstanden waren. Endlich befand sich die Privathülfe damals erst in der Kindheit.

Der deutsch-französische Krieg war ein Angriffskrieg und wurde unter sehr günstigen Umständen in Gegenden mit gesundem Klima geführt, die civilisirt, reich und mit allen Hülfsmitteln versehen waren. Die deutschen und französischen Verkehrswege bildeten ein mächtiges ununterbrochenes nach allen Richtungen sich erstreckendes Eisenbahnnetz, die freiwillige Hülfe, die nicht nur im eigenen Lande, sondern über die Grenzen hinaus, sogar jenseits des Meeres thätig war, trat in diesem Kriege zum ersten Male in Europa in einer so mäch-

tigen und organisirten Weise auf, wie man sie bis dahin noch nicht
kennen gelernt hatte. Unser eben vollendeter orientalischer Feldzug
war auch ein Angriffskrieg, er wurde aber in Gegenden geführt, die
bald sumpfig und ungesund, bald rauh, bergig und im Winter kaum
passirbar waren. Auch in diesem Kriege wie in dem deutschen fand
eine langdauernde Belagerung statt, aber es war nicht eine Residenz,
nicht eine Stadt oder Festung, sondern ein ganzes Territorium von
fast 100 Werst im Umkreise und zwar unter sehr veränderlichen Verhältnissen und beim Eintritt des rauhen Winters. Die Verkehrswege
auf diesem Kriegstheater waren fast elementar und dazu war unsere
Armee von civilisirten Gegenden durch einen grossen Strom getrennt,
welcher sich durch seine Unbeständigkeit und schädlichen Einflüsse auf
die Uferterrains auszeichnet. Die Verbindungen unserer Armee durch
Rumänien mit dem Vaterlande fanden zwar durch die Eisenbahnen statt,
sie erwiesen sich aber als schlecht organisirt und ungenügend zur
Versorgung einer grossen Armee mittelst einer ununterbrochenen Zufuhr von Vorräthen. Unsere Privathülfe, die zum ersten Male in
ausgedehntem Maasse auftrat, konnte wegen der weiten Entfernungen
und ungenügenden Verbindungen nicht so sorgfältig organisirt sein,
wie wir dies im deutsch-französischen Kriege sahen. Demnach ist
der Vergleich von drei Zeitereignissen, die aus so verschiedenen Verhältnissen hervorgegangen sind, offenbar ungerechtfertigt und entzieht
sich der Kritik. Nichtsdestoweniger ist der Eindruck, den der Anblick der Sanitätseinrichtungen im Rücken der operirenden Armee
und in Rumänien im letzten Kriege auf mich gemacht hat, demjenigen
relativ gleich, welchen ich nach meinem Besuch in Deutschland,
Elsass und Lothringen 1870 hatte. Ich schreibe diesen Umstand
ausschliesslich den Sanitätseinrichtungen der Gesellschaft des rothen
Kreuzes zu. In der That waren die von derselben erbauten Baracken,
die Sortirung der Kranken, die Ventilationseinrichtungen in den zu
Lazarethen genommenen Privathäusern, die Anlegung der Abtritte,
der Ueberfluss an Vorräthen und das Zusammenwirken des Personals
fast ganz dasselbe wie in den privaten Sanitätseinrichtungen in Deutschland und in vieler Beziehung waren sie in Fragen der Hülfe bei uns
einflussreicher. Jenseits der Donau hörte freilich diese Aehnlichkeit
auf. Hier erinnerte Vieles an das Längstvergangene, von dem wir
Alle überzeugt waren, dass es nie wiederkehren würde. Der wesentlichste Unterschied zeigte sich in Bulgarien, wo unsere private Hülfe
keine besonderen Unterkünfte für die Kranken hatte, sondern sich
darauf beschränkte den Kriegshospitälern Aerzte, Schwestern, Bevollmächtigte, Vorräthe zu liefern, fliegende Sanitätsabtheilungen und
Transportmittel zu organisiren. Die Einrichtung der Unterkunft in
Hospitälern zeigte sich in Bulgarien ebenso unvollkommen, wie sie

im Krimkriege war. Alles, was ich vor mehr als 20 Jahren über die Nothwendigkeit und die Vortheile transportabler Unterkunftsmittel für die Kranken unserer Armee gesagt habe, erwies sich auch jetzt vollständig richtig. Es konnte auch nicht anders sein. Der Mangel an Unterkunftsmitteln tritt vor Allem schnell in den Vordergrund, wenn ein Krieg in einer wenig civilisirten und rauhen Gegend geführt wird. Auf diesen Umstand wies ich schon vor nicht langer Zeit in meinem Bericht über den deutsch-französischen Krieg hin. Ich rieth damals der Gesellschaft des rothen Kreuzes hauptsächlich für die Bereitstellung beweglicher und anderer Unterkünfte Sorge zu tragen und legte besonders Nachdruck auf die rechtzeitige Bereitstellung von Hospitalzelten in grossem Massstabe, da sie zur Aufbewahrung in grösserer Menge und zum Transport vorzugsweise sich eignen. (Vgl. meinen Bericht 1871, S. 142, russische Ausgabe S. 132—133.)

In der That leisteten diese Zelte im letzten Kriege, wo sie sich fast ausschliesslich in den Händen der amtlichen Krankenpflege befanden, unserer Armee einen wahren Dienst und kamen derselben ungleich mehr zu statten als im Krimkriege. Damals hatte unsere Armee ausser denselben noch viele gut eingerichte Erdhütten und solide Gebäude zum Zwecke der Unterkunft zur Verfügung, die sich nicht nur in den Sewastopol nahe gelegenen Städten, sondern auch in der belagerten Stadt selbst befanden, so das grosse Haus der Adelsversammlung, Batterien, Casernen, die amtlichen Gebäude in Simferopol etc. Im jetzigen Kriege bestand die Unterkunft fast aller Kriegshospitäler in Bulgarien fast ausschliesslich in Zelten und zwar nicht in den Hospitalzelten der früheren Zeit, von denen die grossen 60 Betten fassten bei doppelten Wänden aus Tuch und Segeltuch, sondern aus den Divisionslazarethzelten für 20 Betten mit einem doppelten Dach aus Segeltuch, an den Seitenwänden zuweilen mit einer inneren Tuchauskleidung versehen; ausserdem waren noch verhältnissmässig wenige Jurten vorhanden. Ich lernte noch eine mir bis dahin neue Eigenschaft dieser nicht nur gelegentlichen Unterkünfte kennen, nämlich die, dass sich im Winter bei einer sehr begrenzten Heizung durch eiserne oder andere Oefen ein genügender Wärmegrad in ihnen erhalten lässt. Es wird Niemand, der es nicht gesehen hat, glauben wollen, dass die Kranken, welche in Zelten bei einer Aussentemperatur von 10—17° R. Kälte lagen, eine so niedrige Temperatur der Aussenluft ohne eine besonderen Schaden ertrugen. Es war indessen so, Folgendes sind die Thatsachen:

1. Wir beobachteten in dem mit Zelten versehenen Hospital Nr. 69 in Bogot Anfang December die Temperatur mit dem Thermometer. Es zeigte sich, dass in den Zelten dieses Hospitals, welche nur unvollkommen mit Gräben umzogen, nicht mit Stroh belegt und

auch nicht überall mit Tuchauskleidungen versehen waren, die Temperatur bei einer beständigen Heizung mit ein oder zwei kleinen gusseisernen Oefen in der Nacht auf 5—3° R. Wärme fiel, während sie im Tage nach dem Grade der Heizung auf 12° R. oder höher gebracht werden konnte. Es wurde ausserdem beobachtet, dass nicht sowohl der Grad der Kälte aussen, als die Stärke und Richtung des Windes auf die Erniedrigung der Temperatur im Zelte einwirkten, zumal während der Nacht.

2. In dem ebenfalls in Zelten untergebrachten Hospital Nr. 57 in Simnitza, welches rechtzeitig gut mit Gräben umzogen und auf der ganzen Längswand mit Stroh fast einen Arschin (0,7 M.) dick bedeckt war, liess sich die Temperatur bei derselben Heizung wie in Bogot noch höher erhalten. Bei unserem Besuch im December fanden wir in diesem Hospital bei einer Kälte bis 17° R. die Luft der Zelte fast ebenso warm wie im Zimmer. Hier trug vielleicht zur Erhaltung der Wärme der Umstand bei, dass die Zelte gegen die Norm mit der fast doppelten Zahl der Kranken belegt waren, die auf Stroh und Matratzen dicht zusammen auf dem Fussboden der Zelte lagen.

3. In Frateschti bemerkte Dr. S. P. Kolomnin schon bei unserem ersten Besuch im October 1877, dass auch ohne Oefen bei einer einfachen Bedeckung der Zeltränder mit Stroh und Erde die Temperatur um 2—3° R. stieg, was sich bei der damals plötzlich eintretenden Kälte sehr fühlbar machte (s. darüber das Nähere im V. Capitel bei der Besprechung des Hospitals des rothen Kreuzes in Frateschti).

Es ist richtig, dass bei unserem ersten Besuch zu Frateschti im December bei einer Kälte von —11° R. nach dem Zeugniss des Chefarztes des Kriegshospitals Nr. 75 in den nur unten mit Stroh und Erde bedeckten Zelten bei der gleichen Heizung wie in Simnitza die Temperatur im Tage auf 2—3° R., des Nachts auf 1° R. sank. Indessen verwandte man in diesem Hospital, welches sich anschickte aus den Zelten in die warmen, von Poljäkow erbauten Baracken überzusiedeln, wahrscheinlich nicht so viel Sorgfalt auf die Heizung der — bald zu verlassenden — Zelte, wie dies bei anderen Hospitälern geschah, welche nicht eine so gute Aussicht hatten. Dies zeigte z. B. das andere in demselben Ort und daneben bestehende ebenfalls aus Zelten gebildete Hospital Nr. 46, in welchem die Temperatur bei unserem Besuche sich soweit erträglich zeigte, dass die Verwundeten bei dem zeitraubenden Wechsel der complicirten Verbände nicht über Kälte klagten.

Ein sicheres Urtheil darüber, wie weit eine zu niedrige Temperatur in den Zelten sich für die Kranken und Verwundeten schädlich zeigte, können wir deshalb nicht abgeben, weil der grösste Theil der so untergebrachten Kranken mit Ausschluss sehr schwerer Fälle verhältnissmässig kurze Zeit da blieb; die Transporte gingen bis zum Eisgang der Donau ununterbrochen und zwar nicht weniger als 2—3 mal in der Woche ab. Jeden einzelnen Kranken von der Ueberführung aus einem Zelthospital in ein anderes bis zu der Etappenstation an der Grenze zu verfolgen, war ganz unmöglich. Es konnte aber Niemand von den Hospitalärzten uns einen prägnanten Todesfall oder eine entschiedene Verschlechterung im Verlaufe einer Krankheit angeben, welche allein aus der Kälte im Zelt abzuleiten gewesen wäre. Endlich mag es ein klarer wenn auch gebieterischer Beweis für den wirklichen Nutzen der Hospitalzelte in diesem Kriege sein, dass sie unersetzlich waren und ohne sie im Winter der Untergang einer Menge Verwundeter und Kranker unvermeidlich gewesen wäre; andere wärmere Unterkünfte für Alle gab es nicht.

Ich würde indessen bedauern, wenn meine aufrichtige Ansicht von dem Nutzen und dem wirklichen Vortheil der Hospitalzelte als Unterkunft für Kranke so verstanden würde, als ob ich, für sie eingenommen, ihre Mängel verdecken wollte. Unzweifelhaft kann in der kalten Jahreszeit in offener Gegend und auf bedeutenden Höhen die Unterkunft unter einem Zelt nur geduldet werden, es ist aber auch Thatsache, dass dieses nothwendige Uebel in unseren fast immer an den südlichen und östlichen Grenzen des Reiches geführten Kriegen unvermeidlich ist. Diese vom Mittelpunkt Russlands entfernten Grenzgebiete sind grösstentheils halbwild und wenig bevölkert, und muss daher in unseren Kriegen die Verwaltung vor Allem dafür Sorge tragen, improvisirte und bewegliche Unterkunftsmittel ausfindig zu machen und bereit zu stellen. Was können Medicamente, Verbandmittel, Wäsche und sogar Lebensmittel den Kranken und Verwundeten nützen, wenn diese ohne Obdach sind? Das Klima und die anderen Verhältnisse unserer entfernten östlichen Grenzgebiete und ihrer Nachbarländer fordern auch vor Allem die Unterkunft des kranken und verwundeten Soldaten, es werden auch daher unsere Kriegshospitäler so lange ihre Bestimmung nicht erfüllen, als sie nicht mit einem erheblichen Vorrath transportabler und zweckmässiger Unterkunftsmittel versehen sind. Statt dessen waren alle Kriegshospitäler mangelhaft damit ausgestattet, indem man von der Voraussetzung ausgegangen war, in Häusern und Ortschaften Unterkommen finden zu können, d. h. in volkreichen und civilisirten Gegenden. Ich halte dies für eine sehr bedeutende Lücke in der Kriegs-Sanitäts-Verwaltung während des letzten Feldzuges.

Die früheren Hospitalzelte hatten nach meiner Ansicht den Fehler, dass sie zu gross waren (60 Betten). Im jetzigen Feldzuge war dieser Fehler bei den Zelten der Kriegshospitäler die mit denen der Divisionslazarethe identisch waren, beseitigt, wodurch sie sehr

transportabel und leicht waren. Sie hatten hierdurch indessen ihr
Tuchdach verloren, durch welches die früheren Hospitalzelte wärmer
und solider waren als die jetzigen. Mit der Leichtigkeit der jetzigen
Hospitalzelte geht der Fehler Hand in Hand, dass sie nicht fest sind,
als Beweis hierfür mögen folgende drei Fälle dienen, in welchen
Zelte durch den Wind oder das Gewicht des Schnees zusammengebrochen sind:

1. Professor S k l i f a s s o w s k i erzählt in dem Bericht über seine
Thätigkeit in Galaz: Es waren auf einem freien Platz vor der Caserne
10 Zelte aufgestellt, welche aus dem Dépôt der Intendantur zu Moskau
geliefert waren und wurden am anderen Tage die Kranken in dieselben verlegt. Ihre Benutzung sollte nicht lange dauern, durch den
starken Wind wurden einige von ihnen weggeweht und mussten in der
Nacht im Regen die Verwundeten wieder in die Säle der unglück-
seligen Caserne zurückgebracht werden (Russisches militärärztliches
Journal, Juli 1878).

2. In Frateschti wurden nach dem Bericht des Chefarztes des
Kriegshospitals Nr. 46 in der Nacht vom $\frac{23.}{4.}$ zum $\frac{21.}{5.}$ $\frac{\text{August}}{\text{September}}$ 1877
durch einen starken Sturm von 25 grossen Zelten fast alle nieder-
gerissen und 45 kleine Soldatenzelte, die nahe der Eisenbahnstation
offen standen, ganz unbrauchbar gemacht.

3. In dem Etappenlazareth Aternaz sahen wir 4 Zelte, die unter
der Last des Schnees im December 1877 zusammengebrochen waren,
glücklicherweise waren die Zelte noch leer, während man in Frateschti die Kranken heraustragen und in wenige unversehrte Unterkünfte gedrängt zusammenlegen musste.

Ausserdem hörten wir fast in jedem Zelthospital (und sahen es
auch selbst) von Zusammenfallen, Zerreissen des Segeltuchdaches und
Zerbrechen des Gerüstes bei einem oder mehreren Zelten. Die starken
Winde machen sich zumal auf ungedeckten Plätzen in den Zelten so
fühlbar, dass in einem Falle, den Prof. S k l i f a s s o w s k i beschreibt,
im Hospital zu Braila die Windseite der Zelte durch eine Bretter-
wand geschützt werden musste. Die Ursache für den Mangel an
Festigkeit muss man bei den Zelten hauptsächlich in der Schwäche
und mangelhaften Construction des Gerüstes und der Pflöcke suchen,
an welchen das Dach mit Stricken befestigt ist. Es ist hier leicht
Abhülfe zu schaffen, da es sich nur um einige technische Verbesserungen in der Construction und einige Erfahrung bei der Aufstellung
handelt. Die Zelte lassen sich leicht versetzen, doch zeigte sich im
letzten Kriege dies Verfahren oft unmöglich, weil Zeltmantel und
Stricke vereist waren. Wer die Schwierigkeit im Winter ein ver-
eistes Zelt abzubrechen und zu verpacken nicht kennt, kann sich
von der schwierigen Lage eines Untergebenen keinen Begriff machen,

welcher im Winter den Befehl erhält ein Kriegshospital unverzüglich abzubrechen und von einem Ort nach dem anderen zu verlegen, wie wir selbst im December bei 10° R. Frost und tiefem Schnee uns überzeugt haben. Die Mängel des früheren Tuchdaches scheinen uns nicht so gross, wie man sie darstellt. Die Hospitalmiasmen dürften kaum so flüchtig sein, um den Dachtheil des Zeltes zu durchdringen und zu inficiren, und zwar um so mehr als die Lüftung und Durchräucherung sehr wohl möglich und leicht ausführbar ist.

Gegenüber der wichtigen Rolle, welche die Unterkunft unter Zelten im jetzigen Kriege selbst in der rauhen Jahreszeit spielte und der Bedeutung derselben als einzigem Obdach für die Kranken, verdient gewiss die Art ihrer Heizung eine besondere Aufmerksamkeit. Die Nothwendigkeit Zelte zu heizen machte sich in Bulgarien schon recht früh fühlbar. Schon zu Anfang October 1877 dauerten im Süden die Nachtfröste an und es traten sogar am Tage so niedrige Temperaturen auf, dass das Wasser in den Pfützen fast den ganzen Mittag über gefroren blieb, wie wir es selbst bei der Durchreise durch Jassy in den letzten Tagen des September gesehen haben. In Frateschti und Gorny Studen fanden wir in demselben Monat beim Besuch der Hospitäler einige Dutzend erfrorene Füsse und Finger bei Soldaten, die vom Schipkapass herkamen, wo nach glaubwürdigen Mittheilungen schon im September der erste bedeutende Frost sich einstellte. Es waren indessen in keinem Hospital Erwärmungsvorrichtungen für die Zelte durch die Bereitstellung von Oefen vorgesehen, obwohl man gar keine andern wärmeren Unterkünfte in Aussicht hatte. Die ersten von den Zelthospitälern, die am frühesten mit gusseisernen Oefen versehen waren, waren meines Wissens die t. Kriegshospitäler Nr. 46 und 75 in Frateschti, von wo aus ich unmittelbar nach meinem Besuche an den Generaladjutanten Drenteln bezüglich ihrer sofortigen Ausstattung mit Oefen telegraphirte. Hiernach wurden allmählich, wiewohl nicht immer rechtzeitig, die unter Zelten untergebrachten Hospitäler mit transportabeln gusseisernen Oefen und eisernen Schornsteinen, die aus Rumänien eingeführt waren, versehen. Die Anfstellung dieser Oefen und Schornsteine, von denen jedes Zelt 2 hatte, bot keine Schwierigkeit. Je länger die Schornsteine sind, um so besser hält sich das Zelt warm; über Rauch und Dunst haben wir niemals klagen hören (vgl. Ueber die Temperatur der Zelte Cap. V, bezüglich des Hospitals des rothen Kreuzes in Frateschti).

Gewiss kann man mit verschiedenen und noch zweckmässigeren Methoden die Zelte heizen. In einigen, z. B. in Tirnowa und der rumänischen Ambulance bei Griwiza sahen wir auch Oefen aus Lehm mit einem eisernen Schornstein und einer kleinen Leitung. Ich glaube, dass man bei einer sorgfältigeren Vorbereitung solcher Unterkunfts-

mittel für den Winter sehr leicht lange Leitungsrohre aus Backstein
oder Ziegelstein blind oder mit Klappen versehen in die ganze Länge
des Zeltfussbodens legen und Rauchröhren mit ähnlichen Verschlüssen,
wie man sie in Orangerien und Mistbeeten hat, anbringen könnte.
Die Hauptbedingung, eine hinreichend hohe Temperatur in den Zelten
zu erhalten, besteht, wie die Erfahrung zeigt, in der ununterbrochenen Heizung der Oefen.

Ausser den niedrigen Temperaturen macht sich in Zelten im
Winter auch der Mangel an Licht fühlbar, der in einigen Fällen auf
die Heilung der Krankheiten und den physischen Zustand der Kranken
ungünstig wirkt. Es wurden auch in dieser Beziehung von den Hospitalärzten einige Versuche zur Besserung gemacht; so waren z. B. in
Simniza im Kriegshospital Nr. 57 an der Eingangsseite des Zeltes
in den Zeltwänden Rahmen mit Scheiben und sogar Thüren angebracht, welche das Oeffnen der Thürflügel aus Leinwand beim Ein-
und Ausgehen bei windigem und schlechtem Wetter beseitigten. Nach
meiner Ansicht würde es bei einiger Findigkeit leicht sein, Fenster
im Dach des Zeltes anzubringen, durch welche Regen und Schnee
nicht durchdringen könnte. Was andere bedeutendere Verbesserungen
betrifft, wie z. B. die Verwendung eines gusseisernen Gerüstes, wie
es die preussischen Hospitalzelte haben, so ist dies gewiss solide und
zweckmässig; es erhöht jedoch die Kosten und kann den Transport
der Zelte schwieriger machen. [1]

Eine weitere Verbesserung besteht in den Methoden der Behandlung des Zeltmantels, um denselben undurchdringlich für Wasser und
unverbrennlich zu machen. Es steht fest, dass das Dach unserer Hospitalzelte trotz der Doppellage bei starkem Regen Wasser durchlässt.
In dem rumänischen Lager sahen wir Hospitalzelte aus einem wasserdichten Stoff, welcher durch Eintauchen in eine Lösung von Alaun
und Silicaten hergestellt sein sollte und sich nach der Versicherung
der rumänischen Aerzte wirklich bewährte. In der rumänischen Ambulance lernten wir die Desinfection der Zelte in der Art kennen, dass
die Leinwand mittelst Verbrennen von Stroh durchräuchert wurde,
eine auch die Aufmerksamkeit unserer Aerzte verdienende Methode.

Nachdem ich alle mir bekannt gewordenen Mängel unserer
Hospitalzelte aufgezählt habe, bleibt die Beantwortung der Frage
übrig: War es möglich, im vorigen Kriege alle diese Unzuträglichkeiten zu vermeiden, oder mit anderen Worten im Winter die
Unterbringung der Kranken unter Zelten durch ein anderes Mittel zu
ersetzen? Ich habe hierauf im Allgemeinen bereits in der ersten
Hälfte des Octobers 1877 in meinem kurzen Bericht geantwortet,

---

1) Die gusseisernen Gerüste der Zelte sind in neuester Zeit wieder abgeschafft worden. W. R.

welchen ich an die Hauptbevollmächtigten der Gesellschaft des rothen Kreuzes, die Herren Richter und Fürst Tscherkaski gerichtet habe. Ich schlug darin vor (s. Beilage Nr. 1), hauptsächlich dafür Sorge zu tragen, dass Winterunterkunft für die Kranken mit Rücksicht auf die bevorstehenden Schwierigkeiten bezüglich des Transportes derselben im Winter geschafft werde und wies auf alle damals möglichen Mittel zur Erreichung dieses Zweckes hin, welche in der Benutzung der Dorfhütten und Wohnhäuser Bulgariens und Rumäniens, in der Einrichtung von Erdhütten und zweckmässigen Herrichtung von Zeltlazarethen für den Winter bestanden. Zur letzteren rechne ich die Anlegung eines ausreichenden Grabens um das Zelt und das vollständige Bedecken der unteren Ränder des Zeltmantels mit Erde, sowie das Belegen derselben mit einer dicken Strohschicht, welche von Aussen durch eingeschlagene Pfähle befestigt wird, um der Zeltwand fest anzuliegen, wie dies in den t. Kriegshospitälern Nr. 47 u. 57 geschehen war, endlich die Aufstellung eiserner Oefen. — Man könnte auch die Unterkunft im Zelt noch dadurch zu einer sicheren und wärmeren machen, dass man das Zelt in eine offene Erdhütte stellte und das Zeltdach mit einer Schicht Stroh oder Reisig bedeckte. Der Bevollmächtigte der Gesellschaft des rothen Kreuzes, Herr Pisarew, beabsichtigte, eine derartige Unterkunft herzustellen, als er sich im November in das Dorf Pawlo begab, um dort eine Erfrischungs- und Unterkunftsstation wieder einzurichten, welche durch den Hauptbevollmächtigten aufgehoben war. Hierzu wollte Herr Pisarew eine dort ausgegrabene, aber nicht vollendete Erdhütte benutzen. [1]) Es ist mir nicht bekannt, ob er in der späten Jahreszeit diese Absicht noch hat verwirklichen können.

Eine der von mir in dem obengenannten Schreiben vorgeschlagenen Maassnahmen wurde von dem Fürsten Tscherkaski beifällig aufgenommen und die sofortige Untersuchung passender bulgarischer Ansiedelungen angeordnet, welche unfern von einander in der Umgebung von Plewna gelegen waren. Der Chefarzt des t. Kriegshospitals Nr. 66 war damals gerade in seiner ihm eignen Initiative mit der Verlegung seines Hospitals aus Sistowa in das Dorf Lejan beschäftigt. Als wir dieses Hospital im November 1577 besuchten, fanden wir es schon eingerichtet. Die Kranken und Verwundeten von Plewna waren in kleinen Zahlen (zu 4—8 und mehr) in den grossen bulgarischen Hütten vertheilt, die nach ihrer Einrichtung unsern südrussischen Bauernhütten gleichen; die Kranken lagen auf der Erde und nahmen bis 60 Hütten dieses reichen, bulgarischen, katholischen Dorfes ein. — Die Ventilation war, wie in unsern Hütten,

____

1) Burzow hat im Wratsch No. 23. 1880 diese Einrichtung als besonders vortheilhaft erklärt, nur die Beleuchtung war mangelhaft.   A. S.

leicht und bequem durchführbar, und zwar um so mehr, als in vielen
derselben keine Decken sich befanden, sondern durch Dächer, die
auf der innern Seite des Strohes oder Schilfes einen Lehmbewurf
hatten, ersetzt waren. Die Kranken befanden sich unter einem solchen
Obdach sehr wohl. Nach Angabe des Fürsten Tscherkaski gab es
in der Umgebung vor Plewna in der Richtung des Weges nach der
Stadt Bjela noch umfangreichere Dörfer mit einigen Tausend Seelen,
von denen ich einige, wie Letniza und Koluger, selbst besucht habe.
In einem derselben, Letniza, wurde zur Zeit unseres Besuches ein
Obdach für die Ueberwinterung von Kranken, ausser in Bauernhütten,
in dem verlassenen, zerstörten Hause des dortigen Bey und dessen
Gesindehäusern bereitgestellt. Auf diese Weise konnten nach der
Angabe der Civilverwaltung von Bulgarien einige Tausend Kranke
und Verwundete in den verschiedenen bulgarischen Niederlassungen
und den verlassenen und zerstörten Häusern der Beys Obdach finden.
Einige Schwierigkeiten beim Transport konnten nach meiner Ansicht
nicht in Rechnung kommen, wenn es sich darum handelte, alle möglichen Mittel ausfindig zu machen, die als Obdach und Schutz gegen
die bevorstehenden Unbilden der vorgerückten Jahreszeit dienen
konnten. Ohne Zweifel haben wichtigere strategische Rücksichten die
Realisirung dieser Massnahmen verhindert und deshalb blieben die
Hospitalzelte unersetzbar. Ich muss hierzu bemerken, dass das System,
die Kranken und Verwundeten in Privatwohnhäusern unterzubringen,
durchaus nicht zu verwerfen, sondern als Grundlage der Etablirung
der Kriegshospitäler, wie schon oben angegeben, dient. So wurden
in Bulgarien gerade auf dem Kriegstheater von 3 Kriegslazarethen
Wohnhäuser benutzt: vom Hospital Nr. 50 in Sistowa, von Nr. 62
in Tirnowa und theilweise von Nr. 48 in Bjela, die fast von Anfang
des Krieges an in diesen Orten gestanden hatten. Am Ende des
Jahres war auch das Hospital Nr. 70 in Selwi in derselben Lage;
und so viel mir bekannt ist, geschah dasselbe in Gabrowa, Drenowa
und Lowtscha (Divisionslazareth). In Sistowa waren vom Hospital
Nr. 50 zur Zeit unserer Ankunft im December 55 Wohnhäuser belegt, und in Tirnowa wurde vom Hospital Nr. 62 bei unserem Besuch im November die Uebersiedelung aus den Zelten in Häuser und
Moscheen erst vorbereitet. Wenn ich auch im Allgemeinen nicht für
die Unterbringung der Hospitäler in Städten bin, so fand ich die Unterkunft in Tirnowa und Sistowa noch weniger anziehend. Professor
Sklifassowski spricht in seinem Bericht über die Schwierigkeiten,
mit denen die Hospitalverwaltung in Sistowa im August 1877 zu
kämpfen hatte, davon, dass zur Unterbringung der sich dort ansammelnden Verwundeten die zerstörten türkischen Häuser dienen mussten,
die von faulendem Schmutz überfüllt waren. Wir fanden bei unserm

Besuch im December mehr oder weniger leidliche Wohnungen, von denen einige ordentlich eingerichtet, warm und sogar nicht übel ventilirt waren. Indessen drohte jeder neue Zugang an Kranken oder jede Unterbrechung der Evacuation bei der damaligen Ueberfüllung (im December 1877 stieg die Zahl der Kranken und Verwundeten auf 3000) unvermeidlich die Entwickelung von Miasmen herbeizuführen, da von einer wirksamen Ventilation und gleichmässigen Vertheilung der Kranken in den kleinen Kammern und Harems, sowie bei den vielen todten Winkeln nicht die Rede sein konnte. Nur in zwei Privatlazarethen, dem aus Dorpat und dem evangelischen, die im besseren Theile von Sistowa in relativ grossen Häusern untergebracht waren, konnte man noch ziemlich günstige hygieinische Verhältnisse finden. Das Haus oder richtiger die Scheune, in welchem die Hospitalverwaltung gezwungen war, viele hundert täglich ankommende Kranke sowie die durch Entbehrungen erschöpften gefangenen Türken unterzubringen, bot das traurigste Schauspiel dar. Gegenüber diesem Mangel an Obdach bei dem beständigen Zuströmen grosser Transporte von verschiedenen Seiten nach Sistowa musste man nothwendig die schnelle Entwickelung von Infectionskrankheiten in der ganzen Stadt und ihre weitere Verbreitung über die Donau nach Rumänien und von da weiter nach Russland befürchten. Nimmt man hierzu noch die allgemeine Unreinlichkeit der Einwohner und die engen, gekrümmten schmutzigen Strassen von Sistowa, wo zwei gewöhnliche, zweispännige Telegen nicht an einander vorbeifahren konnten und die Krankentransporte, zumal in der Nacht, allen Verkehr aufhoben, so wird man wohl nicht anstehen, einer solchen Unterbringung in der Stadt die in den Dörfern, wo wenigstens die Hütten zerstreut liegen, vorzuziehen. Die Schwierigkeit und Unbequemlichkeit beim Transport und der Verlegung der Kranken aus den Transportfuhrwerken in die Häuser und aus den Häusern auf die Telegen hatte in der That in den bulgarischen Städten einen solchen Grad erreicht, dass ich der Hospitalverwaltung in Tirnowa vorschlagen zu sollen glaubte, die Hospitalzelte nicht vorzeitig abzubrechen. Dieselben lagen ausserhalb der Stadt auf einem weiten Weinbergsgrundstück, und war meine Ansicht, sie nach der Verlegung des Hospitals in die Stadt zur Etappenstation für die durch Tirnowa durchgehenden Transporte zu machen. Die sortirten Kranken sollten, wenn sie sich etwas erholt hätten, von dort und zwar nur am Tage in die städtischen Unterkünfte übergeführt werden, die damals ungeachtet der schon bedeutenden Kosten nicht vollständig fertig waren. Die Herrichtung der Häuser und Moscheen zur Krankenunterkunft hatte in Tirnowa im Sommer begonnen, und zu Ende November waren diese Baulichkeiten noch weit von der Vollendung ihrer Einrichtung

entfernt! — Wer es nicht mit eigenen Augen gesehen hat, kann sich
keinen Begriff von den Schwierigkeiten machen, mit denen die Aerzte,
Schwestern und das Hospitalunterpersonal bei der Ankunft der grossen
nächtlichen Transporte in den dunkeln, engen und schmutzigen Strassen
der bulgarischen Städte zu kämpfen hatten. Das Herunternehmen
der Kranken von den Telegen, das Hereintragen durch die engen
Thüren und die schmalen Treppen nahm viele Stunden in Anspruch.
Man muss in dieser Beziehung entschieden den Dörfern den Vorzug
geben, in denen der Transport der Kranken verhältnissmässig viel
einfacher und leichter vor sich geht.

Die Besorgniss vor einer unvermeidlich bevorstehenden Entwickelung und Verbreitung von Infectionskrankheiten in Sistowa beunruhigte mich so sehr, dass ich unmittelbar nach meinem Besuch
der Hospitaleinrichtungen dem Gouverneur, General Solotarew, den
Vorschlag machte, unbedingt alle Privathäuser und städtischen Baulichkeiten, die von der Hospitalverwaltung für nöthig befunden würden, zur Krankenaufnahme zur Verfügung zu stellen. Zu meiner
Genugthuung hatte der Gouverneur schon vorher die gleiche Ansicht
gehabt. Bei dieser Berathung führte ich einen wichtigen Umstand
an, welcher durch die Befragung verschiedener Personen zu meiner
Kenntniss gelangt war, nämlich die nothwendige Entfernung eines
grossen Vorraths von Artilleriegeschossen aus Sistowa, welcher sich
in einem engen und im Kreise bebauten Grundstück befand, und
ferner die Hergabe eines grossen Gebäudes zum Hospital, welches
von der Intendantur eingenommen war. Diese Maassregeln gaben die
Möglichkeit, einen grossen Raum zur Unterbringung der neu zugehenden Kranken zu benutzen, und waren in Folge der durch den Eisgang der Donau unterbrochenen Verbindung von Sistowa mit Simniza
unbedingt nöthig. Auf die Genehmigung des Gouverneurs richtete
ich an demselben Tage zwei Berichte an das Hauptquartier, nämlich
an den Chef des Stabes der operirenden Armee und den Civilgouverneur von Bulgarien. Ich legte in denselben die unbedingte Nothwendigkeit dar: a) die Wintertransporte in Bulgarien zu unterbrechen,
b) die vorgeschlagenen Massregeln für Sistowa anzunehmen, c) Bestimmungen über die Vertheilung der Kranken und Verwundeten in
den bulgarischen Dorfschaften zu treffen (siehe Beilage Nr. 2).

Die Unterbringung der Kranken in den Wohnhäusern zu Bjela,
welches wir im November 1877 besuchten, war etwas erträglicher
als zu Sistowa, weil die Ueberfüllung nicht so gross war und deshalb auch unter den Häusern eine bessere Auswahl getroffen werden
konnte. Es waren das zerstörte Haus und der Harem eines Beys
neben den Baulichkeiten belegt, wo sich im Sommer 1877 das Hauptquartier des Kaisers befand. Die Kranken lagen grösstentheils auf

der Erde und waren unter guter Aufsicht. Diese Unterkunft gehörte dem t. Kriegshospital Nr. 48 an; ein Haus enthielt die Vorräthe der Gesellschaft des rothen Kreuzes und diente als Wohnung für die Schwestern, welche die Kranken besorgten und ihnen Thee, Wein, Milch u. s. w. aus den Vorräthen des rothen Kreuzes lieferten. Wiewohl wir Bjela erst im November besuchten, hatte die Verwaltung leider die Räume in der Stadt noch nicht mit Fenstern, Oefen, Thüren u. dergl. versehen können. Die Anschläge für diese absolut nothwendigen Vorkehrungen genügten noch nicht den gesetzlichen Anforderungen und wurden deshalb bei unserer Anwesenheit noch geprüft und auf's Neue von der Hospitalverwaltung festgestellt.

Zu den Mängeln der Unterbringung eines Hospitals in Privathäusern gehört bekanntlich die Schwierigkeit einer regelmässigen Verpflegung und Aufsicht über die Kranken. Bei der grossen Ansammlung derselben in Städten und Dörfern bedarf es hierzu einer bedeutenden Zahl Hospitalpersonals, welcher Anforderung im Kriege selten in gehörigem Maasse genügt ist. Die Privathülfe ist in diesem Falle ausserordentlich nothwendig. Es kommt aber nicht selten eine Zeit, in welcher bei der ungewöhnlich grossen Fluth von Kranken und der weiten Entfernung eines Unterbringungsortes von dem andern alle Kräfte der Hospitäler und Privathülfe erschöpft werden oder überhaupt nicht mehr ausreichen. Dann tritt für die Kranken die traurige Aussicht ein, nicht nur nicht verbunden, sondern bisweilen auch nicht einmal beköstigt zu werden. Obschon wir bei unserm Besuch in Sistowa keinen einzigen solchen Fall wahrgenommen haben, so zeigte uns schon eine einfache Berechnung, dass diese Zeit für die Kranken leicht eintreten konnte, da die Pflege derselben bei der Vertheilung in 50 Häuser der Stadt schon während unseres Aufenthalts überaus schwierig war. Auf 50 Häuser mit 3000 Kranken kam nach unserer Rechnung ein Hospitalpersonal von im Ganzen 306 Köpfen, gleich 1 auf 10 Kranke. Wenn man indessen berücksichtigt, dass unter den 306 Mann der Train des Kriegshospitals mit gerechnet ist, so bleiben nur 250 im Hospital Dienstleistende, und von diesen kommen zum eigentlichen Lazarethdienst (vorausgesetzt, dass alle diese Dienstleistenden vorhanden sind) auf 3000 Kranke in der That nicht mehr als 100 Mann, und zwar nur solcher, die sich nur zur primitivsten einfachsten Hülfe eignen; von einem intelligenten Personal waren nur 56 (10 Aerzte, 16 Schwestern und 30 Feldscheerer) vorhanden. Alles in Allem macht dies mit dem Unterpersonal, welches für die Pflege nur einen höchst beschränkten Werth hatte, 150 auf 3000 aus, d. h. kaum 1 auf 20 Kranke. Bei diesem Verhältniss, welches anscheinend nicht ganz ungünstig ist, finden wir auch die Aerzte, Schwestern und Hospitalbedienten mit eingeschlossen, d. h.

es wird etwas physisch Unmögliches gefordert. In der That gestaltete sich die Sache so, dass ein Arzt auf 300 Kranke kam, die in der Stadt zerstreut waren, eine Schwester auf 200, ein Feldscheer auf 100 und vom Unterpersonal einer auf 30 Kranke! War es möglich, bei diesem Verhältniss des Personals zur Krankenzahl eine nicht nur sorgfältige, sondern überhaupt nur Pflege zu erwarten? Muss man sich da nicht wundern, dass Viele von den Aerzten zu Sistowa, wie wir uns selbst überzeugt haben, in ihren Zelten operirte, gut verbundene und vortrefflich besorgte Kranke hatten?

In den Hospitälern der Privathülfe in Russland, die nach dem System der Krankenzerstreuung eingerichtet waren, bezifferte sich, wie wir später sehen werden, das Hospitalpersonal nicht übermässig hoch, im Verhältniss zur Krankenzahl 1 : 2, d. h. gerade zehnmal höher. In einer so hülflosen Lage befanden sich auch die Kriegshospitäler in der Krim im Feldzuge von 1854 nicht. Wenn man einen Vergleich mit den Kriegshospitälern in Simferopol aus der damaligen Zeit ziehen könnte und müsste, so würde sich gewiss ergeben, dass dieselben viel glücklicher situirt waren als die in Sistowa. Trotzdem habe ich bei einer solchen Ueberfüllung mit Kranken und Verwundeten, wie in Sistowa, im Krimkriege niemals · so gute Resultate bezüglich der Heilung schwerer Wunden und Operationen beobachtet, wie bei meinem Besuch im December 1877 auf der chirurgischen Abtheilung in Sistowa [1]). So widersprechend und dabei zwecklos sind die Vergleiche!

Ich kann nicht mit Gewissheit angeben, welchen Weg mein Bericht Nr. 1 genommen hat, den ich Anfang October persönlich den Hauptbevollmächtigten, den Herren Richter und Fürst Tscherkaski, überreicht habe, und weiss darum nicht, in welchem Grade die Verwaltung es schwierig fand, die von mir vorgeschlagenen Mittel zur Vermehrung der Unterkunft für Verwundete und Kranke im Winter in's Leben treten zu lassen. Es gehörte hierzu unter Anderm auch die Bereitstellung grosser Erdhütten zu Hospitalzwecken, welche uns zur Zeit des denkwürdigen Krimkrieges von unschätzbarem Nutzen gewesen waren. Wer sich über die Einzelheiten der Einrichtung dieser damaligen unterirdischen Unterkünfte unterrichten will, kann mit grossem Nutzen die Beschreibung und Abbildung derselben in dem Bericht des Dr. A. A. Henrici einsehen [2]).

---

[1]) Bei dem Besuch des Hospitals in Sistowa fand ich in den Häusern nicht eine unreine oder diphtherische Wunde und nicht ein acut purulentes Oedem; im Krimkriege hätte ich ein solches Resultat für ein Wunder gehalten.

[2]) Gesundheit Nr. 81 u. das alte Russland 1878, beides russisch, ausserdem Petersburger medic. Wochenschrift 1878 Nr. 5 u. Roth, Jahresbericht für 1878 S. 34 (Anmerkung der Uebersetzer).

Die Erdhütten waren auch in Bulgarien nichts Neues. Beim Vorbeifahren kann man in jedem Dorfe einige Erdhütten sehen; zuweilen findet man ganze Ansiedelungen aus denselben. Ihre Anlegung in grossem Maassstabe ist auch in der That nicht schwer. Bei dem Dienst unserer Soldaten muss man sich, um ihnen keine überflüssige Arbeit zuzumuthen, zum Zweck der Herstellung grosser Hospitalerdhütten an die Einwohner selbst wenden. Bei einiger Erfahrung geht die Fertigstellung sehr schnell. Die Erde friert in Bulgarien bis zum December nicht tief; es wäre deshalb im Verlauf von zwei Monaten bei der bedeutenden Menge von Arbeitskräften möglich gewesen, sie in Menge herzustellen. Im letzten Kriege konnte man in Lagern und Biwaks fast überall einige recht geräumige Erdhütten finden, wie wir es selbst im Dorfe Sgalewiza sahen; dort hatte das t. Kriegshospital Nr. 71 bis zum Eintreffen der Zelte 20 Erdhütten (jede mit acht bis zehn Mann) belegt, welche schon früher durch das Serpuchow'sche Regiment eingerichtet waren, als es dort in Biwak stand. Der Eingang und die Decke in diese Behausung waren so niedrig, dass ich in ihr nicht gehen und stehen konnte, wenn ich mich nicht halb niederbückte. S. M. der Kaiser geruhte, nach der Angabe des Chefarztes, mehrmals die dort liegenden Kranken und Verwundeten zu besuchen. In dem Divisionslazareth in Tutscheniza und in den Positionen um Plewna sah ich russische Dampfbäder, die unsere Soldaten in den Erdhütten sehr gut ausgeführt hatten. Auf der Verpflegungsstation im Dorfe Pawlo waren drei Erdhütten, jede auf 100—150 Mann als Etappenhospital eingerichtet, von denen die eine nicht ausgebaut worden war und eine auf den Vorschlag des Bevollmächtigten Pisarew ein Hospitalzelt im Winter aufnehmen sollte. Ausserdem war in Simniza von der Gesellschaft des Rothen Kreuzes für das t. Kriegshospital Nr. 57 nach Art einer Halbbaracke eine Halberdhütte aufgeführt, die bei unserm Besuche bis 150 liegende Kranke aufnehmen konnte; dieselben waren auf der mit Stroh und Strohmatratzen bedeckten Erde gelagert. Diese Baulichkeit war bei anderthalb Arschin (1,05 M.) Tiefe und 25 Saschen (53,5 M.) Länge bedacht und seitlich mit Brettern belegt, die nur an den Rändern mit Erde beschüttet waren. Es befanden sich darin eiserne Oefen; Pritschen waren projectirt, aber nicht gemacht worden, überhaupt blieb die ganze Baulichkeit den Winter hindurch unvollendet. Das Dach liess den Regen wie ein Sieb durch, und die Temperatur war in dieser Erdhütte niedriger als in den Zelten, wie der Chefarzt des Hospitals Nr. 57 bezeugte, obwohl wir bei unserm Besuch im December sie im Gegentheil schwül fanden. Nach der Aussage desselben Arztes erwies sich diese Anlage dunkel, düster und feucht bei einem Geruch nach Erde und Staub. In Simniza sahen wir auch eine Barackenerdhütte, welche

von Sappeuren als ihr Winterquartier erbaut war, und die darauf mit
den andern Baracken als Krankenunterkunft an das Kriegshospital
Nr. 47 übergegangen war. Zu meinem Bedauern konnte ich mich
in derselben wegen der unerträglichen Schwüle und der stagnirenden
Luft, einer Folge der Ueberfüllung mit Kranken, nicht lange aufhalten. Dessen ungeachtet würde sie bei günstigeren Umständen ein
sehr erträgliches Obdach dargestellt haben, da ihre Construction der
der Baracken auf der Erdoberfläche glich. Die erwähnten, nicht
beneidenswerthen Eigenschaften der Erdhütten bei Hospitalbenutzung
dürfen nicht allen unterirdischen Unterkunftsräumen als gemeinsam
erachtet werden und fallen nur der Unzweckmässigkeit und schlechten
Construction zur Last. Im Feldzug 1854 in der Krim hatte ich mehrfach Gelegenheit, Kranke zu besuchen, welche in grossen hinreichend
durch Fenster erhellten, erwärmten und genügend ventilirten Erdhütten untergebracht waren. Auch Dr. Henrici, ein competenter
Richter in dieser Frage, bezeugt die Behaglichkeit dieser Art Obdach. Die Hauptsache ist eine rechtzeitige Fertigstellung. Die
Feuchtigkeit in den Erdhütten kann sich vermindern und sogar verschwinden, wenn man ein passendes Terrain wählt, die Wände durch
das Verbrennen von Stroh verkohlt und sie rechtzeitig gegen den
Regen durch ein Dach schützt. Wo Wald und Strauchwerk genügend vorhanden ist, kann man innen die Wände mit Holz oder
Strauchgeflecht auskleiden. Die Erwärmung lässt sich durch die
Aufstellung eiserner oder aus Lehm gemachter Oefen sichern, deren
Anbringung nach der genauen Beschreibung des Dr. Henrici nicht
schwer ist. Die Ventilation kann man durch Holzrohre, die durch
das Dach geführt werden, herstellen. Das Licht vermitteln Fenster,
die im Dach und in den an der Oberfläche hervortretenden Wänden
angebracht sind. Den Boden festigt man mit Sand und Kohle oder
durch das Abbrennen von Stroh.

Mit einem Wort, die Erdhütten hätten in unserm Kriege bei
dem Mangel eines andern Obdachs im Winter noch wichtigere Dienste
leisten können, als die Zelte; es ist nur rechtzeitige Anlage nöthig,
die im Kriege durch nichts zu ersetzen ist. Man kann auch den
Erdhütten, wie ich dies schon oben bei dem Vorschlage des Herrn
Pisarew erwähnte, noch eine andere Bestimmung geben, indem man
sie in andere Anlagen hineinstellt. Bei dieser Gelegenheit muss ich
den Vorschlag eines Ingenieurs erwähnen, der sich erbot und sogar
contractlich verpflichtete, in Erdhütten von gewissem Umfang grosse
Anlagen, nämlich Häuser aus vulcanisirten Eisenplatten, die er in
England oder Oesterreich bestellen wollte, hineinzustellen. Dieser
Contract ist jedoch aus mir unbekannten Gründen nicht zur Ausführung gelangt. Bestimmt würden solche eisernen Häuser, die in

Erdhütten lägen, jede Feuchtigkeit beseitigen und unvergleichlich behaglicher sein; aber der hohe Preis und die Schwierigkeit der Aufstellung machen bei uns im Kriege diese Art der Wohnungsanlage nicht leicht zu einer praktischen.

Von den Obdachsanlagen, welche unsern Kriegshospitälern auf dem Kriegsschauplatz in Bulgarien zur Verfügung standen, muss ich noch zwei sozusagen zufällige erwähnen. Es sind dies die kirgisischen Jurten und die Baracken. Die Geschichte der Entstehung der ersteren ist folgende: Sie sind, wie bekannt, schon in unseren Kriegen in Centralasien benutzt worden. Bereits bei der Expedition gegen Chiwa 1870 erlaubte ich mir, der Gesellschaft des rothen Kreuzes, da ich mit ihren Eigenschaften aus eigener Erfahrung nicht bekannt war, etwas Aehnliches vorzuschlagen, nämlich die Kibitken der Kalmücken zum Zweck einer transportabeln Lazarethanlage für den Winter. Ich sagte damals: Ausser den Lazarethwagen könnte man zum Muster einer transportabeln Lazarethanlage für den Winter die Kibitken der Nomaden, und zwar der Kalmücken, nehmen, in denen sie mit ihren Familien auch im Winter leben und von Ort zu Ort ziehen. In einer so schwierigen und complicirten Angelegenheit, wie es die Unterbringung unserer Kranken in der Kriegszeit ist, darf man kein Mittel verschmähen, wenn es sich auch als roh und elementar darstellt. Die aus Kibitken gebildeten Lazarethe werden trotz alledem besser sein als die Wintertransporte, wie wir sie 1855 und 1856 abgehen liessen; wo die Verwundeten und Kranken noch auf 400—500 Werst (nach Jekaterinoslaw und Poltawa) mit abgefrorenen Füssen gebracht wurden (vgl. meinen Bericht 1871 S. 147 der russischen und S. 143 der deutschen Ausgabe).

Als ich mich im Januar 1876 im Hauptquartier in Kischenew befand, hatte ich Gelegenheit, mich über die Construction und die Eigenthümlichkeiten dieser Wohnungsanlage mit einem hochbedeutenden Officier, dem Baron Kolbors [1]), zu unterhalten, welcher einige Jahre in Centralasien zugebracht und im Winter bei bedeutendem Frost in Jurten nomadisirt hatte. Er sagte mir, dass es ungeachtet des Frostes in den Jurten immer warm wäre, weil beständig auf dem Heerde Feuer unterhalten würde — so wenigstens kann man das Behältniss für die Feuerstelle nennen, welches inmitten des Zeltes in der Erde ausgegraben ist. Der Rauch des Feuers belästigte nach seiner Versicherung die Bewohner der Jurte deshalb nicht, weil er durch die Oeffnung in ihrem Dache abzog und nur den obersten Theil derselben erfüllte, während die in der Jurte wohnenden Leute, und zwar gesunde, 11 an der Zahl, auf der Erde, die mit Woilachen

---

[1]) Der Name dieses aus dem Feldzug gegen Chiwa bereits wohl bekannten Officiers ist Kaulbars; Kolbors schreibt Pirogow.　　　W. R.

bedeckt war, lagen oder sassen. Hierbei theilte mir Herr Kolbors mit, dass man nur an den Chef des Orenburgischen Bezirks zu telegraphiren brauche, um einige Jurten auf Probe zu erhalten und rieth mir unbedingt um die Hersendung eines Kirgisen mit denselben zu bitten, der mit der Aufstellung der Jurten bekannt sei. Nach seiner Angabe verstehen unsere Soldaten in Centralasien nicht, mit ihnen umzugehen; es werden deshalb die von ihnen aufgestellten Jurten leicht vom Winde umgeworfen; dagegen widerstehen die von den Kirgisen aufgeschlagenen den Steppenstürmen und halten den ganzen Winter auf einem Flecke aus. Wie von meinem im Bericht 1870 ausgesprochenen a priori gebildeten Vorschlage, so machte ich auch von den gesammten Angaben des Herrn Kolbors damals dem Feldmedicinalinspector Mittheilung. In der Folge hörte ich, dass der Organisation eines transportablen Jurtenhospitals weitere Folge gegeben worden sei, und sah endlich während meiner Besichtigung der Hospitäler 1877 selbst diese Art des Obdachs. Auf diesem oder einem andern Wege erschienen die Jurten, meines Wissens zum ersten Male in Europa, auf dem Kriegstheater. Als Wohnung für Gesunde im Biwak hat die Jurte einen unbestreitbaren Werth. Zum Beweis hierfür dient die Jurte, in welcher S. K. H. der Höchstcommandirende in Bogot mehr als zwei Monate wohnte, ohne von diesem Obdach irgend einer Gefahr bezüglich seiner Gesundheit ausgesetzt zu sein. Die Jurte S. K. H. war von aussen mit Stroh belegt, mit einem Ofen versehen und der Fussboden mit einem Teppich bedeckt; über dem Bett war im Innern noch ein Zelt aufgestellt. Die Temperatur stieg zuweilen bis auf 20 Grad. Beim Hauptquartier des Fürsten von Rumänien in Poradim waren comfortabel eingerichtete Jurten zur Unterbringung der Gäste vorhanden; ferner wohnten einige Spitzen im Stabe der operirenden Armee ebenfalls in gut eingerichteten Jurten. Ausserdem waren beim Hauptquartier mehrere Jurten für Verwundete vorhanden, welche der Höchstkommandirende seiner besonderen Aufmerksamkeit würdigte. Ich hatte Gelegenheit, in diesen Jurten zwei bei Gorni Dubniak Verwundete, die Generäle Sander und Rosenberger, beide mit Wunden des Unterleibs, zu besuchen, die später nach Russland evacuirt wurden, ferner zwei verwundete Brüder Skalon, ebenfalls später evacuirt, und den Grafen Bokrinski, der bei Etropol verwundet war und in Folge einer Schusswunde des Kniegelenks an Trismus starb. Osman Pascha wurde mit einer Wunde in der linken Wade ebenfalls in einer besondern Jurte beim Hauptquartier untergebracht, bis er mit seinem Arzt Gessler Bey nach Russland abging. Viele von den Schwestern verschiedener Genossenschaften brachten den Winter in Jurten zu, welche leider nicht hinreichend für denselben hergerichtet waren. Der Bevollmächtigte der Gesellschaft des rothen Kreuzes, Jusefowitsch, empfing uns gastfrei in seiner gut erwärmten Jurte in Simniza im December, als draussen 17 Grad Frost waren. Mit einem Wort, es ist darüber kein Zweifel, dass die Jurten im Winter im Biwak ein sehr behagliches Unterkunftsmittel abgeben. Was ihre Verwendbarkeit als Hospitalanlage für den Krieg betrifft, so bestehen darüber verschiedene Meinungen. Prof. Sklifassowski lobt im Allgemeinen die Jurten als Obdach, findet es aber im Sommer darin schwüler als in den Zelten. Die Aerzte des 56. Kriegshospitals in Bjela schrieben nach Angabe des Chefarztes den Miasmen, die sich in den Woilachen der Jurten einnisteten, das Auftreten von rosenartigen Entzündungen, Diphtheritis und Gangrän zu, die im Anfang August 1877 sich bei den in Jurten liegenden Kranken zeigten, obgleich die Verlegung der Kranken aus Jurten in Zelte diese unangenehmen Complicationen nicht beseitigte. Einige Aerzte haben bemerkt, dass nach dem Regen bei warmer Witterung in den Jurten in Folge der Ausdünstung des durchnässten Woilachs Schwüle und Feuchtigkeit entsteht und ein besonderer Woilachsgeruch sich bemerklich macht. Im Allgemeinen konnte Niemand von den Aerzten uns einen genauen Unterschied in dem Wundverlauf und der Heilung der Kranken, die in Jurten lagen, von den in Zelten beobachteten Resultaten angeben. Das nicht grosse Volumen der Jurten mit nicht mehr als acht Lagerstellen (10 sind sehr viel) dient in meinen Augen dieser Anlage eher zum Vortheil als zum Nachtheil. Hierdurch sind die Jurten bedeutend transportabler als die Zelte und lassen sich leicht wegschaffen (nach der Angabe von Augenzeugen genügen in der Steppe ein Kameel oder zwei Packpferde). Der Mangel an Ventilation in der Jurte hängt, wie es scheint, mehr von der Unkenntniss ab, mit derselben umzugehen. In Gegenden, in denen warme Nächte mit kalten abwechseln, verdienen die Jurten unzweifelhaft als Unterkunftsmittel für Kriegshospitäler eine besondere Beachtung und sollten auch im Sommer als eine gute Unterkunft für Kranke benutzt werden. Im Winter ist die Jurte, wie die Erfahrung im gegenwärtigen Kriege gezeigt hat, ohne Ofen nur wenig wärmer als die doppelten Hospitalzelte, besonders wenn der Filzmantel alt und stellenweise abgenutzt ist. Als Methode der Beheizung der Jurten war bei uns dieselbe wie in den Zelten angenommen; in diesem Punkte waren die Jurten in Bulgarien etwas anders als die kirgisischen, in denen die Ventilation mit der beständigen Heizung und Durchräucherung Hand in Hand ging. In unserer Jurte liess sich auch in der Mitte wegen der darin enthaltenen Betten oder Matrazen kein Heizungsapparat anbringen; ich habe auch die am höchsten gelegene Klappe selten geöffnet gesehen, und deshalb war die Gleichmässigkeit der Temperatur darin ebenso

schwer, wenn nicht schwerer zu erreichen als in den Zelten. Die
Festigkeit der Jurten erwies sich, so viel mir bekannt, als grösser
wie die der Zelte, und ist mir kein Fall zu Ohren gekommen, in
dem Jurten durch den Wind oder Schnee umgeworfen worden wären.[1])
Es ist dies übrigens leicht erklärlich, weil jede kleine Jurte bei
ihrem geringen Umfange, der runden Form und der diagonalen Construction des zaunartigen Gerüstes der Kraft des Windes einen grössern Widerstand entgegen zu setzen vermag als das Dach eines jeden
Hospitalzeltes mit seiner grossen Segeltuchfläche, welches der Wirkung des Windes leicht nachgiebt und, wenn es beeist ist, unschwer
zerreisst. Gestützt auf alle diese Thatsachen halte ich es für die
Medicinalverwaltung und die Gesellschaft des rothen Kreuzes in Zukunft für nothwendig, in ihren Depots einen beständigen und bedeutenden Vorrath an Jurten zu besitzen.[2])

Eine zweite gelegentliche Anlage für die Kriegslazarethe in
Bulgarien bildeten die Baracken, die wir nur in Bjela und Simniza
gesehen haben. In Bjela gehörten sie dem Kriegshospital No. 48
an, waren im Herbst schnell aus Flechtwerk, das man innen und
aussen mit Lehm beworfen hatte, aufgeführt und verdienen kaum
eine Empfehlung. Ich weiss aus Erfahrung, dass nicht nur so zu-
sammengeschmierte, sondern auch ordnungsmässig aus Holz und
Lehm erbaute Baracken in Simferopol 1855 eine Quelle verschiedener übler Folgen für die Kranken im Winter waren. Das Wasser
floss in ihnen an den Wänden, Fenstern und Thüren in Strömen
herunter; des Nachts, wenn Thüren und Fenster geschlossen waren,
sättigte sich die Luft in den Krankenräumen mit den Ausdünstungen der Kranken, und wenn die Thüren wieder geöffnet wurden,
waren die Räume mit Nebel erfüllt, der sich dann an den Wänden
niederschlug. Katarrhe, rosenartige Entzündungen und ein schlechter
Zustand der Wunden waren beständige Complicationen der andern
Krankheiten. Ich prophezeite deshalb bei meinem Besuch in Bjela
im November 1877 diesen unscheinbaren, damals noch leer stehenden
Baracken dasselbe Schicksal, gebe Gott, dass meine Prophezeiung
nicht eingetroffen ist.[3]) In Simniza sahen wir im December 1877

---

1) Neulich hörte ich, dass eine Jurte durch den darauf gefallenen Schnee
niedergeworfen worden ist (vgl. in Cap. V. das transportable Etappenlazareth
I. K. H. der Grossfürstin Thronfolger).

2) Eine eingehende Besprechung der Turkmenenzelte enthält die medicinische
Beilage des Archivs der Marine. 19. Lieferung (russisch). Einen genauen Auszug aus diesem Artikel hat Köcher in Roth. Jahresbericht über die Leistungen
und Fortschritte auf dem Gebiete des Militärsanitätswesens für das Jahr 1879
S. 95 gegeben.   W. R.

3) Leider traten diese Uebelstände sämmtlich ein, dazu noch Erfrierungen
der Gliedmassen.   A. S.

auch die Baracken des Kriegshospitals No. 47; dieselben waren auf Befehl des Generals Drenteln dem Hospital von den Sappeuren übergeben worden, welche sie für ihre eigene Winterunterkunft erbaut hatten. Es waren dies hölzerne Baracken, die mit eisernen Oefen geheizt wurden und die bekannten Unzuträglichkeiten derartiger Anlagen zeigten. Bei der damaligen Anhäufung von grösstentheils nur leicht Kranken, die dicht gedrängt auf Pritschen lagen, bei dem Mangel an Luftabzügen und bei Ventilationseinrichtungen, die nur in Klappfenstern bestanden, war die Luft in diesen Baracken in der That unerträglich. Mir schwindelte im Kopf bei der erstickenden Schwüle, als ich durch die Baracke zwischen den dichten Krankenreihen durchging. Nachdem ich an mir selbst den nachtheiligen Einfluss eines auch nur kurzen Aufenthalts in der Baracke erfahren hatte, rieth ich den Aerzten und dem Officier, welcher die Evacuation zu leiten hatte, eindringlich, sofort täglich die Baracken von Kranken frei zu machen. Hierzu sollte ihnen, da sie fast Alle gehen konnten, zu einem Spaziergange in freier Luft für wenigstens eine oder zwei Stunden Schuhwerk und warme Kleidung verabfolgt werden. Ich schlug vor, solche Spaziergänge täglich zweimal machen zu lassen und unterdessen die Luft in den Baracken durch Oeffnen aller Fenster und Thüren zu reinigen. Von einer vollständigen Evacuation des Hospitals konnte damals nicht die Rede sein, weil der Weg zwischen Simniza und Frateschti verschneit war und keine Transporte zuliess. Ich glaube, dass eine solche Art von Gebäuden, wie die Baracken in Simniza, bei Hospitälern sich nur für Maroden- und Reconvalescentendepots eignen, und dies nur unter beständiger Durchführung täglicher Spaziergänge bei völliger Räumung und Lüftung der Baracken. Nach meiner Ansicht ist bei Ueberfüllung der Kriegshospitäler die vorschriftsmässige Einrichtung von Spaziergängen für die Kranken, welche gehen können, im Sommer wie Winter überhaupt nothwendig und könnte bei allen Arten von Krankenräumen die Regel sein, besonders aber bei der Benutzung von Häusern, Baracken und Erdhütten. Sowohl die Kranken wie die Baulichkeiten würden davon Nutzen haben. Man muss dann aber auch der Hospitalverwaltung die Ausgabe von Kleidung und Schuhwerk erleichtern. — Ueber die von Poljäkow in Frateschti aufgeführten Baracken spreche ich weiter unten.

Wenn wir nach der Betrachtung der verschiedenen Systeme der Krankenunterkunft in den Kriegshospitälern auf dem Kriegsschauplatz uns fragen, welchem von ihnen die Kriegshospitäler den Vorzug geben müssten, und welches sie bei einem ungewöhnlich glücklichen Zusammentreffen von Umständen alle anwenden könnten, so antworte ich darauf, dass man von allen Arten des Obdachs Nutzen ziehen muss, und, wenn dies nicht angeht, so doch von keiner zur Verfügung stehenden absehen darf, da alle unter verschiedenen Verhältnissen auf dem Kriegsschauplatz ihren Werth haben können. Es müssen indessen die Verwaltung und der Chefarzt des Hospitals sie zur rechten Zeit auszunützen wissen. Wenn ein Vorrath von Zelten vorhanden ist, so hat ihnen die Leitung der Hospitäler im Sommer unbedingt vor allen andern Arten des Obdachs den Vorzug zu geben. Hierzu gehört seitens des Chefarztes und des Verwaltungschefs, dass sie auch mit der technischen Aufstellung eines Zelthospitals bekannt sind, gar nicht zu gedenken einer genauen Information über den guten Zustand des Zeltmaterials [1]) und auch z. B. darüber, dass das Segeltuch, das Soldatentuch und das Holzwerk nicht verfault und durch die Zeit und Transport verdorben sind. Wenn z. B. der Arzt und der Verwaltungschef nicht wissen, dass die Pflöcke (Heringe) gut eingeschlagen, die Stricke gehörig angezogen und die Unterlagen ausreichend, zuweilen durch Eisen befestigt sein müssen, so stürzt gewiss ihr Zeltlazareth beim ersten starken Winde wie ein Kartenhaus zusammen — es ist dann aber nicht die Schuld des Systems, sondern des Mangels an Wissen und Erfahrung. Noch wichtiger ist die Kenntniss der örtlichen Verhältnisse, von welcher gerade die Auswahl des Platzes für die Aufstellung abhängt. Wenn der Arzt und der Verwaltungschef sich nicht bei allen Einwohnern nach der herrschenden Windrichtung erkundigen und deshalb mit der Wirkung des Windes auf die verschiedenen Zeltseiten unbekannt sind, so bleibt das Zelthospital möglicherweise nicht lange stehen, wiederum ohne die Schuld des Systems. Welche wichtige Rolle die Auswahl des Platzes spielt, erfahren wir z. B. aus der Geschichte der t. Kriegshospitäler No. 46, 51, 56 und 69 (vgl. Cap. II). Es wird indessen hierbei noch vieles unbekannt und zweifelhaft bleiben. So hörten wir bei dem Besuch der Kriegshospitäler zwei verschiedene Ansichten darüber, ob man ein Hospital direct auf dem Rasen oder einem mit Gras bewachsenen Platz aufschlagen könne, oder ob es nöthig sei, zuvor den Rasen wegzunehmen und die Zelte auf die blosse Erde zu stellen, indem man sich darauf stützte, dass eine solche Erdoberfläche weniger zur Absorption geeignet sei. Wir sahen ferner in Sgalewiza und an andern Orten Zelte auf einer Wiese aufgeschlagen (Hospital No. 71). Nach meiner Ansicht ist es indessen bei Weitem sicherer, nach und nach die Zelte auf neue unbenutzte Plätze zu stellen, da sich, wenn ein Zeltlazareth immer auf demselben Fleck stehen bleibt, die Erdoberfläche, sie sei, wie sie wolle, unver-

---

1) Die Hälfte der nach Galaz gesendeten Zelte zeigte sich unbrauchbar: sowohl das Segeltuch wie das Tuchfutter und die Holztheile waren verfault. S. militärärztl. Journal 1878, Juli, Artikel des Prof. Sklifassowski S. 149 (russisch).

meidlich mit verschiedenen Arten schädlicher Flüssigkeiten vollsaugt. Eine solche Umstellung der Zelte wurde im November beim t. Kriegshospital No. 63 in Bulgareni vorgenommen. In welchem Grade diese Maassregel nothwendig ist, sehen wir aus den Mittheilungen des Chefarztes des Hospitals No. 56. Derselbe giebt an, dass auf den Beschluss der Aerzte in Bjela zu Ende August die Versetzung des ganzen aus Zelten und Jurten bestehenden Hospitals No. 56 auf eine neue Stelle als nothwendig erachtet wurde, um die schon bei den Verwundeten entwickelte Diphtherie, rosenartigen Entzündungen und Gangrän zu vernichten, und dass diese Maassregel sehr schnell einen günstigen Erfolg hatte. Vielleicht ist es richtig, bei einer solchen allmählichen Umsetzung der Zelte lieber die Grasdecke auf der Erde zu lassen, als den Boden nur mangelhaft fest zu stampfen. Zum guten Feststampfen fehlten unsern Kriegshospitälern die Arbeitskräfte. Uebrigens kann man eine genaue Beobachtung der Hospitalhygieine im Kriege nicht verlangen. Oft werden die Kriegshospitäler und Divisionslazarethe unbedingt genöthigt sein, frühere Lagerplätze zu benutzen. So standen in Simniza die Kriegshospitäler No. 74 und 57 nach der Angabe eines Commandeurs auf demselben Platze, auf dem nicht lange vorher eine Menge Truppen und Trains untergebracht waren. Nach der Mittheilung des Professor Markownikow waren die Kriegslazarethe zu Frateschti auf einer Stelle etablirt, auf welcher eine Masse weggeworfener Reste von Lebensmitteln und faulen, widerlichen Zwiebacksvorräthen lag. Die Nachbarschaft eines grossen Flusses und besonders eines solchen, wie der Donau, kann ebenfalls die in seiner Nähe liegenden Hospitäler schädlich beeinflussen, wie dies z. B. bei dem Kriegshospital No. 51 in Galaz der Fall war. Man theilte uns beim ersten Uebergang über die Donau im December 1877 mit, dass von den Kommandos, welche die Posten am Strom besetzten, 80% an verschiedenen Fiebern erkrankten. Nicht weniger nachtheilig erweist sich die Etablirung eines Hospitals in Niederungen und dem Wasser nahe gelegenen Thälern. Das Hospital No. 56 in Bjela lag im Juli 1877 in einem Thale nahe dem Flusse Jantra, musste aber im August auf eine andere höher gelegene Stelle übersiedeln, wo wir es auch im November 1877 vorfanden. Die in den Niederungen herrschenden Nebel sowie die Schneeverwehungen im Winter machen eine solche Lage immer zu einer für ein Hospital ungünstigen; es trifft sich aber nicht selten, dass man sich beim Aufschlagen von Zelthospitälern unmöglich den örtlichen Verhältnissen anpassen kann. Allen, die es erlebten, wird der undurchwatbare, klebrige Koth unvergesslich bleiben, welcher das ganze Hospital No. 69 und sogar das Hauptquartier in Bogot während des Herbstes 1877 umgab. Hier war es gewiss unmöglich, eine andere günstigere Oertlichkeit ausfindig zu machen. Es ist übrigens immer angängig, ein Hospital so aufzuschlagen, dass die herrschenden Winde nicht direkt durch die Eingangsöffnungen der Zelte die Kranken und nicht in einer geraden, sondern schrägen Richtung die Zeltoberfläche treffen. Dieselbe muss in einem Winkel zum Winde stehen. Es ist ferner stets möglich, einen passenden Platz für die Abtritte zu finden, wenn man auch zugeben muss, dass ihre Anlegung in Zelthospitälern eine recht schwierige Aufgabe ist. Sind sie zu weit entfernt, so zeigen sich gewiss in sehr kurzer Zeit Verunreinigungen in der Nähe der Zelte; bringt man sie zu nahe an, so machen sie sich bald durch ihren Geruch den Kranken und dem Personal bemerklich. Nur die Bekanntschaft mit der herrschenden Windrichtung und der Neigung und den Eigenschaften des Terrains vermag dem schädlichen Einfluss der Aborte auf die Menschen durch Luft- und Bodenverunreinigung vorzubeugen. Es versteht sich von selbst, dass hierbei auch die hospitalpolizeiliche Aufsicht über die Kranken und das Unterpersonal eine bedeutende Rolle spielt. Letzteres muss die Gruben unausgesetzt und sorgfältig mit frischer Erde beschütten, bezüglich mit andern gerade vorhandenen Desinfectionsmitteln. Ich erwähne hierbei die Leichenkammern der Kriegshospitäler. Wie löblich auch das Streben der Aerzte nach wissenschaftlichen Forschungen ist, so muss man doch die Ueberfüllung des Zeltes oder Schuppens tadeln, in denen sich Leichen befinden und Obductionen vorgenommen werden, da Ueberreste der Eingeweide und verschiedener Unreinigkeiten, sowohl den Kranken wie den Aerzten im höchsten Grade schädlich werden, ja zuweilen als Mittel der Ansteckung dienen können. Ich erwähne dies bei der Erinnerung an die Leichenkammer in Bogot, in welche den Einwohnern und Vorübergehenden die Einsicht freistand, und wo die Sectionen gewissermaassen öffentlich gemacht wurden.

Eine noch grössere Aufmerksamkeit und Voraussicht wird von Seiten der Hospitalverwaltung verlangt, wenn sie zum Unglück für die Kranken nicht rechtzeitig mit den Mitteln zur Einrichtung der Zelte und Erdhütten für den Winter versehen ist. Ich führte schon an, welche Massregeln in dieser Richtung die Aerzte in Frateschti und Simniza trafen. Sie bedeckten rechtzeitig schon im October ihre Zelte mit seitlichen Strohlagen, zogen Gräben herum, liessen Oefen setzen, und Dank ihrer Vorsicht führten sie zum ersten Male wenn auch in primitiver Weise, den Beweis, dass unsere Zelthospitäler im äussersten Falle auch während des Winters bestehen können. Was die Einrichtung der Hospitalerdhütten betrifft, so hätte ihre rechtzeitige Fertigstellung für den Winter durch die Hospitalverwaltung nur in dem Falle erfolgen können, dass ein genügender

Vorrath des dazu Nothwendigen vorhanden gewesen wäre. Dies sollten wir leider nicht erreichen. Es scheint mir, dass man viel Vertrauen in die Versprechungen einiger Lieferanten setzte, durch welche unsere höhere Administration zu der sichern Annahme veranlasst wurde, dass im Anfang des Winters unsere Kriegshospitäler in Bulgarien und an der Grenze Rumäniens in schon fertige, solide, warme Baracken und im Ausland bestellte eiserne Häuser übersiedeln könnten. In der That sahen wir bei unserm ersten Besuch in Frateschti Anfang October 1877 die Gerippe von Baracken, welche Herr Poljäkow um das Kriegshospital No. 75 aus dem Material der Wiener Weltausstellungsgebäude errichtet hatte. Dasselbe bestand aus eisernen Gerüsten für Gebäude von einem Geschoss und von drei Geschossen und aus Brettern zu Doppelwänden. Der Erbauer klagte über die Schwierigkeit der Heranführung des Materials aus dem Auslande. Als wir auf der Rückkehr Frateschti Mitte December besuchten, waren die Baracken eben beendet; die Kranken blieben aber, so viel ich darüber hörte, nicht länger als drei Monate darin. Die Baracken mit einer Etage von Poljäkow erwiesen sich als sehr bequem, hell, gut ventilirt und warm; aber die dreistöckigen sind als Hospitäler nach meiner Ansicht vollkommen unbrauchbar. Ausser den bekannten Nachtheilen der mehrstöckigen Krankenhäuser war in diesen Baracken die Temperatur in der Dachetage in Folge des beständigen Zuges einer unten stark erwärmten Luft nach oben so unerträglich hoch, dass es auch einem Gesunden, der aus dem Freien eintrat, unmöglich war, darin zu bleiben, ohne sich stark zu erhitzen. Es konnte deshalb das Dachgeschoss nur zur Aufnahme der Syphilitischen dienen; zur Zeit unseres Besuches war es schon mit dem Hospitalpersonal belegt. Andere nothwendige Hospitalräume gab es bei den Baracken von Poljäkow zu dieser Zeit nicht. Die contractlich zu liefernden eisernen Häuser, von deren bevorstehender Errichtung wir schon im October 1877 als einer vollendeten Thatsache hörten, sind überhaupt nicht auf den Kriegsschauplatz gebracht worden. Der Winter 1877 fand die Kranken und Verwundeten in Bulgarien nicht in Gebäuden, noch in Hütten oder Erdhütten, sondern in Zelten, die noch dazu im Anfang November nicht durchgehends mit eisernen Oefen versehen waren. In Gorni-Studen z. B. und weiter in der Hauptstadt Bulgariens, Trinowa, hatten die Hospitäler No. 67 u. 62 zur Zeit unseres Besuches Ende November 1877 noch keine Oefen. Können wir gegenüber solchen Thatsachen, die sich vor unsern Augen vollzogen, gleichgültig bleiben und sollen wir nicht unsern vaterländischen Erzeugnissen, dem Hospitalzelt und der Jurte, dankbar sein, die uns aus der Noth gerettet haben?

Ueber die Erdhütten und die Auswahl einer entsprechenden

Oertlichkeit für dieselben habe ich mich hier deshalb nicht weiter
verbreitet, weil wir sie mit Ausschluss weniger oben erwähnter (in
Sinniza und Sgalewiza) in diesem Kriege nicht haben konnten. Die
Hospitäler hatten nämlich weder Arbeitskräfte noch Werkzeuge zum
Ausgraben der Erde und trösteten sich beständig mit der Hoffnung, zum
Winter bald in Gebäude verlegt zu werden: in die Wiener Baracken
von Poljäkow und die englischen eisernen Häuser. Den Liebhabern
von Vergleichen der Vergangenheit mit der Gegenwart kann ich zur
Beruhigung ihrer Wissbegierde sagen, dass wir bezüglich der Unter-
künfte für Hospitalzwecke auf dem Kriegsschauplatze seit 1854 keine
Fortschritte gemacht haben. Damals verfügten die Hospitäler nahe
und selbst mitten in einer vom Feinde belagerten Stadt über alle
Arten von Unterkunftsräumen. Sie hatten sowohl Wohnhäuser wie
Regierungsgebäude, ferner Hospitalzelte, Baracken und Erdhütten
zu ihrer Disposition. Wenn man mich fragt, worin man die Ursache
dieses unerwarteten Zurückbleibens zu suchen hat, so muss ich
geradezu sagen, dass ich es nicht weiss. Mir scheint es, als ob die
getäuschte Hoffnung auf Bestellungen und Lieferanten keine ausreichende Erklärung des Grundes abgiebt. Vielleicht muss man denselben in der Eigenthümlichkeit des Krieges, den wir in Bulgarien
führten, und in strategischen, mir unbekannten Verhältnissen suchen.
Grosse Gebäude, wie in Sewastopol, gab es in den bulgarischen
Städten und Dörfern nicht. Es ist mir aber nicht klar, warum durch
unsere Civilverwaltung in Bulgarien nicht rechtzeitig Maassregeln zur
Unterbringung unserer Kranken und Verwundeten in Hütten für den
Winter getroffen worden sind. Ebenso weiss ich nicht, welche un-
übersteiglichen Hindernisse sich der rechtzeitigen Bereitstellung von
Erdhütten für Hospitalzwecke entgegengestellt haben; es war im
October beständig von ihnen die Rede. Unter unsern Aerzten, Verwaltungsbeamten und Militärs befanden sich in diesem Kriege bestimmt solche, welche an den frühern Kriegen im Osten und in der
Krim theilgenommen hatten. Weshalb diese Persönlichkeiten, die
schon aus Erfahrung mit der Methode der Erbauung und Bereitstellung von Erdhütten zu militärärztlicher Benutzung bekannt waren,
nicht ihre Stimme erhoben und durch die Erfahrung belehrt eine
kräftige Initiative ergriffen haben, das sind Fragen, die ich nicht
entscheiden kann. Nur Einer von den Theilnehmern an diesem
denkwürdigen Kriege (jetzt Militärmedicinalinspector in Finnland,
Dr. A. A. Henrici) gab laut (wiewohl auch etwas spät) seine Ansicht ab; ich kann als Augenzeuge nur bestätigen, dass im Krimkriege die Erbauung von Erdhütten ohne besondere Schwierigkeit
vor sich ging. Es wurden, so schreibt er, Freiwillige aus den Truppen (nicht Kommandirte) aufgerufen, da ihnen bekannt war, dass

diejenigen, die täglich für das Lazareth arbeiteten, eine überzählige Verpflegsportion, ein Stück frisches Brod (damals ein Leckerbissen) und einige Pfeifen Tabak erhielten. Ausserdem bekam bei Beendigung der Arbeit die Gruppe Soldaten, welche die beste Erdhütte gebaut hatte, mit Bewilligung des Kommandeurs zwei Rubel. Bei dieser Anordnung gelang es, den Lazarethen trockene und geräumige Erdhütten zu geben, so dass sich auch Officiere, welche sich trotz Krankheit nicht von ihren Truppentheilen trennten[1]), oft aus freien Stücken in ihnen behandeln liessen.

Wir wollen hoffen, dass die von den Aerzten und Verwaltungsbeamten in unsern Kriegen erworbene Erfahrung einer künftigen Generation nicht verloren gehen möge.

Ueber die Unterkunftsmittel der Privathülfe werde ich noch eingehend später im V. Capitel sprechen.

----

1) Gesundheit No. 81 und Erdunterkünfte auf dem Kriegsschauplatz (russisch), Roth, Jahresbericht für 1878 S. 34. W. R.

II.

Die temporären Kriegshospitäler. Die mobilen Divisionslazarethe.
Geschichte der Kriegshospitäler. Mängel ihrer Organisation. Ergebnisse der
eignen Anschauung. Verbandplätze, Organisation und Mängel derselben. Schlussfolgerungen.

Die Organisation unserer t. Kriegshospitäler kennen zu lernen,
ist sehr belehrend und gebe ich deshalb in wenig Worten die Ge-
schichte aller, welche wir sowohl auf dem Kriegsschauplatz wie im
Rücken der operirenden Armee zu sehen Gelegenheit hatten. · Nach
Kenntniss der Vorgänge bei denselben kann man übersehen, welche
Kräfte und Mittel und welchen Grad der Schnelligkeit und Beweg-
lichkeit unsere t. Kriegslazarethe während des Feldzuges besitzen.
Ich halte es indessen für nothwendig, für die Leser, welche mit dem
Wesen der Kriegssanitätsorganisation unbekannt sind, zunächst einen
Auszug aus unserem Kriegshospitalreglement voranzuschicken.

Es giebt bei uns im Frieden keine t. Kriegshospitäler; es sind
auch keine Cadres für dieselben formirt. Die zukünftigen Bestandtheile eines jeden t. Kriegshospitals, welche an verschiedenen Punkten
des Reiches zerstreut sind und sich zu einem Ganzen zum Zweck
der Bildung des Lazareths beim Anfang des Krieges sammeln, unter-
stehen mehreren Instanzen. Wenn wir die Geschichte der Organisation eines jeden Kriegslazareths ab ovo verfolgen, so sehen wir,
dass seine ökonomischen und wissenschaftlichen Bestandtheile in vier
Instanzen gebildet werden: In der Militärbezirks- und Militärsanitäts-
behörde, im Hauptstabe und im Stabe der operirenden Armee. So
wird das Personal für die wirthschaftliche Verwaltung des Hospitals
(der Inspector u. s. w.) von der Militärbezirksverwaltung ernannt;
den Commandeur des Hospitals bestimmt der Stabschef der operirenden
Armee, den Chefarzt, Apotheker etc. die Militärsanitätsabtheilung
des Ministeriums und das Unterpersonal der Hauptstab. Es wird
demnach die Designirung des Personals für die t. Kriegslazarethe
an wenigstens drei verschiedenen Punkten des Reiches (in St. Petersburg, im Militärbezirk und an dem augenblicklichen Standort der
operirenden Armee) vorgenommen. Die Materialausrüstung des Lazareths bewirken drei Instanzen: die Militärbezirksbehörde, die Militär-
sanitätsbehörde in St. Petersburg und die Feldverwaltung, theils aus

verschiedenen im Reich vertheilten Depots, theils an Ort und Stelle durch Ankauf oder Contract. So werden Wäsche, Gefässe u. s. w. aus dem Depot der Intendantur, Medicamente aus den Apotheken- depots, Instrumente aus der Instrumentenfabrik gefasst, Pferde am Formirungsort und Ausstattung, Möbel u. s. w. am Etablirungsort des Kriegshospitals angekauft. Es ist selbstverständlich, dass bei einer solchen Organisation eine schnelle Formirung undenkbar ist. Was den Grad der Beweglichkeit der t. Kriegshospitäler betrifft, so ist dieselbe theils durch einen eigenen Train bei einigen von ihnen gesichert, theils auf einen möglichen Eisenbahntransport berechnet. Die Zahl sämmtlicher t. Kriegshospitäler beträgt nach dem Etat 84 (Etatsaufstellung für das Militärmedicinalpersonal 1873 S. 330). Hier- von haben 48 eigenen Train; jedes Kriegshospital hat seine beson- dere Nummer. Die Ausrüstung wird in verschiedenen Intendantur- depots aufbewahrt.

Aus dem in ganz allgemeinen Zügen Vorausgeschickten kann der mit der Mobilmachung unserer Kriegshospitäler jetzt vertraute Leser schon abnehmen, in wie weit die Vorwürfe gegen diesen oder jenen Verwaltungsbeamten gerechtfertigt sind, welche denselben per- sönlich für die Langsamkeit oder Verspätung der Hülfeleistung durch die Hospitäler gegenüber den Verwundeten und Kranken auf dem Kriegsschauplatz verantwortlich machen. Von der Gesammtzahl der t. Kriegshospitäler (84) waren auf dem Kriegsschauplatz in Bulgarien während unseres Besuches bis zum December 1877 einschliesslich 13, sämmtlich mit Train, in Rumänien im Rücken der operirenden Armee und auf dem Marsche befanden sich damals 33 (mit und ohne Train). Jedes von ihnen besass eine Ausstattung für 630 Betten und ein Personal von 307 Mann. Die mit Train versehenen führten ihr Material auf 27 vierspännigen Wagen mit 114 Pferden mit. Von der erwähn- ten Zahl von 307 Köpfen kommen auf das besonders vorgebildete Hospitalpersonal nur 22, unter denen die höhere wissenschaftliche Thätigkeit nur durch 13 (10 Aerzte und 3 Pharmaceuten) vertreten wird. Ausserdem ist die Pflege der Kranken 18 Feldscherern und 16 Schwestern anvertraut. Einen sehr grossen Theil des Personals, 196, bilden das Dienstpersonal und die Handwerker unter ihrem unmittel- baren Commandeur. Der ganze Bestand an Personal und Material des Kriegshospitals folgt einer ihm gegebenen Direction ohne in seinem Train selbsständige Unterkunftsmittel bei sich zu haben, wiewohl es schon vom Tage der Formirung an t. Kriegshospital No. X heisst. An dem ihr angewiesenen Orte nach einer bestimmten Marschroute angelangt (entweder in zwei Staffeln auf der Eisenbahn oder bei vor- handenem Train durch Reisemarsch) hat jede Hospitalnummer sich selbst ihre Unterkunft, wenn sie in einer Stadt oder einem Dorfe

sich befindet, aufzusuchen. Wird sie dagegen auf den Kriegsschauplatz selbst dirigirt[1]), so erhält sie vermittelst einer neuen Instanz,
den Militärfeldinspector der Hospitäler, Zelte der Divisionslazarethe,
die sonst reglementar nicht für sie vorhanden sind. Während das Kriegshospital bis jetzt unter dem Befehl des Bezirkskommandos gestanden
hatte[2]), erhält es jetzt zwei vorgesetzte Instanzen, den Militärfeldinspector der Hospitäler und den Medicinalfeldinspector, und bekommt
hier zum ersten Mal einen neuen Militär-Commandeur (Chef des
Kriegslazareth No. X), welchen der Stabschef der operirenden Armee
ernennt. Bei der Etablirung kann ein t. Kriegslazareth durch seinen
neuen Chef in drei getrennte Abtheilungen, jede zu 210 Betten getheilt
und in verschiedene mehr oder weniger von einander entfernte Orte
gelegt werden. In diesem Falle wird jede dieser Abtheilungen selb-
ständig, in wie weit, werden wir nachher sehen. Zur Zeit unserer
Anwesenheit in Bulgarien bis Mitte December 1877 haben wir eine
solche Theilung der t. Kriegshospitäler auf dem Kriegsschauplatz,
offen gesagt, nicht gesehen.

In vieler Beziehung ist das Loos der mobilen Divisionslazarethe ein glücklicheres. Dieselben haben im Frieden eine Art
Cadre, da sich bei den Divisions-Commandeuren Verzeichnisse derjenigen Personen befinden, welche zur Verwendung in verschiedenen
Dienstzweigen des Divisionslazareths bei seiner Formirung bestimmt
sind. In den Depots werden auch Hospitalzelte für die Etablirung
und zwar 10 grosse und 2 kleine von derselben Construction aufbewahrt, ganz so wie sie auch den Kriegshospitälern zugetheilt
werden[3]). Bei der Formirung des Divisionslazareths wird mit der
Vorbereitung des unteren Sanitätspersonals begonnen. Die Leitung
des Lazareths ist eine concentrirtere der Sache selbst näherstehende,
da die Formirung nicht von verschiedenen Instanzen abhängt und
daher bedeutend schneller geht. Es führt mit Recht den Namen
eines mobilen Divisionslazareths, aber der Train ist noch schwer-
fälliger, als bei dem t. Kriegshospital, wiewohl das mitgeführte
Material für eine geringere Krankenzahl bestimmt ist. Auf 166 Kranke
(6 Offiziere, 160 Mann) kommen 223 Pferde mit 56 Fuhrwerken, von
denen 30 dem Krankentransport dienen. Das Personal ist ebenfalls
zahlreich, dasselbe besteht aus 432 Köpfen, worunter 9 Aerzte und

---

1) Die Kriegshospitäler sind schon vom Tage ihrer Formirung ab. also vor
dem Eintreffen auf dem Kriegsschauplatze, dem Militärfeldinspector der Hospitäler unterstellt. 　　　　　　　　　　　　　　　　　　　　　　　　A. S.

2) Dies modificirt sich mit Rücksicht auf die vorstehende Anmerkung.

3) Da nur die Hälfte des Etats der Divisionslazarethe auf den Kriegsschauplatz dirigirt wurde (s. unten), so wurde die andere Hälfte der Zelte den t. Kriegshospitälern zugetheilt. Für letztere waren keine eigenen Zelte vorhanden. A. S.

eine Compagnie von 210 Krankenträgern sich befinden. Es ist indessen, soviel mir bekannt, weder in dem letztbeendeten, noch in einem früheren Kriege kein Divisionslazareth in seinem vollen Etat formirt worden. Im vorigen Kriege war bei jeder Division auf dem Kriegsschauplatze nur eine Abtheilung eines solchen Lazareths für 83 Betten (3 Offiziere, 80 Mann), d. h. die Hälfte seines Etats. Die Thätigkeit des Divisionslazareths selbst ist im Vergleich mit der der t. Kriegshospitäler eine bei Weitem selbstständigere. Der Chefarzt des Lazareths, welcher als Divisionsarzt nach den Directiven des Divisions-Commandeurs es formirt hat, übernimmt auch selbst die Führung desselben; es sind ihm sowohl die ärztlichen als die Verwaltungsgeschäfte unterstellt. Der Division angehörige Aerzte werden Ordinatoren, wogegen in den t. Kriegshospitälern der Chefarzt und die Ordinatoren von verschiedenen Seiten her genommen werden, einer dem andern unbekannt sind und die Gesammtleitung dem Hospital-Comité untersteht, welches sich aus zwei Aerzten, dem Inspector (Smatritel)[1] und dem Commissar zusammensetzt. Ausserdem hat jedes t. Kriegshospital noch einen Militär-Commandeur (Natschalnik) und ist zugleich dem Feld-Medicinal-Inspector und Militär-Inspector der Hospitäler unterstellt, wie alle anderen Sanitätseinrichtungen auf dem Kriegsschauplatze. Freilich ist die Thätigkeit der Divisionslazarethe derartig, dass für sie eine Concentrirung der Führung weitmehr nothwendig ist, da diese Lazarethe den Operationen der Armee folgen müssen und während der Schlacht zu 2—3 und mehr vereinigt eigentlich das sogenannte mobile Lazareth und den Hauptverbandplatz bilden.

Ich kehre nach Voranschickung dieser erläuternden Bemerkungen zur historischen Entwicklung und Geschichte jedes der von mir auf dem Kriegsschauplatz besuchten t. Kriegslazarethe zurück. Von den 13 t. Kriegslazarethen, welche bis Mitte December 1877 in Bulgarien standen, habe ich 10 eingehend besichtigen können, 1 (No. 61) traf ich auf dem Wege zwischen Bjela und Bogot, 2 habe ich nicht gesehen: No. 72 in Drenowa und No. 58 in Wardin. Sämmtliche 10 besichtigten Lazarethe waren mit Train versehen.

I. Das t. Kriegshospital No. 56 formirte sich in der oben angegebenen Weise im December 1876 zu Kiew und erwartete formirt ohne in Funktion zu treten 4 Monate lang weitere Befehle im Dorfe Korenewna, etwa 10 Werst von Kiew. Zum Chefarzt desselben war

---

1) Der Smatritel ist ein aktiver Offizier, welcher die Polizei und die Oekonomie des Lazareths unter sich hat, die drei Commissare sind ebenfalls meist Offiziere, bisweilen auch Verwaltungsbeamte aus dem Ressort der Intendantur. In den Divisionslazarethen sind sie Alle in jeglicher Beziehung dem Divisionsarzt unterstellt.   A. S.

ein verabschiedeter erfahrener Arzt aus St. Petersburg ernannt, die ordinirenden Aerzte hatten eben erst ihren Curs an der Universität Dorpat beendet. Am $\frac{23.\ April}{5.\ Mai}$ Abends wurde durch Telegramm der sofortige Abmarsch an den Pruth befohlen, worauf das Hospital sofort trotz strömenden Regens und dunkler Nacht auf den Bahnhof rückte. Die mit dem Hospital-Material beladenen Fuhrwerke stürzten auf ihrem Wege dahin mehrmals im Schmutz um, gelangten aber nachdem sie noch verschiedene Abenteuer durchgemacht, in später Nacht in Unordnung auf den Bahnhof. Die jungen Ordinatoren, Neulinge im Dienst, die in Kiew gewohnt hatten, erhielten in der Nacht Nachricht von dem Abrücken des Hospitals und führten den Befehl ihres Commandos insoweit buchstäblich aus, dass sie direct auf den Bahnhof sprengten unter Zurücklassung ihres Gepäcks in den Stadtquartieren. Unterdessen herrschte auf der Station ein furchtbarer Wirrwarr, die erste Staffel des Hospitals ging erst 7 Uhr Morgens ab, die zweite 12 Uhr am $\frac{24.\ April}{6.\ Mai}$. Am $\frac{27.\ April}{9.\ Mai}$ am Pruth angelangt, verliess das Hospital die Eisenbahn und rückte mit seinem eigenen Train nach Jassy, wo es bis zum $\frac{4.}{16.}$ Mai stehen blieb und dann über Fokschani und Plojeschti Bukarest am $\frac{24.\ Mai}{5.\ Juni}$ erreichte, nachdem es einen Monat unterwegs gewesen. Auf dem Wege von Bukarest nach der Donau erhielt das Hospital in den ersten Tagen des Juni in Alexandria den Befehl sich in dem Dorfe Mawrodina, 12 Werst von dieser Stadt zu etabliren. Hier benutzte es 6 grosse Messbuden die bis 700 und mehr Betten fassten, von denen nur 200, in Alexandria bestellte, wirklich vorhanden waren, während die übrigen Kranken bei Mangel an Bettstellen auf Matratzen auf der Erde gelagert waren. Die Baracken, denen eine Wand fehlte, musste man herrichten, sowie sie mit einem Graben umgeben und Abtritte anlegen.

Das 12. Corps gab bei seinem Vormarsche so viel Kranke ab, dass schon am $\frac{5.}{20.}$ Juli die Aufnahme beginnen musste und am $\frac{16.}{28.}$ Juli schon 540 Kranke in Behandlung waren. Zu ihrer Pflege erschienen bald 16 Schwestern der Gesellschaft zur Kreuzeserhöhung (älteste Schwester Nadeschdina) und Professor Bergmann besuchte es als Consultant, seine Verpflegung erhielt das Lazareth durch Lieferungen von dem Consortium Horwitz, Greger, Kohan. Die wieder einberufenen Feldscheerer hatten ihren Dienst vergessen, die jungen Ordinatoren waren nicht erfahren und es stellte sich daher Verwirrung in der complicirten Berichterstattung des Hospitals ein. Auf dem Höhepunkte seiner Thätigkeit erhielt dieses Lazareth Befehl seine Kranken an das gleichfalls bespannte t. Kriegshospital No. 55 abzugeben (welches aus Buseschti [1]) vorgerückt war) und seinerseits sofort

---

1) Ein   Werst entferntes Landgut.   A. S.

in das Dorf Pawlo jenseits der Donau abzugehen. Die Hauptthätigkeit dieses Hospitals bestand während seines 14 tägigen Aufenthaltes in Mawrodina in der Behandlung von Fiebern, Durchfällen und
Dysenterien aus der vorrückenden Armee. Verwundete waren nur vier
dort, die am Tage der Uebergabe des Lazareths zugegangen waren.

Nach Bulgarien dirigirt gelegentlich des Ueberganges von Ver-
stärkungen blieb das Hospital auf einer Donauinsel, und wurde erst
in der Nacht vom $\frac{28.}{10.}$ $\frac{Juni}{Juli}$ über die Brücke gelassen; an demselben
Tage blieb es zwei Werst von dem Dorfe Pawlo (wo das Quartier
des Thronfolgers war). Nachdem ein Platz an dem Ufer eines ausgetrockneten Flussarmes mit zwei Quellen ausgesucht war, etablirte
sich das Hospital mit 38 Jurten und 5 Hospitalzelten, welche an
Ort und Stelle ausgegeben wurden. Es waren im Ganzen 300 Lagerstellen vorhanden und wurden noch weiter Zelte aus dem Depot
der Feld-Intendantur erwartet; ungeachtet der beschränkten Krankenzahl wurde das Pflegepersonal durch den Zuwachs von 5 Aerzten,
5 Studenten und 10 Schwestern der Gesellschaft des rothen Kreuzes
verstärkt. Das Hospital hätte bereits am zweiten Tage seine Thätigkeit beginnen können, auf Befehl des Commandeurs wurden aber
erst am $\frac{1.}{13.}$ Juli Kranke aufgenommen. Das Hospital hatte hier fast
täglich die Ehre S. M. den Kaiser und S. K. H. den Thronfolger
zu sehen, welche die Kranken und Verwundeten besuchten.

Nach 12 Tagen, am $\frac{10.}{22.}$ Juli, erhielt das Hospital Befehl, zusammen mit dem grossen Hauptquartier in die Stadt Bjela überzusiedeln. Am $\frac{12.}{24.}$ Juli war es zwei Werst von Bjela am Ufer der
Jantra etablirt, deren trübes lehmiges Wasser zum Trinken und zum
Kochen des Essens unbrauchbar war. In 30 Jurten, 16 grossen
und 10 kleinen Zelten mit 2—3 Betten begann das Hospital am
folgenden Tage Kranke aufzunehmen. Die jungen Chirurgen, welche
ungeduldig darauf warteten, Verwundeten zu helfen, bekamen 164
derselben am $\frac{18.}{30.}$ Juli. Hier übernahm das Hospital auf einige Zeit
die Rolle der Etappe, in welcher die Kranken und Verwundeten
nicht lange bleiben konnten, sondern gleich weiter transportirt wurden.
Unter ihnen kamen auch Typhusfälle vor, zu deren Behandlung die
Nähe der Jantra nach dem Rath des Professor Botkin den Versuch
machen liess, die Kranken mit der Trage zur Erniedrigung der Temperatur in den Fluss einzutauchen, was nach Angabe des Chef-Arztes
mit bestem Erfolg ausgeführt wurde; selbst S. M. der Kaiser war
bei seinen Besuchen nicht selten bei diesem improvisirten Baden zugegen. Das Hospital war in dieser Zeit so glücklich als Consultanten so erfahrene Professoren wie S. P. Botkin und Korschenewski
zu haben, deren Rathschläge sowohl den Kranken wie den Ordinato-
ren zu Gute kamen. Am $\frac{21.\ August}{5.\ September}$ wurde die ruhige Thätigkeit des

Hospitals an der Jantra durch die unerwartete Ankunft von 700 Verwundeten nach der Action bei O b l a w o unterbrochen. Die grösste Zahl von Verwundeten kam am $\frac{27.\ \text{August}}{8.\ \text{September}}$ Abends ohne irgend einen Nachweis direkt vom Schlachtfelde in einem sehr traurigen Zustande; die einen gingen zu Fuss, andere wurden auf allen möglichen Fuhrwerken oder von ihren Kameraden herangeschafft. Viele waren nicht allein hungrig und unverbunden, sondern auch ohne Mäntel, Uniformen, Stiefeln u. s. w. In diesen Tagen herrschte in dem Hospital, welches zum Verbandplatz geworden war, eine furchtbare Unordnung; nicht allein die rechtzeitige Hülfe, sondern auch die Beschaffung der Nahrung, der Wäsche und Kleidung waren für die Hungrigen und halb nackten Verwundeten auf das Aeusserste erschwert. Die unermüdliche Arbeit der Ordinatoren an den Betten der Verwundeten nahm ihnen die Möglichkeit einer geordneten Journalführung, was auch zur grössten Unzufriedenheit der Verwaltung bei dem Wiedereintritt der Musse in der Thätigkeit des Lazareths sich ergab. Bald nach dem massenhaften Zugang der Verwundeten traten rosenartige Entzündungen, Diphtheritis und Brand auf. Diese Katastrophe gab Veranlassung zu einer Berathung der Hospital- und anderen Aerzte des Armeecorps von Rustschuk, durch welche entgegen der Ansicht einiger über den schädlichen Einfluss der Filzbedeckung der Jurten entschieden wurde, dass diese Verschlechterung der Wunden von dem Boden unter den Hospital-Anlagen herrühren solle, der von Infektionsstoffen imprägnirt sei. Es wurde bestimmt das Hospital auf einen neuen mehr erhöhten Platz näher der Stadt zu verlegen, wo wir es auch bei unserm Besuche Anfang November fanden. Der Zustand der Wunden besserte sich nach der Verlegung des Hospitals nach Angabe des Chef-Arztes wesentlich und wir fanden in der That alle Wunden in einem sehr guten Zustande; es war dies auch eine Folge der sehr sorgsamen Behandlung der jungen tüchtigen Ordinatoren der chirurgischen Abtheilung. Als Chef-Arzt des Lazareths fanden wir nicht denjenigen, welcher an der Formirung Antheil genommen hatte, indem derselbe krankheitshalber nach Russland zurückgegangen war. Nach dem Rapport des neuen Chef-Arztes über die Thätigkeit des Hospitals während dieser Zeit bis zum $\frac{7.}{19.}$ November 1870 ergiebt sich, dass durch das Hospital 220 Offiziere und 8657 Mann gegangen waren. Hiervon waren verwundet 65 Offiziere und 1816 Mann.

Um die Schnelligkeit der Krankenbewegung (d. h. wie oft die etatsmässige Bettenzahl des Hospitals mit neuen Kranken belegt wurde zu beurtheilen) genügt es zu wissen, dass die 630 etatsmässigen Plätze während der $4\frac{1}{2}$ monatlichen Thätigkeit des Hospitals abgesehen von ihrer häufigen Verlegung fast 14 mal mit neuen Kranken und

Verwundeten belegt worden sind. Aus der hier vorgeführten Odyssee des t. Kriegshospitals No. 56 kann man folgende Schlüsse machen:

1. Unsere t. Kriegslazarethe können, wenn sie auch für das Feld nicht so schwer wären, durch ihre Grösse bei einer zu buchstäblichen Erfüllung der Befehle des Commandos sofort abzumarschiren Grund zu bedeutenden Unordnungen geben. Die Aerzte der Kriegshospitäler, die aus verschiedenen Orten genommen und unter sich wie mit dem Hospital unbekannt sind, können nicht harmonisch zusammen wirken und bei ihrer Unerfahrenheit nicht die complicirten Vorschriften der Hospital-Berichterstattung beobachten, die auf ihnen ohne besondern Nutzen für die Sache selbst, wie es scheint, lastet. Dies tritt in einer fast verhängnissvollen Weise jedesmal bei einer schnellen und häufigen Verlegung des Lazareths in einen andern Ort in den Vordergrund, so wie auch bei anderen Eventualitäten, denen die temporären Kriegshospitäler in Kriegszeiten unvermeidlich unterworfen sind.

2. Zu den Umständen, welche den vorgeschriebenen Gang der complicirten Hospital-Verwaltung und Berichterstattung stören, muss besonders das unerwartete Zuströmen von Verwundeten gerechnet werden, wodurch ein temporäres Kriegshospital in einen Haupt-Verbandplatz verwandelt wird. Diess kam bei dem Hospital No. 56 vor und ausserdem, wie wir gleich sehen werden bei anderen t. Kriegshospitälern (in Bulgareni No. 63, Bogot No. 69; unten). Dieses verhängnissvolle und häufige Ereigniss muss man berücksichtigen und von den Aerzten nicht Unmögliches verlangen. Alle Hospitalbücher und specielle Rapporte vorschriftsmässig und genau zu führen und gleichzeitig sich ernst und sorgfältig um die Verwundeten und Kranken zu kümmern ist nicht nur für einen jungen sondern auch für einen sehr erfahrenen Arzt unmöglich. Wenn man von den Aerzten sowohl die Erfüllung der wichtigen Pflichten am Krankenbett, als eine genaue Berichterstattung verlangt, so muss man zum Schaden der Kranken Versehen und Fehler in der Behandlung und zum Schaden der Administration Verstösse in der Rechnungslegung zulassen.

3. Nicht selten werden die schon etablirten und aufgeschlagenen Hospitäler ganz unnöthig und zur äussersten Verwirrung in der Krankenbehandlung und der Administration abgelöst um weiter vorzurücken. Sie übergeben dann ihre schon eingerichtete Verwaltung einem bespannten Hospital, welches sich noch auf dem Marsche befindet und grade in den Weg kommt. Dies kam auch, wie wir sehen, bei der Ablösung des Hospitals No. 56 in Marwodeni durch das damals marschirende Hospital No. 55 vor. Weshalb konnte das Hospital No. 55 nicht dahin weiter marschiren, wohin das schon in Marwodeni etablirte Hospital No. 56 dirigirt war?

4. Die Commandeure der t. Kriegshospitäler wirkten nicht immer

zu ihrer sofortigen Eröffnung mit. Der Chef-Arzt kann dieses Hinderniss nicht beseitigen, wie wir aus dem, was sich am $\frac{29.\,Juni}{11.\,Juli}$ im Hospital No. 56 zugetragen hat, sehen, aber der Fall im t. Kriegshospital No. 51, welchen Prof. Sklifassowki mittheilt[1]), beweist, dass sogar der Commissar den nützlichen Maassregeln des Chef-Arztes entgegen treten kann. Im Kriegshospital No. 56 wurde die Eröffnung durch den Commandeur erschwert, im t. Kriegshospital No. 51 in Galatz verhinderte der Commissar die Aufstellung der Hospitalzelte.

5. Der glückliche Gedanke eines erfahrenen Arztes (S. P. Botkin) gab dem Hospital die Möglichkeit, das trübe unbrauchbare Wasser der Jantra zu sehr nützlichen Bädern zu verwenden, wodurch die Auswahl der an und für sich ungesunden Oertlichkeit erträglicher schien. So können der sachkundige Arzt und die Leitung immer zusammenwirken und aus Oertlichkeiten Nutzen ziehen, welche den hygienischen Anforderungen an Hospitalanlagen nicht entsprechen.

6. Das t. Kriegshospital No. 56 stellte nach den obigen Angaben fast 14 solcher Hospitäler vor, welche während 4½ Monaten beständig mit denselben chronischen Kranken belegt gewesen wären. Ich will hierdurch die Anstrengung der Kräfte des dort thätigen Personals zum Ausdruck bringen, welche bei dem beständigen Zugang und Abgang der aufgenommenen und abgesendeten Krankentransporte klar hervortrat. Unzweifelhaft besteht eine derartige Anstrengung nicht ohne Schädigung für die concentrirte Thätigkeit der Aerzte am Krankenbett.[2])

II. Das t. Kriegshospital No. 48, ebenfalls in Bjela, wurde schon oben erwähnt bei der Besprechung seiner Baracken, der Unterbringung in der Stadt und in Hospitalzelten.

III. Aus der sehr lehrreichen Geschichte *des t. Kriegshospitals No. 63*, welches wir in Bulgareni am $\frac{5.}{17.}$ November 1877 besichtigten, wissen wir, dass es schon im November 1876 im Krementschug formirt wurde und 10 Tage nach dem Uebergang unserer Armee über die Donau nach Simnitza abrückte. Es etablirte sich in zwei Orten, zwei Abtheilungen befanden sich seit dem $\frac{25.\,Juni}{7.\,Juli}$ in Simnitza, die dritte (210 Betten) in Sistowa, wo sie bis zum $\frac{22.\,August}{3.\,September}$ blieben. Hierauf wurden alle drei Abtheilungen vereinigt und nach Bulgarien an das Ufer der Osma dirigirt.

In Simnitza diente dieses Hospital als Verbandplatz und Etappenort für die Verwundeten, welche von Nikopol ($\frac{3.}{15.}$ Juli) und nach den beiden Stürmen auf Plewna ($\frac{8.}{20.}$ und $\frac{18.}{30.}$) Juli hingeschafft wurden. In dieser schweren Zeit gab es lange gar keine Schwestern,

---

1) Militärärztliches Journal 1819. S. 29, 149—150.

2) Welitschkowski hat die Geschichte des t. Kriegshospitals No. 56 im Russischen militärärztl. Journ. 1880 beschrieben. Roth, Jahresber. 1880. W. R.

die erst nach dem zweiten Sturm auf Plewna ankamen und war die Pflege der Kranken äusserst mangelhaft. Noch wichtiger war es, dass Aerzte, Unterkunft, Nahrung, Wäsche, Kleider, Kessel und Hospitalpolizei fehlten. Die Transporte kamen und gingen ohne jede Ordnung, gewissermassen zufällig, die Hülfe der Gesellschaft des rothen Kreuzes erwies sich unzureichend, Unordnung und Mängel aller schriftlichen Nachweise waren die Folge dieser trostlosen Lage. Hierzu kam noch am $\frac{19.}{31.}$ Juli die Panik in der Stadt und Umgegend, die sich auch auf das Hospital erstreckte. Der Chef-Arzt des Hospitals No. 63 beschreibt dies Ereigniss folgendermaassen:

Der Dienst im Hospital ging am $\frac{19.}{31.}$ Juli Morgens seinen gewöhnlichen Gang. Um 12 Uhr waren fast alle Aerzte zur Ausführung der Operationen in der Operations-Baracke versammelt. Eben war der Verband bei einer Arterien-Unterbindung vollendet als am Aufnahmezimmer fünf Drei-Gespanne mit verwundeten Offizieren und einigen Leuten ankamen, welche einstimmig erzählten, dass unsere Armee zurückginge, von den Türken verfolgt würde und sie die ganze Nacht von den Baschi-Bosuks gejagt worden seien, nur gerettet durch die Schnelligkeit ihrer Pferde. Diese Mittheilung machte schon auf das gesammte Hospital einen unangenehmen Eindruck. Gegen 4 Uhr kam ein neuer Zuzug von Verwundeten in 50 Fuhrwerken, welche die Angabe des ersten Transports wiederholten und bestätigten, dass sie bis Sistowa von Baschi-Bosuks verfolgt worden seien. Nach einer halben Stunde kam der Haupttransport von Verwundeten von Plewna in 70 Drei-Gespannen. Ich trat aus der Baracke, um zu sehen, um was es sich handle; der Haufen lärmte stark, ein Theil der Verwundeten stieg schon aus der Telega. Plötzlich erschien ein Kosak in der Richtung von Sistowa mit dem Rufe: „Rettet Euch! wir sind von den Türken umzingelt, die Brücke von Sistowa ist schon genommen." Wie ein elektrischer Funke ging diese Nachricht durch das Hospital. Die angekommenen Verwundeten waren in einem Augenblick wieder in den Fuhrwerken und die Drei-Gespanne fuhren kopfüber durch die Zelte und verschwanden bald aus dem Gesicht, nachdem sie noch einige der Verwundeten aus dem Lazareth mitgenommen hatten. Wohin man blickte krochen alle leicht Verwundeten hinter ihnen drein, so dass in dem Lazareth nur die Schwerverwundeten mit Gypsverbänden, Wunden der Eingeweide u. s. w. blieben. Vergeblich eilte ich mit dem Arzt du jour und den weinenden Schwestern von einer Seite zur andern im Hospital, um sie zum Bleiben zu bewegen, aber die gemeinsame Woge war so stark, dass sie alle, die sich bewegen konnten, mit fortriss, und ich wider Willen endlich zur Beruhigung der bewegungsunfähigen Kranken meine Bemühungen aufgab. Hierauf ging

ich in das Zelt mit den Operirten, die alle sehr erregt waren und
unter denen ich denjenigen nicht mehr vorfand, bei welchem die
Arterien-Unterbindung gemacht worden war. Derselbe war wahrscheinlich auf eines der Fuhrwerke, die fortgebraust waren, gerathen
und ist auf diese Weise verschollen. Nachdem ich die Operirten
beruhigt hatte, wendete ich mich zu der Baracke der zeitig Blinden
d. h. den an blennorrhoischen Augenentzündungen Leidenden und fand
dort Niemand von ihnen; einige hatten sich in den Stricken zwischen
den Zelten verwirrt, andere führten mildthätige Krankenwärter in
ein benachbartes Maisfeld mit sich. Mit einem Wort: von den 600
Verwundeten blieben ungefähr 200 auf ihren Lagerstellen, an Dienstpersonal waren im ganzen Hospital 14 Mann. Diese Katastrophe
kam dem Hospital theuer zu stehen. Eine Stunde nach der Beruhigung
der Bewegung im Lager fand ich drei Leichen von Verwundeten,
die grade zur Zeit der Panik gestorben waren. Ein Offizier mit
einer Schussfractur einer Rippe im Gypsverbande gelangte mit andern
Schwerverwundeten auf eine Transport-Telega. Nach einigen Stunden
kehrte er in's Hospital zurück, fing sofort an zu phantasiren und
starb nach zwei Tagen an acuter Septicämie.

Zur gleichen Zeit war die dritte Abtheilung des Hospitals No. 63,
die sich in Sistowa befand und dort in Häusern untergebracht war
ebenfalls mit Verwundeten überfüllt, auch das in Simnitza erst vor
kurzem angekommene Hospital No. 47 welches erst am $\frac{21.\ \text{Juli}}{2.\ \text{August}}$ eröffnet
war, befand sich schnell in derselben Lage. Vom $\frac{25.\ \text{Juni}}{5.\ \text{Juli}}$ bis zum
Tage des Einmarsches in Bulgarien am $\frac{22.\ \text{August}}{3.\ \text{September}}$ hatte das Hospital
No. 63 in allen seinen drei Abtheilungen in Simnitza und Sistowa
10,312 Verwundete und Kranke, darunter 324 Offiziere. Speziell an
Verwundeten gingen durch dasselbe in dieser Zeit 8017. Von der
Gesammtzahl der Verwundeten und Kranken starben in drei Abthei-
lungen 264 (2,5 %) und von 8017 Verwundeten 199 (2,5 %).

Im August, vor der Vorbereitung eines neuen Angriffs auf Plewna,
erhielt das Hospital eine andere Bestimmung. Am $\frac{22.\ \text{August}}{3.\ \text{September}}$ übergab 'es seine Kranken dem 17. Hospital, nahm die Zelte mit und
ging über die Donau, am $\frac{23.\ \text{August}}{4.\ \text{September}}$ marschirte es nach Bulgareni
etablirte sich am $\frac{24.\ \text{August}}{5.\ \text{September}}$ und begann am $\frac{25.\ \text{August}}{6.\ \text{September}}$ mit der Krankenaufnahme. Die Bestimmung des Hospitals war Haupt-Sor-
tirungs-, Verband- und Etappen-Platz zu werden. „Mit
Rücksicht auf diesen Zweck", schreibt der Chef-Arzt des Hospitals,
„wurde das ärztliche Personal auf Vorschlag des consultirenden Arztes
Prof. Sklifassowski täglich in drei Gruppen eingetheilt: a) zum
Sortiren, b) zum Operiren, c) zur Anlegung der Gypsverbände.

Die ersten beiden Gruppen wurden mit ihrer Arbeit vollständig
fertig, aber die für die Gypsverbände schritt bei weitem nicht in dem

Grade vor, so dass das Zelt für Gypsverbände während der ganzen Zeit ein sehr wunder Punkt für das Hospital blieb; es wurden dorthin alle gebracht, die für den Gypsverband bestimmt waren. Dort blieben sie verhältnissmässig lange Candidaten für denselben und zwar um so mehr, als in der allgemeinen Baracke Niemand für den Gypsverband offiziell verantwortlich war. In der Folge sah man von diesem System ab und richtete die Sache in anderer Weise ein. Sobald die Verwundeten-Transporte ankamen wurden sie sofort, ohne sortirt zu sein, in die Krankenzelte gelegt, welche unter das Personal gleichmässig vertheilt waren. Wenn sie in den Zelten nicht aufgenommen werden konnten, so wurden sie um die vorher dazu bestimmten Zelte gelegt, von denen sie auch ärztliche Hilfe und Verpflegung erhielten. Die Verwundeten wurden dann durch den ordinirenden Arzt besichtigt und auf dem persönlichen Krankenjournal die Beschreibung der Verletzung und die Ansicht des ordinirenden Arztes darüber aufgezeichnet, ob der Verwundete im Hospital bleiben oder zur weiteren Evacuation bestimmt werden sollte. Die Gypsverbände wurden in jedem Zelt durch das Personal desselben angelegt, die Operationen täglich zu bestimmter Stunde gemacht, in dringenden Fällen sofort, nachdem der ordinirende Arzt einen erfahrenen Chirurgen hinzugezogen hatte. Auf diese Weise ging der Dienst bei weitem besser, jeder arbeitete für sich ohne voraus zu setzen, dass sonst jemand seinen Dienst thäte. Wenn jemand nicht fertig wurde, war es leicht Hülfe zu schaffen. Bei dieser Methode waren verantwortliche Bürgen für die ärztliche Hülfe und den Unterhalt der Kranken und Verwundeten vorhanden. Im Allgemeinen gesagt kam das Hospital mit seiner ärztlichen Arbeit ganz ausreichend zurecht, indem in einigen Tagen bis 9000 Verwundete sortirt und ziemlich ausführliche Verzeichnisse von denselben aufgestellt wurden. Freilich lasteten die übrigen Mängel dauernd auf dem Hospital in ihrer früheren Schwere, namentlich empfindlich war der Mangel an Unterpersonal, dessen Hauptdienst in der Ausgabe der Speisen und dem Transport der Kranken auf die angewiesenen Plätze bestand. Nach dem dritten Angriff auf Plewna machte man Erfahrungen über den Fussmarsch von Verwundeten-Transporten; auf diese Weise gingen ungefähr 8000 Mann (sic?) dem Lazareth zu, und ebenso viele von demselben ab.

Zum Fusstransport wurden nur Leichtverwundete an den oberen Extremitäten ohne Knochenverletzungen bestimmt. Diese Maassregel wurde im Hospital durch die Besorgniss herbeigeführt den Kranken am folgenden Tage nicht zu essen geben zu können. Am Abend des $\frac{2.}{14.}$ September war es kaum möglich die letzten zugegangenen Verwundeten mit zufällig erlangtem Zwieback zu befriedigen, am Morgen des $\frac{3}{15}$ September gab es überhaupt kein Brod, wesshalb etwa 800 Mann Leichtverwundete sofort mit der ausgegebenen Portion in der Hand nach Sistowa geschickt wurden. Das Brod für die zurückbleibenden Kranken reichte kaum zum Abendbrod aus. Ein Schaden ist aus dem Transport zu Fuss anscheinend nicht entstanden, es war indessen nicht leicht die Kranken nach der Ankunft in Sistowa zu sammeln."

Während der ganzen Zeit der Anwesenheit des t. Kriegshospitals No. 63 in Bulgareni bis zu unserm Besuch d. h. vom $\frac{25.\ August}{6.\ September}$ bis $\frac{1.}{13.}$ November betrug die Gesammtzahl der hier durchgegangenen Verwundeten und Kranken 21,484 von denen 284 (1,3 %) starben, von 374 Offizieren starben 5. Von 12,344 Verwundeten starben 169 (1,4 %) von 279 Offizieren starben 4.

Während der ganzen Zeit der Eröffnung des Hospitals vom $\frac{25.\ Juni}{7.\ Juli}$ bis $\frac{1.}{13.}$ November in Simniza, Sistowa und Bulgareni wurden 31,796 Verwundete und Kranke, darunter 698 Offiziere aufgenommen. Von denselben starben 548, darunter 10 Offiziere.

Die Gesammtzahl der Verwundeten betrug: 20,361 einschliesslich 515 Offizieren und starben von denselben 368, davon 5 Offiziere.

Aus den von uns im Hospital No. 63 gesammelten Notizen geht hervor, dass dasselbe die erste Stelle, sowohl nach seiner hervorragenden Thätigkeit während zweier grosser Aktionen als nach der Zahl der hier durchgegangenen Kranken und Verwundeten (31,796) in 4½ Monat einnahm, zweimal nach zwei blutigen Schlachten bei Plewna diente es als wirklicher und Haupt-Verbandplatz. Der Chef-Arzt desselben Dr. Amenitski verdient mit dem consultirenden Arzte Prof. Sklifassowski und allen Aerzten, die an der Thätigkeit des Lazareths theilnahmen und ihre schwierige Aufgabe mit der äussersten Energie und ungewöhnlicher Kraftanstrengung erfüllten, die ungetheilte Anerkennung aller mit der Schwierigkeit dieses Dienstes Vertrauten, so wie aller Menschenfreunde.

Die Geschichte dieses Hospitals zeigt auch, welche im Allgemeinen wichtige Rolle unsere Kriegshospitäler auf dem Kriegsschauplatze spielen und wie unumgänglich zu ihrer Existenz die Reform derselben in folgender Richtung ist. Dieselben sollten a) eine grössere Selbständigkeit erhalten; und sicher gestellt werden bezüglich transportabler Unterkünfte; b) für besondere Fälle ärztliches wie Sanitäts-Unterpersonal und zwar letzteres durch vorgebildete Leute erhöhen können, da, wie wir oben sahen, unter der Gesammtzahl des Hospitalpersonals die wissenschaftliche Seite verhältnissmässig schwach vertreten ist; c) beweglicher und leichter für das Feld organisirt werden.

Die gleiche Art der Verwaltung der Kriegshospitäler wie bei den Divisions-Lazarethen bezüglich der Selbständigkeit wie die Unterbringung der Kranken würde weiter einen wichtigen Fortschritt bilden, und wenn in der That der Zweck eines sogenannten beweglichen Lazarethes, das aus mehreren Divisions-Lazarethen zusammengesetzt ist, darin besteht, aus demselben, wenn nöthig, einen Haupt-Verbandplatz zu bilden, so sollten die t. Kriegshospitäler, die ebenfalls, wie wir sahen, nicht selten als Haupt-Verbandplatz thätig sind, selbstverständlich auf dem Kriegsschauplatz die gleiche Selbständigkeit wie die Divisions-Lazarethe, die gleichen transportablen Unterkünfte und dieselben Mittel für den Verwundeten-Transport besitzen. Alles dies lässt sich nur unter folgenden Bedingungen erreichen: Die Leitung des Lazarethes muss ganz dem Chef-Arzt überlassen werden, der in seiner Thätigkeit nicht durch das Hospital-Comité eingeschränkt werden darf und in ärztlicher wie wirthschaftlicher Beziehung über das Hospital das Recht des selbständigen Befehls haben muss. 2. Das t. Kriegshospital muss wenigstens mit den gleichen transportablen Unterkünften wie die Divisions-Lazarethe versehen werden. 3. Das jetzige Hospital muss in einige ganz selbständige unabhängige Abtheilungen getheilt werden.

Nur unter diesen Umständen kann das t. Kriegshospital auch schneller formirt und leichter auf solche Punkte des Kriegsschauplatzes dirigirt werden, wo ihre sofortige, wenngleich nur vorübergehende Hülfe, wie auf den Haupt-Verbandplätzen erfordert wird. Abgesehen hiervon würde die Theilung des jetzigen Kriegshospitals in einige selbständige Abtheilungen, d. h. selbständige Hospitäler auch in der Beziehung sehr vortheilhaft sein, dass diese in ihrem Umfange sehr verringerten Hospitäler zweckmässiger als Etappen-Lazarethe Verwendung finden könnten. Je näher an einander Unterkunftsorte der Kranken in Etappen-Lazarethen gelegen sind, um so mehr wird der Transport derselben in entfernte Orte erleichtert und sicher gestellt, wodurch zu ihrem grössten Nutzen zu einer geregelten Evacuation und der Versorgung der Transportirten mit Nahrung, Kleidung und Pflege beigetragen wird.

Ich glaube, dass alle Aerzte, die am letzten Kriege theilgenommen haben, dieser Ansicht sind, auch das Beispiel der Divisions-Lazarethe, die ihren Dienst in diesem Kriege untadelhaft gethan haben, beweist der Reihe nach sowohl die Zweckmässigkeit als die Möglichkeit die erwähnte Reform durchzuführen. Endlich ist dieselbe vorzugsweise für die bespannten t. Kriegshospitäler erforderlich, die in der Regel gerade auf den Kriegsschauplatz beordert werden; mit anderen Worten, es würden durch diese Umformung die jetzt existirenden bespannten t. Kriegshospitäler in Divisions-Lazarethe umgewandelt nur mit dem Unterschiede, dass sie nicht bei den Divisionen formirt würden, sondern wie früher in verschiedenen Bezir-

ken und nicht den Divisions-Commandeuren unterstellt werden, sondern der Feld-Militair-Medicinal-Verwaltung und dem Inspector der
Feld-Kriegshospitäler.

Als das t. Kriegshospital No. 63 in Bulgareni den Haupt-Verbandplatz bildete, wurde, wie wir oben sahen, das Sortiren der Verwundeten und die Hülfsleistung nach dem Vorschlag des consulirenden
Arztes Prof. Sklifassowski von den Aerzten in drei Gruppen ausgeführt, aber die Ansicht über die Resultate dieser Massregel war
getheilt. Der Chef-Arzt, wie oben mitgetheilt wurde, bezeichnet die
Gruppe für die Gypsverbände als einen kranken Fleck und zwar
in dem Grade, dass die Aerzte genöthigt waren, das ganze System
zu verändern und zu der gewöhnlichen sonst in Hospitälern befolgten Methode der Hülfsleistung zurückzukehren, die sich auch nach
Angabe der Aerzte vortheilhaft zeigte. Prof. Sklifassowski
sagt in seinem Artikel[1] „dass nur Dank dem von ihm vorgeschlagenen System bei den Mitteln eines Hospitals (15 Aerzten) es möglich
gewesen wäre, die enorme Zahl von Kranken zu sortiren"), obwohl
er weiterhin hinzufügt, „dass um die Verpflegung zu besorgen, zu sortiren und die möglichste Hülfe zu leisten, man nothwendig Arbeitskräfte haben müsste, da der wirklich vorhandene Bestand an Unter-
Personal sich durch Krankheiten verringert habe und der Rest vollständig erschöpft gewesen sei. Dieser Umstand war vorhergesehen,
es wurde schon bis zur Einrichtung der Sortirungsstation in Bulgareni
darauf hingewiesen, aber offenbar gab es kein Mittel zur Abhülfe.

Das von Prof. Sklifassowski vorgeschlagene System der Hülfe
auf dem Verbandplatze war 25 Jahre früher von mir in Sewastopol
mit beständigem Erfolge erprobt worden wie dies alle aus jener Zeit
noch lebenden Aerzte bezeugen werden, welche an der Thätigkeit
des Hauptverbandplatzes im Gebäude der Adels-Versammlung zu
Sewastopol theilgenommen haben. Allein Dank dieser Neuerung
wurden der Wirrwar und die Unordnung aufgehoben, vermöge deren
ein Verwundeter sofort die endgültige chirurgische Hülfe erhielt
und Andere ganze Tage hindurch fast ohne Hülfe blieben. Meine
Vertheilung der hülfeleistenden Personen (Aerzte, Feldscheere, Schwestern, Unterpersonal) unterschied sich indessen wesentlich von der
von Professor Sklifassowski vorgeschlagenen. Da in Sewastopol
keine dringende Nothwendigkeit für den sofortigen Transport der
Verwundeten vorlag, sondern der grösste Theil der Verletzungen durch
schweres Geschütz verursacht war, so lag auch keine unmittelbare Indication zur sofortigen Anlegung der Gypsverbände an den zerschos-
senen Gliedmassen vor, wie dies auf dem Hauptverbandplatz in Bul-

---

1) Militärärztliches Journal Juli 1878, S. 184.

garcni der Fall war. Dieser wichtige Unterschied verlangte darnach
auch eine andere Gruppirung des den Kranken Hülfe leistenden
Personals. Auf welche Weise die Umänderung des Systems der
Gruppen in die gewöhnliche Methode der Hülfeleistung, die nach den
Angaben des Chef-Arztes des t. Kriegshospitals No. 63 sich nothwendig machte, die Hülfe sicher stellen konnte, ist mir nicht verständlich, da die Anzahl der Aerzte, Feldscheere, Schwestern und des
Unterpersonals sowohl bei dieser Umänderung wie bei der Gruppen-
Eintheilung dieselbe blieb. Ich meine, dass gerade die Hauptbeschäf-
tigung des ärztlichen Personals auf dem Verbandplatz in Bulgareni
hätte besonders in der Anlegung der Gypsverbände mit Rücksicht
auf die Evacuation der Lazarethe und die unmittelbaren, bevorstehenden und unaufschiebbaren Transporte bestehen sollen. Wenn
demnach das Hauptprincip, welches ich in Sewastopol einführte, auch
in Bulgareni acceptirt und in praxi durchgeführt werden sollte, so
hatte das Sortiren der Verwundeten und die Anlegung der Gypsverbände die Hauptrolle zu spielen. Das Grundprincip meines Systems
besteht nicht in dieser oder jener Gruppirung des Hospitalpersonals
sondern in der Sortirung der Verwundeten selbst und nur einer derartigen Verwendung des Hülfspersonals, die am meisten diesem Zweck
im gegebenen Falle entspricht. Die Hauptsache ist vor Allem, die
Verwundeten so zu sortiren, um nachher jedem die möglichst systematische und nach den Regeln der Kunst angezeigte Hülfe zu Theil
werden zu lassen. Ich habe mich wie früher so auch jetzt nicht
von der Nothwendigkeit überzeugen können, dass der grösste Theil
der durch Kleingewehrfeuer Verwundeten die sofortige Vornahme
chirurgischer Operationen verlangt hätte, und es ist mir deshalb
nicht verständlich, weshalb die Operationsgruppe in so hohem Grade
mit Arbeit überhäuft war, dass sie nicht ganz hätte der für die
Gypsverbände zu Hülfe kommen können. In dieser Weise denke
ich, hätte man alle vorhandenen Kräfte auf dem Verbandplatz zu
Bulgareni sehr vortheilhaft in zwei Gruppen, die für das Sortiren
und die für den Gypsverband eintheilen sollen und nur eine ganz
geringe Abtheilung konnte man für die Ausführung der verhältnissmässig seltenen dringenden Operationen verwenden. In Sewastopol
bildete die Gruppe für Gypsverbände auf dem Verbandplatz kein
Bedürfniss, die Telegen zum Transport erwarteten die Verwundeten
nicht beim Hospital. Ich lasse indessen der Thätigkeit des Professors Sklifassowski bezüglich der Bildung einer Gruppe für Gypsverbände volle Gerechtigkeit widerfahren. Die Umstände erforderten
dies und ich wüsste nicht, in welcher Art die Rückkehr zu dem
gewöhnlichen System der Hülfeleistung in den Hospitälern, nämlich
der Vertheilung der Kranken in Zelten und ihre Besorgung durch

die einzelnen ordinirenden Aerzte eine bessere Ordnung, sowie eine schnellere und erfolgreichere Thätigkeit hätte herbeiführen können. Wenn man den Grund nur darin sucht, dass in diesem Falle jeder ordinirende Arzt eine gewisse Zahl von Kranken verantwortlich behandelte, so würde eine solche Erklärung die Aerzte des Hospitals compromittiren, als ob eine controlirte Verantwortlichkeit die Thätigkeit des Arztes und die Hülfe für die Verwundeten auf dem Verbandplatz mehr steigern könnte als die allgemeine Verantwortlichkeit, die durch das Zusammenwirken aller Aerzte gewährleistet wird. Man muss übrigens beklagen, dass die jungen Aerzte auf dem Verbandplatz die interessanteren chirurgischen Beschäftigungen besonders aufsuchen. Es ist deshalb auch ganz natürlich, dass die zum Operiren und Sortiren bestimmten Gruppen unter Leitung des Professors Sklifassowski bei dem Zuströmen der Verwundeten unverhältnissmässig sich vergrösserten zum Schaden der für den Gypsverband thätigen. Hierdurch wird auch verständlich, dass die auf einen Ort behufs Anlegung der Gypsverbände geschafften Verwundeten nach und nach von den Aerzten verlassen wurden, welche die Beschäftigung beim Sortiren, die Anwesenheit bei Operationen und die Ausführung derselben für eine viel interessantere und nach ihrer Ansicht auch wesentlichere Thätigkeit hielten. Wie dies auch sein mag, so meine ich in Hinblick auf die mir gemachten Mittheilungen und die verhältnissmässig kleine Zahl von Operationen, die im Vergleich mit den in Sewastopol auf den Verbandplätzen im letzten Kriege gemacht wurden und die dagegen enorme Zahl von Gypsverbänden (in Gabrowa z. B. wurden in fünf Tagen 170 angelegt), dass in einem Kriege wie der letzte orientalische das Sortiren der Verwundeten und die Anlegung der Gypsverbände auf den Haupt-Verbandplätzen die gleiche wichtige Rolle spielen. Dies wird dadurch noch mehr unterstützt, dass die verhältnissmässig wenig vorgekommenen primären Amputationen schon in den dem Schlachtfelde nächsten Ambulancen (in Divisions-Lazarethen und mobilen Hospitälern) gemacht worden sind.

Wenn es die erste Aufgabe des Arztes ist, die Abtransportirung der sich anhäufenden Verwundeten zu beschleunigen, wenn die Transportwagen bereit stehen und das Transport-Commando mit Ungeduld auf die Abfertigung wartet, um noch bei Tageslicht sein Ziel erreichen zu können, ist da die Zeit für die Aerzte, um wichtige und langdauernde Operationen auf dem Verbandplatze zu machen? Wenn der grösste Theil der Verletzungen im letzten Kriege nicht Flintenschüsse gewesen wären, so könnte man zur Rechtfertigung für die eilige Ausführung der Operationen anführen, dass sie im Interesse des Transportes gemacht worden seien, der bei den Verwundeten durch Granatsplitter oder schweres Geschütz ohne Absetzung der

Glieder fast unmöglich ist. Glücklicherweise sind derartige Verletzungen in diesem Kriege ausserordentlich selten vorgekommen.

Wir sehen ferner aus der zweimaligen Umwandlung des t. Kriegshospitals No. 63 nach dem zweiten und dritten Sturm auf Plewna wie nothwendig eine kräftige Kriegspolizei für die t. Kriegshospitäler, sowohl bei dem Zuströmen der Verwundeten als bei der Ankunft des Transportes ist. Hiervon überzeugen uns die Unordnung und der Wirrwarr, welche bei der Panik am $\frac{19.}{31.}$ Juli, als sich das Hospital in Simniza befand, herrschten, und die für viele Personen, Kranke wie Gesunde so traurig endeten. Es war dort gar keine Polizei, zwei Commissäre waren in der Küche und auf der Kammer beschäftigt, der Chef-Arzt allein konnte nichts für die Aufrechterhaltung der Ordnung thun. In Bulgareni trat ausser Gedränge und Unordnung durch den Mangel an Polizei auf dem Verbandplatze noch ein anderer wichtiger Uebelstand, der polizeiliche Aufsicht verlangt, hervor, es war dies der Müssiggang von herumstreifenden Kranken, die in grossen Schaaren (8000?) zu Fuss auf den Verbandplatz kamen. Sie bummelten aus der Küche des Hospitals in die Küche des rothen Kreuzes, die bedauerlicherweise neben der Hospitalküche stand, und die Gewandteren von ihnen assen, nachdem sie schon einmal aus dem Hospital gespeist waren, dann auch noch zum zweiten Male in der andern Küche, während die wirklich Hungrigen abseits lagen und bei dem Mangel an Hülfspersonal sowohl bei dem Hospital wie bei dem rothen Kreuz umsonst um Essen baten; die sich herumtreibenden Verwundeten liessen sie nicht gewahr werden. „So kommt es", wie der Chef-Arzt schreibt, „dass Tag und Nacht in der Küche des Hospitals und des rothen Kreuzes gekocht wurde, und doch hörte man oft: Ich habe schon zwei Tage nichts gegessen u. s. w." Hieraus folgt, dass die Leichtverwundeten, die gehen und zu Fuss in grossen Zahlen auf den Verbandplatz kommen können, auf dem Haupt-Verbandplatz sofort unter polizeilicher Aufsicht von den Schwerverwundeten und Transportbedürftigen getrennt und auf irgend einen andern nahe gelegenen Platz geführt werden müssen, wo für sie eine eigene Verpflegungsstation einzurichten ist. Geschieht dies nicht, so wird ihr Zusammensein mit den Schwerverwundeten immer den letzteren Schaden bringen.

Das t. Kriegshospital No. 63 siedelte im December 1877 aus den Zelten in die Winterquartiere in den Dörfern Bulgareni und Leschan über an Stelle des nach Letniza und Kaluger abgezogenen t. Kriegshospitals No. 66. Es wurde in Bauernhütten untergebracht, wo die Pflege der Kranken durch Schwestern eines Vereines besorgt wurde, den die Fürstin Schachowska leitete; letztere hatte mit dem Hospital alle Arbeiten bereits während ihres Aufenthaltes zu

Simnitza getheilt. Für die Kranken auf dem Transport hatte das t. Kriegshospital No. 63 in das Dorf Bulgareni einige Zelte bei sich, die auch im Winter als Etappe dienten. [1])

IV. Das t. Kriegshospital No. 69 wurde mit vier anderen Nummern in Krementschug im December 1876 formirt und machte dort mit ihnen die Ueberschwemmung des Dnieper durch. Es war gepackt und fertig zum Abmarsch bis Mitte August, wo es nach Jassy beordert wurde und in Bulgarien von dort aus im October 1877 eintraf. Mitte October, unmittelbar nach der Schlacht bei Gorny-Dubniak ($\frac{12}{24}$ October) zum Hauptquartier gestossen, fanden wir es, als es eben in Bogot eingerückt war, wo es nach und nach während zwei Wochen sich etablirte. Wie ersichtlich war dieses Hospital noch frisch und nicht von den Stürmen des Krieges berührt; seine Thätigkeit begann mit der Aufnahme der Kranken und Verwundeten von Gorny-Dubniak und anderen Actionen aus der Umgebung von Plewna. Wir konnten vermöge der Nähe des Hauptquartieres bei dem wir uns aufhielten, täglich das Hospital No. 69 besuchen und uns aus unmittelbarer Nähe mit den Vorzügen und Nachtheilen eines Kriegshospitals in seiner gegenwärtigen Gestalt bekannt machen. Die Unterkunft bildeten Zelte und Jurten, welche für das Hospital auf Anordnung des Hospital-Inspectors geliefert wurden. Die Nähe des Hauptquartiers S. M. des Kaisers und des Höchstcommandirenden, bei welchem sich der Feld-Medicinal-Inspector [2]), der Inspector der

---

1) Ammenitzki hat die Geschichte des t. Kriegshospitals No. 63 im Russischen militärärztlichen Journal 1880 geschrieben; s. Roth, Jahresbericht 1880.   W. R.

2) Feld-Medicinal-Inspector der Donau-Armee war der wirkliche Staatsrath Dr. W. J. Priselkow, vordem Kriegs-Medicinal-Inspector des Odessa'schen Militär-Bezirks. Durch Theilnahme am Krimkriege und den Kämpfen im Kaukasus gebot P. über eine reiche praktische Kriegserfahrung und war durch die ihm eigene Umsicht gewiss die geeignetste Persönlichkeit für den Posten eines Feld-Medicinal-Inspectors. Leider offenbarte sich auch hier gar zu oft der lähmende und verderbliche Einfluss der Unselbständigkeit ärztlicher Instanzen. Wir verweisen auf die angefügten Bestimmungen der russischen Gesetzgebung, die alle Autorität und Initiative bei Organisation, Etablirung, Unterhaltung, Mobilisirung der Sanitätsanstalten, die Verwaltung derselben, ja selbst die Etablirung der Verbandplätze und die Thätigkeit auf denselben, den Transport der Verwundeten etc. in die Hände eines militärischen Laien, des Hospital-Inspectors der activen Armee, bei der Donau-Armee Generalmajor Kossinski, legt. Es galten diese gesetzlichen Bestimmungen nicht nur de jure, sondern wurden auch allerseits de facto beobachtet; man war auf Wahrung seiner Competenzen bedacht, und selbst von der consultativen Unterstützung ärztlicher Autoritäten wurde möglichst wenig Gebrauch gemacht. Wir erinnern also auch hier daran, dass unter der Bezeichnung militär-sanitäre Administration nicht die Thätigkeit des Medicinal-Inspectors, sondern die der militärischen Instanzen zu verstehen ist.

Priselkow erfreute sich unter den Aerzten, die seine geistige Tüchtigkeit

Hospitäler und der Hauptbevollmächtigte der Gesellschaft des rothen Kreuzes in Bulgarien befanden, lenkten auf das Hospital No. 69 eine besondere Aufmerksamkeit. Ohne Rücksicht hierauf kann ich nicht sagen, dass ich bezüglich der Unterhaltung und sonstiger Vortheile einen grossen Unterschied von den anderen weiter entfernten von mir besuchten Kriegshospitälern gefunden hätte. Im Gegentheil machten die schmutzige Oertlichkeit von Bogot, wo das t. Kriegshospital No. 69 etablirt war, der beständige Zu- und Abgang der Kranken- und Verwundeten-Transporte, der Mangel an Betten und Matratzen und noch mehr an warmer Kleidung, die die späte Jahreszeit unbedingt forderte, die Situation der Kranken in diesem Hospital überhaupt nicht anziehend und erschwerten eine wesentliche Hülfeleistung in nicht geringem Grade. 16 Schwestern der Gesellschaft des heiligen Georg, an ihrer Spitze die ehrwürdige E. P. Karzewa, die in Jurten wohnten mit ihrem Arzt Dr. Bogojawlenski und einem Arzt der Gesellschaft des rothen Kreuzes Bubnow (einem tüchtigen und gewandten Chirurgen) waren hier mit wahrhafter Selbstaufopferung thätig und leisteten den Hospitalärzten wesentlich Beistand. Hier arbeiteten auch einige commandirte Aerzte, Studenten und Privatpersonen (wie z. B. eine Verwandte des Hospital-Inspectors, Frau Scherschewskaja und ein Kaufmann aus Odessa Nowoswetow mit zwei Söhnen). Wenn man zu dieser Personalzahl noch uns vier, die wir hier fast täglich nach Kräften mit arbeiteten (mich, den Leibchirurgen A. L. Obermüller, Dr. Schkljarewski und den Gehülfen Obermüller's K. N. Bereskin) hinzufügt, so kann man verstehen, dass dem Hospital No. 69 es an ärztlicher Hülfe nicht fehlte. Zuweilen stieg die Zahl des ärztlichen Personals in demselben auf 20 Köpfe, ungerechnet die Schwestern, Feldscheere und andere Personen. Abgesehen hiervon kann man nicht sagen, dass die Pflege und die den Kranken geleistete Hülfe untadelhaft gewesen wäre. Kann man aber auch verlangen, dass diese erfolgreich sind, wenn das mühsame Herüberbringen der Kranken aus den Zelten in die Telegen, von den Telegen in die Zelte bei rauhem und nassem Wetter, kalten Nächten und einem undenkbar tiefen sumpfigen Koth, der das Hospital umgab, fast täglich und nicht selten in dunkler Nacht ausgeführt wurde? Bald nach unserer Ankunft in Bogot wurde das eben eröffnete Hospital No. 69 fast beständig Verbandplatz, auf welchen täglich bald aus Gorny-Dubniak, bald aus verschiedenen Stellungen um Plewna, bald aus Orchanie und Etropol die Verwundeten hingeschafft wurden. Die Verwundeten wurden aus den Telegen direct in die Zelte ge-

und die Vorzüge seines Charakters zu schätzen und die Gewissenhaftigkeit im Dienst anzuerkennen verstanden, einer Hochachtung und Beliebtheit, wie sie nicht vielen Vorgesetzten zu Theil wird. A. S.

bracht, welche die, als Chirurgen thätigen ordinirenden Aerzte besorgten. Es war bestimmt, dass alle ordinirenden Chirurgen, nach der Visite in ihren Zelten, diejenigen Verwundeten bei denen operative Hülfe odér die Anlegung von Gypsverbänden sich nöthig machte, in das Operationszelt schickten. Hier versammelten sich nach den Visiten etwa um Mittag alle Aerzte, um gemeinschaftlich an den chirurgischen Eingriffen Theil zu nehmen. In zweifelhaften Fällen fanden Consultationen statt, entweder in den Zelten selbst, oder der Kranke wurde auf der Trage in das Operationszelt gebracht, wo es wärmer, geräumiger und heller war. Bei den Consultationen wurde die Diagnose festgestellt, sortirt und das Heilverfahren ausgeführt. Der stehende Verbandplatz in Bogot unterschied sich nur dadurch von den gewölmlich beweglichen, dass auf demselben kein gleichzeitiges Zuströmen einer enormen Zahl frischer Verwundeten stattfand, es waren deshalb das System des Sortirens und die Gruppirung der Kranken und des hülfeleistenden Personals leichter durchführbar, dagegen die Zahl des ärztlichen Personals verhältnissmässig bedeutender. Die späte Jahreszeit, der Eintritt des Frostes und der Schneefall, sowie die erwähnte beständige Verschiebung der Krankentransporte machten indessen die Lage der Aerzte bisweilen nicht weniger schwierig, als auf dem Haupt-Verbandplatz. Auch in Bogot konnten manche Verwundete leicht aus den Augen kommen und nicht rechtzeitige Hülfe erhalten wie auf dem gewöhnlichen Verbandplatz, wenn die ordinirenden und consultirenden Aerzte die Verwundeten nicht sortirten und sich zur Thätigkeit mit vereinten Kräften nicht auf einem Punkte vereinigten. Während des Octobers und sogar des Novembers war das Wetter ziemlich erträglich, selbst zeitweise warm und die Heilung nahm einen ziemlich befriedigenden Verlauf; Fälle von Septicämie und Brand waren ungeachtet der grossen Vernachlässigung auf dem Transport ziemlich selten und wurden von den andern nicht inficirten in besonderen Zelten sorgfältig abgesondert. Beim Eintritte der Regen, Stürme und Fröste änderte sich die Scene ganz bedeutend; waren doch die Zelte nicht gegen rauhe Witterung und Frost geschützt, die Seitenwände nicht mit Stroh belegt, welches in Bogot überhaupt kaum zu haben war, und verhinderte der schnell sich bildende Koth sie mit Erde zu bewerfen. Oefen waren in den Zelten nicht rechtzeitig vor Eintritt der Kälte aufgestellt. Sogar für die Jurte, in welcher die Schwestern mit E. P. Karzewa wohnten, konnte ich nur auf persönlichem Vortrag bei Sr. K. Hoheit dem Höchstkommandirenden einen eisernen Ofen erhalten. Die Abtritte waren auf einer unpassenden Stelle angelegt, auf einer Erhöhung hinter den Zelten, und man musste deshalb befürchten, dass das Regenwasser und der flüssige mit Stuhlgang durchtränkte

Koth am Abhang der Erhöhung hinunter flösse und den Boden unter den Zelten inficirte. Nicht fern auf derselben Höhe lag auch der Kirchhof des Hospitals. Von Desinfection konnte beim Mangel an Mitteln und regnerischem Wetter nicht die Rede sein. Das Leichenhaus, wie ich schon oben erwähnte[1]), war ohne jede Beobachtung hygienischer Regeln eingerichtet. In den die Hospitalzelte umgebenden Koth gelangten besonders des Nachts viele Nahrungsüberbleibsel, Stuhlgänge, nicht zu reden von den Abfällen, welche um die Zelte herum von den hier durchziehenden und einige Stunden sich aufhaltenden Transporten liegen gelassen wurden. Die Verschlechterung in dem Verlauf der Wunden und Krankheiten wurde besonders Anfang November nach der Einnahme von Plewna bemerklich, als frisch Verwundete von der Schlacht am $\frac{28.\ \text{November}}{10.\ \text{December}}$ und verwundete gefangene Türken zuzugehen anfingen. Die Lufttemperatur sank zu dieser Zeit bedeutend (bis — 10^{n}R.) und es fiel Schnee gerade tief genug, um den Zugang zum Hospital zu erschweren. Die Evacuation aus dem Hospital wurde fast unmöglich und dasselbe mit Kranken überfüllt. Ungeachtet dieser ungünstigen Verhältnisse bin ich während meines zweimonatlichen Aufenthaltes im Hospital zu Bogot häufig durch den Unterschied im Verlauf der Wunden im jetzigen und im Krimkriege überrascht gewesen.[2]) Ich kann mir dies nicht anders erklären, als durch den Unterschied in den Eigenschaften der Geschosse, welche jetzt und damals die Verletzungen herbeiführten. Ich erkläre dies noch durch den Charakter des Krieges und die Unterbringung der Verwundeten in Zelten im jetzigen Feldzuge, ohne Rücksicht auf den Frost und den Winter; während des Krimfeldzuges fanden sie in grossen Steinbauten Unterkunft.

Vierzehn Tage nach der Einnahme von Plewna brachen wir von Bogot auf, das Hospital No. 69 ging dann mit dem Hauptquartier über den Balkan.

Während der in Bogot verlebten Zeit überzeugte ich mich endgültig, dass in einem Kriege, in einem wilden und uncivilisirten Lande weder die Nähe des Hauptquartiers, noch der Besuch des Hospitals durch hohe Personen und die medizinischen und Verwaltungsspitzen, noch die breit organisirte Privathülfe, noch die Erfahrung und Selbstverleugnung der Aerzte und Schwestern zur Verbesserung der Hospitalverhältnisse und der sanitären Bedingungen genügen, die zur

---

1) S. 24.

2) Eine Statistik der Sterblichkeit im Hospital zu Bogot besitze ich nicht bei der Unmöglichkeit zuverlässige Zahlen zu geben, da die beständige Verlegung der Kranken die Führung von Listen über die Kranken, Verwundeten und Verstorbenen verhinderte.

Hülfeleistung bei den Kranken und Verwundeten unumgänglich nöthig sind. Die Kriege, welche wir an den Grenzen unseres ausgedehnten Reiches führen, sind von den europäischen so verschieden, dass die Völker des Westens schon Jahrhunderte lang nichts dem ähnliches in ihren europäischen Kriegen durchmachen, ja sie haben schon die Erinnerungen an die Entbehrungen verloren, denen unsere Heere unterworfen sind. Im Westen kann man sich keinen Begriff von den Schwierigkeiten machen, welche unsere militärärztlichen und administrativen Einrichtungen bei der Hülfeleistung für die Kranken und Verwundeten erfahren. Es ist deshalb unlogisch und unbillig, den Krimkrieg und den letzten orientalischen Krieg nicht allein mit dem deutsch-französischen 1870/71, sondern auch mit den lange hinter uns liegenden napoleonischen Kriegen in Europa zu vergleichen. In der That was kann die beste Verwaltung thun in einem verwüsteten, uncivilisirten und dünn bevölkerten Lande mit elementaren zu Grunde gerichteten Verbindungen, mit einer unterdrückten und deshalb verschlossenen Bevölkerung, wenn alles für die Armee Nothwendige von weit her und in einem unerwartet grossen Massstabe herangeschafft werden muss! Es bedarf nur einer Aenderung des Wetters, oder der Entwickelung einer Epidemie, so sind Verluste aller Art und Mangel an Hülfsmitteln unvermeidlich. Alles dies rechtfertigt freilich die Fehler, Lücken und Mängel in der Verwaltung nicht: für die Militär-Medizinal-Verwaltung, die Administration und die Gesellschaft des rothen Kreuzes müssen jedoch diese Momente billigerweise bei der Kritik als mildernde Umstände gelten.

V. Das t. Kriegshospital No. 46, mit Train versehen, gehörte zu den im Nov. 1876 in Kiew formirten. Am $\frac{16.}{28.}$ Juni 1877 ging es auf der Eisenbahn nach Bukarest, wo es am $\frac{24.\ \text{Juni}}{6.\ \text{Juli}}$ eintraf. Hier blieb es fertig stehen. Am $\frac{18.}{30.}$ Juli 1877 wurde es nach Frateschti beordert, auf Grund der dortigen Ueberfüllung mit Verwundeten nach den beiden ersten Schlachten bei Plewna. In Frateschti etablirte es sich anfangs im Packhause bei der kleinen Bahnhofsstation, nicht weit (7 Werst) von Schiurschewo, in vier Zelten des rothen Kreuzes und in vier Zelten der Evacuations-Commission, die damals noch nicht in Thätigkeit war. Bald erhielt das Hospital noch zum Zweck der Unterbringung 12 Zelte aus Simniza und 5 aus Schiurschewo, ausserdem kamen ihm noch 216 Soldaten- und 59 Officierzelte (jedes zu 2—3 Lagerstellen), welche von dem Vormarsch der 3. Schützen-Brigade durch Frateschti zurückgeblieben waren, zu Gute. Auf diese Weise verfügte das Hospital am 1. August über 1230 bis 1824 Plätze. Vom $\frac{23.\ \text{August}}{4.\ \text{September}}$ bis $\frac{24.\ \text{August}}{5.\ \text{September}}$ berichtet der Chef-Arzt des Hospitals No. 46, riss ein starker Sturm alle grossen Zelte los mit Ausnahme von vier, 15 kleine waren vollständig verdorben. In Folge hiervon mussten für einige

Zeit die Kranken zusammengedrängt werden, bis die losgerissenen und zerrissenen Zelte wieder ausgebessert waren. Zu Ende August erbaute die Gesellschaft des rothen Kreuzes drei Baracken aus Brettern, jede zur Unterkunft für 150 Mann. Hierauf wurde endlich am $\frac{28.\ August}{9.\ September}$ eine regelrechte Sortirung der Kranken, die mit den Transporten aus Simniza zugingen und von hier aus nach Jassy dirigirt wurden, eingerichtet. Zu Ende September, zur Zeit unseres Besuches waren die Zelte bei dem damaligen Eintritt der Fröste mit Stroh und Erde rundum belegt, aber eiserne Oefen hatte man noch nicht aufgestellt, weil sie nicht vorhanden waren.

Das Hospital No. 46 nahm während fünf Monaten bis December einschliesslich d. h. bis zur Zeit unseres zweiten Besuches in Frateschti 23070 Kranke und Verwundete auf, welche längere oder kürzere Zeit dablieben und 30290, welche auf der Verpflegsstation behandelt wurden bis zum Abgang nach Jassy. Von der Gesammtzahl 53360 starben 500 Mann.

Das t. Kriegshospital No. 46 zu Frateschti ist dadurch bemerkenswerth, dass es immer in Verbindung mit der Evacuations-Commission stand, welche seit Ende August eine sehr wichtige Rolle in der Transportfrage spielte. In Frateschti hörte bekanntlich der Transport mit den Fuhrwerken auf und begann die Beförderung der Verwundeten und Kranken in Sanitäts- und Militärzügen mit der rumänischen Eisenbahn bis Jassy. Die Wahl des Platzes für das Hospital No. 46 war nicht ganz glücklich, wiewohl es alle Vortheile der Nähe an der Eisenbahn hatte. Der Boden der Oertlichkeit, welcher aus Thon mit Damm-Erde bestand, verwandelte sich durch den Regen schnell in einen klebrigen Koth; das Wasser zum Trinken und Waschen der Wäsche wurde aus Brunnen entnommen, die gegen drei Werst vom Hospital lagen. Eine sehr schwierige Zeit, reich an an allen Entbehrungen, durchlebte das Hospital Ende Juli 1877, als seine Unterkunftsmittel nur auf einige Zelte und Schuppen beschränkt waren, aber die Anhäufung der Verwundeten nach den Schlachten bei Plewna enorm war (bis 7000). Bei dem Mangel an Obdach lagen viele unter freiem Himmel. Noch kläglicher war indessen die Lage der Verwundeten, die Anfang Juli auf Fuhrwerken von der Schlacht bei Nicopolis und der ersten Schlacht bei Plewna hierher geschafft wurden und das Hospital No. 46 noch nicht etablirt in Bukarest stand, vier Stunden von Frateschti entfernt. Augenzeugen schilderten uns den hülflosen Zustand der Verwundeten und der ärztlichen Hülfe in jener jammervollen Zeit mit den schwärzesten Farben.

VI. Am $\frac{14.}{26.}$ September kam in Frateschti auf der Eisenbahn das nicht mit Train versehene *t. Kriegshospital No. 75* an, welches im

April 1877 zu Moskau formirt war. Es etablirte sich ebenfalls neben der Eisenbahnstation längs des Schienenweges in 59 an Ort und Stelle ausgegebenen Zelten und in drei neu aufgebauten Bretterbaracken von der Gesellschaft des rothen Kreuzes, welche zur Sortirung des Zugangs bestimmt waren, wie auch drei andere Baracken der Gesellschaft des r. K. beim Hospital No. 46.

Zur Zeit unseres Besuches in Frateschti am 22. December 1877 war die Zahl der Kranken, wegen der die Communication zwischen Simniza und Frateschti erschwerenden Schneefälle, nicht so erheblich, ausserdem trafen täglich die in grossen Staffeln nach Rumänien weitergehenden Türken ein. Diese liessen eine Menge durch die Belagerung von Plewna und die Entbehrungen eines Wintermarsches erschöpfter Kranker zurück, die zum grössten Theil an Typhus litten und durch Frost und Mangel an warmer Kleidung geschwächt waren. Das t. Kriegshospital No. 75 siedelte in dieser Zeit in die warmen Baracken von Poljäkow über, wo wir die Schwerverwundeten, die aus den Zelten dieses Hospitals herübergebracht waren, schon in Betten vorfanden. Der Typhus begann zu dieser Zeit bereits die Krankenwärter und das Personal beider Lazarethe zu inficiren, vorzugsweise erkrankten die Aerzte und Schwestern der Gesellschaft des rothen Kreuzes, welche in einem abgesonderten für sie eigens erbauten Bretterhause untergebracht waren. In einem ähnlichen Häuschen, welches uns von einem Arzte der Gesellschaft des rothen Kreuzes überlassen wurde, brachten wir zwei Nächte zu.

Mit Rücksicht auf das bevorstehende Zuströmen von Kranken aus Simniza (wo mehr als 3000 angehäuft waren) nach Frateschti, würde es damals nothwendig gewesen sein die Hospitäler in Frateschti vollständig zu evacuiren, aber die Stockungen auf der rumänischen Eisenbahn und die zur Zeit unterbrochenen Fahrten der Sanitätszüge zwischen Frateschti und Bukarest erlaubten dies nicht. Der Sanitätszug No. 6, der schon mit Kranken besetzt und fertig zur Abfahrt war, blieb mehrere Tage auf der Station und erst drei Tage nach unserer Abreise kam er in Bukarest an[1]).

VII. Das t. Kriegshospital No. 57 wurde in der Stadt Kiew formirt und begann damit am Tage der Mobilmachung am $\frac{2}{14}$ November 1876. Am $\frac{1}{12}$ Januar 1877 hatte das Hospital die Leute, den Train und die Pferde, am $\frac{22.\ \text{Januar}}{3.\ \text{Februar}}$ war es mit dem Hospital-Material versehen; zu diesem Zeitpunkt war auch das gesammte Verwaltungspersonal beordert. Bezüglich des medizinischen und pharmaceutischen Personals verzögerte sich die Bestimmung desselben fast bis zum Tage des Ausmarsches aus Kiew. Das Hospital setzte sich am $\frac{16}{28}$ Juli aus Kiew in der Richtung nach Bukarest in Marsch,

---

1) Siehe Näheres hierüber im V. Capitel.

von hier ging es nach Simniza, wo es drei bis vier Tage stehen blieb und wurde dann über die Donau nach Tirnowa dirigirt, darauf wurde es nach drei Tagen weiter nach Gabrowa vorgezogen. Fünf Werst von Gabrowa wurde das Hospital am $\frac{18}{30}$ Juli nach Tirnowa zurück beordert, wo es am $\frac{19}{31}$ Juli den Befehl zur sofortigen Etablirung erhielt. Am $\frac{21.\ \text{Juli}}{2.\ \text{Aug}}$ erhielt es den neuen Befehl sämmtliche Kranken und Verwundeten des 62. t. Kriegshospitals, das in Tirnowa stand, ohne Ausnahme in Summa 680 Mann zu übernehmen und mit ihnen nach Simniza zu marschiren. In Verfolg dieses Befehles traf das Hospital No. 57. am $\frac{25.\ \text{Juli}}{6.\ \text{Aug.}}$ in Simniza ein und begann sofort seine Thätigkeit, da es die gesammten 680 Kranken und Verwundeten aus Tirnowa bei sich hatte. Das Hospital fand auf dem Donauufer Obdach neben dem Dorfe Simnitscheli in 27 Divisionslazarethzelten, 10 Jurten, in Simniza geliefert und 7 Zelten einer kleineren Form die ihm aus dem Etappenlazareth der Ostseegouvernements geliefert wurden. Hiervon bestimmte man ein Zelt, gerade das kleinste als Aufnahmeraum, eine Jurte für die Operationen und eine Jurte zum Vorrathsraum für die von der Gesellschaft des rothen Kreuzes gelieferten warmen Kleider, mit denen die Kranken bei dem Abgang zum Transport versehen wurden. Ausserdem hatte die Gesellschaft des rothen Kreuzes eine grosse Erdhütte erbaut, über die wir oben sprachen[1]). Das Verbandmaterial mit sämmtlichem Zubehör und die Medicamente, die ursprünglich das Militärhospital in Kiew geliefert hatte, wurden in Simniza aus der mobilen Feldapotheke in Jassy vervollständigt. Einen bedeutenderen Bruchtheil der gebräuchlichsten Medicamente, wie Chinin, Carbolsäure, Opium, Tannin lieferte das Depôt des rothen Kreuzes in Simniza, die chirurgischen Instrumente, welche man bei der Formirung vom Militärhospital in Kiew erhalten hatte, waren vollständig, jedoch bedurften einige, die abgebraucht waren, der Reparatur.

Obgleich das Hospital No. 57 seine Thätigkeit in Simniza am $\frac{25.\ \text{Juli}}{6.\ \text{Aug.}}$ eröffnete, verzögerte sich die Einrichtung bis zum $\frac{1}{13}$ August, zu welchem Zeitpunkt auch die Kranken und Verwundeten eintrafen. Es erschwerte dies die Aufstellung einer genauen Ziffer der Krankenbewegung im Hospital und wird deshalb hier dieselbe nur im Allgemeinen, die Verwundeten auf vier Monate, vom August bis $\frac{1}{13}$ December vertheilt, aufgestellt. Vom $\frac{1}{13}$ August bis $\frac{1}{13}$ November einschliesslich wurden in dem t. Kriegshospital No. 57 23167 Kranke und Verwundete aufgenommen; von denselben wurden geheilt 2734, starben 457 3,4 %[2]). Von der Gesammtzahl waren Verwundete 5401, davon

---

1) Siehe Seite 15.

2) Das Orginal enthält hier in der absoluten Zahl einen Druckfehler, die Zahl ist aus 3,4 % berechnet. W. R.

wurden geheilt 121, starben 123 — 2,2 %. Der Rest der Verwundeten wurde nach Frateschti evacuirt. Ausserdem gingen am $\frac{5}{17}$ September 1010 Verwundete zu Fuss zu und wurden am $\frac{6}{18}$ September ebenfalls zu Fuss nach Frateschti dirigirt.

Es muss bemerkt werden, dass in Simniza seit dem $\frac{25. \text{Juli}}{6. \text{Aug.}}$ drei Hospitäler standen, von denen, wie wir sahen No. 57 hier mit den Kranken und Verwundeten aus Tirnowa eintraf, No. 63 sich hier schon seit $\frac{25. \text{Juni}}{7. \text{Juli}}$ mit 2 Abtheilungen etablirt hatte und No. 47, das aus Kiew angelangt und hier am $\frac{21. \text{Juli}}{2. \text{Aug.}}$ etablirt war. So blieb es bis zum $\frac{21. \text{Aug.}}{2. \text{Sept.}}$ als das Hospital No. 63 nach Bulgareni (s. oben) marschirte, nachdem es seine Kranken an das Hospital No. 47 abgegeben hatte, welches wir zusammen mit No. 57 Mitte December 1877 besuchten. Wir fanden in beiden Hospitälern die Zelte gut gegen die Kälte (bis — 17 ⁰ R.) geschützt; sie waren mit einer dicken Lage Stroh belegt, welches von aussen mit Pfählen befestigt war und hatten eiserne Oefen. Diese Einrichtung, häufig auch die enorme Anhäufung in den Zelten von Kranken und Verwundeten, die auf Stroh und Matratzen dicht neben einander lagen, erzeugten fast in den Zelten eine Zimmertemperatur; die Lagerung der Kranken auf dem Boden in dichten Reihen erschwerte indessen den Dienst des Personals, da man, um zu einem Kranken zu gelangen über mehrere hinüberschreiten musste. Diagnose und Verband der Verwundeten wurden hierdurch bis zur Unmöglichkeit erschwert. Bei unserem Besuche fanden wir jedoch sämmtliche Verwundete hinreichend sorgfältig verbunden. Hierfür waren sie den Aerzten, Schwestern und weiblichen Feldscheerern des St. Petersburger-Damen-Lazareth-Comités zu Dank verpflichtet, die unter diesen nicht anziehenden Umständen mit wahrer Selbstaufopferung arbeiteten.

Von den Professoren der Chirurgie, welche sich durch ihre Thätigkeit zum Wohle des Ganzen auszeichneten, muss ich den Professor L. Lewschin und den Docent N. P. Studentski, beide von der Universität Kasan, die vom ersten Anfang des Krieges thätig waren, hervorheben. Wir fanden sie zu Ende December 1877 noch nicht im Geringsten für ihre Thätigkeit erkaltet als consultirende Aerzte und zwar den ersteren für die Hospitäler in Simniza, den letzteren für die in Frateschti, wo sie auch beide bis zur Beendigung der Evacuation blieben. In den Hospitälern zu Simniza fanden wir auch einige vor Kurzem Operirte; vor uns wurde von vielleicht zu eifrigen ordinirenden Aerzten eine Secundär-Amputation des Oberschenkels bei einem erschöpften gefangenen Türken ausgeführt. Von Pyämie, Gangrän und rosenartigen Entzündungen haben wir zu unserer Ueberraschung sehr wenig gesehen. — Kläglich war in Simniza die Unterkunft für die Maroden und Leichtkranken in Bretterbaracken und Erdhütten, welche dem t. Kriegshospital No. 47 von Sappeuren übergeben wurden, die sich dieselben als ihr eigenes Winterobdach gebaut hatten. In den Baracken und den beiden Erdhütten, (von denen eine für 150 Kranke durch die Gesellschaft des rothen Kreuzes für das Hospital No. 57 erbaut worden war), war die Luft dumpf und widrig. Man muss sich wundern, wie Kranke ohne die Fenster zu öffnen in diesen dumpfigen Localen die Nacht zubringen können und nicht den Wunsch äussern, in reine Luft zu gehen, was sich indessen durch den Mangel an warmen Kleidern erklären mag. Ich weiss nicht, ob es durch die Erfüllung meiner dringenden Forderungen herbeigeführt worden ist, dass alle Kranke aus diesen Localen täglich in die reine, wiewohl kalte Luft auf einige Stunden spazieren geführt und die Räume in dieser Zeit durch weites Oeffnen der Fenster und Thüren ventilirt wurden. Von den Mängeln der Oertlichkeit, welche in Simniza zur Anlage der Hospitäler und Baracken ausgewählt war, sprach ich bereits. Professor Markownikow wirft den Hospitälern zu Simniza noch das vor, dass neben dem baltischen Hospital des rothen Kreuzes ein mit schmutzigen Verbandstücken gefüllter Graben verlaufen sei. Wir fanden auch bei unserer Anwesenheit im Winter die Küche des Hospitals No. 57 in einem sehr erbärmlichen Zustande; die Speisen wurden dort unter freiem Himmel bereitet und von Beobachtung der Reinlichkeit konnte bei ihrer Zubereitung in der Kälte nicht die Rede sein. Das nasse Holz brannte nicht, tiefer Schnee lag zwischen den Zelten und der Küche, den Dienst des durch seine Arbeit erschöpften Personals ausserordentlich erschwerend. Man sah indessen voraus, dass die Anhäufung der Kranken zu Simniza nicht lange dauern würde; mit der Herstellung der Strasse in Frateschti hätten können die Hospitäler zu Simniza vollständig evacuirt werden, wenn nur die Evacuation der Hospitäler zu Frateschti nicht durch die Unordnungen und Stockungen auf der rumänischen Eisenbahn verzögert worden wäre. Die Unterbrechung der Verbindung zwischen Simniza und Sistowa durch den Eisgang auf der Donau und den Bruch der Brücke gab den Hospitälern zu Simniza und Frateschti die Möglichkeit etwas ruhen und sich von dem Zuströmen der Kranken aus Sistowa zu erholen. Diese Möglichkeit ging indessen, wie es scheint nicht in Erfüllung. Die Evacuation der Kranken aus Bulgarien, welche eine Zeit lang durch den Eisgang aufgeschoben war, ging hierauf mittelst Dampfern auf der Donau nach Schiurschewo von Statten. Die Eisenbahn von Frateschti nach Simniza trug wenigstens bis 1878 durchaus nicht zur Erleichterung des Transports bei, da sie zur Zeit unseres Besuches in Simniza, Ende December 1877 überhaupt nicht für alle eröffnet und wie wir hörten, nicht ganz zuverlässig war.

In welche hülflose Lage konnte im letzten Kriege ein t. Kriegshospital durch die Anordnungen der Oberleitung versetzt werden, die doch auch am letzten Ende von der Zufälligkeit des Krieges abhing. In 10 Tagen, vom $\frac{15.}{27.}$ Juli bis $\frac{25.\ \text{Juli}}{6.\ \text{Aug.}}$ führte das t. Kriegshospital No. 57 ein richtiges Soldatenleben, indem es zwischen Simniza, Gabrowa und Tirnowa nomadisirte und als es wieder nach Simniza zurückkehrte, noch alle Kranken (680) aus dem t. Kriegslazareth zu Tirnowa mitnehmen musste. Diese wandelnden Verhältnisse hatte das Hospital wahrscheinlich in Folge der Bedrohung unserer rechten Flanke nach dem zweiten Sturm auf Plewna durchzumachen.

VIII. Das t. Kriegshospital No. 50 zu Sistowa, mit Train versehen, formirt zu Kiew, Ende 1876, ging im August aus Russland direct nach Sistowa zur Ablösung einer Abtheilung des t. Kriegshospitals No. 63, das am $\frac{22.\ \text{Aug.}}{3.\ \text{Sept.}}$ 1877 nach Bulgareni gerückt war. Schon am $\frac{5.}{17.}$ September 1877 war nach der Angabe des Professor Sklifassowski, der in Sistowa als consultirender Arzt von dem Verbandplatz in Bulgareni eingetroffen war, das Hospital noch mangelhaft organisirt und in den von den Türken übrig gelassenen zerstörten Häusern untergebracht. Die bekannte bauliche Einrichtung der türkischen Häuser, mit Zimmern wie Laternen, Ecken und Nischen in den Zimmern ist als Obdach für eine Anzahl Kranker kaum geeignet, doch kann man genug Licht und Luft von aussen hinein lassen, wenn man die Fenster weit öffnet und nicht zu viel Sorge vor Zug hat. Es ist gut, dass grösstentheils wenigstens, wie Prof. Sklifassowski angiebt die türkischen Abtritte, für welche sehr tiefe Gruben ausgegraben werden, keine Infectionsquelle darstellten. Die Reinigung dieser Häuser von verschiedenen Abfällen behufs ihrer Verwendung als Hospitäler, die man nicht hatte bis zum Eintreffen der Kranken fertig bringen können, bildete für den Prof. Markownikow eine seine Kräfte übersteigende Arbeit, indem er nach seinen eigenen Worten vollständige Gleichgiltigkeit bei den Aerzten und Verwaltungsbeamten fand. Besonders zeichnete sich in dieser Beziehung nach dem Bericht des Prof. Markownikow das 50. Hospital aus.

Von der ungünstigen Unterbringung der Kranken in den Häusern bulgarischer Städte (Sistowa und Tirnowa) während des Krieges, hatte ich oben schon Gelegenheit zu sprechen. Der Besuch der Häuser in Sistowa (55) war im Winter sehr beschwerlich, jedoch gelangten zur Zeit unseres Aufenthaltes Typhus und Miasmen nicht zur Verbreitung als Infectionskrankheiten und wir fanden die Verwundeten wie sogar die Operirten (Secundäramputationen und Resectionen) in einem sehr befriedigenden Zustande. Besonders zeichneten sich die Abtheilungen der Doctoren Kusmin und Korpettschenko aus.

Das Hospital zu Sistowa hatte dadurch militärische Wichtigkeit, dass es auf einem am Donauufer gelegenen Platze lag und fast alle Transporte von Verwundeten und Kranken (nur die ausgenommen, welche direct nach Simniza gelangten) dasselbe passirten. Hier blieben die Schwerkranken zurück, die Leichtkranken wurden gespeist, verbunden und weiter befördert. Es war deshalb das t. Kriegshospital No. 50 schon im September 1877 beständig überfüllt und statt der etatsmässigen 630 Kranken besorgte es 1500 bis 2500. In Folge der unterbrochenen Verbindung über die Donau ($\frac{14.}{26.}$ December 1877) wurde der Zugang in Sistowa so kolossal, dass unverzüglich die von mir oben erwähnten Massregeln ergriffen werden mussten. Auch in diesem Hospital hat mich der Umstand überrascht, dass in den letzten Tagen des September die Wunden und Operationen nach dem Urtheil von Augenzeugen nicht einen so günstigen Verlauf nahmen, wie Anfang December, als ich Sistowa besuchte. Wahrscheinlich dauerte dies nach meiner Abreise nicht lange. Man muss noch hinzufügen, dass die Stadt Sistowa eine der ersten bulgarischen Städte war, in denen ziemlich früh eine Hospitalabtheilung (von dem t. Kriegshospital No. 63) sich befand, welche, wie wir aus der Geschichte des t. Kriegshospitals No. 63 sahen, schon seit dem $\frac{25.\ \text{Juli}}{6.\ \text{Aug.}}$ dort stand. Die Verwaltung sah damals schon die ganze Wichtigkeit dieses Punktes voraus, aber die Nähe von Simniza und die ausreichende Verbindung über die Brücke veranlasste sie wahrscheinlich nicht durch die Eröffnung anderer Kriegshospitäler in Sistowa die Zahl der Betten zu vermehren.

IX. Später, am $\frac{14.}{26.}$ September 1877 wurde in Sistowa ebenfalls in Privathäusern das mit Train versehene *t. Kriegshospital No. 66* eröffnet. Die Geschichte desselben ist kurz folgende: Es wurde mit 11 temporären, mit Train versehenen Kriegshospitälern in Krementschug im November 1876 formirt. In dieser Stadt bildeten das Personal (bis 150 Aerzte, Feldscheere, Diener), die Trains, das Material und die angekauften mehr als 1000 Pferde eine, nach dem Urtheil der Augenzeugen an sich imponirende Truppe, welche hier den Frühling 1877 während der grossen Ueberschwemmung des Dnieper bis zum Juni unthätig stehen blieb. In diesem Monat begann der Abmarsch der verschiedenen Nummern nach Rumänien und währte bis zum October. Von denselben kamen zuerst in Rumänien und Bulgarien an No. 63 (in Simniza am $\frac{25.\ \text{Juni}}{7.\ \text{Juli}}$), No. 62 (Tirnowa) und No. 67 (Gorny-Studen), aber das Hospital No. 66 von dem hier die Rede ist, blieb mit den anderen bis zum zweiten Sturm auf Plewna in Krementschug. Auf die Nachricht von dieser Schlacht beschleunigte das Hospital No. 66 auf eigene Verantwortung ohne Ordre seinen Abmarsch nach Frateschti und von dort nach Simniza, wo sein Personal schon am $\frac{22.\ \text{Juli}}{3.\ \text{Aug.}}$ unerwartet Hülfe leistete, als dort nach dem zweiten Sturm auf Plewna Alles mit Verwundeten überfüllt war. Das Hospital blieb in Simniza, ohne sich zu etabliren; erst am 6. September siedelte es nach Sistowa über, wo es auch am 12. und 14. in 17 Privathäusern eröffnet wurde. Die Thätigkeit desselben währte dort bis zum $\frac{16}{28}$ October 1877, von wo ab es, wiewohl es nach Tirnowa bestimmt war, gemäss der Ansicht des Chefarztes und der obersten Verwaltung in das Dorf Teschan und Bulgareni verlegt wurde, wo damals das Hospital No. 63 nicht weit von Bulgareni stand. Das Hospital No. 66 war in Bulgarien das erste, welches in Dorfhütten untergebracht war. Später siedelte es in zwei andere nahe gelegene Ortschaften, Letniza und Kaluger, über, wo es 320 Hütten, jede für 4 bis 15 Kranke, belegte; an seine Stelle trat das t. Kriegshospital No. 63. Nach der Angabe des Chefarztes erreichte die Zahl der Verwundeten und Kranken 2000. Leider fand dieses schon im October 1877 gegebene Beispiel der Möglichkeit die bulgarischen Hütten und Wohnungen für den Winter als Hospitäler einzurichten bei der Civilverwaltung Bulgariens nicht die gebührende Unterstützung. Ungeachtet meiner mehrfachen Mittheilungen während meiner Anwesenheit im Hauptquartier an den Chef der Civilverwaltung bezüglich der dringenden Nothwendigkeit für den Winter in den Dörfern Obdach für die Hospitäler bereit zu stellen, kam diese Angelegenheit aus mir unbekannten Gründen nicht in Fluss. Endlich zwang die Unterbrechung der Verbindung über die Donau wider Willen zur momentanen Abstellung der so verderblichen Wintertransporte und zur Aufsuchung von Unterkunft in den bulgarischen Hütten und Häusern fast überall, wo es sich gerade traf. Die Kranken in Leschan und Letniza wurden in Hütten auf den mit Stroh und Matratzen belegten Erdboden gelagert; auf meine Frage erklärten sich alle mit der Unterkunft und der Pflege zufrieden. Die Schwestern des rothen Kreuzes, welche über das Dienstpersonal bei dem Herumtragen der Speisen zu den Hütten die Aufsicht führten, hatten je einige Hütten unter ihrer Fürsorge. Das ärztliche Personal hat sich zu mir über die besondere Schwierigkeit der Krankenbesuche in den Hütten nicht beschwert. Die Absendung der Transporte und das Herüberschaffen der Kranken war augenscheinlich weniger schwierig als in den Städten wie Sistowa, Bjela und Tirnowa. In den Hütten war es warm und sauber. Am $\frac{10}{22}$ Mai ging das t. Kriegshospital No. 66 nachdem seine Kranken evacuirt waren über den Balkan und war in der Umgegend von Adrianopel thätig.

X. Der verstorbene Dr. Bljeljawski, Chefarzt des *t. Kriegshospitals No. 71,* theilte uns bei unserer Anwesenheit im Dorfe Slawewiza die folgende Geschichte dieses Kriegshospitals mit, welche wir hier im Original wiedergeben:

Das t. Kriegshospital No. 71 wurde in Krementschug gleichzeitig mit 11 anderen (No. 62 bis 72 einschliesslich) formirt. Bis zum $\frac{20.\ \text{Decbr.}\ 1876}{1.\ \text{Januar}\ 1877}$ war in dem Hospital das ganze ärztliche und Verwaltungspersonal nebst dem etatsmässigen Unterpersonal und Train, den Utensilien und Verbandmitteln zur Stelle. Vom Formirungstage bis zum $\frac{18.}{30.}$ August 1877 blieb das Hospital gepackt in Krementschug, seine Bestimmung erwartend. Das ärztliche Personal anlangend, so waren auf Befehl des Feld-Medicinal-Inspectors die jüngeren ordinirenden Aerzte zum Dienst in stehende oder temporäre Kriegshospitäler abkommandirt. Die älteren ordinirenden Aerzte blieben am Orte und versammelten sich von Zeit zu Zeit mit den ordinirenden der anderen in Krementschug formirten Hospitäler zur Entscheidung und Berathung medicinischer Fragen, wie sie die Besonderheit der Zeitverhältnisse lieferte.

Am $\frac{18.}{30.}$ August 1877 wurde das Hospital mit der Eisenbahn über die Grenze befördert, in Jassy angelangt erfolgte der Befehl zu debarkiren und weiter zu marschiren. Am $\frac{11.}{23.}$ September begaben sich alle Aerzte des Hospitals während der Train in früherer Weise nachfolgte aus der Stadt Tekutschi in Rumänien mit der Eisenbahn nach Frateschti zur Evacuations-Commission, wohin sie telegraphisch beordert wurden, um den dort in enormer Zahl angehäuften Kranken und Verwundeten Hülfe zu bringen. Sie blieben dort so lange bis der Train des Hospitals auf seinem Marsche sie erreichte, d. h. bis zum $\frac{26.\ \text{Septbr.}}{8.\ \text{October}}$. Am $\frac{7.}{19.}$ October traf das t. Kriegshospital No. 71 in dem Dorfe Sgalewza in Bulgarien ein und begann am $\frac{9.}{21.}$ October mit der Aufnahme von Kranken, wiewohl es nur fünf Krankenzelte zur Verfügung hatte. Da das Hospital sich nahe den Stellungen einer grösseren Zahl von Truppen befand, wo häufige Kämpfe und Scharmützel vorkamen, so begann in den ersten Tagen eine solche Zufuhr von Kranken und Verwundeten, dass zur Unterbringung derselben 20 Erdhütten benutzt werden mussten, die zum Bivouakiren der hier vorgehenden Truppen bestimmt waren. Bei dem beständigen Zugange an Kranken und der Unmöglichkeit einer verhältnissmässigen Evacuation kam es indessen oft vor, dass die in das Hospital aufgenommenen Kranken auf Stroh neben den Zelten, mit Matten bedeckt, nächtigten; die Aufnahme der Kranken, welche auf den Fuhrwerken der Divisions-Lazarethe herangeschafft wurden, konnte das Hospital nicht ablehnen mit Rücksicht darauf, dass die Fuhrwerke wieder von den Divisions-Lazarethen ganz nothwendig gebraucht wurden. Erst am $\frac{1.}{13.}$ November erhielt das Hospital endlich 40 grosse Krankenzelte, von denen bei unserem Besuch am $\frac{3.}{15.}$ November schon 32 aufgeschlagen waren. Hierdurch wurde es möglich die Kranken aus den Erdhütten zu verlegen, ohne in der Aufnahme neuer Kranker behindert zu sein.

Vom Tage der Eröffnung, d. h. vom $\frac{9}{21.}$ October bis zum $\frac{1}{13.}$ November 1877 hatten in dem Hospital an Kranken 1600 Mann gelegen, darunter 240 Verwundete. Was letztere betrifft, so bildeten die grösste Zahl derselben (155) Schussverletzungen der oberen und unteren Gliedmassen. Eine sehr bedeutende Zahl der Kranken (393) machten die Ruhrkranken und Fieberkranken (486 durch Malaria) aus, dann folgen Erfrierungen der Füsse, bei einigen mit Neigung zu Brand (61) in Folge von Malaria und Dysenterie.

XI. Ueber das t. Kriegshospital No. 62 zu Tirnowa, welches in der Umgebung von Tirnowa in Zelten und Jurten zwischen Gärten untergebracht war, haben wir bereits oben Einiges mitgetheilt [1]). Es wurde mitgetheilt, wie dasselbe unmittelbar nach seinem Eintreffen aus Krementschug stets an einem Orte blieb und nur ein Mal durch die kriegerischen Ereignisse seine Kranken an das Hospital No. 57 übergab, weshalb in der Geschichte desselben durchaus nichts bemerkenswerthes vorliegt. Bei unserem Besuch in Tirnowa am $\frac{27.\ \text{Novbr.}}{9.\ \text{Decbr.}}$ traf das Hospital Anstalt in die städtischen oben bereits besprochenen Wohnhäuser überzusiedeln.

XII. Das t. Kriegshospital No. 67 in Krementschug formirt, ist besonders dadurch bemerkenswerth, dass es vom ersten Anfang an in Gorny-Studen in der Nähe des Hauptquartiers etablirt war und deshalb öfter als die anderen die Ehre hatte S. M. den Kaiser und den Höchstcommandirenden in seinen Zelten zu sehen. Es war auf einer Höhe nahe der Chaussé-Strasse zwischen Bjela und Plewna angelegt; seine örtliche Lage war deshalb nicht ganz glücklich, weil die Nebel und Winde nicht nur im Herbst, sondern auch im Sommer sich in den Zelten, die sehr lange ohne eiserne Oefen waren, fühlbar machten. Die Lufttemperatur erschien uns in der Nähe von Gorny-Studen, besonders des Abends immer niedriger als in der Umgebung und wahrscheinlich litten die Kranken in den Zelten hier mehr von der Kälte, als in anderen Zelthospitälern. Die Nähe der Strasse machte es für die Transporte leichter zugänglich, aber unzweifelhaft vermehrte die Nähe des Hauptquartiers die Schwierigkeit einer sorgfältigen Unterhaltung und Pflege der Kranken. Der Leibarzt F. P. Botkin besuchte während der Anwesenheit S. M. des Kaisers in Gorny-Studen das Hospital täglich und unterstützte die Kranken und Aerzte mit seinem Rath. Alles dies verhinderte indessen, wie oben erwähnt die Entwickelung der Pyämie in der Zeit nicht, als in dem t. Kriegshospital No. 67 viele von Plewna dorthin geschaffte Verwundete und Operirte sich befanden. Von Schipka aus kam auch schon früh im Herbst eine erhebliche Zahl von Kranken mit erfrorenen Füssen,

---

1) Capitel I. S. 10.

welche wir bereits bei unserem ersten Besuche in Gorny-Studen in der ersten Hälfte des Octobers 1877 vorfanden. Das t. Kriegshospital No. 67 blieb den ganzen Winter in Gorny-Studen und ging dann wie erwähnt im Frühling über den Balkan.

Die mobilen Divisions-Lazarethe, von deren Organisation wir bereits oben sprachen über deren Zahl (entsprechend der Zahl der Divisionen) im letzten Kriege in Bulgarien ich keine bestimmten Data geben kann, enthielten eine verhältnissmässig geringe Anzahl Lagerstellen; da keins derselben seinen vollen Etat hatte und der halbe Etat nur 83 Lagerstellen umfasst. Ja selbst diese beschränkte Aufnahmefähigkeit der mobilen Divisions-Lazarethe halten competente militärische Stimmen für eine Last während der Schlacht. In der That, vom rein militärischen Standpunkte betrachtet, sind nicht nur die mobilen Feldlazarethe, welche den Divisionen in der Schlacht folgen, sondern auch die Verwundeten selbst eine Last, welche die schnellen Bewegungen der Truppenkörper und Vorstösse gegen den Feind erschwert. Nicht ohne tiefe Bedeutung bezeichnete man in frühern Zeiten bei uns die in den Schlachten Verwundeten als „Schutt"; ich hörte ferner von einem tapferen hohen Offizier, dass die Verwundeten für einen, in einer Schlacht commandirenden General gewissermassen nicht existirten und ihn nur von seiner Hauptthätigkeit abzögen. Unzweifelhaft hat für den General vom rein militärischen Standpunkte während der Schlacht nicht der Verwundete, sondern der in der Front stehende Soldat das höchste Interesse, der Geist unserer Zeit gestattet indessen dem Commandeur einer Truppe oder Armee nicht, selbst im Staube der Schlacht der Verwundeten zu vergessen. Der moralische Einfluss dieser Vorsorge für den Soldaten muss durchaus auf den Geist der ganzen Armee zurückwirken. Es kann deshalb vom sittlich-politischen Standpunkte, der Humanität gar nicht zu erwähnen, die Zahl der Lagerstellen in den unvollständigen mobilisirten Divisions-Lazarethen des letzten Krieges nicht für ausreichend erachtet werden. Wenn wir annehmen, dass jede in der Front stehende Division bei vollem Bestande bis 15000 Mann stark ist und dass der Verlust derselben in den jüngsten Schlachten nach zuverlässigen statistischen Angaben 20 bis 21 % erreicht, so kann sich in jeder Division der Verlust der Verwundeten und Todten nach einer Schlacht bis auf 3000 Mann beziffern. Setzt man weiter voraus (was nicht immer wahrscheinlich), dass der Verlust an Todten die Hälfte dieser Zahl beträgt, so bleiben noch bis 1500 Verwundete, von denen mindestens die Hälfte (7 bis 800) der Hülfe in den Hospitälern bedarf. Wenn diese Rechnung nur irgendwie richtig ist, so geht daraus hervor, dass unsere jetzigen Divisions-Lazarethe bei ihrem halben Etat 10 mal weniger Schwerverwundeten als es in einer Schlacht die Norm ist, rechtzeitige und dringende Hülfe leisten können. Im Allgemeinen ist mir unbekannt, auf welche Data die Berechnung der Lagerstellen in den jetzigen Divisions-Lazarethen sich gründet. Warum enthalten sie jetzt bei ihrem dermaligen halben Etat 83 Plätze, nicht mehr und nicht weniger? Auf die Procente des wahrscheinlichen Ausfalls aus der Front in den Schlachten kann diese Annahme wie wir sahen nicht begründet sein, man muss glauben, dass lediglich eine annähernde Verwaltungsberechnung dieser Zahl der Lagerstellen zu Grunde liegt. Im Wesentlichen würde es vielleicht nicht weniger human sein die Truppenabtheilungen überhaupt nicht mit Lazareth-Train zu belästigen, oder die mobilen Divisions-Lazarethe bei der Armee allein für die Verbandplätze zu haben; sie vereinigen sich, wie wir oben sahen zu zwei bis drei und bilden ein mobiles Hospital, welches bestimmt ist als Hauptverbandplatz zu dienen. Nicht weniger human würde es sein die Truppenabtheilungen nicht mit Lazareth-Train zu belästigen sagte ich soeben aus dem Grunde, weil nach dem Urtheil kompetenter Offiziere die Behinderung der Armee durch diese Trains, welche die Schnelligkeit der Bewegungen und der Vorstösse erschweren nicht selten die Verluste erheblich erhöht; so hörte ich, dass in der Schlacht bei Gorny-Dubniak wir bei Weitem weniger Verluste gehabt hätten, wenn unsere Truppenkörper nicht in ihren Bewegungen durch Lazareth- und andere Trains behindert gewesen wären. In den Kriegen des vorigen Jahrhunderts galt es als Regel die Verwundeten während der Schlacht nicht zu beachten, sondern sie, zuweilen selbst für längere Zeit, auf dem Schlachtfelde zu lassen bis zum Befehl des Aufnehmens durch den Höchstcommandirenden. In unserer Zeit scheint diese Norm unmenschlich; es war ja auch, als dieselbe in früheren Jahrhunderten beobachtet wurde, der Procentsatz der Verluste in den Schlachten bei Weitem bedeutender als im letzten Kriege (nach den statistischen Daten war derselbe nicht geringer als 32 %). Dieser verhältnissmässig grössere Verlust hing indessen vielleicht nicht nur von dem Mangel an rechtzeitiger Hülfe ab, sondern von den Eigenthümlichkeiten der früheren Bewaffnung und Methode der Kriegführung. Wie dem auch sei, wir müssen eingestehen, dass die Feld-Sanitäts-Einrichtungen sowohl bei uns wie auch in anderen Staaten noch sehr weit von der vollständigen Erreichung des humanen Zieles entfernt sind. Die ärztliche Hülfe im Felde kann sich noch nirgends rühmen eine ausreichende Zahl Krankenträger und Transportmittel zu besitzen und hat deshalb auch nicht die für ihre Thätigkeit unbedingt nöthige Beweglichkeit. Noch nirgends ist es geglückt, die die

Bewegung der Armee hindernde Last der Trains zu vermindern, ohne damit gleichzeitig die Hülfeleistung für die Verwundeten herabzusetzen. Diese Frage endgültig zu lösen ist vielleicht kommenden Geschlechtern vorbehalten.

Unsere Divisions-Lazarethe haben im Allgemeinen Aehnlichkeit mit den preussischen, aber die Krankenträger, in ihrer Zahl nicht viel von den preussischen abweichend, stehen denselben in der Qualität und Vorbereitung nach. Wir sahen, dass bei uns bei einem Divisions-Lazareth eine Krankenträger-Compagnie von 200 Mann vorhanden ist, die während der Formirung des Lazareths unter der Aufsicht des Commandeurs und Chefarztes vorbereitet werden; in Preussen sind nach dem Kriege mit Oesterreich bei jedem Armee-Corps drei Krankenträger-Compagnien, von denen jede aus 124 Mann, darunter 24 Unteroffiziere, besteht mit denen 7 Aerzte, 1 Apotheker, 8 Lazarethgehülfen und 8 Krankenwärter in enge Verbindung gesetzt sind. Das gesammte Personal der Krankenträger wird in Preussen aus Front-Mannschaften ausgewählt, die in Führung und Charakter sehr zuverlässig und rechtzeitig in ihren Obliegenheiten instruirt sind. Im Feldzuge 1870 wurde die Zahl der Krankenträger in der preussischen Armee noch vermehrt[1]). Unzweifelhaft ist es ausserordentlich wichtig, dass die Leute, welche die Schwerverwundeten (die Leichtverwundeten gehen zu Fuss) bis zu den, vor dem Verbandplatze stehenden Divisionsfuhrwerken, bisweilen auch bis zum Verbandplatze selbst tragen sollen, darin ausgebildet, human und rechtschaffen sind. Auf ein Personal ohne diese Eigenschaften kann man nicht das Vertrauen setzen, dass es mit eigener Lebensgefahr bis zur Feuerlinie vorgeht, eine gewissenhafte Auswahl unter den Verwundeten trifft und zuerst die Schwerverletzten, am meisten der Hülfe Bedürftigen aufsucht, sich unverzüglich beeilt den Weg vom Schlachtfelde nach dem Verbandplatze und zurück zu machen. Man muss ferner sicher sein, dass dasselbe nicht durch unüberlegtes und rohes Umgehen mit den Verwundeten deren Leiden vermehrt, sondern im Gegentheil auch unterwegs ihnen noch die erste Hülfe leistet und sie vorsichtig von den Tragen auf die Fuhrwerke herüberschafft u. s. w. Schwerlich können wir in dieser Beziehung auf unsere Krankenträger zählen, die erst am Anfang des Krieges ohne eine besondere specielle Ausbildung hierin ausgewählt sind, und ich bin der Ansicht, dass der lange Verbleib mehrerer Schwerverwundeter auf dem Schlachtfelde

---

1) Es sind hier die jetzigen Sanitäts-Detachements gemeint, deren jedes 159 Krankenträger nebst 8 für den Verwundetentransport bestimmte Wagen hat. Die hier auf Preussen bezogenen Einrichtungen gelten auch für die ganze deutsche Armee. Auch schon während des Krieges mit Oesterreich hatte jedes preussische Armeecorps 3 Krankenträger-Compagnien (seit 1863). W. R.

nicht nur von der geringen Zahl der Krankenträger bedingt war. So theilte uns nach der Schlacht bei Gorny-Dubniak ein Offizier, der eine Schussfractur des rechten Oberschenkels erlitten hatte mit, dass er sieben Stunden im Feuerbereiche gelegen habe, gestützt auf den linken Ellenbogen, der ebenfalls von einer Kugel mit Verletzung des Knochens getroffen war. Nicht weit von ihm lag gleichzeitig der Grenadier Omeltschenko mit complicirten Brüchen beider unteren Gliedmassen; auf diese hülflos auf der Erde ausgestreckten Verwundeten schossen die Türken, wie nach der Scheibe, so dass der Soldat 18 Schusswunden erhielt.

Wir hatten im letzten Kriege während unserer Anwesenheit bei Plewna Gelegenheit drei Divisions-Lazarethe zu sehen, welche nahe Tutscheniza (16., 30. und 2. Division) standen und waren überrascht über die ausgezeichnete Einrichtung und den sorgfältigen Betrieb des sanitären Dienstes. Die Verwundeten und Kranken wurden in grosse Zelte auf Matratzen oder improvisirten Unterlagen aus Reissig gelagert, die Speisen waren untadelhaft und bei Weitem besser zubereitet, als in den t. Kriegshospitälern. Bei dem Lazareth war auch ein russisches Bad in einer ausgezeichnet eingerichteten Erdhütte vorhanden, mit einem Wort man konnte nichts besseres rücksichtlich der Ordnung, Verwaltung und Pflege für die Kranken wünschen. Die Aerzte waren sämmtlich zur Stelle und führten die Operationen aus, die Transportfuhrwerke waren pünktlich und vollständig bereit. Man muss dringend dieselbe gute Ordnung auch unseren t. Kriegshospitälern wünschen, wenn man endlich einmal in den höchsten Kreisen der Verwaltung sich überzeugen möchte, wie nothwendig die Umformung unserer t. Kriegshospitäler nach dem Muster unserer mobilen Divisions-Lazarethe ist. Die Chefärzte der Divisions-Lazarethe erwiesen sich auch ohne Hospital-Comité als ausgezeichnete mit voller Gewalt versehene Herren im Hause.

Unsere Divisions-Lazarethe stehen wie erwähnt in unmittelbarer Verbindung mit den Verbandplätzen, oder richtiger die Verbandplätze werden von den Divisions-Lazarethen gebildet, wir müssen daher auch über deren Organisation sprechen.

Die mobilen Divisions-Lazarethe, von denen mehrere sich vereinigen, werden als Hauptverbandplatz bezeichnet, weil sie einer grösseren Entfernung von der Feuerlinie ausser Schussweite die Verwundeten theils direct von dem Schlachtfelde, theils von den demselben näher gelegenen Verbandplätzen erhalten. Von solchen Hauptverbandplätzen können je nach der Stellung der Truppen mehrere in grösserer oder geringerer Entfernung vorhanden sein. Im letzten Kriege stellten sich soviel mir bekannt im Vergleich mit anderen Kriegen die Divisions-Lazarethe als solche Verbandplätze vor, die im gewöhnlichen Sinne des Wortes nicht Hauptverbandplätze heissen konnten. Es ist richtig, dass in den Divisions-Lazarethen, die z. B. während der drei Angriffe auf Plewna an verschiedenen nahe gelegenen Punkten der Umgebung sich befanden, auch primäre Amputationen ausgeführt wurden, indessen wie wir sahen (vergleiche die Geschichte des t. Kriegshospitals No. 63) ging ein bedeutender Theil der Verwundeten an diesen vorüber, da No. 63 in Bulgareni die noch nicht sortirten, unverbundenen und unoperirten Verwundeten aufnahm. Es bestand deshalb der Hauptverbandplatz aus dem t. Kriegshospital No. 63 in Bulgareni, aber nicht aus den mobilen Divisions-Lazarethen.

Bei dem zweiten Sturm auf Plewna ($\frac{18.}{30.}$ Juli) wurde der Hauptverbandplatz in Folge der ausnahmsweisen Lage unserer zurückgehenden Armee von Plewna nach Simniza verlegt [1]). Fast ebenso war es auch in Bogot mit dem t. Kriegshospital No. 69. Die Verwundeten von· den verschiedenen Stellungen um Plewna von den Gefechten während der Belagerung, sowie auch von der Uebergabe Plewnas wurden theils auf die Verbandplätze in Dolny-Dubniak und andere (ich weiss nicht, ob ich sie als nahe oder ferne bezeichnen soll) theils direct in das t. Kriegshospital in Bogot gebracht. In dieses Kriegshospital brachte man die Verwundeten nach der Uebergabe von Plewna direct vom Schlachtfelde und von anderen Verbandplätzen. Man kann also auf dem Kriegsschauplatze selbst die Eintheilung der Verbandplätze nach verschiedenen Kategorien nicht streng durchführen, und nur auf jedem von ihnen dem ärztlichen Personal seine Beschäftigung anweisen (etwa nur: einfacher Wundverband, Sortiren, Anlegen von Gypsverbänden, oder auch die Ausführung primärer Operationen). Die Zufälligkeiten des Krieges machen eine systematische Eintheilung unmöglich. Nur in einem Belagerungskriege wie in Sewastopol konnte man mehrere Monate hintereinander einen Hauptverbandplatz in der vollen Bedeutung des Wortes auf demselben Platze mit genauer Erfüllung aller seiner Erfordernisse aufrecht erhalten. Hieraus ergiebt sich, ich wiederhole es, welch' hohen Werth in unserer Armee auf dem Kriegsschauplatze die temporären Kriegshospitäler haben, welche die Bedeutung permanenter Hospitäler, von Etappen und Verpflegungsstationen sowie von Hauptverbandplätzen in sich vereinigen. Mit Rücksicht hierauf muss ich noch einmal bei dem Gedanken der dringendsten Nothwendigkeit einer Reorganisation dieser so überaus nützlichen Einrichtungen in unserem Kriegssanitätswesen

---

1) Vergleiche die Geschichte des t. Kriegshospitals No. 63 in Simniza und den Bericht des Professor Sklifassowski im militärärztlichen Journal, 18./30. Juli 1878, S. 166 und 167.

stehen bleiben, die am meisten dem Charakter unserer Kriege und
den Bedürfnissen unserer Armee entsprechen.

Ich glaube schon gezeigt zu haben eine wie wesentliche Lücke
in der Organisation unserer t. Kriegshospitäler der Umstand bildet,
dass dieselben keine transportabeln Unterkünfte bei sich
haben. Ich sprach auch meine Ueberzeugung bezüglich der nothwendigen Theilung jedes t. Kriegshospitals in mehrere selbstständige Abtheilungen aus (s. oben). Jetzt halte ich es für nöthig,
mich über den Grad der Selbstständigkeit jeder Abtheilung und die
Möglichkeit einige Mängel unserer t. Kriegshospitäler abzustellen,
näher zu äussern. In den Bestimmungen für die Beamten des Militär-
Medizinal-Wesens lesen wir: „Der Personaletat und das gesammte
Material des t. Kriegshospitals sind so berechnet, dass eine jede Abtheilung als ein selbstständiges Hospital eröffnet werden kann“[1]).
Hieraus folgt, dass die Selbstständigkeit der einzelnen Abtheilungen
der t. Kriegshospitäler sich nur auf eine Zahlenberechnung gründet.
Die Hauptrolle bei der Selbstständigkeit jeder Organisation spielt aber
unzweifelhaft der Grad der Rechte, über welchen sie in der Verwaltung überhaupt und in ihren eigenen Einrichtungen verfügt. Die jetzt
bestehenden Hospitalabtheilungen sind gerade so, wie das gesammte
Hospital von demselben Hospital-Comité abhängig, welches aus dem
Chefarzt, dem Inspector (Smatritel), dem ältesten ordinirenden Arzt
und dem Commissar besteht. Ferner werden die Rechnungen für alle
drei Abtheilungen durch das Comité und den Chefarzt als den der
Regierung verantwortlichen Personen geführt. Es ist richtig, dass
jede Abtheilung auch jetzt von dem Kriegshospital die Personen für
die ärztlichen und Verwaltungsgeschäfte erhält (den ältesten Ordinator
und den Commissar), aber es liegt auf der Hand, dass eine derartige
Selbstständigkeit nur scheinbar ist und die complicirte Rechnungslegung und Dienstführung eher erschwert, als erleichtert. Mir würde
es aus diesem Grunde als leichter und für die Kriegszeit unverhältnissmässig vortheilhafter erscheinen unsere t. Kriegshospitäler in zwei
Kategorien einzutheilen, von denen die eine die Bedeutung stehender Hospitäler, die andere die mobiler haben müsste, welche der
Armee folgen. Wie wohl diese Eintheilung auch schon im letzten
Kriege de facto durchgeführt wurde, so besteht sie doch noch nicht
de jure, da wir in den Vorschriften lesen, dass die t. Kriegshospitäler
auf Befehl des Höchstcommandirenden eröffnet werden „in den Fällen,
wenn die Ueberführung der kranken und verwundeten Militärs in
stehende Hospitäler unmöglich oder mit Schwierigkeiten verknüpft
ist“. Hieraus folgt, dass die Bestimmung unserer t. Kriegshospitäler

---

1) Vergleiche Militärgesetzsammlung 1873, S. 330.

nur der Ersatz der stehenden durch dieselben ist. Indessen liegt es auf der Hand, dass die t. Kriegshospitäler, die im Rücken der Armee, in Städten oder Dörfern, an Eisenbahnlinien und selbst innerhalb des Reiches stehen, eine ganz andere Bedeutung haben, als die, welche der Armee auf dem Kriegsschauplatze folgen. Dies ist namentlich die zweite Kategorie der t. Kriegshospitäler, welche bei einem ganz anderen Zweck auch nach anderen Grundsätzen beurtheilt werden muss. Dieselbe sollte aus völlig selbstständigen Hospitälern mit der gleichen Anzahl von Lagerstellen, wie die Abtheilungen der t. Kriegshospitäler, mit eigenen transportabeln Unterkunftsmitteln und einem eigenen verantwortlichen Personal bestehen. Ausserdem sollte jedes der hierher gehörigen Hospitäler die nöthigen Hülfsmittel besitzen, wodurch es in gewissen Fällen ohne Schwierigkeit seine Bestimmung ändern könnte, da es eventuell als Verbandplatz, als Etappenlazareth, als stehendes Hospital auf dem Kriegsschauplatze nöthig werden kann. Zu den erwähnten Mitteln rechne ich ganz besonders leichte Krankentransportfuhrwerke, die für den Fall der Umänderung des Hospitals in einen Verbandplatz oder im Etappenlazareth unbedingt nothwendig sind. Wie ich schon oben erwähnte, würde ein so organisirtes t. Kriegshospital den Divisions-Lazarethen völlig gleichen, es würde sich indessen dadurch unterscheiden, dass der Chefarzt, der sowohl den ärztlichen, als den Verwaltungsdienst zu leiten hätte, persönlich nicht dem Divisions-Commandeur (wie bei den Divisions-Lazarethen) unterstellt wäre, sondern den Feldbehörden, sowohl der militärärztlichen, als der Militär-Hospitalbehörde; das Hospital würde sein Material wie bisher von der Feld-Intendantur erhalten. Die zur Hülfeleistung für die Kranken und Verwundeten bestimmten Mittel müssten viel bedeutender und mannigfaltiger sein, als die der jetzigen Divisions-Lazarethe. Alle t. Kriegshospitäler dieser Kategorie, welche Train und transportable Unterkunftsmittel hätten, sollten auch beim Beginn der Mobilmachung früher als die t. Kriegshospitäler der anderen Kategorie vorgezogen und nahe dem Kriegsschauplatze bereit gestellt werden. Die Reihenfolge ihres Abmarsches auf den Kriegsschauplatz sollte je nach der Vollendung ihrer Mobilmachung oder anderen Verwaltungsgesichtspunkten im Voraus festgestellt sein. Es würde dann jedes Kriegshospital rechtzeitig bekannt mit seiner Stelle in der Reihe beim ersten Bedarf seine Massnahmen zum sofortigen Abmarsch auf den Kriegsschauplatz treffen, und würde eine solche Disposition zur Fertigstellung und dem rechtzeitigen Eintreffen des t. Kriegshospitals bei der Armee wesentlich beitragen. Die jetzige Art der Formirung der mit Train versehenen t. Kriegshospitäler (d. h. der zu unserer ersten Kategorie gehörenden würde) sich ändern, sobald sie in kleine, und mit transportabeln Unterkunftsmitteln versehene umgeformt würden. Ihre Formirung muss am meisten derjenigen gleichen, wie sie bei der Aufstellung der Divisions-Lazarethe geübt wird, d. h. man muss die Zahl der Instanzen verringern, die bei der Formirung der jetzigen t. Kriegshospitäler betheiligt sind. Auf diese Weise würde ihre Aufstellung schneller und einfacher sein, z. B. könnte man diese Function der Verwaltung der stehenden Friedens-Hospitäler anvertrauen, von denen auch jetzt die Aerzte, Feldscheere etc. entnommen werden. Auch die transportabeln Unterkünfte für die neuorganisirten t. Kriegshospitäler (Zelte, Jurten) könnten bei den permanenten Militär-Hospitälern aufbewahrt werden, von denen sie auch zeitweilig benutzt werden könnten. Ueberhaupt könnte die ganze Formirung eines t. Kriegshospitals in einem bestimmten Ort d. h. in einem Militärbezirk stattfinden, und jeder Bezirk müsste dann bei den permanenten Hospitälern in vorher bestimmter Zahl und Art die vorbereiteten Cadres der t. Kriegshospitäler besitzen. Die Massregel würde auch die Vorbereitung des Personals, hauptsächlich der Krankenträger beeinflussen, welche rechtzeitig in dem Umgang mit den Kranken in den permanenten Hospitälern unterrichtet werden könnten. Die Privathülfe würde auch mit der Militär-Verwaltung bei der Formirung neuer Kriegshospitäler aus ihren Mitteln (Beschaffung von Personal, transportabeln Unterkünften und Material) zusammen gehen können. Der Chefarzt eines neu organisirten Kriegshospitals muss der selbstständige und verantwortliche Verwaltungsvorgesetzte seines Hospitals werden, wie es bei den mobilen Divisions-Lazarethen der Fall ist. Für das Hospital-Comité würde dann bei dem t. mobilen Kriegshospital kein Grund zur weiteren Existenz sein und dasselbe als eine für den Krieg zu complicirte Einrichtung durch die Einsetzung eines Chefarztes ersetzt werden. Der Dienst des Commandeurs (Natschalnik) des t. Kriegshospitals müsste wie bei den Divisions-Lazarethen ebenfalls wegfallen, wodurch deren Thätigkeit durchaus nicht leidet.

Alle diese Vorschläge, von den Ereignissen hervorgerufen, die sich vor unseren Augen vollzogen haben, werden durch Thatsachen aus der Geschichte der t. Kriegshospitäler im letzten Kriege und die aus diesen Thatsachen folgende Schlüsse bestätigt. Wenn wir speciell die Geschichte der verschiedenen Kriegshospitäler durchgehen, so steht Folgendes fest:

1) Jenseits der Donau in Bulgarien trafen vor Allem zusammen mit unseren Armeen nur drei t. Kriegshospitäler ein: a) No. 56 in Bjela, formirt in Kiew, b) No. 62 in Tirnowa und c) eine Abtheilung von No. 63 in Sistowa, letztere beide formirt in Krementschug.

2) Den Verwundeten wurde von den drei Kriegshospitälern No. 51, 52 und 53 und den Divisions-Lazarethen nur bei den Kämpfen, welche

sich an den Uebergang über die Donau anschlossen an zwei Orten rechtzeitige und untadelhafte Hülfe geleistet.

3) In der Schlacht bei Nikopol am $\frac{3.}{15.}$ Juli nach dem Uebergang über die Donau erhielten die Verwundeten nur in einem t. Kriegshospital No. 63, das mit zwei Abtheilungen in Simniza stand, Hülfe; ein Theil dieser Verwundeten wurde zu einer Zeit aus Simniza nach Frateschti evacuirt, als dort noch kein t. Kriegshospital etablirt war.

4) Bei allen hierauf folgenden Schlachten auf dem rechten Flügel trafen fast alle t. Kriegshospitäler, (die hauptsächlich in Krementschug formirt waren), zur Hülfeleistung nicht rechtzeitig, sondern einige Zeit nach den Schlachten ein; nur ein t. Kriegshospital No. 63, das schon vorher in Simniza gewesen war, langte beim dritten Sturm auf Plewna ($\frac{26.}{7.}$ bis $\frac{30.\ August}{11.\ Septbr.}$) rechtzeitig in Bulgareni an, alle anderen erst nach der Schlacht. Erst nach dem zweiten Sturm auf Plewna, am $\frac{18.}{30.}$ Juli kamen zur Unterstützung des t. Kriegshospitals No. 63, seit dem $\frac{25.\ Juni}{7.\ Juli}$ in Simniza, die Kriegshospitäler No. 47 und 57, in Simniza seit dem $\frac{21.}{3.}$ und $\frac{25.\ Juni}{7.\ Juli}$, No. 50, in Sistowa seit Mitte August und No. 46, in Frateschti seit dem $\frac{21.\ Juli}{2.\ Aug.}$. Es ist richtig, das Hospital No. 66 und nach ihm sieben andere (NNo. 61, 64, 67, 69, 71, 72 sämmtlich aus Krementschug und No. 75 aus Moskau) trafen ebenfalls im August ein und etablirten sich nach und nach während des Septembers, Octobers und Novembers in verschiedenen Ortschaften von Bulgarien und Rumänien. So wurden eröffnet: In Aternaz No. 64 ($\frac{8.}{20.}$ October), in Sistowa No. 66 ($\frac{14.}{26.}$ September), in Gorny-Studen No. 67 (im Juli oder August), in Bardina No. 68 (im October), im Dorfe Sgalewiza No. 71 ($\frac{7.}{19.}$ October), No. 61 (am $\frac{5.}{17.}$ November auf dem Marsche zwischen Bjela und Bogot), No. 72 in Drenowa (im November), No. 75 in Frateschti ($\frac{11.}{23.}$ September bis $\frac{24.\ Septbr.}{6.\ October}$). Endlich langte eins dieser Hospitäler No. 69 noch rechtzeitig in Bogot ($\frac{12.}{26.}$ October) nach der Schlacht bei Gorny-Dubniak an. Es folgt hieraus:

5) In drei Schlachten dienten die t. Kriegshospitäler als Hauptverbandplätze, jedoch nur in zweien in der eigentlichen Bedeutung des Wortes, in Bulgareni No. 63 und in Bogot No. 69. In Simniza wurden im Hospital No. 63 am $\frac{19.}{31.}$ Juli, $\frac{20.}{1.}$ und $\frac{21.\ Juli}{2.\ Aug.}$ die Verwundeten nach der Rückwärtsbewegung von Plewna nur gelegentlich versorgt, da die Transporte Sistowa unter dem Eindruck der Panik, wodurch auch die Thätigkeit dieses Verbandplatzes gestört war, vermieden. Ganz ebenso zufällig diente das Hospital No. 56 in Bjela als Verbandplatz für die Verwundeten, welche dorthin nach der Schlacht bei Oblawa auf dem linken Flügel am $\frac{24.\ August}{5.\ Septbr.}$ kamen

6) Drei Punkte die augenscheinlich in sanitärer Beziehung am wichtigsten waren, Sistowa, Simniza und Frateschti besassen weder rechtzeitig noch ausreichend Kriegshospitäler. Die wichtige Bedeu-

tung dieser drei Punkte die auf unserer einzigen Verbindungslinie zwischen Rumänien und Russland lagen, ist Jedem beim ersten Blick auf die Karte des Kriegsschauplatzes klar. Hierzu wirkte besonders mit, dass in Frateschti die Haupteisenbahnverbindung von Rumänien aus und damit eine neue Phase der Evacuation begann, und ferner Sistowa und Simniza die nächsten Punkte an unserer einzigen Verbindung zwischen Bulgarien und Rumänien, der Brücke über die Donau, waren. Bei dieser Betrachtung tritt an Jeden unwillkürlich die Frage heran: Weshalb blieben so viele t. Kriegshospitäler, die schon einige Monate schnell und sorgfältig formirt waren, in Krementschug so weit entfernt von den drei Hauptverbindungslinien zwischen Russland und dem Kriegsschauplatze? Noch schwieriger erscheint die Entscheidung einer anderen Frage: Warum blieb das dem Kriegstheater am nächsten stehende Hospital No. 46 in Bukarest fast einen ganzen Monat (vom $\frac{24.\ \text{Juni}}{6.\ \text{Juli}}$ bis $\frac{18.}{30.}$ Juli) uneröffnet, als für seine Etablirung in Frateschti gerade am Tage des Donauüberganges die dringendste Nothwendigkeit vorlag (Frateschti ist von Bukarest vier Stunden Weges, aber das Hospital etablirte sich in Frateschti erst am $\frac{21.\ \text{Juli}}{2.\ \text{Aug.}}$). Die erste der beiden Fragen lässt sich vielleicht damit beantworten, dass die Verwaltungsleitung eine ungewöhnlich günstige Operation unserer Armeen in Bulgarien in Rechnung zog, nachdem dieselben den Uebergang über die Donau so glänzend durchgeführt hatten. Der unerwartet schnelle Erfolg liess vielleicht annehmen, dass die t. Kriegshospitäler, welche in Krementschug bereit standen nach dem Uebergang unserer Avantgarde über den Balkan im Norden Bulgariens nicht mehr gebraucht werden würden. Auf die zweite Frage finden wir keine vollständige Antwort, da die Nothwendigkeit der Etablirung eines Kriegshospitals in Frateschti in jedem Falle auf der Hand lag seit dem ersten Anfang des Krieges und gerade durch die allerersten kriegerischen Actionen beim Uebergange über die Donau und bei Nikopol (am $\frac{3.}{15.}$ Juli) bedingt war. Ich glaube, dass man den ökonomischen Gesichtspunkt nicht in Betracht ziehen darf, weil auch die nichtetablirten Kriegshospitäler in Krementschug und Bukarest schon Ausgaben verursachten. Die Differenz im Geldkurse kann ebenfalls kaum als ein Hinderniss für das rechtzeitige Eintreffen aus Russland und die Etablirung der in Krementschug formirten Kriegshospitäler gelten. Man darf indessen nicht übereilt dieses oder jenes Mitglied der Verwaltung verurtheilen, da die ganze Organisation und Mobilisirung unserer Krieghospitäler auf der Erfüllung verschiedener formaler Forderungen des Reglements beruhen, welche nicht immer genau definirt und in Kriegszeiten nicht wohl durchführbar sind. Das steht indessen fest, dass jetzt, nachdem wir die Ereignisse durchlebt, die unbedingte Nothwendigkeit des r e c h t z e i t i g e n Eintreffens und der Eröffnung einiger Kriegshospitäler in Frateschti, Simniza und Sistowa klar und unbestreitbar ist. Durch diese Massregel hätte man das Unglück und Elend abwenden können, welches unsere Verwundeten nach den Schlachten bei Nikopol (am $\frac{3.}{15.}$ Juli) und Plewna ($\frac{\cdot}{20.}$ und $\frac{18.}{30.}$ Juli) zu leiden hatten, wo sie durch die drei genannten Orte weiter transportirt worden sind.

Von den t. Kriegshospitälern, welche sich nicht auf dem Kriegsschauplatze, sondern im Rücken der operirenden Armee befanden, besuchten wir folgende:

1) In Bukarest das *t. Kriegshospital No. 54* im November 1876, in Kiew formirt. Dasselbe war mit Train versehen, und rückte im April 1877 aus Kiew aus und in zwei Staffeln auf der Eisenbahn von Jassy nach Plojeschti, wo es sich etabliren sollte. Man begann mit der Einrichtung, miethete Häuser, fertigte Betten an etc., aber zehn Tage später wurde es nach Bukarest und zwar nicht mit der Eisenbahn, sondern als bespanntes Hospital per Marsch dirigirt, wo es in dem Gebäude St. Pantaleon am $\frac{9.}{21.}$ Mai 1877 eröffnet wurde.

Das Gebäude des St. Pantaleon liegt acht Werst von Bukarest in einem Dorfe gleichen Namens und ist vor 12 Jahren an Stelle eines Klosters erbaut, welches nach Tschernika (½ Stunde Fahrt auf dem Wege nach Braila) verlegt worden ist. Das Gebäude ist vom Fürsten Alexander Ghika dem Vater als Hospital für 150 Männer, 50 Frauen und ausserdem als Asyl für 50 Knaben (Waisen und Findelkinder von 10 bis 12 Jahren) errichtet worden. Von dem Kloster ist nur die Kirche übrig geblieben, wo die beiden Fürsten Ghika begraben sind und zwei Wände mit Säulen-Thoren. Das neue zweistöckige Gebäude mit einer unterkellerten dritten Etage ist zum Hospital ganz geeignet. Die Krankenzimmer liegen nach Südost und Nordwest, der Corridor ist hell, es ist Wasserleitung vorhanden, wodurch der Dampfkessel in der Küche mit Wasser gespeist wird, ferner sind Abtritte da und mit Asphalt gut eingerichtete Wannen-Bäder, endlich auch ein Dampfbad und Bassins für Bäder. Aus den Abtritten werden die Abfälle durch weite Canäle in zwei grosse Behältnisse abgeleitet, welche mit Steinen ausgelegt und mit eisernen Deckeln geschlossen sind. Bis zum September 1877 wurde die Reinigung der Abtritte auf die gewöhnliche Weise mittelst Ausschöpfen durch gemiethete Arbeiter ungenügend ausgeführt. Professor Markownikow, der zu dieser Zeit das t. Kriegshospital No. 54 besuchte, beschreibt uns, wie er die hygienischen Verhältnisse desselben gefunden habe: Die Abtritte hatten keine Sitze und die Pissoirs waren so eingerichtet, dass die Kranken direct auf den Boden urinirten; auf dem ganzen Berge waren um das Gebäude herum schmutzige

Verbandstücke angehäuft. Die gebrauchte Wäsche wurde in denselben Zimmern, wo die reine Wäsche und der ganze Vorrath der Verbandmittel lagerten, aufbewahrt, ferner sonderte man nicht einmal die Wäsche der ansteckenden Kranken ab, die ohne vorhergehende Desinfection zum Waschen gegeben wurde. Die Latrinengrube war überfüllt und aus derselben lief einige Schritte weit eine Gestank verbreitende Flüssigkeit ab. (Fast in demselben Zustande fanden wir die Umgegend der Grube bei unserem ersten Besuche des Hospitals, Ende September.) „Nahe dem Hospital, fährt Prof. Markownikow fort, ergossen sich verschiedenartige Abfälle aus der Küche. Das häufige Auftreten von Pyämie liess mich sofort zur Desinfection der Zimmer schreiten, wo die Verwundeten lagen. Die Zimmer wurden mit Chlor geräuchert, was übrigens durch den Zugang von Kranken bald unterbrochen wurde. Die Wäsche der ansteckenden Kranken wurde gesondert abgenommen und mit Chlorkalk desinficirt, die Kleider und die Wäsche der neu zugehenden Typhösen und Dysenterischen wurden mit schwefliger Säure geräuchert. In den Abtritten richtete man Pissoirs ein und als Modell einige Nachtstühle, aber bei meiner Abreise nach Sistowa wurde der Rest derselben vom Inspector (Smatritel) nicht angelegt und die Grube nicht häufig genug gereinigt." Im October 1877 wurde mit dem Agenten einer Pariser Assainirungsgesellschaft „Barometer" ein Contract gemacht über die Reinigung der Abtritte mit pneumatischen Apparaten für 1000 Fr. Die Abfälle wurden etwa zehn Werst auf das Feld ausserhalb der Stadt gebracht. In sanitärer Beziehung erschien die Oertlichkeit günstig: Das Hospital lag auf einem Hügel nahe einem Hain und einem Park, ein mit Rohr überwachsener Sumpf der Südseite übte anscheinend keinen Einfluss auf die Vermehrung miasmatischer Krankheiten aus. Indessen entwickelte sich durch die Anhäufung der Massen von Kranken nach dem Uebergang unserer Armee über die Donau, durch die Ueberfüllung der Hospitäler mit Ruhrkranken, Verwundeten und Operirten (Secundär-Operationen) in den Sommermonaten Pyämie. Glücklicherweise hörte dieselbe bald auf, so dass die im August und September vorgenommenen Operationen (Resectionen des Ellenbogen- und Schultergelenks, Amputationen) und sogar die Behandlung nach der conservativen Methode bei ausgedehnten Knochenzerschmetterungen günstig verliefen. Viele Krankenwärter erkrankten wegen unmässigen Lebens an Fieber. Das Unterpersonal des Hospitals, welches ganz aus einberufenen Leuten bestand, war verwöhnt, die Feldscheere sämmtlich aus der Compagnie[1]) genommen

---

1) Die Compagniefeldscheere stehen auf einer niedern Stufe der Ausbildung. Die Geschichte dieses Hospitals ist von Drschewetzki im russ. militärärztl. Journal 1880 (Roth, Jahresbericht für 1880) veröffentlicht.   W. R.

konnten weder lesen noch schreiben (ausser zwei von 24). Die
Pflege der Kranken ruhte ganz auf den Aerzten und Schwestern, von
denen ein Arzt und zwei Schwestern erkrankten, aber wieder genasen.
Das Hospital behandelte vom $\frac{9.}{21.}$ Mai bis $\frac{27.\ \text{Decmbr. }1877}{8.\ \text{Januar }1878}$ im Ganzen 8854
Kranke und Verwundete, von denen 459 = 5,2% starben. Betreffs
der Pyämie, welche in diesem Hospital im Sommer geherrscht hatte,
waren die Ansichten über die Entwickelung und den Verlauf verschieden. Einer der Aerzte, ein consultirender Chirurg, behauptete,
gestützt auf statistische Daten, dass die Operirten an Pyämie ebenso
in den Hospitalzimmern, wie in den im Garten aufgeschlagenen Zelten
gestorben seien, ein anderer Arzt sagte auf meine Bemerkung über
den vorzüglichen Eindruck eines hohen, hellen mit den Fenstern nach
dem Garten zu liegenden Hospitalsaales, dass namentlich in diesem Saale
sich im Sommer die Pyämie bei den von dem consultirenden Chirurgen
Operirten entwickelt und nur durch die Ueberführung der Verwundeten in die Zelte im Garten aufgehört habe. Vielleicht ist die Ansicht
des Prof. Markownikow über die Ursachen des Auftretens der
Pyämie richtiger, als beide Meinungen; in diesem Falle waren die
Säle und Zelte in gleicher Weise dem Einfluss von Infection ausgesetzt, die aus der Nichtbefolgung der hygienischen Bedingungen
entstand, und mit der Berücksichtigung derselben, sowie der Ver-
minderung des Zuganges an Verwundeten aufhörte. Vom $\frac{23.\ \text{Decmbr. }1877}{4.\ \text{Januar }1878}$
ab begann im Hospital No. 54 der Zugang kranker türkischer Ge-
fangener von Plewna in einem erschreckenden Zustande; mehrere
starben einige Stunden nach dem Eintreffen, es wurden sogar Leichen zugeführt. Bei unserem zweiten Besuch dieses Hospitals am
$\frac{27.\ \text{Decmbr. }1877}{8.\ \text{Januar }1878}$ sahen wir mehrere gefangene Türken und Araber in
einem eigenthümlichen Krankheitszustande. Von Hunger, Kälte und
Ermattung ausgemergelt lagen sie unbeweglich mit geschlossenen
Augen und niedriger Körpertemperatur, der Puls war schwach und
langsam. Wenn wir ihnen den Mund öffneten und den Kopf aufhoben,
und Bouillon, Wein oder eine andere Flüssigkeit einflössten, so schlugen
sie die matten Augen auf, schluckten, assen und tranken in einem
fort, ohne anzuhalten, hörten wir aber auf, ihnen etwas zu reichen,
so verfielen sie von Neuem in den früheren lethargischen Schlaf.
In diesem Zustande, sagte man uns, brachten sie Tage und Nächte
zu, indem sie nicht aufhörten die ihnen dargereichten Speisen, Getränke und Arzneien zu nehmen.

Eine Abtheilung des Hospitals No. 54 war bei unserem zweiten
Besuche in Bukarest in der Stadt untergebracht, und zwar in demselben Hause, wo sich früher einen Monat hindurch das ausgezeichnet
eingerichtete Hospital der Moskauer Altgläubigen befand (s. hierüber
Näheres in dem Capitel V. über die Privathülfe).

2) Von den drei t. Kriegshospitälern in Jassy, welche wir im September und December 1878[1]) besichtigten, war bei unserem Besuch das interessanteste No. 45, welches die Hälfte des Stadtkrankenhauses St. Spiridion, das Haus der Gesellschaft der heiligen Dreieinigkeit, (auf dessen Hofe einige Jurten aufgestellt waren), und sechs Privathäuser einnahm. Es war ohne Train in Kiew am $\frac{1.}{13.}$ December 1876 formirt. Der Chefarzt und einige ordinirende Aerzte waren aus dem Militärhospital zu Kiew, andere hatten eben ihre Studien an der St. Wladimir-Universität beendet. Das Hospital rückte von Kiew am $\frac{8.}{20.}$ aus, traf in Jassy am $\frac{12.}{24.}$ ein und begann dort seine Thätigkeit am $\frac{16.}{28.}$ April mit zwei Abtheilungen in den Gebäuden des heiligen Spiridion und der heiligen Dreieinigkeit; die dritte Abtheilung wurde nach Bokeo geschickt, wo sie am $\frac{20.\ \text{April}}{2.\ \text{Mai}}$ in fünf Privathäusern sich etablirte und dann am $\frac{26.\ \text{October}}{7.\ \text{Novmbr.}}$ nach Jassy verlegt, wo sie sechs Häuser einnahm. Im Allgemeinen gab es in diesen Häusern keine andere Ventilation als die Klappfenster, und auch diese nicht überall, ganz widerwärtig waren die Abtritte. Von der Eröffnung des Hospitals No. 45, $\frac{16.}{28.}$ April bis zum $\frac{28.\ \text{Decmbr.\ }1877}{9.\ \text{Januar\ }1878}$ einschliesslich waren in allen drei Abtheilungen 6691 Kranke, davon 567 Verwundete. Es starben 315 = 4,7% (ein Offizier erschoss sich in einem Anfall von Wahnsinn); weitertransportirt wurden 4215. So schlecht auch die Wohnhäuser, die unsere Kriegslazarethe einnahmen, in Jassy in sanitärer und hygienischer Beziehung waren, so übertraf das Gebäude St. Spiridion zumal in der vom Hospital No. 45 eingenommenen Hälfte alle als ein für Kranke schädlicher Aufenthalt. Eine, in Folge der schlechten Ofenconstruction, dumpfe, übermässig erhitzte Luft, Gestank von den nahe den Krankenzimmern gelegenen Abtritten, Corridorsystem in einem Krankenhause mit vier Etagen, alles dies machte zusammengenommen das Hospital nichts weniger als anziehend und hinterliess auf lange Zeit einen üblen Eindruck.

In den als Krankenunterkunft dienenden Wohnhäusern war keins, worin auch nur annähernd der vorgeschriebene Luftraum von 3 Kubiksaschen für den Kranken hätte eingehalten werden können; fast überall überstieg derselbe nicht 500—600 Kubikfuss (14—16,8 Kbm.) (die Abtritte bildeten immer die übelste Seite bei den Privatunterkünften), wie wir dies auch bei dem Besuch der beiden anderen t. Kriegshospitäler No. 74 und 81 bestätigt fanden.

3) *Das t. Kriegshospital No. 74*, ohne Train, formirt in Moskau im April 1877 blieb dort bis Ende August und wurde erst am $\frac{26.\ \text{August}}{7.\ \text{Septbr.}}$ nach Jassy dirigirt, wo es am $\frac{3.}{15.}$ September eintraf. Vier Tage nach der Ankunft in Jassy, am $\frac{8.}{20.}$ September wurde befohlen, dass das

---

Hospital sofort in Zelten sich etabliren sollte. Am $\frac{11.}{23.}$ September wurden aus Ungeni 15 Hospitalzelte geliefert; am $\frac{18.}{30.}$ September wurde behufs der Zelthospitalanlage auf dem Felde Kopo nahe der Stadt auf Anordnung der Consulatsbehörde zu Jassy zur Aufstellung der Zelte und der Vorbereitung der Krankenaufnahme geschritten. Alles war bis zum $\frac{25. \text{Septbr.}}{7. \text{October}}$ beendet. Die Herrichtung der Zelte zur Aufnahme der Kranken bestand in der Herstellung fortlaufender Pritschen, in der Mitte zwischen den Zeltpfosten war auf Böcken ein langer zwei Bretter breiter Tisch und an demselben eine sehr einfache Bank angebracht. Alle diese Einrichtungen waren aus Holz hergestellt, welches das Comité auf Credit hatte entnehmen müssen, weil damals die zur Einrichtung des Hospitals nöthigen Summen noch nicht eingetroffen waren. Genau ebenso mussten die Holzgeräthe, Lampen und anderen Utensilien, welche die Hospitäler bei ihrer Einrichtung am Ort der Etablirung beschaffen müssen, auf Credit entnommen werden. Die Küche des Hospitals wurde ganz primitiv aus einem Bretterschuppen hergestellt, die Krankennahrung in Kesseln, die in die Erde eingegraben waren, bereitet. Unter diesen Verhältnissen war an die Aufstellung von Oefen in den Zelten nicht zu denken. Wiewohl das Hospital am $\frac{25. \text{Septbr.}}{7. \text{October}}$ soweit als möglich zur Aufnahme von Kranken bereit war, wurde diese doch wegen des damals gerade herrschenden kalten und rauhen Wetters bis zum Eintritt einer milderen Witterung verschoben. Als es zu Anfang October wärmer wurde, begann am $\frac{5.}{17.}$ die Aufnahme der Kranken in die Zelte, doch konnte man nur 25 Tage lang, bis in die letzten Tage des Octobers damit fortfahren. Zu dieser Zeit wurde es in den gar nicht erwärmten Zelten schon sehr kalt, so dass am $\frac{1.}{13.}$ November die Kranken in die Stadt selbst verlegt wurden, wo das Hospital-Comité, dem kurz vorher 10000 Rubel baar behufs der Ermiethung von Unterkünften zugegangen waren, drei Häuser für diesen Zweck erlangt hatte. Anfangs lagen die Kranken sehr eng, so dass auf jeden nur 500 Kubikfuss (14 Kbm.) Luft kam; vom $\frac{5.}{20.}$ October ab konnten nach der Ermiethung von weiteren acht Häusern für das Hospital die Kranken geräumiger untergebracht werden.

Ende December 1877 fanden wir bei unserem Besuche das Hospital in zehn in der Stadt zerstreuten Häusern, von denen sieben auf einer Seite der Stadt lagen, darunter einige bis ½ Werst (533 Mtr.) vom Mittelpunkt des Hospitals entfernt, die übrigen drei, für 120 Kranke, auf der anderen Seite der Stadt hatten bis zum Aufnahmezimmer nicht weniger als 1½ Werst (1,6 Kilom.) Entsprechend dieser Lage des Hospitals waren die Küchen an zwei Orten angelegt, eine für 400 und eine andere für 120 Kranke. Der Belagraum der Häuser war verschieden: Das grösste Haus fasste 120, das kleinste 18 Kranke, in den anderen konnte man je 30 bis 60 Kranke unterbringen. Ebenso war auch der Luftraum für jeden Kranken in den einzelnen Häusern verschieden, in einem betrug derselbe bis 1000 Kubikfuss für den Kranken, in einem anderen bis 900, in allen übrigen nur bis 600 Kubikfuss.

Die Zahl sämmtlicher in dem t. Kriegshospital No. 74, vom $\frac{5.}{17.}$ October bis $\frac{20.\ Decbr.}{1.\ Januar}$ 1877 zugegangenen Kranken betrug 1134, von denen auf den October 504, auf den November 401 und auf die Zeit bis zum $\frac{20.\ Decbr.}{1.\ Januar}$ 229 kamen. Von dieser Zahl wurden 415 aus der Evacuationsbaracke zu Jassy und 115 direct entweder von den durch Jassy durchmarschirenden Truppentheilen oder den in der Nähe liegenden in das Hospital gebracht. Der Charakter der Krankheiten war verschieden. Im October machten Fieber und Dysenterie bis 50% aus, und 25% waren syphilitische. Im November war die Zahl der Fieberkranken nur 8%, der Ruhrkranken 33%, der syphilitischen 10%, auch stellten sich 15% Typhusformen und zwar vorwiegend exanthematische ein. Im December erreichte die Zahl der Wechselfieberkranken etwa 10%, der Ruhrkranken 40%, der syphilitischen 10% und typhösen 12%

An Verwundeten gingen vom Tage der Eröffnung des Hospitals im Ganzen 37 zu. Sämmtliche Wunden waren lange vor dem Zugang in das Hospital beigebracht und grösstentheils mit Knochenbrüchen complicirt. Todesfälle von Verwundeten sind in dem Hospital nicht vorgekommen.

4) *Das t. Kriegshospital No. 81* ebenfalls ohne Train, wurde in Moskau vom $\frac{12.}{24.}$ April 1877 ab formirt, rückte aber erst am $\frac{27.\ Septbr.}{9.\ October}$ fertig auf der Eisenbahn nach Jassy ab, wo es am $\frac{6.}{18.}$ October eintraf und am $\frac{25.\ October}{6.\ Novembr.}$ zur Aufnahme von Kranken eröffnet wurde. Das Hospital trat an die Stelle des mit Train versehenen t. Kriegshospitals No. 70 (welches wir in der bulgarischen Stadt Selwi am $\frac{27.\ November}{9.\ December}$ trafen, und das damals schon in Häusern untergebracht war) und nahm 10, theils einstöckige, grösstentheils aber zweistöckige massive Wohnhäuser ein. Dieselben waren auf dem Raum eines Quadratwersts im höchsten Theil der Stadt zerstreut gelegen, entsprachen aber doch nicht den hygienischen Bedingungen. Besonders fehlte es ihnen an Ventilation, im grössten Theile der Häuser waren sogar in den Fenstern keine Schiebefenster. Die Abtritte waren ebenfalls schlecht; vermöge ihrer Nähe an den Krankenräumen drang von mehreren der Geruch in die Zimmer und verdarb die Luft, in anderen Häusern lagen die Abtritte auf dem Hofe und mussten die Kranken über denselben, um sie zu erreichen. Im Sommer war dies bei einer ausreichenden Zahl von Nachtstühlen erträglich, stellte aber im Winter eine grosse Schwierigkeit dar, auf welche auch die

Aufmerksamkeit der russischen Ortsbehörde gelenkt wurde. Die Oefen in der Moldau sind eigenthümlich; sie werden bei durchschnittlich 5 bis 7 kleinen Holzscheiten leicht warm, aber die Hitze hält sich nicht, nach 2, höchstens 3 Stunden sinkt die Lufttemperatur auf ihren früheren Stand und es muss wieder geheizt werden. Mit Rücksicht auf diesen Uebelstand liess das Hospital-Comité mehrmals täglich mit einem Viertel des vorschriftsmässigen Heizquantums feuern. (Ein volles Heizquantum besteht nach den Hospitalbestimmungen aus ⅓ Saschen von Holzscheiten, 12 Werschok lang, wovon 18—19 Scheite dazu gehören [1]).) Für die Luftreinigung wurden unabhängig von Desinfectionsmitteln in den Fenstern eiserne Siebe behufs eines beständigen Luftzuges angebracht. Im Sommer konnten diese Häuser ohne Ueberfüllung 630 Mann aufnehmen, im Winter indessen fassten sie wegen des Wegfalls einiger Zimmer nur 610 Kranke. Die Kranken und Verwundeten wurden zweimal wöchentlich, immer 40—50 Mann auf einmal evacuirt, der mittlere Krankenbestand schwankte im November und December zwischen 350 und 400. An Verwundeten wurden aus dem 70. Hospital 47 übernommen, wir fanden noch 27. Ein sehr hoher Procentsatz kommt auf Durchfall und Ruhr (fast ⅓ der Gesammtzahl), hierauf folgen Wechselfieber mit verschiedenen Complicationen und verschiedene Typhusformen.

5) Schliesslich besuchten wir unter den Hospitälern in Bessarabien in Kischinew fünf Privathäuser die von dem *t. Kriegshospital No. 60* eingenommen waren. Es war mir bereits Einiges über die Unterbringung dieses Kriegshospitals aus dem Januar 1877, wo ich mich im Hauptquartier aufhielt, bekannt. Von den Häusern waren drei und besonders das Haus des jüdischen Talmud Tor mit einer sehr anständigen Einrichtung die relativ besten Unterkünfte von allen, welche wir im Rücken der operirenden Armee in städtischen Privathäusern bei den Kriegshospitälern überhaupt gesehen haben. In diesen drei Häusern genügten auch die Luft und die Erwärmung ziemlich den hygienischen Forderungen, wiewohl in dem Gebäude des Talmud-Tor, die mit Amosowskischen Oefen [2]) erwärmte Luft zu trocken war, übrigens waren die Säle (jeder mit 42 Betten) hoch und geräumig. In zweien von den fünf Häusern waren hingegen sowohl die Disposition der Zimmer als die Luft in denselben Gelassen wie die Abtritte unter der Kritik. Besonders zeichnete sich wie immer die Luft in der Abtheilung für Offiziere durch ihre schlechten Eigenschaften aus, sie war erstickend, überhitzt und ge-

---

1) 1 Saschen russ. (Faden) = 7 Fuss russ. = 3 Arschin = 2,1 Meter.
  1 Arschin = 16 Werschok = 0,71 Meter.
  1 Werschok = 0,044 Meter.
2) Eine Luftheizung.

sättigt mit Tabaksdampf. Die Offiziere, etwa 30, lagen ohne Unterschied der Krankheit zusammen. Bei einem der Häuser standen auf dem Hofe vier Zelte (mit 12—16 Betten) zur Unterbringung der Kranken im Sommer. Die Abtritte mit Senk-Gruben lagen am Corridor nahe den Zimmern und verdarben, weil alle Ventilation fehlte, die Luft. In einem Hause war Jemand darauf verfallen aus dem Abtritt einen Luftzug dadurch herzustellen, dass ein Loch in die Wand gemacht wurde, der Zug nahm, wie zu erwarten stand, die umgekehrte Richtung. Uebrigens haben die mangelhaften hygienischen Verhältnisse wegen der nicht übermässigen Krankenzahl denselben nicht geschadet. Die chirurgische Abtheilung, welche in zwei guten Häusern untergebracht war und nicht wenig Kranke mit bedeutenden Verletzungen enthielt, war sehr gut gehalten und der Heilverlauf ein günstiger.

Sämmtliche von mir besuchten t. Kriegshospitäler, welche in den Privathäusern der Städte untergebracht waren, zeigen gewisse Nachtheile einer derartigen Unterkunft, die bei der zwingenden Nothwendigkeit als ein unvermeidliches Uebel ertragen werden müssen. Hierzu rechne ich Folgendes:

1) Die Schwierigkeit zuweilen auch die Unmöglichkeit ohne bindende Requisitionen für die Einwohner eine zweckmässige Unterkunft zu finden. Die Einwohner geben aus sehr natürlichen Gründen ihre Häuser niemals gern zu Hospitälern her und wenn sie endlich zustimmen, so fordern sie eine 3—4 mal höhere Miethe; so ist mir bekannt, dass in Kischinew für ein Haus, welches früher für 4—500 Rubel jährlich zu haben war, bei der Ermiethung als Hospital 4—5000 gezahlt werden mussten.

2) Ganz abgesehen von den Kosten kann die Hospitalbehörde nicht immer die nothwendigen Umgestaltungen vornehmen, wie z. B. Luftabführung, Verlegung der Abtritte etc. und deshalb

3) ist eine regelrechte Ventilation in derartigen Baulichkeiten undenkbar. Es ist selten der Hospitalleitung möglich für jeden Kranken die sehr wichtige hygienische Bedingung eines genügenden Luftraums im Zimmer durchzuführen. Die bestimmte Norm von 1600 Kubikfuss (44,8 Kbm.) oder 3 Kubiksaschen (für jeden Kranken) lässt sich gegenüber der verschiedenen Disposition der Zimmer ihrer Höhe etc. in der That nicht erfüllen.

4) Die Disposition der Zimmer im grössten Theil der Wohnhäuser bildet einen blinden Sack ohne Ausweg (cul-de-sac), worin die Luft, die nicht frei circuliren kann, stagnirt.

5) Die Abtritte bilden den wundesten Punkt in den Hospitalzwecken dienenden Privathäusern. Selten gelingt es selbst mit be-

deutenden Opfern an Geld und Zeit in denselben einen regelmässigen Luftzug herzustellen.

Alle diese Mängel sind gegenüber dem Umstande, dass kein Privathaus für die Unterbringung einer grossen Zahl Gesunder, geschweige denn Kranker gebaut ist nur natürlich Und was man auch unternehmen mag, das Luftquantum zwischen den vier Wänden des Hauses bleibt dasselbe, wie vorher.

Alles Gesagte bezieht sich nur auf die Häuser in unseren und in europäischen Städten; in den bulgarischen und türkischen Häusern ist, wie wir sahen, die Sache wegen ihrer asiatischen Bauart, der Unreinlichkeit, der Enge der Strassen, des Kothes u. s. w. viel complicirter. Anders ist es mit den Hütten der Dörfer und Ansiedlungen. Sie bieten eine ungleich gesundere Unterkunft dar und entsprechen unter gewissen Umständen den hygienischen Anforderungen (vergleiche unten die Privathülfe, das Hospital in Lisaja Gora).

Die Pflege der Kranken in den Privathäusern ist in den Städten etwas bequemer als in den Dörfern. Man kann in ersteren eine grössere Zahl von Kranken unterbringen und braucht deshalb weniger Hülfspersonal, welchen Vortheil die Entfernung der Häuser von einander wesentlich verringert.

Für das Hospital-Comité ist es bei der jetzigen Organisation unserer Kriegshospitäler nicht leicht bei genauer Beobachtung des Reglements und der Berichterstattung mit der Unterbringung und Herrichtung der städtischen Häuser besonders im Auslande zurecht zu kommen, wie wir dies aus der Geschichte des t. Kriegshospitals No. 74 in Jassy sehen. Ich glaube, dass auch für die t. Kriegshospitäler unserer zweiten Kategorie (die stehenden) es nicht weniger vortheilhaft sein würde, wenn sie wie die der ersten (die mobilen) in ganz selbstständige Abtheilungen getheilt würden, welche an verschiedenen Orten, und zwar nicht nur in Städten, sondern auch in Dörfern sich Obdach verschaffen könnten. Wenn sie dann noch eigene transportable Unterkunftsmittel erhielten, so könnten sie wenigstens im Sommer sich in ihren Zelten in der Umgebung der Städte und Dörfer einrichten. Diese Organisation würde für solche t. Kriegshospitäler ihre ganz besonderen Vorzüge haben, die sich im Rücken der operirenden Armee im Auslande etabliren, da auch hier die Kriegshospitäler weniger von den örtlichen Verhältnissen und den Schwierigkeiten Seitens der Einwohner abhängen würden — mit einem Wort, der ganze Vorgang der Eröffnung der t. Kriegshospitäler würde bei Weitem schneller und einfacher werden.

III.

Statistik des Ausfalls aus der Front in den Schlachten. Zahlenverhältniss des Sanitätspersonals zur Zahl der Gesunden und Kranken der Armee. Das Aufnehmen der Verwundeten und Wegtragen auf die Verbandplätze. Zahl der Lagerstellen in den Hospitälern auf dem Kriegsschauplatze. Procente der Sterblichkeit in den temporären Kriegshospitälern, Etappenstationen und auf den Verbandplätzen. Reserve an Aerzten. Klimatische Krankheiten in den Armeen.

Um einen richtigen Begriff von den Sanitätseinrichtungen einer Armee auf dem Kriegsschauplatze zu haben, muss man das Zahlenverhältniss des Sanitätspersonals zur Stärke der Armee und der Anzahl der Hülfsbedürftigen (der Verwundeten und Kranken) kennen. Vor Allem entsteht hier die erste Frage: besitzt die operirende Armee auf dem Kriegsschauplatze Sanitätspersonal und Sanitätsformationen in genügender Zahl? Es liegt auf der Hand, dass man hierüber a priori bei einem bevorstehenden Kriege nur ein Urtheil fällen kann nach statistischen Thatsachen aus der Geschichte früherer Kriege, ähnlich demjenigen, auf den wir unsere aprioristische Kenntniss anwenden wollen. Ueber dieses Verhältniss besassen wir vor dem letzten orientalischen Kriege hinreichend zuverlässige statistische Thatsachen aus dem österreichisch-italienischen, amerikanischen, österreichisch-preussischen und besonders französisch-deutschen Kriege. So mussten wir wissen:

1. Dass in den neuesten Kriegen der Verlust an Todten und Verwundeten in den Schlachten bedeutend herunter gegangen ist im Vergleich mit den früheren Kriegen, und zwar nicht nur mit denen des vorigen Jahrhunderts, sondern auch mit den napoleonischen Feldzügen dieses Jahrhunderts.

2. Dass die Zahl der während eines Krieges in Folge von Krankheiten aus der Front Ausfallenden, wie in den früheren so auch besonders in den heutigen Kriegen bei Weitem bedeutender ist, als die Verluste an Todten und Verwundeten durch die Schlachten.

3. Dass der Verlust in der Schlacht direct abhängig ist von der Zahl der Sanitätsformationen und des Sanitätspersonals, worüber die kriegführende Armee verfügt, und dass dieses wichtige Moment ganz besonders in dem deutsch-französischen Kriege von 1870/71 zum Ausdruck gekommen ist.

Es versteht sich von selbst, dass in jedem Kriege die leitenden Persönlichkeiten sowohl auf die örtlichen als diejenigen Eigenthümlichkeiten, unter denen der bevorstehende Krieg geführt werden wird, ihre Aufmerksamkeit richten müssen. Freilich sichern diese Kenntniss und die daran geknüpften Erwägungen den Erfolg nicht, da derselbe oft von verschiedenen niemals vorherzusehenden Zufälligkeiten abhängt, jedoch besteht hierin das einzige Mittel, rationelle und zweckmässige Anordnungen im Kriegs-Sanitätswesen zu treffen.

Die Kriege unserer Zeit weisen im Allgemeinen geringere Verluste an Verwundeten und Todten in den Schlachten auf, als die der Vergangenheit. Professor Richter hat die Zahlen über die Verluste in den Schlachten während der letzten 130 Jahre zusammengestellt. Aus seiner Tabelle ergiebt sich, dass im siebenjährigen Kriege bei Zorndorf (1758) bis 30%, in den napoleonischen Kriegen bei Austerlitz (1805) bis 36%, bei Borodino und Eilau (1812 und 1807) bis 33% Verlust waren. Dieser Procentsatz der Verluste ist natürlich nur im Verhältniss zur Stärke der in den Schlachten kämpfenden Armeen genommen. In den grossen Schlachten der napoleonischen Kriege betrug nur bei Leipzig (1813) der Procentsatz der Verluste 17% bei den Verbündeten und 20% bei den Franzosen (die Verbündeten verloren auf 290000 Mann 52000, die Franzosen auf 145000 Mann 30000); grösstentheils aber waren die Verluste bedeutend höher, 20—30%. In den jüngsten Kriegen, vom österreichisch-italienischen bis zum deutsch-französischen schwankten die Verlustprocente in den grossen Schlachten zwischen 4—20%; so verloren bei Magenta und Solferino Franzosen wie Oesterreicher nicht mehr als 8—10%, die Preussen bei Königgrätz (1866) 6% und die Oesterreicher 12%. Bei Sedan verloren die Deutschen nicht mehr als 4%, die Franzosen 15—19%. Nur in der blutigen Schlacht bei Vionville war der Verlust der Deutschen mehr als 20%, der der Franzosen 7%, und in der nicht weniger mörderischen Schlacht bei St. Privat bei den Deutschen 13%, bei den Franzosen 8%. Allein der amerikanische Krieg macht eine Ausnahme von den neuesten Kriegen; in der Schlacht bei Gettisburg überstiegen die Verluste die des vorigen Jahrhunderts und der napoleonischen Kriege, da sie 39% erreichten. Es war dies von den besonderen Verhältnissen abhängig, unter denen dieser mörderische Bürgerkrieg geführt wurde.[1]

Aus unserem letzten Kriege in Bulgarien stehen mir hinreichend genaue Angaben über sieben Schlachten zur Verfügung. Dieselben sind vielleicht in der Richtung interessant, dass aus einigen sowohl das Procentverhältniss der Verwundeten zu den Todten als auch das

---

[1] Richter, Allgem. Chirurgie d. Schussverletzungen im Kriege. Breslau 1877.

Zahlenverhältniss der Verletzungen durch grosse und kleine Geschosse
sowie durch die blanken Waffen hervorgeht. Ich muss indessen bemerken, dass die von mir aus zwei Quellen entnommenen Angaben
über die Verluste in diesen sieben Schlachten sich widersprechen:
ich führe deshalb, da ich zur Procentberechnung der Verluste die
eine Quelle, welche mir wegen der darin enthaltenen Gesammtzahl
der in den Schlachten kämpfenden Armeen glaubwürdiger erschien,
genommen habe, in dem Nachweise auch die Verlustziffer nach der
anderen Quelle an.

a) In der Schlacht bei Nikopol ($\frac{3.}{15.}$ Juli 1877) kämpften auf
unserer Seite 15000 Mann; der Gesammtverlust betrug 1311 Mann[1])
= 8% (die Procente fast überall ohne Bruch genommen). Hiervon
waren Verwundete 941 = 6%, Todte 276 = 1,8%, folglich betrug
das Verhältniss der Todten zu den Verwundeten = 1,8 : 3 (276 : 941),
vermisst 94 = 0,7%. Von der Gesammtzahl der Verwundeten (941)
kommen auf Artilleriegeschosse 66 Mann = 7%, auf Gewehrgeschosse
863 = 92%, auf die blanke Waffe 12 = 1%.

b) In der Schlacht bei Plewna ($\frac{7.}{19.}$ und $\frac{8.}{20.}$ Juli 1877) kämpften
unsererseits 8000 Mann, der Gesammtverlust betrug 2898 Mann[2])
= 36%. Verwundet waren 1642 = 20%, todt 1256 = 15%, das Verhältniss der Todten zu den Verwundeten betrug 1 : 1,3 (1256 : 1642),
vermisst 50. Von der Gesammtzahl der Verwundeten (1642) kommen
auf Artilleriegeschosse 82 = 5%, auf Gewehrgeschosse 1543 = 94%,
auf die blanke Waffe 17 = 1%.

c) In der Schlacht bei Plewna ($\frac{18.}{30.}$ Juli 1877) kämpften unsererseits 33800 Mann, der Gesammtverlust betrug 7305 Mann[3]) = 21%.
Verwundet waren 3646 = 10%, todt 3659 = 10%, das Verhältniss
der Todten zu den Verwundeten betrug 1 : 0,999 (3659 : 3646), vermisst 355. Von der Gesammtzahl der Verwundeten (3646) kommen
auf Artilleriegeschosse 109 = 3%, auf Gewehrgeschosse 3504 = 96%,
auf die blanke Waffe 33 = 1%.

d) Bei dem Sturm auf Plewna ($\frac{30.\ August}{11.\ September}$ 1877) ist die Zahl
der unsererseits Kämpfenden auf 70—80000 anzunehmen (die genaue
Ziffer ist uns unbekannt), der Gesammtverlust betrug 14500 Mann[4])
= 18—20%. Verwundet waren 9500 = 12%, todt 5000 = 6%, das
Verhältniss der Todten zu den Verwundeten betrug 1 : 2 (5000 : 9500),
verwundet 65%, todt 34%.

e) Bei der Einnahme von Gorny - Dubniak durch die Garde
($\frac{12.}{24.}$ October 1877) die Zahl der auf unserer Seite Kämpfenden auf

1) Nach einer andern Quelle Gesammtverlust 2102, todt 661, verwundet 1442.
2)   2797,   1050,   1767.
3)   5167,   1845,   3322.
4)   13815,   4100,   9715.

20000 (die Stärke war geringer, die genaue Ziffer ist uns unbekannt) angenommen, betrug der Gesammtverlust 2865 Mann[1]) = 14%. Man muss indessen darnach, dass der Verlust eines Jäger-Regiments von 3—4000 Mann 1500 erreichte, annehmen, dass die Verlustprocente 20 und mehr betrugen.

f) In der Schlacht bei Elena ($\frac{22.-25.\ \text{November}}{4.-7.\ \text{December}}$ 1877) waren unsererseits einige Regimenter (nicht mehr als eine Division?) betheiligt. Der Verlust betrug 1862 Mann[2]) = 7,5% (auf 12000), todt 682 = 46%, verwundet 1180 = 54%, das Verhältniss der Todten zu den Verwundeten betrug fast 1 : 2 (682 : 1180).

g) In der Schlacht bei Plewna ($\frac{28.\ \text{November}}{10.\ \text{December}}$ 1877) kämpften unsererseits zwei Grenadier-Divisionen, eine Infanterie- und eine Artillerie-Brigade. Die beiden Grenadier-Divisionen verloren 1732 Mann[3]) = fast 7%, todt 418 = 24%, verwundet 1314 = 76%, das Verhältniss der Todten zu den Verwundeten betrug 1 : 3 (418 : 1314.)

Aus diesen freilich wenigen Daten ergiebt sich, dass in unserem orientalischen Kriege der Gesammtverlust, wiewohl er im Allgemeinen der Verlustziffer aller neueren Kriege entspricht, sich doch durch wesentliche Schwankungen zwischen 7% (Elena und Nikopol) und 36% (Plewna $\frac{7.}{19.}$ und $\frac{8.}{20.}$ Juli) unterscheidet.

Es hängt dies ohne Zweifel von der Art der Kriegführung gegen die Türken ab, welche in Angriffen auf stark befestigte Stellungen, und zwar wie bei Plewna, bei der Belagerung eines ganzen Territoriums bestand. Grosse Feldschlachten gab es im letzten Kriege nicht, aber Belagerungskriege und dem ähnliche Feldzüge sind wie bekannt mit grösseren Verlusten für die Belagerer verbunden, besonders wenn die Stürme abgeschlagen werden. Einige der vorhin aufgeführten Verlustzahlen kann man, wenn man die Zahl der Kämpfenden in Anschlag bringt, nur mit der Verlustziffer folgender Schlachten früherer Kriege vergleichen:

Bei Rossbach (1757) betrug der Verlust 25%, bei einer Stärke der preussischen Armee von 29000 Mann, in der Schlacht bei Waterloo (1815) 29%, bei einer Stärke der Engländer von 24000 Mann. Aus den neueren Kriegen gehören hierher: Schlacht bei Weissenburg (1870) 6—7% Verlust, Zahl der deutschen Truppen 20000; Spichern (1870) 16% Verlust, Zahl der deutschen Truppen 67000; Vionville (1870) 20% Verlust, Zahl der deutschen Truppen 67000; Magenta (1859) 9% Verlust, Zahl der Franzosen und Oesterreicher 100000.

Unsere sehr hohen Verlustprocente (36% am $\frac{8.}{20.}$ Juli 1877 bei Plewna), welche sich von den neueren Kriegen nur mit den Ver-

---

1) Nach einer anderen Quelle Gesammtverlust 4416, todt 1400, verwundet 3016.
2)   1608,   620,   988.
3)   1826, „   640,   1186.

lusten im amerikanischen Kriege vergleichen lassen, erklären sich durch die Eigenthümlichkeiten dieses Krieges und die Ungleichheit der Zahl zwischen den Belagerern und den Belagerten. Das Verhältniss der Todten zu den Verwundeten, das aus den statistischen Angaben früherer Kriege nicht immer hervorgeht, schwankt bei uns zwischen 1:1 und 1:3. Ein so enormes Verhältniss der Todten zu den Verwundeten wie 1:1 ($\frac{18.}{30.}$ Juli bei Plewna) findet auch im Charakter des Krieges seine Erklärung. Unsere Truppen griffen mehrmals eine befestigte Stellung an, sie waren in nächster Nähe der Wirkung weittragender Gewehre ausgesetzt und wiederholten zurückgeworfen noch einige Male den Angriff, die gefallenen Verwundeten blieben einem tödtlichen Feuer ausgesetzt und wahrscheinlich fielen viele Schwerverwundete in die Hände eines Feindes, welcher die am Leben gebliebenen sämmtlich tödtete.

Bemerkenswerth ist, dass in unseren Schlachten ungeachtet ihres Belagerungscharakters (wie z. B. die Einnahme befestigter Schanzen und sogar Festungen wie Nikopolis) die Zahl der Verletzungen durch Kleingewehrgeschosse die durch Artilleriegeschosse in den Schatten stellt. So hatten wir bei Nikopolis 92% Gewehrschüsse und 7% Geschützverletzungen, bei Plewna am $\frac{8.}{20.}$ Juli 94% Gewehrschüsse und 5% durch Artilleriefeuer.[1]) Alle Thatsachen dieser Art und selbstverständlich mehr noch die analogen Thatsachen muss die Leitung des Militär-Sanitätsdienstes im Auge behalten, weil sie nur hierauf fussend sich ein einigermassen richtiges Bild machen kann über die Zahl des Sanitätspersonals wie die Menge des zur Hülfe für die Verwundeten nothwendigen Materials auf dem Schlachtfelde im bevorstehenden Kriege. Ich habe schon früher mich darüber ausgesprochen, wie gering die Anzahl der Lagerstellen und der Etat der Träger in unseren Divisionslazarethen war, welche während der Schlachten als Verbandplätze dienten (vgl. den II. Abschnitt). Wenn man einen so enormen Procentsatz in den Schlachten wie 36% berücksichtigt, wie derselbe noch in unserem letzten Kriege am $\frac{8.}{20.}$ Juli bei Plewna vorkam, so kann man sogar a priori auf die Mangelhaftigkeit unseres Etats an Trägern schliessen, und zwar nicht nur für die Gewährung der ersten Hülfe, sondern überhaupt für das Aufsammeln der Verwundeten auf dem Schlachtfelde. Wenn wir sogar annehmen, dass der Verlust bei allen Truppenabtheilungen oder Divisionen in einer Schlacht der gleiche ist und bei keiner Abtheilung 21% übersteigen soll, so sehen wir auch in diesem Falle, dass die 200 etatsmässigen Krankenträger der Divison die Verwundeten vom

---

1) Dies Verhältniss kehrt unseres Wissens in allen neueren Kriegen wieder.
W. R.

Schlachtfelde in zwei Tagen und darüber nicht wegzuschaffen im Stande sind. Es ergiebt sich dies aus folgender Rechnung.

Im letzten Kriege sollten unsere Divisionslazarethe bei ihrem halben Etat 100 Träger haben, die 25 Tragen, jede zu 4 Mann formiren (was bei einer weiten Entfernung des Verbandplatzes nicht immer ausreicht). Die Entfernung angehend, so können diese 25 Tragen den Weg nicht mehr als 10 mal machen, wenn man jeden Hin- und Rückweg nicht weniger als $^3/_4$ Stunde rechnet; es können derart, während eines Hin- und Rückweges von fast 10 Stunden, die 25 Tragen auf den Verbandplatz nicht mehr als 250—300 Mann bringen. Dies geschieht indessen in der Wirklichkeit nicht, weil zu dieser Arbeit Seitens der Träger persönliche Anstelligkeit, Geschicklichkeit, Sachkenntniss und Gewissenhaftigkeit nöthig sind, Eigenschaften, die wir bei unseren Krankenträgern nicht verlangen können. Nehmen wir einen Gesammtverlust, wie erwähnt, von 21% an (bisweilen beträgt derselbe, wie wir sahen, bis 36%) und rechnen wir das Verhältniss der Todten und Verwundeten wie 1:2 und sogar 1:3, so ergiebt sich, dass bei einer Division (12000 Mann nicht voll vorhanden) ausser den Todten 1680 Verwundete resultiren, darunter vielleicht die Hälfte (800 und mehr), die der Hülfe der Träger bedürfen; 100 Träger sind in diesem Falle nicht im Stande alle Verwundeten während drei Tagen fortzuschaffen.[1]) Allerdings besitzt jedes Divisionslazareth noch 24 grosse und 6 leichte Krankentransportwagen, die ersteren sind jedoch für die Wegschaffung der Verwundeten vom Schlachtfelde zu schwerfällig, und von den letzteren sind bei dem halben Etat der Lazarethe nur drei vorhanden. Es würden auch diese Verwundetenwagen die Wegschaffung der Verwundeten nach dem Verbandplatze schwerlich abkürzen, da das Umlagern der Schwerverwundeten von den Tragen viel Zeit kostet. — Wie viele Commandeure angeben, ist sogar noch der halbe Etat an Fuhrwerken bei dem mobilen Divisionslazareth der Bewegung der Truppen im Kampfe hinderlich, woraus folgt, dass die Zahl der Träger sehr vortheilhaft vermehrt werden könnte, geschähe es auch auf Kosten der Fuhrwerke. Gewiss werden alle Schwerverwundeten den Transport auf der Trage dem auf dem Wagen vorziehen. Hierin stellt nach meiner Ansicht eine gründliche Reform sowohl quantitativ als qualitativ der Sanitäts-Compagnien bei den Divisionslazarethen ein täglich sich geltend machendes Bedürfniss der Armee dar. Man gebe jeder Division die doppelte Zahl von Trägern, bilde sie bei den Hospitälern in Friedenszeiten speciell aus und unterrichte sie in der ersten

---

1) Auf die Thätigkeit und die Zahl der Krankenträger der Regimenter kann man kaum rechnen; sie rücken nur mit ihrem Regiment in die Schlacht und sind nicht zur Verfügung für den Leiter des Verbandplatzes.

Hülfleistung der Verwundeten, man wähle die zuverlässigeren Leute aus, mit Rücksicht auf ihre Gewissenhaftigkeit und Geschicklichkeit: dies wären in grossen Zügen die Principien einer Reform der Krankenträger, ohne welche eine wirksame, wesentliche und zeitige Hülfe für die Verwundeten auf dem Schlachtfelde nicht zu denken ist. Vorschriftsmässig sind unsere Divisionslazarethe ausgestattet mit 48 Tragen auf eisernen Füssen, die als Betten gebraucht werden können, 4 Tragen für Verletzungen der Wirbelsäule und 2 zweirädrigen federnden Räderbahren nach Neuss. An Stelle der 6 leichten Krankentransportwagen würde ich es für besser halten, mit der Vermehrung der etatsmässigen Zahl der Krankenträger auch die Neuss'schen zweirädrigen Tragen zu vermehren. Das wichtigste Zeichen der Vollkommenheit in der Kriegs-Sanitätsordnung ist das schnelle, sorgfältige und rechtzeitige Aufsammeln der Verwundeten auf dem Schlachtfelde. Die deutsche Oberleitung im Feldzuge 1870—71 ist mit Recht für ihre sanitären Anordnungen gelobt worden, durch welche in der That alle Verwundeten nicht später als 24 Stunden vom Schlachtfelde aufgehoben wurden. Unser letzter orientalischer Krieg war so eigenartig, den europäischen Kriegen so unähnlich, und mit so unvorhergesehenen Zufälligkeiten verknüpft, dass die Oberleitung des Sanitätsdienstes mit dem Aufsammeln der Verwundeten auf dem Schlachtfelde sich nicht rühmen kann. So konnten bei der zweiten Schlacht bei Plewna, am $\frac{18.}{30.}$ Juli, die Verwundeten nicht nur nicht alle von dem Schlachtfelde aufgehoben werden, sondern 2000, die sich auf dem Hauptverbandplatze, gebildet von den Divisionslazarethen der 5., 30. und 31. Division, angehäuft hatten, mussten nach der Angabe des Professor Skliffassowski in dunkler Nacht 11 ½ Uhr ohne Sortirung und ohne Hülfe (das ganze Lazarethpersonal war von unaufhörlicher Arbeit während des Tages vollständig ermattet) eiligst auf Fuhrwerke geladen und 25 Werst weit nach Bulgareni geschafft werden. Dass es wohl kaum gelang, unter diesen Umständen 2000 Verwundete in der Nacht aufzunehmen und alle auf Fuhrwerke zu bringen, von denen bei jedem Divisionslazareth nur einige vorhanden waren, und dass auch die Fuhrwerke und Telegen der Intendantur wie der Einwohner genommen wurden, erwähnt Prof. Skliffassowski nicht (Militärärztliches Journal, Juli 1878, S. 166).[1] So war es auch bei Schipka, wo ungeachtet der Anwesenheit von Fuhrwerken und bulgarischen Telegen, welche der Feldinspector der Hospitäler veranlasst hatte, viele Verwundete aus den Gräben sowie dem bergigen und unzugänglichen Terrain nicht rechtzeitig aufge-

---

[1] Köcher giebt in dieser Beziehung eine noch viel düsterere Schilderung. Plewna, Th. II, S. 42—46.   W. R.

nommen werden konnten; gerade der Haupttheil der Arbeit wurde nur des Nachts mit Laternen gethan, da am Tage das Terrain unter dem Feuer der feindlichen Batterien und Schützengräben lag. Bei Plewna wurden am $\frac{\text{28. November}}{\text{10. December}}$ in einer rauhen regnerischen Jahreszeit und einem nassen Terrain die Verwundeten noch am zweiten und dritten Tage nach dem Fall der Stadt auf die Verbandplätze gebracht. Wir führten bereits oben einen Fall aus der Schlacht bei Gorny-Dubniak an (II. Abschnitt), welcher zeigte, dass unsere Verwundeten, zumal die mit Knochenschusswunden, in den unteren Extremitäten, welche sich nicht bewegen konnten, mehrere Stunden hinter einander den feindlichen Geschossen ausgesetzt blieben und mehr oder weniger bedeutende Wunden erhielten. Vergleichen wir den letzten Krieg bezüglich des Wegschaffens der Verwundeten auf dem Schlachtfelde mit dem Krimkriege, so verdienen die Verhältnisse in letzterem unzweifelhaft den Vorzug, aber keineswegs deshalb, weil die Leitung damals vollkommener gewesen wäre, sondern weil der Charakter des Krieges ein anderer war. Wie im Belagerungskriege überhaupt, so auch in Sewastopol war es für die Belagerten bei Weitem leichter, ihre Verwundeten aus den Batterien wegzuschaffen, als es bei den Schlachten im offenen Felde angeht. Dort brauchte man keine Fuhrwerke oder besondere Krankenträgerabtheilungen, die Träger wurden von den als Batteriebedeckung aufgestellten Truppen genommen (was freilich weder für die Truppen noch für die Verwundeten vortheilhaft war), aber die Verwundeten kamen schnell von der gefährlichen Stelle fort. Endlich muss als ein besonderer Umstand des letzten Krieges, der namentlich das Elend der Verwundeten vermehrte, der bezeichnet werden, dass unsere Armeen beim Zurückgehen ihre Verwundeten sammt den Aerzten nicht dem Feinde überlassen konnten, wie in den europäischen Kriegen; unsere nicht vom Schlachtfelde weggeschafften Verwundeten verfielen wie bekannt in den Händen des Feindes einem furchtbaren Schicksal.

Fasst man alles Gesagte zusammen, so ist es unzweifelhaft, dass für unsere Armee, und zwar noch mehr als für die anderen europäischen, eine sehr durchdachte Reform der Zahl des Sanitätspersonals und der Formationen im Verhältniss zur Stärke der Armee für die orientalischen Kriege unumgänglich nöthig ist. In dieser Beziehung sind für uns die Zahlen der Sanitätsstatistik in dem deutsch-französischen Kriege 1870/71 lehrreich. Damals überstieg in der französischen Armee nach den französischen Berichten das Verhältniss der Aerzte zur Armeestärke nicht 1 Arzt auf 490 Mann, während in der deutschen Armee dies Verhältniss 1 Arzt auf 207 Mann betrug. Das gesammte Militär-Sanitätspersonal erreichte im Kriege 1870/71 in Deutschland die enorme Zahl von 35445 auf 573000 Mann, die im August 1870 mobilisirt waren; rechnet man die Privathülfe und alle während des Krieges für Sanitätszwecke thätigen Personen mit ein, so beziffern sich dieselben in Deutschland auf 61385. Die Folgen eines solchen Verhältnisses in der Zahl der Aerzte lagen auf der Hand. Den Verwundeten und Kranken wurde nicht nur rechtzeitig geholfen, sondern es konnte auch die unerwartet grosse Zahl gefangener Franzosen (einige Hunderttausend) durch die zweckmässigen Massregeln der deutschen Militär-Medicinalverwaltung ärztliche Behandlung erhalten. Um die Zahl der Aerzte, über welche die deutsche Armee 1870,71 verfügte, annähernd zu erreichen, müsste jede Division unserer Armee, zu 16000 Mann angenommen, für sich ausschliesslich nicht weniger als 77 Aerzte haben, was bei uns kaum zu erreichen wäre.

Bei uns besteht auch im Frieden ein Mangel an Aerzten für die Bevölkerung; wir besitzen nicht wie Deutschland bei einer um das Doppelte geringeren Bevölkerung 20 Universitäten. In unserem Militärressort sind auch im Frieden viele nicht mit Aerzten besetzte Vacanzen. Können wir von der Regierung verlangen, dass sie im Kriege die Armee in demselben günstigen Verhältniss, wie es in Deutschland 1870,71 bestand, mit Aerzten versorgt? Wir müssen unserer Militär-Medicinal-Verwaltung auch dafür Dank wissen, dass sie einem solchen Mangel an Aerzten, Hospital-Material, Verbandmitteln, Instrumenten und Arzneien vorbeugte, wie wir ihn in dem letzten orientalischen Kriege 1853—54 erlebten. In dieser Beziehung bemerken wir in der That einen Fortschritt; in dem letzten Kriege waren bei weitem mehr Aerzte und die Chirurgen waren unvergleichlich besser vorbereitet und mit der Sache vertraut, als im vorigen Kriege. Auf dem Schauplatz des letzten Krieges befanden sich schon die Professoren und Docenten der Chirurgie unsrer fünf Universitäten und der medicinisch-chirurgischen Akademie, während im Krimkriege nur zwei Professoren, Hübbenet und ich, dort waren. Wir bedurften auch in dem letzten Kriege nicht dringend nothwendig fremder Aerzte (Deutsche und Amerikaner), die wir 1853 mit einem um das Doppelte grösseren Gehalt, als es unsere Aerzte erhielten, zu Hülfe riefen. Unsere freiwillige Hülfe war in dem letzten Feldzug schon organisirt und schickte auf den Kriegsschauplatz ihr nicht geringes contractlich verpflichtetes Sanitäts-Personal. Erwartungen hegen, Verbesserungen und Reformen verlangen kann man nur in solchen Dingen, die eine Aenderung zulassen. In diesem Sinne kann man z. B. wünschen, dass die Leitung des Militär-Sanitätswesens während des Krieges mehr in einer Hand vereinigt sein möchte, dass der Feld-Medicinal-Inspector mit grösseren Rechten ausgestattet sei, in seinen

Anordnungen auf dem Kriegsschauplatz mehr Selbstständigkeit habe, weniger vom Stabe abhängig sei und seinen Anordnungen in einem gewissen Grade auch der Feld-Inspector der Hospitäler unterstellt sei. Noch wünschenswerther ist, dass auf dem Kriegsschauplatze der Feld-Medicinal-Inspector ganz an die Stelle des Haupt-Medicinal-Inspectors trete. Mich überraschte bei meiner Anwesenheit in Deutschland 1870 der Einfluss, welchen in der Militär-Medicinal-Abtheilung zu Berlin Löffler genoss, der damals Feld-Medicinal-Inspector [1] war; als ich ihn im Hauptquartier bei Metz besuchte, fand ich die Leitung des Sanitäts-Dienstes gewissermassen aus Berlin dorthin verlegt. Man kann auch eine grössere Selbstständigkeit für die Chefärzte der temporären Kriegs-Hospitäler verlangen, wie ich dies schon oben bei der Besprechung derselben im zweiten Abschnitt vorschlug. Weiterhin kann man, wie es auch von uns geschieht, an Verbesserungen und andere Reformen in der Organisation unserer Kriegs-Sanitäts-Formationen denken, muss sich indessen auch bei Lücken, die man jetzt noch für unser Reich nicht ausfüllen kann, beruhigen. Bei der Unmöglichkeit über ein hinreichend zahlreiches Sanitäts-Personal auf dem Kriegsschauplatze zu verfügen darf man nicht vergeblich tadeln und ein schwächliches Murren hervorrufen.

Wenn man auch über eine ausreichende Zahl an Aerzten, Krankenträgern, Feldscheerern, Schwestern, wie für die deutsche Armee 1870, verfügt, so kann man doch während des Krieges noch nicht sicher sein, dass nicht gerade dort Mangel eintritt, wo die dringendste und unaufschiebbarste Hülfe am nöthigsten ist, namentlich auf den Verbandplätzen. Der Grund ist der, dass es selbst einer erfahrnen Oberleitung nicht leicht ist so zu disponiren, dass zu einer gewissen Zeit an einem bestimmten Orte ein quantitativ ausreichendes und genau entsprechendes Personal zur Hülfleistung bereit steht. Leicht kann der Fall eintreten, dass sich zumal auf einem Verbandplatz ganz unerwartet eine so grosse Zahl von Verwundeten anhäuft wie sie der auf alle Verbandplätze gleichmässig vertheilten Anzahl von Aerzten und Krankenträgern nicht entspricht. Hier bedarf es seitens des Befehlführenden Findigkeit und Dispositionsgabe, er muss sofort das Fehlende an den Punkt commandiren, wo Hülfe erfordert wird. Ausser der Kenntniss des Befehlens gehört hierzu Selbstständigkeit und Autorität. So sehen wir aus den uns gemachten Mittheilungen, dass nach dem zweiten und dritten Sturm auf Plewna auf den Hauptverbandplätzen um Plewna und in Bulgareni die Anhäufung der Verwundeten so gross war, dass die Kräfte des vor-

---

1) Generalarzt 1. Classe Dr. Löffler war während des ganzen Feldzuges 1870/71 Armee-Generalarzt der 2. Armee.   W. R.

handenen Sanitäts-Personals aufs Aeusserste erschöpft waren und in
Folge dessen das Sortiren, wie eine regelrechte Hülfe unmöglich
wurde. Hier hätte man Unordnung und Wirrwarr nur dann vermeiden können, wenn die Leitenden die Möglichkeit und die Autorität
gehabt hätten schnell auf diese Punkte das Personal und die mobilen Lazarethe von den anderen Truppentheilen und Verbandplätzen
heranzuziehen; in welchem Grade dies bei den damaligen Verhältnissen auch einem sehr erfahrnen und einflussreichen Befehlführenden möglich gewesen wäre kann jetzt Niemand mehr entscheiden.
Es würde deshalb wiederum leichtfertig sein ohne eingehende Kenntniss der damaligen Umstände und Hindernisse eine Anklage zu erheben.

Ausser einer ausreichenden Zahl von Sanitäts-Personal muss der
Kriegs-Sanitäts-Dienst auch über eine ausreichende Menge ven Lagerstellen in den temporären und mobilen Hospital-Anlagen
auf dem Kriegstheater verfügen. Eine Unterkunft für den Verwundeten ist in der Hitze des Sommers wie in der kalten und unfreund-
lichen Winterszeit nothwendiger als Alles andere, hierdurch kann
man die Verwundeten vor Tetanus, nervösen Schüttelfrösten, quälen-
der Angst und Verzweiflung schützen. In unseren orientalischen
Kriegen stellt indessen, wie wir sahen, die Beschaffung von Unterkünften für die Verwundeten eine sehr schwere Aufgabe dar. Unsere
Armee muss eine sehr grosse Menge transportabler Unterkunftsmittel
mit sich führen. Hieraus ergiebt sich, welche wichtige Rolle auf
dem Kriegsschauplatz unsere mobilen Divisionslazarethe und temporären Kriegs-Hospitäler spielen und wie bedeutend ihre Zahl sein
muss. Indessen kann die Armee nicht unbegrenzt ihren Train vermehren, der zur Mitführung dieser transportablen Unterkunftsmittel
nöthig wäre. So hatten wir im letzten Kriege auf dem Kriegsschauplatz selbst nicht mehr als 8000 Lagerstellen in unsern temporären
Kriegshospitälern, die bei einer mehr oder weniger bedeutenden Entfernung (12—40 Werst) von einander lagen und bis 4000 in den
mobilen Divisionslazarethen. Man kann sich die Schnelligkeit der
Krankenbewegung und die damit verbundenen Schwierigkeiten vorstellen, wenn wir berücksichtigen, dass durch diese 12000 Lagerstellen nach sicheren Angaben während 7 Monaten (vom Juni bis
December 1877 einschliesslich) 87929 Verwundete und Kranke durch-
gingen (64383 Kranke und 22546 Verwundete) und dass jeder von
ihnen während seines Aufenthalts darin angemessene Hülfe erhalten
musste. Viele mussten dort bleiben auf längere Zeit für die Behandlung, zu Verbänden und Operationen, und ausserdem starb eine grosse
Zahl Anderer, welche den grössten Aufwand au Kraft, Zeit und
Mitteln in Anspruch nahmen, in den vorgeschobenen Hospitälern und
Lazarethen.

Man kann die temporäre Unterbringung auf dem Kriegsschauplatze am besten mit Filtern für die durchgehenden Transporte vergleichen, welche sie auf ihrem Wege zur Evacuationsstation und von da in die Reserve-Lazarethe oder in die Heimath passiren. Die den Schlachtfeldern, Stellungen und Positionen am nächsten stehenden Filter müssen den grössten Theil derjenigen, welche den Kampf ums Dasein nicht auszuhalten vermögen, in sich zurückhalten; je näher daher diese Filter dem Kriegsschauplatze, um so höher muss der Procentsatz der Todten sein. Es kann indessen durch den schnellen Umsatz in den vorgeschobenen Hospitälern der hohe Procentsatz der Sterblichkeit maskirt werden und unbemerkt bleiben. Je mehr sich von solchen Filtern auf dem Wege zwischen dem Kriegsschauplatze und dem Hauptetappenort befinden, um so mehr können die Transporte durchfiltriren und um so niedriger muss der Procentsatz der Sterblichkeit in den permanenten und entfernten Hospitälern im Rücken der Armee werden, die gewissermassen nur noch den Rückstand der Kranken in ihre Pflege bekommen. Hierauf gestützt, bin ich auch der Ansicht (II. Abschnitt), die temporären Kriegshospitäler kleiner zu formiren, ihre Zahl zu vermehren und sie, mit Rücksicht auf die Bequemlichkeit des Krankentransportes, in kürzeren Abständen von einander auf den Verbindungslinien zu etabliren.

Die vom Kriegsschauplatze wegtransportirten Verwundeten und Kranken führen wie ich sagte den Kampf ums Dasein, welcher mehrere Phasen hat. Ein vom Schlachtfelde weggeschaffter Verwundeter muss vor Allem der traumatischen Erschütterung, dem Blutverlust und der nervösen Aufregung widerstehen, welche zum Choc führt, hierauf folgt der Kampf mit einer gewaltsamen Transportweise, dann kommt das Wundfieber und wenn der Organismus nicht durch die übermässigen Temperaturen desselben heruntergebracht ist, so steht ihm noch der Kampf mit äusseren und inneren Miasmen bevor und schliesslich mit der Entkräftung. Es ist selbstverständlich, dass nur Organismen mit einem bedeutenden Kräftevorrath alle Stadien des Kampfes ums Dasein durchmachen und in den vom Kriegsschauplatze entfernten Hospitälern erscheinen können. Auch die Kranken gehen durch ähnliche Phasen, führen den Kampf mit Miasmen, krankmachenden Principien und den Gewaltthätigkeiten des Transports, bevor sie ein permanentes Lazareth erreichen. Demnach muss der höchste Procentsatz der Sterblichkeit in einer unabänderlichen Weise in den dem Kriegsschauplatze zunächst gelegenen Hospitälern hervortreten. Indessen widersprechen gleichsam die Thatsachen, die uns über die Sterblichkeitsziffer in den temporären Kriegshospitälern in Bulgarien vorliegen, scheinbar diesem Satze. Wir finden in Bulgareni im Kriegshospital No. 63 bei einer Bewegung von 21484 Verwundeten und Kranken in zwei Monaten (von Ende August bis November) 1,3% Sterblichkeit. In demselben Hospital beträgt die Sterblichkeit während seiner zweimonatlichen Anwesenheit in Simniza und Sistowa (vom Ende Juni bis $\frac{22.\ August}{3.\ September}$) auf 10312 durchgegangene Verwundete und Kranke 2,5%. In dem temporären Kriegshospital No. 57, ebenfalls in Simniza finden wir bei einem Umsatz von 23157 Verwundeten und Kranken in vier Monaten (von Ende Juli bis December) 3,9% Sterblichkeit. Endlich weist das temporäre Kriegshospital No. 46 in Frateschti bei einer Bewegung von 53360 Kranken und Verwundeten in fünf Monaten (von Ende Juli bis December) nur eine Sterblichkeit von 0,9% auf.

Wir führten hier die drei Hauptetappenorte, die von den temporären Kriegshospitälern gebildet waren, an: Bulgareni, Simniza und Frateschti, durch welche die grösste Zahl der Verwundeten und Kranken von dem Kriegstheater hindurchpassirte. Der, bezüglich der Statistik der Sterblichkeit an diesen drei Orten wahrgenommene Gegensatz zu dem unabänderlichen Gesetz erklärt sich besonders durch die Schnelligkeit der Krankenbewegung, d. h. es gelang den Hospitälern als Filtern nicht die Massen der Verwundeten und Kranken bei sich aufzuhalten und die Durchzüge in kurzer Frist zu filtriren. Eher bemerken wir die vollständig umgekehrte Erscheinung, dass in den stehenden temporären Kriegshospitälern und den Lazarethen des rothen Kreuzes das Procentverhältniss der Sterblichkeit dasjenige der Hospitäler auf dem Kriegsschauplatze weit übertrifft. Dies zeigt folgende Uebersicht:

T. Kriegshospital No. 54 in Bukarest, in 7 Monaten (Mai bis December 1877) 8854 Kranke und Verwundete, Sterblichkeit 5,1%.

T. Kriegshospital No. 45 in Jassy, in 7 Monaten (vom Mai bis December 1877) 6691 K. u. V., Sterblichkeit 4,7%.

Lazareth des rothen Kreuzes zu Jassy in 5 Monaten ($\frac{19.}{31.}$ Juli bis $\frac{13.}{25.}$ December) Sterblichkeit 11,3%.

Lazareth des rothen Kreuzes in Korneschti (weiter entfernt als die Hospitäler in Jassy) in 2 Monaten Sterblichkeit 6%.

In Birsula (Lazareth des r. K. des Gouvernements Pskow) in 6½ Monat Sterblichkeit 4%.

In Golta (Lazareth des r. K. des Gouvernements Orenburg) in 4½ Monat Sterblichkeit von 5—7%.

In Nowoukraina (Lazareth des r. K. im Gouvernement Perm) in 5½ Monat Sterblichkeit 4%.

In Lysaja-Gora (Lazareth des r. K. des Gouvernements Wologda) während des Jahres Sterblichkeit 5%.

In Rachni (Lazareth des r. K. des Gouvernements Nowgorod) in 3 Monaten Sterblichkeit 7%.

In Kiew (Lazareth des r. K.) vom 1. November 1877 bis 1. Januar 1878 Sterblichkeit 4%.

Sicher kann man nun die Behauptung aufstellen, dass sich ein gleich hohes oder noch höheres Sterblichkeitsprocent in den entfernten Militärhospitälern im Rücken der operirenden Armee herausstellen wird. In welchem Grade die Schnelligkeit der Krankenbewegung das Heruntergehen der Sterblichkeitsziffer beeinflusst, kann man besonders klar aus unserer Statistik des t. Kriegshospitals No. 46 in Frateschti ersehen. Dort ist das Sterblichkeitsprocent von 0,9 deshalb so unbedeutend, weil bei diesem am Anfang des Schienenweges in Rumänien gelegenen Hospital sich ausser dem Zelthospital noch die Etappenbaracke befand, durch welche in fünf Monaten 29290 Kranke und Verwundete passirten, die hier nicht länger als zwei Tage blieben und eine Sterblichkeit von nur 0,06% (19 Todte) hat. Wenn noch Jemand an der Zunahme der Sterblichkeit mit Rücksicht darauf zweifeln sollte, wie lange das Hospital als Filter die Schwerverwundeten und Kranken zurückhält, der mag die Sterblichkeitsziffer des eben betrachteten t. Kriegshospitals zu Frateschti mit der Sterblichkeit des Lazareths des rothen Kreuzes, ebenfalls zu Frateschti, vergleichen. In letzterem wurden die Schwerverwundeten und schweren Kranken zurückbehalten, und betrug die Sterblichkeit in zwei Monaten 27%. Genau ebenso stellt sich ein wesentlicher Unterschied in der Statistik derjenigen t. Kriegshospitäler auf dem Kriegsschauplatze heraus, welche, wie in Simniza, eine grössere Zahl ihrer Kranken länger zurückbehielten. Hier sehen wir aus den vorliegenden Zahlen, dass das Sterblichkeitsprocent in No. 57 3,9 betrug, als dasselbe in No. 63, was im Juli als Verbandplatz diente, 2,5% war. Hierhin kann man auch das t. Kriegshospital der Kaiserin Maria rechnen, welches jenseits der Donau bei Sistowa thätig war; es behielt die Verwundeten zur Behandlung und hatte in 4 Monaten eine Sterblichkeit von 9%. Wenn im letzten Kriege wir ein dem verhängnissvollen Gesetze gleichsam widersprechendes umgekehrtes Mortalitätsprocent der Sterblichkeit in den nahen und den vom Kriegstheater entfernten Hospitälern wahrnehmen und dabei finden, dass dass Sterblichkeitsprocent im Allgemeinen nicht sehr hoch war, so entsteht die Frage, wie ist ein so unerwartet günstiges Resultat zu erklären? Ich denke, dass wir uns dessen nicht übereilt rühmen dürfen. Eine von den Ursachen haben wir schon kennen gelernt, die bedeutende Schnelligkeit der Krankenbewegung; man muss deshalb genau verfolgen, ob nicht zur Zeit der Transporte eine bedeutende Zahl hoffnungslos Verwundeter und Kranker verschollen ist! Ueber die Sterblichkeitszahl auf den Transporten finden wir einige Angaben in dem Bericht über die Etappen (IV. Abschnitt) und über das Nikolajew'sche Lazareth des rothen Kreuzes in Bukarest, eine genaue Zahl wird schwerlich selbst die Militärverwaltung angeben können. Ueberdies richte ich die Aufmerksamkeit des Lesers zur Entscheidung dieser sehr wichtigen Frage auf folgende Betrachtungen:

Im Allgemeinen bezeichnet das geringe Sterblichkeitsprocent in den Hospitälern während eines Krieges noch nicht ein günstiges Heilresultat. Den Grad der Sterblichkeit in dieser Zeit bedingen vor Allem folgende Umstände:

a) In den Evacuationsorten, den Etappenhospitälern, auf den Verbandplätzen, in den Divisionslazarethen und überhaupt in allen Lazarethen auf dem eigentlichen Kriegstheater — schnelle Bewegung der Kranken und Verwundeten.

b) In den Hospitälern in der Nähe des Kriegsschauplatzes — entweder eine schnelle Bewegung oder das Zuströmen einer grossen Zahl Leichtverwundeter und leicht Kranker.

c) In den vom Kriegsschauplatze entfernten Hospitälern — entweder ihre unvortheilhafte Lage zur Evacuationslinie oder eine grosse Zahl dort in Behandlung befindlicher Leichtverwundeter und Kranker, und nur selten ganz besonders günstige Heilresultate.

Um daher richtig über die Ursachen einer geringen oder grossen Sterblichkeit in diesen drei Arten von Hospitälern zu urtheilen, muss man demnach berücksichtigen:

1. Die Schnelligkeit der Bewegung, d. h. man muss die Zahl der Lagerstellen in den Hospitälern mit der Zahl der in einer gewissen Frist durchgehenden Kranken vergleichen. Die Schnelligkeit der Krankenbewegung erreicht in einigen Hospitälern auf dem Kriegsschauplatze bisweilen einen 30maligen Umsatz im Monat, d. h. ein t. Kriegshospital lässt bei 630 Lagerstellen Transporte bis zu 20000 Kranken im Monat durchpassiren.

2. Die Lage des Hospitals, d. h. seine Entfernung vom Kriegsschauplatze und der Evacuationslinie.

3. Das Verhältniss der Zahl der durch das Hospital durchgehenden Schwerverwundeten und Kranken zur Zahl der Leichtkranken und Verwundeten.

4. Die Zeitdauer der Thätigkeit der Hospitäler, da das Sterblichkeitsprocent sich erhöht, wenn in einer kurzen Zeit ausschliesslich Schwerkranke im Hospital zugehen, und fällt, wenn in einer längeren Zeit zusammen mit Schwerkranken auch eine bedeutende Zahl Leichtkranker zuwächst.

5. Die Art der Rapportführung. Wenn z. B. ein auf dem Kriegsschauplatze gelegenes t. Kriegshospital mit 630 Betten in einem Rapport über zwei Monate bis 40000 durchgegangene Kranke mit einer

Sterblichkeit von 1,5% angiebt, so kann es wirklich in dieser Zeit eine Sterblichkeit nicht von 1,5%, sondern von 100% gehabt haben, d. h. das Hospital kann in diesen zwei Monaten alle 630 darin zur Behandlung verbliebenen Schwerkranken verloren haben, während die übrige Zahl in täglichen Transporten nur durchpassirt ist, ohne während der kurzen Zeit ihrer Anwesenheit im Hospital auch nur einen Kranken einzubüssen.

Wenn wir diese allgemeinen Regeln auf die oben betrachtete Statistik der Hospitäler anwenden, und dieselben in dem Kriegsschauplatz nahe und entfernt gelegene eintheilen, so finden wir, dass

1. In den nahe gelegenen Hospitälern die Sterblichkeitsprocente grossen Schwankungen unterworfen sind (von 0—20% und mehr) mit Rücksicht darauf, wie die Rapporte geführt wurden, und ob diese Hospitäler die Schwerverwundeten und Kranken lange behielten, oder sie bald weiter fort schafften. Ein Beispiel hierfür bietet das Lazareth des rothen Kreuzes bei der Evacuationsbaracke in Frateschti (s. oben) und das Lazareth im Kloster zur Himmelfahrt bei Sistowa. Beide behielten die Schwerverwundeten und die Sterblichkeit in dem einen betrug 20%, im anderen 9%, d. h. um 6—20% mehr als in anderen als Etappen auf dem Kriegsschauplatze dienenden Kriegshospitälern.

2. In den an der Grenze des Kriegsschauplatzes gelegenen Hospitälern (in Bukarest, Jassy und an der Linie Jassy-Kischenew) stieg die Sterblichkeit auf 5 und bisweilen 6% mit Rücksicht auf die Dauer der Periode, die der Rapport umfasst.

3. In entfernten Hospitälern (in Neurussland und im süd-westlichen Bezirk) fiel, wie zu erwarten, die Sterblichkeitsziffer auf 4 und 3%, theils wegen ihrer ungünstigen Lage zur Evacuationslinie, theils weil sie von den Transporten Kranke erhielten, die schon durch einige Hospitalfilter durchgegangen und deshalb grösstentheils nur Leichtkranke oder Verwundete in der Reconvalescenz waren. Auch dort steigerten zufällige Ursachen (wie ein starker Zugang frischer Kranker und Verwundeter, das Mitkommen ansteckender Kranker in den Transporten und dergleichen) zeitweilig die Sterblichkeitsziffer; so wurde in einem entfernten Hospital das Sterblichkeitsprocent von 5 auf 7% dadurch getrieben, dass einige schon sterbende Kranke zugeführt wurden.

4. Die Zeitdauer, die der Rapport umfasst, wirkt endlich nicht wenig auf die Sterblichkeitszahl ein. So betrug in einem der Lazarethe zu Kiew, welches zwei Monate lang mit Schwerverwundeten zu thun hatte, die Sterblichkeit bis 6% und erniedrigte sich dann auf 6—7 Monate gerechnet auf 2% (Lazareth des rothen Kreuzes im Hause der Mineralwassergesellschaft). — So deutet im Allgemeinen

ein nicht zu hohes Sterblichkeitsprocent verschiedener Hospitäler (naher und entfernter) in dem letzten Kriege noch weder auf eine geringe Zahl Schwerverwundeter und Kranker, noch auf besonders günstige Behandlungsresultate; es erklärt sich theils durch die Schnelligkeit der Bewegung und den grossen Raum für die Krankenzerstreuung, theils dadurch, dass bei der geringen Anzahl der Sortirenden und Etappen man die Zahl der während des Transportes auf dem Landwege Verstorbenen nicht genau verfolgen konnte. Auch die Listenführung über die in den Kriegshospitälern und Etappen auf dem Kriegsschauplatze Verstorbenen konnte unter den für eine solche Thätigkeit höchst ungünstigen Verhältnissen keine sorgsame sein.

Man kann indessen nicht leugnen, dass auch eine wirkliche Erniedrigung der Sterblichkeitsziffer der Verwundeten und Kranken in dem letzten Kriege Seitens anderer wesentlicher Bedingungen möglich war. Im Vergleich mit unseren früheren Kriegen war die Verpflegung des Soldaten bedeutend besser, die Art der Verwundungen war anders, die Wunden waren durch neue vervollkommnete Waffen, und zwar durch Kleingewehrgeschosse grösstentheils auf nahe Entfernungen hervorgebracht, der Charakter der herrschenden Krankheiten war fast bis zum Ende des Krieges weniger bösartig und die Aerzte, besonders die Chirurgen, waren gebildeter und geschickter.

Auf die Frage endlich über die Zahl des Sanitätspersonals im Verhältniss zur Zahl der Lagerstellen auf dem Kriegstheater bringe ich folgende Data bei. Ich habe keine genauen officiellen Zahlen über die Zahl der Aerzte, welche sich bei den t. Kriegshospitälern und den Divisionslazarethen auf dem Kriegsschauplatze befunden haben. Nach dem Etat der Aerzte und der Zahl der Divisionen der operirenden Armee können wir indessen schliessen, dass bei 13 t. Kriegshospitälern, welche in Bulgarien standen, die Anzahl der Aerzte 130 und bei 46 Divisionen[1]) und ihren Divisionslazarethen 782 betrug, in Summa 912 Aerzte. Von dieser Zahl kamen auf die etatsmässigen 8190 Lagerstellen in 13 Kriegshospitälern 130 Aerzte (1 Arzt auf 62 Kranke) und auf die etatsmässige Zahl in den mobilen Divisionslazarethen (bei halbem etatsmässigem Bestande 3818 Lagerstellen in 46 Lazarethen) 230 Aerzte (1 Arzt auf 16 Kranke); den Rest von 552 Aerzten von der angeführten Summe 912 nehmen wir bei der Armee befindlich an. Der bedeutende Unterschied in dem Zahlen-

---

1) Obgleich jenseits der Donau auf dem eigentlichen Kriegstheater im Norden Bulgariens unsere Armee kaum 46 Divisionen stark war, so haben wir doch diese Zahl als Maximum angenommen und darauf diese sowie alle folgenden Berechnungen gegründet, in der Annahme, dass bei der Armee von 300000 Mann auch die Anzahl von 46 Divisionslazarethen mit 3818 Lagerstellen belassen wurde.

verhältniss der Aerzte zu der Zahl der etatsmässigen Lagerstellen in den t. Kriegshospitälern und den Divisionslazarethen (1 auf 62 in den ersteren und 1 auf 16 in den letzteren) erklärt sich aus den verschiedenen Anforderungen beider Krankenanstalten; man setzte voraus, dass die Divisionslazarethe allein und ausschliesslich Verbandplätze während der Schlacht werden, in der That aber kam es so, dass auch die t. Kriegshospitäler als Hauptverbandplätze dienten (in Bulgareni, Simniza und Bjela, vgl. Abschnitt II). Es stellt sich daher die Gesammtzahl der Aerzte von 360 (in den Kriegshospitälern und Divisionslazarethen) zur Gesammtzahl der Lagerstellen in den Hospitälern auf dem Kriegsschauplatze auf 12008, im Verhältniss von 1:36, welches anscheinend sehr günstig ist, obwohl es thatsächlich wie wir sehen werden, sich anders verhält. In der deutschen Armee kamen 1870/71 wie oben erwähnt auf 1 Arzt 207 Gesunde der operirenden Armee. Nimmt man als Grundlage den Procentsatz der Kranken und Verwundeten unserer operirenden Armee bis November 1877 = 12 % wie es nach den officiellen Rapporten war, und wendet dieses Procentverhältniss auf die deutsche Armee (573000) an, so wäre bei derselben 1 Arzt auf 25 Kranke gekommen, ein, wie wir sehen, noch günstigeres Verhältniss als das unsrige. In unserer Statistik haben wir jedoch nur das Verhältniss der Zahl der Aerzte zur Zahl der Lagerstellen in den Hospitälern in Rechnung gezogen, und das Zahlenverhältniss der Aerzte zur Gesammtstärke der operirenden Armee unberücksichtigt gelassen, letzteres, weil uns dies Verhältniss nicht genau bekannt war. Gehen wir indessen von dem uns bekannten Zahlenverhältniss der Aerzte zu den Gesunden in der deutschen Armee aus (1 Arzt auf 207), so müsste jede unserer Divisionen wie oben angeführt 77 Aerzte haben (absichtlich die höchste Stärke der Division mit 16000 Mann genommen); es beträgt indessen die etatsmässige Zahl der Aerzte bei uns nur 17 in der Division. Indessen auch ohne dieses für uns unmögliche Zahlenverhältniss an Aerzten wie es die deutsche Armee hat, finden wir noch in der sanitären Leitung unserer Armee jenseits der Donau eine andere grosse Lücke. Sie bestand darin, dass die Anzahl der Lagerstellen in den Hospitälern der Stärke der Armee nicht entsprach. Angenommen, dass unsere Armee jenseits der Donau nicht mehr als 300000 Mann in Reihe und Glied zählte, finden wir nach der obigen Aufzählung der Lagerstellen, dass sie in den Hospitälern und Lazarethen jenseits der Donau über 12008 Lagerstellen [1]) verfügte, d. h.

---

1) Auf eine Armee von 300000 Mann behalten wir die Zahl von 46 Divisionslazarethen, d. h. 3918 Lagerstellen, wiewohl sie selbstverständlich nicht so hoch sein konnte; bei 300000 Mann waren nur 25 Divisionen und folglich 1875 Lager-

es kamen deren 4 auf 100 Gesunde aus der Front. Berücksichtigt
man nun, dass nach officiellen Angaben der Abgang an Kranken und
Verwundeten jenseits der Donau 12⁰/₀ betrug, so geht hieraus hervor, dass die Armee von 300000 Mann 36000 Verwundete und Kranke
und nur 12008 Lagerstellen hatte, mithin für 24000 Kranke es an
Platz fehlte. Auf jeden Arzt (ihre Zahl betrug bei den Hospitälern
und Lazarethen 360) kamen nicht, wie voraus berechnet, (siehe oben)
36, sondern 100 Kranke, thatsächlich aber ist bei momentanen Ueber-
füllungen dieses Verhältniss nicht selten, selbst bis 200—300 auf
jeden überschritten worden (vgl. die Geschichte des t. Kriegshospitals Nr. 50 in Sistowa); so war es wenigstens bis zum December 1877
einschliesslich. Es ist verständlich, weshalb die geringsten Erschwerungen des Transportes bei schlechten Wegen, Mangel an Fuhrwerk,
Störungen des Uebergangs über die Donau oder auch auf den Strassen
in Rumänien sofort Stockungen und Anhäufungen der Kranken in
den Hospitälern hervorriefen, wodurch es dem Personal unmöglich
wurde, die nöthige Hülfe zu leisten und sonstiges Elend herbeigeführt wurde. Jedes t. Kriegshospital und Lazareth sollte immer bereit sein die dreifache Zahl von Kranken und Verwundeten aufzunehmen, als der Etat der Lagerstellen beträgt.

Hierzu muss man hinzufügen, dass die officiellen Angaben über
eine Gesammtkrankenzahl von 12⁰/₀ sich auf die ganze operirende
Armee beziehen; die Armee jenseits der Donau hatte unzweifelhaft
ein grösseres Verlustprocent. Ausserdem war der Ausfall aus der
Front in den Kämpfen bedeutenden Schwankungen unterworfen und
konnte momentan gegenüber der Gesammtziffer von 12%, welche
die officiellen Rapporte enthalten, auf mehr als das Doppelte steigen.
Diese periodischen Schwankungen in den Verlusten aus der Front
in Folge der Schlachten, Epidemien und Endemien machen die Aufgabe für die Leitung des Sanitätsdienstes auf dem Kriegstheater
ausserordentlich schwierig. Für unvorhergesehene Fälle eine hinreichende Anzahl von Unterkünften, Hospitalpersonal u. s. w. bereit
zu halten, ohne die Bewegungen der Armee zu erschweren und noch
mehr Alles vorher zu überlegen und richtig auszuführen, wiewohl
der Ueberschlag nur annähernd und auf die Gesetze der Wahrscheinlichkeit gestützt sein kann — hierzu gehört Genialität und Erfahrung. Die Nichtbefolgung der wichtigsten Principien des Feld-
Sanitätsdienstes tritt sofort durch die Fehler in dem Voranschlage
bei jeder periodischen Anhäufung von Kranken und Verwundeten
auf den Verbandplätzen, in den Hospitälern, in den Etappen hervor.

------

stellen in 25 Divisionslazarethen mit halbem Etat. (Die hier angegebene Zahl
muss bei 83 Betten für das halbe Divisionslazareth 2075 heissen. W. R.)

Jede Unachtsamkeit, Unvorsichtigkeit und Schwerfälligkeit in der Bereitstellung der unumgänglich nöthigen Mittel, vor Allem aber der Mangel an Unterkünften und Personal findet sofort seinen Ausdruck in dem unvermeidlichen Elend der Kranken und Verwundeten auf der ganzen Linie, man kann deshalb nicht genug die Intelligenz und Voraussicht der Oberleitung des deutschen Militär-Sanitätsdienstes bewundern, welche 1870,71 die Zahl des Sanitätspersonals soweit steigerte, dass es später nicht nur für die deutsche Armee sondern auch für die grosse Anzahl der gefangenen kranken und verwundeten Franzosen ausreichte. Auch 1866 im österreichisch-preussischen Kriege fielen bei Sadowa den Siegern von den Oesterreichern bis 13000 Verwundete zu, und im deutsch-französischen Kriege betrug die Zahl der Gefangenen unverhältnissmässig mehr; mit Ausnahme der eingenommenen französischen Festungen (z. B. Strassburg, wo mit den Gefangenen und Verwundeten auch französische Aerzte vorhanden waren) erhielten sonst überall die französischen Verwundeten Hülfe von den deutschen Chirurgen und den Aerzten des rothen Kreuzes.

Im letzten Feldzuge haben wir mit den türkischen Verwundeten, die gefangen waren, relativ wenig zu thun gehabt. Gefangene türkische Aerzte gab es fast gar nicht. Wir haben nur vier derselben gesehen: zwei Engländer, die kaum ihre Studien vollendet hatten und bei Telisch gefangen waren, den Arzt von Osman Pascha, Gesiph-Bey und ein Stück Halbarzt, einen vertürkten Griechen, welcher fusskrank im t. Kriegshospital Nr. 69 zu Bogot lag. Dafür gelangte die unvorhergesehene Menge kranker gefangener Türken in die Hände unseres ärztlichen Personals und belastete die ohnehin schon angestrengten Kräfte desselben in hohem Grade.

Es muss die Oberleitung des Militär-Sanitätsdienstes in ihren Voranschlägen über die Zahl der sanitären Einrichtungen und des Personals für einen bevorstehenden Krieg immer das Plus der Verwundeten und Kranken im Auge behalten, die bei einem glücklichen Ausgang des Kriegs als Gefangene dem Sieger zufallen und die von ihm vorbereitete Zahl von Hospitalbetten und Sanitätspersonal überlasten; sonst setzt sich die Oberleitung den Vorwürfen der Gesellschaften und Personen aus, welche die humanen Principien der Gleichheit Aller gegenüber der Hülfe verfolgen.

Der Ausfall in der Anzahl der Militärärzte gegenüber der Menge der Verwundeten und Kranken bekommt noch da eine grössere militärische Bedeutung, wo die Oberleitung sich nicht die deutsche Dispositionstüchtigkeit von 1870/71 zum Muster nahm und eine richtige Organisation, einer Reserve an Aerzten, ausser Acht liess. Ich verstehe unter diesen Namen nicht solche Aerzte, die bei den Reserven der Armee bleiben, sondern eine ganz abgesonderte Abtheilung des ärztlichen Personals, welche zeitweise in den nahe dem Kriegsschauplatz gelegenen Hospitälern beschäftigt wird und immer bereit ist auf den ersten Ruf zur Unterstützung der Aerzte auf dem Kriegsschauplatz zu erscheinen. Die Stärke dieser Reserve muss zu der Anzahl der Aerzte der operirenden Armee in dem Verhältniss stehen, dass auf je 100 Hospitalbetten auf dem Kriegsschauplatze wenigstens 1 Arzt der Reserve kommt. Nur durch die richtige Organisation einer permanenten ärztlichen Reserve würde es möglich sein rechtzeitig den unvorhergesehenen Bedürfnissen der Hospitäler und Evacuationen zu genügen, die so oft im Kriege bei vorübergehenden Anhäufungen von Kranken und Verwundeten eintreten. Im letzten Kriege hätte man als Reserve die geringe Zahl von Aerzten bezeichnen können, welche sich bei dem Feld-Medizinalinspector befanden, ihre Bestimmung war jedoch offenbar eine ganz andere. Eine richtige, prompte und sofortige Besetzung vacanter Stellen bei Mangel an Hospitalärzten war bei einer solchen Organisation nicht zu verlangen.

Als ich über die für einen jeden Militär-Sanitätschef beim Beginne des Krieges nothwendigen Unterlagen sprach, erwähnte ich, dass in den Kriegen die Zahl der aus der Front ausfallenden Kranken die Anzahl der Verwundeten immer bei Weitem übersteigt. Hier handelt es sich um mehr oder weniger sich in die Länge ziehende oder Belagerungs-Kriege, besonders in wilden und ungesunden Gegenden. Das Zuströmen der Kranken, (die eine mannigfaltigere Hülfe als die Verwundeten brauchen), zu den Hospitälern erschwert die Anordnungen der Aerzte und der Verwaltung noch dadurch, dass diese in grosser Zahl zugehenden Kranken den Wundverlauf und die chirurgische Behandlung schädlich beeinflussen und deshalb nicht selten eine abgesonderte und geräumige Unterkunft verlangen.

In welchem Grade eine längere Dauer des Krieges die Zahl der Kranken beeinflusst, ergiebt sich aus den Tabellen der Evacuations-Commission, welche das allmählige und bedeutende Ansteigen der Krankenzahl zeigen. Dasselbe richtet sich danach, ob sich der Krieg in die Länge zieht, seinen acuten Charakter verliert und chronisch wird, wie z. B. der Belagerungskrieg, oder ob nach blutigen Schlachten Pausen eintreten und die Zahl der Verwundeten heruntergeht. — Den Grad dieser Schwankungen zeigen wir im IV. Abschnitt über die Evacuation, hier führen wir nur aus officiellen Unterlagen an, dass die Zahl der Verwundeten der operirenden Armee zu der der Kranken, bis November 1877 einschliesslich, kaum 1 : 3 betrug, die Krankenzahl im Verhältniss zur Gesammtstärke der Armee

1 : 7,2, die Verwundetenzahl zur Gesammtstärke der Armee 1 : 20.
Von 84034 Mann der operirenden Armee waren nämlich bis November 1877 einschliesslich 87929 verwundet und krank (verwundet 22546, krank 64383). Das Gesammtprocent der Verluste betrug folglich für die Armee bis zum December 18,8%/o (4,7%/o Verwundete, 12,5%/o Kranke), von dem Gesammtverlust von 87929 waren 25% Verwundete, 73%/o Kranke. Dies stimmt wie auf der Hand liegt nicht mit den 12% Verlust für die Armee jenseits der Donau überein, wie wir bei dem Voranschlag der Hospitallagerstellen vorausgesetzt hatten. Wir haben indessen absichtlich die Schwankungen vernachlässigt, welche zu verschiedenen Zeiten in den Verlustziffern durch Verwundungen (auch für die Armee jenseits der Donau) hervortreten, und deshalb einen Verlust von 12%/o als den allgemeingiltigen Ausdruck während einer längeren Zeit für die gesammte operirende Armee angenommen.

Aus den Berichten der Evacuations-Commission zu Frateschti und Jassy lernen wir auch den Charakter der Krankheiten kennen, welche in der operirenden Armee in Bulgarien und Rumänien herrschten (vgl. unten den IV. Abschnitt). Hier erwähne ich nur im Allgemeinen, dass unsere Aerzte in diesen Gegenden bis zum December und Januar 1877 und 1878 fast ausschliesslich mit klimatischen Krankheiten zu thun hatten, zu welchen in Bulgarien die Wechselfieber, die Malaria mit Typhus recurrens, Catarrhe des Verdauungscanals, Dysenterie und zeitweilig auch Abdominaltyphus gehören. Alle anderen Formen der Krankheiten verschwinden fast vor der ungeheueren Zahl dieser klimatischen. Erst Ende December, gleichzeitig mit der Gefangennahme einer grossen Zahl Türken und beim Eintritt eines ziemlich harten Winters begann die Entwicklung des exanthematischen Typhus, welcher vorher nur local und im beschränkten Massstabe sich gezeigt hatte.

Es ist selbstverständlich, dass die Leitung unseres Militär-Sanitätswesens, gestützt auf die Erfahrung früherer Jahre, die klimatischen Krankheiten ins Auge gefasst hatte. Vor dem Anfange des Krieges hatte sie sich in einem bei uns noch nicht dagewesenen Maassstabe mit Chinin der besten Qualität (für 4 Millionen Fr.) und mit anderen Medicamenten versehen. Trotzdem zeigte es sich, dass auch dieser Vorrath nicht überall und nicht immer ausreichte. Die freiwillige Krankenpflege ersetzte nicht selten aus ihren Vorräthen ein momentanes Deficit in den verschiedenen Medicamenten. Den Kranken wie Verwundeten fehlte aber nicht selten die Hauptsache auf dem Kriegsschauplatze: Obdach, Transportmittel und Sanitätspersonal. Diese Mängel können gerade während des Krieges durch Nichts beseitigt werden.

Zu den Ursachen der seit dem August 1877 sich steigernden Erkrankungen der operirenden Armee muss man ausser den klimatischen Bedingungen, den andauernden Strapazen und Biwaks in ungesunden und rauhen Gegenden, die unerwartet kalte Witterung im September besonders in den Bergen (Schipka) rechnen, ferner die verschiedenen Entbehrungen der Soldaten auf den Vorposten, den Mangel frischer und warmer Nahrung, warmer und bequemer Fussbekleidung wie des Anzuges überhaupt, schlechtes Wasser u. s. w. Wechselfieber und Catarrhe des Darmcanals gingen bei den Armeen den anderen Krankheiten voran. Die ersteren hängen von den klimatischen Verhältnissen ab und herrschen in Rumänien und Bulgarien im Frühling und Sommer nach dem Austreten der Donau beständig vermöge der stärkeren Ausdünstungen aus dem feuchten Boden in der Sommerhitze; zur Entwickelung letzterer, der Catarrhe, trug der unmässige Genuss ungekochter Gemüse und Früchte nicht wenig bei. Bei den Sectionen fand man zuweilen nach erschöpfenden Durchfällen in den Eingeweiden unverdaute Weinbeeren und sogar Weinreben. Das kalte Getränk aus trüben, morastigen Bächen und die einförmige Nahrung aus geröstetem, mit Wasser befeuchtetem Commisbrod zusammen mit den Anstrengungen des Vorpostendienstes (im Schipkapass) und den Märschen, verwandelten nicht selten catarrhalische Zustände der Eingeweide in wirkliche Ruhr. Häufig traten auch Wechselfieber unter der Form wiederkehrender Durchfälle und sogar Dysenterien auf, welche die Anwendung des Chinins erforderten. Diese Eigenthümlichkeit der in Bulgarien herrschenden Catarrhe und Dysenterien haben nicht nur die Kranken sondern auch viele Aerzte an sich erfahren, welche die Durchfälle beim Beginn ihrer Entwickelung durch grosse Chinindosen zum Stehen brachten. Diese oder ähnliche Ursachen führten auch Abdominaltyphus herbei, welcher nicht selten durch ein Wechselfieber vorbereitet war, eine bösartige Form, welche sowohl als wirkliche Malaria wie als wiederkehrende Fieberanfälle sich zeigte. Krankheiten der Brustorgane und acute Rheumatismen waren im Allgemeinen selten oder vereinigten sich als Complicationen mit Darmcatarrhen, Wechselfiebern und exanthematischem Typhus. Der letztere trat anfangs localisirt und sporadisch schon im Sommer auf aber der Verlauf desselben war damals viel gutartiger als der des Unterleibstyphus, auf welchen ein bedeutend höheres Sterblichkeitsprocent kam. Blennorrhoische Augenentzündungen hörten auch nicht auf vom Anfang des Krieges bis zum Schluss (vom Winter 1876 ab) ein gewisses Erkrankungsprocent zu liefern. Erfrierungen der Füsse gehörten zu den ungewöhnlich häufig vorkommenden Leiden, welche die Soldaten auf Vorposten und in den Laufgräben bekamen. Bemerkenswerth ist das frühe

Auftreten der Erfrierungen schon im September 1877 in der Armee und zwar bei den im Schipkapass und bei Plewna stehenden Abtheilungen. Als die Hauptursache eines so frühen Erscheinens der Erfrierungen, muss man die vorangegangene Schwächung des Organismus durch Anämie, Durchfälle und Wechselfieber ansehen, einen Theil der Schuld trägt schlecht passendes Schuhwerk. Den Soldaten, welche in ihren dicken und schweren Stiefeln Tag und Nacht auf einem kalten und nassen Boden und in mit Wasser gefüllten Laufgräben zubrachten, erstarrten die Zehen durch Nässe und Frost, hierauf erfolgte bei den von Entbehrungen und schwerem Dienst Erschöpften, fast ohne dass sie es merkten, die Erfrierung der Zehen und Fusssohlen. Ende September 1877 sahen wir schon bei unserem Besuche der Hospitäler Hunderte von erfrorenen Füssen; auf unsere Frage schrieben die Kranken fast einstimmig die Entstehung ihres Leidens den nassen Stiefeln zu, welche sie lange nicht von den Füssen gebracht hatten. Alle diese Kranken mit verschiedengradig erfrorenen Füssen waren nach ihrem Aussehen blutarm, häufig erschöpft durch Darmcatarrhe oder Wechselfieber. Syphilis und Hautkrankheiten stellten ein weiteres nicht sehr bedeutendes Krankheitsprocent; die Syphilis erschien besonders in den Abtheilungen, welche in Dörfern und Städten standen. Simulirte Krankheiten wurden im Allgemeinen selten beobachtet, doch kamen sie bei jungen Soldaten und Offizieren vor, welche in diesem Falle unter irgend einem anständigen Vorwand in die t. Kriegs- und stehenden Hospitäler in Bukarest und Jassy geschickt wurden. Endlich lieferte der exanthematische Typhus, welcher zu Anfang local, fast gelegentlich, aufgetreten war, vom December 1877 ein bedeutendes Procent der Verluste; derselbe hatte augenscheinlich nichts mit den früheren einzelnen Fällen gemein und fiel häufig in seinem Auftreten mit den Durchmärschen der gefangenen Türken zusammen, welche nach der Einnahme von Plewna in ganzen Staffeln nach Rumänien kamen. Erschöpft von der vorangegangenen Belagerung von Plewna und verschiedenartigen Entbehrungen, starben die türkischen Soldaten im Winter während des Decembers auf dem Marsche und fielen auf den Weg, da sie eine Kälte von 10—17⁰ R., wie sie damals in Bulgarien und Rumänien herrschte, nicht gewohnt waren, und an warmer Kleidung und Schuhwerk Mangel litten. Die Leichen wurden von den die Gefangenen escortirenden Rumänen oberflächlich im Schnee verscharrt. Jeder Zugang gefangener Türken in unsere Etappen-Kriegshospitäler und zur Hauptevacuationslinie, fiel zusammen mit der Aufnahme ganzer Hunderte im höchsten Grade erschöpfter Kranker in die Hospitäler. Es machten sich deshalb die ersten Anzeichen der Flecktyphus-Epidemie bei der Anhäufung der kranken Gefangenen auf den Etappen und in Frateschti bemerklich, d. h. da, wo der Fussmarsch endete und die Evacuation auf der rumänischen Eisenbahn anfing. Von hier aus begann sich der Typhus nach Jassy und weiter nach Russland zu verbreiten. Unter den gefangenen Türken bemerkte man auch Kranke in einem Zustande, den man unter keiner bestimmten Krankheitsgruppe unterbringen konnte. So erwähnte ich schon oben unter den von mir im t. Kriegshospital Nr. 54 angetroffenen Fällen eine vollständige Erschöpfung des Organismus mit Bewusstlosigkeit, langsamem Puls, erniedrigter Temperatur und Hungergefühl, welches sich nur dadurch ausdrückte, dass die Kranken gierig aber ohne Besinnung Speise und Trank nahmen, als wenn sie in einen lethargischen Schlaf versenkt wären (vgl. die Geschichte des t. Kriegshospitals Nr. 54, II. Abschnitt S. 73).

Eine genaue wissenschaftliche Diagnose innerer Krankheiten ist in den t. Kriegshospitälern auf dem Kriegsschauplatze in Zelten bei der Ueberfüllung mit Kranken kaum ausführbar. Von einer genauen Untersuchung der kranken Organe, einer chemischen Analyse der Ausscheidungen u. s. w., kann nicht die Rede sein. In der grössten Zahl der Fälle müssen die Percussion, Auscultation, die Messung der Körpertemperatur einige Fragen und der erfahrene Blick des Arztes auf den allgemeinen Zustand des Kranken genügen. In den Zelten und Jurten erschweren der Mangel an Beleuchtung und die Unmöglichkeit in der kalten Jahreszeit den Körper des Kranken zu entblössen ebenfalls die Erkennung der Krankheiten. In dieser Beziehung ist die Diagnose der chirurgischen Krankheiten ungleich bequemer und einfacher und kann deshalb trotz der mangelhaften Unterkunft mit der gehörigen Genauigkeit gestellt werden.

Die Erforschung der Krankheitsursachen stellt bei der Unmöglichkeit einer genauen Diagnose nach meiner Ueberzeugung die wichtigste Pflicht für den Militärarzt im Felde dar; die Vernachlässigung der Aetiologie beeinflusst unzweifelhaft selbst die Behandlung, für welche es im Kriege keinen anderen, sicherern Anhaltspunkt giebt. Bei der Verfolgung der ursächlichen Momente muss man mehr oder weniger genaue Angaben berücksichtigen: erstens über den Standort des Truppentheils, zu welchem der Kranke gehört, zweitens über die Ernährung, die der Krankheit vorangegangen ist (Essen und Trinken), drittens über die Krankheiten, die der jetzigen Krankheit vorangegangen sind, viertens über die Zufälle bis zu der Krankheit und auf dem Transport. Der Arzt im Felde kann nach diesen Angaben, dem äusseren Ansehen des Kranken und einigen physicalischen Symptomen schon viel für die Behandlung thun. Eine solche mehr ätiologische als auf die Organe gestützte Diagnose halte ich für die wichtigste Directive für einen unter den erwähnten Verhältnissen wirkenden

Arzt. Durch die Befragung des Kranken und seiner Kameraden über die Oertlichkeit, wo ihr Truppentheil steht, kann der Arzt der mit der Gegend bekannt ist, schon einen Schluss auf den Charakter einer Krankheit ziehen, welcher für ihn bezüglich der Behandlung wichtiger sein kann, als eine selbst von den Organen hergeleitete Diagnose. Welches Organ z. B. sich auch ergriffen zeigen möge, so wird die Oertlichkeit des Standortes, wenn es eine Fiebergegend war, fast unvermeidlich einen Einfluss auf die Behandlung ausüben. Die Verpflegung unserer Soldaten, welche unter gewöhnlichen Verhältnissen im Kriege nahrhaft ist, kann bei der Befragung des Kranken nach der Art seines Dienstes mangelhaft sein, und deshalb den Charakter der Krankheit beeinflussen. Es ist bekannt, dass unsere Soldaten im letzten Kriege auf 24 Stunden erhielten: 2½ Pfd. (= 1023,7 Gr.)[1] Brod oder 1½ Pfd. (= 614,2 Gr.) geröstetes Brod[2], 1 Pfd. Fleisch ⅔ Garnetz (= 2,12 L.) Grütze, auf 100 Mann täglich 1 Pfd. Zucker und ⅓ Pfd. (= 136 Gr.) Thee, in Geld auf den Mann 3 Kopeken zu Zuthaten zur Suppe und 2½ Kopeken als Zugabe zum Brod. Diese für den Krieg durch die wohlthätigen Anordnungen Sr. K. H. des Höchstkommandirenden verstärkte Soldatenportion ist reich an vegetabilischem wie animalischem Eiweiss, in derselben ist vielleicht eine unzureichende Menge Fett, aber auf jeden Fall kann der Uebergang von einer so nahrhaften und hinreichend mannigfaltigen Verpflegung zu der einförmigen Ernährung mit geröstetem Kommisbrod, wie sie zuweilen der Dienst bei den Vorposten und den schweren Märschen verlangt, nicht ohne nachtheiligen Einfluss auf den Organismus bleiben. Die Kranken selbst in den Hospitälern schrieben, wie ich hörte, die Entstehung der Durchfälle namentlich diesem Umstand zu. Wehe dem Arzte, wenn er auf Grund einer hohen

---

1) 1 russ. Pfund = 409,5 Gr., 1 Garnetz = 3,23 L.

2) Das geröstete Commisbrod (Сухари, Suchari) wurde von der Intendanz und von der Lieferanten-Gesellschaft Kohan, Greger, Horwiz geliefert. Es wurden 2 Pfd. Suchari statt 3 Pfd. Commisbrod pro Tag und Kopf ausgegeben. Viel Zwieback wurde von russischen Bauern, namentlich in Klein-Russland, fertig gestellt. Butschinski (russisches militärärztliches Journal 1870) hat nachgewiesen, dass bei Zwiebackgenuss 4½% Eiweissstoffe weniger ins Blut aufgenommen werden als beim Genuss von Brod, das aus demselben Mehl gebacken wird. Zum Aufweichen des Zwiebacks sind gegen drei Stunden nöthig und auch dann finden sich in dem von Wasser gesättigten Zwieback kleine Körnchen, welche mechanisch im Darmkanal einen Reiz ausüben und Durchfälle veranlassen, „diarrhoe des biscuits" der Franzosen. Nach Seidlitz hatten die an der Luft ausgetrockneten Fäcalmassen nach Suchari-Genuss ganz das Aussehen von zerriebenem Commis-Zwiebackpulver. Die Verdauung war so herabgesetzt, dass die aufgenommenen Speisen unverändert abgingen. Das Auftreten von Durchfällen bei Suchari-Genuss war eine ganz allgemein gemachte Beobachtung, die die Aerzte nicht nur an den Soldaten, sondern auch an sich selbst zu machen Gelegenheit hatten. A. S.

Temperatur und des entzündlichen Charakters der Krankheit einen solchen Soldaten auf schmale Kost setzt, noch schlimmer, wenn er glaubt ihn durch Antiphlogose zu heilen. Auch die vorangegangenen Krankheiten, der Mangel an warmer Kleidung und Schuhzeug, der Einfluss der Kälte müssen selbst bei guter Verpflegung sich sehr wohl im Charakter der Krankheit äussern. Die Erfrierungen der Füsse, die unsere Soldaten den Stiefeln zuschreiben, lassen daran denken, dass das schwere Schuhzeug unseres Soldaten für sein militärisches Leben nicht in jeder Beziehung geeignet und bei dem Stehen auf dem Schnee in den Bergen in nassen Laufgräben im Winter unbequem ist, wenn die mit Stiefeln bekleideten Füsse in Kälte und Nässe lange keine Bewegung haben. Ich sah mehrere rumänische Soldaten im Winter (nicht in der Front) mit dicken Fusslappen und Sandalen aus Büffelfell bekleidet, welche denen glichen, welche bei uns in den süd-westlichen Gegenden getragen werden und glaube, dass diese Art der Fussbekleidung unsere Soldaten im Winter besser vor der Erfrierung der Füsse schützen würde. Eine Erhöhung der Körpertemperatur bei einem durch vorangegangene Entbehrung erschöpften Kranken hat nicht dieselbe Bedeutung wie bei einem gut genährten Mann; sie deutet bei geschwächtem Körper auf einen anderen Charakter der Krankheit, welcher eine andere Behandlung verlangt und ist keine Indication zur Anwendung der Kälte. So nehmen auch die Erfrierungen der Gliedmassen bei den nach Entbehrungen erschöpften Soldaten einen anderen Verlauf und Charakter an, als bei einem gesunden Mann, der sich die Hände oder Füsse erfroren hat. Der Genuss spirituöser Getränke, der bei den klimatischen Verhältnissen auch im Kriege während des Winters sehr nothwendig ist, führt beim Uebermass zu einem eigenthümlichen Zustand des Organismus, welcher zu einer gewissen Art von Krankheiten disponirt. Der Feldarzt darf diesen Umstand bei der Diagnose und Behandlung nicht aus den Augen verlieren. Zuweilen enthüllt die Anamnese der Krankheit, öfter auch ein erfahrener Blick eine verborgene Ursache in dem Missbrauch geistiger Getränke. Der Einfluss derselben macht sich nicht nur im Verlauf der inneren Krankheiten, in Magen- und Darmcatarrhen, Cachexie und Schwächung der Innervation bemerklich, sondern auch im Verlauf der äusseren Verletzungen. Es heilt dann eine Krankheit oder Wunde, die vorher keiner Behandlungsart gewichen ist, schnell derjenige, der die Ursache errieth mit einigen Gaben Opium und einigen Gläsern Branntwein.

Im Allgemeinen muss es dem Feldarzt stets gegenwärtig sein, dass der Soldat auf der Höhe und zu Ende des Krieges nicht derselbe ist wie zu Anfang. Sowohl die Krankheiten wie die Behandlung, die man zu Anfang beobachtete, ändern ihren Charakter und ihre Wirkung zu Ende eines längeren Krieges. Die Organismen, die viel Ungemach und Entbehrungen ertragen haben, bleiben, wenn sie auch im Kampfe mit den krankmachenden Principien widerstanden haben, niemals dieselben, die sie bis zu diesem Kampfe waren. Dann führt die erste Krankheit, welche diese Organismen ergreift, die bis dahin verborgenen Folgen der Entbehrungen auf die Bühne. Es wird deshalb ein erfahrener Arzt niemals in seinen Anschauungen über die Krankheit bei seinen früheren Beobachtungen hartnäckig verharren und zu Ende des Krieges nicht dieselben Behandlungsmethoden anwenden, die zu Anfang desselben erfolgreich waren.

Mit noch grösseren Schwierigkeiten als die Diagnose ist die Behandlung der inneren Krankheiten in den Hospitälern auf dem Kriegsschauplatze verknüpft. Dieselbe ist bei Weitem mannigfaltiger und verlangt vielmehr das Individualisiren der Kranken Seitens des Arztes, als die Behandlung der äusseren Beschädigungen. Die Beachtung der hygienischen Verhältnisse ist bei der Behandlung innerer Krankheiten wegen ihrer Mannigfaltigkeit noch wichtiger als gegenüber chirurgischen Kranken. Die Anhäufung von Ruhrkranken, Typhösen (Abdominaltyphus) und Wechselfieberkranken in demselben Zelt ist noch schädlicher als z. B. die Anwesenheit von Pyämischen. Indessen war in unseren t. Kriegshospitälern die Unterkunft im letzten Kriege so beschränkt, dass wir vorher wussten, der Rath, die Ruhrkranken in besondere Zelte zu legen, würde ein frommer Wunsch bleiben. Bei dem Mangel an Stroh auf dem Kriegsschauplatze war auch der öftere Wechsel des Inhalts der Matratzen bei Ruhr- und Durchfallkranken eine unmögliche Forderung. In Bogot z. B. verkauften die Bulgaren für das Lazareth der Kaiserin einen Haufen Stroh nicht für einen halben Imperial und in Bukarest zahlte man für die Sanitätszüge einen Franken für das Pud (40 Pfd.). Wenn die Anhäufung der Kranken verschiedener Art in den t. Kriegshospitälern erst den enormen Grad erreicht, dass sie die doppelte Zahl der etatmässigen Lagerstellen (statt 20—40 in einem Zelt) übersteigt, und die Lagerung bei Mangel von Matratzen auf der Erde nöthig wird (einer neben dem anderen wie in Simniza im December im Kriegshospital Nr. 57, S. 52), so kann schliesslich von Diagnose und regelmässiger Behandlung der Krankheiten nicht mehr die Rede sein. Es wird dann dem Arzt schwer zu dem in irgend einer Ecke des Zeltes liegenden Kranken nur zu gelangen und er muss sich damit begnügen, dass er den Kranken par distance befragt.

Die verschiedenen Behandlungsmethoden, die schon erprobt und in die Praxis eingeführt sind, finden auf dem Kriegsschauplatze keine Anwendung. Kann z. B. ein Ausschlagstyphus im Zelthospital mit kalten Bädern behandelt werden, wenn der Arzt weiss, dass der Typhus unter dem Einfluss der Kälte und der verschiedenartigsten Entbehrungen auf den schon geschwächten Organismus entstanden ist? Nicht umsonst verlangte in dem napoleonischen Kriege der Typhus, der damals unter dem Namen Typhus militaris bekannt war, nach der Theorie von Brown die Anwendung starker Reizmittel. Im letzten Kriege führte wie wir sahen im Sommer Professor S. P. Botkin in dem Kriegshospital zur Behandlung des Typhus Flussbäder ein (vgl. II. Abschnitt die Geschichte des t. Kriegshospitals Nr. 56 in Bjela S. 33), dies war indessen im Sommer und zu Anfang des Krieges. Wir wissen indessen aus Erfahrung aus dem Krimfeldzuge her, wie verschieden die Resultate jeder Behandlungsmethode zu Beginn und auf der Höhe des Krieges sind. Der von Entbehrungen und schwerem Dienst auf Vorposten in Laufgräben und unterirdischen Minen erschöpfte Soldat ist, ich wiederhole es, nicht mehr derselbe Mensch, der er zu Anfang des Krieges war. Auch im letzten Kriege im Winter, als sich der Ausschlagstyphus schon in grossem Massstabe entwickelte, wandten die Aerzte nicht die Kälte an, sondern nahmen ihre Zuflucht zu Reizmitteln, Wein und Grog, die auch die Temperatur erniedrigen, aber in anderer Weise als die Kälte.

Bei der Behandlung der Wechselfieber in ihren verschiedenen Typen und Formen bemerkten wir in unserer Kriegs-Medicin einen deutlichen Fortschritt. Die Militärärzte fürchten nicht mehr wie früher das Chinin ungeachtet der Complication mit entzündlichen Zuständen verschiedener Organe in grossen Dosen zu geben. Jetzt ist es auch nicht mehr nöthig, wie einstmals dies im Kaukasus der Fall war, dass die Commandeure officielle Vorschriften über die Anwendung des Chinins in in unserer Zeit unzureichenden Dosen geben. Die ungewöhnliche Menge des im letzten Kriege verbrauchten Chinins beweist welches Vertrauens sich dieses Mittel in Bulgarien erfreute und zwar nicht nur bei den Aerzten sondern auch bei den Commandeuren. Ein deutlicher Fortschritt zeigt sich auch darin, dass die frühere Antiphlogose aus unserer Feldpraxis fast verbannt ist. Allgemeine und örtliche Blutentziehungen, Calomel, Salpeter u. s. w. haben ihre frühere Bedeutung verloren, und man zählt sie mit Recht mehr zu den Methoden, welche die letzten Kräfte des Kranken erschöpfen als die Krankheit heilen. Diesem Fortschritt muss man es auch zuschreiben, dass fast bis zum Ende des letzten Krieges man sehr selten Fälle von Skorbut und seiner Folgezustände antraf. Selbst Darmcatarrhe und Ruhren wurden vortheilhaft mit Chinin behandelt. Gegenüber Durchfall und Ruhr gaben unsere Militärärzte ihre früheren Vorurtheile auf und suchten nicht selten die Kranken allein mit Diät zu behandeln. Dies beweist die in einigen t. Kriegshospitälern ver-

ausgabte Anzahl von Eiern und Kalbscoteletts und zwar in erheblich
grösserer Menge, als sie das Hospital-Budget gestattet. Alle anderen
bekannten Mittel zeigten sich bei der Behandlung hartnäckiger Durchfälle und Dysenterien wie früher machtlos, vielfach auch deshalb,
weil in den Hospitälern auf dem Kriegsschauplatze man sie nicht
consequent und mit Beobachtung der für ihre Wirksamkeit wesentlichen Vorschriften anwenden konnte. Zu diesen Mitteln gehören
Brechwurzel, Opium, Höllensteinklystiere und Wasserausspülungen zur
Reinigung des Darmcanales von Schleim. Endlich war die Behandlung mit erwärmter Luft und warmen Bädern in den Hospitälern
auf dem Kriegsschauplatze ganz unmöglich; daher wirkte bei vielen
Krankheiten der Wechsel des Klimas besonders bei Krankheiten mit
intermittirendem Typus sehr wohlthätig. Nach meiner Ansicht zeigten sich die Transporte für viele innere Kranke ebenso nützlich als
sie vielen Schwerverwundeten schädlich waren. Nur den bewusst-
losen Kranken und den im Stadium der Krisis auf den Wagen Gekommenen konnten die Transporte mehr oder weniger schaden.

Aus diesem kurzen Abriss kann man sich leicht überzeugen,
welch' wichtige Bedeutung den innerlich Kranken während des Krieges zukommt. Die Verwaltung, welche sich bei dem Herannahen
eines Krieges vorzugsweise um die Verwundeten kümmert, sollte ihre
besondere Aufmerksamkeit auf die immer während des Krieges sich
steigernde Morbidität in der Armee und die verschiedenen Bedürfnisse der Kranken richten. Alsdann würde wie im letzten Kriege
es nicht an Unterkünften und Transportmitteln auf dem Kriegsschauplatze fehlen und die Aerzte würden gegenüber der nothwendigen
Abänderung der Hospitalkost und der Auffindung von Hülfsmitteln,
welche das Materialien- oder Apothekenverzeichniss nicht enthält,
keine Hindernisse finden. Indessen zeigten sich die Krankheiten,
welche eine Abänderung in der Hospitalkost verlangten, im Kriege
als sehr häufig vorkommende. Die Hospitalärzte, welche im Kriege
nicht das Recht hatten, die Hospitalkost der Kranken [zu ändern
wurden auch in der Verordnung sehr einfacher Nahrungsmittel verhindert. So konnten die Ordinatoren bei der Behandlung der Dysenterie und der Durchfälle den Kranken auf keine andere Weise ein
Cotelett geben, als dass es in aller Form aus der Apotheke verschrieben wurde; die Verausgabung einer grösseren Anzahl Eier, als
das Reglement gestattet, liess bei den Aerzten die Besorgniss vor
einem Deficit bei der Controle entstehen. Ich meine, dass derartige
Schwierigkeiten nicht bestehen könnten, wenn die Verwaltung die
für die Aerzte im Kriege hinderlichen Bestimmungen in der Hos-
pitalrechnungslegung mit Rücksicht auf die im Kriege bevorstehende
Morbidität abänderte.

IV.

Die Evacuation. Das unbegrenzte System der Krankenzerstreuung. Kritik der
Evacuations-Principien. Transporte auf Landwegen und Etappen. Abtheilungen
von schwachen und maroden Mannschaften. Truppen- und Sanitätszüge. Evacuationsbaracken und Sortiren. Statistische Zahlen der Evacuation. Allgemeine
Schlussfolgerungen.

Die geringe Zahl t. Kriegshospitäler auf dem Kriegsschauplatze
und den ihm nahe gelegenen Gegenden, gerade am Anfange des gegenwärtigen Krieges führt zu dem Gedanken, dass die Verwaltung beabsichtigte, die Evacuation der Kranken und Verwundeten in einem
sehr grossen Massstabe eintreten zu lassen und deshalb nach einem
ausgearbeiteten Plan die Armee mit einem grossen Vorrath von Transportmitteln versehen habe. In Wirklichkeit zeigte sich es aber anders.
Ungeachtet der geringen Anzahl von Unterkünften für die Kranken
und Verwundeten auf dem Kriegsschauplatze und in der Nähe desselben, erwiesen sich das ganze System und die Evacuationsmittel
schon kurze Zeit nach der Eröffnung der militärischen Operationen
leistungsunfähig und die Evacuation bildete in der ersten Periode des
Krieges die schwächste Seite der administrativen Anordnungen.

Ueber die Mängel der Evacuation wurde schon viel im Publikum gesprochen. Uns kann man nach meiner Ansicht nicht Unbe-
scheidenheit oder Pessimismus vorwerfen, wenn wir, nachdem wir
die wichtigen Lücken in den administrativen Anordnungen gezeigt
haben, ihre Hauptursache klar zu legen versuchen. Es ist übrigens
nicht schwer über die Mängel der Vergangenheit abzuurtheilen, viel
schwieriger ist es in der Gegenwart gut zu disponiren; auch trägt,
denke ich der Umstand, dass die Fehler und Verstösse im Plan und
den Principien der bereits ausgeführten Massregeln offen dargelegt
werden, einen wesentlichen Antheil an dem Nutzen für die Zukunft.
Ich bin deshalb auch entschlossen meine Ansicht über den Plan und
das Princip der Evacuation offen auszusprechen, wie sie auf der
Höhe des gegenwärtigen Krieges gereift ist, bedeutend früher als
ich das Kriegstheater besuchte, und einen Ueberblick über die Evacuationsmittel hatte. Nachdem ich in der Hauptsache mit der Entwickelungsgeschichte und dem thatsächlichen Verlauf der Evacuation
bekannt geworden bin, habe ich mich noch mehr von der Leistungs-

unfähigkeit des ersten Planes und der Mittel zu seiner Ausführung überzeugt.

Vier Principien dienten dem Evacuationssystem im letzten Kriege zur Grundlage:

1. Die Eintheilung in drei Kategorien nach der Sortirung der Verwundeten und Kranken — Leichte, schwer Verwundete und zwischen beiden in der Mitte Stehende.

2. Die Belassung der beiden ersten Kategorien (Leichte und schwer Verwundete) in der Nähe des Kriegsschauplatzes.

3. Die Wegsendung der Verwundeten und Kranken der mittleren Kategorie (nicht Leichte und nicht Schwere) in entfernte Orte.

4. Die Beförderung der mittleren Classe in ihre Geburtsorte oder in den Kreis ihres Wohnortes im Frieden.

Man muss zugeben, dass jedes dieser Principien für sich genommen rationell ist und seine unbestreitbare Existenzberechtigung hat.

So stellt 1. die Sortirung der Kranken und Verwundeten auf den einzelnen Etappenstationen in den Hospitälern und womöglich auf den Verbandplätzen eine so augenscheinliche Nothwendigkeit dar, dass Niemand bestimmt gegen ihren Nutzen einen Zweifel erheben kann. Die Schwerverwundeten muss man deshalb trennen, weil sie einen entfernten und schweren Transport nicht vertragen, die Leichtverwundeten und Leichtkranken, weil man sie nicht weit wegzusenden hat, da sie bald genesen und in die Front zurückkehren. Zu der dritten Kategorie muss man diejenigen rechnen, welche einen längeren und minder bequemen Transport zu ertragen geeignet sind; von diesen werden sich offenbar die meisten anhäufen und zwar, wie man sagt, annähernd (so war es in Deutschland 1870/71 angenommen) zwei Drittel der Letzteren auf ein Drittel Schwer- und Leichtverwundeter zusammen genommen. (??)

2. Der Verbleib der Schwerverwundeten und Schwerkranken nahe dem Kriegsschauplatze wird von vielen Aerzten und Chirurgen deshalb für nothwendig gehalten, weil die Wunden der Körperhöhlen auf dem Transport leicht sich compliciren, die complicirten Knochenbrüche nicht consolidiren, der Allgemeinzustand sich verschlimmert, die Heilung weniger wahrscheinlich und das Leben unvermeidlichen Gefahren ausgesetzt wird. Das Belassen Leichtverwundeter in der Nähe des Kriegsschauplatzes, ist für die Feldarmee nützlich, in welche sie leicht zurückkehren können, zumal wenn sie statt in den Hospitälern bei ihrer Truppe geblieben sind. Nicht nur erfahrene Aerzte sondern auch Jeder mit gesundem Menschenverstande sieht ein, dass der Transport eines Schwerkranken oder Verwundeten eine bedenkliche Sache ist und Schaden verursachen kann.

3. Die Wegschaffung der Kranken und Verwundeten in verschiedene entfernte Orte, stellt das Princip der Krankenzerstreuung dar, welches ich schon 1863/64 vorgeschlagen und nicht etwa bekämpft habe. Die Vorzüge desselben habe ich, wie ich glaube, schon sechs Jahre vor dem deutsch-französischen Kriege hinreichend erläutert. Die überwältigende Erfahrung im Kriege 1870/71 bewies die ganze Wichtigkeit und den Nutzen des Zerstreuungssystems.

4. Schliesslich stellt die Beförderung der Verwundeten und Kranken in ihre Heimat und die verschiedenen Kreise eine sehr humane Massregel dar, wenn wir berücksichtigen, dass der Kranke und Verwundete bei sich zu Hause bereitwillige Aufnahme, Ruhe und die besten Existenzmittel findet.

Wer indessen mit den sachlichen Schwierigkeiten der Evacuation aus Erfahrung bekannt ist, dem wird s o f o r t klar, dass diese vier Principien, wie rationell sie auch sein mochten, in einem Lande wie Russland, in einem Kriege wie unser orientalischer und unter Verhältnissen gleich den bis zum Anfang dieses Krieges bestehenden nicht anders angewendet werden können und dürfen, als in einem sehr begrenzten Maassstabe und nicht alle zusammen.

Es war mir dies gerade beim Anfang des Krieges klar, weil e r s t e n s für eine ordnungsmässige Sortirung n i c h t e i n e s o n d e r n m e h r e r e r e c h t z e i t i g u n d g u t o r g a n i s i r t e E v a c u a t i o n s - s t a t i o n e n nöthig sind und diese in der Nähe des Kriegsschauplatzes, soviel mir bekannt, nicht nur bis zum Anfang des Krieges, sondern auch bis zu seinem Höhepunkte kaum existirten. So begann in Frateschti, d. h. auf dem Hauptpunkt, wo die Landwege sich mit der rumänischen Eisenbahn vereinigen, eine regelrecht eingerichtete Evacuationsstation ihre Thätigkeit nicht früher als am $\frac{\text{28. August}}{\text{9. September}}$ 1877, und was bis dahin die Bezeichnung „Evacuationsbaracke", und „Evacuations-Commission" trug, konnte bei Unzulänglichkeit der Mittel und des Personals keine irgendwie regelrechte Sortirung ausführen. Freilich konnte man vor dem Uebergange unserer Hauptarmee ($\frac{15.}{27.}$ Juni) über die Donau noch nicht die Bedeutung von Frateschti bestimmt vorher sehen; dieselbe wurde klar erst nach dem Uebergang bei Simniza und Sistowa, als die Verbindungslinie des Kriegstheaters mit Rumänien bestimmt war, durch den Weg von Simniza nach Frateschti. Aber man sollte meinen, dass nicht 2½ Monate nach dem Uebergange erforderlich gewesen wären zur Klarstellung der Wichtigkeit der Station Frateschti für Evacuationszwecke! Eine andere sehr wichtige Evacuations-Grenzstation, welche in Jassy eingerichtet war, eröffnete zwar ihre Thätigkeit 6—8 Tage nach dem Uebergange unserer Armeen über die Donau von Galaz und 2—3 Tage nach dem Uebergange von Simniza, aber als regel-

mässig organisirt kann man die Station erst vom $\frac{21.\ Juni}{3.\ Juli}$ 1877 ab
rechnen, als durch das Personal des rothen Kreuzes der erste Sanitätszug aus Braila in der Evacuationsbaracke zu Jassy aufgenommen war. Bis zu dieser Zeit war die Baracke noch nicht fertig und
daher ein regelrechtes Sortiren unmöglich. Aus der verhältnissmässig frühen Organisation der Evacuations-Commission zu Jassy
geht hervor, dass die Verwaltung die Absicht hatte, die Sortirung
der Verwundeten und Kranken ausschliesslich auf diesem Hauptpunkt durchzuführen. Aber dann fragt es sich: ging sie nicht von
ihrem eigenen Princip ab, die Schwerverwundeten und Schwerkranken
und auch die Leichtverwundeten und Leichtkranken nicht weit entfernt vom Kriegsschauplatze zu behalten und konnte, fragte es sich
weiter, die Stadt Jassy alle beim Sortiren aufgefundenen Schwer-
und Leichtverwundeten und Schwer- und Leichtkranken beherber-
gen? Obschon in Jassy gerade seit der Eröffnung der Evacuations-
Baracke zwei t. Kriegshospitäler Nr. 45 und 70 und ein Lazareth
(eine Baracke und fünf Zelte des rothen Kreuzes) sich befanden, so
waren mit Ausschluss des letzteren von 120 Betten die beiden anderen beständig mit Kranken der durchmarschirenden Truppen vollständig belegt und konnten nicht als ein wesentlicher Ersatz zur
Aufnahme der sortirten Kranken dienen. So nahm das t. Kriegshospital Nr. 45 in Jassy bis zum December einschliesslich (vom Juni
an) nur 567 Verwundete auf, und diese von allen drei Kategorien. In
den anderen t. Kriegshospitälern in Jassy indessen waren noch weniger
Verwundete. Dass die Verwaltung in Jassy eine ausschliessliche Bedeutung der Sortirungsfrage beilegte, geht noch daraus hervor, dass
von den drei Punkten, welche bei einer Berathung in Jassy im April
1877 bei dem Chef der militärischen Communicationen der operirenden Armee ausgewählt wurden, nur eine Evacuationsstation, die in
Jassy, sich verwirklichte, dagegen zwei, in Buseo und Piteschti, sich
nicht zweckentsprechend erwiesen. Endlich beweist auch die Errichtung neuer Hospitalunterkünfte zwischen Jassy und Kischenew
auf einer Strecke von fünf Stunden, welch wichtige Bedeutung man
dieser Gegend zuschrieb. So war die Auswahl vorzugsweise eines
äussersten Evacuationspunktes sogar auch in dem Falle, dass er vom
Anfang an vollständig seiner Bestimmung entsprochen hätte, schon
eine Uebertretung der Principien und bedrohte die Sache der Evacuation mit verschiedenartigen Schwierigkeiten.

Zweitens. Sehr wünschenswerth für die Aerzte und besonders für die Chirurgen ist der Verbleib der Schwerverwundeten nicht
weit vom Kriegsschauplatze. Derselbe ist nur unter folgenden Bedingungen möglich: Wenn ein sich nicht in die Länge ziehender
Krieg, der in einer oder zwei grossen Schlachten beendet wird, in

einem gut eingerichteten civilisirten Lande unter günstigen Verhältnissen wie z. B. bei einer gehörigen Anzahl Sanitätspersonal und bequemen Unterkünften für die Schwerverwundeten geführt wird; wenn
ferner an den Grenzen des Kriegsschauplatzes mobile oder andere
leichte Unterkunftsmittel existiren; wenn endlich im Kriege auch
während einer längeren Dauer nicht plötzliche Rückmärsche vorauszusehen sind, oder, falls sie eintreten, man hoffen kann, dass der
Feind, dem wir unsere Verwundeten und Aerzte übergeben, das internationale und menschliche Recht achten wird. Wenn endlich
Schlachten in der Nähe von Eisenbahnen geschlagen werden und
die Verbindung mit denselben nicht unterbrochen wird, so können
ebenfalls die Schwerverwundeten in der Nähe des Kriegsschauplatzes
bleiben. Keine von diesen Bedingungen existirte im letzten Kriege.
Der Kriegsschauplatz verwandelte sich kurz nach unserem Uebergang über die Donau in ein halb wildes, weites, kaum mit Wegen
versehenes Land. Als einzige Verbindungslinie zwischen dem Kriegsschauplatz und dem benachbarten Lande (Rumänien) diente die Brücke
über einen Strom, der durch seine Unbeständigkeit bekannt ist und
leicht konnte die Verbindung durch Stürme, Ueberschwemmungen
und den Eisgang unterbrochen werden. Selbst die schmalspurige,
schlecht organisirte, durch Train versperrte rumänische Eisenbahn
bildete keine bequeme Communikation und bot schon vom Anfang
des Krieges an der Evacuation eine Menge von Schwierigkeiten. Der
Zugang zu dieser einzigen Eisenbahn vom Kriegsschauplatz aus litt
unter beständigen Erschwerungen. Durch einen einzigen starken
Regenguss wird der aus Lehm und Humus bestehende Boden der
Wege in Bulgarien und Rumänien aufgeweicht, in einen sumpfigen
Koth verwandelt und die Verbindung zeitweilig unmöglich gemacht.
Indessen sah man schon ziemlich früh, im Juli 1877 vorher, dass
der Krieg nicht kurz werden würde, die Klugheit verlangte, dass
die Verwaltung ihn in diesem Sinne von Hause aus aufgefasst hätte.
Es stand der Winter mit seinen, in unseren süd-westlichen Gegenden bekannten Schneestürmen und den Unterbrechungen der Eisen-
bahnverbindungen bevor; genügendes Obdach für die Schwerverwundeten und Kranken stand auf dem Kriegsschauplatz nicht in Aussicht,
die Erbauung neuer Unterkünfte für die Hospitäler liess sich nicht
als in kurzer Zeit beendet voraussetzen. Mit einem Wort die ganze
Lage musste sofort am Anfange des letzten Krieges jedem erfahrenen
Verwaltungschef das gleiche Bild zeigen, welches wir 1854,55 in
unseren Gegenden an der Grenze der Krim durchlebten. Wir hatten
damals zur Genüge alle Ungelegenheiten erfahren, welche mit dem
humanen Princip, die Schwerverwundeten und Kranken in der Nähe
des Kriegsschauplatzes zu lassen, engverbunden sind. Es ist richtig,

dass in der damaligen Zeit weniger die Sorge für die Humanität, als die physische Unmöglichkeit es verbot, die Schwerverwundeten und Kranken weit vom Kriegsschauplatz zu entfernen. Bald nach den Schlachten bei Sewastopol und Inkerman erfuhren unsere Verwundeten, welche in den Hospitälern zu Sewastopol, Baktschisarai und Sympheropol angehäuft waren, an sich das Elend, welches später eine Quelle noch furchtbarerer Leiden für die in diese Hospitäler zugehenden neuen Verwundeten und Kranken geworden ist. Es waren nicht drei Monate nach der Belagerung von Sewastopol, nach den Schlachten an der Alma und bei Inkerman vergangen, als bereits alle localen Hospitäler sich von Miasmen inficirt zeigten, welche trotz der erhöhten Evacuation die neuzugegangenen Verwundeten decimirten. Damals auch überzeugten wir uns von der unumgänglichen Nothwendigkeit der Hauptregel: Keine Schwerverwundeten zu Anfang des Krieges in den nahe dem Kriegsschauplatz liegenden Hospitälern anzuhäufen und zurückzuhalten, sondern sie sofort festen Muths auf grössere Distanzen zu entfernen. Im letzten Kriege, der zu Anfang des Sommers eröffnet wurde, bot sich die günstige Gelegenheit dar durch den Eifer der Privathülfe und der ganzen Gesellschaft Russlands, sowie die Einrichtung von Sanitätszügen die schöne Jahreszeit zu benutzen und damit für die erste Zeit die dem Kriegsschauplatz nahe gelegenen Hospitäler mit Schwerverwundeten und Kranken weder zu überlasten noch zu inficiren. Man musste daran denken, dass wir nicht nur für ein Contingent Verwundeter, die vom Schlachtfelde zugingen, zu sorgen hatten, sondern auch die ihm folgenden gleichen Staffeln Schwerverwundeter und Kranker zu berücksichtigen hatten, denen es bevorstand, die schlechte Jahreszeit und den Winter in den schon inficirten Hospitälern durchzumachen und zwar unter Verhältnissen, welche den früheren gerade entgegengesetzt waren. Diese einfache Ueberlegung hätte die erste Hitze des Mitleidens schon zurückhalten und uns zwingen sollen, es einer kälteren Berechnung zu opfern. Ausserdem hätte man noch berücksichtigen sollen, dass der letzte Krieg bei Weitem weniger Bedingungen für den Verbleib der Schwerverwundeten auf dem Kriegsschauplatze darbot, als früher der Krimkrieg. Damals verliessen wir uns auf eine längere Vertheidigung unserer Festung und konnten deshalb den Verbleib der Verwundeten auf dem Kriegstheater in den Hospitälern und Batterien von Sewastopol riskiren. In dem letzten Kriege lag die Wahrscheinlichkeit unseres Rückmarsches bei Weitem näher, aber wenn man die Unmöglichkeit voraussetzte, so hätte man auch rechtzeitig Obdach für Hospitäler in grosser Zahl vorbereiten sollen, zumal das Land für die Einrichtung derselben wenig Vortheile bot; dass die Möglichkeit einer Rückwärtsbewegung nicht vorhergesehen wurde, hat sich mit allen schädlichen Folgen für die Verwundeten bald klar erwiesen. So erhielt z. B. das t. Kriegshospital Nr. 57 am 21. Juli 1877, welches nach Gabrowa geschickt war, plötzlich den Befehl, wieder umzukehren und auf dem Wege sollte es ebenfalls unerwartet alle Kranken und Verwundeten (680) aus dem t. Kriegshospital in Tirnowa behufs ihrer Ueberführung nach Simniza mitnehmen. — Das Elend, welches die Verwundeten nach dem ersten und zweiten Sturm auf Plewna getroffen hat (vgl. Capitel II) war ebenfalls eine Folge des Mangels an Voraussicht Seitens der Verwaltung.

Unsere Verwaltung rechnete, der deutschen Oberleitung folgend, nur auf ein Drittel Schwer- und Leichtverwundete, zusammengenommen aus der Gesammtzahl aller aus der Front Ausfallenden, die nicht in den Schlachten getödtet waren. Diese Auffassung war indessen übel angebracht. Die Zahl der verschiedenen Kategorien von Verwundeten hängt von vielen Bedingungen ab, die man nicht voraussehen und mit denen man nicht rechnen kann. Aus der vorhin gegebenen Statistik (Capitel III) kann man sich überzeugen, wie verschieden sich das Verlustverhältniss an Verwundeten zu dem an Todten stellt. Noch ungleich mannigfaltiger wird dies bei den verschiedenen Besonderheiten des Krieges zwischen der Zahl der Schwer- und Leichtverwundeten. In unserem Kriege, welcher in einer ungesunden Gegend geführt wurde, und hauptsächlich in Angriffen auf vom Feinde befestigte Stellungen bestand, konnte man nur annehmen, dass das Procentverhältniss der Kranken und Verwundeten ein s e h r b e d e u t e n d e s sein würde, man musste deshalb voraussetzen, dass die kämpfende Armee nicht weniger als 50 % Verlust an Schwerverwundeten und Kranken haben würde. Dessenungeachtet entschied man sich nach dem angenommenen Princip für ihre Belassung auf dem Kriegsschauplatze. Als ich im Juli und August 1877 einige t. Kriegshospitäler in Odessa und Winniza besichtigte, war ich erstaunt wie unbedeutend in denselben die Zahl der dorthin geführten Schwerverwundeten war. So fand ich unter einigen Hundert, welche im August 1877 unerwartet in Odessa zugegangen waren, nicht zehn, die ich bei der Belagerung von Sewastopol nicht zu ihrer Behandlung in näher gelegene Lazarethe oder Depôts geschickt hätte. Es waren dies penetrirende Schusswunden der Weichtheile, die kaum eine besondere Behandlung verlangten. Ganz eben solche Verwundete fand ich bei meinem Besuch im Juli im t. Kriegshospital Nr. 43 in Winniza. Im September sahen wir bei dem Besuche des Kriegshospitals in Kiew nur einige mit complicirten Brüchen der Gliedmassen und Wunden der Brusthöhle, der grösste Theil bis 1000 und mehr hatte wieder penetrirende Schusswunden der Weichtheile. Nur in den Hospitälern des rothen Kreuzes zu Kiew fanden wir bedeutende complicirte Brüche und Operationsfälle. Uebrigens war es nicht mir allein bekannt, dass die ersten Sanitätszüge, welche Kranke nach ganz Russland transportirten einen grossen Theil Leichtverwundeter, einige sogar Syphilitische enthielten. Später änderte sich die Scene, wir fanden auf den Sanitätszügen schon in der späten Jahreszeit und in Lazarethen, die vom Kriegsschauplatz entfernt waren, schwere Fälle. Wir müssen Gott danken, dass der Winter 1877/78 nicht von den Schneestürmen unserer süd-westlichen Gegenden begleitet war, sonst hätten sich bei der Unterbrechung der Eisenbahnverbindung auf mehrere Wochen alle nahe dem Kriegsschauplatz gelegenen Hospitäler noch mehr überfüllt gezeigt. Jedoch auch ohne dies trat schon im Herbst 1877, sogar schon früher, in denselben Ueberfüllung mit Schwerverwundeten und Schwerkranken ein; sowohl in Zelten wie Baracken traf man in Bulgarien und Rumänien nicht selten Pyämie und rosenartige Entzündungen. Bei meinem Besuch in Deutschland 1870/71 hörte ich von erfahrenen Chirurgen zur Genüge wie sie das Schicksal der Schwerverwundeten und Operirten bemitleideten, die für den Transport bestimmt waren, es veranlasste dies die deutsche Verwaltung durchaus nicht, diese Transporte zu unterbrechen; zwei Monate nach dem Anfang des deutsch-französischen Krieges konnte man schon einige Tausend Schwerverwundete (mit complicirten Brüchen, Wunden der Körperhöhlen u. s. w.) in den Hospitälern zu Berlin, Leipzig, München, Carlsruhe u. s. w. sehen. Zu Anfang des jetzigen Krieges hörte ich auch von einigen unserer Chirurgen den Wunsch aussprechen, das Procent der Sterblichkeit und der Leiden dadurch zu vermindern, dass man alle Verwundeten mit Wunden der Brusthöhle und der Gliedmaassen (complicirte Brüche und Gelenkwunden) auf dem Kriegsschauplatz oder in der Nähe desselben lassen sollte. Ich bezweifelte indessen damals die Möglichkeit diesen wohlgemeinten Wunsch zu erfüllen und noch mehr beweifelte ich den Nutzen für die Gesammtmenge der Leidenden. Die Erfahrung hat meine Besorgniss bestätigt. Abgesehen von der Unmöglichkeit, die für mich feststand, konsequent dieses Princip durchzuführen, ist es nach meiner Ansicht noch keine entschiedene Sache, ob der Transport für die Schwerverwundeten bald nach der Verwundung auf mehr oder weniger weite Entfernungen leichter ist, oder in der Periode, wenn sich die Schwerverwundeten schon von den ersten Leiden erholt haben, die Wunde eitert und sich schon etwas gereinigt hat. Noch weniger ist mir der Vortheil eines Transportes ersichtlich, der mit Umladungen verknüpft ist. Möge sich Jeder in die Lage eines Schwerverwundeten versetzen und entscheiden, welchen von beiden Uebeln er für sich selbst den Vorzug geben würde. Schwärmer sprechen nur von den Nachtheilen, denen ein Schwerverwundeter während des Transportes unterworfen ist, aber denken nicht daran, wie es für ihn ist in einem mit ähnlichen Kranken überfüllten Lazareth zu liegen. Sie berücksichtigen auch nicht, dass die Ueberfüllung mit ihren unvermeidlichen Folgen bestimmt eintritt, wenn der Transport der Schwerverwundeten nicht rechtzeitig organisirt wird. Ich bleibe bei meiner guten Ueberzeugung, dass die relative Gefahr für die Verwundeten, ebensowohl in der Bedeutung der Verwundung, wie in der Anhäufung einer Menge Schwerverwundeter unter einem Dache, ja sogar in einer Gegend besteht. Um schliesslich deutlich die Unhaltbarkeit der übrigens sehr natürlichen und achtbaren Schwärmerei unserer Utopisten zu beweisen, so gebe ich folgende auf Zahlen begründete Berechnungen. Wir hatten, wie oben erwähnt, 13 t. Kriegshospitäler mit 8190 Lagerstellen (jedes mit 630) auf dem Kriegsschauplatz in Bulgarien[1]); es würde ergeben, dass wir bei dieser Zahl von Lagerstellen in einem Monat etwas über 8100 Schwerverwundeten und Kranken, die wenigstens auf einen Monat in diesen Hospitälern geblieben wären, hätten Hülfe leisten können. Da wir indessen wissen (vgl. Capitel III), dass während sechs Monaten durch diese 13 t. Kriegshospitäler überhaupt 87000 Kranke und Verwundete durchgegangen sind, so hätten diese 13 t. Kriegshospitäler kaum dem 11. Theil unserer Kranken in einem Monat Hülfe leisten können. Dies würde sagen, dass wir während sechs Monaten weit mehr als die Hälfte der Gesammtzahl der Kranken und Verwundeten behandeln konnten, nämlich über 48000, angenommen, dass diese Krankenzahl einen Monat in Behandlung geblieben wäre. Scheinbar war eine solche Anzahl von Hospitälern, — sie würde leicht auf 20 sich haben erhöhen lassen, — vollständig ausreichend zur Aufnahme und Hülfeleistung für alle Schwerverwundeten und Kranken, weil diese kaum 50 % zählten. Doch in Wirklichkeit ergiebt sich ein ganz anderes Resultat. Unsere t. Kriegshospitäler, die um den Kriegsschauplatz herum gelegen waren, konnten niemals auf eine irgendwie gleichmässige Vertheilung der ganzen Zahl der Schwerverwundeten und Kranken monatweise rechnen. Durch diese Hospitäler konnten die Transporte nicht in einer gleichen beständigen Zahl durchgehen. So überzeugten wir uns aus dem Bericht der Evacuations-Commission zu Jassy, dass die monatliche Zahl der Transportirten vom Juli bis

---

1) Hierbei berücksichtige ich nicht die Zahl der Lagerstellen in den Divisionslazarethen auf dem Kriegsschauplatze, weil ein grosser Theil der darin befindlichen Kranken dann durch die Kriegshospitäler durchging.

December 1877 zwischen 7000 und 22000 schwankte. Wenn ferner durch einen oder mehrere Transporte von Schwerkranken und Verwundeten in einigen Tagen alle 630 Lagerstellen eines t. Kriegshospitals belegt waren, so war dasselbe schliesslich nicht mehr im Stande, Kranke und Verwundete aus den nachfolgenden Transporten aufzunehmen. In diesem Falle würden alle 13 t. Kriegshospitäler in der Nähe des Kriegsschauplatzes mit 8190 Lagerstellen kaum den 10. bis 11. Theil der Transportirten haben Hülfe leisten können, sondern mussten die von ihnen aufgenommenen Schwerkranken wegschicken, ohne sie auch nur einen Monat zu behalten, d. h. ohne ihnen wirkliche Hülfe zu leisten. In der That war es auch wirklich so, dass einige t. Kriegshospitäler auch nicht eine Woche Schwerverwundete behalten konnten, während andere, wie z. B. NNr. 56 und 48 in Bjela, die Schwerverwundeten und Operirten mehr als 3 und 4 Monate bei sich behielten. Aus diesem Grunde würde auch die Erhöhung in der Zahl der t. Kriegshospitäler auf dem Kriegsschauplatze nicht die Möglichkeit sicher gestellt haben, auf Monate die Schwerverwundeten und Kranken zu behalten. Allerdings nach einer Vermehrung der Hospitäler auf dem Kriegsschauplatze auf wenigstens 20 und einer Hinzufügung von wenigstens drei t. Kriegshospitälern in Sistowa, Simniza und Frateschti hätte sich die Sache ein wenig günstiger gestalten können. Im Ganzen und Grossen bezeugen aber alle Ausführungen fast die physische Unmöglichkeit, die Schwerverwundeten und Kranken in unseren Kriegen zu einer mehr constanten Behandlung in der Nähe des Kriegsschauplatzes zu lassen. In unseren orientalischen Kriegen wird nach grossen Schlachten den Verwundeten immer die schädliche Unbequemlichkeit des Umladens und der Verlegung bevorstehen. Würde es unter solchen Umständen nicht besser für sie sein, gerade am Anfange ihres Leidens, einen längeren Transport bis zur Ueberführung vom Landwege und der Telega auf die Eisenbahn behufs Ueberführung in einen dauernden Aufenthalt durchzumachen? In einem solchen Falle würde auch die Theilung unserer t. Kriegshospitäler in kleinere, in nahen Abständen von einander als Etappen gelegene Abtheilungen die Schwerverwundeten von dem schmerzvollen Umladen befreien und die Möglichkeit bieten, ohne Aus- und Umladen der Transportirten täglich die Verbände zu wechseln, einige temporäre Hülfe zu leisten, Nahrung, warme Kleidung u. s. w. zu reichen. So würden wir statt der 13 gegenwärtigen t. Kriegshospitäler bis 40 und statt 20 bis 60 Etappenhospitäler, jedes zu 210 Lagerstellen (10 Zelte), gehabt haben, welche an 40—60 verschiedenen Stellen auf dem Wege der Transporte am Landwege gelegen hätten. In einigen Fällen würde es auch bei einer solchen Lage der Etappenhospitäler angegangen sein, das Umladen von den Land- und Intendanturfuhrwerken auf andere bequemere Krankenwagen der Hospitäler zu organisiren. Alle schweren Kranken in den t. Kriegshospitälern auf dem Kriegsschauplatz und dessen Nachbarschaft zu längerer oder beständiger Behandlung zu lassen, ist selbst im Sommer in unseren orientalischen Kriegen eine bis jetzt unausführbare Utopie. So konnte das von der Verwaltung am Anfang des Krieges angenommene Princip, die Schwerverwundeten zu ihrer Behandlung in den t. Kriegshospitälern auf dem Kriegsschauplatz zu lassen, ohne Schaden für dieselben, nicht consequent durchgeführt werden.

Nachdem unsere Verwaltung im Princip die Nothwendigkeit des Verbleibes der Schwerkranken und Verwundeten auf dem Kriegsschauplatz zugelassen und gleichzeitig das System der Krankenzerstreuung in entfernte Gegenden angenommen hatte, wollte sie noch etwas anderes erreichen. Es war die Absicht, die Belegung der Lazarethe in den Bezirken erster Linie zu vermeiden, welche in den Kriegszustand hineingezogen werden, wie z. B. im Falle eines Krieges mit der Türkei unsere Bezirke Odessa und Kiew. Als Grund für diese Absicht diente auch, dass im Kriege, wenn die Eisenbahnen gewöhnlich durch die Communikationsmittel selbst gesperrt sind, welche ununterbrochen verschiedene Ausrüstungsgegenstände der Armee zuführen, deshalb Alles vermieden werden muss, was den Betrieb erschweren kann. „Je weiter deshalb,“ nach Ansicht der Verwaltung, „die Lazarethe von dem Orte der kriegerischen Operationen eingerichtet werden, um so günstiger ist es für die Armee, welche auf diese Weise von allem Ueberflüssigen, was ihre Beweglichkeit hindert, befreit wird.“ [1]) Es ist indessen schwer, sich klar zu machen, weshalb gerade diese Hindernisse nicht auch die Bewegung der Kranken- und Verwundeten-Transporte, die zur Ueberführung in entfernte Hospitäler bestimmt sind, auf der Eisenbahn hindern sollen, und weshalb allein nur die Einrichtung von Hospitälern auf der Verbindungslinie als ein Erschwerungsgrund für das Vorschieben der Vorräthe etc., gelten soll. In Deutschland, wo ausser einer Hauptverbindungslinie noch ein ganzes Netz von Nebeneisenbahnlinien besteht, hat eine solche Regel Bedeutung. Bei uns jedoch in Bessarabien, den süd-westlichen Gegenden, wo nur eine Eisenbahn von Jassy nach Station Rasdelnaja existirt, und die Krankentransporte sowie der mobile Bestand der Armee auf einer und derselben Linie vorgehen sollten, sind Erschwerungen und Stockungen auf derselben unvermeidlich. Wenn nun die Verschiebung der mobilen Armee und die Zufuhr von Material erschwert werden, so sollte man die grossen Krankentransporte lieber unterbrechen, als die Ein-

---

1) Vgl. den Bericht des Leiters der Armeebewegung auf den Eisenbahnen.

richtung von Hospitälern auf dieser Linie verbieten. Hätte sich diese Verwaltungsmassregel in der That verwirklicht, so würde erstens eine vollständige Umwandlung der t. Kriegshospitäler auf dem Kriegsschauplatze in beständige Krankenhäuser für die Schwerverwundeten und Kranken erfolgt sein, zweitens hätten alle Hospitalunterkünfte auf dem Wege der Transporte zwischen dem Kriegsschauplatz und den entfernten Hospitälern, die ausser den Bezirken Kiew und Odessa lagen, vollständig gefehlt. Glücklicherweise gestattete die Logik der Thatsachen die Verwirklichung dieser Massregel nicht. Die Schwerverwundeten und Kranken wurden in den Hospitälern der gesammten Verbindungslinie des Kriegsschauplatzes mit Rumänien, Bessarabien, den Bezirken Odessa und Kiew u. s. w. zerstreut. Diese Massregel zeigte sich ebenso unzulänglich, wie die Durchführung des eben besprochenen Princips.

Das dritte Princip des Evacuations-Systems, die Krankenzerstreuung in entfernte Orte des Reiches, zeigte sich dadurch schwer ausführbar, dass die Verwaltung eine ausreichende Zahl von Transportmitteln zur Krankenzerstreuung auf grosse Entfernungen nicht hatte, und auch nicht haben konnte. Als zu Anfang des Krieges und nahezu bis zum Spätherbst ein mehr oder weniger consequenter Transport in entferntere Gegenden durchgeführt wurde, trat nicht selten eine in ihren Folgen so schädliche Stockung und Krankenanhäufung in den bulgarischen und rumänischen Hospitälern ein; man musste die Rückkehr der Sanitätszüge aus den entfernten Gouvernements abwarten. So kamen nach dem officiellen Fahrplan auf einige Entfernungen nicht weniger als 16 Tage (von Ungeni nach Saratow und zurück) und 18 Tage (von Ungeni nach der Stadt Gschatsk und zurück auf den Linien Elisawetgrad, Fastow und Kiew-Moskau). In der That aber verzögerte sich die Rückkehr der Sanitätszüge durch Aufenthalte, Reparaturen und die Desinfection der Wagen noch auf eine viel längere Zeit. Da ich schon lange vor dem Beginn des deutsch-französischen und unseres letzten Krieges mich mit Eifer als einen Anhänger des Krankenzerstreuungs-Systems bekannt habe, so muss ich hier erklären, dass ich niemals ein Vertheidiger der Krankenzerstreuung auf unbegrenzte Entfernungen gewesen bin oder sein konnte. Ich bestand hauptsächlich auf der rechtzeitigen Entfernung der Kranken und Verwundeten vom Kriegstheater, aus seiner Umgebung und von den nahe gelegenen Gegenden, mir ist aber niemals in den Sinn gekommen, die Kranken auf so weite Entfernungen wegschaffen zu wollen, wie sie die Verwaltung im letzten Kriege adoptirte. Noch weniger konnte ich die Ueberführung der Leichtverwundeten in Orte, entfernt von der operirenden Armee, billigen. Ich bin immer der

Ansicht gewesen, dass die Leichtverwundeten, wenn es an Obdach fehlt, nicht ohne Noth in den Hospitälern bleiben, und zur Krankenanhäufung mit beitragen sollen. Im Krimkriege hatte ich in den Hospitälern zu Sewastopol fast gar Nichts mit dieser Art Verwundeten zu thun, ich schickte sie von den Verbandplätzen direct zu ihren Regimentern und Ersatzabtheilungen. In diesem Kriege indessen führten, wie erwähnt, die Transporte im Juli, August und September 1877 beständig Leichtverwundete mit penetrirenden Schusswunden der Weichtheile und zwar nicht nur in die Bezirke Kiew und Odessa, sondern weiter, sogar bis zur Hauptstadt. Als Beweggrund hierzu diente unzweifelhaft ein anderes von der Verwaltung angenommenes Princip.

Viertens wurde die Ueberführung der mittleren Art Verwundeter und Kranker in ihre Geburts- oder Wohnorte während des Friedens genannt. Wie ersichtlich, bestimmte die Verwaltung zur Ueberführung in entfernte Orte nur Verwundete der dritten Art, aber die Unmöglichkeit einer richtigen Sortirung bei der ungeheuren Anhäufung von Kranken und Verwundeten in den Evacuations-Baracken und bei dem Mangel an Etappenstationen war der Grund, dass diese Art der Verwundeten nicht immer genau unterschieden wurde und auch solche Verwundete hierhin geriethen, die während der weiten Transporte fast genesen waren. Was die Ueberführung der Verwundeten in ihren Geburtsort betrifft, so ist, abgesehen davon, dass bei der Beobachtung dieser Regel die Leichtverwundeten auch in entfernte Gouvernements geschickt werden, dies der Verbreitung falscher Gerüchte günstig, die zu Anfang des Krieges in Russland gingen, als ob kein Verwundeter nach völliger Heilung in die Front zurückkehren sollte.

So zeigten sich alle Principien der Evacuation zusammen genommen in Wirklichkeit schwer ausführbar; eine richtige und sorgfältige Sortirung fand nicht statt, weil es wenige Sortirungsstationen gab und sie nicht rechtzeitig organisirt waren. Die Schwerverwundeten musste man doch weit vom Kriegsschauplatze wegschaffen, weil die t. Kriegshospitäler auf dem Kriegsschauplatze oder in der Nähe desselben nicht ausreichendes Obdach boten und bieten konnten. Das System einer unbegrenzten Krankenzerstreuung, wenn es auch recht lange durchgeführt wurde, verhinderte bei der geringen Zahl von Sanitätszügen· und den übermässigen Entfernungen die Circulation und verursachte überflüssige Anhäufungen in den Hospitälern. Schliesslich trug die Ueberführung der Verwundeten der mittleren Kategorie in die Orte, wo ihre Truppentheile im Frieden gestanden und in ihre Geburtsorte zur Entfernung der Leichtverwundeten aus der Front und zur Verbreitung falscher Gerüchte bei.

Auf welche Weise hätte man allen diesen Mängeln der Evacuation, die sich in der That gezeigt haben, im letzten Kriege vorbeugen können? Es ist dies eine Frage, die in der jetzigen Zeit
zu entscheiden allerdings nicht so schwer ist. Die von mir vorgeschlagene Lösung kommt post festum, dieselbe ist aber auf alle die
Principien gestützt, welche ich auch bis zum Kriege für fundamental
hielt. Es ist folgende:

1. Mit der Bestimmung der Bezirke im Rücken der operirenden
Armee muss auch eine Hauptevacuations-Commission organisirt werden, welche aus Aerzten, Verwaltungsbeamten und Localbehörden
besteht und mit der Oberleitung des militärischen Eisenbahnverkehres
in unmittelbare Verbindung gesetzt ist.

2. Diese Commission bestimmt auf Grund des Krankenzerstreuungs-Systems noch vor Beginn des Krieges die Grenzen der Evacuation im Reiche.

3. Sie theilt das ganze Territorium zwischen diesen Grenzen
und dem Kriegsschauplatz in mehrere Rayons, und bestimmt für jeden
derselben aus ihrer Mitte eine besondere selbstständige Evacuations-
Commission. Im letzten Kriege konnten als äusserste Grenzen der
Krankenzerstreuung gelten Neu-Russland, Poltawa, Krementschug,
der süd-westliche und Charkow'sche Bezirk, als Rayons: a) als
nächste am Kriegsschauplatz Rumänien und Bessarabien; b) als mittlere Odessa und der süd-westliche Rayon; c) als entfernteste die
Gouvernements Charkow und Poltawa.

4. Jeder dieser Rayons steht unter der Leitung seiner selbst-
ständig-thätigen Evacuations-Commission, aber alle sind
unter sich und mit der Haupt-Commission organisch verbunden, deren
Sitz wechselt.

5. Die Evacuations-Commission jedes Rayons ist mit der Ueberwachung der Transporte auf denjenigen Theil der Eisenbahn
beauftragt, welcher in ihren Rayon führt. Zu diesem Zweck
disponirt die Evacuations-Commission jedes Rayons a) über eine gewisse Anzahl von Sanitätszügen, welche zu einer beschränkten Circulation zwischen zwei Rayons bestimmt sind; b) über die allgemeinen Militär- oder Sanitätszüge, die zwischen Jassy und den entferntesten oder äussersten Rayons verkehren. Die Bedeutung und
der Nutzen der Sanitätszüge für eine beschränkte Circulation liegt
auf der Hand, der Verkehr der Transporte wird durch sie ausserordentlich beschleunigt und regulirt. Da die Zahl solcher Special-
züge schwerlich jemals zur Ueberführung aller Kranken vom Kriegsschauplatze ausreicht, so sind auch allgemeine Sanitätszüge (dazu
hergerichtete) erforderlich, die bis in den äussersten Rayon verkehren. Diese letzteren Züge müssen jeder Commission untergestellt

sein, jedoch nur während ihres Durchgangs durch die verschiedenen Rayons.

6. Alle Hospitäler, die in dem Rayon befindlich' sind, haben den auf die Evacuation des Hospitals bezüglichen Forderungen ihrer Commission zu entsprechen, und geben nur dieser die Zahl ihrer freien Lagerstellen an.

7. Jeder Rayon ist nur in soweit mit einem anderen entfernter liegenden in Verbindung, dass der letztere auf die Aufforderung des ersten verpflichtet ist, die Lagerstellen der in ihm befindlichen Hospitäler bereit zu stellen. Auf diese Weise würde nur eine Abhängigkeit eines entfernten Rayons von einem dem Kriegsschauplatz näheren bestehen, jeder Rayon würde aber in seinem Bezirke bezüglich der Hospitäler selbstständig sein. Weil die Verbindung von Rumänien mit Russland nur eine Eisenbahnlinie von Rasdelnaja nach Kischenew vermittelt, so musste das Evacuations-System, das nach den vorgeschlagenen Principien organisirt war, folgende zwei Hauptrichtungen für die von Jassy nach Russland abgesendeten Krankentransporte einhalten. Es war dies nach Odessa und Kiew. Auf der Station Rasdelnaja musste die eine oder die andere Richtung bestimmt werden. Dem Rayon Odessa wäre überlassen geblieben, seine Kranken in die Hospitäler des Bezirkes und auf der Eisenbahnlinie nach Elisawetgrad (auf der Station Birsula) zu dirigiren; die Evacuations-Commissionen zu Kiew und Odessa würden dann selbstständig Verfügung getroffen haben über die ihnen zugehenden Transporte für die Lazarethe ihres Bezirkes und die Absendung in weitere Bezirke. Natürlich hätten in diesem Falle Evacuations- und Sortirungsstationen im Rücken der operirenden Armee bestehen müssen. — Jassy, Station Rasdelnaja im äussersten Falle auch Station Schmerinka, Birsula und Kastjatin für die Linie nach Wolotschisk, Elisawetgrad und Brest-Litowsk und ausserdem Odessa, Kiew und Charkow (als die äussersten Punkte). Im Falle der Nothwendigkeit hätte die Hauptevacuations-Commission das Recht haben müssen, einen weiter entfernten Bezirk über Charkow hinaus zu eröffnen. Ausser fünf Hauptevacuations-Stationen und Commissionen (Jassy, Rasdelnaja, Odessa, Kiew und Charkow) im Rücken der operirenden Armee, hätte man vom Anfang des Krieges ab noch drei oder vier auf dem Kriegsschauplatz selbst organisiren müssen: Sistowa, Simniza und Frateschti.

Die Nothwendigkeit und die Vortheile der von mir vorgeschlagenen Organisation liegen jetzt auf der Hand. 1. Die Nothwendigkeit einer vermehrten Zahl von Evacuations-Stationen und Commissionen erhellt daraus, dass die Sortirung der Verwundeten und Kranken, welche in der Evacuationsthätigkeit eine sehr wichtige

Rolle spielt, an mehreren Stationen stattfinden und deshalb eine nicht scheinbare sondern **wirklich genaue** sein würde. Jede Evacuations-Commission mit den unter ihrer Aufsicht stehenden Hospitälern würde ein derartiges Filter darstellen, welches nicht leicht durch sich die eine unmittelbare Hülfe erfordernden Schwerverwundeten und Kranken sowie Leichtverwundete und Kranke durchliesse.

2. Ein gewisses, genauer bestimmtes und möglichst begrenztes Procent von Schwerverwundeten sowie alle Leichtverwundeten würden in diesen mehrfachen Filtern zurückgehalten, und die Schwerverwundeten könnten zu ihrem grösseren Nutzen in den Hospitälern bei den Evacuations-Stationen bleiben. Es ist richtig, die Umladung, die für die Verwundeten so sehr ungünstig ist, würde nicht verschwinden, aber weniger beschwerlich werden; besonders würden die Kranken und Verwundeten von der Telega und nicht von den Sanitätszügen, wie es jetzt nicht selten der Fall war auf den kurzen Entfernungen zwischen Jassy und Kischenew, umgeladen werden. Die Abladung von der Telega und die Ruhe an den Evacuations-Stationen würde indessen für die Kranken eher vortheilhaft als unvortheilhaft sein. Auf diese Weise würden die dem Kriegsschauplatz nahen Evacuations-Stationen in Sistowa und Simniza die ersten Instanzen sein und gewissermassen als zweite Verbandplätze dienen, welche ein gewisses Procent Schwerverwundete und soviel als möglich Leichtverwundete zurückhielten, die ersteren zum Zwecke der Hülfeleistung, die letzteren zur schnelleren Zurücksendung in die Front. Zu diesem Zwecke würde auch die Zahl der t. Hospitäler in Sistowa und Simniza vermehrt worden sein. Die zur Umladung der Transporte von den Landwegen auf die Eisenbahn nothwendige Evacuations-Station in Frateschti würde als Ruhepunkt für die durch die Fahrt mit den Telegen auf den Landwegen Erschöpften dienen; nach der Sortirung würde noch ein grösseres Procent von Schwer- und Leichtverwundeten hier in den Hospitälern zurückbehalten werden. Die Evacuations-Station in Jassy, bestimmt zur Umladung der Transporte von den schmalspurigen rumänischen Bahnen auf die unsrigen, würde auch gleichzeitig die aufs Neue Sortirten über Kischenew nach der Station Rasdelnaja zu schicken gehabt haben. Die Evacuations-Station zu Rasdelnaja hätte die Sortirung fortgesetzt und die Transporte nach Odessa oder Kiew je nach den Umständen dirigirt; die dortigen Evacuations-Stationen würden sich mit der Absendung der Transporte bis zu den äussersten Grenzen der Krankenzerstreuung im Reiche zu befassen gehabt haben. So würde die Aufgabe jeder Evacuations-Station genau bestimmt und jede derselben würde vor der Regierung wie der Gesellschaft für die genaue Erfüllung ihrer Pflichten verantwortlich gewesen sein.

3. Die wissenschaftliche und administrative Statistik hätte durch die Vermehrung der Evacuations-Stationen gewonnen, die Controle über die Führung der Krankenlisten sowie über die Eigenschaften der Wunden und Krankheiten würden bei Weitem genauer gewesen sein.

4. Unzweifelhaft hätten alle Hunderttausend und mehr Kranke und Verwundete hinreichende permanente Unterbringung in Hospitälern in Bessarabien, den süd-westlichen Provinzen, Neurussland, Charkow, Poltawa und Krementschug (im äussersten Falle auch auf den Linien nach Brest-Litowsk und Wolotschisk) und man hätte nicht nöthig gehabt, sie in ganz Russland zu zerstreuen. Indessen diente bei dem im letzten Kriege angenommenen Evacuations-Princip fast bis zur letzten Zeit der neurussische Bezirk gewissermassen nur zu einer gelegentlichen Ergänzung. Zu Beginn des Krieges war er vollkommen vom Evacuations-System ausgeschlossen und die Menge sehr bequemer und leicht wieder herzustellender Unterkunftsräume, die in diesem Bezirke nach der Aufhebung der Militär-Ansiedelungen sich vorfanden, wurden nicht benutzt. Erst dem Hauptbevollmächtigten der Gesellschaft des rothen Kreuzes im Rücken der operirenden Armee kam der glückliche Gedanke einige von ihnen zu benutzen und dort sehr bequeme Hospitäler einzurichten.

5. Die Circulation der Transporte wäre begrenzter und bestimmter gewesen, hätte in den unnöthigen Entfernungen keine Hindernisse gefunden und wäre regelrechter und schneller vor sich gegangen. Die Wahrscheinlichkeit der Ausbreitung der Infection über das ganze Reich hätte uns nicht mit einer solchen Gefahr bedroht, wie es bei dem letzten Evacuations-System der Fall war. Wäre der Bezirk Odessa nicht rechtzeitig helfend eingetreten, würde sich wahrscheinlich der Typhus über Russland verbreitet haben. Wäre das vorgeschlagene Evacuations-System bei Beginn des Krieges angenommen worden, so hätte keine Gefahr der Anhäufung Schwerkranker jenseits der Donau für den Fall des Eisganges und diesseits bei den Schneestürmen an der Eisenbahnlinie in den süd-westlichen Provinzen bestanden.

6. Endlich wäre es nicht nöthig gewesen zu der complicirten Combination der Bekanntgabe der vacanten Lagerstellen aller verschiedenen Hospitäler in fast ganz Russland seine Zuflucht zu nehmen. Viele von den neuerbauten Hospitälern in Bessarabien hätten sich unnöthig gezeigt, andere nothwendigere dagegen wären auf wichtigen Punkten des Kriegsschauplatzes, seiner Nachbarschaft und dem Evacuationswege entstanden. Die Annahme dieses Vortheils fordert einige Erklärungen.

Nachdem die Verwaltung im Anfang des Krieges die Thätigkeit der Evacuations-Commissionen auf zwei Hauptpunkte (Jassy und Fra-

Schematische Darstellung, in welcher Weise die Kranken-Anstalten über freie Plätze Nachricht gaben.

I. Militair-Hospitäler.
II. Militair-Lazarethe.
III. Civil-Hospitäler.
IV. Krankenanstalten d. roth. Kreuzes

teschti) concentrirt hatte, beschäftigte sie sich mit der Lösung der sehr schwierigen Aufgabe, wie die Ueberführung der Kranken und Verwundeten aus Jassy in die vacanten Lagerstellen der verschiedenen mehr oder weniger entfernten Hospitäler des Reiches einzurichten wäre. Hierzu war eine sehr scharfsinnig erdachte Combination der Anzeigen ausgearbeitet. Wir geben eine schematische Abbildung auf welchen Wegen die Telegramme der verschiedenen Instanzen ankommen und abgehen mussten, welche sich untereinander und die Evacuations-Commission von den freien Lagerstellen der verschiedenen Hospitäler benachrichtigten (S. 127).

Die Nachtheile einer so complicirten Einrichtung während des Krieges sind klar. Ungeachtet der scheinbaren Genauigkeit der Nachrichten durch regelmässige und periodische Telegramme konnte die Verwaltung doch nicht sicher sein, dass die vacanten Lagerstellen in den Hospitälern zu einem gegebenen Zeitpunkt auch in der That freiblieben. Es konnte im Gegentheil sehr leicht vorkommen, dass die Hospitäler ungeachtet ihrer genauen und vielfach wiederholten Anzeigen über die in ihnen vorhandenen leeren Betten doch leer standen. Wirklich kam es vor z. B., dass das Sanitätspersonal des rothen Kreuzes, welches von den Orts-Comités nicht unbedeutenden Gehalt erhielt, vergeblich Beschäftigung erwartete. Wir waren selbst Zeugen, wie nach Kiew und Odessa enorme Krankentransporte gesendet waren, während in den Hospitälern dieser Städte nicht nur keine vacanten Lagerstellen sondern auch nicht einmal hinreichende Unterkunft vorhanden war. Umgekehrt ist uns bekannt, dass viele Etappenhospitäler ungeachtet ihres Eifers und Wunsches sich der Gesellschaft nützlich zu erweisen, lange Zeit leer stehen blieben. So stand das Lazareth zu Konotopa, welches durch den Localverein des rothen Kreuzes auf 100 Betten eingerichtet an der Eisenbahnlinie Kursk-Kiew gelegen war und durch beständige Telegramme der Evacuations-Commission zu Jassy seine leeren Betten angezeigt hatte, während des ganzen Sommers fast leer und musste beim Eintritt der Kälte sein Dasein einstellen (im Winter hatte es nur 50 Betten). Ausser der Seitens der Landschaft unentgeltlich gewährten Unterkunft und der ebenfalls nicht zu bezahlenden Betheiligung der Aerzte kostete das Lazareth zu Konotopa, vom $\frac{22.\ \text{Juni}}{4.\ \text{Juli}}$ 1877 bis $\frac{1.}{13.}$ Januar 1878 der Gesellschaft 10016 Rubel 97¼ K. und nahm während dieser ganzen Zeit nur 177 Kranke auf. Nachdem am 22. Juni 100 Kranke zugegangen waren, erhielt es in den folgenden sechs Monaten nur 77 Kranke (Bericht der Localverwaltung zu Tschernigow für 1877). Man kann sich vorstellen, wie sich der Localverein und das medizinische Personal zu dieser Vergessenheit ihrer Bereitwilligkeit und Aufopferung verhielten (auf Anfragen bei der Commission in Jassy in den letzten Tagen des Septembers klärte sich die Ursache dieses Vergessens nicht auf).

Mit Berücksichtigung dieser und vieler anderen Thatsachen muss man sich überzeugen, dass keine wirkliche Nothwendigkeit für Einrichtungen vorlag, welche complicirte Verbindungen mit acht verschiedenen Instanzen verlangten. Es wäre dies nicht nöthig gewesen, wenn jeder Evacuations-Rayon nur den anderen ihm folgenden entfernteren Rayon von dem bevorstehenden Transport benachrichtigt und diesem die Vertheilung der Kranken auf seine eigene Verantwortlichkeit überlassen hätte. Es hätte dann jeder Rayon bei weit genauerer Kenntniss der Zahl der leeren Lagerstellen in seinen Hospitälern und eigener Verantwortlichkeit sich mit den Localbehörden verständigt, und neue Unterkünfte ausfindig gemacht. Es versteht sich von selbst, dass zu einem solchen Zweck die Evacuations-Commissionen hätten auch die Spitzen der Ortsbehörden in ihrer Mitte haben müssen, welche mit hinreichender Vollmacht zur Eröffnung neuer Hospitalunterkünfte in ihrem Rayon ausgestattet gewesen wären. Es hätte weder für die Hauptstelle noch für die Commission in Jassy ein Bedürfniss vorgelegen, über die vacanten Lagerstellen in den entfernten Theilen des Reiches Kenntniss zu haben. Die Evacuations-Commission zu Jassy würde nur den Rayon bis zum Bahnhofe Rasdelnaja gekannt und die Transporte direct auf diese Station dirigirt haben, unbesorgt darum, ob vacante Lagerstellen in den Bezirken Kiew und Odessa vorhanden wären oder nicht. Die Evacuations-Commission in Rasdelnaja würde nur mit diesen beiden Bezirken in Verbindung gestanden haben und nach dem Bedürfniss oder dem Charakter der Krankheiten (ansteckende und nicht ansteckende) ihre Transporte nach Kiew oder Odessa geschickt haben. Zwischen Rasdelnaja und Kiew hätte sich auch eine Filialabtheilung dieser Evacuations-Commission in Schmerinka oder weiter in Kasjatin befinden können, von wo man im äussersten Falle auch hätte die Transporte auf der Seitenlinie nach Wolotschisk oder nach Brest-Litowsk dirigiren können. Jede von diesen Evacuations-Commissionen hätte in ihrem Rayon eine gewisse Zahl Schwerkranker, die den weiteren Transport zu ertragen ausser Stande waren, behalten können. Noch ein weiterer nicht geringer Nachtheil wäre durch das vorgeschlagene System beseitigt worden. Derselbe bestand darin, dass in der Anlegung der Etappenhospitäler auf den Evacuationslinien kein richtiges Verhältniss bestand. So sahen wir, dass auf einer geringen Entfernung von vier Stunden (Eisenbahn) zwischen Jassy und Kischenew sechs Etappenhospitäler (Ungeni, Korneschti, Kalarasch, St. Cyprian, Gerbowez, Formosa) dagegen auf der weiten fast 24stündigen Entfernung zwischen Kischenew und Kiew ebenfalls nicht mehr als sechs lagen. Auf der Linie nach Elisawetgrad waren noch weniger Etappenhospitäler und in kleinerem Massstabe. Bei dem von uns vorgeschlagenen Evacuations-System hätte sich bei der vermehrten Zahl von Evacuations- und Sortirungsstationen, so zu sagen von selbst, eine angemessene Zahl von Etappen, Unterkünften auf den Eisenbahnen oder auf den Landwegen in grösserer Zahl gefunden. Von den Vortheilen der Zertheilung unserer t. Kriegshospitäler in kleine Abtheilungen für diesen Zweck habe ich schon oben gesprochen (vgl. Capitel II. S. 67).

Ich weiss, dass ein Einwand gegen einen wichtigen Grundsatz des von mir vorgeschlagenen Systems in dem anscheinenden Mangel der Centralisation der Befugnisse besteht. Hiergegen würde nach meiner Ansicht die Abhilfe nicht schwer sein, indem man der Haupt-evacuations-Commission eine gewisse Art von Vollmacht beilegte, vermöge deren sie die Verantwortung für die ordnungsmässige Thätigkeit aller anderen Filial-Commissionen zu übernehmen hätte; es würde deshalb auch der Sitz der Mitglieder der Haupt-Commission mit Rücksicht auf die Nothwendigkeit ein verschiedener und namentlich da sein können, wo sich die Controle und die Concentrirung der Behörde am meisten erforderlich machte. Gegenden und Städte wie Bessarabien, Neurussland, Kiew, Odessa, Poltawa und Charkow würden bei der gehörigen Vollmacht und Organisationsfähigkeit der Ortsbehörden immer genug Unterkunft für eine solche Zahl Verwundeter und Kranker wie im letzten Kriege finden lassen. Während sechs Monaten würde es nicht schwer sein, in Städten mit 100000 Einwohnern, wie Kiew und Odessa, Unterkunft für 87000 Kranke und Verwundete zu finden, sogar wenn man sie nicht in die verschiedenen Orte der Bezirke hätte schicken können. In der That gelang es der Ortsbehörde in Odessa nach einer unerwarteten Anforderung aus Jassy im August 1877 plötzlich zuwachsende Kranken-Transporte von 400 Mann unterzubringen. Ich war damals in Odessa, als Graf Lewaschew, nachdem er eben nur einen Transport glücklich unter Dach und Fach hatte, aus Jassy ein anderes Telegramm erhielt, neue 400 Lagerstellen bereit zu stellen, und war Zeuge, wie in einer sehr kurzen Zeit die Getreide-Magazine, die Reitbahn und andere Gebäude in Odessa zur Aufnahme dieses neuen Transportes bereit standen. Ebenso schnell fanden sich Unterkünfte in Kiew, als im September 1877 bei unserer damaligen Anwesenheit täglich grosse Transporte aus Jassy mehr oder weniger unerwartet zugingen und die sofortige Bereitstellung von Obdach nöthig machten. Es wurden vor unseren Augen die Redouten und das Gebäude der Corrections-Compagnie mit Kranken belegt. Die centralisirte Thätigkeit jeder Evacuations-Commission in ihrem Bezirke würde ohne Zweifel in vielen Fällen den Mangel einer centralisirten Behörde compensiren. Die Circulation und Vertheilung der Transporte auf die Hospitäler würde unzweifelhaft regelrechter sein und sich ungehinderter, einfacher und schneller vollziehen. Man würde gewiss nicht Störungen erleben, ähnlich denjenigen, wie sie vielfach im Verkehr der Sanitätszüge im letzten Kriege sich kennzeichneten. So hörten wir z. B., dass der Warschauer Sanitätszug, auf der Linie nach Charkow aus Jassy abgesendet, in Elisawetgrad Befehl erhielt, nach Sysran zu fahren, und ein Militärzug, der mit 600 Kranken nach Bjelostok und Wilna abgegangen war, angewiesen wurde, die Kranken auf dem Wege zu übergeben, wo weder Etappenhospitäler noch Verpflegungsstationen waren. Der Sanitätszug Nr. 9 des Fürsten Jussupow, den wir in Schmerinka am 22. September 1877 sahen, ging aus Warschau mit dem Befehl ab nach Kiew zu fahren, aber auf der Station Kasjatin angelangt wurde er durch ein Telegramm nach Jassy dirigirt. Bis zur Station Schmerinka gekommen, gerade als wir ihn besichtigten, ging ein neues Telegramm mit dem Befehl ein nach Kiew zurückzukehren. Fälle dieser Art, welche sich mehr als einmal im letzten Kriege ereignet haben, wären undenkbar gewesen, wenn die Evacuations-Commissionen der Bezirke (Rayons) hätten selbstständige Anordnungen treffen können und die Circulation der Sanitätszüge auf zwei Evacuations-Rayons beschränkt gewesen wäre.

Noch eine wichtige Lücke, die sich im letzten Kriege wiederholt bemerklich gemacht hat, könnte man durch die rechtzeitige Organisation selbständiger Evacuations-Bezirke ausfüllen. Es ist der schreiende Mangel an Verpflegungs-Etappen-Stationen, der sich für die Militär-Krankenzüge besonders fühlbar machte. Nicht selten kam es vor, dass die Krankenzüge, von weither abgelassen nicht rechtzeitig auf den Stationen, wo für die Verpflegung gesorgt war, ankamen; — das Essen für die Kranken war sofort beim Eingang des Telegramms, dass der Zug von dem Ort zu einer gewissen Zeit abgegangen war, bereitet worden, aber der Zug traf zwölf Stunden und später ein; das zubereitete Essen wurde unbrauchbar und die Kranken blieben 24 Stunden hindurch ohne Verpflegung und unverbunden. Es würde dies nicht möglich gewesen sein, wenn jede Evacuations-Commission für alle Bedürfnisse der ihren Rayon Passirenden zu sorgen gehabt hätte und bei Verspätung der Züge (was sich bei uns nicht vermeiden liess) die Kranken immer in dem Bezirke, wo der Zug aufgehalten wurde, auch hätten Nahrung und Hülfe erhalten können. Auch hätte nicht sich ereignen können, was Kranken wiederfuhr, die auf telegraphischen Befehl aus Etappen- und Kriegshospitälern auf die Eisenbahnstationen zur Uebergabe an Transporte gebracht wurden. Diese Kranken, welche auf der Station auf Miethfuhrwerken ankamen, erwarteten die Züge Stunden lang; sie wurden dann aus Mangel an Platz in den Waggons nicht aufgenommen und mussten wieder in das Hospital zurückkehren, unterdessen war aber die Nacht eingebrochen, und die Fuhrwerke, welche sie auf die Station gebracht hatten, waren schon entlassen (wie es in Winniza vorkam). Umgekehrt ereignete es sich auch sehr häufig, dass auf eine telegraphische Ordre ein am Ort befindliches t. Kriegshospital Verpflegung vorbereitete, Fuhrwerke miethete und Personal zu einer bestimmten Stunde zum Empfang der Kranken des Zuges auf den Bahnhof schickte, der Zug aber entweder nicht ankam, oder, wenn er kam, keinen Befehl hatte die Kranken abzugeben. Auf diese Weise gingen sowohl die Zeit für das Personal als das Geld für die Ermiethung der Fuhrwerke und die vorbereite Verpflegung verloren. Mit einem Wort, es hätte nur die Verantwortlichkeit jeder Evacuations-Commission für die richtige Ausführung einer selbstständigen Thätigkeit in ihrem Rayon diese Unordnungen und bitteren Mängel beseitigen können, welche bei dem im letzten Kriege durchgeführten Evacuations-System hervortraten.

Unsere Transportmittel für die Evacuation bestanden im letzten Kriege, soweit mir bekannt

1. Aus den Fuhrwerken und Telegen der Intendantur und der Landbewohner.

2. Aus den leichten und schweren Wagen der Hospitäler und Divisionen (mit Federn versehen).

3. Aus den Baranowski'schen Wagen (nicht mit Federn versehen), die in Bukarest bestellt waren.

4. Aus einer geringen Anzahl neu zu erprobender Wagen nach Chilkow.

Alle diese Fuhrwerke wurden benutzt auf den Landwegen des Kriegsschauplatzes bis Frateschti. Auf den Eisenbahnen gingen

5. Ausländische Sanitätswaggons auf den schmalspurigen rumänischen Eisenbahnen zwischen Frateschti, Braila und Jassy.

6. Die Militärzüge aus mehr oder weniger vorgerichteten Güterwagen und Wagen 3. Classe zusammengesetzt.

7. Die Sanitätszüge der Gesellschaft des rothen Kreuzes und endlich

8. Die von uns in Bukarest besichtigten (damals noch nicht erprobten) Waggons 2. und 1. Classe, welche die Regierung in Wien gekauft und für den Wintertransport zwischen Frateschti, Bukarest und Jassy bestimmt hatte.

Es wurden in unseren Zeitungen und Journalen viele Klagen und dringende Mahnungen über die Mängel des Transports in den Telegen und den Militärzügen laut. Es wird indessen Niemand, der sich nicht von Utopien hinreissen lässt, verlangen, dass in einem Lande, wo auch im Frieden das Volk in Hütten lebt und in Telegen fährt, die Kranken im Kriege in Palästen untergebracht und in Equipagen auf Federn gefahren werden. Auch im deutsch-französischen Kriege 1870 71 wurden viele Verwundete vom Kriegsschauplatz auf Landwagen weggeschafft, jedoch mit dem Unterschiede, dass in dem Lande, wo der deutsch-französische Krieg geführt wurde, diese Wagen auch bequemer und besser waren als die bulgarischen und unsere Telegen. Eins, was man billigerweise von unserer Verwaltung hätte verlangen können, ist die rechtzeitige Bereitstellung unserer Tarantas, des Balagul unserer Juden und des Wagens unserer deutschen Colonisten zum Transport der Schwerverwundeten auf den Landwegen. Leider macht man von unseren Tarantas aus irgend welchem Grunde in der Kriegsverwaltung keinen Gebrauch zum Verwundeten-Transport, wie wohl dieselben auf unseren Wegen das Urtheil eines leichtgehenden, festen und zum Liegen wie Sitzen bequemen Wagens verdienen. Ihre Stelle nehmen bei uns die schweren mit Federn versehenen Divisionswagen ein und statt der deutschen Wagen, die wegen ihrer Geräumigkeit und Einfachheit in Neurussland und an der süd-westlichen Grenze so bekannt sind, waren im Anfang des Krieges mit der Eisenbahn die in ganz Russland zusammengebrachten schlechten Telegen geschickt. Diese zu einer Fahrt mit zwei Pferden und zu der Spurweite auf den Landwegen von Bessarabien, Rumänien und Bulgarien ungeeigneten Telegen mit zerbrechlichen Axen (oft von Birkenholz), mit flachem Boden, nicht geräumig, stossend, kosteten viel mehr (mit Geschirr 180 R. die Telega) als die deutschen Wagen, die bei uns an der süd-westlichen Grenze schnell bereit gestellt und gewöhnlich mit eisernen Axen und grossen Hinterrädern relativ billig sind (ungefähr 80 R. Silber). Ich sah bei meiner Anwesenheit im Jahre 1876 in Kischenew wie die aus Russland geschickten Telegen beständig auf den Strassen brachen und wie wenig sie im Bedarfsfalle zum Transport der Verwundeten und Schwerkranken taugten. Nicht besser waren endlich die Telegen der Fuhrleute, die Proviant brachten, und die vorzugsweise zum Transport der Kranken und Verwundeten verwendet wurden. Ich war immer erstaunt weshalb so erprobte Transportmittel für Leute und Ladung wie unsere Tarantas, die Wagen der deutschen Colonisten und die Balagul der Juden bisher niemals in unseren Orientkriegen verwendet worden sind. In jedes dieser Fuhrwerke könnte man bequem zwei Schwerverwundete lagern mit einer Unterlage von Stroh, Heu oder noch besser einer Strohmatratze. Der weite Abstand der Räder, die grossen Hinterräder, der breite hintere Theil und die Ständigkeit bei den Wendungen würden die Transportirten den quälenden Stössen, dem Umwerfen auf den Abhängen und in den ausgefahrenen Löchern und Gleisen auf den schlechten Wegen weniger ausgesetzt haben. Noch verhältnissmässig bequemer (wie man erzählen hörte) zeigten sich die bulgarischen Fuhrwerke, die mit Ochsen oder Büffeln bespannt waren. Der gemessene und ruhige Gang dieser Thiere und die grosse Breite der bulgarischen Fuhrwerke machten sie zu einem noch geräumigeren und nicht so stossenden Transportmittel als unsere mit Pferden bespannten. Der Transport einer grossen Zahl von Kranken und Verwundeten in kunstvoll construirten Wagen, wie es z. B. die Wiener Wagen des rothen Kreuzes waren und in schwereren, wie unsere Divisionswagen, ist im Kriege undenkbar. Wenn die Commandeure durch diejenige Menge der Transportmittel (vgl. Capitel III) genirt werden, mit welchen unsere mobilen Divisionslazarethe versehen sind, wie kann man verlangen, dass für alle Verwundeten und Kranken eine genügende Anzahl bequemer Equipagen bereit gestellt werde? Die leichten zweispännigen Divisionswagen zeigten sich freilich bequemer und wurden von den Aerzten der Divisionen den schweren vorgezogen, es gab aber von ihnen auch keine grosse Zahl bei jeder Division. Die Privathülfe stellte ziemlich bequeme Transportmittel, jedoch waren von ihnen die Wagen aus Wien zu theuer (700 Gulden), besonders bei der eiligen Bestellung im Kriege; die mit Segeltuch gedeckten Wagen nach Baranowski waren nicht dauerhaft genug und warfen auf Abhängen leicht um (wie wir das selbst erlebten), wenn sie auch trotzdem bequemer als unsere Telegen waren. Aber alle diese Transportmittel verschwanden vor der Masse der contractlich zu liefernden Fuhrwerke, die zur Evacuation vom Kriegsschauplatz bis auf die Eisenbahn nothwendig waren, es blieben deshalb die Telegen der Fuhrleute ungeachtet ihrer Unbequemlichkeit fast das einzige Transportmittel. Ueber die Chilkow'schen Wagen, die scharfsinnig ausgedacht und dem Bergkriege angepasst waren, lässt sich nichts Positives sagen, wiewohl ich selbst liegend versuchte in einem solchen zweirädrigen Wagen zu fahren und zwar in tiefem Koth ohne besondere Unbequemlichkeit. [1]) Im Allgemeinen halte ich auf Landwegen, besonders solchen wie wir sie in Bulgarien hatten, das Beladen von grossen und deshalb schweren Fuhrwerken mit mehr als zwei Verwundeten für eine sowohl bezüglich des Umladens als der Verwundeten selbst höchst unbequeme Sache. Ich ziehe in diesem Falle einen einfachen und nicht mehr als zwei Kranke fassenden Wagen vor. Die Hauptbequemlichkeit für den Verwundeten

---

1) Chilkow'sche Wagen brachten einmal bei meiner Anwesenheit in Bulgarien einige Verwundete aus Orchanie und Etropol, welche auf Befragen sich ziemlich zufrieden mit denselben trotz des schlechten Weges erklärten.

besteht beim Transport nach meiner Ansicht darin, dass er frei liegen, sich ausstrecken und soviel als möglich sich mit der grössten Oberfläche des Körpers anlehnen kann. Wer viel in Telegen und Tarantas gefahren ist hat sich gewiss überzeugt, dass man in ihnen dann bequem und weniger gerüttelt liegt, wenn der Körper mehr Stützpunkte findet. Die Erschütterung der Wagen macht sich beim Fahren in liegender Stellung viel schwächer fühlbar, wenn im Liegen nicht ein Theil sondern die grösste Oberfläche des Körpers (die unteren Extremitäten und die Wirbelsäule) unterstützt wird.

Nur auf den Eisenbahnen konnte man im letzten Kriege einige Bequemlichkeit für die Transportirten verlangen, aber auch dort war es für den grössten Theil der Kranken und Verwundeten nur möglich Verbesserungen im bescheidenen Massstabe zu verlangen. Güterwagen für die Bequemlichkeit von Kranken und Verwundeten herzurichten, ist nicht leicht, noch schwerer ist es dieselbe zu improvisiren. Auch in Deutschland wurden zu Beginn des Krieges 1870/71 Verwundete und Operirte in Güterwagen auf Stroh befördert, dann kam man darauf Matratzen auf den am Boden des Wagens befestigt liegenden Federn anzubringen. Eine sehr schwere Sache für die Verwundeten ist das Ein- und Ausladen aus dem Wagen, noch schwieriger und bisweilen überhaupt unmöglich die ärztliche Hülfleistung während der Fahrt in einem dunkeln Güterwagen ohne Verbindungsgang. Die Herrichtung der Wagen 3. Classe ist Alles was man zur Erleichterung einer grossen Masse von Kranken und Verwundeten verlangen kann; in diesen Wagen war es noch möglich Lager und Sitze, einen Durchgang in der Mitte und eine Heizung für den Winter einzurichten. Es ginge auch an, die Bettfüsse auf elastische Ringe oder Cylinder zu stellen, oder statt der Betten die Handgriffe federnder Tragen oder Rahmen aus elastischen Holzstangen auf Spiralfedern [1]) an den Seitenwänden oder auf dem Fussboden zu befestigen. Die Pflege der Verwundeten ist dort möglich, aber das Ein- und Ausladen noch unbequemer als in den Güterwagen. Was die speciellen Sanitätszüge betrifft, so werde ich mich über ihre Vortheile nicht weiter verbreiten. Es ist bekannt, dass sie nach verschiedenen Systemen eingerichtet werden; die Methode der Anbringung der Tragen, die Einrichtung der Betten, die Heizung bieten in jedem Sanitätszuge grössere oder geringere Vortheile. Am besten schienen mir diejenigen Sanitätszüge, an welchen breite Plattformen zum Ein- und Ausladen der Verwundetenauf den Tragen angebracht und die Tragen in den Wagen einfach an Riemen und

---

1) Auf einer solchen ausländischen auf Holz federnden Matratze führte ich einen Kranken mit einem complicirten Beinbruch sehr bequem in einem Güterwagen von Kischinew nach Winniza über.

elastischen Ringen befestigt waren. Die Anordnung der Betten und Hängematten neben einander und in einer Etage verdient in sanitärer Beziehung den Vorzug, obwohl bei dieser Anbringung von Betten die Geräumigkeit des Waggons beeinträchtigt wird. Wünschenswerth wäre, dass alle unsere Sanitätszüge in der Einfachheit und Ungekünsteltheit ihrer Einrichtung mehr den aus Deutschland gesendeten glichen, welche auf der rumänischen Eisenbahn zwischen Frateschti und Jassy liefen. Für den Winter boten unsere speciellen Sanitätszüge allerdings mehr Vortheile, da der grösste Theil derselben nicht mit einfachen eisernen Oefen, sondern mit anderen Methoden wie Dampfröhren, Oefen mit Metallmänteln und Wärmeöffnungen erwärmt wurde. Viele waren auch mit Luftschöpfern und einige mit Dachreitern in der Länge des Daches nach Art der Baracken versehen. Andere Vorrichtungen wie z. B. die Gorodezki'schen Federn an jedem Bett boten nicht so besondere Vortheile dar, wie man von ihnen hätte erwarten können. Die Kranken klagten bei Befragen über das überflüssige seitliche Schwanken und zur Vermeidung dieses Uebelstandes sahen wir in einigen Zügen diese Federn mit Draht an den Wänden des Wagens befestigt. Eine der schwachen Seiten der speciellen Sanitätszüge besteht in der Schwierigkeit ihrer Desinfection; die im letzten Kriege angewendeten Methoden sind noch sehr weit von der Vollkommenheit entfernt. Die offenbar sicherste von ihnen, die Desinfection durch Dampf, verlangt eine solche Genauigkeit in der Ausführung und einen solchen Grad der Erhitzung, dass sie bei uns schwerlich unter Beobachtung aller Regeln durchgeführt wurde, indessen konnte auch das Vertrauen auf die Wirksamkeit dieser Methode sich schädlich erweisen. Einfacher und deshalb sicherer ist die Durchräucherung mit schwefliger Säure (durch die Verbrennung von Schwefel) und das Abwaschen der inneren Seiten des Wagens mit einer Lösung von Chlorkalk oder Carbolsäure; je sorgfältiger jedoch diesen hygienischen Gesichtspunkten in den Sanitätszügen genügt wird, um so mehr wird die Circulation derselben erschwert. Es waren zuweilen ganze Wochen zur Reparatur und Desinfection erforderlich und dies hielt bei dem im letzten Kriege angenommenen Zerstreuungssystem die ohnedies zu langsame Circulation der Züge noch mehr auf.

Auf der rumänischen Eisenbahn war der Fahrbetrieb der Sanitätszüge ungeachtet der ziemlich nahen Entfernung (18 Stunden Fahrt) zwischen Frateschti und Jassy nicht weniger langsam. So machten neun Sanitätszüge zwischen Frateschti, Bukarest und Jassy in fünf Monaten nicht mehr als 140 Fahrten, was etwa drei im Monat und ungefähr zehn Tage auf jede Reise ergiebt. Gewöhnlich brauchte jeder Zug zur Fahrt von Frateschti nach Jassy nicht weniger als zweimal 24 Stunden, aber das Ausruhen des Personals, die Desinfection und der Einkauf von Vorräthen nahmen nicht weniger als acht Tage in Anspruch. Nach Ansicht der Aerzte, die bei der Evacuation in Frateschti beschäftigt waren, würde es nicht schwierig gewesen sein, die Circulation auf dieser Strecke um wenigstens das Doppelte zu beschleunigen, man muss indessen hinzufügen, dass im Allgemeinen gesprochen, die Circulation der Transporte zwischen Frateschti und Jassy viel regelmässiger als weiter in Russland stattfand. Am unregelmässigsten und mehr einem zufälligen als organisirten Betriebe gleichend war der Transport der Kranken und Verwundeten in Bulgarien bis Frateschti auf dem Landwege. So erreichte im Juli 1877 der Zugang und Abgang der Transporte in Frateschti nur 1000, aber im September 22000. Eine ebenso bedeutende Schwankung trat selbstverständlich auch bei den Transporten hervor, die von Jassy nach Russland abgesendet wurden, welche, wie oben erwähnt, zwischen 7000 und 22000 balancirten. Die Ursachen dieser Unregelmässigkeit waren doppelter Art — solche, die in jedem Kriege unvermeidlich sind und solche, die sich mehr oder weniger ausgleichen lassen. Die ersteren bestanden in den Zufälligkeiten des Krieges, in dem schnellen Anwachsen des Krankheitsprocentes bei der Armee, das in einer gewissen Zeit des Jahres unvermeidlich und endlich in den Schlachten, die einen ungeheuren Verlust an Verwundeten aus der Front mit einem Male zuführten. Der zweite Grund war bedingt durch die Mängel und Lücken in der Organisation der Transporte der Kranken und Verwundeten aus Bulgarien auf den Landwegen. Man muss zugeben, dass wenn die ersten Ursachen dieser Fluctuationen unvermeidlich sind doch auch die zweiten in einem Kriege wie der letzte sich sehr schwer beseitigen lassen. Nichts destoweniger, wenn es im Krimkriege möglich wurde, auf gewisse Entfernungen einen laufenden und ziemlich regelmässigen Transport-Betrieb namentlich zwischen Sympheropol und Perekop einzurichten, dann hätte man im letzten Kriege um so sicherer annehmen können, dass sich die Mittel zur Organisation eines derartigen Transport-Systems auf den Landwegen fänden. Im Krimkriege 1854 war ein Unternehmer aus den süd-westlichen Gouvernements engagirt, welcher sich verpflichtet hatte beständig eine gewisse Menge von Fuhrwerken mit einigermassen hergerichteten Wagen zur Ueberführung der Kranken von Sympheropol nach Perekop zu stellen. Der von ihm aufgestellte Fuhrpark, welcher annähernd aus Hundert und mehr Wagen bestand, circulirte beständig auf demselben Wege und war allerdings nicht ausreichend. Daher griff die Verwaltung zu dem bekannten Mittel der erzwungenen Aushebung von Fuhrleuten mit

Fuhren, welche leer nach Hause zurückkehrten. Die Uebelstände dieses Zwangsmittels sind auch bekannt; die Fuhrleute liefen bei schlechtem Futter und schlechten Wegen auseinander, indem sie ihre Pässe und die Fuhrwerke mit Kranken und Verwundeten beladen im Koth bis zur Radnabe im Stich liessen. Im letzten Kriege hätte man bei den enormen Summen, welche die Regierung den Unternehmern für die Gestellung von Fuhrwerken zahlte, wohl eine rationellere und erweiterte Organisation der Transporte erwarten können. Ich kenne auch die Hindernisse nicht, welche der Einrichtung einer beständigen regelmässigen und ausgedehnteren Circulation der Fuhrwerke als im Krimkriege zwischen Frateschti und irgend einem oder mehreren Punkten des Kriegsschauplatzes im Wege gestanden haben. Es ist wahr, das Futter war in Bulgarien nicht weniger theuer, die Wege waren nicht weniger kothig und aufgeweicht als in der Krim; aber dafür waren die Preise, die in Silber gezahlt wurden, höher; Mangel an Fuhrleuten fast bis zum tiefen Herbst lag nicht vor. Es ist richtig, dass viele von ihnen, die aus Neurussland und der Süd-Westgrenze gekommen waren, zu kurz kamen und ruinirt wurden, aber viele von ihnen machten bedeutende Ersparnisse. Wie dem auch sein mochte, so bin ich der Ansicht, dass bei einer solchen Menge von Fuhrwerken, welche durch den hohen Preis in Rumänien und Bulgarien angezogen waren, es wohl möglich gewesen wäre, nicht weniger als 1500 Wagen ausschliesslich zum Transport der Verwundeten und Kranken vom Kriegsschauplatz nach Simniza oder Sistowa und ebenso viel oder 1000 Wagen von Simniza nach Frateschti einzutheilen. Diese Möglichkeit wurde dadurch noch wahrscheinlicher, dass die ausschliesslich zum Krankentransport bestimmten Fuhrleute sich ihre relativ-privilegirte Lage hätten zu Nutze machen können, indem sie wussten, dass sie zu keinem anderen Zweck verwendet wurden. Die Etappen- und Verpflegungsstationen auf dem Wege nach Sistowa und zwischen Simniza und Frateschti hätten einen Vorrath Fourage für die Pferde der Fuhrleute bei sich halten, die Telegen der Fuhrleute ebenso wie im Krimkriege etwas für die Bequemlichkeit der Kranken vorgerichtet sein können; sie konnten z. B. ein Dach aus Segeltuch oder eine über Reifen gespannte Matte haben, mit Stroh oder Heu belegt sein, ein Trinkgeschirr, Pferdedecken und getheerte Leinwand gegen den Regen und dergleichen mit sich führen. Zur Regelmässigkeit der Transportbewegung auf den Landwegen würde die Beobachtung der Hauptregel Seitens aller auf dem Kriegsschauplatz in Bulgarien gelegenen t. Kriegshospitäler viel beigetragen haben, nicht mehr als einen gewissen Procentsatz Schwerkranker und Verwundeter zu behalten, sondern beständig mittelst des in der erwähnten Weise organisirten Transportes sie nach Sistowa, Simniza und Frateschti zu evacuiren — mit anderen Worten, beständig zur Aufnahme einer bedeutenden Zahl neuer Verwundeter und Kranker vom Kriegsschauplatz im Bedürfnissfalle bereit zu sein. Diese beiden Mittel — die beständige Entleerung der t. Kriegshospitäler auf dem Kriegsschauplatze und die **laufende und regelmässige Circulation von Krankenfuhren auf einer bestimmten Strecke** — erachte ich in der Evacuationsthätigkeit auf dem Kriegsschauplatze bei Landwegen für die wesentlichsten. Nur allein auf diese Weise kann man einigermassen die Verwirrung und ihre schädlichen Folgen vermindern, welche durch die unvermeidlichen Schwankungen des Abganges und des Zuganges der Kranken zu den Hauptevacuations-Punkten verursacht wird. Die unnöthige Sentimentalität der Privathülfe ist während eines Krieges für die Kranken und Verwundeten ebenso schädlich wie die Indolenz der Verwaltung. Weiter sehen wir, dass die kurzsichtige Sorge für das Schicksal eines Theils der Kranken und Verwundeten in der Folge auf das Loos vieler Anderen verderblich zurückwirkt, die nicht weniger unser Mitleid verdienten. Die übermässigen Schwankungen des Zuganges der Kranken in die Hospitäler auf dem Kriegsschauplatz äussern sich auch sofort nicht weniger in der schädlichen Ueberfüllung der Hauptevacuations-Stationen. Beim Uebergang von den Landwegen auf die Eisenbahnen häufen sich die Kranken an und werden nachher nicht selten ganz unnöthig auf unbedeutende Entfernungen aus den Sanitätszügen in Zwischenhospitäler und von da wieder in Züge verladen. So sehen wir aus den Berichten der Evacuations-Commission zu Frateschti über fünf Monate (bis December), dass von 62 000 nach Jassy transportirten Kranken und Verwundeten 3345 in den am Wege befindlichen Hospitälern ausgeladen worden waren, auf einer Reise von zweimal 24 Stunden (eigentlich nur 18 Stunden) zwischen Bukarest, Frateschti und Jassy. Es ist bemerkenswerth, dass die grösste Zahl der ausgeladenen Kranken und Verwundeten auf die Sanitätszüge kommen (es waren 2842), und nicht auf die weniger bequemen Militärzüge. Noch frappirender ist die aus dem Bericht der Commission zu Frateschti hervorgehende Thatsache, dass von der Gesammtzahl von 23341 aus Frateschti nach Jassy transportirten Verwundeten 18681 Leichtverwundete und 502 Contusionirte (d. h. ebenfalls nicht Schwerverwundete) waren. Beweist dies nicht, dass das Princip die Leichtverwundeten in der Nähe der operirenden Armee zu lassen, nicht durchgeführt werden konnte? Sollte uns dieses nicht veranlassen, Mittel ausfindig zu machen, durch welche man einem für die Frontstärke so nachtheiligen Uebel zuvorkommen könnte? Dies Mittel liegt nun so auf der Hand, dass man sich nur wundern muss, weshalb es im letzten Kriege fast gar nicht verwirklicht wurde. Ich spreche von der Einrichtung von **Abtheilungen für schwache Leute** bei den t. Kriegshospitälern oder an anderen Punkten in der Nähe des Kriegsschauplatzes. Unter allen von uns in Bulgarien und Rumänien besuchten Hospitälern fanden wir nur in einem Nr. 62 zu Tirnowa eine Abtheilung für Schwache, welche im Revier untergebracht war. Diese Einrichtung erwies sich schon am Anfange des Krieges in Sistowa, Simniza, Frateschti und Jassy überaus nothwendig; die vielen Hunderte von Kranken, die wir in den Baracken und Erdhütten zu Simniza gesehen haben, und die ich täglich spazieren zu führen rieth (siehe Capitel II. S. 55), waren nichts weiter als Schwache. Auch in jedem der t. Kriegshospitäler würden sich, wie dies die oben angeführte Thatsache aus dem Bericht der Commission zu Frateschti beweist, unzweifelhaft ebenso viel Hunderte unnöthig die Krankenanhäufung vermehrender Leute ansammeln, welche vergeblich auf den Transport warten und geeignet sind sofort in die Abtheilungen für Schwache einzutreten. Zu ihnen würde der grösste Theil von den 18618 Leichtverwundeten zu rechnen sein, die ohne besondere Nothwendigkeit nach Jassy und weiter bis zu der Hauptstadt des Reiches übergeführt worden sind.[1]) Wir sprachen uns bei unseren Besuchen der verschiedenen Hospitäler in Rumänien und Bulgarien oft für die Nothwendigkeit der Einrichtung von Abtheilungen für schwache Leute aus, es wurden auch einige Schwierigkeiten und nach der Ansicht Einiger Unzuträglichkeiten dagegen aufgestellt. So behauptete ein Chefarzt eines Kriegshospitals, dass man die Schwachen besser bei den Hospitälern zurückhalte als in besondere Abtheilungen schicke, weil sie, wenn sie dort schlecht verpflegt würden, schnell wieder in die Hospitäler zurückkehrten. Dieser originelle Einwand beweist indessen nur, dass bei dieser Einrichtung wie bei jeder anderen bedeutende Missbräuche vorkommen. Niemand wird jedoch behaupten, dass der Grund eines solchen Uebelstandes nicht beseitigt werden könnte und müsste, es hängt dies nur von der Wahl der Commandeure und einer sorgfältigeren ärztlichen und administrativen Controle ab. Jeder ist überzeugt, dass das Leben und die Gesundheit eines Schwachen sich durch den Aufenthalt im Revier oder in einem Dorfe bei Bewegung und guter Kost bessern. Unzweifelhaft bedarf es bei der enormen Zahl halbgesunder Soldaten einer strengen polizeilichen Aufsicht über die mit ihnen belegten Dörfer und Gegenden. Alles dies lässt sich nach meiner Ansicht

---

1) Wahrscheinlich übrigens unterschieden die Evacuations-Commissionen in Frateschti und Jassy beim Sortiren der Verwundeten nicht sehr genau die Leichtverwundeten von den Verwundeten der mittleren Kategorie und es ist deshalb die Zahl der ersteren in den Rapporten dieser Commissionen zu gross.

bei gutem Willen und der Ueberzeugung von der Nothwendigkeit unschwer einrichten. Wenn wir aber in den t. Kriegshospitälern auf dem Kriegsschauplatze ausser in Tirnowa nirgends die Einrichtung einer Abtheilung für schwache Leute haben finden können, so scheint es, dass sie selbst in Rumänien nicht gäng und gäbe war, und in einigen Hospitälern auf der Eisenbahnlinie nach Kiew und Wolotschisk wurde ganze Monate über die Wegsendung schwacher Leute correspondirt, die ohne Grund die Lagerstellen einnahmen (Station Rachni in dem Nowgorod'schen mobilen Lazareth des rothen Kreuzes und in Sewerinowka; siehe Capitel V.). Wenn ich über die Nothwendigkeit dieser Einrichtung auf dem Kriegsschauplatze spreche, so kann ich im Allgemeinen nicht behaupten, dass die Commandobehörden den Nutzen und die Bedeutung dieser wichtigen Massregel nicht erkannt hätten. Es giebt einen Befehl des Stabschefs der operirenden Armee vom $\frac{13.}{25.}$ September 1877, in welchem klar ausgesprochen ist, in welchen Fällen und auf welche Weise die Abtheilungen für schwache Leute bei den t. Kriegshospitälern im Revier eingerichtet werden sollten. Es ist in dieser Instruktion genau angegeben, nach welchen Regeln die Hospitalverwaltung sich zu richten hätte und wie die Aufsicht über die Abtheilungen der Schwachen zu organisiren wäre. Dessenungeachtet existirte auf einem bei seiner Lage so wichtigen Punkt wie Simniza und ungeachtet der beständigen Ueberfüllung mit Kranken in den beiden t. Kriegshospitälern NNr. 47 und 57 zur Zeit unseres Besuches im December 1877 keine Abtheilung für schwache Leute. Es geht dies aus dem Bericht hervor, den mir der Leiter der Evacuation in Simniza über die Nothwendigkeit eine Abtheilung für Schwache für die Hospitäler zu Simniza einzurichten, gegeben hat. Da es an Unterkunft in Simniza selbst fehlte, schlug er vor diese Abtheilung in einer Entfernung von 25 Werst von den Hospitälern NNr. 47 und 57 in den Ortschaften Piatra, Mawrodeni, Brantschessi, Aternaz und Putinei unterzubringen, wo man eine Abtheilung für 2500 Mann hätte einrichten können; in dem Schriftstück wurde sehr gründlich ausgeführt, dass eine solche Zahl von Schwachen überhaupt nicht hätte in Transport gesetzt werden sollen. So war das Hospital Nr. 46 in Fratesohti genöthigt eine enorme Zahl Leichtverwundeter (18681) als Transporte weit weg zu schicken, obwohl die Nähe der Stadt Schurschewo (7 Werst = 7,5 Km.) alle Bedingungen zur Einrichtung einer Abtheilung für Schwache, wo der grösste Theil der Transportirten behalten werden konnte, zu bieten schien. Wahrscheinlich gab es irgend ein mir unbekanntes Hinderniss für die Verwirklichung dieser wohlthätigen Massregel, welche auch die höchste Commandobehörde anerkannt hatte.

Die Regulirung der Transporte auf dem Landwege in Bulgarien
würde ausser allem schon Gesagten noch die regelrechte Einrichtung
von Etappen verlangt haben. Die im letzten Kriege vorhandenen
Etappen zeichneten sich nicht alle durch ihre Einrichtung aus und
besonders wurde bei den weiten Transporten auf Landwegen ihr
Mangel empfunden. Die Zahl der Etappen war im Allgemeinen sehr
beschränkt. Man hätte diesem Mangel durch das schon besprochene
Mittel, die Theilung der t. Kriegshospitäler in selbstständige Abtheilungen, leicht abhelfen können. Die Mehrzahl der Etappen in Bulgarien im letzten Kriege verdankte ihre Entstehung der Gesellschaft
des rothen Kreuzes. Bis zur Einnahme von Orkanie und dem Uebergang unserer Armee über den Balkan zählte man im nördlichen Bulgarien von eigentlichen Etappen und Verpflegungsstationen — mit
Ausschluss der zuweilen als solche dienenden t. Kriegshospitäler —
fünf (Drenowa, Pawlo, Poradim, Bulgareni und Sistowa); in Rumänien zwischen Simniza und Frateschti zwei (Putinei und Aternaz).
Von den ersten fünf kann man drei als unwichtig bezeichnen, eine
von uns zweimal besuchte sehr wichtige war das Dorf Pawlo. Diese
Station war in der Beziehung bemerkenswerth, dass es die grossen
fast täglich von den Truppenabtheilungen um Rustschuk und im
Schipkapass abgegangenen Transporte aufnahm. Ihre Geschichte
ist etwas originell; wir erfuhren Folgendes bei unseren beiden Besuchen dieser Erfrischungsstation im November 1877. Durch dieselbe
gingen vom $\frac{24.\ August}{5.\ September}$ bis $\frac{6.}{18.}$ November (den Tag unseres Besuches)
16½ Tausend Kranke und Verwundete und dies natürlich aus dem
Grunde, weil das Dorf Pawlo am Knotenpunkt der Strassen von
Bjela, Tirnowa, Gabrowa und Schipka liegt. Trotz einer solchen
Lage der Station gab es dort bis zum $\frac{2.}{14.}$ October keine Unterkunft,
so lange nicht durch den Bevollmächtigten der Gesellschaft des
rothen Kreuzes zwei Erdhütten bereit gestellt waren, jede zu 120 bis
150 Mann und eine dritte angefangen war, deren Bau jedoch nach
seiner Anordnung bald wieder aufgegeben wurde; wir fanden eine
nicht ausgebaute Erdhütte. Aerzte trafen wir auf dieser Station gar
nicht an und machten nur die Bekanntschaft eines Studenten der
medizinisch-chirurgischen Akademie aus Nucha gebürtig, welcher
den ärztlichen Theil bei der Etappe leitete. Die Transporte von
300—600 Kranken und Verwundeten blieben im Dorfe Pawlo um
zu nächtigen, aber die von Tirnowa (47 Werst = 50 Km.) abgegangenen, nächtigten unterwegs auf der Militäretappe in Polikroescht, wo
die Kranken von der Militär-Verwaltung gespeist wurden, weiter war
noch vor Pawlo die Etappe Iwantschewo, wo die Transporte entweder nächtigten oder ausruhten, und dann zur Nacht nach dem Dorfe
Pawlo fuhren. Allerdings konnten nicht alle Kranken in den Erd-

hütten und dem einzigen hier aufgestellten Krankenzelt Unterkunft
erhalten, Schwestern gab es nicht, da die früheren hier befindlichen
drei Schwestern und vier Studenten aus irgend einem Grunde weggenommen waren; eine Apotheke und Verbandmittel existirten auch
nicht. Die Compagnie-Küche der hier stehenden Truppen speiste
die Kranken, in Summa zeigte Nichts, dass das Dorf Pawlo eine
so wichtige Etappenstation war. Es ist unerfindlich, weshalb es bei
den beständigen enormen Transporten besonders im Spätherbst von
der Gesellschaft des rothen Kreuzes und der Militär-Verwaltung fast
vergessen worden ist. Als ich bei meiner Ankunft daselbst die schreienden Nothstände der Etappe erfahren hatte, telegraphirte ich sofort an
den Fürsten Tscherkaski in Bogot und fand zu meiner Befriedigung
bei der Rückkehr in das Hauptquartier dort schon den Bevollmächtigten Pisarew, welcher behufs der mündlichen Verhandlung mit den
Fürsten Tscherkaski über die Wiederherstellung der wichtigen
Etappen- und Erfrischungsstation im Dorfe Pawlo (20 Werst) dorthin
gereist war. Personal zur Beaufsichtigung der Ordnung war in Pawlo
mit Ausnahme des Etappen-Commandanten nicht vorhanden. Man
erzählte uns von sehr unangenehmen Scenen mit Kranken, die hier
vorgekommen waren, als Folge davon, dass Niemand und Nichts
zum Verbande oder einer sonstigen Hülfleistung existirte. Auf der
Etappe wurden bis zum $\frac{6.}{18.}$ November von den Transporten 20 Leichen
gelassen.

Nach Vorführung eines so trostlosen Beispiels einer unserer Haupt-
etappen- und Verpflegungsstation in Bulgarien habe ich noch diejenigen zu erwähnen, die ich nicht selbst sehen konnte, über die ich
aber nach den Erzählungen von Augenzeugen auch nichts Gutes gehört habe. Es waren dies die im Spätherbst wieder eingerichteten
Verpflegungsstationen für die Verwundeten der Abtheilung Gurko,
welche Orkanie und Etropol besetzt hatte. Die von dort durch Bogot
durchgehenden Transporte haben wir oftmals gesehen und die Klagen
darüber gehört, dass nicht nur die Verwundeten mehrere Tage nicht
verbunden waren sondern sogar nicht einmal Nahrung bekommen
hatten und nur zufällig mit geröstetem Brod verpflegt wurden, das
ihnen unterwegs von mildthätigen Kameraden gereicht wurde. Im
Allgemeinen fehlte unseren Transporten in Bulgarien noch eine Bedingung — die Beaufsichtigung; sie wurden schlecht begleitet, nicht
selten kamen sie bei schlechtem Wetter und in der Dunkelheit der
Nacht vom Wege ab, einige Fuhrwerke blieben zurück und wurden
hülflos im Koth feststeckend zurückgelassen. Wir selbst stiessen, als
wir einmal aus dem Hospital Nr. 69 in Bogot in das Hauptquartier
fuhren, auf ein Fuhrwerk mit zwei verwundeten Offizieren von Plewna,
welches von dem Transport verlassen und hülflos im Koth stecken

geblieben war, man hörte laute Klagen und Schmähungen. In Bulgareni existirte nach der Mittheilung des Chefarztes des t. Kriegshospitals Nr. 63 auch seit dem August 1877 eine Verpflegungsstation des rothen Kreuzes bei dem Hospital, doch währte ihre Thätigkeit nicht lange; mit dem Abmarsch des Hauptquartiers nach Gorny-Studen wurde aus dieser Verpflegsstation nach den Worten des Chefarztes eine Wasserkochstation (so bezeichnete sie die Hospitalbedienung), weil die Schwestern in derselben täglich mit rühmlicher Genauigkeit kochendes Wasser zum Thee für die Kranken bereiteten, und nur einmal ihre Thätigkeit für eine Woche aussetzten, weil es an Holz fehlte. Diese Station hatte hierzu eine bedeutende Menge Dienstpersonal, bis 15 Mann. Nur bisweilen reichte man nach der Mittheilung desselben Arztes auf der bulgarenischen Verpflegungsstation durchfahrenden kranken Offizieren eine Mittagsmahlzeit. Unzweifelhaft hat während der Verpflegungsthätigkeit, als sich das t. Kriegshospital in Bulgareni in eine Verband- und Sortirungsstation verwandelte (Ende August und Anfang September 1877), auch die Verpflegungsstation des rothen Kreuzes einer Menge Kranken und Verwundeten wesentliche Hülfe geleistet.

Es gab indessen auch sehr gut organisirte Etappen- und Verpflegungsstationen an den Landwegen in Rumänien. Als solche nenne ich folgende: Putinei und Aternaz (zwischen Simniza und Frateschti). Die Etappenstation des rothen Kreuzes in Aternaz (26 Werst = 28 Km. von Simniza) wurde im September 1877 eröffnet. Die Gesammtzahl der Kranken, die zur Behandlung von den Transporten bis zum Tage unseres ersten Besuches ($\frac{10}{22.}$ October) aufgenommen waren, betrug nur 34 auf sechs für sie eingerichtete Betten. Ausserdem fanden wir in dieser Etappe bis 24 Betten zum Nächtigen für durchkommende kranke Offiziere. Die Etappe war in einem Hause untergebracht, welches dem Gutsbesitzer Skorlatesko gehörte und eine Schule und Amtsverwaltung gewesen war; ausserdem gab es noch vier Zelte (jedes mit 32 Lagerstellen) zum Nächtigen der Transportirten. Von den 34 aufgenommenen Kranken starben 21, ungerechnet die mit den Transporten hingeführten Leichen, die bis 35 zählten. Eine so bedeutende Sterblichkeit erklärt sich dadurch, dass alle zur Behandlung auf der Etappe Verbliebenen Schwerverwundete und Schwerkranke waren. So hatten zwei Verstorbene penetrirende Brustwunden und der Tod erfolgte durch wiederholte Blutungen; drei wurden mit Tetanus aufgenommen, bei dem einen in Folge einer complicirten Fractur des Schienbeins und bei dem anderen durch eine Wunde des Rückgrats; der Rest der Verstorbenen waren durch Dysenterie und vorangegangene Fieber Erschöpfte. Im Allgemeinen wurde bemerkt, dass beim Eintritt des kalten Herbstes die Transporte die

Kranken nach ihrem Aeusseren mehr erschöpft und viele mit erfrorenen oder geschwollenen Füssen zuführten. Bei der Etappe fanden wir im October einen bedeutenden Vorrath von Verbandmitteln,
Wäsche, warmen Kleidern, Unterjacken und Medicamenten. Häufig
gingen nach der Mittheilung des Etappenarztes bei den Transporten
Verwundete mit complicirten Knochenbrüchen ohne Gypsverbände
und Wunden, complicirt mit Schwellungen, schlecht verbunden mit
Maden zu. Das Personal bestand bei unserem ersten Besuch der
Etappe aus einem Arzt, fünf Schwestern, zwei Studenten und einem
Feldscheer. Bei unserem zweiten Besuch ($\frac{7.}{19.}$ December 1877) war
der Arzt nicht mehr da. Es waren vier Schwestern, vier Krankenträger und vier Dienerinnen geblieben. In dem Depôt für den Winter befanden sich ausreichend warme Kleidungsstücke, kurze Pelze,
Filzstiefeln und Verbandmittel. Das Haus der Etappe (eine grosse
Schule) war mit 15 Betten mit Verwundeten belegt, welche von dem
t. Kriegshospital Nr. 64, das über die Donau gegangen, zurückgelassen
waren. Ausserdem fanden wir noch folgende neue Unterkünfte, die
mit Betten und Oefen versehen waren: zwei Jurten zu acht Betten
zum Nachtlager für Offiziere, die das rothe Kreuz verpflegte; fünf
Hospitalzelte, von denen eins der Vorrathsraum für grosse Gegenstände war, vier andere waren durch den Schneesturm am $\frac{6.}{18.}$ December zerstört und blieben unverwendet. Eine der Scheunen der zum Gut
gehörigen Meierei wurde auf Rechnung des Bevollmächtigten, Fürsten
Tschetwertinski, zum Nächtigen der auf dem Transport Befindlichen eingerichtet; es wurden darin auf Pritschen und Matratzen bis
350 Kranke untergebracht. Die Scheune hatte Fenster, Zimmerdecken und zwölf eiserne Oefen. Es war auch ausserdem ein steinernes Magazin für 50 Mann vorbereitet worden, man erwartete aber die
Verlegung der Etappenstation in Folge der bevorstehenden Eröffnung
der Eisenbahn zwischen Simniza und Frateschti. Die Transporte
wurden durch die t. Kriegshospitäler vermittelst einer Handelsgesellschaft verpflegt und war man mit der Nahrung stets zufrieden. Das
rothe Kreuz gab Branntwein, Thee und Brod aus, ausserdem Mundvorrath auf den Weg. Durch die Etappenstation in Aternaz gingen
vom September bis December 1877 fast 19000 Kranke und Verwundete, die Zahl war aber in Wirklichkeit bedeutend höher, da
bis zum $\frac{14.}{26.}$ October die Listen nicht ordnungsmässig geführt waren.
Bis zum $\frac{\text{20. December}}{\text{1. Januar}}$ starben auf der Etappe und während des Transportes 84 Mann. Bei der Etappe Aternaz befand sich im Anfang
das t. Kriegshospital Nr. 64, später Nr. 9; beide Hospitäler sowie
auch das rothe Kreuz nahmen an der Hülfleistung für die auf dem
Transport Befindlichen thätigen Antheil. Die t. Kriegshospitäler
nahmen die Kranken von den Transporten auf, welche den Trans

port nicht vertrugen. Die Verabreichung warmer Nahrung fand fast ausschliesslich von den t. Kriegshospitälern statt, obwohl bei der Etappe auch eine Küche des rothen Kreuzes sich zur Bereitung des Mittagessens der Transporte befand; dieselbe war indessen in einer Erdhütte untergebracht und man sagte uns, dass sie im Winter nicht functioniren konnte.

Die andere noch besser organisirte Etappenstation befand sich in Putinei (23 Werst = 25 Km. von Frateschti); sie war bereits im Anfang Juni 1877 eröffnet, begann aber ihre wirkliche Thätigkeit erst vom $\frac{4.}{16.}$ August ab. Bei unserem ersten Besuch im October 1877 befanden sich bei derselben ein Arzt, vier Schwestern, zwei Feldscheererinnen und drei Feldscheere. Die Etappe bestand zu dieser Zeit aus vier Zelten zu 36 Betten. Die durchgehenden Transporte erhielten ihre Verpflegung aus der Küche des Militär-Ressorts, die sich im Dorfe in der Entfernung einer Werst von der Etappe befand. Die Gesellschaft des rothen Kreuzes gab den Kranken Thee und Branntwein zu trinken und das Personal machte die Verbände. Vom $\frac{4.}{16.}$ August bis zum $\frac{11.}{23.}$ October gingen durch die Etappe ungefähr 35000 Kranke und Verwundete. Ausser den Zelten wurde noch eine Unterkunft unter Schuppen zum Nächtigen und als Schutz gegen Regen und Sonne für fast 1000 liegende Kranke bereit gestellt. Zur Behandlung wurden auf der Etappe nur die schwersten Fälle behalten, weshalb auch die Sterblichkeit bei den hier Verbliebenen eine bedeutende war, von 90 solcher Kranken starben 22. Tödlich endeten drei Fälle von penetrirenden Brustwunden, zwei durch secundäre Blutungen, einer durch Tetanus mit einer complicirten Schusswunde der Fusssohle, fünf durch Bauchfellentzündung in Folge typhöser Darmgeschwüre, der Rest starb an Septicämie, Pyämie und Dysenterie. Zuweilen hatte das ärztliche Personal vom Morgen bis in die Nacht zu verbinden, bis 1800 Verwundete in 24 Stunden. Zu Ende August und im September kamen oft lange Zeit unverbundene Wunden mit Maden vor. Es trug sich auch zu, dass sich bei der Besichtigung der auf dem Transporte Befindlichen mit inneren Krankheiten (Dysenterie), Knochenbrüche (des Oberarmes, des Schlüsselbeins u. s. w.) ohne Gypsverbände vorfanden. Auch auf dieser Etappe klagte man darüber, dass man bei einer Besichtigung des Kranken nicht wissen konnte, an welcher Krankheit er litte, welche Wunde ihm beigebracht sei; — es gab keine Listen. Zu Fuss gingen durch die Etappe gegen 2000 Verwundete. Bei unserem zweiten Besuche zu Putinei, am $\frac{21.\ December}{2.\ Januar}$ 1878, fanden wir diese Etappe schon vollständig organisirt. Statt der Zelte zeigten sich sehr gut erbaute Baracken, die auf Kosten einer englischen Gesellschaft unter Mitwirkung des Herrn Humphrey Santwith errichtet waren. Eine von ihnen war gross, aus Brettern, mit einem theils aus Brettern theils aus Stroh bestehenden Dache, mit Oefen und Fussboden versehen, die Decke von Holz; dieselbe war für 700 Mann mit drei Abtheilungen für Verwundete, Kranke und getrennt für an Durchfall Leidende (Ruhrkranke) erbaut. Die andere Baracke mit doppelten Bretterwänden enthielt 30 Betten für Offiziere. Ausserdem gab es bei der Etappe noch Unterkunft für 25 Betten, für das Depôt mit der Apotheke, die aus den Trümmern eines steinernen Hauses hergerichtet war. Eine Küche für die Verpflegung von 300 Mann, Scheune und Pferdestall befanden sich ebenfalls in der Nähe der Baracken. Wenn keine Krankentransporte vorhanden waren, wurden die durchgehenden Truppen-Commandos für die Nacht in den Baracken untergebracht (was allerdings human aber nicht rationell war). Ferner wurde für die erkrankten gefangenen während dieser Zeit durch Putinei gebrachten Türken durch den Bevollmächtigten der Gesellschaft des rothen Kreuzes Obdach in den Dorfhütten eingerichtet. Das Personal bestand im December aus einem Arzt, vier Schwestern, zwei Feldscheeren, drei Feldscheererinnen, funfzehn Krankenträgern, zwei Köchinnen, drei Wäscherinnen und einem Kutscher (im Ganzen 34 Personen). Die von der englischen Gesellschaft für die Einrichtung gespendete Summe belief sich auf 1000 £ (25000 Fr.), die Ausgabe der Gesellschaft des rothen Kreuzes für den Unterhalt auf 10000 Fr. monatlich.

Man berichtete uns über die im Anfang des Krieges bestehenden Etappenstationen, welche, wie man sagte, bis zur Zahl von 12 in Rumänien durch den Hauptbevollmächtigten des rothen Kreuzes eingerichtet waren, aber aus irgend einem ungünstigen Zusammentreffen von Umständen überhaupt ohne Kranke blieben und deshalb schnell ihre Thätigkeit einstellten. Nur drei von ihnen bildeten vereinigt ein Etappenlazareth des rothen Kreuzes zu 100 Betten auf der Station Komani (zwischen Frateschti und Bukarest), welches unter der Leitung des Professors A. Ch. Rinek stand. Dieses Lazareth beendete seine Thätigkeit Ende September.

Die Nachrichten über die Etappe Aternaz und Putinei, welche wir den Berichten und Erzählungen der Aerzte entlehnt haben, zeigen deutlich die Folgen, von welchen in weiterem Verlauf des Krieges die im Anfang zugelassenen Fehler und Lücken begleitet werden. Schlechten Zustand der Wunden, Mangel an Hülfsmitteln, Erschöpfung des Körpers und Erhöhung der Sterblichkeit, das war es, was die Etappenärzte bei der Besichtigung der Transporte fanden. Je mehr sich der Krieg in die Länge zog, je mehr die schlechte Jahreszeit heranrückte, um so deutlicher verschlechterte sich der Zustand der auf dem Transport Befindlichen und besonders derjenigen, welche lange in Hospitälern gelegen hatten. — Der Mangel an Personen für die Sortirung in der Nähe des Kriegsschauplatzes trat auch an den Etappen hervor, die wir beschrieben. Bei den Transporten waren keine Listen und die Etappenärzte mussten Hülfe leisten ohne Kenntniss der Anamnese oder der Eigenthümlichkeit der Krankheit oder Wunden, ja sie mussten noch dazu ungeachtet der Eile noch verbessern, was in der Diagnose die Hospitalärzte übersehen hatten.

Die Transporte auf den Landwegen in Bulgarien bewegten sich der Hauptsache nach in drei Richtungen, welche in Bulgarien in Sistowa und in Rumänien in Simniza zusammenstiessen. Der grösste Theil der Transporte ging in der Richtung von dem belagerten Plewna durch Poradim und Bulgareni nach Sistowa und Simniza und legte seinen Marsch in zwei bis dreimal 24 Stunden zurück (65—70 Werst).[1] Diese Transporte hatten als Etappen- und Verpflegsstationen nur Poradim (15 Werst von Bogot) und Bulgareni (30 Werst von Bogot). Weiter von Bulgareni nach Sistowa (40 Werst) war keine organisirte Etappe. In der Folge schlossen sich auf dieser Linie auch die Transporte aus Orkanie an, in welchen die Kranken und Verwundeten bis Bogot noch grössere Noth erlitten (siehe oben). In der zweiten Richtung bewegten sich die Transporte aus der Rustschuk'schen Armee durch Bjela und das Dorf Pawlo nach Sistowa oder Simniza (gegen 50 Werst). Diese Transporte hatten die kürzeste Entfernung zurückzulegen, sie brauchten dazu nicht mehr als zweimal 24 Stunden. Schliesslich machten den längsten Weg (mit Ausnahme der von Orkanie Abgegangenen) diejenigen Transporte, welche von Schipka durch Gabrowa, Drenowa, Tirnowa, dem Dorfe Pawlo nach Sistowa und Simniza gingen (gegen 115 Werst). Einige dieser Transporte wurden nach Sistowa und von da nach Simniza dirigirt, andere gingen direct nach Simniza. Die Kutscher zogen, wie wir hörten, den directen Weg nach Simniza über die Donaubrücke vor, so dass zuweilen die nach Sistowa dirigirten Transporte durch die Willkür der Kutscher unerwartet in Simniza ankamen. Die Verpflegsstation des rothen Kreuzes bei der Brücke auf dem bulgarischen Donauufer hatte deshalb Bedeutung, weil hier im Falle einer Unterbrechung oder Verzögerung der Verbindung über die Brücke den direct nach Simniza dirigirten Transporten Hülfe geleistet werden konnte. Nur die Transporte von Schipka her gingen auf Chaussee, aber die Chausseen in Bulgarien waren mit Ausnahme der in den Bergen schon zur Zeit unserer Anwesenheit so zu Grunde gerichtet, dass man sie von den Landwegen nicht unterscheiden konnte, und vielfach letztere von den Kutschern den ersteren vorgezogen wurden.

---

[1] 1 Werst = 1,067 Kilometer.

In Rumänien wurden alle Transporte als wir dort waren, von Simniza über Aternaz auf Frateschti dirigirt (die ganze Länge des Weges beträgt gegen 70 Werst). Auf derselben Strasse gingen auch die Transporte aus Piatra (25 Werst), aus Simniza und Mawrodeni (14 Werst jenseits Alexandria).

Die Thatsachen, die wir über die Krankentransporte auf den Landwegen, über die Etappen- und Verpflegsstationen mitgetheilt haben, bestätigen das schon oben Erwähnte über die Unmöglichkeit und den wesentlichen Nachtheil der Belassung der Schwerverwundeten und Kranken in den Hospitälern auf dem Kriegsschauplatze. Niemand möge die Aerzte der Nachlässigkeit und Kurzsichtigkeit deshalb anklagen, weil sie die Schwerkranken wegschickten, als die Ueberfüllung und das beständige Zuströmen neuer Kranker sie dazu zwang. Für mich wenigstens ist das, was ich gesehen, ein neuer Beweis für die Wahrheit des Satzes, dass die Hospitäler auf dem Kriegsschauplatze schon vom Anfange an, soweit nur möglich, evacuiren müssen.

Bei dem grössten Theil der auf dem Transport Verstorbenen war der Tod die Folge von vorhergegangenen Krankheiten (secundären Blutungen, Pyämie, Erschöpfung von Dysenterie und dergl.), d. h. solchen, woran sie in den Hospitälern auch ohne Transport zu Grunde gehen. Aber gerade diese Kranken hätten einige Chance zur Herstellung gehabt, wenn sie früher evacuirt worden wären, vor dem Eintritt der Erschöpfung der Kräfte und der schlechten Jahreszeit; die Erschöpfung und die Entwickelung der Pyämie begünstigt der Aufenthalt in überfüllten Hospitälern mehr als alles Andere.

Durch die Geschichte der Etappen wird auch meine Ansicht über die Nothwendigkeit der Einrichtung des Sortirens an mehreren Punkten des Kriegsschauplatzes bestätigt. Zwei der beschriebenen Etappen dienten theilweise als solche Sortirungspunkte, obschon ohne besondere Bestimmung hierzu. Sie konnten indessen der Sache des Sortirens grossen Vorschub leisten, da diese an den Hauptpunkten, wo sich ursprünglich alle Transporte aus Bulgarien zusammendrängten, nicht ausgeführt wurde; ich meine Sistowa und Simniza. Durch das Fehlen von Sortirungsstationen in der Nähe des Kriegsschauplatzes erklärte sich auch, weshalb die Zwischenetappen und sogar Frateschti Transporte ohne Listen und in elendem Zustande erhielten. Wir sahen, dass Kranke mit Dysenterie und anderen inneren Krankheiten auf den Etappen bedeutende äussere Verletzungen zum Vorschein brachten — Knochenbrüche waren nicht immer bemerkt worden — und Verwundete wurden ohne Gypsverbände transportirt. Selbst die Hülfe auf den Etappen und in der Folge in dem Hospital konnte nicht sofort geleistet werden, da der

Etappenarzt nicht in der Lage war, ohne Listen und Anhaltspunkte sofort die Eigenthümlichkeiten der Krankheiten oder Verletzungen zu erkennen. Alle diese schädlichen Folgen hätten sich vermeiden lassen, wenn rechtzeitig einige Evacuations-Commissionen und folglich auch eine sorgfältige Sortirung in den genannten Hauptpunkten an der Donau organisirt worden wäre. Endlich bemerke ich, dass die Hauptetappenstationen wie Dorf Pawlo, Aternaz, Putinei hätten beständig wenigstens zwei bis drei Aerzte haben müssen; wie wir sahen, befand sich beim ersteren fast durchweg kein ärztliches Personal und in den letzteren beiden nur je ein Arzt und der auch nicht immer. Ueberhaupt macht das ganze Transportwesen im letzten Kriege den Eindruck von etwas mangelhaft Organisirtem, Unfertigem, mehr Zufälligem und eher vom Gange der Ereignisse Abhängigen, als vom Willen der Organisatoren. Es ist wahr, dass man Vieles den unvorhergesehenen Zufälligkeiten des letzten Krieges zuschreiben kann, aber aus Allem geht hervor, dass man im Anfange des Krieges, so lange es noch Zeit war, hätte Maassregeln ergreifen müssen, dass man dem Evacuationssystem nicht die ausreichende Aufmerksamkeit zuwandte; auch in der Folge als es noch Zeit dazu war, scheint es, dass man sich hätte von der Nothwendigkeit einer regelrechteren und erträglicheren Einrichtung der Transporte überzeugen können. Ich glaube, dass vom Ende Juli 1877 ab man hätte Vieles vorhersehen und anordnen können, was sich weiterhin im Spätherbst und Winter sehr nützlich erwiesen haben würde; es würden dann die Transporte auf den Landwegen sich im letzten Kriege nicht genau als dieselben dargestellt haben, wie sie es früher im Krimkriege waren. Auch jetzt wie damals fehlte es für die Leute auf den Transport an Verbandmitteln, warmer Kleidung, Schuhwerk, Nahrung, Brennmaterial (auf den Etappen), Stroh oder Heu zu Lagerstätten, Pflege und ärztlicher Hülfe. Mit Rücksicht auf den herannahenden Herbst liess sich dies im August nicht schwer voraussehen, und mit Rücksicht auf den Mangel an Unterkunft in den bulgarischen Dörfern hätte man durchaus auf kürzere Entfernungen Etappen mit Erdhütten als Obdach einrichten müssen, wie dies auf der Etappe im Dorfe Pawlo begonnen aber leider auch hier aus unbekannten Gründen wieder aufgegeben worden war. Indessen konnte die Erbauung von hölzernen Baracken auf den Etappen in einem holzarmen und dünn bevölkerten Lande wie Bulgarien nicht rechtzeitig und erfolgreich beendet werden. So hatten wir denn Gelegenheit zu sehen, dass einerseits im Dorfe Pawlo die Erdhütten nicht ausgebaut waren, und ärztliches Personal völlig fehlte, und andererseits in Putinei ausgezeichnete Baracken waren, die kaum im Winter fertig gestellt wurden.

Wir gehen jetzt zu den Evacuations- und Sortirungsstationen in Rumänien über. Es gab deren zwei: Frateschti
und Jassy, in Bukarest war zwar auch eine Evacuations-Commission
aber ohne ärztliches Mitglied.

Die Evacuations-Commission zu Frateschti zeichnete
sich dadurch aus, dass sie so sehr spät zum Vorschein kam. Ihre
Wichtigkeit musste von dem Augenblick an vorausgesehen werden,
als unsere Armeen bei Simniza über die Donau gingen ($\frac{15.}{27.}$ Juni 1877),
die Evacuations-Commission wurde aber erst am $\frac{28.\ August}{9.\ September}$ 1877 in
gehöriger Weise zu Frateschti organisirt. Es ist richtig, dass schon
im Anfange des Krieges das Amt eines Leiters des ärztlichen Theils
der Evacuation eingesetzt war, es existirte auch Etwas in der Art
eines Aufnahmezimmers, welches in dem kleinen Packhause der Station Frateschti eingerichtet war, endlich waren vier Zelte der Gesellschaft des rothen Kreuzes vorhanden. Alles dies verdiente indessen kaum die Bezeichnung Hauptevacuationsstation.

Am $\frac{21.\ Juli}{2.\ August}$ etablirte sich in der Umgegend der Station Frateschti
das t. Kriegshospital Nr. 46, dies geschah jedoch erst nachdem hier
eine bedeutende Zahl Verwundeter von Nikopol (am $\frac{3.}{15.}$ Juli) und
Plewna ($\frac{8.\ u.\ 16.\ Juli}{20.\ Juli\ u.\ 1.\ August}$) zugegangen waren. Vor Eröffnung dieses Hospitals bestand schon das Zuströmen von Verwundeten, die dringend
der Hülfe bedurften und bei Mangel an Obdach und ärztlichem Personal nichts davon erhalten hatten. Nach den Erzählungen eines
Chirurgen, der zufällig aber rechtzeitig dorthin kam, war ausser ihm
und seinen beiden Gehülfen kein anderes ärztliches Personal vorhanden, und die Verwundeten lagen fast ohne Nahrung bei der
Station auf der Erde. Unzweifelhaft wurden bis zur Eröffnung des
Hospitals Nr. 46 in Frateschti, d. h. bis zum $\frac{22.\ Juli}{3.\ August}$, bei dem unerwarteten Zuströmen und dem vollständigen Mangel an Personal
viele Verwundete in den Zügen ohne jede Ordnung evacuirt, d. h.
ohne Sortirung und Listenführung. Erst vom $\frac{22.\ Juli}{3.\ August}$ ab ist ein Heft
geführt, aus dem wir über die bis zum $\frac{28.\ August}{9.\ September}$ in den Sanitätszügen Evacuirten Nachricht haben; über die in Militärzügen abge-
gangenen Transporte finden wir nur Zahlen im Grossen. Aus diesen
Listen geht hervor, dass schon im Juli durch Frateschti 6588 Kranke
und Verwundete und im August 10448 gingen. So konnten bis zur
vollständigen wirklichen Organisation der Evacuationsstation Frateschti schon 17036 Kranke und Verwundete passiren, von denen
7303 Verwundete und Contusionirte waren.

Erst seit dem $\frac{28.\ August}{9.\ September}$ 1877 wurde in Frateschti bei dem t.
Kriegshospital Nr. 46 eine regelrechte Sortirung eingerichtet.
Zu diesem Zweck begannen die Aerzte der Gesellschaft des rothen
Kreuzes und das Hospitalpersonal ausser dem Besuch und der Ab-

fertigung der Transporte bei jedem Besuche damit, in einer besonderen Unterkunft die Kranken und Verwundeten nach verschiedenen Kategorien einzutheilen; sie versahen dieselben mit Zetteln verschiedener Farbe, mit welchen sie entweder weiter nach Jassy oder zur Behandlung in das t. Kriegshospital Nr. 46 dirigirt wurden; dann wurde ein Buch mit der Angabe der Namen, der Bezeichnung der Krankheiten und anderer Thatsachen angelegt. Zur Unterkunft wurden nach und nach seit dieser Zeit bretterne Baracken auf Rechnung der Gesellschaft des rothen Kreuzes gebaut, in welchen die mit den Transporten ankommenden Kranken abgeladen wurden und hier bis zum weiteren Transport nach Jassy oder bis zur Aufnahme im Hospital Nr. 46 blieben. Im Monat September 1877, bald nach der Organisation der Evacuationsstation, stieg der Andrang der Verwundeten und Kranken von Plewna her bisweilen auf 7000. Das ärztliche Personal zu Frateschti erwies sich damals als unzureichend und es drohte diesem Punkte aufs Neue eine solche Katastrophe, wie im Juli, wenn der Commandirende im Rücken der Armee, Generaladjutant A. R. Drentelen nicht Hülfe in der Noth geschafft hätte; er befahl sofort nach Frateschti Aerzte der damals vorrückenden Garde und des noch nicht eröffneten t. Kriegshospitals Nr. 71 zu Hülfe zu schicken. Auf diese Weise versammelten sich in dieser Zeit bis 25 zur Abhilfe gekommene Aerzte, von denen einige zur Begleitung der Transporte versendet wurden, andere sich in der Sortirungsbaracke und im Hospital beschäftigten. Bei unserem ersten Besuche in Frateschti waren die Agenten des rothen Kreuzes schon an der Fertigstellung von Baracken und Zelten für den bevorstehenden Winter thätig. Die innere Wand der Baracken bedeckte man mit Stroh und Matten, man baute auch neue Baracken, so dass bei dem zweiten Besuche im December wir schon sechs Baracken des rothen Kreuzes für 900 und mehr Lagerstellen fanden, die mit eisernen Oefen und Pritschen mit Matratzen und Bettdecken, ähnlich Pferdedecken, ausgestattet waren. Ausserdem waren einige Unterkünfte aus Brettern für das Personal errichtet und das frühere Packhaus war mit Oefen versehen und diente als Aufnahmezimmer für die Kranken, welche das Verladen mit dem Zug erwarteten. In den Sortirungsbaracken waren bis 20 Aerzte der Hospitäler und der Gesellschaft des rothen Kreuzes thätig, mit Hülfe der Schwestern verbanden sie, sortirten und versahen jeden Kranken mit einem farbigen Billet. Die rothe Farbe bezeichnete einen unbedingt Schwerkranken, die grüne einen Schwerkranken der noch in die nahe gelegenen Hospitäler fahren konnte, gelb einen Kranken der mittleren Kategorie, blau einen Leichtkranken, weiss einen Syphilitischen oder Reconvalescenten. Auf jedem Billet war angegeben, ausser dem Vor-

und Familiennamen des Kranken, die Nummer und Bezeichnung des
Regiments, die Zeit der Verwundung oder Erkrankung, die Diagnose,
in welcher Lage der Kranke transportirt werden konnte, d. h. sitzend
oder liegend und wohin er aus der Evacuationsbaracke dirigirt wurde.
Die Kranken mit rothen, blauen und weissen Billeten schickte man
aus der Sortirungsbaracke in das t. Kriegshospital Nr. 46 zur Behandlung, alle mit anderen Billeten blieben in den Baracken und
wurden hier bis zu ihrer Ueberweisung an die Transporte behandelt
und aus dem t. Kriegshospital verpflegt. Mit Rücksicht darauf, wie
viel Züge und wie viel Lagerstellen in denselben waren, gab man
auf der Station an die Kranken, die in den Sortirungsbaracken mit
gelben und grünen Billeten den weiteren Transport erwarteten, besondere Marken behufs der ordnungsgemässen und nach der Reihe
erfolgenden Aufnahme in die Züge aus.

Während fünf Monaten, vom Juli bis December, wurden aus
Frateschti, wie aus dem uns mitgetheilten Bericht der Evacuations-
Commission hervorgeht, im Ganzen 61478 Mann darunter 23341 Verwundete abgesendet. In diesem Bericht sind zwei Umstände bemerkenswerth: erstens, dass der grösste Theil der Verwundeten
(18681) zu den Leichtverwundeten gerechnet wird, und zweitens, dass die speciellen Sanitätszüge aus Frateschti über 3000
mehr beförderten als die Militärzüge. 140 Sanitätszüge transportirten 32166, 63 Militärzüge nur 28443. Dafür aber beförderten 25 Militärzüge während des grossen Andranges von Verwundeten im September 1877 13897 (eigentlich Verwundete 6599) und 32 Sanitätszüge in derselben Zeit nur 7599 (darunter 3257 Verwundete).

Wäre die Circulation der Sanitätszüge nicht drei- sondern fünfmal
im Monat auf den rumänischen Bahnen erfolgt (siehe oben), so hätten
sie von der Gesammtzahl 61478 nicht 32166 sondern 56000 befördern können, so dass es möglich gewesen wäre 23840 Kranke und
Verwundete mit grösserer Bequemlichkeit für dieselben in Sanitätszügen zu evacuiren. Aber auch ohne dies blieben während sechs
Monaten in 140 von Frateschti abgelassenen Sanitätszügen 2771
Plätze unbesetzt, d. h. es fielen monatlich 554 Plätze aus. Diese
Wahrnehmung, die uns der bei der Evacuation beschäftigte Dr. Winogradow mitgetheilt hat, erklärt sich dadurch, dass die Transporte
auf dem Landwege nicht regelrecht organisirt waren, d. h. nicht
laufende waren. — Im Kriege konnte man freilich auch bei einer
vollendeten Organisation nicht erwarten, dass die Transporte auf
den Landwegen der Eisenbahn in einer gewissen Zeit eine bestimmte Zahl von Kranken und Verwundeten zuführten. Bezüglich
der Militärzüge kann man schwer entscheiden, wie weit ihre regelrechte und laufende Circulation auf der Bahn möglich war, wie wün-

schenswerth sie auch sein mochte. Herr Dr. Winogradow bemerkt auch in dem uns mitgetheilten Bericht, dass die Aerzte der Sanitätszüge „wenn sie sich an die Bestimmungen der Evacuations-Commissionen für die Uebergabe der Kranken an die unterwegs liegenden Hospitäler (deren nicht wenige waren) gehalten hätten, sie alle Plätze dieser Hospitäler hätten sehr schnell überfüllen müssen, die überfüllten Hospitäler aber wieder diejenigen zu evacuiren gehabt hätten, welche sie nur den Tag vorher aufgenommen hatten.“ Dies beweist, dass ein bedeutender Theil von Evacuirten mit grünen Billeten versehen war, oder mit anderen Worten, dass die Aerzte der Evacuations-Commission, als sie ihre Kranken den Transporten übergaben, bezüglich der Bestimmung der Krankheit selbst und des Kräftezustandes des Kranken zweifelhaft waren; anders würde die Ueberführung in nur wenige Stunden entfernte Hospitäler (Komani, Buckarest) jeden Sinn verloren haben, und man kann deshalb nur das Verfahren der Aerzte der Sanitätszüge durchaus billigen, dass sie sich nicht um die Bestimmungen der evacirenden Aerzte kümmerten. Sehr treffend schildert Dr. Winogradow die Schwierigkeiten, mit welchen die Thätigkeit des Arztes auf dem Zuge verbunden war. Der Arzt des Zuges, sagt er, „gehört nicht zur Evacuations-Commission, sucht die für den Transport geeigneten Kranken nicht aus, steht unbekannt mit den Krankheiten der Evacuirten unter dem Befehl anderer Aerzte, dabei nimmt dieser Arzt dennoch die Verantwortlichkeit, wenn auch nur moralisch für die Behütung der Kranken und die rechtzeitige Hülfe, auf sich und ist in seiner Thätigkeit durch ungewöhnliche Umstände beengt; er muss Kranke gleichsam im Fluge behandeln; Tag und Nacht geht er durch die lange Reihe der Waggons und Plattformen im Zuge (30 Waggons, davon 25 für Kranke). Die sanitären Anordnungen des Arztes sind nicht auf allen Zügen selbstständig, in vielen Beziehungen ist er dem Commandanten und dem Bevollmächtigten des Zuges unterstellt, aber der Schaden für den Kranken, der aus einer solchen Ordnung der Dinge hervorgeht, wird in erster Reihe dem Arzt des Zuges angerechnet.“ — Man muss sich deshalb noch wundern, dass die Aerzte der Züge auf der rumänischen Eisenbahn ungern die Bestimmung der grünen Billete in Erfüllung gehen liessen und die Kranken nicht durch Umladen in die nächsten Hospitäler beunruhigten, sondern die Verantwortlichkeit für die glückliche Ueberführung derselben nach Jassy auf sich nahmen. Andererseits war auch die Lage der Sortirungsärzte in der Evacuations-Commission ebenfalls schwierig. Wie die Aerzte des Zuges, waren auch sie mit den aus der Sortirungsbaracke zugeführten Kranken unbekannt und machten die Diagnose ohne den Kranken einer weiteren Beobachtung zu unterwerfen, eine

bei der Bestimmung innerer Krankheiten schwierige Sache, zumal
da, wo bei den mit den Transporten zugehenden Kranken nicht nur
die Krankengeschichten sondern sogar die namentlichen Listen fehlen.
Der sortirende Arzt muss hierbei auch seine kameradschaftlichen Beziehungen zu dem Arzt des Zuges in Anspruch nehmen, und kann
sich im Falle einer grossen Sterblichkeit unterwegs auf dem Zuge
derselben Verantwortlichkeit aussetzen, wie der Arzt des Zuges
selbst.[1]) Ausserdem ist die Eintheilung der Evacuirten selbst in die
verschiedenen Kategorien: leichte, mittlere, schwere, sitzende, liegende und nur zum Transport in ein nahes Hospital geeignete, etwas
sehr Relatives und rein Individuelles. Mir scheint, dass man zu einer
correcteren Eintheilung der Zutransportirenden die Zahl der Kategorien vermindern sollte. Bei dem Transport ist die Hauptsache zu
wissen, ob ein Kranker oder Verwundeter auf eine gewisse Entfernung und in einer gewissen Zeit denselben ertragen kann. Dies ist
zuerst zu entscheiden; die zweite Frage ist, ob er liegen oder sitzen
kann; alle übrigen Kategorien halte ich für überflüssig und mit der
Frage der Evacuation nicht in Beziehung stehend. Um diese vier
Abtheilungen: geeignet oder nicht geeignet zur Ueberführung nach
Jassy und zum Liegen oder Sitzen geeignet zu bestimmen, hätten
die Aerzte in Frateschti und Jassy übereinkommend die einfachsten
und sichersten Kennzeichen für die eine oder andere Kategorie,
die allen sortirenden Aerzten zur Richtschnur dienen sollten, annehmen müssen; es hätte z. B. Verletzung der unteren Extremität
für alle das Kennzeichen der Unfähigkeit zum Sitzen sein sollen.
Was die Transportfähigkeit im Allgemeinen betrifft, so hätten die
Sortirungsärzte in Frateschti nach einiger Erfahrung, da sie nur mit
einem begrenzten Transport nach Jassy zu thun hatten, einige praktische Thatsachen ausarbeiten können. Hierbei wäre in einigen Fällen auch die Verbindung mit den Feldärzten sehr von Nutzen gewesen. Im Allgemeinen wurde, wie ersichtlich, die Sortirung vom
$\frac{\text{20. August}}{\text{9. September}}$ 1877 ab geordnet betrieben; das Sterblichkeitsprocent in
den Zügen erreichte kaum 0,05 %, d. h. von 6147S von Frateschti
nach Jassy Uebergeführten starben 44. Zwei von dieser Zahl wurden fast sterbend auf der Station Tekutsch aufgenommen (beide
waren zerquetscht durch das Umstürzen eines Pulverwagens der Artillerie), zwei starben plötzlich und 19 an Dysenterie. Bemerkenswerth ist nach Dr. Winogradow, dass der Tod bei einigen Ruhrkranken auf den Zügen unerwartet erfolgte; viele von ihnen gingen
aus der Sortirungsstation auf den Zug zu Fuss und schienen ge-

---

1) Jedes Billet wurde nach der Regel der Evacuations-Commission von
dem Arzt unterschrieben, welcher die Diagnose gestellt und den Transport bestimmt hatte.

eignet einen längeren Transport zu ertragen, acht starben an Durchfällen, welche mit Wechselfieber complicirt waren, vier starben an Typhus; es wurde auch die Beobachtung gemacht, dass die Typhösen im Allgemeinen den Transport schlecht ertragen. Der Tod von vier Anderen erfolgte an Wassersucht und Lungenödem, es war dies schon zur Zeit des Eintritts der Kälte, welche auf Hydropische einen ungünstigen Einfluss übt. Von den Verwundeten starben vier: einer an Pyämie, ein anderer durch Eiterdurchbruch in die Luftröhre, ein dritter an wiederholter Nachblutung, ein vierter an Collapsus. Man darf nicht vergessen, dass die Sortirung in der Evacuationsbaracke häufig unter sehr ungünstigen Umständen bei einem enormen Andrang von Kranken und Verwundeten in der Nacht und eilig ausgeführt wurde. Der nächtliche Abgang der Züge war bei der eiligen Beladung nicht selten der Grund zu Fehlern und Missbräuchen Seitens der Hospitalbedienung und der Kranken selbst. Auch der Umstand trug zur Verschlimmerung der Krankheiten und vielleicht auch zur Erhöhung der Sterblichkeit auf den Sanitätszügen bei, dass nur einer von ihnen Nr. 2, der württembergische, im Spätherbst mit Oefen versehen war, die übrigen, wie auch die Militärzüge, waren überhaupt nicht heizbar. Hierzu kamen die häufigen Verzögerungen auf den rumänischen Bahnen; die Züge kamen in Jassy nicht früher als nach zweimal 24 Stunden an und bisweilen bedeutend später, wie es dem Sanitätszug Nr. 6 am $\frac{23.\ \text{December}}{4.\ \text{Januar}}$ 1877/78 passirte. Derselbe war schon in Frateschti mit Kranken beladen und zum Abgang 10 Uhr Morgens bestimmt. Wir setzten uns in diesen Zug indem wir hofften schneller nach Bukarest zu kommen als mit dem Passagierzuge, der aus der Station Schurschewo um 12 Uhr in Frateschti ankam. Aber Stunden vergingen und der Zug ging aus unbekannten Gründen nicht ab. Endlich um 2 Uhr setzte er sich in Bewegung, aber kaum war er einige Minuten gefahren, als er wieder stillstand; es zeigte sich, dass die Locomotive nicht stark genug war ihn bergauf zu schleppen, aber eine andere Locomotive war auf der Station nicht vorhanden. Hierauf liess der Commandant zuerst die eine Hälfte des Zuges mit Kranken, der Küche und den Schwestern zur ersten Station vorausgehen und die andere Hälfte, in der wir uns auch befanden, liess er die Rückkehr der Locomotive von der ersten Station abwarten. Durch diese Massregel mussten wir die Rückkehr der Locomotive vergeblich bis spät in die Nacht erwarten, bis schliesslich unser Commandant fast mit Gewalt eine mit dem Passagierzug von Schurschewo angekommene Locomotive wegnahm, auf derselben selbst zu der von ihm abgelassenen Hälfte unseres Zuges fuhr und sie wieder nach Frateschti zurückführte. Aber auch nach dieser Procedur bewegten wir uns nicht von der Stelle und blieben die Nacht über in dem Zug Nr. 6. Am folgenden Tage, als wir keine Möglichkeit sahen weiter zu kommen, verloren wir die Geduld und nahmen am Mittag des $\frac{21.\ December}{5.\ Januar}$ einen Platz in dem Passagierzuge, der von Schurschewo abging und aufs Aeusserste mit Passagieren überfüllt war. Es zeigte sich, dass das Hinderniss für die Beförderung unseres Zuges ein Tender war, der auf der Mitte des Weges von Frateschti nach Bukarest entgleist war. An diese Stelle gelangt, mussten wir, die Passagiere aussteigen und bis an die Knie im Schnee am Abhang in einen anderen Zug gehen, welcher uns hinter dem Zug mit dem umgeworfenen Tender erwartete; unser Sanitätszug Nr. 6, der mit Kranken beladen war, kam erst nach drei Tagen nach Bukarest. Es kam auch vor, dass bei dem Mangel an Glocken auf den Stationen der rumänischen Eisenbahn die sitzenden Kranken, die wegen eines Bedürfnisses aus dem Wagen gestiegen waren, auf den Stationen zurückblieben.

Die Verwaltung machte bei der Evacuationsstation Frateschti nicht wenig Sorgen und Schwierigkeiten. Die Transporte aus Simniza kamen bei der Anhäufung der Kranken ohne vorherige Benachrichtigung in der Nacht und bisweilen zu Fuss. Es war nicht leicht ihnen warme Speise zu reichen, sie zu erwärmen, reine Wäsche auszugeben u. s. w. Noch schwieriger wurde die Lage der Hospital-Verwaltung und der Gesellschaft des rothen Kreuzes, als im Winter im December 1877 die kranken gefangenen Türken ankamen. Man kann sich nicht vorstellen, in welchem traurigen und unsauberen Aussehen viele dieser Gefangenen in den Hospitälern ankamen. Die Kopfhaare waren dicht mit Läusen besetzt; eine erfahrene Schwester theilte mir mit, dass ihr beim ersten Anblick die Haare eines verlausten Kranken grau erschienen, die Wäsche und Kleidung waren bei vielen Gefangenen nur schmutzige Lumpen u. s. w. Ausser den Hospitalärzten und Personal in Frateschti waren bei der Sortirung und Evacuation von der Gesellschaft des rothen Kreuzes beständig beschäftigt 10 Aerzte, 5 Feldscheere, 5 Studenten, 16 Schwestern, 1 Apotheker, 10 Krankenträger, der Barackenaufscher und der Bevollmächtigte.

Man muss sich besonders lobend über die Thätigkeit der Evacuationsstation zu Frateschti aussprechen. Dieselbe hatte unter ungünstigeren Bedingungen als die zu Jassy zu arbeiten, welche die Kranken nur von den Eisenbahnzügen und nicht von den Transporten auf dem Landwege erhielt. Der Unterchied liegt für Jeden auf der Hand und es ist nicht zu verwundern, dass in Frateschti früher als in anderen Orten Typhus und andere Krankheiten sich unter dem Sanitätspersonal entwickelten, dessen Unterkunft sich fast gar nicht von den Evacuationsbaracken unterschied. Die Schwestern, Aerzte und Bevollmächtigten wohnten in eben solchen Bretterhäusern, die innen (und zwar nicht alle) mit Stroh und Segeltuch überzogen waren, unter welchen sich Unreinlichkeiten, Mäuse und Insekten schnell einnisteten. Die Sterblichkeit des Sanitätspersonals in Frateschti war bedeutend, es erkrankten fast ohne Ausnahme alle dort Mitwirkende. Die schwere Arbeit und wahre Selbstaufopferung des Sanitätspersonals zu Frateschti verdienen in der Geschichte des letzten Krieges verzeichnet zu werden. Man muss sich nur wundern, weshalb die sanitäre Bedeutung von Frateschti, welche im letzten Kriege so früh hervortrat, im Anfang desselben nicht gehörig gewürdigt wurde, und weshalb die Evacuations- und Sortirungsstation zu Frateschti so lange unorganisirt und ohne Hülfsmittel blieb, da sich in der Nähe nicht etablirte t. Kriegshospitäler befanden, z. B. in Bukarest Nr. 46, welches dann in Frateschti, wenn auch spät $\left(\frac{21.\ \text{Juli}}{2.\ \text{August}}\right)$, eröffnet wurde.

In dem uns von Dr. Winogradow gelieferten Bericht über sieben Monate (bis December 1877) beträgt von 36893 durch Frateschti durchgegangenen Kranken die Zahl der Ruhrkranken 4493, der Typhösen 2001, der gewöhnlichen äusseren Erkrankungen 2790, der Erfrierungen 1551, der Syphilitischen 1893, der Augenkranken 588. Der Rest wird in dem Bericht unter der allgemeinen Rubrik „übrige innere Krankheiten“ zusammengefasst und erreichte 19364. — Eine sehr grosse Zahl von Typhösen ging im September zu — 766 (wahrscheinlich mehr Unterleibstyphus), der grösste Theil der Ruhrkranken kam im October — 1607. Die Erfrierungen, welche in Bulgarien im Schipkapass und bei Plewna schon im September 1877 auftraten, gelangten nach Frateschti im October, wo schon 888 zugingen, im November 663.

Die zweite äusserste und deshalb auch wichtigste Evacuationsstation befand sich in Jassy. Auf dieselbe war schon vor dem Kriege die allgemeine Aufmerksamkeit gerichtet. Noch vor dem Uebergang unserer Armeen über die Donau wussten Alle, dass in Jassy die Umladung der Kranken aus den Zügen der schmalspurigen rumänischen Eisenbahn in die Züge der breitspurigen russischen erfolgen musste, während bis zum Uebergange über die Donau noch unbekannt war, wo die Transporte von den Landwegen auf die Eisenbahn verladen wurden. Hierdurch erklärt sich auch, weshalb schon bald nach der Kriegserklärung in den administrativen Berathungen von der Einrichtung der Evacuationsstation in Jassy gesprochen wurde, als von Frateschti noch nicht die Rede war und zwei andere Punkte (Buseo und Piteschti, siehe Capitel V.) in Aus-

sicht genommen waren. Aber auch in Jassy bestand nicht gleich
die volle Organisation einer Evacuationsstation; dieselbe war Schwankungen verschiedener Art unterworfen, bis sie endlich fast ganz in
die Verwaltung der Bevollmächtigten des rothen Kreuzes überging.
Dies vollzog sich nicht eher als am $\frac{16.}{28.}$ Juni 1877. Eigentlich trat
dies ein als die der Verwaltung der Jassy-rumänischen Eisenbahn
zugehörige Baracke, welche zum Umladen der Waaren gedient hatte
und sich zwischen dem rumänischen und russischen Gleis befand,
der Evacuations-Commission übergeben wurde. Dann erst begann
auch die Herrichtung derselben zur Aufnahme der Kranken aus den
von Rumänien ankommenden Zügen.

Die Geschichte der Einrichtung der Evacuationsstation in Jassy
ist darin interessant, dass sie uns zeigt, wie durch die Umstände
selbst nach und nach und wesentlich das angenommene Evacuations-
System abgeändert und die vor dem Kriege angenommenen Grundsätze verletzt wurden.

Ich unterscheide in der Geschichte der Einrichtung der Evacuationsstation zu Jassy zwei Perioden. In der ersten, vom April
bis Juli 1877, wird diejenige Bedeutung der Evacuationsstation zu
Jassy und ihrer Filialen klar (der Lazarethe des rothen Kreuzes auf
der Linie Jassy-Kischinew), welche ihnen von den Mitgliedern der
Gesellschaft des rothen Kreuzes beigelegt wurde, und zwar besonders von den ärztlichen Mitgliedern, die, wie man annehmen muss,
besonders dazu mitgewirkt hatten, dass diese Einrichtungen in den
Händen der Gesellschaft des rothen Kreuzes blieben. In der zweiten Periode (vom Anfang Juli und besonders im August 1877) treten
schon die Folgen und Mängel der angenommenen Formation und
überhaupt der ganzen Einrichtung hervor.

Den Grundgedanken, der in der ersten Periode für die Einrichtung einer Evacuationsbaracke in Jassy und seiner Filial-Laza-
rethe durch ein ärztliches Mitglied des rothen Kreuzes vorgeschlagen
war, glaube ich am besten in dem Abschnitt über die Privathülfe
(V. Capitel) zu besprechen, da sich dies ausschliesslich auf ihre Thätigkeit bezieht und ihr Verhältniss zum Militär-Sanitätswesen cha-
rakterisirt. Hier gebe ich nur in grossen Zügen die verschiedenen
Phasen der Einrichtung und der Thätigkeit der Evacuationsstation
und Evacuations-Commission zu Jassy, wslche sich hauptsächlich in
der zweiten Periode ihrer Entwickelung bekannt gemacht haben
und mit dem System der unbegrenzten Krankenzerstreuung im engen
Zusammenhang standen.

Das Krankenzerstreuungs-System von dem Kriegstheater über
ganz Russland, welches die Verwaltung im Princip angenommen
hatte, erlaubte ich mir als unbegrenzt zu bezeichnen, aber die

Gerechtigkeit verlangt es auszusprechen: Die Zerstreuung war insoweit begrenzt, dass aus dem System Archangelsk, Perm, Ufa, Wjatka, Wologda ausgeschlossen waren. Hierdurch erklärt sich auch, weshalb mobile Lazarethe des rothen Kreuzes in einigen aus dem Zerstreuungssystem ausgeschlossenen Oertlichkeiten organisirt und in dem Rücken der operirenden Armee dirigirt worden waren. Zu diesen beweglichen Lazarethen gehören das von Wologda, von Wjatka, von Perm und von Orenburg (Capitel V). Die Militär-Verwaltung beschäftigte sich mit Rücksicht auf die Krankenzerstreuung in einem so weiten Umfange über ganz Russland ausschliesslich mit der Vorbereitung der Lagerstellen in den Militärhospitälern der Militär-Bezirke St. Petersburg, Moskau, Kiew, Warschau und einiger anderer und traf ausserdem ein Abkommen mit der Gesellschaft des rothen Kreuzes über die Bereitstellung von 16 000 Betten gleichfalls in verschiedenen Orten Russlands. Auf diese Weise konnte man zu Anfang des Krieges auf 50 000 und mehr Lagerstellen in Hospitälern als zur Verfügung der Verwaltung, und folglich auch zu der der Hauptevacuationsstation stehend rechnen. Es schien deshalb die Sorge über die Einrichtung einer grossen Zahl von Hospitälern in Rumänien und t. Kriegshospitälern in Bulgarien sowie Sortirungsstationen auf den Landwegen anscheinend unnöthig, man hatte offenbar im Auge, soviel als möglich den Betrieb der Krankentransporte direct vom Kriegsschauplatze in die entfernten Gegenden Russlands zu fördern. Seit der Einrichtung der Evacuations-Commission in Jassy, zu Anfang des Krieges, wurde derselben wie allen neueingesetzten Evacuations-Commissionen durch eine besondere Instruction Seitens der Feld-Medicinal-Verwaltung eine umfangreiche Bedeutung gegeben. In der Instruction wurde bestimmt, dass „ausser der Direction der Kranken- und Verwundetentransporte in verschiedene (nahe und entfernte) Hospitäler die Evacuations-Commissionen alle Angelegenheiten leiten, welche sich auf die Transporte sowohl auf den Landwegen wie auf den Eisenbahnen, die Formirung der Züge, ihre Circulation und Betrieb beziehen." — Ausserdem sollten die Evacuations-Commissionen nach dieser Instruction „über die verfügbare Zahl von Lagerstellen in den am Wege gelegenen Hospitälern in Kenntniss gesetzt werden, die Evacuations-Commission zu Jassy aber insbesondere noch Nachricht über die Zahl der freien Lagerstellen in den Hospitälern des gesammten Russland erhalten" (siehe die Instruction des Medicinal-Inspectors und des Inspectors der Hospitäler §§ 3—18). Zu Anfang des Krieges (im Mai 1877) bestand ein Uebereinkommen zwischen den Aerzten der Evacuations-Commission und den Oberchirurgen der Armee dahingehend, dass in Rumänien nur die Leichtverwundeten und Hoffnungslosen bleiben, die übrigen Verwundeten aber in grossem Masstabe evacuirt werden sollten. Indessen trotz dieser verständigen Uebereinkunft machten sich die ärztlichen Mitglieder der Evacuations-Commission zu Jassy später es zur Regel überhaupt aus Jassy Schwerverwundete und Schwerkranke nicht zu evacuiren. Zu den Fällen, auf welche die Evacuation aus Jassy keine Anwendung fand, rechneten sie folgende: Verletzungen der Schädelknochen, einige Wunden des Gesichts und Halses, Wunden der Höhlen, des Beckens, der Gelenke (mit Entzündung und Eiterung), Verletzungen der Weichtheile mit Eitersenkungen, Verletzungen der Gefässe, Knochenbrüche, frische Amputationen und Resectionen und endlich erschöpfte Kranke und Verwundete, aber auch zweifelhafte Fälle. Bezüglich der ansteckenden Kranken galt es als Regel diejenigen zu behalten, welche leicht hätten die russischen Hospitäler inficiren können (siehe den ärztlichen Bericht des Dr. Kolomnin 1878, Kiew).

Es liegt auf der Hand, dass bei einer solch umfänglichen Inscenirung der Sortirungsfrage die Evacuationsstation zu Jassy allen diesen Forderungen der Wissenschaft nur in dem Falle hätte genügen können, wenn es in der Macht ihrer Leiter gestanden hätte alle entgegenstehenden Hindernisse zu beseitigen. Indessen konnte es den ärztlichen Mitgliedern des rothen Kreuzes, als sie sich ein so weites Programm der Sortirung aufstellten, nicht unbekannt sein, dass erstens gerade zu dieser Zeit die Evacuations- und Sortirungsstation in Frateschti überhaupt noch nicht organisirt waren und dass zweitens weder in Rumänien noch in Bulgarien irgend welche Sortirungsstationen und die Evacuations-Commissionen in Frateschti und Bukarest nur den Namen nach vorhanden waren. Nicht genug, die Evacuations-Commission zu Jassy hätte wissen müssen und wusste auch, dass in Rumänien mit Jassy einschliesslich (Jassy, Galaz, Bonao, Buseo, Bukarest, Braila) die Zahl der Hospitallagerstellen nicht mehr als 2500—3000 betrug und dass diese Lagerstellen schnell von den aus Frateschti zugeführten Kranken vollständig belegt sein mussten. Auf ihre Filialhospitäler konnte die Evacuations-Commission zu Jassy nicht zählen, weil sie noch nicht alle vorhanden waren, und im Ganzen in denselben (in den Lazarethen des rothen Kreuzes auf der Linie Jassy-Kischinew) 674 Lagerstellen hatten; wenn die Commission sich aber zur Regel gemacht hatte, die Schwerverwundeten nicht den Transporten und der Umladung auszusetzen, so konnte sie, ohne Schaden zu befürchten, die Kranken nicht einmal in diese nahe gelegenen Lazarethe schicken. Und so ereignete sich denn, was unbedingt eintreten musste. Die Evacuationsstation zu Jassy als einziger Ausgangspunkt für die Transporte nach Russland wurde schnell überfüllt. Alle 2500—3000 Lagerstellen der Hospitäler zwi-

schen Bukarest und Jassy waren schnell belegt; die nicht sortirten
Krankentransporte aus Frateschti, die auf dieser Linie gingen, sam-
melten noch die Reconvalescenten aus den am Wege gelegenen Hospitälern und ebenso beim Passiren von Braila die Kranken und Verwundeten aus der Dobrudscha. Man kann sich vorstellen, welche
Vermischung von Schwer- und Leichtverwundeten, Reconvalescenten
und Schwerkranken diese auf ihrem Wege nirgends sortirten
Transporte in Jassy herbeiführten. Dann freilich überzeugten sich
die ärztlichen mit Arbeit überladenen Mitglieder der Evacuationsstation zu Jassy durch die Erfahrung von der Unzulänglichkeit ihrer
ganz rationellen aber praktisch unanwendbaren Sortirungsgrundsätze.
Wir lassen uns leicht hinreissen, aber deshalb sollen wir auch bei
enttäuschten Hoffnungen nicht zu streng sein. Statt einer peinlichen
Sortirung und der Ueberzeugung Allen rechtzeitige und sorgfältige
Hülfe leisten zu können, war man fast genöthigt, auf Sortirung und
Hülfeleistung vollkommen zu verzichten. Wir danken es nur der
ungewöhnlichen Selbstverleugnung der Mitglieder der Evacuations-
Commission zu Jassy, dass die übermässige Anhäufung von Kranken
und Verwundeten in Jassy überhaupt den ganzen Sortirungsprocess
nicht zum Stillstand brachte. Bei dem zu Ende Juli und August
1877 beginnenden Zuströmen von Kranken und Verwundeten nach
Jassy blieb der Evacuations-Commission nichts mehr übrig als von
jenen 50 000 Hospitallagerstellen, welche für die Krankentransporte
in ganz Russland bereit gestellt waren (und natürlich zunächst von
den 10—11 000 nahe gelegenen Stellen in den Militär-Bezirken Kiew
und Odessa bis Krementschug) Gebrauch zu machen. So konnte die
Commission rechnen auf ihre Kriegshospitäler in Tiraspol (bis 800
und mehr Plätze), Bender (300 Plätze), Kischinew (800 Plätze), Balta
(800), Kiew (bis 3000) und ausserdem auf die Lazarethe des rothen
Kreuzes in Birsula, Bondurka (bis 200), Rachni (bis 150), Odessa
(2000), Elisawetgrad (bis 800), Cherson (700) und Krementschug (700).
Aber auch dort zeigten sich Hindernisse, die Evacuations-Commission
zu Jassy disponirte zu dieser Zeit nur über sechs Sanitätszüge (jeder
zu 200 Plätzen) und auch diese Züge kehrten bei dem angenommenen System der Krankenzerstreuung in entfernte Gegenden nicht
schnell zurück; einige wie z. B. die nach Jaroslaw, Saratow, Gschatsk
abgesendeten trafen nicht vor 15—18 Tagen wieder ein. Man musste
zu gemischten Militärzügen seine Zuflucht nehmen, welche
auch aus der Noth erlösten. Könnte man unter so drückenden Umständen auf eine regelrechte und sorgfältige Auswahl für den Transport geeigneter Kranker und Verwundeter bestimmt rechnen? Wäre
es folglich möglich gewesen, die anfänglich angenommene Regel
durchzuführen, die Leichtverwundeten und Leichtkranken in der Nähe

der operirenden Armee, die Schwerkranken in den Hospitälern des
Kriegsschauplatzes zurückzubehalten, da bei der mangelnden Sortirung in Frateschti, Simniza und Sistowa die ganze Masse der einer
Evacuation in ferne Gegenden nicht unterworfenen Leichtverwundeten und Kranken nach Jassy strömte? Kann man in diesem Falle
die Evacuations-Commission zu Jassy anklagen, dass sie im August
1877 Transporte mit Leichtverwundeten und Kranken nach Odessa
und Kiew schickte? Wiewohl eins der ärztlichen Mitglieder der
Evacuations-Commission zu Jassy den „Gerüchten" über die Absendung von Transporten Leichtverwundeter aus Jassy widerspricht, indem diese Gerüchte „einer oberflächlichen Betrachtung des Sach-
verhaltes" zugeschrieben werden (siehe den ärztlichen Bericht des
Dr. Kolomnin 1878, Kiew), wenn jedoch nach seiner Angabe die
Evacuation-Commission zu Jassy ungeachtet der bestehenden Hindernisse doch bestrebt war, soviel als möglich die Schwerverwundeten in der Nähe von Jassy zu lassen, die Transporte auf Frateschti viele Leichtverwundete und Kranke zuführten — wohin sollten
sie sie los werden — als sie nach Kiew, Odessa weiter zu schicken?
So war es auch wirklich in der That. Ich selbst zählte viele Hundert solcher Fälle bei meinem Besuch im August und September
1877 in den Militärhospitälern zu Winniza, Odessa und Kiew (siehe
oben). Der Juli und August 1877 waren für die Evacuationsstation
zu Jassy die schwersten, es gingen bisweilen in 24 Stunden zwei
bis drei grosse Transporte aus Frateschti zu. Sowohl die Aerzte
wie die Schwestern und das ganze Unterpersonal arbeiteten Tag und
Nacht, beständig beschäftigt in der Evacuationsbaracke mit Umladen,
Ausladen, Verbänden, Sortiren, Controle der verschiedenen (nicht
selten in Unordnung befindlichen) Listen bis zur vollständigen Erschöpfung der Kräfte. Man konnte demnach auch die Beobachtung
der vorher festgestellten Regeln über die Transporte bei dem ungeheueren Zudrang von Frateschti nach Jassy nicht verlangen; es blieb
nichts weiter übrig, als mit den Leichtverwundeten und Kranken
auch die Schweren in die Hospitäler von Tiraspol und Kischinew
zu schicken und sodann weiter. Wiewohl der Bestimmungsort der
Transporte von der Evacuations-Commission vorher festgesetzt wurde,
konnte dieselbe doch nicht genau wissen, welche Direction die Züge
(besonders die Militärzüge) erhielten, wenn sie einmal Jassy verlassen hatten.

Im ganzen September 1877 währte der beständige Zugang aus
Frateschti, es gingen zuweilen bis vier Transporte in 24 Stunden zu,
indessen wurde zu dieser Zeit die Evacuations-Commission zu Frateschti organisirt und die Transportmittel der Commission zu Jassy
durch neue Sanitäts- und Militärzüge vermehrt. In diesem Monat

vollzog sich auch nach dem Gange der Umstände die Einschränkung des unbegrenzten Zerstreuungssystems. Zu Ende September wurde ein Circular des Hauptstabes ($\frac{25.\ \text{September}}{7.\ \text{October}}$ 1877) erlassen, in welchem schon diese begrenzte Evacuation aus Jassy in die Bezirke Kiew (ausschliesslich der Stadt Kiew), Odessa und Charkow bestimmt wurde. Die Evacuation im Innern des Reiches nahm der Hauptstab in diesem Circular auf sich, es wurden neue Evacuations-Commissionen in Kiew und Moskau eingerichtet. Endlich wurde gleichzeitig mit diesem Circular auch eine Instruction des gelehrten medizinischen Comités für die Evacuation in die inneren Gouvernements des Reiches aufgestellt. In derselben wurden die zu evacuirenden Kranken und Verwundeten in sieben Kategorien eingetheilt, und für jede derselben die Orte bezeichnet, wohin sie geschickt werden sollten. Hiernach sollten gesendet werden: 1. die in Folge übermässiger Erschöpfung oder mangelhafter Ernährung Schwachen in die Bezirke Kiew und Odessa und zwar in die Abtheilungen für schwache Leute; 2. die an acuten fieberhaften Krankheiten Leidenden nach Bessarabien (Bender, Tiraspol und Kischinew); 3. die Augenkranken in die Sanitätsstationen von Odessa; 4. die Syphilitischen in die Bezirke Kiew, Odessa und Charkow; 5. die chronischen Kranken an die Evacuations-Commission in Kiew; 6. die ansteckenden Kranken (mit Fieber) nach Charkow und von da nach Slawjansk und Kursk; 7. die Verwundeten und Operirten nach Kischinew, Odessa und Kiew (mit Rücksicht auf ihren Gesundheitszustand näher oder weiter) und von Kiew sollte sie die Evacuations-Commission weiter nach Moskau, Warschau, Wilna etc. dirigiren. — Bei unserem ersten Besuch in Jassy, vom $\frac{26.\ \text{bis}\ 29.\ \text{September}}{6.\ \text{bis}\ 11.\ \text{October}}$ 1877 wusste man dort nichts von diesen Bestimmungen des Hauptstabes; es gingen Transporte von 700 Kranken täglich zu und wurden in entfernte Orte gesendet; wenn nicht heute so stand morgen eine neue Krankenanhäufung bevor. Dies bewog mich den an der Spitze stehenden Mitgliedern der Evacuations-Commission eine Berathung vorzuschlagen, über deren Resultate ich unten sogleich sprechen werde.

Man muss hiernach in der zweiten Periode der Entwickelung der Evacuationsstation zu Jassy (d. h. von Mitte Juli bis Ende September 1877) drei Phasen unterscheiden. In der ersten, vom $\frac{16.}{28.}$ Juni bis Mitte Juli, vollzieht sich die allmähliche Entwickelung der Organisation und werden die Regeln einer rationellen Sortirung mit der Hoffnung auf Erfolg aufgestellt, in der zweiten, bis Ende September, treten die Folgen der unbegrenzten Krankenzerstreuung und der von der Verwaltung im Anfange des Krieges gelassenen Lücken klar hervor. Letztere waren das Fehlen von Sortirungs- und Evacuationsstationen, der Mangel an Unterkunft für Hospitäler an den Ufern der Donau und in Rumänien und die geringe Anzahl der Eisenbahnzüge. — Eine rationelle Sortirung zeigt sich unmöglich, es entstanden Verwirrung in der Thätigkeit der Evacuations-Commission zu Jassy. Es werden statt der Sanitätszüge einfache Militärzüge in Gang gesetzt; es entsteht Murren in der Gesellschaft über die Unordnungen bei den Transporten, übermässige Anhäufung, Unordnungen bei der Ankunft und des Abgangs der Züge etc. Die dritte Phase beginnt vom Anfang September mit der Einführung einer begrenzten Evacuation zu Jassy: die Bereitstellung einigermassen erträglich eingerichteter Militärzüge, die Bezeichnung verschiedener Oertlichkeiten nach der Art der Krankheit der Evacuirten, überhaupt die Regelung des ganzen Evacuationsgeschäfts. Aber noch vor dem Anfang dieses Abschnitts, im August 1877, waren einige bedeutende Transporte sowohl mit leichten wie mit schweren Verwundeten schon in Odessa (hauptsächlich mit leichten) und in Kiew (mit leichten im Kriegshospital und mit schweren in den Lazarethen des rothen Kreuzes) eingetroffen.

Nach diesem Ueberblick über die Entwickelungsgeschichte der Evacuationsstation zu Jassy gehe ich zur Beschreibung ihrer Anstalten und Wirksamkeit über (ich zähle hier die Filialeinrichtungen nur auf, genauer beschreibe ich dieselben im V. Capitel).

Der erste Sanitätszug, welcher in der Baracke zu Jassy durch das Personal der Gesellschaft des rothen Kreuzes aufgenommen wurde, kam aus Braila am $\frac{21.\ \text{Juni}}{3.\ \text{Juli}}$ an. Mir scheint, dass man im Anfang des Krieges bei uns keine klaren Vorstellungen über die Umladung der Kranken und Verwundeten aus der Telega in die Eisenbahnzüge und aus einen Zug in den anderen hatte. Es liegt auf der Hand, dass man dieses Umladen für viel leichter hielt, als es sich in der That zeigte, sonst wäre es schwer zu verstehen, weshalb man in Frateschti und Jassy Anfangs gerade für eine Hauptsache so wenig Sorge getragen hatte, — für die Einrichtung eines Empfangsraumes für die umzuladenden Kranken, als ob es möglich gewesen wäre, diese Kranken sofort bei der Ankunft ohne jeden Verzug und jedes Hinderniss aus der Telega in den Waggon und aus den rumänischen Zügen in die russischen hinüberzutragen. Wir sahen, dass man in der ersten Zeit in Frateschti die Kranken von der Telega auf den Erdboden oder in das enge bald überfüllte Packhaus der kleinen Eisenbahnstation lagerte. In Jassy lenkte der Chef der Eisenbahn-Abtheilung, Herr Gortschakow, die erste Aufmerksamkeit der Evacuations-Commission auf die Aufzunehmenden, indem er auf die erwähnte Baracke hinwies, aber die Bereitstellung dauerte lange Zeit und bis zur vollständigen Verwandlung derselben in eine Sortirungs- und Evacuationsbaracke waren durch dasselbe viele Tau-

send Kranke und Verwundete passirt. Wir sahen diese Bereitstellung
beendet und wirklich bis zur Vollendung durchgeführt erst bei unserem zweiten Besuche in Jassy im December 1877. Diese Vervollkommnung dankte die Baracke hauptsächlich dem Bevollmächtigten
der Gesellschaft des rothen Kreuzes, dem Fürsten Druzki-Ljubezki.
So neu war noch bei uns der Gedanke an die Evacuation, ihre Bedürfnisse, Mittel und Einrichtung! Das Evacuations-Barackengebäude
in Jassy, auf Pfählen mit einem Raum unter dem Fussboden erbaut,
bestand bei unserem ersten Besuch im September aus einer grossen
Räumlichkeit aus Brettern für 300 Betten (es fasste bedeutend mehr),
ohne Decke, von oben durch Fenster erleuchtet und war durch
Scheidewände in drei Abtheilungen getheilt. Weiter im Winter bei
unserem zweiten Besuche in Jassy fanden wir die Baracke durch
die Bemühungen des Bevollmächtigten des rothen Kreuzes in einen
wirklichen grossen Saal mit Decke, doppelten Boden, eisernen Oefen
und Ventilationsöffnungen umgestaltet. Ungeachtet der beständigen
Transporte in dieser Zeit und der Anwesenheit der Kranken für
einige Tage war das Gebäude durchaus ordentlich und sehr reinlich gehalten. Die aus Rumänien ankommenden Sanitätszüge gingen
direct zur Sortirungsbaracke und wurden abgeladen. Die Kranken
und Verwundeten wurden in Betten untergebracht und ihnen die
nothwendige Hülfe geleistet, welche übrigens nicht so viel Zeit wie
in Frateschti verlangte, wohin die Kranken und Verwundeten er-
matteter und entkräfteter von dem Wege und zuweilen unverbunden gelangten. — In Jassy wurden alle Kranken aus den Händen
des Sanitätszug-Personals übernommen, welches aus zehn und mehr
Personen bestand. Nur die Kranken, welche in Jassy auf Militärzügen zugingen, konnten den Aerzten und Schwestern der Baracke
eine erhebliche Sorge machen. Die Verabreichung von Nahrung,
Wäsche u. s. w. liess sich auch in Jassy mit grösserer Accuratesse
als in Frateschti durchführen. Jassy wurde über den Abgang der
Züge telegraphisch aus Frateschti benachrichtigt. Der Vorgang bei
der Sortirung war in Jassy nicht ganz derselbe wie in Frateschti.
Alle Kranken und Verwundeten z. B. erhielten von den sie besichtigenden Aerzten nur Billete von einer Farbe (weiss), worauf ausser
dem Vor- und Familiennamen, die Regimentsbezeichnung, das Alter,
die Diagnose, wann und wo die Verwundung oder Krankheit eintrat, der Bestimmungsort und eine Bemerkung des Arztes über den
Zustand des Kranken eingetragen waren. Eine Theilung in Schwer-
und Leichtkranke fand, wie ersichtlich, nicht statt. Man hatte die
Hauptsache im Auge — die Absendung des Kranken in ein nahes
oder entferntes Hospital. Nach den Billeten zu urtheilen war in
Frateschti die Sortirung specialisirter und complicirter als in Jassy,

deshalb war auch die Thätigkeit beider Evacuationsstationen un-
gleichartig. Das Einladen der Kranken aus der Evacuationsbaracke
in unsere russischen Züge war natürlich ebenfalls sowie das Ausladen aus den rumänischen Zügen bei Weitem einfacher und bequemer als in Frateschti, was durch die günstige Lage der Baracke
zu Jassy zwischen den Gleisen beider Fahrrichtungen bedingt war.
Doch dafür war die Absendung der von der Sortirungs-Commission
zur Behandlung in den Hospitälern von Jassy Bestimmten schwieriger als die Verlegung aus der Sortirungsstation in das t. Kriegshospital Nr. 46 in Frateschti. Sehr wenige von den sortirten Kranken konnten und dazu nur auf kurze Zeit für eine momentane Hülfe
in der Baracke bleiben; sie wurden entweder in Jassy in die t. Kriegshospitäler NNr. 45, 74, 70 und später 81 oder in das Lazareth des
rothen Kreuzes geschickt. Alle t. Kriegshospitäler waren ziemlich
weit von der Baracke entfernt, einige derselben waren, wie wir sahen,
in zerstreutliegenden Privathäusern der Stadt untergebracht (vergl.
Capitel II). Die Hospitalbaracke des rothen Kreuzes befand sich
auf der anderen Seite der Stadt (in Poko) und es war deshalb zur
Ueberführung der Kranken in diese Hospitäler Fuhrwerk erforderlich. Die Bücher über die Kranken und Verwundeten in der Evacuationsbaracke zu Jassy führte man, und konnte dies auch sehr
wohl, mit ausreichender Genauigkeit, da Feldscheere und Schreiber
genügend vorhanden waren und ausserdem die in Jassy Sortirenden auch an den mit den Kranken aus Frateschti mitgekommenen
Billeten einen Anhalt haben konnten. Dies war wieder für Jassy
ein Vortheil, welchen Frateschti nicht hatte. Das Personal der Baracke zu Jassy war zahlreich und es konnte kein Mangel eintreten,
da es nach Massgabe des Bedürfnisses durch den Hauptbevollmächtigten der Gesellschaft des rothen Kreuzes im Rücken der Armee
ergänzt wurde; aber das Unterpersonal war ungeachtet seiner grossen Zahl nicht sehr genau in der Erfüllung seiner Pflicht und wurden deshalb durch den Inspector der Baracke wie es scheint nicht
selten disciplinare Strafen verhängt. Im Allgemeinen konnte die
Disciplin in Jassy viel besser aufrecht erhalten werden als in Frateschti, wo die Unterkunft für die Evacuation auf dem Felde fern
von einer Stadt und sogar einem Dorfe aufgeschlagen war. Die
Wohnung und das Leben des Personals in Jassy waren auch unvergleichlich bequemer als in Frateschti, wo es für das Personal gar
keine Zerstreuungen gab, die für die durch übermässige Arbeiten
Erschöpften so nothwendig sind. Dafür war die Thätigkeit des Personals zu Jassy darin verwickelter, dass die dortige Evacuations-
Commission eine beständige telegraphische Verbindung mit verschiedenen Orten des Reiches und dem Stabe der operirenden Armee

unterhalten musste, was in Frateschti nicht der Fall war. Bei der
Einrichtung der Evacuationsstation zu Jassy, hatte die Commission,
welche aus dem Etappen-Commandanten (als Vorstand), einem Be-
amten Seitens des Hospital-Inspectors, einem Beamten des Militär-
Sanitätswesens und einem Agenten des rothen Kreuzes bestand, in
Aussicht genommen, den Wirkungskreis der Gesellschaft
des rothen Kreuzes zu erweitern und ihren Einfluss auf
das Evacuationswesen ihres Rayons im Rücken der
Feldarmee zu vergrössern (vergleiche Capitel V). Zu diesem
Zwecke musste auch die Vermehrung der Zahl der Hospitäler der
Gesellschaft des rothen Kreuzes von Jassy bis Kischinew einschliesslich dienen. Es liess sich vorher sehen, dass mit der Einführung
der Thätigkeit des rothen Kreuzes in das Evacuationswesen in einem
so wichtigen Punkt wie Jassy auch eine grössere Zahl von Hospitalanlagen in diesem Rayon und besonders in der Nähe von Jassy
sich nöthig machen würde (eingehender werde ich über diese Massregel im V. Capitel über die Privathülfe sprechen). Hierdurch erklärt sich die Entstehung vieler Evacuations- oder Etappenlazarethe
des rothen Kreuzes, z. B. 1. in Jassy das Baracken- und Zelthospital für 120 Betten ausschliesslich für die Hauptevacuationsstation
bestimmt; 2. die Etappe in Ungeni, Anfangs in Zelten für 36 Betten,
aber vom $\frac{1}{13}$ December in der Marien-Baracke des rothen Kreuzes
in Denuzeni für 47 Betten; 3. die Etappe in Kalorasch in Baracken
nach Stromeyer (80 Betten) und in Zelten (mit 36 Betten); 4. das
Lazareth in dem Kloster Gerbowez mit 100 Betten; 5. das Lazareth
im Kloster Formosa mit 50 Betten; 6. das Lazareth im Kloster St.
Cyprian mit 100 Betten; 7. das Lazareth in Korneschti, Anfangs in
Zelten mit 150 Betten, dann in luxuriös eingerichteten 15 Baracken
mit 340 Betten; endlich 8. das im December in Kischinew in Privathäusern entstandene Lazareth des rothen Kreuzes mit mehr als
100 Betten.

Man kann demnach alle diese Lazarethe der Gesellschaft des
rothen Kreuzes für 800—900 Betten, von denen eins dem anderen auf
einer Strecke von ein bis vier Stunden Eisenbahnfahrt folgte, als
Filialen der Evacuationsstation zu Jassy ansehen, da sie alle ausschliesslich von dort die evacuirten Kranken und Verwundeten erhielten, und alle, wie erwähnt, auf einer Strecke von vier Stunden
Eisenbahnfahrt zwischen Jassy und Kischenew lagen. Sehr frappi-
rend macht sich für den Beobachter der Umstand geltend, dass auf
dem Kriegsschauplatze in Bulgarien und Rumänien, wo die Transporte auf dem Landwege gingen, die Etappenstationen, wie wir
sahen, 24 Stunden, zweimal 24 Stunden und sogar mehr als viermal
24 Stunden (z. B. Orchanie) von einander entfernt und mit Ausnahme

von zweien (Aternaz und Putinei) überhaupt fast gar nicht organisirt
waren — im Rücken der operirenden Armee dagegen auf einer ganz
kurzen Entfernung an der Eisenbahn gab es nicht weniger als acht
ein und zwei Stunden von einander entfernte Etappen, die noch
dazu nicht nur alle gut eingerichtet sondern theilweise sogar wie
z. B. Korneschti verschwenderisch ausgestattet waren. Nicht weniger auffallend ist auch der Umstand, dass die Evacuationsstationen
Frateschti und Jassy so handelten, als ob sie alleinstehend ohne organische Verbindung verschiedene Anschauungen über die Sortirung
hätten und nicht zu gleicher Zeit ins Leben traten. Wenn man
hierzu noch bedenkt, dass die Evacuationsstation zu Jassy sich durch
eine beständige Verbindung mit den Hospitälern fast des gesammten
Reiches auszeichnete, so kann man über die so abnorme Zustände
herbeiführenden Ursachen wohl nachdenklich werden. Man kann
hieraus, scheint es, schliessen, dass das ganze Evacuationssystem gewissermassen bruchstückweise entstanden war und keine Seite desselben einen organischen Zusammenhang mit der anderen hatte, kurz
die bestehende Ordnung und Alles was sich im Evacuationswesen
vollzog, ging nicht nach einem früher vorbereiteten Plane sondern
als die Folge des Ganges der Ereignisse selbst vor sich. Ich legte
schon oben dar, in welcher Weise man das complicirte Nachrich-
tensystem der Hauptevacuationsstation über die Lagerstellen in den
Hospitälern hätte beseitigen können und wir sehen, dass in der
Folge im Laufe der Ereignisse die Evacuation in solche Hospitäler
(nach Odessa und Kiew) erfolgte, wo keine vacanten Lagerstellen
vorbereitet waren. So wurden auch die Etappen auf dem Kriegsschauplatze dem täglichen Bedürfniss entsprechend eingerichtet und
erst in der Folge und später organisirt; wenn die zwischen der
Hauptevacuationsstation in Jassy und Kischinew gelegenen Lazarethe
des rothen Kreuzes auch eine genügend grosse Zahl von Kranken
und Verwundeten verpflegten, so geschah dies ohne die dringenste Nothwendigkeit hierzu und gewissermassen als ein
Vorwurf für diejenigen unglücklichen Etappen, von denen so wenige
auf dem Kriegsschauplatze vorhanden waren. Beweist dies nicht
alles, dass überall eine ungleichmässige und nicht überall zweckmässige Vertheilung der Hülfe und der Mittel vorhanden war, was
auch seinerseits den Mangel eines rechtzeitig ausgearbeiteten
Thätigkeitsplanes bestätigt.

Als die Gesellschaft des rothen Kreuzes den Gedanken fasste,
die Leitung der Evacuation in Jassy zu übernehmen, so geschah dies,
wie ich denke, theilweise als Reaction gegen das System der unbegrenzten Krankenzerstreuung über Russland. Für die Leiter des
rothen Kreuzes musste der Hauptnachtheil dieses Systems schnell

hervortreten. Um nun möglichst mehr Schwerverwundete und Kranke in der Nähe der Evacuationsstation erhalten zu können (was auch unter Anderem für die ärztlichen Mitglieder des rothen Kreuzes ein wissenschaftliches Interesse bot) entstand der Gedanke, verschiedene Hospitalanlagen in der Nähe von Jassy einzurichten. Dann concentrirte sich natürlich auch die gesammte Aufmerksamkeit der Leiter des rothen Kreuzes auf die Organisation und die Leitung der Geschäfte an der Hauptevacuationsstation und ihren Filialeinrichtungen (den Lazarethen des rothen Kreuzes), die Militärverwaltung nahm aber an der Evacuationsthätigkeit in Jassy nur soweit Antheil, dass sie die Mittel zum Unterhalt der Kranken lieferte, dass der Vorsitzende der Evacuations-Commission der Etappencommandant war und in der Commission ein Mitglied Seitens des Inspectors der Hospitäler und ein Vertreter des ärztlichen Ressorts sassen. Die Verwaltung in der Sortirungsstation leitete die Gesellschaft des rothen Kreuzes. Die Bestimmung der Kranken in nahe oder entfernte Hospitäler erfolgte ausschliesslich durch die Evacuations-Commission zu Jassy, aber die Bestimmung der Orte, wohin die Sanitätszüge dirigirt wurden, war Sache der Armee-Verwaltung. Da indessen die aus Jassy nach Russland gehenden Sanitätszüge der Gesellschaft des rothen Kreuzes gehörten, so mussten die Aerzte der Züge die Verfügungen der Commission zu Jassy über die Umladung der Kranken in die nahen zwischen Jassy und Kischinew gelegenen Lazarethe des rothen Kreuzes ausführen und thaten dies, wie es scheint, sorgfältiger als es bei den zwischen Frateschti und Jassy laufenden Zügen geschah. In den Zügen aus Frateschti banden sich die Aerzte der Züge (wie wir aus dem oben angeführten Berichte des Dr. Winogradow sahen) nicht an die Bestimmungen der Evacuations-Commission zu Frateschti in Bezug auf das Aussetzen der Kranken aus den Zügen in die Hospitäler aus dem ganz richtigen Grunde, dass jede Umladung auf nahe Entfernung vom Evacuationsort weder für die Kranken selbst noch für die Evacuation von Nutzen sein kann. In den aus Jassy abgelassenen Sanitätszügen befolgten wahrscheinlich die Aerzte der Züge diese Regel nicht, auch die dazwischen liegenden Hospitäler des rothen Kreuzes sollten nicht leer bleiben. Indessen waren diese Filiallazarethe mehr oder weniger von der Eisenbahn entfernt, und die Wege, die einige derselben mit der Eisenbahn verbanden, konnte man nicht bequem nennen. Die ausgeladenen Kranken wurden auf Landfuhrwerken und Wiener-Kranken-Wagen weitergeschafft; die Entfernung einiger Lazarethe von der Ausladungsstation betrug bis 17 Werst (Formosa, St. Cyprian). Aus dem Angeführten ergiebt sich, dass im Anfange des Krieges bei der Einführung des Evacuationssystems zwei entgegengesetzte Ansichten hervortraten. Auf der einen Seite wurde die ausgedehnteste Zerstreuung auf den Eisenbahnen des Reiches eingeführt, auf der anderen machte sich eine Strömung für die Einrichtung von Hospitälern in der Nähe der Evacuationsstation und in kurzen Abständen von einander bemerklich. Ungeachtet jedoch der schon gerade Anfangs hervortretenden Reaction gegen das System der unbegrenzten Krankenzerstreuung wurde dieselbe bei unserem ersten Besuche in Jassy Ende September 1877 noch sehr eifrig durchgeführt. Die Sanitätszüge kehrten lange Zeit nicht aus den entfernten Gegenden zurück, administrative Dispositionen über eine begrenzte Evacuation gab es noch nicht, der Herbst kam kalt und rauh schnell heran. Allen war es klar, dass sofort radicale Massregeln bezüglich des Evacuationssystems nöthig waren. Ueberzeugt von dieser Nothwendigkeit mit den anderen Mitgliedern der Evacuations-Commission schlug ich eine ausserordentliche Berathung vor, bei welcher am $\frac{29.\ \text{September}}{11.\ \text{October}}$ 1877 unter Theilnahme aller Commissions-Mitglieder ein sehr wichtiges Document verfasst wurde. Es lautete folgendermassen:

Protocoll
der Evacuations-Commission zu Jassy. $\frac{29.\ \text{September}}{11.\ \text{October}}$ 1877 Nr. 61.

Die Evacuations-Commission zu Jassy, zusammengesetzt aus dem Vorsitzenden, Garde-Oberst Kolen, den Mitgliedern: dem Beamten für besondere Aufträge der Medicinal-Verwaltung Dr. med. Glasunow, dem Beamten für besondere Aufträge bei dem Hospital-Inspector, Oberstlieutenant Demotsehani, seitens des rothen Kreuzes dem Fürsten Druzki-Lubezki und dem älteren Arzte Gerasimowitsch unter Anwesenheit von N. J. Pirogow und dem Hauptbevollmächtigten N. S. Abasa berieth über die möglichen Mittel zur Verbesserung der Evacuations-Methoden und einer regelrechten Vertheilung der Kranken und Verwundeten in die Hospitäler in Russland.

Aus der bisher befolgten Praxis hat sich ergeben, dass die speciellen Sanitätszüge sowohl nach ihrer Zahl, wie ihrem Rauminhalt zu ungenügend waren, so dass schon im Anfange der Evacuation die Commission genöthigt war zum Transport der Kranken in zurückkehrenden (hergerichteten) Güterwagen ihre Zuflucht zu nehmen (nur angängig in warmer Jahreszeit); es zeigte sich dies in der weiteren Praxis auch als das Haupttransportmittel für die Kranken.

Zu dieser Sachlage hat in der Hauptsache der weite Umfang des Evacuations-Rayons beigetragen, welcher seinerseits von der ganz unzureichenden Bettenzahl in der nächsten Nachbarschaft der Evacuations-Commission abhing.[1]) Schon nach den ersten wenigen Trans-

---

1) Nach meiner Ansicht bezog sich dieser Mangel nur auf Rumänien.

porten, welche in Folge der ganz ungenügenden Zahl der speciellen Sanitätszüge nothwendiger Weise ausschliesslich in nahe Hospitäler geschickt waren, hatte man die freien Plätze in dem Rayon bis Kiew und Charkow belegt, wodurch die 'Commission genöthigt war, die folgenden Transporte in entferntere Orte zu dirigiren, trotz ihrer Ueberzeugung von der Unzweckmässigkeit dieser Massregel gegenüber dem rein ärztlichen Ziel der Evacuation. Das Unzutreffende bemühte sich die Commission dadurch zu mildern, dass in die weiter als Kiew und Charkow gelegenen Orte nur ausschliesslich specielle Sanitätszüge geschickt wurden, für die Militärzüge aber Kiew und Charkow als Grenzpunkte angenommen wurden.

In eine noch grössere Schwierigkeit war die Commission damals versetzt, als nach den grossen Kriegsereignissen bei dem Mangel einer ausreichenden Anzahl von Hospital-Einrichtungen in Rumänien die Verwundeten, nirgends zurückgehalten, in grossen Massen nach Jassy geschafft wurden fast unmittelbar vom Schauplatz der operirenden Armeen. Es gab Tage, an welchen in Jassy mehr als zweitausend Kranke und Verwundete zugingen und der Andrang währte Wochen lang. Der Commission fehlte die Möglichkeit den Abgang mit dem Zugange auszugleichen, da es ihr nicht nur an der Verfügung über specielle Sanitätszüge fehlte sondern auch oft an leeren Güterwagen behufs ihrer Vorbereitung zum Verwundeten-Transport. Die Ursache einer so eiligen Evacuation der Verwundeten aus Rumänien, die jede Möglichkeit zur Regulirung der Transportmittel ausschloss, lag im äussersten Mangel einer Anzahl von Hospital-Einrichtungen an den Rumänischen Eisenbahn-Linien. Dies hatte noch die ungünstige Seite, dass die Leichtkranken nothwendiger Weise nach Russland evacuirt werden mussten, statt im Befehlsbereich der operirenden Armee wiederhergestellt und sofort zu ihren Truppentheilen zurückgeschickt zu werden. Da die Commission, um die Leichtkranken für die Armee zu behalten, beständig darauf sah, sie nur in nahe gelegene Hospitäler (Kiew, Odessa, Kischinew, Balta u. s. w.) zu schicken, so waren diese in der Hauptsache auch von diesen Kranken besonders angefüllt. Da indessen die nahe bei Jassy gelegenen Hospitäler ebenfalls auch für die in grosser Zahl in Jassy zuwachsenden sehr schwer Kranken, welche in Rumänien kein Unterkommen fanden, nothwendig waren, so mussten bei der geringen Zahl von Hospitälern in der Nähe von Jassy diese ihre Plätze frei machen, was auch durch die Evacuation, namentlich derjenigen Kranken geschah, welche die Commission früher in der Nähe der agirenden Armeen unterzubringen sich bemüht hatte. Sogar die Commission selbst musste, trotz der in der Evacuations-Baracke zu Jassy vorgenommenen Sortirung, in einzelnen Fällen (bei dem starken Andrang aus Rumänien) s o l c h e Kranke bis Kiew und Charkow schicken.

Bei allen oben erwähnten Hindernissen war die Thätigkeit der Commission oft noch dadurch erschwert, dass d i e A n g a b e n ü b e r d i e f r e i e n L a g e r s t e l l e n der Hospitäler, welche im Rayon der Circulation der Militärzüge lagen, u n g e n a u m i t g e t h e i l t w a r e n. Es gab sogar Fälle, in denen die Plätze in den Hospitälern, auf welche die Commission bei der Absendung der Züge gerechnet hatte, d u r c h e i n e E v a c u a t i o n a u s K i e w u n d C h a r k o w b e l e g t w a r e n , o h n e d a s s d i e s e s d e r C o m m i s s i o n b e k a n n t g e w e s e n w ä r e.

Nach Zusammenfassung aller oben dargelegten Umstände stellte die Commission folgende Fragen zur Berathung:

1. Welche Mittel sind mit Rücksicht auf die Unmöglichkeit eines weiteren Transportes der Kranken mit zurückgehenden Militärzügen wegen der Nähe des Winters und in Hinsicht auf die äusserst geringe Zahl der speciellen Sanitätszüge als am meisten das Ziel einer regelrechten Evacuation erreichend zu bezeichnen? Welche Züge und in welcher Anzahl sollen hierzu eingerichtet werden, damit die Evacuation ohne Aufenthalt vor sich geht?

2. Wie gross kann die äusserste Entfernung sein, auf welche die Kranken aus Jassy geschickt werden können?

3. Welche Mittel können dazu ausfindig gemacht werden, um den Zu- und Abgang der Kranken in Jassy möglichst zu reguliren, ohne die Kranken über die durch eine regelrechte ärztliche Sortirung bezeichnete Entfernung hinaus zu senden?

4. Wie oft und auf welchem Wege soll die Commission Nachrichten über die Zahl der freien Lagerstellen, aus den im Rayon der fungirenden Commission gelegenen Hospitälern erhalten?

Nach der Berathung der angegebenen Fragen wurde bestimmt:

1. Da sich aus den vorliegenden Zahlen ergiebt, dass die Leistung der Sanitätszüge ungefähr den vierten Theil der Leistung der Militärzüge ausmacht und die durchschnittliche Anspannung der Evacuation etwa 700 Kranke täglich beträgt, so ergiebt es sich bei dem beschränkten Rayon der Evacuation von Jassy auf Charkow und Kiew und der regelmässigen Circulation der Züge`als nothwendig ausser zwölf vorhandenen speciellen Sanitätszügen noch einstweilen für den Winter vorbereitete Züge (mit Oefen, Küchen und Längsgang) jeden für 450 Mann zur Verfügung zu haben. Falls die speciellen Sanitätszüge sich in ihrer Einrichtung mehr geeignet zur Evacuation nach dem Norden zeigen so würden zwölf temporär eingerichtete Züge erforderlich sein, indessen müssten dennoch sechs

specielle Sanitätszüge behufs der Evacuation der sehr schwer Kranken und Offiziere zur Verfügung der Commission in Jassy bleiben. Für den Fall einer aufs Aeusserste erhöhten Evacuation müssten ferner noch Extrazüge aus den Passagier-Waggons 3. Classe hergestellt werden.

2. Die oben angegebene Zahl der Züge genügt nur unter der Bedingung einer Begrenzung des Rayons der Evacuations-Commission auf Kiew und Charkow; eine solche Begrenzung des Rayons der Evacuation von Jassy ist auch vom rein medicinischen Standpunkt nothwendig, besonders im Winter. Um eine solche Begrenzung des Rayons zu ermöglichen, müssen in Kiew und Charkow eine sehr grosse Zahl von Hospital-Einrichtungen eröffnet werden.

3. Zur Regulirung der Evacuation aus Jassy muss auch die Evacuation aus Frateschti geregelt werden. Um dies zu erreichen muss man in Rumänien eine grössere Zahl von Hospital-Betten haben, die für den Fall der Noth als ein Reservoir zur temporären Zurückhaltung der Kranken dienen können. Hiermit wird auch gleichzeitig erreicht, dass die Leichtkranken sich nicht von der Armee entfernen; ferner wäre es wünschenswerth, in Rumänien Abtheilungen für Schwache und Reserve-Bataillone anzulegen. In dem Functions-Rayon der Commission zu Jassy macht sich ebenfalls eine grössere Zahl von Hospitälern dazu erforderlich, um in Hinsicht auf den Winter und die mit Winter-Transporten verbundenen Schwierigkeiten als grössere Aufnahme-Stationen zu dienen.

4. Um eine möglichst regelrechte Vertheilung der Kranken für die Hospitäler zu erreichen, müssen die Hospital-Einrichtungen, welche im Rayon der Commission zu Jassy bis Charkow und Kiew einschliesslich gelegen sind, verpflichtet sein, genaue telegraphische Angaben aus den Haupthospitälern von Kiew, Charkow und Odessa täglich und von den übrigen wenigstens dreimal in der Woche zu geben. In dem Telegramm aus den bis Kiew und Charkow belegenen Hospitälern muss nicht nur die Angabe der Anzahl der freien Lagerstellen, sondern auch die Krankenzahl enthalten sein, die unter gegebenen Bedingungen eine weitere Evacuation ertragen kann.[1]) Eine Abschrift dieser Denkschrift wird den leitenden Persönlichkeiten mit der Bitte um ihre Mitwirkung zugestellt. — Folgen die Unterschriften.

Ich denke, dass man bei der Lage des Evacuations-Wesens zu jener Zeit (Ende September 1877) keine sichreren Massregeln vorschlagen konnte. Das System der unbegrenzten Krankenzerstreuung und der damit verbundenen Benachrichtigung über die vacanten

---

1) Diesen Vorschlag über die Benachrichtigung nahm ich nolens volens an, weil ein bestimmtes System der Benachrichtigungen bereits bestand.

Lagerstellen in den Hospitälern konnte man nicht mehr radical ändern; indessen wie dies aus dem angeführten Document ersichtlich ist, wurde es Allen klar, dass die Evacuations-Commission zu Jassy die täglich vom Kriegsschauplatz zugehenden Kranken nicht bei sich zurückhalten konnte. In der That vollzog sich bereits in den Hauptzügen dasjenige, was ich oben in meinem Vorschlage über die Einrichtung der Evacuation darlegte. Die Evacuations-Commission zu Jassy musste Militärzüge nur bis zu irgend einem weniger entfernten Punkte im Rücken der operirenden Armee wie nach Kischinew, Kiew und Odessa absenden und den dortigen Ortsbehörden alle weiteren Anordnungen bezüglich dieser Transporte überlassen. Für die Evacuations-Commission zu Jassy trat die dringende Nothwendigkeit hervor die fortwährend anwachsende Anhäufung (700 täglich) zu verringern und soweit möglich schneller und mehr Transportmittel in Händen zu haben. Im Hinblick auf den bevorstehenden Winter mit seinen Schneeverwehungen an unserer südwestlichen Grenze musste man befürchten, dass die Circulation der Transporte auf der Strasse nach Kischinew zeitweise unmöglich werden könnte. In einem solchen Falle wurden auch die Jassy nahe gelegenen Hospitäler Bessarabiens und die Vermehrung der Zahl der Hospitäler in Rumänien durchaus nothwendig. Man konnte deshalb auch gegen den Ueberfluss an Etappen-Unterkünften auf der Linie Jassy-Kischinew in zu nahen Abständen nicht viel einwenden. Charkow und Kiew musste man für den bevorstehenden Winter als die äussersten Grenzen der Evacuation bezeichnen und ihnen selbst überlassen, über die Krankenzerstreuung in entferntere Orte zu disponiren.

Die sehr verständige Massregel des militärärztlichen Comités, eine verschiedene Direction der Krankentransporte je nach dem Charakter und der Eigenthümlichkeit der Krankheiten zu bestimmen, liess sich leider nicht leicht ausführen, weil die Linie Odessa-Elisawetgrad ungeachtet ihrer Entfernung keine genügende Zahl von Unterkünften darbot. Ausserdem lähmten die späte Jahreszeit, der Andrang der Kranken in Jassy und dazu noch der neue, unvorhergesehene Zugang an gefangenen Türken die wohlthätigen Folgen dieser Maassregel, die ihrer Zeit unter günstigeren Bedingungen einen bedeutenden Nutzen gewährt haben würde. Die Anhäufung der gefangenen Türken, welche von Jassy aus nach allen Richtungen mit Militärzügen transportirt wurden, liess überall eine mehr oder weniger bedeutende Zahl von Typhuskranken hinter sich und hierdurch drohte die Verbreitung des Typhus trotz aller administrativen Anordnungen.

Die Evacuation aus Jassy unterschied sich von der in Frateschti auch dadurch, dass der grösste Theil der Kranken und Verwundeten aus Jassy nicht auf Sanitätszügen wie aus Frateschti sondern auf Militärzügen abgesendet wurde.

Nach unserem zweiten Besuch der Evacuationsstation zu Jassy erhielten wir über ihre Thätigkeit bis zum $\frac{1}{13.}$ Januar 1878 folgende statistische Data:

Vom $\frac{16.}{28.}$ Juni 1877 bis zum $\frac{1}{13.}$ Januar 1878 gingen aus Rumänien in der Evacuationsbaracke zu Jassy 71941 Kranke und Verwundete zu. Auf Sanitätszügen kamen aus Frateschti 41159, auf Militärzügen 30782. Von der Zahl der nach Jassy geschafften wurden bis zum $\frac{1}{13.}$ Januar nach Russland im Ganzen 69669 Kranke und Verwundete geschickt. Mit speciellen Sanitätszügen wurden 18891, mit Militärzügen (die bis zum November gingen) 40254, mit gesammelten Sanitätszügen (seit October) 10254 abgesendet.

Hieraus ist ersichtlich, dass die nicht geeigneten Militärzüge im November zu circuliren aufhörten und ihre Stelle besser vorbereitete gemischte Züge einnahmen. Die grösste Zahl der Verwundeten und Kranken wurde im September 1877 (22048), die kleinste im December 1877 (5795) weggeschafft. Die Erstere hing ab von den grossen Verlusten aus der Front der operirenden Armee in den Schlachten, die bis zum September vorausgegangen waren, die Zweite von der Unterbrechung der Verbindung über die Donau zwischen Bulgarien und Rumänien und von den Verzögerungen auf den Rumänischen Eisenbahnen. Von 56556 Kranken und Verwundeten, die aus Jassy nach Russland bis zum 1. November 1877 übergeführt worden sind, wurden 40254 d. i. 71,2 % auf Militärzügen transportirt, welche in Jassy aus zurückgehenden Güterwagen zusammengestellt wurden. Die gemischten Sanitätszüge, welche die einfachen Militärzüge im November ersetzten, boten nach dem Zeugniss der Evacuations-Commission ebenfalls bedeutende Uebelstände besonders im Winter dar. So bestanden sie wie die Militärzüge aus denselben dünnwandigen Güterwagen. Die Heizung wurde von einfachen versetzbaren Oefen geleistet, welche bei einer höchst ungleichmässigen Wärmeleistung Ofendunst erzeugten. Eine Küche gab es auf den Zügen nicht. Etwa ein Drittel jedes Zuges bestand aus Wagen ohne Mittelgang; das Durchgehen des Personals aus einem Wagen in den anderen war während der Fahrt fast unmöglich. Zur Herrichtung der Wagen waren Querbalken gezogen, auf welche die Tragen gestellt wurden. Um den Wagen in der Länge zu passiren musste man viermal den Kopf beugen und viermal die unteren Balken überschreiten. Uebrigens war auf einigen hergerichteten Zügen ein Theil der Güterwagen durch warme Wagen 3. Classe ersetzt, und es waren Küchen hergestellt.

Es muss hier noch eine den Transport der Kranken auf den

Militärzügen berührende Bemerkung Platz finden. Das Loos dieser Kranken verdiente, abgesehen davon, dass es überhaupt nicht beneidenswerth war, auch insofern Theilnahme, dass ihre Verpflegung sich wesentlich von derjenigen unterschied, welche die in den Sanitätszügen Beförderten erhielten. Hier kostete die Unterhaltung jedes Kranken täglich 40 Kopeken ausser den Bequemlichkeiten und Hülfsmitteln, welche jeder Kranke vom rothen Kreuz bekam. Die in den Militärzügen Beförderten erhielten dagegen, trotz aller Entbehrungen und Unbequemlichkeiten, zur Verpflegung auf 24 Stunden 25 Kopeken und konnten sich hierbei nicht in vollem Maasse die Hülfsmittel des rothen Kreuzes zu Nutze machen. So war es wenigstens, so lange die nichthergerichteten Militärzüge gingen. Eine so ungleichmässige Vertheilung der Hülfe verdient nach meiner Ansicht die ernste Aufmerksamkeit der Verwaltung und der Gesellschaft des rothen Kreuzes; sie diente zu Vorwürfen und Klagen über Ungerechtigkeit.

Im Ganzen wurden von Jassy bis zum Januar 1878 von den Eisenbahnzügen 221 Fahrten gemacht, wovon auf die Militärzüge 98, auf die speciellen Sanitätszüge 94, auf die zusammengesetzten, hergerichteten Züge 29 kommen. Auffallend ist in der Statistik der Evacuationsstation die kleine Zahl der Kranken, die aus der Sortirungsstation in die t. Kriegshospitäler zu Jassy und das dortige Lazareth des rothen Kreuzes gesendet wurden. Die Zahl war nicht höher als 1534.

Von der Gesammtzahl 71941 starben bis zum $\frac{1}{13.}$ Januar in der Baracke und auf den Zügen in der Evacuationsstation zu Jassy 83 und 655 Kranke blieben am $\frac{1}{13.}$ Januar in der Baracke bereit zur Absendung nach Russland.

Unter der Gesammtzahl der durch die Evacuationsbaracke zu Jassy vom $\frac{16.}{25.}$ Juni 1877 bis $\frac{1}{13.}$ Januar 1878 Durchgegangenen waren 26307 Verwundete, darunter 799 Offiziere, die grösste Zahl der Verwundeten fällt auf den September mit 11934.

Von der Zahl der Krankheiten, die bei der Sortirung bestimmt wurden, sind die grösste Zahl Wechselfieber 20686, die höchste Zahl der Fieberkranken ging ebenfalls im September mit 6767 zu.

Ruhrkranke waren bis $\frac{1}{13.}$ Januar 4090, ihre höchste Zahl betrug im October 1114.

Von Typhösen wuchsen im Ganzen 2004 zu (wahrscheinlich grösstentheils Abdominaltyphus). Die grösste Zahl der Typhuskranken fällt 1877 auf den August (437).

Erfrierungen (seit dem October) betrugen 2140, schon während des Octobers gingen 910 zu.

Augenkranke waren 974, die grösste Zahl im August 240.

Syphilitische endlich betrugen 3860, die höchste Zahl fällt auf den October mit 808.

Aus den statistischen Daten der Evacuations-Commission zu Jassy ergiebt sich, dass die Zahl der Verwundeten zur Gesammtzahl der durch die Baracke zu Jassy Gegangenen 36,4 % betrug. Seit Juni stieg die Zahl der zugehenden Verwundeten mit jedem Monat, im September erreichte sie das Maximum 11934, was 45,3 % der Gesammtzahl der bis zum $\frac{1}{13}$ Januar 1878 zugegangenen Verwundeten entspricht; vom September ab verringerte sich der Zugang an Verwundeten mit jedem Monat.

Unter der Zahl, der von inneren Krankheiten Befallenen nehmen im Procentverhältniss die Wechselfieber die hervorragendste Stelle ein, 45,2 %. Das Verhältniss der Fieberkranken, welches sich nach und nach bis zum September und October gesteigert hatte, fällt schnell im November und December. Während des Septembers und Octobers gingen durch die Baracke zu Jassy 12949 Fieberkranke, d. h. 62,5 % aller Fieberkranken. Der Zuwachs an denselben, namentlich in diesen Monaten, erklärt sich dadurch, dass sie, nachdem sie in den Sommermonaten in bulgarischen Hospitälern gewesen waren, nach Jassy geschafft wurden zu der Zeit, wenn in Folge der stärkeren Ausdünstung des mit der Frühlingsfeuchtigkeit getränkten Bodens vermöge der Hitze die Fieber in allen jenseits der Donau gelegenen Orten herrschen.

Im Allgemeinen lässt sich aus der Statistik der Evacuations-Commission klar für diese Zeit verfolgen, wie nach Massgabe der längeren Dauer des Krieges die Zahl der Verwundeten nach und nach abnimmt und an ihre Stelle die sich vergrössernde Krankenzahl tritt. An dieser nimmt man wahr, dass sie, nachdem sie ihr Maximum im October erreicht hatte, in den folgenden Monaten Schwankungen unterliegt. Dieselben hängen weniger von der Verminderung der Morbidität ab als von den Störungen der Evacuation auf Grund der schlechten Wege, den Unordnungen im Transport auf den Landwegen und den rumänischen Eisenbahnen und endlich (im December) in Folge des Eisganges auf der Donau.

Blutige Durchfälle kamen in der Armee von Juni bis Ende 1877 vor, aber die Anzahl derartiger Kranken machte nur 8,9 % der Gesammtzahl der Kranken aus; vom October, wo die Fröste eintraten, nahm die Zahl der Dysenterischen erheblich ab.

Der Typhus, welcher Anfangs den abdominalen Charakter hatte, begann in den späteren Monaten 1877 deutlich hervorzutreten und in der Form des exanthematischen stärker zu werden. Man kann indessen sagen, dass bis zum Januar 1878 unsere Armee von der Geissel früherer Kriege, der Typhus-Epidemie, verschont war, und das Procentverhältniss der Typhuskranken bis zum $\frac{1.}{13.}$ Januar nicht 4,4 % der Gesammtzahl der durch Jassy beförderten Kranken überstieg. Uebrigens ist es wahrscheinlich, dass bei der schnellen Sortirung leichte noch nicht vollständig entwickelte Typhusformen übersehen oder mit Malariaformen zusammen geworfen wurden.

Sogar das Procentverhältniss der Syphilitischen überstieg das der Typhösen fast um das doppelte; syphilitisch waren 8,4 %.

Die Zahl der Augenkranken betrug 2,1 %, das Maximum derselben fiel in die Sommermonate, vom September bis zum Ende des Jahres nahmen sie nach und nach ab. Die Ursache der Verringerung schreibt man der Einrichtung von Stationen für Augenkranke in Rumänien zu, wo man sie zurück hielt. In den letzten Monaten des Jahres traf man auch in Jassy fast gar keine bösartigen Formen von eitriger Entzündung der Bindehaut und Hornhaut.

Vom $\frac{5.}{17.}$ October ab begann in Jassy der Zugang von Kranken mit erfrorenen Gliedmaassen; sie bildeten schon bis zum $\frac{1.}{13.}$ Januar 4,5 % der Gesammtzahl der zugeführten Kranken. Ueber die Ursachen dieses frühen Auftretens von Erfrierungen sprachen wir oben (Capitel III. S. 106).

Bis zum $\frac{1.}{13.}$ Januar 1878 gingen durch die Evacuations-Baracke zu Jassy nur 224 Operirte (mit amputirten oder resecirten Gliedmaassen). Ueber den Zustand derselben kann man aus dem Umstande urtheilen, dass 169 von ihnen in entfernte Orte abgingen und nur 55 in den Hospitälern zu Jassy gelassen oder in nahe gelegene Hospitäler gesendet wurden. Die Statistik der Operirten im Einzelnen besprechen wir genauer im chirurgischen Theil unseres Werkes.

Die unbedeutende Zahl (1534 von 71 941 = 2,1 %) der in den Hospitälern zu Jassy verbliebenen Kranken und Verwundeten kann man verschieden erklären. Entweder hielt sich die Evacuations-Commission die freien Lagerstellen in ihren Hospitälern für den Nothfall offen, oder (was nicht wahrscheinlich) die Zahl der mit den Transporten zugegangenen Schwerkranken und Verwundeten war nicht bedeutend, oder endlich sie wurden in weiteren Transporten abgesendet und hieraus unterwegs in dazwischen liegenden Hospitälern ausgeladen, was selbstverständlich für die Schwerkranken ungünstig gewesen wäre.

Wir stellen schliesslich aus den uns mitgetheilten statistischen Nachrichten für die ganze Zeit der Evacuation aus Jassy seit dem $\frac{16.}{28.}$ Juni 1877 folgende hauptsächlichste Resultate zusammen:

1. Die Gesammtzahl der während dieser Zeit aus Jassy nach Russland abgesendeten Kranken und Verwundeten betrug 106 654. Hiervon waren Verwundete 29 667, kranke Türken 6682.

2. Das Maximum und das Minimum nach den Krankheiten stellte sich bei den in Jassy Zugegangenen folgendermassen:

a) Typhus, Gesammtzahl der Typhösen 10 367. Maximum im April 1877 — 2044, Minimum im Juli 1878 — 232.

b) Dysenterie, Gesammtzahl 6413. Maximum im October 1877 — 1114, Minimum im Juni 1 und Juli 1878 — 14.

c) Wechselfieber, Gesammtzahl 25 759. Maximum im September 1877 — 6767, Minimum im Juni 1878 — 165.

d) Scorbut, Gesammtzahl 2476 (der Scorbut erschien im Februar 1878, bis dahin waren nur 7 Fälle). Maximum April 1878 — 1090, Minimum Februar 1878 — 6.

e) Erfrierungen, Gesammtzahl 7057. Maximum Januar 1878 — 2303, Minimum Juli 1878 — 5.

f) Syphilis, Gesammtzahl 5614. Maximum October 1877 — 808, Minimum Juni 1878 — 152.

g) Augenkranke, Gesammtzahl 1584. Maximum August 1877 — 248, Minimum Juni 1878 — 36.

Alle übrigen Krankheiten sind in dem Bericht unter der Bezeichnung „gewöhnliche äussere Krankheiten" und „mit sonstigen inneren Krankheiten" erwähnt; die Zahl beträgt im Ganzen 19 804.

3. Die Gesammtzahl der von Jassy nach Russland abgelassenen Züge, beträgt 363. Von denselben waren: specielle Sanitätszüge 177, Militärzüge (gingen bis November 1877) 82, gemischte, entsprechend hergerichtete Züge (gingen vom October 1877) 96, Abtheilungen in Wagen, die zu Passagierzügen gehörten 8.

4. Die Zahl der Kranken und Verwundeten, welche aus Jassy nach Russland gesendet wurden vertheilt sich auf die verschiedenen Züge folgendermassen:

a) Specielle Sanitätszüge . . . 35 057.
b) Militärzüge . . . . 34 545.
c) Zusammengesetzte Züge . . 35 658.
d) Verschiedene andere . . . . 1357.

5. Die grösste Zahl der aus Jassy Evacuirten wurden versendet:

a) Nach Kiew 106 Züge.
40 Sanitätszüge 8183
29 hergerichtete 10 783
37 Militärzüge 16 372

Summa 35 338 [1]) Kranke und Verwundete.

---

1) Das Original enthält fälschlich die Summe 35 455.   W. R.

b) Nach Odessa 33 Züge.

10 Sanitätszüge . . .	2595
9 hergerichtete . .	3321
14 Militärzüge . . .	6832

Summa 12748 Kranke und Verwundete.

c) Nach Charkow 22 Züge.

3 Sanitätszüge . . .	666
5 hergerichtete . .	2067
14 Militärzüge . . .	7513

Summa 10246 Kranke und Verwundete.

Im Ganzen wurden nach Kiew, Odessa und Charkow 161 Züge mit 58452 Kranken und Verwundeten abgelassen.

6. Die entferntesten Orte, nach welchen specielle Sanitätszüge gesendet wurden, waren:

a) St. Petersburg 7 Züge 1197 Kranke und Verwundete.

b) Moskau . . 16 „ 3519 „ „ „

c) Warschau . 8 „ 1799 „ „ „

d) Sympheropol 6 „ 1189 „ „ „

e) Smolensk . 1 „ 154 „ „ „

f) Taganrog . 1 „ 210 „ „ „

g) Lublin . . 1 „ 235 „ „ „

Nach weiter entfernten Orten sind die Züge nicht durch die Evacuations-Commission zu Jassy gesendet worden.

7. Die Zahl der speciellen Sanitätszüge, die aus Jassy nach Russland geschickt wurden, zeigte in den verschiedenen Monaten 1877/78 keinen grossen Unterschied. Die grösste Zahl derselben ging aus Jassy im September 1877 ab — 27 Züge; die geringste im November und December — 10 in jedem Monat.

8. Die grösste Zahl von Kranken und Verwundeten wurden im September 1877 aus Jassy nach Russland geschickt — 23204. Mit dem Uebergang der Armeen über den Balkan und dem Beginn der Evacuation zur See in die südlichen Häfen fällt die Zahl der aus Jassy nach Russland Evacuirten bedeutend; im Juni 1878 wurden aus Jassy nach Russland nur 1287 gesendet.

9. Der Winter hatte auf die Evacuation aus Jassy keinen Einfluss und verhinderte die Absendung der Züge nicht. So wurden im December 1877 — 6543, im Januar 1878 — 12537 und im Februar 1878 — 8283 Kranke und Verwundete abgeschickt.

Vom $\frac{10.}{22.}$ Mai bis $\frac{1.}{13.}$ October 1878, seit der Eröffnung der neuen Eisenbahn Bender-Galaz, erhielt die Evacuation noch eine neue Richtung. Auf dieser Linie wurden in 5 Monaten von der operirenden Armee im Ganzen 16644 Mann nach Bender geschickt, von denen die Hauptziffer 5608 auf den September 1878 fällt. Nach den Krankheiten waren die nach Bender Evacuirten:

a) Fieberkranke   5440
b) Typhöse   3307
c) Scorbutische   1776
d) Syphilitische   1537.

Es ist hiernach 1878 ein bedeutendes Ansteigen von zwei Krankheitsformen unter den Evacuirten zu bemerken: an Ausschlagstyphus und Scorbut.

Für alle diese Mittheilungen sind wir den Aerzten der Evacuations-Commission zu Jassy, den Herren Glasunow und Gerasimowitsch, verpflichtet, welche uns sehr gern ihre werthvollen Beobachtungen mittheilten; letzterem verdanken wir auch noch andere wichtige statistische Thatsachen. Ich werde später im zweiten Theil alles uns Mitgetheilte eingehend behandeln, wobei ich nicht umhin kann Herrn Dr. Gerasimowitsch meinen herzlichsten Dank für die von ihm mit musterhafter Genauigkeit geleistete Mitwirkung zur Erforschung der Wahrheit in einem so schwierigen Gebiet wie die chirurgische Statistik zu Kriegszeiten auszusprechen.

Nach Allem was ich in diesem Capitel über die Evacuation dargelegt habe, kann ich es nicht für überflüssig erachten, in kurzen Worten die von mir ausgeführten Schlussfolgerungen zu wiederholen.

1. Die Krankenzerstreuung verlangt in einem so weiten und dünn bevölkerten Lande wie Russland im Kriege die genaue Bestimmung der äussersten nicht zu weit entfernten Grenzen der Evacuation und muss sich durchaus nach der Zahl, den Eigenthümlichkeiten, der Schnelligkeit der Circulation und der Einrichtung der Transportmittel richten. Die Nichtbeachtung dieser Regel führt unvermeidlich zur Anhäufung und Stauung der Kranken auf dem Kriegsschauplatze und im Rücken der operirenden Armee.

2. Die Sorge für das Schicksal der Schwerverwundeten darf schon im Anfange des Krieges die Absendung einer grossen Zahl derselben vom Kriegsschauplatze nicht verhindern. Jeder Verletzung dieser Hauptregeln der Militär-Sanitäts-Verwaltung folgt selbst in civilisirten Ländern ganz bestimmt die Anhäufung der Schwerverwundeten und die Ueberfüllung der Hospitäler auf dem Kriegsschauplatze durch dieselben. Nur ein bestimmtes sehr begrenztes Procent an Schwerverwundeten und Operirten kann in der Nähe des Kriegsschauplatzes und seiner Grenzen gelassen werden. Der Grad der Begrenzung hängt von den Umständen ab und soll in keinem Falle im Anfang des Krieges den Gang der Evacuation behindern.

Von den beiden Uebeln: Belassung der Schwerverwundeten und Operirten in einem überfüllten und schlechtorganisirten Lazareth oder Ueberführung in Telegen auf Landwegen, ist es besser das zweite Uebel zu wählen, in Anbetracht der schädlicheren Folgen des ersteren.

4. Die Ueberführung der Schwerverwundeten auf Landwegen in Telegen sofort oder bald nach der Verwundung schadet weniger oder wenigstens nicht mehr als der Transport in der Periode der Eiterung und Reinigung der Wunden, welcher unvermeidlich wird, wenn alle oder sehr viele Schwerverwundete auf dem Kriegsschauplatze gelassen werden.

5. Alle Leichtverwundeten müssen unbedingt in der Nähe des Kriegsschauplatzes bei ihren eigenen Truppentheilen oder solchen für Marode und zwar unter der unabänderlichen Bedingung bleiben, dass diese Formationen rechtzeitig und zweckmässig organisirt werden. Im anderen Falle werden alle nahe am Kriegsschauplatze gelegenen Hospitäler überfüllt mit Leichtverwundeten und Stockung und Unordnung in der Evacuation verursacht.

6. Bei der Evacuation auf Landwegen ist die Einrichtung von Etappen und Verpflegsstationen in möglichst grosser Zahl und recht kurzen Abständen nothwendig. Zu diesem Zwecke muss besonders eine Theilung der t. Kriegshospitäler vorgenommen werden und jeder Abtheilung Selbstständigkeit und transportable Unterkunftsmittel gegeben werden. Auf den Etappen- und Verpflegungsstationen kann sich namentlich die Mitwirkung der Prvathülfe im Kriege ausserordentlich wohlthätig erweisen.

7. Die Organisation laufender und regelmässig zwischen bestimmten Punkten circulirender Transporte ist auf den Landwegen dringend nothwendig. Keine geringere Forderung ist die Einrichtung laufender und zwischen zwei bestimmten Rayons regelmässig circulirender Sanitäts- und Militärzüge auf den Eisenbahnen.

8. Auf den Eisenbahnlinien liegt keine besondere Nothwendigkeit zur Einrichtung vieler von einander wenig entfernter Etappenhospitäler vor, vielmehr sind der häufige Aufenthalt und das Umladen der Verwundeten aus den Sanitätszügen in die Etappenhospitäler für die Kranken und die Evacuation mit Unbequemlichkeiten und Nachtheilen verknüpft. Nur gewisse Bedingungen, wie z. B. die Unmöglichkeit der Verbindung rechtfertigen bisweilen die Einrichtung vieler Etappenlazarethe an den Eisenbahnlinien.

9. Das Nothwendigste von Allem ist die Verfügung über eine ausreichende Reserve verlegbarer t. Kriegshospitäler an den Grenzen

des Kriegsschauplatzes mit Rücksicht auf die immer mögliche Anhäufung von Kranken und die Unterbrechungen der Verbindungen im
Rücken der Armee durch zufällige Ursachen. Hierzu muss man rechtzeitig in der Nähe des Kriegsschauplatzes und seiner Grenzen möglichst viele Arten von Obdach bereit stellen (Privathäuser
und andere Gebäude, versetzbare Baracken, Erdhütten, Jurten und
Zelte).

10. Bei jedem System der Evacuation ist ausser der Hauptevacuationsstation die Einrichtung einiger Nebensortirungstatio-
nen in verschiedenen Orten in der Nähe des Kriegsschauplatzes
erforderlich, ausgestattet mit einer gehörigen Anzahl von Hospital-
unterkünften bei diesen Stationen und Obdach zur Unterbringung der
Maroden-Truppentheile in der Umgegend. Ebenso muss auch die
rechtzeitige (schon zu Anfang des Krieges) ordnungsmässige Organisation dieser Sortirungsstationen verlangt werden. Vom Verbandplatz
bis zur äussersten Evacuationsstation muss die Sortirung der Kranken
und Verwundeten in mehreren am Wege der Transporte liegenden
Orten nach Regeln, die für alle sortirenden Aerzte gemeinsam und
ein für allemal bestimmte sind, ausgeführt werden.

11. Die ganze Entfernung, soweit deren Grenzen vorher durch
das Krankenzerstreuungssystem bestimmt sind, muss rechtzeitig in
mehrere Rayons eingetheilt und jedem derselben eine selbstständige Wirksamkeit und die Sorge über die Unterbringung und
Verlegung der Kranken in seinem Bezirk überlassen werden; hierbei
muss der organische Zusammenhang unter allen Rayons und der
Hauptevacuations-Commission fortwährend gewahrt werden.

12. Die wichtigste Sorge eines jeden Evacuations-Rayons muss
darin bestehen, dass der Ueberfüllung mit Kranken in demselben vorgebeugt werde und dieselben in gehörigem Zustande dem nächsten Rayon übergeben werden; die Fürsorge für eine ausreichende
Zahl von Lagerstellen, für das Obdach der in ihren Bezirk Evacuirten muss ganz Sache der Evacuations-Commission jedes Rayons
sein. Bei einer solchen Anordnung bedarf es nicht eines complicirten Systems der Benachrichtigung der Hauptevacuationsstation über die Zahl vacanter Lagerstellen in den verschiedenen
Hospitälern.

13. Die Fürsorge für die Bequemlichkeiten der Evacuirten im
Kriege darf keine Utopien fordern, sondern nur das, was sich unter
den äussersten Umständen erfüllen lässt. Die Hülfe überhaupt, sowohl
von Seiten der Verwaltung, wie von Seiten der Gesellschaft des rothen Kreuzes, muss gleichmässig und mit Billigkeit unter allen,
sowohl Verwundeten wie Kranken, vertheilt werden, welche dasselbe
Anrecht auf Hülfe haben.

V.

Bedeutung und Principien der Privathülfe. — Verhältniss der Privathülfe zu den Militärbehörden während des Krieges. — Anstalten der Privathülfe während des Krieges. — Lazarethe und Evacuationsbaracken der Privathülfe. — Mobile Lazarethe und Etappen. — Allgemeiner Ueberblick über die Hospitalunterkünfte der Privathülfe. — Transportmittel. — Depôts. — Personal. — Unterhalt der Kranken durch die Privathülfe. — Geschichte der Lazarethe der Privathülfe in Rumänien, in den südwestlichen Provinzen und Neurussland. — Schlussfolgerungen.

Der mir nach dem Willen der erhabenen Protectorin der Gesellschaft zur Fürsorge für kranke und verwundete Krieger ertheilte Auftrag betraf hauptsächlich die sanitären Einrichtungen der Gesellschaft des rothen Kreuzes und ich hätte demnach meinen Bericht mit der Darlegung der Resultate bezüglich gerade dieser Einrichtungen beginnen sollen. Ich fasste indessen meine Aufgabe anders auf. Wer einen richtigen Begriff über die sanitäre Thätigkeit im Kriege haben will muss dieselbe nach meiner Ansicht als ein untheilbares Ganzes betrachten. Man kann nicht über die Leistung der Privathülfe im Kriege urtheilen ohne die des Militär-Sanitätswesens zu kennen und umgekehrt. Dies ist der Grund, weshalb ich in den vorhergehenden Capiteln meines Berichtes die Einrichtungen und Leistungen des Militär-Sanitätswesens und der Gesellschaft des rothen Kreuzes in Verbindung und im Zusammenhange mit einander behandelt habe. Jetzt werde ich jedoch ausschliesslich über die Privathülfe im letzten Kriege sprechen. Ich beabsichtige nicht alle Einrichtungen, Mittel, Leistungen etc. derselben im Einzelnen zu beschreiben, — alles dies werden die officiellen Vorstände der Hauptverwaltung der Gesellschaft des rothen Kreuzes auf dem Kriegsschauplatze und im Rücken der operirenden Armee eingehender und besser als ich berichten. Meine Aufgabe ist eine bescheidenere, aber vielleicht auch schwierigere; ich habe vor Allem die Bedeutung der Privathülfe im letzten Kriege im Allgemeinen und ihre Beziehungen zur Armeeverwaltung im Besonderen zu beleuchten. Nur durch die Darlegung dieser beiden Gebiete wird eine richtige Schätzung der Leistung und der Thätigkeit der Gesellschaft des rothen Kreuzes im letzten Kriege möglich.

Ich bin nicht nur von Hörensagen oder erst seit gestern mit der

Privathülfe im Kriege bekannt. Als die Grossfürstin Helena Pawlowna, gesegneten Angedenkens, zuerst in der civilisirten Welt 1854 den Gedanken schöpfte, die Privathülfe auf dem Kriegsschauplatze zu organisiren, geruhte sie mir die Leitung der von ihr gegründeten Gemeinschaft der Schwestern zur Kreuzeserhöhung auf dem Kriegsschauplatze zu übertragen. Die klar sehende Gründerin hatte bereits die künftige Bedeutung und Beziehung dieser Gemeinschaft zu den Militär- und Militär-Sanitätsbehörden im Auge und befahl mir hauptsächlich die Aufmerksamkeit auf diese beiden Momente zu richten. Die Organisation und die Auswahl der Personen, welche bei beschränkten Mitteln schnell aber im Allgemeinen glücklich erfolgten, liessen im Speciellen noch Vieles zu wünschen übrig. Ein ganzes Jahr, wenige Wochen ausgenommen, leitete ich die Thätigkeit der Gesellschaft und die Privathülfe in der Krim, nahm an ihren Arbeiten Theil und war später nach meinem Eintreffen aus der Krim in St. Petersburg Zeuge einiger Reformen und Verbesserungen ihrer Einrichtungen. Auf solche Thatsachen gestützt bildete ich mir einen genügend bestimmten Begriff über die Bedeutung der Privathülfe und ihrer bei uns bestehenden Beziehungen zu den Militärbehörden. In der Folge, als die Privathülfe auf dem amerikanischen Kriegsschauplatz in enormem Maassstabe und schon organisirt auftrat und als sie noch weiter internationale Rechte erreichte mussten ihre Bedeutung und Beziehung zu den Militärbehörden, wie es scheint, Allen klar werden. Aber thatsächlich kam es anders; dies beweist sowohl der vorangegangene deutsch-französische Krieg 1870/71, wie auch unser letzter Krieg. Auch in der Zukunft werden die Ansichten über die Frage der Privathülfe lange nicht ein und dieselben sein. Im amerikanischen Kriege war die Privathülfe unzweifelhaft ein Ausdruck des Misstrauens in die Verwaltung der Regierung. Die Gesellschaft wehrte sich sozusagen mit ihrer eigenen Hülfe gegen die Mängel und Lücken der administrativen Anordnungen. Sie sendete ihren Inspector, um die Mängel, Fehler und Nachlässigkeiten des Militär-Sanitätswesens zu beobachten und brachte ungeheure Opfer, um den verwundeten und kranken Kriegern Hülfe zu leisten. In Deutschland im Jahre 1870/71 hatte die Privathülfe, welche zum zweiten Male in grossem Maassstabe auf dem Kriegsschauplatze hervortrat, schon eine ganz andere Bedeutung; sie ordnete sich mehr oder weniger der starken Organisation der deutschen Verwaltung unter, welche durch ihre Ordnung die amerikanische unvergleichlich übertraf. Bei uns begrüssten beim Beginn der Einführung der Privathülfe im Krimkriege 1854 selbst die Truppen-Commandeure vor meinen Augen die Gemeinschaft als ein sicheres Mittel zur Verringerung der damals herrschenden Mängel und Veruntreuungen in der Militär-Sanitäts-Administration. Die älteren Schwestern der Gemeinschaft wurden nach und nach die Oberaufseher und Controleure über die Thätigkeit der Inspectoren, Commissäre und sogar der Chefärzte in den Kriegshospitälern. Theils die aufrichtige Ueberzeugung, theils der hohe Name der Protectorin der Gemeinschaft trugen dazu bei, dass eine derartige Thätigkeit der Schwestern nicht nur von den höheren Commandeuren nicht getadelt wurde, sondern sogar ihre Mitwirkung fand.

Eine solche Form der Thätigkeit der Privathülfe in der damaligen Zeit konnte nur unter zwei Bedingungen bestehen: einmal bei wirklichen Mängeln' und klaren Missbräuchen Seitens der Hospitalverwaltung, und zweitens bei ausnahmsweisen Eigenschaften der Schwestern, — ihrer exemplarischen Gewissenhaftigkeit, ihrem Takt und Sachverständniss. Eine glückliche Auswahl in der Persönlichkeit der älteren Schwestern wirkte damals zum Erfolge mit. Diese beiden Bedingungen wurden später mehr oder weniger verwischt. Die Organisation der Gemeinschaft wurde eine andere. Die Erweiterung des Thätigkeitsgebietes der Gesellschaft des rothen Kreuzes machte die Auswahl der Personen zu einer weniger anspruchsvollen. Die Mängel der Verwaltung wurden bedeutend verbessert, die Missbräuche in den Hospitälern verloren ihren acuten Charakter und treten, wenn sie fortbestehen, nicht so deutlich hervor. Alles dies änderte den Charakter, die Bedeutung und die Bestimmung der Privathülfe im Kriege. Aber auch jetzt tritt hierdurch nicht weniger bei der grossen Entwickelung der Privathülfe unwillkürlich die Frage in den Vordergrund: Weshalb ist die Privathülfe eifrig bemüht sich das Verfügungsrecht über die von ihr gesammelten Mittel zu wahren und weshalb stellt sie dieselben nicht ganz der gemeinsamen Verwaltung zur Disposition? Ist dies ein Ausdruck des Misstrauens oder nur der Wunsch an der Hülfsthätigkeit mit ihren eigenen Kräften Theil zu nehmen? Offen gesagt, glaube ich, dass sowohl das Eine wie das Andere der Fall ist. Wenn es aber so ist, so lässt sich auch verstehen, weshalb in der Thätigkeit der Privathülfe — besonders wenn das Volk durch ungewöhnliche Ereignisse aufgeregt ist — ein Gegensatz zur Verwaltung hervortritt. In demselben findet sich von Allem etwas, von Streben fürs Gemeinwohl, von Menschenliebe, von Wetteifer und Misstrauen, von Jagen nach Popularität und persönlicher Eitelkeit. Es liegt auf der Hand, dass bei einer solchen Mischung der Strömungen und Motive der allgemeine Zweck unwillkürlich und unmerklich aus den Augen verloren werden kann; es entstehen Hader und Jagen nach Effecten. Dies wird auch früher oder später eine unvermeidliche Folge derjenigen Ansicht über die Privathülfe, nach welcher sie in der Rolle eines Controleurs und Gegners der Verwaltung auf die Bühne tritt.

Nach einer anderen bescheideneren und ruhigeren Auffassung der Bedeutung der Privathülfe im Kriege soll sie immer bereit sein, die Lücken, das zeitliche wie örtliche Deficit der Militär-Verwaltung auszufüllen, welche bei dem schwerfälligen und langsamen Gange ihres Mechanismus unvermeidlich sind. Auch bei dieser Anschauung kann die Privathülfe in einigen Ausnahmsfällen je nach den Umständen zu bedeutenden Abweichungen von der Norm veranlasst werden. Wenn es gestattet ist, das Militär-Sanitätswesen bei seinem complicirten und langsamen Mechanismus im Kriege mit der schweren Artillerie zu vergleichen, so könnte man die Privathülfe bei dieser Ansicht von ihrer Bestimmung einer Abtheilung leichter Cavallerie, welche überall rechtzeitig zu Hülfe eintrifft, gleichstellen.

Zwei Ansichten und zwei aus ihnen hervorgehende entgegengesetzte Strömungen der Privathülfe bestehen im Kriege schwer miteinander. Die Privathülfe thäte besser einer der von ihr erwählten Richtungen zu folgen und unentwegt diese oder die andere Ansicht durchzuführen. Aber die eine dieser Richtungen (die erstere, in welcher die Privathülfe mit ihren eigenen Mitteln in die Rolle eines Controleurs und Gegners tritt) verlangt eine derartige Organisation, welche sie nach ihrem Mechanismus früher oder später der allgemeinen Verwaltung ähnlich machen muss. Dieser Mechanismus complicirt sich mit der Zeit unvermeidlich; sein Betrieb wird langsamer, die ganze Thätigkeit bekommt einen strengeren officiellen Charakter, es stellt sich eine verschleppende ermüdende Schreiberei, eine zänkische und kleinliche Controle ein, die persönliche Thätigkeit der Mitglieder wird durch verschiedenartige Formalitäten beengt. Mit einem Wort, die Privathülfe wird etwas wie ein status in statu im Verhältniss zur Regierungs-Verwaltung. Collisionen zwischen ihnen werden unvermeidlich und nehmen einen scharfen und gereizten Charakter an; es entsteht kein Wettstreit, sondern ein offener oder unter der Decke spielender Zwist und — alles dies wirkt schädlich zurück auf die gemeinsame Sache. Eine solche Richtung ist nur dort möglich, wo wie in Amerika ein Militär-Sanitätswesen bis zum Kriege fast überhaupt nicht existirte. Dort jedoch, wo wie bei uns oder in Deutschland eine schon durch Jahre befestigte und durchgearbeitete Verwaltung besteht, ist eine consequente Durchführung der freiwilligen Krankenpflege in dieser Richtung nicht denkbar und nur fragmentarisch möglich, dann wird aber der Schaden, welcher für den Gang der gemeinsamen Sache aus unnöthigen Collisionen und gegenseitigen Anklagen entsteht, noch eher unvermeidlich, als bei der consequenten Durchführung dieser Ansicht. Es kann daher bei uns rationellerweise eine nützliche Thätigkeit der Privathülfe nur bei Befolgung der anderen Richtung bestehen. Der Mechanismus in der Organisation muss so einfach, leicht und beweglich sein, dass sie immer rechtzeitig und an jedem Orte vollständig gerüstet zur Hülfe erscheinen kann, wo nur Mängel oder Lücken in den Anordnungen der Gesammtverwaltung hervortreten und dadurch im Kriege eine zuverlässige und treue Gehülfin derselben wird. Dies bedeutet indessen nicht, dass die Privathülfe ihre Selbstständigkeit und eigene Leitung verlieren soll, die Privathülfe soll immer für die Erhaltung ihrer Selbstständigkeit ein feines Gefühl behalten. Niemals wird Jemand gutwillig und gern in der Sache der Privathülfe der Verwendung eigener Kräfte und des persönlichen Antheils entsagen, die Bewahrung der Selbstständigkeit ist für die Privathülfe eine Lebensfrage.

Es besteht indessen auch bei dieser zweiten bescheideneren Auffassung der Bedeutung der Privathülfe noch eine andere wesentliche Schattirung in ihren Beziehungen zur Gesammtverwaltung. Sie besteht bei uns auch jetzt in einem gewissen Umfange. Die Militär-Verwaltung wendete sich nämlich in jetziger Zeit selbst an die Privathülfe und übergab ihr eine gewisse Controle über die Thätigkeit des Hospitalpersonals in Verbindung mit ihrer eigenen Aufsicht. Es ist bekannt, dass in unseren Militär-Hospitälern die Schwestern das Recht haben nach einer ihnen gegebenen Instruction bei dem Empfang der Lebensmittel und der Wäsche zusammen mit den Hospitalärzten die Controle zu führen und die Zubereitung der Nahrung in den Hospitalküchen zu beaufsichtigen. Dieses Recht der Privathülfe, welches erst seit dem Krimkriege bestand, wurde nach und nach eingeführt, wahrscheinlich auf Grund der günstigen Resultate in der Beseitigung von Missbräuchen, welche die Thätigkeit der Schwestern bei ihrem ersten Auftreten in den Hospitälern 1854 ergeben hatte. Eine derartige Controle der Privathülfe, wie sie auch jetzt im Einverständniss mit der amtlichen Verwaltung besteht, ist deshalb rationell, weil sie die Privathülfe nicht zur Organisation einer besonderen Behörde in sich verpflichtet; sie erfolgt von beiden Seiten, sozusagen tacito consensu, und ist ein Zeichen des Vertrauens der Regierung zur Thätigkeit und guten Auswahl zu den bei der Privathülfe Mitwirkenden. Gerade hierdurch schwindet auch der Schatten des Misstrauens, der, wie ich bemerkte, gegenüber den Einrichtungen der Privathülfe besteht. Dieselbe führt sich durch solche Concessionen Seitens der Verwaltung in einer gewissen Weise in die Reihe der officiellen Einrichtungen ein, ohne ihre Selbstständigkeit zu verlieren — und dies ist die Hauptsache.

Jedes Mitglied der Privathülfe muss das Recht haben, über seine

Beiträge zu bestimmen, namentlich ob für den einen und nicht für einen anderen Zweck. Aber auch bei einer solchen Freiheit der Handlungsweise müssen bestimmte Regeln über die Eigenschaften und Form bestehen, welche Jeder bei Darbringung seiner Spende zu beobachten hat. So kann man auch in der Privathülfe für die kranken und verwundeten Krieger nicht gestatten, dass die freiwilligen Gaben ein luxuriöses Aeussere besitzen, nach Effect haschen und den bescheidenen Werth der von der Regierung gegebenen Gegenstände verdunkeln. Die Privathülfe Hand in Hand gehend mit dem gesammten Militär-Sanitätswesen darf nicht die Uebereinstimmung stören. Eine jede wesentliche Abweichung von den bestimmten Normen der officiellen Verwaltung in den Mitteln und der Unterstützung darf der Privathülfe nicht gestattet sein. Indessen muss man in einem gewissen Grade und unter gewissen Bedingungen den Hauptleitern der Privathülfe im Kriege das Recht der Controle über die Thätigkeit der officiellen Verwaltung zugestehen. Es führt dies nicht zu Reibungen, wenn das Militär-Sanitätswesen selbst von der Nothwendigkeit und dem Nutzen einer solchen Controle überzeugt ist und solcher Ueberzeugung lässt sich bei einem gemeinsam mit dem Militär-Sanitätswesen ausgearbeiteten Thätigkeitsplan ohne Schwierigkeit Boden verschaffen. Auch hierzu ist es besonders nothwendig die gesammte Thätigkeit der Privathülfe mit den Anforderungen des Militär-Sanitätswesens in Einklang zu bringen. Letzterer Dienstzweig darf seinerseits die Privathülfe nicht von oben herab ansehen und sich nicht mit ihr feindlich stellen, gleichsam widerwillig, wenn er an ihr eine treue Gehülfin zu haben wünscht. Die von beiden Seiten und aufrichtig gemachten Concessionen in Verwaltungsfragen sind hier nothwendig. Keine Verwaltung kann auf die Unfehlbarkeit ihrer Anordnungen, eine unfehlbare Voraussicht, die Unmöglichkeit eines temporären Deficits in der Verproviantirung, die volle Gewissenhaftigkeit und tiefe Kenntniss ihrer Glieder rechnen, dies würde eine durch nichts gerechtfertigte Utopie sein. „Homo sum“ — bezieht sich eben so sehr auf die Verwaltung wie auf jeden von uns. Ich bin nicht so weit Optimist um die Möglichkeit einer stets genauen Erfüllung der vorgeschlagenen Principien vorauszusetzen. Ich weiss wie schwer die Abgrenzung und Bestimmung der Rechte und Pflichten von Personen ist, die nicht zu einer Sphäre gehören und wenn auch für eine gemeinsame Sache, aber mit verschiedenen Ansichten arbeiten. Viel kommt indessen auf die Erläuterung seiner Lage für Jeden und die Ausarbeitung eines gemeinsamen Arbeitsplanes an. Das Aufblitzen persönlicher Eigenliebe ist immer unvermeidlich, aber die Folgen werden gemildert, wenn Jeder den Kreis seiner Thätigkeit und die Grenzen seines Einflusses kennt.

Nach dieser Darlegung der verschiedenen Ansichten über den Zweck, die Bedeutung und das Verhältniss der Privathülfe im Kriege wende ich mich zur Entscheidung der Frage: Mit welcher Ansicht über die Sache und in welcher Richtung wirkte unsere Privathülfe im letzten Kriege 1877?

Ich werde auf diese wichtige Frage nicht direct antworten. Ich gebe nur Thatsachen, welche die Entstehungsgeschichte der verschiedenen Anstalten des rothen Kreuzes erläutern, beschreibe diese selbst und die Thätigkeit der Privathülfe auf den Evacuationsstationen, den Etappen, in den Lazarethen und Sanitätszügen. Der Leser wird selbst sehen, von welchen Ansichten unsere Privathülfe geleitet wurde, welcher Richtung sie folgte, und wie ihre Beziehungen zu den Militär-Behörden waren, er wird erkennen, ob alles dies mit meinen Ansichten über die Bedeutung und die Zwecke der Privathülfe im Kriege übereinstimmte.

Ich überzeugte mich erstens von dem Fehlen oder wenigstens der Unzulänglichkeit einer genau bestimmten Ansicht und Richtung der Thätigkeit unserer Privathülfe im letzten Kriege. Bei meinem Besuche des Kriegsschauplatzes, sogar noch früher, setzte mich dieser Mangel an Präcisirung des Verhältnisses unserer Privathülfe und des Militär-Sanitätswesens in Erstaunen. So sahen einige einflussreiche Mitglieder der Gesellschaft des rothen Kreuzes in sich die leitenden Persönlichkeiten eines fast eben solchen Ressorts wie das ganze Militär-Sanitätswesen. Mir schien es, dass einige wünschten jenen status in statu zu schaffen, dessen Mängel ich oben schilderte. Selbstständig Einrichtungen zu leiten mit einer mehr oder weniger complicirten Organisation war die hervorragende Strömung. Alles dies freilich war kein Missbrauch der Gewalt und gerechtfertigt durch die Unbestimmtheit der Beziehungen. Billigerweise rechtfertigte auch die bisweilen exceptionelle und nicht ganz normale Lage des Sanitätswesens im letzten Kriege das Bestehen nicht normaler Verhältnisse der Privathülfe zum Militär-Sanitätswesen. Hierdurch musste nicht weniger die der Privathülfe nicht eigenthümliche Richtung der Thätigkeit auf den Verlauf des gemeinsamen Werkes zurückwirken, und ihre Hauptkräfte von einer anderen unverhältnissmässig 'nützlicheren und mehr ihr eigenen Richtung ablenken. Die Schwankungen in dem Verhältniss der Privathülfe zu dem Militär-Sanitätswesen traten besonders in der Organisation von Einrichtungen hervor, welche dem Charakter und dem Zweck der Privathülfe nicht entsprachen. Dahin rechne ich die Einrichtung stehender Hospitäler auf dem Kriegsschauplatze und der Hauptevacuationsstationen. Ich muss indessen vor Allem eine Erläuterung geben, um nicht missverstanden zu werden. Ich will hiermit nicht sagen, dass die von der Gesellschaft des rothen Kreuzes nahe dem Kriegsschauplatz angelegten Hospitäler und die zwei Hauptevacuationsstationen, welche fast ausschliesslich unter ihrer Leitung standen, zu dieser Zeit überflüssig gewesen wären, im Gegentheil Niemand hat vielleicht in einem solchen Grade wie ich die Nothwendigkeit dieser Einrichtungen der Privathülfe anerkannt. Dies hindert mich indessen nicht zu behaupten, dass diese Schöpfung nicht in der normalen Ordnung der Dinge lag und nicht der Thätigkeit der Privathülfe eigenthümlich war. Welche privaten Opfer hätten bei uns gebracht werden müssen, wenn die ganze Bürde der Ausgaben für die Erbauung und gute Ausstattung stehender Lazarethe und Evacuationsstationen auf dem Kriegsschauplatze auf ihnen gelastet hätte? Und eine wie complicirte Organisation wäre dazu erforderlich gewesen, um rechtzeitig diese Art von Einrichtungen zweckmässig zu organisiren? Sie entstanden indessen auf der Höhe des Krieges, bei ausserordentlichen Schwierigkeiten der Lieferung, bei einer ungewöhnlichen Höhe des Preises für alle Materialen und Arbeitskräfte. Jetzt will freilich Niemand daran schuld sein, dass vor dem Kriege oder selbst bei seinem Beginne die für die eclatantesten und klarsten Erfordernisse desselben nothwendigen Einrichtungen nicht vorbereitet waren; die Schuld soll vollständig auf die denselben begleitenden zufälligen Ereignisse und unvorhergesehenen Wendungen fallen. Die Privathülfe arbeitete hier mit Selbstverleugnung unter Anstrengung aller ihrer Kräfte, sie arbeitete, wenn man will, nicht mit Berechnung, jedoch kann man ihr dies nicht als Schuld anrechnen; — dies ist die Thatkraft des Bürgers. — Dennoch wiederhole ich, sie nahm eine falsche Richtung — und dieses ist eine Lehre für die Zukunft. Ohne auf die Frage einzugehen, weshalb die Heeres-Verwaltung beim Beginn des Krieges sich so gleichgültig zur Einrichtung der zwei Hauptevacuationsstationen und ihrer Filialeinrichtungen (Hospitäler) verhielt, so wage ich noch weniger zu entscheiden, weshalb sie während des Krieges selbst für sie so wichtige Organisationen aus den Händen gab. Wollte man annehmen, dass der ungewöhnlich günstige Verlauf des Beginnes des Krieges absolute Sorglosigkeit einflösste, was verhinderte aber hernach Aufmerksamkeit wie Mittel auf Frateschti und Jassy zu concentriren? Die Central-Militär-Sanitätsbehörde bereitete die t. Kriegshospitäler vor, sie blieben aber in Krementschug und von dort abgesendet standen sie nicht etablirt nahe bei Frateschti (Nr. 46 in Bukarest). Unterdessen häuften sich die Verwundeten und Kranken bei Frateschti an, und dann folgte der Andrang in Jassy. Unter solchen Umständen kann man freilich der Privathülfe nicht den Vorwurf machen, dass sie sich in fremde Angelegenheiten mischte, und es unternahm die Folgen der Indolenz zu beseitigen. Wie sich indessen jetzt herausstellt, gab es auch andere Umstände, welche die Privathülfe veranlassten, die nicht ihren Kräften angemessene und nicht in ihr liegende Concurrenz mit dem Feld-Sanitätswesen aufzunehmen.

Erstens hatte die Privathülfe noch beim Anfange des Krieges die Verpflichtung gegenüber den Militärbehörden übernommen für einige tausend Kranke und Verwundete in ganz Russland (16000 Lager-stellen) Unterkunft zu schaffen und sie für eine gewisse Zahlung Seitens der Militärbehörde zu unterhalten. Diese Bedingung, die vielleicht auch in ökonomischer Beziehung nicht günstig war, band jedoch der Privathülfe die Hände und gab ihr namentlich eine administrative Richtung, welche sie bei einer anderen Anschauung ihrer Thätigkeit hätte vermeiden sollen. Es konnte freilich Niemand Privatpersonen, Städte und Landschaften verhindern bei sich im Kriege Hospitäler einzurichten. Im Jahre 1870,71 legten in Berlin, Leipzig, Carlsruhe und vielen anderen Orten städtische Genossenschaften Unterkunfts-räume für Kranke und Verwundete in sehr grossem Maassstabe an ohne irgend welchen Contrakt mit der Militärbehörde. Es soll dies auch nicht unmittelbar Sache der Leitung der Privathülfe sein. Be-dingungen und Contrakte mit der Militärbehörde engen selbstverständ-lich die freie Bewegung der Thätigkeit ein, die für die Privathülfe so nothwendig ist, ziehen ihre Kräfte ab und geben ihr früher oder später einen rein administrativen Charakter. Vielmehr entspricht dem Wesen der Privathülfe die Einrichtung mobiler Lazarethe, welche auf den Kriegsschauplatz selbst und dessen Nachbarschaft entsendet wer-den; so sahen wir im deutsch-französischen Kriege auf dem Kriegs-schauplatze bewegliche ausgezeichnet eingerichtete Lazarethe der ame-rikanischen, englischen und holländischen Privatgesellschaften des ro-then Kreuzes. Sie traten mit sehr bedeutenden Mitteln und ihrem eigenen Personal auf und waren für den Nothfall bereit sofort kleine Verbandplätze zu bilden. Mir ist nicht bekannt, weshalb einer der con-sultirenden Chirurgen der Gesellschaft des rothen Kreuzes der Ansicht ist, dass private internationale Sanitätsabtheilungen keine ernste sani-täre Rolle spielen können und sollen (siehe den allgemeinen medizini-schen Bericht über den Krieg 1877 von S. P. Kolomnin, S. 169). Im Anfange des letzten Krieges schickten bei uns nur zwei Privatgesell-schaften, die von Dorpat und die evangelische ihre Lazarethe an die Grenzen des Kriegsschauplatzes vor. Die Hauptverwaltung der Privat-hülfe zog dieser unstreitig nützlichsten Form der Thätigkeit eine an-dere vor, indem sie mit der Militärbehörde in bindende Beziehungen trat. Allerdings sandten einige unserer Localverwaltungen der Gesell-schaft des rothen Kreuzes mit Erlaubniss der Hauptverwaltung ihre vorzüglich organisirten Lazarethe (so Nowgorod, Wologda, Wjatka,

Perm, Orenburg), man liess die Sache aber nicht in Gang kommen und sie blieben fern vom Kriegstheater. Welcher Sachkenner sieht nicht, wie wohlthätig bei uns diese Lazarethe der Privathülfe auf dem Kriegsschauplatz und an seinen Grenzen gewesen wären? Sie hätten im vollen Sinne den Vergleich, welchen ich bezüglich der Privathülfe im Kriege machte, nämlich mit leichten Cavallerie-Abtheilungen, gerechtfertigt und wären immer bereit gewesen dem schwerfälligen Militär-Sanitätswesen zu Hülfe zu kommen. Später auf der Höhe des Krieges wurde auf höheren Einfluss eine den internationalen beweglichen Lazarethen von 1870/71 ähnliche Einrichtung organisirt; ich werde über dieselbe unten sprechen.

Ein anderer Umstand, welcher die Privathülfe zur Anlage ständiger Lazarethe an den Grenzen des Kriegsschauplatzes und den Evacuationsstationen verführte, ist sehr originell. Derselbe wird sehr anschaulich in einem Buche eines der ärztlichen Mitglieder der Gesellschaft des rothen Kreuzes im Rücken der operirenden Armee auseinander gesetzt und dazu von einem ihrer wichtigen und thätigen Mitglieder, dessen Stimme unzweifelhaft bei den Berathungen und Entscheidungen des Hauptbevollmächtigten im Rücken der operirenden Armee keine geringe Bedeutung hatte — es war dies Dr. S. P. Kolomnin.[1]) Indem er ebenfalls auf die Unbestimmtheit und die Verwirrung der Beziehungen der Gesellschaft des rothen Kreuzes zur Militärbehörde hinweist schreibt er diesem Umstande auch die befremdende Erscheinung zu, „dass im Rücken der Armee von Jassy bis Krementschug neben den Einrichtungen des Militär-Sanitätswesens eine andere Sanitätsbehörde auftrat, die nach ihrem Willen Hospitäler eröffnete und durch den Schlüssel (die Evacuationsbaracke zu Jassy) darüber gebot die Belegung eines Rayons oder von ganz Russland mit Kranken und Verwundeten der Armee stärker oder schwächer zu machen, und de jure von dem Militärsanitätswesen nicht abhing.‟ Ein solcher „Anachronismus‟ erklärt sich in den Hauptzügen folgendermaassen: erstens bestand schon zu Anfang des Krieges der Vorschlag, die Sortirung der in Jassy zugehenden Kranken und Verwundeten in die Hände des rothen Kreuzes zu legen, wahrscheinlich darauf gestützt, dass der Transport von Jassy nach Russland durch die Sanitätszüge der Gesellschaft des rothen Kreuzes gesichert war (Abriss des Dr. Kolomnin 1878, S. 165). Zweitens „konnten die Verwundeten und Kranken, welche in relativ gutem Zustande aus Orten jenseits der Donau abgeschickt waren, bei der Ankunft in Jassy der Ruhe und unaufschiebbarer Behandlung bedürfen; viele von ihnen hätten den kurzen Transport aus Jassy in die Hospitäler Bessarabiens

---

1) Ich führe hier seine Worte vollständig an, da sie das Verhältniss unserer Privathülfe zur Militärbehörde im letzten Kriege sehr klar charakterisiren.

und Rumäniens ertragen, aber ohne den äussersten Schaden nicht den entfernteren Transport in das Innere von Russland, umsomehr dadurch, dass zwischen Kischinew und Kiew wenige stehende und temporäre Kriegshospitäler waren." (S. 166). Hier nun gestattete Dr. Kolomnin „unter dem frischen Eindruck der traurigen Resultate des schlimmen Transports in Serbien nicht die Möglichkeit, dass die Schwerverwundeten ungestraft in entfernte Hospitäler geschafft wurden" (S. 166), deshalb bestand er „seinerseits" auf einer breiten Organisation der ärztlichen Hülfe im Rayon der Gesellschaft des rothen Kreuzes im Rücken der Armee und bemühte sich, die immense Bedeutung der Hospitäler der Gesellschaft des rothen Kreuzes, welche hauptsächlich zur Unterbringung der Schwerkranken und Verwundeten erbaut waren, zu beweisen. „Der Herr Hauptbevollmächtigte huldigte den gleichen Anschauungen." (S. 167). Dr. Kolomnin verfasste über diese Maassregel eine Denkschrift, in welcher er vorschlug, sich (d. h. der Gesellschaft des rothen Kreuzes) eine ganz organisirte Hülfe in grossem Maassstabe zu geben, eigene Sanitäts-Abtheilungen zu bilden, eigene Hospitäler, Etappen und sogleich eigene Baracken einzurichten. „Der Schlüssel unseres Rayons ist Jassy" sagt Dr. Kolomnin in seiner Denkschrift „und dieser Schlüssel muss in unseren Händen sein. In Jassy wird unsere erste Baracke sein, und die Aerzte der Gesellschaft des rothen Kreuzes nehmen Theil an der Sortirung der Kranken und Verwundeten. In Ungeni, Korneschti, Kalarasch werden neben den Privat-Sanitätsabtheilungen auch unsere Hospitäler sein. Die Baracken muss man sofort für den Winter mit guten Einrichtungen in Jassy und irgendwo in der Umgegend von Kischinew erbauen. Man kann dreist mit voller wissenschaftlicher Garantie der Administration sagen" (so spricht sich Dr. Kolomnin aus), „baut gute Baracken für solche Verwundete und ihr werdet hierdurch allein die Sterblichkeit vermindern, Vielen das Leben geben und bei Vielen den Tod weiter hinausschieben" (S. 171). Endlich schliesst er (und dieser Schluss ist am Charakteristischsten), dass die Berathung beim Chef der Militär-Verbindungen der operirenden Armee Katalei in Jassy das wichtige Resultat für das rothe Kreuz im Rücken der Armee hatte, dass Jassy „officiell in unseren Rayon überging" (d. h. der Gesellschaft des rothen Kreuzes), und hiermit zugleich der Antheil des rothen Kreuzes an der Sortirung der Kranken und Verwundeten und ihrer Absendung aus der Evacuationsbaracke zu Jassy nach Russland legalisirt war. Wenn dem rothen Kreuz die Aufgabe zugefallen wäre, sich hauptsächlich mit der ärztlichen Hülfe zu beschäftigen, so wäre der Rayon jenseits des Pruth, excl. Jassy, ohne alle Bedeutung für die ärztliche Hülfe gewesen, weil die Belegung seiner Hospitäler ganz von Jassy abhing. Die dortige Commission bei anderen Ansichten, als das rothe Kreuz, hätte die Schwerkranken mit den in weitentfernte Orte gehenden Transporten absenden können, und als Resultat würde eine schwache Belegung der Hospitäler der Gesellschaft des rothen Kreuzes mit Kranken hervorgetreten sein. Es hätte dies selbstverständlich keinen Beweis ihrer Unmöglichkeit geliefert, weil die Erhöhung der Sterblichkeit auf den Zügen, die aus Jassy nach Russland gingen, das Gegentheil bestätigt hätte. Und da (nach den Worten von Kolomnin) „endete der Rayon des rothen Kreuzes jenseits des Pruth, als ein höchst unvollkommener Organismus, sein Dasein, aber an Stelle desselben entstand der Rayon Kischinew-Jassy als das Haupt eines grossen sanitären Bezirkes" natürlich unserer, d. h. der Gesellschaft des rothen Kreuzes „an der Eisenbahnlinie nach Odessa" (ebenda). Dies ist demnach der Schlüssel zur Aufklärung der abnormen Lage im Rayon Kischinew-Jassy. Es erscheint hier selbstverständlich die Reaction einer Strömung gegen die Extreme der anderen auf der Bühne. Von der einen Seite wurde damals das unbegrenzte Kranken-Zerstreuungssystem durch ganz Russland und quasi ein Verbot der Einrichtung von Hospitälern an den Grenzen des Kriegsschauplatzes in den Kreisen Kiew und Odessa vertreten (siehe oben, Capitel IV), weshalb auch der Hauptverwaltung Seitens der Militärbehörde vorgeschlagen wurde, Hospitäler nur in unseren westlichen Provinzen einzurichten (von Poltawa und Krementschug ab). Sodann wurden die Evacuationsstationen von der Militärbehörde dem rothen Kreuz übergeben und zwar nur aus dem Grunde, dass 10 Sanitätszüge zu seiner Verfügung standen. Von der anderen Seite bestanden die am rothen Kreuz Mitwirkenden, namentlich ihre ärztlichen Vertreter auf der Nothwendigkeit, Hospitäler in grossem Maassstabe an den Grenzen des Kriegsschauplatzes einzurichten, da sie von dem grössten Schaden weiter Transporte für die Schwerverwundeten überzeugt waren. Namentlich tritt Seitens der Aerzte das Bemühen hervor, mit allen Kräften Jassy und den Rayon Kischinew-Jassy als Mittel zur Anfüllung ihrer neueingerichteten Hospitäler mit Schwerverwundeten zu behaupten. Auffallend ist, dass bei dem Zusammentreffen der zwei entgegengesetzten Strömungen die Leitung des Feldsanitätswesens gewissermaassen ein gelegentlicher Zuschauer bei dem vor ihren Augen sich vollziehenden Streit bleibt. Noch merkwürdiger ist, dass die Militärbehörde die gesammte Evacuation allein auf die Sanitätszüge des rothen Kreuzes gründet und deshalb die Evacuationsbaracke in ihren Händen lässt, aber die ärztlichen Mitglieder dieser Gesellschaft in der Ueberzeugung der Schädlichkeit des Transports für die Schwerverwundeten berück-

sichtigen nicht, dass das Schlimmste — den Transport auf den Landwegen Bulgariens und Rumäniens — diese Verwundeten schon früher
haben ertragen müssen, ehe sie in ihre ausgezeichnet eingerichteten
Hospitalbaracken bei Jassy gelangten! Wie sonderbar stellt sich jetzt
dieses antagonistische Sichhinreissenlassen dar, das längst in vollendete Thatsachen übergegangen ist! Die ärztlichen Mitglieder des
rothen Kreuzes sehen darin, wenn die Evacuationsstation zu Jassy
nicht in ihren Händen bleibt, einen gewissermaassen persönlich ihnen
zugefügten Nachtheil und bemühen sich, damit ihre Hospitaleinrichtungen nicht für unnütz gehalten werden, alle Mittel ausfindig zu
machen, um sie mit Schwerkranken und Schwerverwundeten zu füllen.
Die Militärbehörde dagegen, obgleich sie dies gestattet, ist bestrebt
die Kranken vom Kriegsschauplatze möglichst weiter mit den geringen
Transportmitteln der Gesellschaft des rothen Kreuzes wegzuschaffen
und hindert gerade hierdurch die schnelle Rückkehr der Züge und
die Bewegung der Evacuation. Es sind dies die Folgen vorgefasster
Meinungen und unbestimmter Beziehungen zweier Verwaltungsgebiete,
welche vereint und mit gemeinsamen Kräften hätten wirken sollen.
Was ging jedoch aus diesem Kampfe der Strömungen, der gewissermaassen einen persönlichen Charakter hatte, hervor? Die Hospitalbaracken auf der Linie Jassy-Kischinew standen lange selbst bis zum
Winter nicht alle beendet, die Zahl der in sie dirigirten Kranken
war verhältnissmässig gering. In Jassy selbst überstieg dieselbe auf
der Hauptevacuationsstation während sechs Monaten nicht 1541 Kranke,
und diese waren nicht nur in der Baracke des rothen Kreuzes, sondern in drei t. Kriegshospitälern untergebracht. Zwischen Jassy und
Kischinew wurden auf einer Entfernung von sechs Eisenbahnstunden
die Nachtheile des Ausladens, Einladens und Ueberführens der Kranken
aus den Sanitätszügen bei den im Regen unmöglichen bessarabischen
Landwegen durch die Vorzüge einer guten Unterkunft und tüchtigen
ärztlichen Hülfe schwerlich aufgewogen. Wenn die ärztlichen Mitglieder des rothen Kreuzes das von mir verworfene Princip des Verbleibes der Schwerverwundeten in der Nähe des Kriegsschauplatzes
annahmen, würde dann nicht die Einrichtung von Unterkünften von
Frateschti bis Jassy rationeller gewesen sein? Dort hätte sich auch
Obdach für die Hospitäler in den Wohnhäusern und Hütten gefunden;
die Gesellschaft des rothen Kreuzes hätte Erdhütten erbauen und
Zelte aufstellen können, und alles dies hätte man gewiss schneller
eingerichtet und es wäre billiger gewesen. Die Unterkunft in luxuriös
eingerichteten Baracken nahe bei Jassy, wie gut sie auch sein mochte
und wie sorgfältig auch die ärztliche Hülfe war, erschien dennoch
bereits für die Schwerverwundeten nicht rechtzeitig und so zu sagen
post festum.

Wie viel mal nützlicher wäre anstatt dieses die Einrichtung
der Hospitäler begleitenden Streites die Einrichtung beweglicher Lazarethe der Privathülfe und von Etappen für die
Transporte auf den Landwegen gewesen. Die beweglichen fliegenden Lazarethe, durch die Privathülfe zum Kriegsschauplatze vorgeschoben, würden den Verbandplätzen als wichtige Unserstützung
gedient und die Etappen zur Linderung des Looses der Schwerverwundeten und Kranken beigetragen haben, welche in Telegen auf den
äusserst schlechten und kothigen Wegen herangeführt wurden.

Nein, die Privathülfe darf sich durchaus nicht mit dem Gedanken
befassen, auf dem Kriegsschauplatze stehende Hospitäler zu errichten
und Baracken zu bauen, sogar bei der Möglichkeit sie rechtzeitig
herzustellen. Beweglichkeit, rechtzeitiges Erscheinen und Vermeidung
aller Schwerfälligkeit in der Hülfeleistung — dies sind ihre Elemente.

Man kann sich leicht vorstellen, wie wohlthätig für die Verwundeten und Kranken statt der theuern stehenden Baracken als
Unterstützung für das Feld-Sanitätswesen vorgeschobene, mobile und
fliegende Privatlazarethe mit Hospitalzelten und Jurten gewesen sein
würden. Diese transportabeln Unterkünfte hätte man eröffnet und
wieder weggenommen, und wo es nöthig war, wären sie immer in
der Nähe verblieben, stets bereit in dem rauhen, obdachlosen Lande
zur Hülfe zu erscheinen. — Indessen im letzten Kriege und namentlich Seitens des Hauptbevollmächtigten der Gesellschaft des rothen
Kreuzes in Bulgarien verfügte man bei dem angenommenen Princip
über fast gar keine Hospitalunterkünfte; dieselbe unterstützte das Feld-
Sanitätswesen nur mit Personal, Material und Fuhrwerken. Später,
schon auf der Höhe des Krieges, trat bei den höchsten Autoritäten
der wohlthätige Gedanke fliegende Lazarethabtheilungen einzurichten
hervor. Wir haben nur eine derselben zu sehen Gelegenheit gehabt,
das Etappenlazareth der jetzigen Kaiserin, welches in der Form
einer Etappe in Bogot etablirt war. Als Augenzeuge können wir
den Werth dieser ausgezeichneten Etappe bezeugen; die Pflege und
Hülfe, die hier den Verwundeten Seitens des ärztlichen Personals
und der Verwaltung geleistet wurden, waren untadelhaft und verdienen die schmeichelhafteste Anerkennung. Die fliegende Etappe
zu Bogot wurde schon während unserer Anwesenheit ($\frac{8}{20.}$ November
1877) aufgehoben und rückte ungeachtet des schon eingetretenen
Winters nach Orkanie ab, wo sie unzweifelhaft mit demselben Erfolge ihre nutzbringende Thätigkeit fortsetzte. Ein eingehender Bericht über ihre Einrichtung und ihre Leistungen wird gewiss die
Hauptverwaltung von der Nothwendigkeit überzeugen fliegende Abtheilungen und Etappen der Privathülfe in viel grösserem Maassstabe
aufzustellen.

In Frateschti war die Einrichtung der Hauptevacuationsstation nicht so dramatisch wie in Jassy. In Frateschti vollzog sich der Antheil der Gesellschaft des rothen Kreuzes in Sachen der Evacuation weniger merklich und nach dem Gange der Umstände. Hier traten die gemeinsamen Kräfte des Feld-Sanitätswesens und der Gesellschaft des rothen Kreuzes fast gleichzeitig auf und fuhren dann fort ohne jeden Zwist zusammenzuwirken. Dafür erschien auch die organisirte Thätigkeit der Evacuationsstation zu Frateschti zwei Monate später auf der Bühne als in Jassy. Es gab eine Zeit, wo die Evacuation in Frateschti durch ihre eigene Kraft der Trägheit (so zu sagen) sich vollzog. Damals existirte wirklich fast gar kein Personal, eine officielle Persönlichkeit des Militärressorts, ein Beamter der ärztlichen Abtheilung der Evacuation, war der einzige Vertreter des ganzen ärztlichen Personals! Nach und nach, nach dem Gange der Umstände wurden die Kriegshospitäler und das Zelthospital des rothen Kreuzes eröffnet, es kam die Organisation zu Stande, es wurden die Aerzte der durchmarschirenden Regimenter zu Hülfe geschickt und gleichzeitig hiermit wuchs auch die Thätigkeit der Gesellschaft des rothen Kreuzes. Erst am $\frac{28.\ \text{August}}{9.\ \text{Septbr.}}$ 1877 wurde die vollständig organisirte Hauptevacuationsstation in Frateschti eingerichtet. Der wichtigste Unterkunftsraum derselben, die Sortirungsbaracken der Gesellschaft des rothen Kreuzes, brauchten bis zu ihrer Einrichtung noch bis zum November und unterdessen entstand ein Obdach einer neuen Art — die Wiener Baracken von P o l j ä k o w. In Frateschti war die Thätigkeit der Evacuationsstation fast gleichmässig zwischen dem Militär-Sanitätswesen und der Privathülfe getheilt. Ueber die Resultate dieser Wirksamkeit theilte ich schon alles mir Bekannte oben mit (Capitel IV), hier bemerke ich noch einmal, dass sie von beiden Seiten, von der Privathülfe und der Militärbehörde eine unermüdliche und arbeitsreiche war. In Frateschti hatten beide mit einem Uebel doppelter Art zu kämpfen: mit den täglichen und nächtlichen Transporten, die in traurigem Zustande auf den Landwegen zugingen, und mit der rumänischen Verwaltung der Eisenbahn (siehe Capitel IV). Das Leben der Mitwirkenden war mit Entbehrungen verschiedener Art verknüpft. Sie lebten, wiewohl gar nicht so weit von der Hauptstadt Rumäniens, doch in der Steppe in leichten schnell aufgeführten Unterkünften; sie lebten jedoch, ohne sich zu beklagen, freundschaftlich und patriarchalisch. — Ich füge auch noch hinzu, dass, wenn die wichtige Bedeutung von Frateschti zu Anfang des Krieges erkannt worden wäre und die Gesellschaft des rothen Kreuzes eine richtigere Anschauung über ihre Thätigkeit gehabt hätte, sie unverzüglich nach Frateschti durchaus noch im Beginn des Krieges ihre mobilen Lazarethe (das von Wjatka, von Orenburg, von Nowgorod, von Perm

u. s. w.) gesendet hätte, während sie jetzt im Rücken der operirenden Armee in Orten fern dem Kriegsschauplatze gelassen worden waren (in Gerbowez, Station Rachni, Nowoukrainka u. s. w.). Statt dessen war nur aus dem Rayon des rothen Kreuzes im Rücken der operirenden Armee nach Frateschti (welches nicht in diesen Rayon gehörte) ein Zeltlazareth für 70—100 Betten und auch dieses erst am $\frac{2.}{14.}$ August gesendet worden, welches hier bis zum $\frac{16.}{28.}$ October 1877 functionirte. Zur Zeit unseres Besuches, am $\frac{9.}{21.}$ October 1877 leitete es Dr. S. P. Kolomnin. Das Hospital war am Abhang eines Berges, zwei Werst von der Eisenbahnstation und den t. Kriegshospitälern, untergebracht. Die Zelte waren schon unten am Rande mit Stroh belegt und mit Erde bedeckt; in Folge dieser einen Maassregel fiel nach der Beobachtung von Kolomnin ($\frac{7.}{19.}$ October, 4½ Uhr Morgens) bei Windstille und 0° R. die Temperatur in dem nichtgeheizten Divisionszelt (5 Kranke) nicht unter + 3½° R., während in einem ähnlichen Zelt (mit 5 Kranken), welches nicht mit einem Graben umzogen und nicht mit Stroh belegt war, die Temperatur bei 3° R. aussen nur 5° R. betrug.

Nach den uns von Dr. Kolomnin gemachten Mittheilungen nahm das Lazareth vom $\frac{2.}{14.}$ August bis $\frac{9.}{21.}$ October 1877 255 Schwerverwundete oder Kranke auf. Von denselben wurden 132 evacuirt, waren im Bestande am $\frac{9.}{21.}$ October 58, starben während der ganzen Zeit 65 = 25%. Die Pflege und Behandlung der Kranken und Verwundeten waren hier untadelhaft. Als Filiale der Evacuationsstation zu Frateschti kann man noch das Lazareth des rothen Kreuzes in Komani betrachten, welches aus drei aufgehobenen Evacuationsstationen (Komani, Moroteschti und Tekutschi) bestand, 32 Werst von Frateschti entfernt war und seine Kranken von den aus Frateschti nach Bukarest gehenden Sanitätszügen erhielt. Dasselbe stellte seine Thätigkeit am $\frac{22.\ Septbr.}{4.\ October}$ 1877 ein und wäre wegen der zu nahen Entfernung von der Evacuationsstation kaum nöthig gewesen.

Ueber die Etappen der Privathülfe habe ich schon oben (Capitel IV.) eingehend genug gesprochen, hier beschränke ich mich nur darauf, noch einige allgemeine Betrachtungen über diesen wichtigen Gegenstand anzustellen.

Bei ausserordentlichen Ereignissen beeinflusst Nichts die Leistung so schädlich, als Fehler durch Missverständnisse und nicht klar verstandene Aufgaben. Die unvermeidliche Folge dieser Fehler wird ein gewisses Chaos in der Art der Leistung sein — Ueberfluss in einem und vollständiger Mangel im anderen Falle. Auch im letzten Kriege war diese Folge vorhanden, nämlich vollständige Abwesenheit mobiler Lazarethe der Privathülfe auf dem Kriegsschauplatze, Belassung der Schwerverwundeten in der Nähe desselben, Mangel

t. Kriegshospitäler an den Linien nach Odessa und Kiew, unbegrenzte Krankenzerstreuung über das ganze Reich, Reaction der Gesellschaft des rothen Kreuzes gegen dieses System, aber dafür Einrichtung von stehenden Lazarethen und ausgezeichneten Baracken auf der Linie Jassy - Kischinew durch dieselbe, endlich ein elender Zustand der Etappen in Bulgarien.

Die Etappen auf dem Kriegsschauplatz in Bulgarien hätten ganz in den Händen der Gesellschaft des rothen Kreuzes sich befinden können. Von der Militärbehörde kann man wirklich nicht verlangen, dass sie selbst überall neue Etappen und Verpflegungsstationen einrichtete und mit den verschiedenen Bequemlichkeiten versah. Schon das wäre ein grosses Verdienst Seitens des Militär - Sanitätswesens gewesen, wenn es früher, so wie wir es oben vorschlugen, die t. Kriegshospitäler in kleine selbstständige Abtheilungen getheilt, so ihre Zahl erhöht und sie nach Art der Etappen placirt hätte. Dabei hätte die Privathülfe das Militärressort in der Einrichtung von Erd-hütten für die Etappen auf den Landwegen unterstützen und die Etappen mit Personal und ihren eigenen Mitteln ausstatten können. Ich habe indessen schon genug darüber gesprochen, was in Wirklich-keit geschehen und was nicht geschehen war (Capitel IV.) Be-merkenswerth ist, dass gerade im Anfang des Krieges, als noch nicht die äusserste Nothwendigkeit vorlag, die Gesellschaft des rothen Kreuzes einige kleine Etappenlazarethe auf den rumänischen Eisen-bahnlinien, von der Donau bis Jassy, bereit stellte, aber die Kranken-transporte der Militärverwaltung aus irgend einem Grunde dieselben mieden (es gingen Gerüchte, dass dies die Folge von Uneinigkeiten zwischen der Militärverwaltung und dem Hauptbevollmächtigten der Gesellschaft des rothen Kreuzes gewesen sei). Bald verschwanden alle diese Etappen mit Ausnahme derjenigen, welche in Komani zum Lazareth des rothen Kreuzes sich vereinigten. Ja auch dieses Etappenhospital war aus unbekannten Erwägungen auf der Eisen-bahnstation in Komani nahe der Evacuationsstation in Frateschti eingerichtet. In der Folge jedoch entstanden nach und nach Etappen hauptsächlich durch die Mittel des rothen Kreuzes in Aternaz, Pu-tinei und etliche in Bulgarien. Ueber ihre Vortheile und Mängel habe ich oben schon gesprochen.

Nach den Etappen muss man die Aufmerksamkeit noch auf v i e r L a z a r e t h e   d e r   P r i v a t h ü l f e richten, von welchen drei in der Nähe des Kriegsschauplatzes zusammen mit t. Kriegs - Hospitälern wirkten.

1) D a s   N i k o l a i - L a z a r e t h   i n   B u k a r e s t, von den grossen Hospitälern des rothen Kreuzes am nächsten der Evacuationsstation. Es war auf Kosten der moskauer Altgläubigen für 200 Betten erbaut

und begann seine Thätigkeit vom $\frac{4}{16}$ Juli ab. Man muss es nach der Art der Unterkunft und Einrichtung zu den stehenden Hospitälern zählen. Es war zwei Werst vom Centrum der Stadt in einer schönen Localität, einer neuen rumänischen Caserne untergebracht. Das zweistöckige Gebäude hatte vier grosse, helle, hohe Säle mit zwei Reihen eiserner Betten. Das Nikolai-Lazareth erhielt seine Kranken von den Sanitätszügen, welche bei Bukarest vorbeigingen; sie wurden von der Eisenbahnstation nach dem Lazareth mit besonderen Fuhrwerken ähnlich den Baranowski'schen befördert. Trotzd er Nähe der Evacuationsstation und der Bequemlichkeit der Beförderung starben von der Eröffnung des Lazareths bis zum October von den Evacuirten 36, darunter 21 in den ersten 24 Stunden nach der Aufnahme in das Lazareth vom Zuge aus. Bei unserem Besuch im Anfang October 1877 waren hier 144 Kranke, grösstentheils Schwerverwundete. Das Lazareth war musterhaft rein gehalten. Der ältere Arzt, Markonet, ein erfahrener und geschickter Chirurg, zeigte uns einige mit bestem Erfolg Operirte. Bemerkenswerth war auch die Einrichtung der Abtritte, die reichlich mit Wasser versehen waren, welches beständig die Abgänge wegspülte; man merkte nicht den geringsten Geruch und die Ventilation war untadelhaft. Das Lazareth besass gesonderte Zimmer für die Schwerverwundeten und war überhaupt mit Personal und allen zur Pflege und Behandlung nothwendigen Mitteln reichlich versehen. Leider stellte dasselbe seine Thätigkeit früh ein und wir haben von Dr. Markonet über seine Leistungen keine eingehenderen Mittheilungen erhalten.

Während unserer Anwesenheit in Bukarest konnten wir nicht umhin das luxuriös erbaute und gehaltene rumänische Hospital Brankowano zu besuchen, in welchem auch eine Abtheilung für unsere kranken und verwundeten Officiere eingerichtet war; unter denselben fanden wir einige Schwerverwundete, welche sich ungewöhnlich lobend über die Pflege und Behandlung und dankbar für die opulente Verpflegung aussprachen. Wir wurden auch im Namen der Fürstin Elisabeth von Rumänien zum Besuch von zwei ausgezeichnet erbauten Hospitalbaracken eingeladen, welche nicht weit von der Sommerresidenz der Fürstin lagen. Wir trafen ihre Hoheit an den Betten der Verwundeten, welche sie täglich besuchte. Eine der Baracken war auf Kosten der Fürstin, die andere auf Kosten der hebräischen Gesellschaft und beide nach dem Stromeyer'schen System erbaut. Die Reinlichkeit, Ordnung und Vortrefflichkeit der Gesammteinrichtung waren überraschend.

Die drei folgenden von mir zu besprechenden Lazarethe befanden sich in einer ausnahmsweisen Lage; sie waren die einzigen Hospitalanlagen der Privathülfe jenseits der Donau auf ihrem bulgarischen Ufer.

2) Das Dorpat'sche Lazareth, gegründet in Dorpat auf Kosten der drei baltischen Gouvernemets und zum Etappenlazareth bestimmt, bestand aus zwei Abtheilungen, jede zu 25 Betten. Seine Bestimmung erfüllte es jedoch aus uns unbekannten Gründen nicht und war während des ganzen Krieges nicht Etappenlazareth. Dasselbe rückte am $\frac{1.}{13.}$ Juni 1877 von Dorpat nach Bukarest ab, wo es einige Wochen blieb. Jede seiner beiden Abtheilungen hatte zwei Aerzte, fünf Studenten und drei Schwestern. In Bukarest erhielt eine Abtheilung am $\frac{22.\ \text{Juli}}{3.\ \text{Aug.}}$ Befehl nach Nikopol abzurücken, unterwergs wurde sie durch einen neuen Befehl nach Simniza dirigirt, wo sie sich mit der anderen Abtheilung vereinigte. Das Dorpat'sche Lazareth führte Zelte mit, welche auch in Simniza an zwei verschiedenen Orten aufgeschlagen wurden. Eine der Abtheilungen begann ihre Thätigkeit am $\frac{1.}{13.}$, die andere am $\frac{6.}{15.}$ August 1877. Erst am $\frac{20.\ \text{Septbr.}}{2.\ \text{October}}$ schlugen beide Abtheilungen ihre Krankenzelte auf demselben Platze in Simniza auf; damals übernahm Professor Bergmann die Leitung des Hospitals an Stelle der früheren Chefärzte (Professoren Oettingen und Hofmann), welche wieder nach Dorpat abreisten. Vom $\frac{17.}{29.}$ bis $\frac{19.}{31.}$ October beim Abgange des Professor Bergmann siedelte das Lazareth nach Sistowa in verschiedene Häuser über. Leider vernichtete das Verbrennen eines und zwar des besten von den Häusern am $\frac{31.\ \text{October}}{12.\ \text{Novbr.}}$ die Vorräthe des Hospitals und bedrohte die darinn befindlichen Kranken, die indessen in der Zahl von 12 sämmtlich gerettet wurden. Das ursprünglich auf 50 Betten eingerichtete Lazareth wurde später auf 100 erweitert; am $\frac{21.\ \text{August}}{2.\ \text{Septbr.}}$ 1877 gingen noch neue Zelte für 50 Betten zu und ausserdem erhielt es im September und November auch eine Verstärkung an Personal. Während unseres Besuches in Sistowa im December 1877 hörten wir, dass durch das Lazareth 70 Verwundete gegangen seien und ausserdem während des Aufenthalts desselben in Simniza 160; im Ganzen wurden also in dem Lazareth bis zun $\frac{14.}{26.}$ December 230 Verwundete behandelt.

3) Das evangelische Lazareth, aufgestellt auf Kosten der evangelischen Diakonie in Petersburg, sollte anfangs auf der Station Kalarasch zwischen Kischinew und Jassy placirt werden. Hierzu waren dort schon auf Kosten des rothen Kreuzes im Rücken der operirenden Armee vier Baracken aus Brettern nach Stromeyer (auf je 80 Betten) in Angriff genommen, aber noch vor der Beendigung derselben siedelte das Lazareth nach Sistowa über, nachdem es die unfertigen Baracken der Gesellschaft des rothen Kreuzes übergeben hatte. In Sistowa wurde das Lazareth in einigen Privathäusern untergebracht, und begann seine Thätigkeit vom $\frac{15.}{27.}$ Juli ab. Während unseres Besuches im December 1877 erfuhren wir, dass es während fünf Monaten 513 Kranke und darunter 287 Verwundete aufgenommen

hatte. Bei unserer Besichtigung des Lazareths machte dasselbe einen sehr günstigen Eindruck durch die ausserordentliche Sauberkeit der Räumlichkeiten. Die dafür ausgewählten Privathäuser im besten Theil der Stadt gehörten zu den besten von den Türken verlassenen. Aerzte und Studenten wirkten bei diesem Lazareth 8, von Personal bis 15 Mann.

4) Das t. Kriegshospital des Ressorts der Kaiserin Maria, im Uspenski'schen Kloster untergebracht, etwa 7 Werst von Sistowa nahe Zarewiza, war vom $\frac{15.}{27.}$ August bis zum $\frac{15.}{27.}$ December 1877 thätig. Die Auswahl des Platzes zur Aufnahme eines Hospitals war ausgezeichnet und die Gebäude, worin es sich befand, waren von einem Park umgeben, im Sommmer im Grün versteckt. Das Hospital nahm drei Häuser ein mit 25 Zimmern oder Nummern, jedes mit 4—5 Betten und einem Ausgang auf eine gemeinsame Gallerie. Die Erwärmung geschah durch eiserne Oefen. Das Lazareth war auf 100 Betten eingerichtet, das Personal bestand aus einem älteren Arzt Dr. Kade, 4 Aerzten, 4 Feldschecren, 4 Feldscheererinnen und 8 Mann Unterpersonal. An Kranken gingen im Laufe von fast vier Monaten 324 zu; davon waren nur fünf innere Kranke, die Sterblichkeit überstieg für die ganze Zeit nicht 9%.

Hiernach war die Bestimmung eines der drei Lazarethe, des aus Dorpat, im Anfange sehr rationell und vollständig zweckentsprechend, wurde jedoch leider aus irgend einem Grunde später abgeändert. Das zweite Lazareth, das evangelische, kam in Folge einiger Umstände von anscheinend persönlichem Charakter spät zur Eröffnung, indem es aus einem Ort in den anderen (aus Rumänien nach Bulgarien) rückte und seinen Director veränderte. Das dritte kam viel später, als die beiden ersten ($\frac{15.}{27.}$ August) an und wurde gewissermaassen ein Filiallazareth der t. Kriegshospitäler in Sistowa, wiewohl es auch seine Kranken direct von den Transporten erhielt, welche bei Zarewiza vorbeigingen. Ihrer Lage nach waren alle drei Lazarethe, wie ich schon sagte, die am meisten vorgeschobenen von der Privathülfe, und man muss von allen mit aussergewöhnlichem Lobe sprechen. Ihre Thätigkeit musste deshalb schon in hohem Grade nützlich sein, weil an der Spitze des ärztlichen Personals Personen standen, die durch ihre Verdienste im wissenschaftlichen und bürgerlichen Leben bekannt sind. Man braucht nur die Professoren der Universität Dorpat Bergmann, Wahl und Oettingen als Chefärzte zu nennen, um zu verstehen, in welchem ausgezeichnetem Zustande sich die chirurgische Behandlung und die Pflege der Verwundeten befinden mussten. Die glückliche Auswahl des Personals und die Zweckmässigkeit der ganzen Hospitaleinrichtung traten schon beim ersten Anblick bei unserem Besuch der Hospitäler in Sistowa hervor. Ganz ebenso konnte auch das t. Kriegshospital des Ressorts der Kaiserin Maria nach der Auswahl des Leiters und der Oertlichkeit, in der es angelegt war, nur ausgezeichnet sein. Die Wahl des Chefarztes dieses Lazareths Dr. Kade, meines alten Reisegefährten in der Krim, welcher mit anderen damals mir zucommandirten Aerzten auf dem Hauptverbandplatz in Sewastopol thätig war und jetzt Chefarzt eines bedeutenden Hospitals der Hauptstadt ist, leistet gewiss vollständig für die erfolgreiche Leitung des Sanitätsdienstes im Hospital Bürgschaft. Wir besuchten dasselbe schon im Winter einen Tag vor dem ersten Eisgang auf der Donau.

Die glänzenste Seite der Thätigkeit des rothen Kreuzes in materieller Beziehung, aber nach meiner Ansicht durchaus nicht die zweckmässigste, drückte sich in der Errichtung stehender Hospitäler zwischen Jassy und Kischinew einschliesslich aus. Vor Allem muss ich noch einmal meine Ansicht aussprechen, wie die Privathülfe sich hätte zur Errichtung von Hospitälern im Rücken der operirenden Armee verhalten sollen, als nach dem von der Behörde im Anfange des Krieges angenommenen Princip der Privathülfe die Errichtung von Lazarethen auf dem Kriegsschauplatze verwehrt wurde. Unter diesen Verhältnissen hätte die Gesellschaft des rothen Kreuzes Folgendes thun müssen: entweder nur mit ihren Mitteln und besonders mit transportabeln Unterkünften, Vorräthen und Personal die Lücken und Mängel der Militärbehörde ergänzen, oder nur die Privatwohlthätigkeit der Landstände und Städte anregen, bei sich am Ort Unterkünfte verschiedener Art zu erbauen und vorzurichten für die zu transportirenden Kranken, allerdings nur in den Grenzen einer beschränkten Evacuation. Die Gesellschaft des rothen Kreuzes im Rücken der operirenden Armee gab sich jedoch, wie wir schon sahen, auf Anrathen ihrer ärztlichen Mitglieder einem anderen Gedanken hin. Dieselbe richtete ein und erbaute folgende Hospitäler als Resultat der vorangegangenen Reaction gegen das System der unbegrenzten Zerstreuung:

1) das Baracken- und Zelthospital zu Jassy auf 20 Betten. Es war ausserhalb der Stadt 3 Werst von der Evacuationsbaracke in einem Ort Namens Kopo erbaut. Man kann nicht sagen, dass die Auswahl des Platzes eine ganz glückliche war; abgesehen von der Entfernung der Evacuationsstation war derselbe wie die ganze Umgebung Fiebern unterworfen. Die Baracke war nach amerikanischem System in einem Monat für 50 Betten erbaut. Bei derselben waren auch fünf Divisionslazarethzelte aufgeschlagen, und eine kleine Baracke für 8—10 ansteckende Kranke angelegt. Nahe diesem Baracken-Zeltlazareth stand das Gebäude für das Personal. Im Winter war die Baracke mit Oefen versehen; die Ventilation war

nicht vollkommen, wie danach zu schliessen ist, dass beim Eintritt der kalten Jahreszeit Fälle von Rose auftraten (vgl. den Bericht des Dr. Kolomnin, S. 177). Vom Tage der Eröffnung, am $\frac{14.}{26.}$ Juli, bis zu unserem Besuche, d. h. während drei Monaten nahm die Baracke von der Evacuationsstation zu Jassy 410 Kranke auf, deren Mehrzahl Schwerverwundete waren. Im Ganzen waren bis zum Schluss der Baracke, den $\frac{1.}{13.}$ Februar 1878, in derselben 423 Kranke und Verwundete. Das Sterblichkeitsprocent vom $\frac{19.}{31.}$ Juli bis $\frac{13.}{25.}$ December betrug 11,3 Proc.

2) Das Lazareth an der Grenzstation Ungeni, eröffnet am $\frac{17.}{29.}$ Juli 1877, war anfangs in Zelten nahe der Station mit 36 Betten untergebracht und nahm bis zum $\frac{26.\ \text{Septbr.}}{8.\ \text{October}}$ 1877 135 Kranke auf. Im October siedelte es aus den Zelten in die Marien-Baracke über, welche 2—3 Werst von der Station Ungeni in dem Dorfe Depureni auf Kosten der Dinar-Gesellschaft der Frauen Bessarabiens erbaut war. In der Baracke waren 30 Betten und in dem hergerichteten Hause 17, zusammen 47 Betten.

3) Das Lazareth I. M. der Kaiserin in Korneschti bei dem Bahnhof Perewal, erbaut durch das Damen-Lazareth-Comité zu St. Petersburg, das prachtvollste Hospital von allen durch das rothe Kreuz eingerichteten nicht nur auf dem Wege Kischininew — Jassy, sondern überhaupt. Bei unserem Besuche, Ende September, waren noch 100 Betten in Zelten untergebracht, und die Erbauung von Baracken für den Winter war damals in vollem Gange. Es wurde am $\frac{20.\ \text{Juli}}{1.\ \text{Aug.}}$ neben der Scheremetjew'schen Abtheilung für 50 Betten (ebenfalls in Zelten) eröffnet. In den Zelten wurden während zwei Monaten in diesem Lazareth 215 Verwundete und 49 Kranke behandelt, die Sterblichkeit betrug in dieser Zeit nicht mehr als 6%. Die Baracken nach dem Muster der von Dr. Bertenson in Petersburg bei dem Roschdestwenski- (Christi Geburts-) Krankenhause wurden unter seiner eigenen Leitung im Juni zu erbauen angefangen, und waren bei unserer Durchreise im Winter, Ende December, noch nicht ganz vollendet. Es wurden im Ganzen 14 Baracken erbaut, von denen 11 für Kranke und Verwundete mit in Summa 340 Betten bestimmt waren, der Rest sollte das Personal, das Depôt, die Kirche, die Post, die Küche u. s. w. aufnehmen. Die Krankenbaracken waren von einer Veranda zum Spazierengehen für die Kranken umgeben. Nach Angabe des Dr. Kolomnin waren Mitte December 1877 vier Baracken (von 11) vollständig beendet, für den Winter hergerichtet und mit Kranken belegt, von den übrigen wurde noch die innere Einrichtung fertig gestellt (vgl. den Bericht von Kolomnin, S. 180). — Ich weiss nicht, in welchem Maasse die Herrichtung dieser Baracken für den Winter (doppelte Wände mit Zwischenräumen, Mantelöfen u. s. w.)

sich ausreichend erwiesen hat, aber Seitens des Hauptbevollmächtigten des rothen Kreuzes wurde alles nur Mögliche gethan, um dieses Barackenhospital sowohl in sanitärer wie ästhetischer Beziehung auf die Höhe eines Musterhospitals zu bringen. Die wellenförmige Gegend, die für das Hospital ausgewählt war, war malerisch und verhältnissmässig gesund. Der Boden unter dem Hospital war planirt, sogar zwischen den Zelten; als das Hospital noch nicht in Baracken verlegt war, waren bequeme Uebergänge von Makadam vorhanden, die Zelte selbst hatten nach dem Vorschlag des Dr. Bertenson gedielte Fussböden bekommen. Ich bedauerte nur und hörte dasselbe von Aerzten, weshalb dieser schönen Anlage kein anderer günstigerer Ort, namentlich in der Nähe von Kischinew angewiesen worden war; es hätte dann auch nach dem Kriege als ein ausgezeichnetes Hospital für die Stadt oder für die Militärbehörde dienen können.

4) Das Lazareth des rothen Kreuzes bei der Station Kalarasch, eröffnet am $\frac{15.}{27.}$ Juli und geschlossen den $\frac{17.}{29.}$ November, bestand anfangs aus 3 Zelten mit 36 Betten und enthielt dann, als die von dem evangelischen Hospital übergebenen vier Baracken nach Stromeyer vollendet waren, mehr als 100 Betten. Die Zelte und übrigen leichten Baulichkeiten lagen am Abhang des Berges auf hölzernen Plattformen, und ihre Erbauung verlangte nach den Worten von Kolomnin einen Monat Zeit für die bedeutenden Erdarbeiten. Die Oertlichkeit lag unter dem Winde aus einem sumpfigen Thal. Dieses Lazareth diente auch als Etappe für den Uebergang von Kranken aus den Zügen nach Gerbowez und Formosa und war mit Personal in bedeutender Zahl versehen, welches bei unserem Besuch aus 5 Aerzten, 10 Schwestern und anderen Personen bestand. Bei diesem Lazareth befanden sich auch die Wiener-Krankenwagen zur Ueberführung (8—10 Sitzende oder Liegende ¹) von der Station in die Klöster Gerbowez und Formosa (12—19 Werst).

5) Das Kloster zu Gerbowez, 12 Werst von Kalarasch entfernt, war belegt von dem mobilen Lazareth von Wjatka, welches die Localgesellschaft des rothen Kreuzes aufgestellt hatte. Es muss bemerkt werden, dass auf dem Wege von Kalarasch nach dem Kloster ein Berg mit bedeutender Steigung sich befand. Das Lazareth bestand aus 100 Betten und nahm die Klosterzellen, sowie drei Zelte ein. Es war in Thätigkeit von $\frac{15.}{27.}$ Juni bis $\frac{15.}{27.}$ October 1877, vorher war in Gerbowez eine Abtheilung des t. Kriegshospitals Nr. 48 (210 Betten). Die Lage von Gerbowez ist ungesund, da die Winde aus einem nahen sumpfigen Thal Fieber verursachten, an denen fast das ganze Personal erkrankte. Die Senkgruben der Abtritte mach-

---

1) Im Original fehlt die Zahl der Liegenden, wahrscheinlich sind es vier.

W. R.

ten sich bemerklich. Das Personal bestand aus 3 Aerzten, Schwestern und anderen Personen.

6) Das Kloster Formosa war noch von Gerbowez 7 Werst entfernt. Hier befanden sich 50 Betten desselben mobilen Hospitals von Wjatka.

7) Ein Lazareth von 100 Betten einer Sanitätsabtheilung von einem der St. Petersburg'schen Damen-Comités des rothen Kreuzes im Kloster St. Cyprian war während des ganzen Sommers in Thätigkeit und nach der Angabe von Kolomnin in sanitärer Beziehung den beiden vorherigen ähnlich. Wir konnten es wegen der Schwierigkeit und der Entfernung der Verbindung mit der Eisenbahn nicht besuchen.

8) Endlich war in Kischinew ein Lazareth des rothen Kreuzes, errichtet im December 1877, in Privathäusern untergebracht, über welches wir bereits oben sprachen.

In allen acht Lazarethen zählte man 800 Betten, demnach hätten drei ganze Sanitätszüge (mit je 250 Betten), welche die Militär-Verwaltung von Jassy nach ganz Russland absendete, zwischen Jassy und Kischinew in dem von der Gesellschaft des rothen Kreuzes aufgestellten Hospitalnetze bleiben können. Leider kann ich nicht bestimmt sagen, wie viel Kranke während des Krieges auf diese 800 Lagerstellen zugegangen sind, aber von den anderen Hospitälern der Privathülfe zu schliessen, welche sich in einem näheren Abstande vom Kriegsschauplatz befanden und nur Schwerverwundete behielten, wie das aus Dorpat (230), das evangelische (513) und die Hospitaleinrichtungen der Kaiserin Maria (324), war die Zahl derselben gewiss nicht bedeutend. Wenn es sich auch ergeben sollte, dass auf diese 800 Lagerstellen während 6 Monaten 1600, d. h. das Doppelte an Schwerverwundeten und Kranken zugingen, so wird in meinen Augen hierdurch die Nothwendigkeit des Bestehens schöner aber nahe der Evacuationsstation vertheilter Anlagen nicht gerechtfertigt. Ich frage dennoch, warum fand die Privathülfe kein Obdach für die Schwerkranken, dem Princip ihrer ärztlichen Mitglieder folgend, näher dem Kriegsschauplatz bei Frateschti oder zwischen Frateschti und Jassy? Ist es jetzt nicht so herausgekommen, als ob die Privathülfe im rumänischen Rayon hätte die Schwerkranken durch Jassy behufs der Zerstreuung über ganz Russland senden wollen und ein anderer Theil der Privathülfe in Jassy hätte sie in seinem Hospital-Bezirk zurückgehalten? Nicht genug, ich frage die Vorstände der Privathülfe in Rumänien, Bulgarien und im Rücken der operirenden Armee: weshalb sie besorgt um das Geschick der Schwerverwundeten nicht rechtzeitig Unterkunft für dieselben in Rumänien einrichteten? Gab es keine genügenden Mittel? Konnten nicht etwa die 800 Betten in acht Hospitälern der Privathülfe an der Eisenbahn Jassy-Kischinew in einem t. Kriegshospital (630) und einer Abtheilung desselben (210), welche die Privathülfe eingerichtet hätte, Platz finden? Und dienten nicht etwa die t. Kriegshospitäler unter Zelten als Obdach für die Schwerkranken und Verwundeten den ganzen Winter 1877/78 in Bulgarien und Rumänien (No. No. 67, 47, 57, 46, 75 u. s. w.)? Konnte nicht die Privathülfe in dem rumänischen Rayon oder in dem Kischinew-Jassy die Aufstellung von nicht nur 40—50, sondern 100 Hospitalzelten übernehmen und, vertheilt auf verschiedene Abtheilungen, sie da, wo es nothwendig war, etabliren? War es etwa schwer, die verschiedenen Vorkehrungen für den Winter zu treffen — bei den Zelten und Jurten Erdhütten zu erbauen, Dorfhütten zu finden u. s. w.? Ein jedes von solchen Zelten auf 20 und eine jede Erdhütte auf 40 und mehr Kranke hätte gewiss nicht mehr als 400 R. gekostet, und die ganze Einrichtung auf 2000 und mehr Betten wäre auf nicht mehr als 50 000 R. zu stehen gekommen. Allerdings wären dies nur temporäre Unterkünfte gewesen und einige von ihnen würden nur bis zum November gestanden haben, doch einige Etappenlazarethe auf dem Wege Jassy-Kischinew wurden auch im November aufgehoben und solidere Gebäude (Baracken) waren (bei Mangel an Arbeitern, der Schwierigkeit der Materialbeschaffung u. s. w.) im December 1877 noch nicht vollendet. Bei der Einrichtung verschiedenartiger Unterkünfte in Rumänien würde jede Bedeutung der Filiallazarethe der Evacuationsstation zu Jassy für die Schwerverwundeten weggefallen sein. Der genannten Station wären die Transporte schon nach der Filtration durch die rumänischen Hospitäler zugekommen, vielleicht, und das ist noch zweifelhaft, wäre nur eine der kleinen Etappen in Perewal (bei Korneschti) nöthig gewesen, wo, wie man sagte, die Schienen nicht selten von Regen unterwaschen waren und die Verbindung zeitweilig unterbrochen war; aber in einem solchen Falle hätte die Evacuationsstation zu Jassy, von der Verkehrsstörung benachrichtigt, überhaupt keine Transporte nach Russland abgesendet. Es gab auch noch einen wichtigen Grund für die Einrichtung von Hospitälern auf der Linie Jassy-Kischinew, ich meine die Schneestürme. Wenn es Gottes Wille gewesen wäre uns mit denselben im Winter 1877 heimzusuchen, dann würde wirklich die bei Kischinew oder dem Bahnhof Rasdjelnaja durch die Schneestürme unterbrochene Eisenbahnverbindung Etappenunterkünfte auf dem Wege Jassy-Kischinew wünschenswerth gemacht haben; aber dennoch wären dieselben bei dem Bestehen vieler rumänischer Etappen nicht nothwendig gewesen. Nach meiner Ansicht hätte man nur in dieser Beziehung d. h. wegen der Schneeverwehungen die Zweckmässigkeit der Einrichtung von Etap-

penlazarethen des rothen Kreuzes auf dem Wege Jassy-Kischinew vertheidigen können, was aber, erlaube ich mir noch einmal zu fragen,
hinderte die ärztlichen Mitglieder der Privathülfe, welche dazu riethen
die Schwerkranken und Verwundeten nahe bei Jassy zu lassen, an
dem Vorschlage sie bei Frateschti d. h. näher dem Kriegsschauplatz
zurückzubehalten? Bestanden wirklich die Hindernisse darin, dass
die Rayons der Privathülfe Jassy und Frateschti nicht in Einvernehmen mit einander standen? Würde dies nicht bedeuten, dass
bei uns im letzten Kriege nicht nur die gemeinsame Wirksamkeit
des Militär-Sanitätswesens und der Privathülfe, sondern auch die
übereinstimmende Thätigkeit von zwei Rayons derselben Gesellschaft
des rothen Kreuzes sich nicht durchführen liessen? — Wir sahen,
dass eine der offenbaren Ursachen der Einrichtung der Hospitäler
auf der Linie Jassy-Kischinew in der consequenten Ueberzeugung
der Aerzte lag, welche unter dem frischen Eindruck des den Verwundeten-Transporten im serbischen Kriege zugefügten Schadens
standen; wenn es aber sehr natürlich ist, dass die erfahrensten ausländischen Chirurgen von dem Gedanken der Möglichkeit die Schwerverwundeten nicht in Transporten abzusenden gefesselt werden (sie
haben immer eine bequeme Unterkunft und ein Eisenbahnnetz zur
Verfügung), dann scheint es mir, dass von Seiten unserer, wenn auch
junger Chirurgen und noch mehr an leitender Stelle man sich nicht
hätte Illusionen hingeben und leicht von einer solchen problema-
tischen Möglichkeit hinreissen lassen sollen. Es wäre vielleicht nicht
übel gewesen, sich zu erinnern des „experto credite Nasoni" und
auf diejenigen zu hören, die schon so manches erfahren und mit
unseren Kriegen an den östlichen Grenzen Europas bekannt waren.

Was die Einrichtung der Evacuationsstation zu Jassy
betrifft, so verdient dieselbe ohne Rücksicht darauf, dass sie nicht
mit den Pflichten und Zielen der Privathülfe zusammenhing, dennoch
volle Anerkennung. In diesem Falle nahm der Hauptbevollmächtigte
im Rücken der operirenden Armee die Verantwortlichkeit auf sich
durch die Erkenntniss der dringendsten Nothwendigkeit dessen, was
er that. Es war dies seinerseits wirklich wahrlich eine That bürgerlichen Muthes. Wie und wann die Militärbehörde verfahren sein
würde mit der Einrichtung der Evacuationsstation zu Jassy ohne die
Mitwirkung der Privathülfe — das wissen wir freilich nicht, es ist
aber ein unbestreitbares Factum, dass im letzten Kriege überall, in
Jassy, in Frateschti, in Odessa, d. h. auf allen wichtigsten Evacuationsstationen die Unterkunft, das Personal, Mittel und die ganze Organisation der Evacuation nur dann zum Vorschein kamen, wenn die
Privathülfe energisch die Sache aufnahm. Dies und vieles Andere
beweist, dass im Kriege immer Fälle eintreten können, in denen die

bei der Privathülfe Mitwirkenden moralisch gezwungen werden, die
Verantwortlichkeit für die Uebertretung ihrer formulirten Aufgabe
auf sich zu nehmen. Dies kann auch dann sogar vorkommen, wenn
ein genaues Programm für die Art der Thätigkeit ihrer Glieder durch
die Gesellsbhaft des rothen Kreuzes ausgearbeitet ist.

Von den drei Sortirungsbaracken, die wir besuchten, haben
wir zwei, die zu Jassy und Frateschti im IV. Capitel beschrieben,
über die dritte und vorzüglichste von ihnen, zu Odessa, werde ich
kurz später bei der Schilderung der Lazarethe der Gesellschaft des
rothen Kreuzes im Rücken der operirenden Armee sprechen. Hier
erwähne ich nur, dass wenn die Einrichtung dieser drei Baracken
durch die Privathülfe nicht eigenthümlich der Bestimmung derselben
auch durch die dringenste Nothwendigkeit bei der unvorhergesehenen
Lücke Seitens des Militär-Sanitätsdienstes gerechtfertigt wird, der
Vorschlag zur Erbauung einer vierten Sortirungsbaracke in Simniza
durch die Privathülfe durch nichts gerechtfertigt werden kann. Bei
unserer Anwesenheit in Simniza im December 1877 erfuhren wir,
dass diese Einrichtung in der That schon als fast entschieden angesehen wurde. Es wurde dies auch durch den Bericht der Hauptverwaltung der Gesellschaft des rothen Kreuzes für 1877 (S. 17) bestätigt. Welche dringenden Umstände konnten in der That in dieser
Zeit als Grund für eine so theure Anstalt dienen? Hatte vielleicht
die Militärbehörde bei der Erbauung der Eisenbahn von Simniza bis
Frateschti nicht genug Zeit und Mittel selbst die Anlegung einer
Evacuationsbaracke an einem Orte anzuordnen, welcher bei der Eröffnung dieser Strasse eine so wichtige Bedeutung bekam? Es war
dies keine unerwartete Lücke, auch hatte es keine Eile, und die
Privathülfe befasste sich hier offenbar mit Dingen, die sie nichts an-
gingen. Sie schickte sich an im December 1877 auf ihre Kosten
sieben Baracken zu erbauen, welche, wie wir aus dem Project wissen,
392000 Fr. kosten sollten.

Ich gehe jetzt zur Betrachtung der Thätigkeit der Privathülfe
im Rücken der Armee jenseits Kischinew in den Bezirken
Neurussland und Kiew über.

Im Anfang des Krieges wurde, wie wir sahen, die Einrichtung
von Hospitälern der Privathülfe im Princip verworfen, sowohl auf
dem Kriegsschauplatz selbst wie an den Eisenbahnlinien in den Bezirken Odessa und Kiew; man hielt die Anlegung derselben für ein
Hinderniss bei der Beförderung der Armeen und des Materials auf
den Eisenbahnen (vergl. Capitel IV). Gegenüber den Umständen und
der klaren Nothwendigkeit begannen die Etappenhospitäler der Privathülfe nach und nach, wenn auch nicht immer rechtzeitig, an den
Linien Kiew-Odessa und Odessa-Krementschug zu entstehen. Sehr

befremdend erscheint uns jetzt die Thatsache, dass die ganze Linie
von Odessa nach Krementschug principiell in sanitärer Beziehung
ignorirt war. In der That, was konnte ausser der festen Ueberzeugung von der Gefahr oder Unmöglichkeit der Einrichtung von
Etappenhospitälern auf dieser Linie ihre Eröffnung verhindern? Wer
nur irgendwie Neurussland kennt, hat gewiss mehrfach die grossen
Bauten der früheren Militär-Ansiedelungen leer und durch die Zeit
zerstört gesehen. Musste sich Jemand, der mit Neurussland bekannt
ist, nicht wundern, weshalb diese Gebäude schon am Anfange des
Krieges nicht zur Unterkunft der von dem Kriegsschauplatz zu Evacuirenden hergerichtet wurden? In der Umgegend von Elisawetgrad,
in Wosnesensk u. s. w. hätten, wie es scheint, Getreide-Magazine,
Manegen, Exercierhäuser, Zeughäuser, Wohnungen früherer Commandeure der Militärniederlassungen ohne besondere Schwierigkeiten
während des Sommers 1877 zur Aufnahme vieler tausend Kranken
wieder hergestellt werden können. Freilich liegen viele dieser Gebäude, wie z. B. in Wosnesensk, von der Eisenbahn entfernt, aber
die ebenen Steppenwege bieten im Sommer keine Schwierigkeit für
die Verbindung. Wenn zu diesen Baulichkeiten noch Obdach in
Dorfhütten, in Regierungs- und Wohngebäuden in Odessa, Elisawetgrad, Krementschug u. s. w. hinzugefügt worden wäre, wem wäre
dann der Gedanke der Nothwendigkeit der Krankenzerstreuung über
ganz Russland noch in den Sinn gekommen? Neurussland mit seinen
Krons- und Privatunterkünften, die süd-westlichen Gouvernements,
Kiew, Krementschug, Poltawa und Charkow hätten unzweifelhaft
den Anforderungen des weitesten Zerstreuungssystems genügen können. Odessa wurde jedoch im Anfange des Krieges als ungeeignet
für Hospitäler angesehen; man fürchtete die Blokade, als ob eine
Blokade vom Meere aus die Einrichtung von nicht am Meere liegenden Hospitälern in der Umgebung der Stadt hätte verhindern können.
Kiew wurde als der äusserste Punkt anerkannt, über den hinaus die
Privathülfe ihre Lazarethe an den Eisenbahnlinien nicht mehr einrichten konnte. So wurde denn diese enorme Strecke zwischen dem
Kriegsschauplatz und Kiew, welche ganz Bessarabien, Neurussland
und einen Theil der Süd-Westgouvernements einschloss, nur mit fünf
oder sechs t. Kriegshospitälern ausgestattet (Tiraspol, Bender, Kischinew, Balta, Elisawetgrad, Winniza). So stand die Sache fast bis
zum Juli 1877, als trotz den am grünen Tische ausgearbeiteten Principien die Privathülfe durch den Verlauf der Umstände zur Einrichtung von Lazarethen in den Bezirken Neurussland und Kiew geführt, die Militärverwaltung aber durch eben diese Logik der Thatsachen genöthigt wurde, das Princip der unbegrenzten Zerstreuung
aufzugeben, die Transporte nach Odessa (im Juli und August 1877)

zu senden, und mit ihnen selbst in Kiew (im September) in sanitärer Beziehung ungünstige Gebäude zu belegen (die Redoute und die Caserne der Corrections-Compagnie).

Der Hauptbevollmächtigte der Gesellschaft des rothen Kreuzes im Rücken der operirenden Armee lenkte zuerst die Aufmerksamkeit auf die ihm schon früher bekannten (er war Gouverneur in Cherson) Baulichkeiten der Militär-Niederlassungen und die Hütten der Dorfbewohner in Neurussland. Mit der ihm eigenen Energie beschäftigte er sich sofort mit der Herrichtung dieser Baulichkeiten zum Zweck der Unterbringung von Hospitälern. Bei der ausschliesslichen Direction der Transporte dieser Zeit (in der ersten Hälfte des Sommers 1877) in das Innere von Russland nach seiner Hauptstadt und den östlichen Provinzen konnten die Hospitäler, welche an der Grenze Neurusslands eingerichtet waren, überflüssig erscheinen; sie hätten aber trotzdem für die Folge sich nützlich erweisen können, wenn die Absendung der Transporte mit ansteckenden Kranken nur auf der einen, Elisawetgrad'schen Linie, eingehalten worden wäre und doppelt so nützlich hätten sie sich bewiesen, wenn man sich an leitender Stelle früher von der Unzulänglichkeit des angenommenen Evacuationssystems überzeugt hätte. Die unerwartet auf einmal nach Odessa (im Juli und August) zusammenströmenden Transporte würden Unterkunft in den Hospitälern Neurusslands (in den Baulichkeiten der Militär-Niederlassungen, in Hütten u. s. w.) gefunden und Odessa als Reserve für die Zukunft unberührt gelassen haben. Auch in der Folge, als die Schaaren gefangener Türken, welche auf den Eisenbahn-Linien in verschiedener Richtung transportirt wurden, überall auf ihrem Wege den Typhus zurückliessen, als die Transporte mit unseren Typhuskranken im Frühjahr 1878 in Odessa sich anhäuften, würden sich die an der Grenze Neurusslands hergerichteten Unterkünfte ebenfalls nicht weniger nützlich erwiesen haben; — wie dies auch sein mag, ich bleibe bei meiner Ueberzeugung, dass in einem eben solchen Grade, wie die Hospitäler auf der Linie Jassy-Kischinew der Hauptaufgabe der Privathülfe nicht entsprachen, ebenso die durch den Hauptbevollmächtigten der Gesellschaft des rothen Kreuzes in Neurussland eingerichteten Lazarethe als ein Beweis seines Organisations-Talents dienten.

In den Rayons Odessa und Kiew konnte man alle Arten von Hospital-Unterkünften der Privathülfe nur mit Ausnahme der Erdhütten sehen, für welche in diesen Gegenden auch nicht eine solche Nothwendigkeit vorlag, als in Rumänien und Bulgarien im Herbst und Winter 1877. Die Erdhütte, diese alte und durch die Erfahrung befestigte Unterkunft unserer Soldaten, sowohl für Gesunde wie für Kranke, war im letzten Kriege nicht im Gebrauch.

Wir liessen uns von den Erfindungen der civilisirten Welt hinreissen; man bekam Lust für unsere Feldunterkünfte Eisen in Anwendung zu bringen. Man vernachlässigte, was die Gegend verlangte und die Bewohner derselben (Rumänien und Bulgarien), man vergass unsere Tradition; man versorgte sich nicht mit Erdhütten, und es retteten uns kaum unsere uns hergebrachten Zelte, — dies ist eine Lehre für die Zukunft. Mögen die Spitzen des Militär-Sanitätswesens und der Privathülfe jetzt die interessanten Berichte des Dr. A. A. Henrici über Erdhüttten lesen und sich mit dem Nutzen derselben bekannt machen, welchen sie unserer Armee im Kriege 1853/54 brachten. Möge diese Lectüre sie veranlassen, darüber nachzudenken und sich zu fragen: weshalb wir so wenig von unserer Vergangenheit wissen, so schnell sie vergessen und so leichtfertig uns dem gegenüber verhalten, was uns in der nächsten Zukunft erwartet!...

Die Privathülfe verwendete als Unterkunft für die Kranken und Verwundeten in den Kreisen Odessa und Kiew

1. Hospitalzelte.

2. Orenburg'sche Jurten.

3. Baracken von Segeltuch nach Johnsohn (in Odessa).

4. Amerikanische Holzbaracken.

5. Häuser aus preussischem Mauerwerk [1]) nach dem Muster der in den süd-westlichen Gouvernements üblichen.

6. Lehmhütten in Dörfern.

7. Verschiedene hergerichtete Gebäude: Getreide Magazine, Reitbahnen, Schuppen der Eisenbahnen u. s. w.

8. Wohnhäuser in den Städten.

So viel mir bekannt, erschienen nur drei mobile Lazarethe mit eigenen Unterkunftsmitteln der Ortsverwaltungen der Gesellschaft des rothen Kreuzes aus entfernten Provinzen zur Hülfe, alle in der Gewissheit, auf dem Kriegsschauplatz oder in der Nähe desselben thätig zu sein, aber alle wurden im Rücken behalten, nur das glücklichste von ihnen, wie wir sahen, wurde vorwärts an die äusserste Grenze des Kriegsschauplatzes zugelassen (das aus Dor-

---

1) Unter preussischem Mauerwerk versteht man eine bei den Lehmhüten in Anwendung kommende Bauart. Es werden in Gitterwerk (Holztheile zwischen Standpfählen) oder auch ohne Gitterwerk zwischen den mit Fugen versehenen Standpfählen kurze hölzerne Bohlen angebracht, und zwischen dieselben dicke, mit einem Gemisch von Lehm und Strohhäcksel benetzte Strohbüschel gelegt; durch kräftiges Aufschlagen auf die Bohlen wird das Stroh zusammengepresst und bildet, indem es sich zugleich mit dem Lehm zwischen den Bohlen hervordrängt und letztere von beiden Seiten umgreift, eine feste Wand von $\frac{1}{2}$—$\frac{3}{4}$ und mehr Arschin Dicke. 1 Arschin = 0,71 m. (Bericht über die Besichtigung der Militär-Sanitätsanstalten in Deutschland, Lothringen und Elsass im Jahre 1870 von N. Pirogow. Uebersetzt von N. Iwanoff, S. 132.)　　　　　W. R.

pat), die übrigen (aus Nowgorod, Orenburg, Perm) waren zwischen Kischinew, Elisawetgrad und Kiew placirt, das aus Nowgorod auf dem Bahnhof Rachui (Linie Odessa-Kiew), das aus Orenburg auf der Elisawetgrad'schen Linie (Bahnhof Olwiopol-Golta).

Sieben andere mobile Lazarethe der Privathülfe (das Evangelische, die Einrichtungen der Kaiserin Marie, die von Wjatka, Pskow, Wologda, Werchne-Tursk) ohne eigene Unterkunftsmittel wurden in Klöstern, Privathäusern, Hütten und den Gebäuden der Militär-Ansiedelungen, am Ufer der Donau, in Bessarabien und Neurussland untergebracht.

Das Lazareth aus Dorpat, ausgezeichnet organisirt mit eigenen Zelten, etablirte sich, wie wir sahen, nach einem verunglückten Versuch nach Nikopol vorzudringen in Simniza. Das Lazareth aus Orenburg mit seinen 30 Jurten, welches nach Bulgarien vordringen wollte, wurde zu ruhiger Thätigkeit in Neurussland zurückgehalten (Bahnhof Golta). Das Lazareth aus Nowgorod, welches seine Zelte unterwegs verloren hatte und Dank einem privaten Opferspender (Balaschew) neue erhielt, wurde auf den Bahnhof Rachui und dann nach Odessa dirigirt.

Was zeigte nun die Erfahrung des letzten Krieges über die Vortheile und Nachtheile der verschiedenen Unterkünfte der Privathülfe? Es ist dies eine Frage, bei welcher wir noch einmal verweilen müssen, wiewohl wir schon zur Genüge über die verschiedenen Hospital-Unterkünfte im Kriege gesprochen haben (s. Capitel I).

Unzweifelhaft sind alle Vortheile auf der Seite neuerbauter amerikanischer Baracken. Wer sieht nicht, dass sowohl im Sommer als im Winter, wenn nur die Baracken gut hergerichtet und mit Oefen versehen sind, es sich für die Kranken behaglicher wohnt als in anderen Gebäuden, gute Wohnhäuser nicht ausgeschlossen. Licht, Luft und Raum sind in den Baracken zur Genüge; Sauberkeit, Reinlichkeit, Ordnung lassen sich darin aufrecht erhalten, Alles kann vorhanden und auf seinem Platze sein. Wer eine der vielleicht besten Baracken von ganz Europa, die in Kiew bei dem städtischen Alexander-Krankenhause gesehen hat, wird gewiss übereinstimmen, dass es eine andere, zweckmässigere Unterkunft für die Kranken nicht geben kann; dort sind aber auch für die Einrichtung Dampf, Gusseisen, Holz, Stein, Dachpappe, sowie verschiedene Erfindungen der neueren Technik in Anwendung gekommen. Der Nachtheil derartiger Anlagen besteht indessen in unseren Kriegen darin, dass man gut geeignete Baracken nicht schnell und leicht erbauen kann, wo dieselben nöthig sind. Die Gegend kann holzarm und wenig bevölkert, die Beschaffung des Baumaterials und der Arbeitskräfte zu theuer und kaum möglich sein; die Geschichte der Entstehung und

Erbauung der Baracken in Korneschti erweist dies klar. Die Sommer-
baracken (z. B. Jassy) wurden allerdings ziemlich schnell (im Laufe
eines Monats) erbaut, bedurften aber für den Herbst und Winter noch
verschiedener Vorkehrungen. Ich werde unten bei der genauen Beschreibung der von der Privathülfe in Neurussland errichteten Baracken noch mehr über die Nachtheile dieser Art von Baulichkeiten
im Kriege sagen (vgl. das mobile Lazareth des rothen Kreuzes aus
Orenburg). Von allen Baracken der Privathülfe, welche wir gesehen haben, machten namentlich die einfachen (nicht amerikanischen) auf mich den günstigsten Eindruck, welche der Hauptbevollmächtigte N. J. Abasa aus Getreide-Magazinen und anderen ver-
ödeten Baulichkeiten in Neurussland herstellen liess. Es konnten
dort die Herrichtungen ebenso schnell wie billig gemacht werden,
Alles verlief bequem, einfach und zweckmässig. Man legte Decken
mit Ventilations-Oeffnungen in dem Strohdach an, es wurden Fussböden gelegt, die Holzwände von aussen mit Stuck belegt, man setzte
eiserne Oefen mit Rauchfangmänteln, die Fenster erhielten Rahmen,
für die Latrinen richtete man Abfuhren ein — und so enstanden
in sanitärer Beziehung fast tadellose Baracken (s. unten). Nicht
weniger zweckmässig und bequem erwies sich eine kleine Baracke
für 40 Betten auf der Station Schmerinka, die auf Veranlassung der
Gräfin E. N. Heyden errichtet war. Die Eine von ihnen war aus
einem Eisenbahnschuppen hergestellt, die Andere neu erbaut, beide
waren in sanitärer Beziehung einfach und gut. Die Ventilation erfolgte durch die von mir vorgeschlagenen Kamine, Klappfenster und
Ventilatoren in den Oefen, Luft war zur Genüge vorhanden. Die
Abtheilung für ansteckende Kranke war vollständig isolirt, die Lage
gegen Stürme und starke Winde geschützt, mit einem Wort man
konnte sich für ein kleines Etappen-Lazareth nichts Besseres wünschen. Die Erbauung ging auf der Station I. Classe der Odessa'schen
Eisenbahn und unter besonderer Aufmerksamkeit der einrichtenden
Dame schnell. Leider gelingt dies im Kriege nicht immer so schnell
und gut, es ist deshalb jedes andere, weniger complicirte und schnellere
Mittel für die Einrichtung von Hospital-Unterkünften ein Fund für die
Privathülfe. So stellen für den Sommer in Städten die Baracken
aus Segeltuch von Johnson ein ausgezeichnetes neues Hülfsmittel
dar. In Odessa ging die Erbauung dieser Unterkunft auf Anordnung
des Vorsitzenden der Ortsverwaltung der Gesellschaft des rothen
Kreuzes, Graf Lewaschew, schnell, und ich war angenehm überrascht, als ich bei meinem Besuch in Odessa im Sommer 1878 eine
ganze Stadt solcher Baracken am Meeresufer im Quarantäne-Hafen
sah. In denselben waren schon Tausende von Kranken, die zur See
aus der Türkei evacuirt waren, untergebracht. Die Baracken von

Johnson sind, soviel mir bekannt, sonst nirgends angewandt worden, ich werde deshalb einige Worte über ihre Vortheile und Nachtheile auf Grund dessen sagen, was ich in Odessa und Bender gesehen und gehört habe; ich besuchte dort ebenfalls ein Baracken-Hospital dieser Art, welches der Bevollmächtigte der Gesellschaft des rothen Kreuzes Fürst Meschtscherski leitete. Die Hauptsache, wodurch sie sich von unseren Hospitalzelten unterscheiden und einige Aehnlichkeit mit Baracken bekommen, besteht darin, dass Holzrahmen mit darüber gespanntem Segeltuch untereinander zur Aufstellung einer Baracke mit Schrauben befestigt werden. Jeder solcher Rahmen lässt sich, ohne die Verbindung der anderen zu stören, einzeln herausnehmen. Die Befestigung in der Erde ist sicher, und die Baracke hält, wie die Erfahrung gezeigt hat, den starken Seewinden Stand. Aufgestellt und zusammengeschraubt aus einigen Rahmen gleicht die Baracke einem grossen viereckigen Kasten mit einem nach beiden Seiten abfallenden Dach aus Brettern oder Dachpappe. Das Segeltuch auf den Rahmen ist mit irgend einer Mischung (wahrscheinlich Alaun) getränkt und soll wasserdicht sein. Wenn man in die Baracke eintritt, sieht man statt des nach oben zugespitzten Raumes des Hospitalzeltes ein Zimmer ohne Decke, welches hell und trotz der Sommerhitze nicht schwül ist, die Luft kann in die Baracke von jeder beliebigen Seite eintreten, wenn man den einen oder den anderen Rahmen herausnimmt. Hierin besteht der Vorzug dieser Anlage vor dem Hospital-Zelt; ihr Nachtheil besteht darin, dass der Transport der Johnson'schen Baracke im Kriege schwierig ist; man kann dieselbe nicht wie ein Zelt zusammenlegen, das Zusammensetzen und Auseinandernehmen der Rahmen verlangt grosse Genauigkeit und Sachkenntniss; es würde hierzu nothwendig sein, besondere Bedienstete oder Techniker zu haben, aber nicht einen einfachen Lazarethdiener oder Spannfuhrleute. Das aufgespannte Segeltuch und die dünnen Rahmen können leichter verderben, als es bei dem Transport der Zelte geschieht. Die Errichtung von Segeltuchbaracken ist bei uns nur in grossen Städten möglich, in denselben können sie als eine ausgezeichnete Unterkunft für den Sommer dienen und werden sich gewiss Anhänger unter den Aerzten und Verwaltungsbeamten erwerben. — Gelegentlich erwähne ich noch eine Baracke, welche in Bukarest bei unserer Anwesenheit dort im Winter 1877 auf Befehl des Fürsten Barjatinski gebaut wurde. Zum Gerüst dieser Anlage wurden statt des Holzes dünne gusseiserne Gasröhren und Draht verwendet, zu den Wänden wollte man Dachpappe und Carton nehmen. Den Werth einer solchen Baracke kenne ich nicht.

Die Hospitalzelte, welche die Privathülfe im letzten Kriege

verwendete, waren dieselben, wie die Divisionslazarethzelte, die auch
die t. Kriegshospitäler hatten. Leider besassen auch diese Zelte
keinen Dachtheil von Tuch. Die Erfahrung zeigte im letzten Kriege,
dass die Zelte auch für die Privathülfe eine durch Nichts zu er-
setzende transportable Unterkunft darstellen. Ich muss deshalb auch
jetzt wie vor acht Jahren früher (siehe meinen Bericht aus 1871)
dabei beharren, dass die Gesellschaft des rothen Kreuzes central
wie local sich mit dieser Art Obdach versehen und sie beständig in
ihren Depots für mobile Lazarethe vorräthig halten sollten. Im Kriege
kann man Hospitalzelte nicht immer und überall bei uns schnell
schaffen oder bereit stellen. In dieser Zeit sind sie auch viel theurer
und lassen sich weniger gut herstellen. Im letzten Kriege lernten
wir kennen, was man für den Spätherbst und Winter aus Hospitalzelten machen kann, indem man sie mit Stroh und Erde belegt und
mit Oefen versehen hat. Die Beweglichkeit und die Leichtigkeit
des Transportes, diese unersetzbare Eigenschaft dieser Hospital-Unter-
kunft, machen sie auch für die Privathülfe kostbar. Unsere Privathülfe in Russland verliert zur Hälfte ihre Bedeutung, wenn sie nicht
über transportable, jederzeit zum Marsch fertige Unterkünfte verfügen wird. Dieselbe sollte auch im Frieden Hospital-Waggons
und mobile Lazarethe mit eigenen Unterkunftsmitteln vorräthig halten. Genau ebenso sollte auch das Militär-Sanitätswesen Abtheilungen t. Kriegshospitäler mit Zelten im Frieden haben, statt seine
Kranken in gemietheten Häusern unterzubringen. In unseren südlichen Provinzen würde im Sommer und im Herbst, in den nördlichen nur im Sommer diese Maassregel rationell sein; zugleich hätten
junge Militärärzte hierbei Gelegenheit, sich mit der Krankenbehandlung in einem Zelt-Lazareth bekannt zu machen. Durch die Thätigkeit in demselben könnten sie auch der Vervollkommnung unserer
beweglichen Unterkunftsmittel förderlich sein. Ich glaube unser Vater-
land wird noch lange des Obdachs dieser Art bedürfen. Die Privathülfe ihrerseits sollte nach dem letzten Kriege, in dem wir das Leben
vieler Leute den Hospitalzelten verdanken, mit allen Kräften um e i n e
gründliche O r g a n i s a t i o n i h r e r m o b i l e n Z e l t - L a z a r e t h e s i c h
b e m ü h e n. Wenn die mobilen Lazarethe aus Nowgorod und Dorpat
mit ihren Zelten und das Orenburg'sche mit seinen Jurten nicht auf
dem Kriegsschauplatz vorgeschoben wurden, so war dies nicht ihre
Schuld. Was ihnen nicht de jure gestattet war, das führten sie
doch in ihrer bescheidenen Lage de facto aus.

Ausser dem mobilen Hospital aus Orenburg hatte die Privathülfe im letzten Kriege einige J u r t e n zur Verfügung. Mit Ausnahme
des Orenburg'schen Hospitals waren es keine eigenen, sondern von
der Militär-Verwaltung geborgte, behufs Unterbringung der Schwestern

und einiger Kranken in Rumänien und Bulgarien. Die Schwestern bei den Kriegshospitälern in Bulgarien waren fast ausschliesslich wie auch die Vorräthe der Privathülfe in Jurten untergebracht. Die Jurten der Nomaden haben sich so zu sagen das Recht der festen Wohnsitze erworben — ich brauchte schon nicht, wie vor acht Jahren der Gesellschaft des rothen Kreuzes in der Form eines Vorschlages über die Möglichkeit ihrer Ausnutzung zu sprechen (vgl. meinen Bericht von 1871); jetzt hätten die Jurten in den Local-Depots der Gesellschaft des rothen Kreuzes im östlichen Russland als erprobte bewegliche Unterkunftsmittel in der That vorhanden sein müssen. Schlecht wäre es vielen Schwestern in Bulgarien ohne Jurten ergangen, wenn auch viele derselben, darunter unsere hochwürdige E. P. Karzow, in zerissenen und durchlöcherten Jurten wohnten. Oben im ersten Capitel habe ich angegeben, dass die Jurten im letzten Kriege nicht vom Winde umgeweht und zerbrochen wurden, wie die Zelte; später wurde aber bekannt, dass bei der Etappen-Abtheilung der Kaiserin [1]) einige Jurten brachen und zusammenstürzten durch den darauf gefallenen Schnee (Dr. A. A. Gek, Wjestnik, Ewr. (Europ. Bote). Juli 1878, Etappen, Seite 310). Immer müssen die aus unseren östlichen Gegenden gesendeten mobilen Jurten-Lazarethe auch einen Mann zur Bedienung bei sich haben, welcher mit der Aufstellung und dem Wegnehmen der Jurten umzugehen versteht. Wir sahen einen solchen einheimischen Spezialisten bei dem mobilen Orenburg'schen Lazareth in Olviopol (Golta).

Ausser beweglichen Unterkünften rieth ich 1870/71 der Gesellschaft des rothen Kreuzes (s. meinen Bericht 1870) für die Kriegszeit eine Art Obdach, ähnlich den Oeconomie-Gebäuden der südwestlichen Gouvernements (Preussisches Mauerwerk) und auch Lehmhütten ins Auge zu fassen. Im letzten Kriege wurde mein Rath im Gebiet der Privathülfe erprobt. Im Gouvernement Podolien in dem Dorfe Tschernjatina (Gutsbesitzer Lwow), acht Werst vom Bahnhof Serbinowza, an der Eisenbahn nach Wolotschisk, war durch die Ortsgesellschaft des rothen Kreuzes eine sehr schöne Anlage aus Preussischem Mauerwerk erbaut. Ich spreche über sie bei der Beschreibung jedes Lazareths eingehender, jetzt bemerke ich nur, dass keine von den Hospital-Anlagen der Privathülfe auf mich einen vortheilhafteren Eindruck gemacht hat. Vielleicht betrachte ich diese Art von Baulichkeiten bei alter Bekanntschaft mit Vorliebe, aber ich bin der Ansicht, dass auch ohne jede Voreingenommenheit man nur denjenigen leitenden Persönlichkeiten seinen Dank ausdrücken muss, welche die localen Mittel und das ärztlich Hergebrachte zu

---

1) Es ist die jetzige Kaiserin, Gemahlin Alexanders III.   W R.

benutzen verstehen und nicht ohne Noth zu theueren Entlehnungen von anderen Ländern und Völkern ihre Zuflucht nehmen. Wir besuchten das Hospital zu Tschernjatina zweimal ungeachtet seiner ungünstigen Lage, im Herbst und Winter, und überzeugten uns, dass es allen sanitären Anforderungen genügte. Dasselbe war ein genügend billig und verhältnissmässig schnell aus preussischem Mauerwerk erbautes Baracken-Hospital ohne alle Künsteleien, gut ventilirt, warm und sauber. Es fehlte ihm indessen eins und zwar ein sehr wichtiges Moment, es war ohne Noth und ich weiss nicht weshalb, von den verehrten Leitern entfernt von der Eisenbahnlinie angelegt. Wäre es z. B. bei einem Bahnhof I. Cl. wie Schmerinka erbaut worden, so hätte man nichts Besseres wünschen können. Hätte nicht das Princip bestanden, welches ünnöthiger Weise die rechtzeitige Einrichtung von Lazarethen der Privathülfe in den südwestlichen Provinzen verhindert hat, so hätten die Gouvernements Podolien, Wolhynien und Kiew auf der ganzen Linie soviel Anlagen, ähnlich der zu Tschernjatina, haben können, dass die Ueberführung von einigen Tausend Kranken jenseit Kiew überflüssig geworden wäre. Im Frühjahr hätte man an der südwestlichen Grenze in drei Monaten hunderte ähnlicher Anlagen einrichten können, und sie wären auch nach dem Kriege nicht unnütz gewesen, die Gutsbesitzer und Bewohner hätten sie für verschiedene öconomische Zwecke gekauft. So kann man jetzt mit Bestimmtheit behaupten, dass für die Kriegszeit in den südwestlichen Gegenden das preussische Mauerwerk eine sehr zweckmässige und billige Methode der Anlage von Hospital-Baracken darstellt. Nicht weniger zweckmässig erwies sich auch eine andere Art der Kranken-Unterbringung in den südlichen und südwestlichen Grenzgegenden Russlands, die Dorf-Lehmhütten, Masanken. Dies bestätigt besonders das Hospital der Privathülfe in Lysaja-Gora in Neurussland. Auf die Initiative des Hauptbevollmächtigten der Gesellschaft des rothen Kreuzes im Rücken der operirenden Armee wurde Lysaja-Gora als Unterkunft für das mobile Hospital aus Wologda ausgewählt, durch welches auch jetzt die Möglichkeit und die Vortheile dieser Art Obdach bestätigt werden. Nur einige junge Aerzte, die an die Kliniken der Hauptstädte gewöhnt waren, waren unzufrieden. Es versteht sich von selbst, dass ein in Dorfhütten befindliches Lazareth nicht soviel Bequemlichkeiten darbieten kann, wie eine Klinik, und namentlich für die Aerzte und das ganze Sanitätspersonal nicht bequem ist, denen es nicht leicht wird, die im ganzen Dorf zerstreuten Kranken zu besuchen und zu behandeln, aber die Kranken und namentlich unsere gemeinen Leute leiden dadurch nicht. Man gebe Jedem von ihnen die Wahl in einem Hospital zu liegen, — mag es auch eine Klinik sein — oder in einer Hütte behandelt zu werden, und jeder wird bestimmt sein heimathliches Element, das Bauernhaus oder die Hütte, vorziehen. Eine weitere Illusion ist die, dass der Kranke gewissermaassen bei sich zu Hause behandelt wird, und auch die ganze ihn umgebende heimische Einrichtung wirkt beruhigend auf den Geist. Das Resultat der Behandlung in dem Lazareth von Wologda hat Dr. Skrzinski in einem sehr genauen und sachlichen Bericht dargestellt, welcher beweist, dass die Behandlung nicht weniger günstig verlief, als in verschiedenen gut eingerichteten Hospitälern. Der Bericht des Dr. Skrzinski über die Thätigkeit des Hospitals in Wologda beweist auch, dass er sich mit vielem Tact zu der neuen Sache verhielt und die Schwierigkeiten der Pflege der in den Hütten zerstreuten Kranken zu überwinden wusste. Im Allgemeinen muss ich zur Ehre der Aerzte und Schwestern sagen, dass weder in Lysaja-Gora noch in Letniza und Lejau (vgl. Cap. II.) irgend Jemand von ihnen über unnöthige Ueberbürdung geklagt hätte. Wenn mir selbst der Vorschlag gemacht würde für die Behandlung eine Wahl zu treffen: ein Hospital mit darin angehäuften Kranken (z. B. von der Art des Militär-Hospitals in Kiew) oder die Unterbringung von Kranken in Dorfhütten, ich würde ohne mich zu besinnen die letzteren vorziehen. Von Wichtigkeit ist auch die Thatsache, welche Dr. Skrzinski erwähnt, das der Typhus, welcher von den evacuirten Kranken in die von ihnen belegten Hütten eingeschleppt wurde, sich im Dorf nicht weiter verbreitete und die Dorfbewohner nicht ansteckte. Der Typhus blieb local und beschränkt, was man bei der Einschleppung einer Typhus-Epidemie in eine Hospital-Anlage nicht hätte voraussetzen können. In einem Hospital-Saal dient nicht selten die Aufnahme eines Typhuskranken zur Verbreitung des Typhus auf mehrere andere. — So oft ich die in den Hütten zerstreut liegenden kranken Soldaten fragte, brachte Niemand Klagen vor und Niemand hatte Lust in ein Hospital überzugehen, wiewohl in der Nähe von Lysaja-Gora sich auch luxuriös eingerichtete Hospitalanlagen der Privathülfe in Golta befanden (die Baracken auf dem Bahnhof Olwiopol). Die interessanten Einzelheiten über das Lazareth aus Wologda, entnommen aus dem Bericht des Dr. Skrzinski, werde ich unten mittheilen.

Bei aller meiner Vorliebe für die Unterbringung von Kranken in Hütten, Zelten und Jurten bin ich weit davon entfernt durch dieselben soweit eingenommen zu sein, wie es bei einigen der jungen Aerzte durch die Baracken der Fall ist. Ich sage über die Hütten nicht zu den leitenden Persönlichkeiten das, was jenes ärztliche Mitglied des rothen Kreuzes über die amerikanischen Baracken, deren Erbauung er vorgeschlagen hatte, aussprach — ich werde dem Administrator nicht sagen: „erbaut Hütten und ihr gebt Vielen das

Leben und schiebt bei Vielen den Tod heraus" (siehe oben). Eine so feste Ueberzeugung freilich wurde in dem feurigen Streben für das Gute und in dem Glauben der Jugend an die unbegrenzte Kraft der Wissenschaft und Kunst ausgesprochen. Indessen Erfahrung und Alter weisen den Menschen zu handgreiflich auf die Grenzen seines Wissens und seiner Macht über die Natur hin.

Schliesslich zähle ich zu den schlechtesten in sanitärer Beziehung von allen durch mich vorgeführten Unterkunftsmitteln der Privathülfe die Wohnhäuser in den Städten. — Sie verlangen immer verschiedene Herrichtungen, die mehr oder weniger schwer ausführbar, zeitraubend und theuer sind. Die besten und am meisten rationellen Einrichtungen an Wohnhäusern wurden auf Veranlassung des ehrenwerthen N. S. Abasa getroffen. Ihm gehört das Verdienst der Einführung von Anlagen nach ein und derselben Norm. So wurden fast in allen Häusern, die sich in seinem Rayon bei den Hospitälern befanden, Ventilationsöffnungen in den Decken, Klappfenster und Retiraden mit Abfuhr eingerichtet. Alles dies lässt sich nicht leicht durchführen, selten zeigt sich ein Haus zu solchen Einrichtungen geeignet und nicht leicht stimmt ein Hausbesitzer der Durchführung der verschiedenen Vorkehrungen in seinen Häusern bei. Man kann sich vorstellen, welchen Miethspreis ein Hausbesitzer im Kriege fordert, wenn er sein Haus zum Hospital hergiebt. Ob er selbst in dem Hause wohnt oder es vermiethet, er rechnet darauf, dass nach der Aufnahme eines Hospitals ein oder zwei Jahre vergehen werden, bevor das Haus wieder als Unterkunft gesunder Menschen benutzt werden kann. — Die besten Hospitalanlagen der Privathülfe in Wohnhäusern habe ich namentlich in Kischinew gesehen. In Kiew jedoch und Odessa konnte man keine wesentlichen Umänderungen in den von der Privathülfe ermietheten Häusern vornehmen und sie blieben wie bisher ungeeignet für die längere Unterbringung von Kranken. Selbst ein solches Gebäude, wie das von der Privathülfe ermiethete Haus der Mineralwasser-Gesellschaft in Kiew (für 4500 S. R.) bestand fast nur aus einem grossen Hospitalsaal, der etwa 40 Kranke fasste. Die Abtritte waren auch in diesem Gebäude wie in den anderen Wohnhäusern der wunde Punkt desselben. Mögen die jungen und deshalb zu viel verlangenden Aerzte einige Zeit in Wohnhäusern der Städte, die zu Hospitälern ermiethet sind, practiciren, und sie werden sich durch die Erfahrung überzeugen, um wieviel sicherer und besser die Krankenbehandlung in Hütten ist.

In Summa, ich behaupte nochmals, dass es nicht Sache der Privathülfe ist, stehende immobile Hospitäler einzurichten; man kann dies einzelnen wohlthätigen Privatpersonen und den städtischen Gesellschaften überlassen. Für die Leitung der Privathülfe indessen ist es nur nöthig, transportable Unterkunftsmittel zu haben. Die Einrichtung von Hospitalbaracken ist während des Krieges eine schwierige Sache, und wenn sie auch in der Nähe des Kriegsschauplatzes möglich ist, so wird sie bis zur Beendigung nicht rechtzeitig fertig und bei Verspätung nahezu überflüssig. Hospitäler in der Nähe des Kriegsschauplatzes zu erbauen ist nur etwa die Militär-Verwaltung im Stande und entfernt vom Kriegsschauplatze können es die reichen Städte. Die Einrichtung stehender Hospitäler gehört auch deshalb nicht zum Wirkungskreis der Privathülfe, weil sie das Budget derselben übermässig belastet und ihre Leistungsfähigkeit von der Hauptsache abzieht; sie beraubt die Privathülfe ihres nothwendigen Lebenselementes der freien Beweglichkeit. Die Sorge der leitenden Persönlichkeit an der Spitze der Privathülfe für den soliden Bau und die Organisation von Hospitalanlagen während des Krieges, die Führung der Rechnungen, die Instandhaltung der Gebäude u. s. w. legen diese Kräfte und die Aufmerksamkeit dieser Organe fest und zwar gerade dann, wenn die Aufsicht über den regulären Gang der gemeinsamen Sache und die Beobachtung der Gemeinsamkeit in den Handlungen aller bei der Privathülfe Mitwirkenden Beweglichkeit und beständige Aufmerksamkeit nach allen Richtungen für das ihnen anvertraute Hülfswerk verlangte. Die von der Privathülfe übernommene Verpflichtung der Bereitstellung mehrerer tausend Hospitallagerstellen (16 000) im letzten Kriege veranlasste ihre Mitglieder sich mit der für den Krieg schwierigsten Aufgabe zu befassen. Wenn jedoch die Erfüllung dieser Verpflichtung auch dadurch möglich war, dass Hospitalanlagen an verschiedenen vom Kriegsschauplatz entfernten Orten erbaut wurden, so erschwerte dies die Bewegung der Privathülfe nach dem Centrum hin, d. h. zum Kriegsschauplatz und seiner Umgebung. Die materiellen Mittel der Localgesellschaften des rothen Kreuzes mussten hierbei am Orte ausgegeben und nicht dahin dirigirt werden, wo sie nothwendiger waren, d. h. auf dem Kriegsschauplatz. Schliesslich hätte die Einrichtung und Erbauung von Hospitälern der Privathülfe in der Nähe des Kriegsschauplatzes, ungeachtet aller Kraftanstrengungen, Alles in Allem gegen 1500—1600 Lagerstellen den Hospitaleinrichtungen der Militär-Verwaltung hinzugefügt, — einen Tropfen im Meer. Die Militär-Verwaltung dagegen, durch die Verpflichtung der Privathülfe für die Bereitstellung von Obdach in entfernten Provinzen gesichert, machte sich über die genügende Zahl ihrer eigenen Anlagen an den Grenzen des Kriegsschauplatzes wenig Sorge; auch Odessa und Kiew mussten ihre Unterkünfte bei dem unerwarteten Zuströmen von Verwundeten Ende des Sommers und schon auf der Höhe des

Krieges improvisiren. Dies ist die Folge einer Thätigkeit der Privathülfe, die ihrem Geist und ihrer Eigenthümlichkeit nicht entsprochen hat.

Die Transportmittel der Privathülfe wurden schon im Capitel IV. besprochen. An der ersten Stelle standen gewiss die Sanitätszüge, über welche wir ebenfalls sprachen. Hier werde ich nur in der Form einer Frage einen Vorschlag besprechen, welcher mir auch selbst nicht ausführbar scheint. Bei meiner Anwesenheit auf dem Kriegsschauplatze tröstete ich mich, als ich den jammervollen Zustand unserer Transporte auf den Landwegen sah mit dem phantastischen Bilde: ist es nicht möglich, die ungeheure Summe, welche während des Krieges die Lieferung der Fuhrwerke kostet, durch, sozusagen, während des Transportes, improvisirte Schienen zu ersetzen? 1870 an der französischen Grenze hatte ich einmal Gelegenheit auf Schienen zu fahren, welche aus Saarbrücken ex tempore gelegt waren; die Schienen schwankten unter dem Güterwagen, in welchem ich sass, aber die Reisezeit kürzten sie und leisteten den grössten Nutzen für die Beförderung der Truppen und Güter; sie waren von den deutschen Pionieren in einer unglaublich kurzen Zeit gelegt. In der Erinnerung an den Eindruck, welchen das Fahren auf diesen improvisirten Schienen auf mich gemacht hat, kam mir der Gedanke, sie gleich hinter der marschirenden Armee für den Betrieb mit eigenen und gemietheten Arbeitskräften zu legen. Wie gut wäre es, — dachte ich mir — durch einen so improvisirten Schienenweg den Transport auf 28000 gemietheten Fuhrwerken der Verwaltung auf Landwegen zu ersetzen. Würden sich dann nicht auch unsere Krankentransporte auf Landwegen aus mörderischen in gewissermassen gesundheitsgemässe verwandeln? — Als aber dann die Eisenbahn von Simniza nach Frateschti gebaut war, vernichtete sie sofort meinen Traum. Es war derselben in der That nicht beschieden, im Sanitäts- und Intendanturwesen irgend eine Rolle zu spielen.

Die Sanitätszüge der Privathülfe zeigten sich, wie wir sahen (Capitel IV.), wirksamer auf einer kleinen Entfernung zwischen Frateschti und Jassy. Sie waren verhältnissmässig viel leistungsfähiger für den Transport der Kranken und Verwundeten, als die luxuriös eingerichteten Züge von Jassy nach Russland. Aber dies war, wie wir schon sahen, nicht die Schuld unserer vaterländischen Sanitätszüge, — man veranlasste sie die Kranken auf Entfernungen zu befördern, mit welchen sich die 24stündige Fahrt von Frateschti nach Jassy nicht vergleichen lässt. Selbst die Aerzte auf den Zügen zwischen Frateschti und Jassy hatten eine freiere Thätigkeit, als z. B. die in den Zügen der Privathülfe zwischen Jassy und Kischinew. Die ersteren, die selbstständiger verfügten, berücksichtigten nicht die Bestimmungen der Evacuations-Commission zu Frateschti und und luden deshalb ihre Kranken nicht aus und um, da sie diese Procedur als einen unnöthigen Wirrwarr und einen Schaden für ihre Kranken betrachteten. In Jassy war die Sache anders, dort führten die Aerzte der Züge pünktlich die Vorschriften der Evacuations-Commission zu Jassy aus und füllten mit den ausgeladenen Kranken auf eine Entfernung von vier Stunden die Lazarethe Ungeni, Korneschti, Kalarasch u. s. w.

Von den Transportmitteln der Privathülfe auf den Landwegen in Rumänien und Bulgarien kann man nach ihrer Construction die Wiener Wagen zu den besten rechnen. Sie sind hinreichend geräumig, gehen leicht bergauf (so lange die Wege trocken sind), aber es gab wenige von ihnen und sie sind für die Privathülfe theuer. Ueber den Werth und die Nachtheile anderer Fuhrwerke ist schon oben gesprochen worden. — Am Angemessensten würde für die Privathülfe unter den gegebenen Umständen sein zur Verbesserung der einfachen Telegen der Fuhrleute beizutragen, welche die unverhältnissmässig grösste Zahl von Kranken und Verwundeten befördert haben. Kleine billige und ganz nothwendige Umänderungen dieser einfachen Fuhrwerke würden einen ungeheueren Nutzen stiften. Ein kleines Dach nach Art der Kibitken aus Matten oder Segeltuch, Strohschüttungen, Pferdedecken oder getheerte Leinwand gegen den Regen, warme Filzstiefel an den Füssen, lederne Eimer oder Fässchen mit gutem Wasser (am Wege nicht immer zu haben) oder einem anderen Getränk könnten schon viel zur Bequemlichkeit beitragen. Noch besser würde es sein, wenn man für die schwerer Kranken einige Tarantas oder verbesserte gedeckte Fuhrwerke nach Baranowski vorräthig hätte (letztere sind nicht sicher beim Umwenden). Einen Vorrath humanerer Transportmittel en gros herzustellen ist allerdings nicht Sache der Privathülfe.

Ich gehe jetzt zu dem Hauptabschnitt in der Sache der Privathülfe über, zur Verpflegung der Kranken und Verwundeten und ihrer Pflege. Ganz im Beginne der Organisation der Gesellschaft des rothen Kreuzes trat bei uns der sonderbare Gedanke hervor, dass die Privathülfe in der Verpflegung der Kranken vollständig von der im Militär-Sanitätswesen angenommenen Norm abweichen müsste. In der früheren Zeit, als die Privatwohlthätigkeit zum ersten Male im bescheidenen Maassstabe auf dem Kriegsschauplatze auftrat, beschränkte sie sich darauf, den Kranken Thee, Zucker und Einiges zur Verbesserung der Hospitalkost zu verabreichen, aber ihr Hauptziel war zu jener Zeit ausser der Pflege der Kranken die Aufsicht über die gesetzmässsige Durchführung der normalen Hospitalverpflegung. Die Privathülfe war damals bemüht den Mängeln und offenbaren Missbräuchen der Verwaltung zu begegnen. Jetzt jedoch trat das andere Extrem ihrer Art auf, es war ein gewisses Bestreben der Privathülfe sich vor der Militär-Verwaltung hervorzuthun. So führte die Privathülfe im letzten Kriege in ihren Hospitälern besondere Speisekarten für den Hospitaltisch ein; sie nahm feine (ganz von der im Kriegshospital abweichende) Wäsche in Gebrauch, es wurden sogar Luxusgegenstände hineingebracht. Wir lesen in den Zeitungen, dass man in den Localgesellschaften des rothen Kreuzes den zu ihnen gesendeten Kranken Champagner vorsetzt, sie Torten und Confect, sowie Zerstreuungen verschiedener Art geniessen lässt. Alles dies ist freilich, als Sache der einzelnen Person, schön, Niemand kann einem Privatwohlthäter einen Vorwurf daraus machen, wenn er diesen oder jenen Verwundeten und sogar einige Verwundete verwöhnt oder verzieht. Die Verwaltung der Privathülfe muss nach meiner Ansicht indessen scharf darauf sehen, dass bei der Verpflegung der Kranken eine gewisse Norm, die so wenig als möglich von der der Militär-Verwaltung abweicht, beobachtet wird. Eine solche Norm nicht anzunehmen zieht viele üble Folgen nach sich und ist auf die Kranken selbst von schädlichem Einfluss. Erstens ist die Privathülfe nicht sparsam, wenn sie anstatt hundert Leuten ausreichend zu nutzen, bestrebt ist, zehn in überflüssiger Weise vortheilhaft und angenehm zu sein. Zweitens, und dies ist die Hauptsache, ein Kranker aus niederem Stande, sowie jeder unentwickelte Mensch, welcher in einem nach verschiedenen Launen ausgestatteten Lazareth der Privathülfe eine Zeit lang gewesen ist, fordert sodann dasselbe, als ihm zukommend. Wenn ein kranker Soldat, welcher in ein Lazareth der Privathülfe zwei- oder dreimal im Tage nach einem wunderlichen Menu zu essen bekommen hat, nachher in ein Militärhospital mit der vorschriftsmässigen Verpflegung übergeht, so denkt er doch sofort, dass die Hospitalleitung ihn nicht nach der Bestimmung verpflegt. Indessen ist der Uebergang aus einem Lazareth der Privathülfe in ein Militärhospital für den grössten Theil der Kranken während des Krieges unvermeidlich. Auch in den Hospitälern der Militär-Verwaltung beklagt sich jetzt im Allgemeinen Niemand und es wäre auch Sünde, über schlechte Verpflegung sich zu beschweren. Die Unzufriedenheit der Soldaten jedoch, welche die ausgesuchte Verpflegung der Privathülfe kennen gelernt haben, geht bisweilen in den Militärhospitälern soweit, dass ein Strafverfahren wegen Störung der Disciplin nothwendig wird. Wozu das Abweichen der Privathülfe von der in den Kriegshospitälern angenommenen Norm führt, kann man aus einer in Bukarest uns mitgetheilten Erzählung beurtheilen. Man sagte uns, dass ein Chefarzt eines Lazareths der Privathülfe auf die Frage eines das Lazareth besichtigenden Truppen-Commandeurs: welche Mittel gegen Störungen der Disciplin durch die Kranken befolgt würden, geantwortet habe, wir „drohen unseren Kranken nur mit der Verlegung in ein Militärhospital". Drittens muss die Privathülfe, wenn sie bemüht ist, sich durch die Verpflegung der Kranken vor der Militär-Verwaltung hervorzuthun, bei der Beschränktheit ihrer Mittel ihre Hülfe unter den Kranken durchaus ungleichmässig vertheilen. Wenn sie z. B. mit dem Militär-Sanitätswesen in einem Kriegslazareth zusammen wirkt, so kann sie nicht die Verpflegung aller Kranken wesentlich verbessern. Die Folgen davon sind Murren, heimliche Unzufriedenheit und sogar Störungen der Ordnung. Man darf nicht vergessen, dass mit grossen Menschenmassen, sowohl kranken wie gesunden, sehr vorsichtig umgehen muss, wenn man schädliche Folgen vermeiden will. Diese Massen sind sehr empfindlich gegenüber einer ungleichmässigen Vertheilung der Hülfe, sie beobachten streng, wenn gleich nicht immer merklich und fast instinctiv die Aufrechterhaltung der Gleichheit gegenüber der Hülfe. Den Anspruch auf Hülfe zu missbrauchen halten sie ebenfalls für ein Recht, wenn sie dazu nur die Möglichkeit und die Wege finden. Unter den Kranken, die in einem Kriegshospital angehäuft sind, wahren sowohl die leichten wie die schweren (wenn sie nur durch ihre Krankheit das Bewusstsein nicht verloren) in gleicher Weise ihr Recht auf Hülfe. Wenn so die Privathülfe sich ausschliesslich mit den Schwerkranken abgiebt und auf sie ihre Sorgen und Mittel concentrirt, so gebrauchen die Leichtkranken, sobald sie dies merken, Schlauheit und Betrügerei, zuweilen auch Eigenmächtigkeit, um die gleichen Hülfsmittel auch für sich zu erlangen. Es kann sich dann ereignen, dass die Mittel der Privathülfe schnell auch für die Schwerverwundeten unzureichend werden, da diese Mittel unmerklich von den Kräftigeren entwendet werden. Diese Erscheinung tritt fast immer bei grossen Krankenanhäufungen auf den Verbandplätzen ein; ein Beispiel dafür sahen wir in Bulgareni im t. Hospital Nr. 63 (siehe Capitel II). Man kann hier nur auf zweierlei Weise vorbeugen. Die Privathülfe muss sich an eine bestimmte Norm halten und die Hospitalverpflegung der Kranken nur in einem gewissen bestimmten Maassstabe und möglichst gleichmässig verbessern. Ausserdem bedarf die Privathülfe einer strengen polizeilichen Aufsicht, welche ihr von der Militär-Verwaltung gegeben werden muss. Ueberflüssige Sentimentalität und die Unbekanntschaft mit den Eigenthümlichkeiten grosser Menschenmassen können der Privathülfe sehr schädlich werden. — Wenn indessen in einem Militärhospital sich ein erheblicher Procentsatz von

Kranken befindet, die wirklich eine besondere Sorge und eine Abänderung der Hospitalverpflegung verlangen, so ist es bei Weitem besser für die Privathülfe, dieselben möglichst getrennt von den anderen in besonderen Gebäuden unterzubringen. Die t. Kriegshospitäler lassen dies bequem zu. Abtheilungen dieser Hospitäler, die immer in mehreren Häusern oder Zelten untergebracht sind, lassen sich leicht für Kranke, welche eine verbesserte oder veränderte Verpflegung verlangen, herrichten. Auf diese Weise ist es nicht schwer, den Nachtheilen der erwähnten Vermischung von Kranken mit verschiedener Verpflegung unter einem Dach zu begegnen. Zuweilen machte sich noch eine andere Art der ungleichmässigen Vertheilung der Hülfe bemerklich, welche von einer falsch verstandenen Kenntniss ihrer Pflichten abhing. Einige jüngere Schwestern betrachteten im letzten Kriege die ihrer Pflege anvertrauten Kranken ausschliesslich als die ihrigen, die gewissermaassen mit den anderen nichts zu thun hätten; in einem solchen Falle verwendeten sie alle Aufmerksamkeit nur auf ihre Kranken und waren nur unter Schwierigkeiten damit einverstanden, von den Mitteln, die sie in Händen hatten, fremden Kranken abzugeben, die es mehr bedurften aber nicht in ihren Händen waren. Dies kam namentlich auf den Zügen vor, als z. B. die Militärzüge zur Aushülfe in Sanitätszüge umgewandelt wurden. Man bemerkte auch bei verschiedenen in der Privathülfe Mitwirkenden, dass sie die Verwundeten vor den Kranken bevorzugten. Ich gebe hier nur einige Schattirungen der bei vielen Mitwirkenden allgemeinen Strömung bezüglich der ungleichmässigen und nicht gerechten Vertheilung der Privathülfe zwischen den Ihrigen und den Fremden. Seitens der Verwaltung und der Leiter der Privathülfe muss man durchaus eine solche falsche Richtung gründlich beseitigen und die unterstellten Personen durch strenge Instructionen über den Hauptgedanken ihrer moralischen Verpflichtungen im Verhältniss zu den Kranken und der Gesellschaft des rothen Kreuzes selbst aufklären.

Auf einen weiteren wichtigen Umstand hat die Privathülfe in den t. Kriegshospitälern ihre Aufmerksamkeit zu richten. Dieselbe darf im Anfang des Krieges nicht zu freigebig sein; sie muss wissen, dass der Soldat im Verlauf des Krieges durch Märsche, Bivouaks, Erdarbeiten u. s. w. erschöpft, gegen Ende desselben schwächer, kachectischer und mehr disponirt zu Krankheiten wird (s. Capitel III.). Es sind deshalb auf der Höhe und am Ende des Krieges mehr Mittel und Verbesserungen in der Hospitalverpflegung des Kranken erforderlich. Für diese für den Soldaten beschwerliche Zeit muss auch die Privathülfe ihre Mittel aufsparen und sie nicht vorzeitig vergeuden. Im Beginn des letzten Krieges war indessen die Privathülfe ungewöhnlich freigebig und eifrig. Ich sah z. B. in Kiew im September 1877, dass die in das Hospital gebrachten Leichtverwundeten in den Zügen mit Gaze-Binden von mehreren Arschin-Länge (1 Arschin = 0,71 m) verbunden waren und ihre Verbände ungeachtet der unbedeutenden Eiterung der ganzen Länge nach aufgeschnitten und dann weggeworfen wurden. Ich sah ungefähr um dieselbe Zeit, wie die Schwestern den ganzen Körper von Leichtverwundeten mit Schwämmen abwuschen; ich sah, wie die Privathülfe solche noch gut genährten und keine besondere Pflege erfordernden Verwundeten mit Pasteten und Coteletten speiste. Auf der Höhe und am Ende des Krieges in Bulgarien war es dagegen nöthig für die erschöpften Ruhrkranken die Coteletten durch die Apotheke zu verschreiben und die Chefärzte fürchteten die Controle für die über die Norm verbrauchten Eier. Die bei der Gesellschaft des rothen Kreuzes thätigen Männer und Frauen betrachteten es als Ehrensache unverzüglich alle Forderungen der Aerzte vom Kriegsschauplatz zu erfüllen, ohne sich durch die geringe Menge des wirklich vorhandenen Vorraths der Hülfsmittel beirren zu lassen. Die ungeheueren Vorräthe der Privathülfe an Verbandmitteln und anderem Material sind kaum immer productiv gebraucht worden. Das in diesem Kriege herrschende Extrem im Verbrauch ärztlicher Hülfsmittel war dem direct entgegengesetzt, welches die ärztliche Hülfe im Krimfeldzuge lähmte, als wir die Sendung von Charpie erwarteten wie Manna vom Himmel und die mit Eiter beschmutzten Binden in kaltem Seewasser zu neuen Verbänden wuschen. Eine rationell ausgearbeitete Norm für den Verbrauch ärztlicher Hülfsmittel in den Hospitälern ist eine wichtige Sache. Obschon mir unser früherer Hospital-Katalog ehemals viel Verdruss und Unannehmlichkeiten bereitete, — wegen Nicht-Beobachtung desselben kam ich in die Liste der Verrückten — so überzeugte ich mich doch durch die Erfahrung, dass ohne eine bestimmte Norm die ärztlichen Hülfsmittel in den Hospitälern rechts und links unnöthig verausgabt wurden. Viele von den jungen neu angestellten Hospitalärzten kennen überhaupt nicht die Preise der Medicamente und Verbandmittel und vergeuden, unbekannt aus eigener Erfahrung mit ihrer Wirkungsweise und dem Preise, theils aus wissenschaftlichem Interesse theils aber auch aus einfacher Unkenntniss theuere ärztliche Behandlungsmittel. Die Privathülfe, von den Forderungen der Aerzte mitgerissen, blieb in dem letzten Kriege vor dem drohenden Deficit nicht stehen, aber unterdessen können im Kriege die Hülfsmittel leicht zur Unzeit versiegen. Nur eine sinnlose Norm und eine dünkelhafte, mit der Sache unbekannte Aufsicht über dieselbe sind einengend und schädlich. Im letzten Kriege bestand aber bei der Hülfeleistung Seitens der Privathülfe an Aerzten gar keine Norm und Aufsicht. Alle forderten ohne Verweigerung und gewöhnten sich eine abschlägliche Antwort auf ihre Forderungen für Mangel an Organisationstalent oder eine schläfrige Behandlung der Sache zu halten.

Die Privathülfe kann schon dadurch viel zur Heilung der Schwerkranken und Verwundeten beitragen, wenn sie mit ihren Mitteln in einem gewissen Maassstabe den Kostsatz der Kriegshospitäler qualitativ und quantitativ verbessert. Ich werde aus eigener Erfahrung einige Bemerkungen darüber anführen, was ich für die Privathülfe für nothwendig hielt, um die Hospitalkost zu verbessern, als die Privathülfe unter meiner Leitung stand. Nach meiner Erfahrung handelt es sich nur um wenige Gegenstände, welche sich stets in den Vorräthen der Privathülfe in hinreichender Menge befinden sollten.

Die Hospitalsuppe wird nährender und kräftiger durch den Zusatz (aus den Vorräthen der Privathülfe) von Eiern, Liebig'schen Fleischextract und Wein (Xeres).

Bei Durchfällen, Ruhren und bei geschwächter Verdauung unterstützt die Privathülfe die Heilung durch die ausschliessliche Ernährung der Kranken mit Eiern (zuweilen gelöst in einer Reisabkochung) und Sago mit gutem Wein gekocht.

Ausschliesslich Milchnahrung kann bei der Behandlung von Wassersucht oder nach erschöpfenden Fiebern Aufgabe der Schwestern sein. Eingedickte Milch schaffte im letzten Kriege bei der Unmöglichkeit frische zu bekommen grossen Nutzen; sie sollte deshalb zu den nothwendigen Bestandtheilen der Vorräthe gerechnet werden.

Hühnersuppe für die Schwachen, welche keine andere Fleischkost verdauen können, Hammel- und Kalbscoteletts sollten ausschliesslich von den Schwestern in der Hospitalküche zubereitet werden. Fleischconserven und getrocknetes Fleisch, als sehr zweckmässige Gegenstände für die Aufbewahrung und den Transport, sollten sich beständig in den Vorräthen zur Verbesserung der Fleischnahrung im Hospital vorfinden. Ausserdem ist es nicht übel, einen Vorrath von Schinken zu haben, da geräucherter Schinken eine gut verdauliche Zuthat bei Dyspepsie ist.

Cognac muss immer in gehöriger Menge als das beste spirituöse Getränk für die Schwerkranken in den Vorräthen der Privathülfe sein. Ausser Cognac muss man in dem Depôt auch gereinigten Branntwein und Rothwein führen.

In einer noch grösseren Menge als die anderen Zuthaten, muss man als Ersatz des Weissbrodes, das zuweilen nur schwer zu bekommen ist im Kriege, Waizenzwieback führen.

Kaffee und Kaffeextract werden nicht selten bei der Behandlung chronischer Durchfälle und erschöpfender Krankheiten nöthig.

Diese wenigen Gegenstände halte ich schon zu einer wesentlichen Verbesserung und Abänderung der Hospitalverpflegung für genügend. Einige von diesen Stoffen gewähren auch die t. Kriegshospitäler den Kranken, gewöhnlich jedoch unter Beobachtung beschränkender Formalitäten, die zur Controle nothwendig sind; die Privathülfe dagegen kann alles dies den Kranken sowohl leichter als schneller liefern. Zuweilen werden auch die nach den Hospitalbestimmungen verordneten Stoffe wie z. B. Branntwein nicht in genügender Menge für die erschöpften und durch die Entbehrungen des Kriegslebens heruntergekommenen Kranken ausgegeben. Mir sind Beispiele bekannt, dass Mitglieder der Militär-Sanitäts-Verwaltung nicht gestatteten an die Kranken Branntwein auszugeben, sogar aus den Vorräthen der Privathülfe. In Sistowa fanden wir im December bei einer Anhäufung einer Menge erschöpfter Kranker aus diesem Grunde keinen Branntwein in den Vorräthen der Gesellschaft des rothen Kreuzes und eine ältere Schwester theilte uns mit, dass ihr durch die sanitäre Leitung nicht gestattet gewesen sei an die Kranken des t. Kriegshospitals No. 50 Branntwein zu verabreichen. Selbstverständlich schlug ich vor ein solches unrationelles Verbot sofort aufzuheben und rieth dem Herrn Bevollmächtigten des Depôts in Sistowa sich für den Winter mit Branntwein zu versehen.

Thee und Zucker, früher die Hauptbestandtheile der Depôts der Privathülfe, werden jetzt auch in den Kriegshospitälern ausgegeben; es liegt deshalb keine Nothwendigkeit vor sie in zu grossen Mengen zu halten und ohne Auswahl überflüssiger Weise zu verabreichen.

Der mit den erwähnten Hülfsmitteln geschaffte Nutzen hängt hauptsächlich vom Dispositionstalent und der Intelligenz der Schwestern ab. Schwestern als Wirthinnen, welche sich auf die Küche verstehen, sind ebenso nothwendig zur Verbesserung der Krankenkost, als die Materialien selbst. Unter den Händen der Hospitalsoldaten — der Köche, die gewohnt sind, die tägliche Hospitalnahrung fertig zu stellen — werden die aus den Stoffen der Privathülfe zubereiteten Speisen weder nahrhaft noch schmackhaft. Daher ist Seitens der Gesellschaften und der leitenden Persönlichkeiten der Privathülfe die Aufmerksamkeit darauf zu richten eine tüchtige Schwester als Küchenvorstand auszuwählen; dann wird ohne besondere Menus die Krankenkost genügend besser werden und die Vorräthe in den Depôts werden weder zu massenhaft noch mannigfaltig.

Eine Norm und eine grössere Gleichförmigkeit sind auch für die Wäsche und die Verbandmittel der Privathülfe erforderlich. Es befremdete mich im letzten Kriege, als ich in den Depôts der Privathülfe die Vorräthe feiner Wäsche und ganze Massen theurer

Verbandmittel, eine Menge von Guttaperchageräthen, verschiedene Arten Schienen, die neusten chirurgischen Instrumente u. s. w. sah, die hier unbenutzt lagen.´ Ich sagte schon, welche Verschwendung sich die Aerzte mit Verbandmitteln erlaubten, in der Hoffnung, dass die ihnen von der Privathülfe gelieferten Mittel unerschöpflich sein würden. Es ging soweit, dass alle ausschliesslich auf die Freigebigkeit der Privathülfe rechneten. Es ist schliesslich nothwendig, dem eine Grenze zu setzen und ein gewisses Maximum zu bestimmen, ohne abzuwarten, bis es von selbst hervortritt. Ich begreife nicht, wie sich die wohlthätigen Leute, welche die Sanitätszüge mit feiner Wäsche versehen haben, die Lage unseres Soldaten denken, wenn derselbe aus einer solchen luxuriösen Unterkunft in ein t. Kriegshospital oder nach Hause versetzt wird! Es hat noch einen anderen Uebelstand dem kranken Soldaten verhältnissmässig theuere Sachen zu geben. Statt dieselben bei der Entlassung aus dem Hospital zu ihrer eigenen Bequemlichkeit und für ihre Gesundheit zu verwenden, verkaufen sie dieselben nicht selten auf dem Markte zuweilen in der Absicht, um sie von der Privathülfe wieder zu erhalten. Beispiele dieser Art kamen mehrfach vor. In Sistowa war ein Markt bekannt, auf welchem die aus dem Hospital entlassenen Soldaten die ihnen von der Privathülfe mitgegeben Unterjacken verkauften; in den Zügen ging auch ein Handel einer gewissen Art mit Sachen der Privathülfe vor sich namentlich bei der Durchfahrt der Züge durch Provinzen mit jüdischer Bevölkerung. Dies ist alles verständlich und darf Niemanden wundern; ausser der Neigung zum Gewinn bedient sich der gemeine Mann zum eigenen Nutzen für sich selbst und aus Anhänglichkeit an den Gegenstand ausschliesslich nur dessen, woran er gewöhnt ist, alles Uebrige erscheint ihm als Luxus und er macht sich gern von einem geschenkten Dinge los, sobald er einen auch noch so kleinen Vortheil dabei findet es aus den Händen zu schaffen. Ich halte es deshalb für eine höchst nothwendige Regel für die Ausstattung der kranken Soldaten durch die Privathülfe, dass sie nur mit den für ihre Lebensweise nothwendigsten Gegenständen versorgt werden ohne irgend einen Luxus zu gestatten.

Die Sanitätszüge boten uns auch Gelegenheit dar, die äusserste Ungleichmässigkeit in der Vertheilung der Hülfe zu beobachten. Wenn sich die Privathülfe nicht dem Gedanken hingab, sich mit ihren Hülfsmitteln vor der Militär-Verwaltung auszuzeichnen, welcher Grund, frage ich, lag dann dafür vor, dass die Kranken in den Sanitätszügen ausser 40 Kop. S. pro Tag noch alle ausgesuchten Hülfsmittel der Privathülfe erhielten, dagegen die in den Militärzügen Evacuirten, d. h. die bei Weitem grösste Zahl der Kranken, nur 25 Kop. von der Krone und eine dürftige Unterstützung von der

Privathülfe bekamen? Auf diese Weise war die ganze Einrichtung Seitens der Privathülfe in den Sanitätszügen von der in den Militärzügen wie Himmel und Erde verschieden. Die verzweifelte Lage der Verwundeten in den Militärzügen forderte mit Grund das Mitleid bei jedem Besucher derselben auf den Eisenbahnstationen im Spätherbst 1877 heraus.

Die ungleichmässige Vertheilung der Privathülfe in den Hospitälern und auf den Transporten im letzten Kriege machte auf mich einen drückenderen Eindruck, als die Gleichheit vor dem Elend im Krimkriege. Damals stand dem Kranken im Hospital und auf dem Transport eine von den beiden Möglichkeiten bevor: entweder sich in den göttlichen Willen zu ergeben oder sich zwecklos über das unerforschliche Schicksal zu beklagen, jetzt konnte er sich aber ausserdem noch über die menschliche Ungerechtigkeit beschweren. Freilich kann man nicht Allen helfen, aber es ist immer möglich, die Hülfe, die man zur Hand hat, gleichmässig zu vertheilen, damit der Ueberfluss in einem und der Mangel im anderen Falle nicht ein Dorn im Auge werde.

Die Depôts der Privathülfe waren umfänglich und reich. Ich kenne die Methode nicht, nach welcher über dieselben Rechnung geführt wurde, aber nach meiner Ansicht war in den nahe dem Kriegsschauplatz liegenden Depôts kaum eine Rechnungslegung im vollen Sinne des Wortes möglich; besonders war sie kaum denkbar für diejenigen dort Arbeitenden, welche sich das Ziel gesetzt hatten, alle Forderungen der Aerzte ohne die geringste Verzögerung zu erfüllen. Während der Anhäufung der Verwundeten auf den Verbandplätzen und Evacuationsstationen ging eine Forderung unmittelbar nach der anderen ein, es war nothwendig, sofort die verlangten Gegenstände abgehen zu lassen, sie zu verpacken und mit einem expressen Boten behufs sicherer und schneller Ablieferung abzusenden. Zu den Depôts dieser Art gehörte auch das Hauptdepôt zu Bukarest, welches die schwere Pflicht hatte die Evacuations- und Verbandstation in Frateschti zu versorgen. Dafür war es auch vor den anderen durch seine luxuriösen Verhältnisse ausgezeichnet, es war in einem schönen Hause in einer der besten Strassen Bukarest's untergebracht und zahlte für seine Unterkunft jährlich 12000 Fr. Miethe. In demselben waren unter vielen schönen, wenn auch theueren, so doch nützlichen Gegenständen, wie Wiener Verbandgaze (Marli), ausgezeichnetem Wachstuch, den Requisiten des Lister'schen Verbandes u. s. w., auch viele überhaupt nicht nothwendige Geräthe und Instrumente. Die Vorräthe an Medicamenten waren ebenfalls enorm, besonders bildete die Privathülfe eine Unterstützung für die Militär-Verwaltung bei der Ausgabe des Chinins. Ausser der Verwendung dieses Mittels bei der Behandlung der Krankheiten wurde es von der Privathülfe in bedeutendem Maassstabe als Prophylacticum gegen Fieber verausgabt. So ist bekannt, dass die Gesellschaft der Professoren der Universität Kiew die operirende Armee mit einer besonders zubereiteten Chininlösung als Zusatz zum Branntwein und Getränk für die in Fieber-Gegenden beschäftigten Soldaten versah.

Schliesslich ist es gewiss die heikelste Sache für den Beobachter seine Meinung über das Personal der Privathülfe auszusprechen. Einerseits war die Thätigkeit der Privathülfe in diesem Kriege eine so grossartige und zugleich so neu und die segensreichen Erfolge im Allgemeinen so augenfällig für Jeden, dass man nicht umhin kann dem Wirken der Verwaltung des rothen Kreuzes sowohl, als auch der Auswahl der Hauptorgane, wie der wahrhaften Selbstverläugnung des Sanitätspersonales volle Gerechtigkeit angedeihen zu lassen. Andererseits erheischt aber die mir gestellte Aufgabe überall auf die von mir bemerkten Lücken und Mängel offenkundig hinzuweisen. Nachdem ich also meine Ansichten über den unzureichend ausgearbeiteten Plan für die Thätigkeit der Privathülfe, über die Unbestimmtheit ihres Verhältnisses zu den Militärbehörden, über die Ueberflüssigkeit ihrer Einrichtungen einer Art und die Mangelhaftigkeit der Einrichtungen anderer Art, über die Ungleichmässigkeit der Hülfeleistung ausgesprochen habe, bin ich auch verpflichtet, meine Meinung über die Auswahl ihrer Organe kundzugeben. Im Allgemeinen ist meine Ansicht die, dass es nicht möglich war mit grösserem Eifer für die allgemeine Wohlfahrt zu arbeiten, so sehr auch die Ansichten der Organe der Privathülfe über das Wesen und die Principien des Letzteren mit den meinigen auseinander gehen mögen.

Das ärztliche Personal der Privathülfe arbeitete in diesem Kriege, sowie auch die Militärärzte, mit solcher Selbstverläugnung und, füge ich hinzu, mit solcher Sachkenntniss, dass man sagen kann, es übertraf sich selber. Dreist kann man behaupten, dass nicht in einem unserer vorhergehenden Kriege ein solches Kapital von Intelligenz und Wissen auf dem Schauplatze der kriegerischen Ereignisse vorhanden war, wie in diesem Feldzuge. Nichtsdestoweniger begegnete man einem Umstande, auf welchen hinzuweisen nicht vermieden werden kann. Die Aerzte des rothen Kreuzes, theilweise aus der Civil- und Militär-Verwaltung, theilweise aus der Zahl der Freipracticirenden und aus den Kliniken entnommen, entbehrten einer ihnen gemeinsamen, medicinischen Oberleitung und ihre Beziehungen zu den Bevollmächtigten des rothen Kreuzes waren gar nicht geregelt. Dieses erscheint mir als ein Mangel, welcher in den Hospitälern des rothen Kreuzes Veranlassung zu Missverständnissen, ja sogar nicht selten zu Collisionen gab. Die Aerzte hielten sich gerechterweise für verantwortlich für den sanitären Zustand des Hospitals, während die wirthschaftlichen und administrativen Maassnahmen, welche so wesentlichen Einfluss auf den sanitären Zustand haben, nicht überall von ihnen abhängig waren. In einigen Hospitälern der Privathülfe, wie z. B. in den Hospitälern, welche sich im Rücken der Armee befanden (das von Wologda, Perm u. a. m.), und in dem Etappenlazareth Ihrer Majestät der Kaiserin[1]) (zur Zeit seiner Thätigkeit in Bogot) führten die Aerzte vollkommen selbstständig die Oeconomie des Hospitals — und der Sanitätsdienst ging vorzüglich. Der Mangel eines unmittelbaren eigenen Repraesentanten der Aerzte des rothen Kreuzes übt eine ungünstige Rückwirkung auf ihre Thätigkeit aus. Die Stellung der Aerzte des rothen Kreuzes infolge des Mangels eines eigenen Repraesentanten war, im Vergleich zu den Militärärzten eine viel mehr schwankende und unbestimmte. Wo in Lazarethen der Privathülfe Professoren thätig waren, da war schliesslich die wissenschaftliche Autorität der Leiter schon ein genügendes Bindemittel für ein einheitliches Schaffen. Wo jedoch die Aerzte des rothen Kreuzes den Obermilitärärzten des Hospitals unterstellt und zugleich auch noch von den Bevollmächtigten der Gesellschaft des rothen Kreuzes ihres Rayons abhängig waren, da konnte man keine genau bestimmten Verhältnisse und Dienstpflichten erwarten. Man beobachtete hie und da Willkürlichkeiten, wenn dieselben auch keine besonders schädlichen Folgen nach sich zogen. Ich bin der Ansicht, dass die Bestellung eines medicinischen Vorstandes für das ärztliche Personal der Gesellschaft des rothen Kreuzes durchaus nicht überflüssig wäre. Einem solchen Vorstande würde dann die Regulirung der Obliegenheiten sowohl, wie auch der Stellung der Aerzte des rothen Kreuzes zu den Militärbehörden und zu den Bevollmächtigten der Gesellschaft zufallen müssen. Eine gleichmässige, den Mitteln der Gesellschaft des rothen Kreuzes entsprechende Vertheilung der Privathülfeleistungen auf die Kranken und Verwundeten müsste ebenfalls Sache des obersten Vorstandes des medicinischen Personals des rothen Kreuzes sein. Auf diese Weise würde auch die Wahrnehmung einer Rechenschaftspflicht über die Verausgabung von ärztlichen Hülfsmitteln und von Pflegeartikeln der Privathülfe in Militärlazarethen und auf Verbandplätzen eher möglich und näher bestimmt sein können. Ungefähr dasselbe liesse sich auch über die Stellung der Aerzte bei den Sanitätszügen sagen. Für Viele derselben waren die Verhältnisse zu den Bevollmächtigten und zu den Commandanten der Züge drückend und für den Sanitätsdienst durchaus unvortheilhaft. Was nun das Contingent derjenigen Aerzte anbelangt, sowohl der Privathülfe als auch der Militärärzte, welche die

1) Es ist die Gemahlin Alexander's III. gemeint.

Transporte auf Landwegen und die Militärzüge begleiteten, so war dasselbe überhaupt nicht organisirt. Es wurden nach alter Art Aerzte von beliebigen Plätzen und Hospitälern genommen, was bei dem Systeme der unbegrenzten Krankenzerstreuung höchst unzweckmässig war. Die Aerzte mussten schon nach dem Gesetze der Selbstbewahrung diesen Commandos auszuweichen suchen, welche für sie nicht minder unheilvoll waren, als für die Kranken selbst. Indem die Aerzte gleichwie die transportirten Kranken Noth und sogar Hunger litten, sahen sie in ihren Commandos auch für die Kranken keinen Nutzen. Was konnte ein Arzt ausrichten für einen Transport von 300—400 Mann? Einen solchen hülflosen Arzt, welcher einen grösseren Transport begleitet hatte, trafen wir durchfroren und bis zur Ohnmacht ausgehungert auf der Etappe im Dorf Pawlo ($\frac{6}{18}$. November 1877).

Das weibliche Sanitäts-Personal trat zum ersten Male bei uns in grösserem Maassstabe auf dem Kriegsschauplatze auf und bedarf daher einer neuen Beurtheilung. In der vergangenen Krim-Campagne nahmen nur drei oder vier weibliche Privatpersonen Antheil an der Hülfeleistung; alle anderen gehörten dem damals gegründeten Orden zur Kreuzes-Erhöhung und der allbekannten Gemeinschaft der barmherzigen Wittwen an. Diese wie jene waren verpflichtet besondere Abzeichen (Kreuze am Halse an Bändern von bestimmten Farben) und ein besonderes Kostüm zu tragen und die ihnen ertheilten Instructionen unter Oberaufsicht der Vorsteherinnen und Oberschwestern zu befolgen. Im vorliegenden Kriege sehen wir einige schon früher organisirte Genossenschaften und eine bemerkenswerthe Anzahl freiwilliger Personen weiblichen Geschlechts, welche unter der alleinigen Aegide des rothen Kreuzes Hülfe leisten. Ausserdem wirkten noch Freiwillige, welche von der Gesellschaft des rothen Kreuzes contractlich aufgenommen waren. Diese Ansammlung von Personen, welche bis zum Kriege niemals einer organisirten Gesellschaft angehört hatten und nun mit den schon organisirten Genossenschaften zusammen auf dem Kriegsschauplatze thätig waren, verliehen der Privathülfe, wie auch zu erwarten stand, einen höchst eigenthümlichen Charakter. So trugen sämmtliche weibliche Personen, welche in diesem Kriege den Kranken und Verwundeten Hülfe erwiesen, die Bezeichnung „Schwestern" (oder „Schwesterchen") und die Freiwilligen unter ihnen waren in Wirklichkeit durch nichts zu unterscheiden von denen, welche zu organisirten Körperschaften gehörten. Im Kriege, darüber ist kein Zweifel, ist jede Hülfe, jede Hand kostbar und weibliche Pflege, weibliche Wartung der Verwundeten und Kranken unschätzbar. Dieses Alles ist unbestreitbar. Jedoch denke ich, dass die Verwaltung der Privathülfe und ihre Hauptorgane das Verhältniss der bestehenden Körperschaften zu dem Sanitätsdienst nicht ohne Unterschied aufzufassen hätten im Vergleich zu dem Wirken der Freiwilligen, welche sich auf ein ihnen unbekanntes Thätigkeitsfeld nur für die Kriegsdauer begeben und nach Beendigung desselben wieder zu ihrer früheren Lebensweise zurückkehren. Obwohl unsere Schwesternorden nach dem Geiste ihrer Stiftung wesentlich verschieden sind von den barmherzigen Schwestern katholischer Gegenden und von den protestantischen Diakonissinnen, indem unsere Schwesternorden keinen rein religiösen Charakter haben, entspricht doch die ganze Einrichtung unserer Orden einem ernsten, positiven Beruf und ihre Stellung zur Gesellschaft und zu der Regierung ist auf eine bestimmte Weise geregelt. Hiernach wäre es wohl folgerichtig, zu solch ungewöhnlicher Zeit, d. h. zur Kriegszeit, — unseren Ordensschwestern eine höhere und ausgezeichnetere Stellung zu geben als den freiwilligen Schwestern. Dies halte ich um so mehr für nothwendig, als bei mehreren Orden von Anfang ihrer Stiftung an die Schwestern weder eine Besoldung noch sonst eine Geldentschädigung erhielten. Ausserdem sind viele der Ordenschwestern Persönlichkeiten, welche schon erfahren sind in der Thätigkeit der Hülfeleistung und sich durch ausdauernde und eifrige Dienstleistung das allgemeine Vertrauen erworben haben, ja einige von ihnen sind hochgeachtete Personen infolge ihrer Verdienste und ihrer moralischen Eigenschaften. Die freiwilligen Personen hingegen, welche nur für die Dauer des Krieges angenommen sind, haben doch immerhin, so hoch man ihre Thätigkeit in der Erweiterung von Hülfe im Kriege auch anschlagen mag, den Ruf der bestehenden barmherzigen Schwestern sich erst noch zu erwerben. Die Auswahl solcher Individuen während des Krieges erlaubt der Natur der Sache nach keine grossen Ansprüche; infolge dessen besteht immer die Möglichkeit, dass die Erwählten es sich nicht zur Aufgabe stellen, dem Hülfswerke mit glühendem Eifer zu dienen, ja es kann sogar vorfallen, dass die Wahl auf nicht ganz sittenreine Individuen fällt. Alles dieses kann in der Folge dem Wesen der freiwilligen Hülfe schaden. Die Jugendlichkeit und äussere Schönheit der weiblichen Personen wird meistentheils von den Kriegsleuten im Felde einseitig und eigenthümlich aufgefasst — und eine solche Betrachtung von einer für das Hülfswerk unziemlichen Seite kann mit der Zeit seine Grundlagen der Sittlichkeit und Würde untergraben. Wenn auch bei einer Anhäufung von Kranken und Verwundeten auf dem Kriegsschauplatze Reinheit der sittlichen Qualitäten und tadellose Führung der hülfeleistenden Frauen nicht grade nothwendig ist — es giebt Beispiele wirklicher Selbstverläugnung in der Wartung von Kranken bei Personen leichtester Führung —

so ist es doch für die Gesellschaft des rothen Kreuzes als einer organisirten Anstalt der Privathülfe nicht gleichgültig, ob sie zu ihrer
Verfügung nur Hände ohne moralische Tugenden hat. Dies könnte
seine Hauptgrundlage erschüttern — und daher ist es bei der Auswahl der freiwilligen Schwestern für die Privathülfe gar nicht übel,
diese eigenthümlichen Anschauungen der Kriegsleute über das weibliche Wesen in Rechnung zu ziehen und für die Vorbeugung der
Reputation der Privathülfe gegen Nachreden und Scandale Sorge
zu tragen. Die Auswahl der freiwilligen Schwestern muss erfahrenen
und in dieser Angelegenheit bewanderten Personen überlassen werden, und zwar unzweifelhaft vorzugsweise den Oberschwestern der Gesellschaften, welche die allgemeine Achtung erworben haben und durch ihre sittlichen Tugenden bekannt sind.
Nicht umsonst legte man von altersher in Europa der weiblichen
Krankenpflege einen religiösen Charakter bei; dieses beweist, dass
man es für die Pflege der Leidenden nicht für gleichgiltig erachtete,
wem man die Hülfe anvertraut — ob den Händen oder dem Herzen.
Man kann auch bei unseren Schwesterngemeinschaften, wenngleich
dieselben in einer nicht fernliegenden und daher mehr realistischen
Zeit gestiftet sind, eine allen Stiftungen dieser Art eigenthümliche
geistliche (religiöse) Grundlage nicht verkennen, und viele der Oberschwestern unserer Gemeinschaften beweisen dies in der That. Wer
von den Augenzeugen ist nicht inne geworden, welche Bedeutung
der Thätigkeit unserer Miss Nightingale, — E. P. Karzow, — die
die Dienstpflicht der Schwester in einen geistlichen Lebensberuf umgewandelt hat, zukommt. Wer hätte nicht ihre Aufopferung auf dem
Kriegsschauplatze gesehen und wem wird ihre unermüdliche 25jäh-
rige Thätigkeit begreiflich sein, wenn man nicht als ihre Grundlage
ein höheres geistiges Princip annimmt. Sowohl E. P. Karzow auf
dem Kriegsschauplatze in Bulgarien, wie auch E. M. Bakunin,
welche in diesem Kriege in der asiatischen Türkei thätig war, können
uns als Ideale von Oberschwestern dienen. Solchen hochverehrten
und erfahrenen Persönlichkeiten müsste auch die Auswahl der Schwestern und die allgemeine Aufsicht über die dienstlichen und sittlichen
Obliegenheiten übertragen werden. Im Allgemeinen kann man sagen,
dass auch diejenigen Oberschwestern, welche vorher nie auf einem
Kriegsschauplatze thätig gewesen sind, sich in diesem Kriege als
vollkommen würdig ihres Berufes erwiesen haben. Die Thätigkeit
und der Eifer in dem Werke der Hülfe von Seiten solcher Persönlichkeiten wie die Fürstin Dondukow-Korsakow, Sabinin,
die Fürstin Schachowskoi u. A. verdienten unbestreitbar allgemeine Anerkennung. Doch schien es mir, als ob in diesem Kriege
die Auswahl der sogenannten freiwilligen Schwestern und deren Be-

aufsichtigung nicht ganz tadellos gewesen seien, und ich befürchte, dass dieser Umstand in der Zukunft sich als schädlich für das Wesen der weiblichen Hülfeleistung im Kriege erweisen könnte. Noch ein Umstand erschien mir einigermassen befremdend, nämlich, dass die Stellung der freiwilligen Schwestern in ihrer äusserlichen Gestaltung gewissermassen effectvoller war im Vergleich zu der Stellung der Ordensschwestern. Abgesehen von den weniger drückenden Ordensregeln für die freiwilligen Schwestern war fast ausschliesslich für dieselben eine schöne, gar nicht billige Behausung in Bukarest bereit gestellt. Als Contrast zu einer solchen effectvollen Einrichtung führe ich den schreienden Nothstand der anderen Schwestern an, welche mit Arbeiten und Entbehrungen jeder Art auf dem Kriegsschauplatze überbürdet waren. Ganz besonders schädlich wirken solche Entbehrungen auf neu hinbeorderte und an das Feldleben nicht gewöhnte Schwestern. So fand ich in Sistowa die Zahl der Schwestern in den Hospitälern, welche in vielen in der Stadt zerstreuten Häusern etablirt waren, so unzureichend, dass ich es für nothwendig hielt, sogleich in einer besonderen Zuschrift bei dem Herrn Generalbevollmächtigten des rothen Kreuzes in Bukarest zu beantragen, dass er sich zu einer Beorderung neuer Schwestern aus Rumänien, wo dieselben zu der Zeit (December 1877) nicht soviel zu thun haben konnten, wie in Sistowa, entschliessen möge. Hier kamen auf 1700 Kranke, welche in 55 Häusern untergebracht waren, effectiv nicht mehr als 17 Schwestern. Ferner traf ich in Simniza Schwestern (32 an der Zahl), welche von Kiew nach Bulgarien gesandt und vom Eisgange der Donau überrascht waren. Ich empfahl ihnen ohne Säumen ihre Kräfte in den Kriegshospitälern von Simniza (Nr. 47 und 57) zu erproben. Bei diesem Versuche unter wesentlich anderen Lebensbedingungen, als diejenigen, unter welchen sie in Russland thätig gewesen waren, hätten sich die Schwestern mit der Feldpraxis bekannt machen und Erfahrung erwerben können für die ungefähr gleichartige ihnen bevorstehende Thätigkeit auf dem Kriegsschauplatze und die an Gesundheit schwächlichen und diejenigen, welche sich überzeugt hätten, dass sie den Anstrengungen nicht gewachsen seien, würden besser gethan haben, sich wieder zurückzubegeben oder in Rumänien zu verbleiben. Ueberdies, in Voraussicht der den neuangekommenen Schwestern bevorstehenden Mühseligkeiten, rieth ich dem die Schwestern begleitenden Herrn Golubzew, dieselben mit folgenden Gegenständen auszustatten: mit Flanellwäsche, indem in Bulgarien das Waschen leinener Wäsche zu der Zeit unmöglich war; mit langen wollenen Strümpfen und mit Stiefeln für das Gehen durch den bodenlosen Schmutz bei eintretendem Thauwetter; mit wasserdichten Mänteln, in Rücksicht darauf, dass es an die Schwestern herantreten wird, nicht blos thätig zu sein sondern auch zu nächtigen an Orten, welche vor Regen und Feuchtigkeit nicht geschützt sind; mit Laternen für die Nachtzeit bei Etappen und Hospitalzelten und bei nächtlichen Ortswechseln in Bulgarien, wo die Laternenbeleuchtung zur Nachtzeit fast zu einer Lebensfrage wird. Endlich rieth ich ihm, mehrere der Schwestern, soweit als möglich, mit Taschenuhren zu versehen behufs Bestimmung der Zeit zur Austheilung der Speisen und Arzeneien auf den Etappen. Diese Sachen halte ich sämmtlich für dringend nothwendig für alle auf den Kriegsschauplatz zu sendenden Schwestern.

Ich bin der Ansicht, dass es nicht gebührlich ist, die Personen, welche sich als weibliche Hülfe für den Krieg zur Verfügung stellen, Schwestern zu nennen (wie auch die freiwilligen Feldscherinnen und Studentinnen) und dieselben auf eine gleiche Stufe mit den Ordensschwestern zu stellen. Auch halte ich es nicht dem Wesen der sittlichen Grundlage der Orden entsprechend, bezahlte Schwestern zu halten. Bei gesichertem Unterhalte der Schwestern scheint es mir angemessener behufs einer materiellen Entschädigung derselben eine gemeinschaftliche Kasse zu stiften und aus derselben Geldverabfolgungen nur beim Austritte von Schwestern aus dem Orden zu gewähren, je nach dem Verdienste derselben entweder in Gestalt einer einmaligen Entschädigung oder einer lebenslänglichen Pension. Ein sehr geräuschvoller Vorfall, betreffend die Forderung der Schwestern, dass ihnen ihr Gehalt direct ausgezahlt würde, welcher, wie erzählt wird, bei einer Schwesterngemeinschaft auf dem Kriegsschauplatze vorkam, zeigt, wie unpassend eine solche Ordnung der Dinge ist.

Das Auftreten der Privathülfe in der Form weiblicher Aerzte und Chirurgen auf dem Kriegsschauplatze ist noch gar zu neu, als dass man über dieselbe ein Urtheil fällen könnte. Das, was ich von Thätigkeit dieser Kategorie weiblicher Hülfe gehört habe, beweist nur, dass einzelne Persönlichkeiten auch hier ihres Berufes sich vollkommen würdig erweisen. Ich hörte, dass unter der Leitung des Prof. Bergmann eine Chirurgin mit grosser Gewandheit und Sachkenntniss auf dem Verbandplatze eine Amputation ausgeführt hat. Ich selbst hatte Gelegenheit, beim Besuche des Kriegshospitales Nr. 57 in Simniza einen weiblichen Chirurgen beim Verbinden des Verwundeten zu sehen; sie versah die Behandlung der ihrer Pflege zugewiesenen Verwundeten ganz allein und legte mir ganz sachgemäss Rechenschaft ab über ihre Beobachtungen betreffs des Verlaufes der Wunden und ihrer Behandlung, worin sie nichts zu wünschen übrig liess.

Das Sanitätsunterpersonal bildete die schwächste Seite

der Privathülfe, doch waren in dieser Beziehung auch die Kriegshospitale nicht besser gestellt. Im Allgemeinen besitzen wir bis zur
Zeit überhaupt keine organisirte und geschulte Hospital-Sanitäts-
bedienung. Sie besteht im Ganzen bei uns entweder aus gedungenen
Individuen, welche mit der Sache durchaus unbekannt sind, oder
aus Soldaten, welche aus der Front oder aus den Maroden-Depôts
ausrangirt sind. Weder das Militärwesen noch die Privathülfe unter-
zog sich der Mühe für den Krieg eine einigermassen brauchbare
Sanitätsbedienung zu schaffen. Indessen habe ich nicht allein schon
mehrere Male meine Ansicht über die schreiende Nothwendigkeit
einer solchen Organisation ausgesprochen. In diesem Kriege wurde
ein Versuch mit Sanitätsbedienung in Gestalt von Freiwilligen un-
ternommen durch die Initiative einiger Pastoren der evangelischen
Kirche in Bessarabien; es waren Freiwillige aus den deutschen Colonisten aufgeboten worden, jedoch erwiesen sich dieselben in den
Hospitälern und in der Evacuationsbaracke in Jassy als wenig geeignet. Viele von ihnen sagten sich offen von ihren Verbindlichkeiten los, indem sie sich darauf beriefen, dass sie sich nur auf einen
Aufruf hin, den Verwundeten auf dem Kriegsschauplatze zu helfen,
gemeldet hätten. Es ist bekannt, dass nichts so sehr zu einer guten
Pflege der Kranken mitwirkt, als eine hierzu geschulte Hospitalbedienung. Den Kranken von seinem Lager zu heben, ihn von einem
Bette auf ein anderes umzulegen oder von der Trage aufs Bett, dem
Liegenden seine Leibesbedürfnisse befriedigen zu helfen u. s. w., dies
kann nur der geschulte und erfahrene Sanitär. Mir ist es unbe-
greiflich, warum bei uns nicht eine so wenig schwierige und so hochgradig nützliche Anregung gegeben und gefördert wird, wie die Einrichtung besonderer Commandos des unteren Sanitätspersonals bei verschiedenen Hospitälern im Frieden, welche der Aufsicht der Aerzte
und der Oberschwestern (diese werden von jetzt an auch bei allen
Militärhospitälern sein) unterstellt sind, behufs Erlernung der Wartung
von Kranken mit der Verpflichtung zu diesem besonderen Zwecke
einen bestimmten Zeitraum zu dienen. Hier hängt der ganze Erfolg
von der Auswahl der Personen ab, und zwar gewandter unbeschol-
tener und gesunder Personen, sowie von dem Unterricht in den Han-
tierungen beim Umgehen mit Kranken.

Endlich muss ich noch zu Ehren der Gesellschaft des rothen
Kreuzes erklären, dass mir weder in der Nähe des Kriegsschauplatzes noch auf den Eisenbahnstationen Persönlichkeiten begegneten,
wie sie, ein rothes Kreuz am Arme tragend, während des französisch-
deutschen Krieges bekannt waren unter dem Namen „Bummler.“

Ich gehe jetzt zu der Beschreibung der von mir besuchten Lazarethe der freiwilligen Krankenpflege im Rücken der operirenden Armee jenseits Kischinew über.

1. Auf der Station Rasdelnaja der Odessaer Eisenbahn befand sich im Laufe des Jahres 1877 ein Etappen-Lazareth der Gesellschaft des rothen Kreuzes in vier Lazarethzelten untergebracht; dasselbe war hinreichend mit allem für eine Etappe Nothwendigen versehen. Auf der Bahn, in der Nähe desselben, war in einer Erdhütte sogar eine Hospitalküche eingerichtet, in welcher die Speisen nicht blos für die Kranken der Etappe, sondern nicht selten auch für die mit den Militärzügen Beförderten zubereitet wurden. Bei der Besichtigung dieses Etappenlazarethes $\frac{24.\ Septbr.}{6.\ October}$ 1877 waren die Zelte bereits mit eisernen Oefen versehen; zur Heizung wurden Steinkohlen verwendet. Die Latrinen waren abseits gelegen und nach dem Abfuhrsystem eingerichtet. Das Wasser am Orte war so schlecht, dass zur Bereitung der Speisen und zum Trinken Wasser mit dem Frühzuge aus Odessa gebracht wurde. Das Personal bestand aus dem Arzte, zwei Studenten, einem Feldscheerer, vier Schwestern, fünf Sanitären, einem Koch, einer Wäscherin u. A. In dem Lazarethe befanden sich am $\frac{24.\ Septbr.}{6.\ October}$ 1877 49 Verwundete und Kranke. In der ganzen Zeit bis zum $\frac{24.\ Septbr.}{6.\ October}$ hatte das Lazareth 122 Kranke und Verwundete aufgenommen, ein Typhuskranker war gestorben. Die Nothwendigkeit dieses Punktes als Etappe liegt auf der Hand; bei der Besichtigung mussten wir uns nur wundern und bedauern, dass an einem so wichtigen Punkte — der Theilungsstelle zweier Haupteisenbahnlinien — nicht bei Zeiten durch die Militärbehörde eine besondere Sortirungsstation für die Vertheilung der Krankentransporte auf zwei, ja vielleicht drei Richtungen (Odessa, Elisawetgrad und Kiew) eingerichtet worden war; dann würde auch die Instruction der Kriegsbehörde über die Richtung der Transporte je nach der Art der Krankheiten sich bedeutend leichter und erspriesslicher haben erfüllen lassen (Cap. IV.).

2. Das mobile Lazareth der Pskower Localverwaltung der Gesellschaft des rothen Kreuzes von 100 Betten. Dieses Lazareth lag 2½ Werst (ca. 3 Kilom.) von der Station Birsula der Odessaer Eisenbahn auf einer Apanage-Besitzung. Die Kranken waren in einem hierzu eingerichteten Gebäude, einer leeren Dampfmühle, untergebracht. In drei Sälen waren 90 Betten aufgestellt und ausserdem in einem der Häuser im Garten 15 Betten für Typhuskranke hergerichtet. Das Personal bestand aus zwei Doctoren, drei Feldscheerern, acht Schwestern, vier Sanitären und der übrigen Bedienung in genügender Zahl. Bei dem Besuch am $\frac{10.}{22.}$ Februar 1878 fanden wir die Einrichtung des Lazarethes, die Behandlung, Pflege

und Wartung der Kranken völlig zufriedenstellend. Vom Tage der Eröffnung $\frac{15.}{27.}$ Juli 1877 bis $\frac{10.}{22.}$ Febr. 1878 hatte das Lazareth 344 Kranke aufgenommen, darunter 231 Verwundete; es starben im Lazareth 14, 6 waren in Agonie gebracht worden und am Tage der Aufnahme gestorben. Sterblichkeit = 4%.

3. Das Orenburger mobile Lazareth von 100 Betten, eingerichtet aus Mitteln der Orenburger Localverwaltung der Gesellschaft des rothen Kreuzes, eröffnet am $\frac{20.\ \text{Juli}}{1.\ \text{August}}$ 1877 in der Nähe der Station Olviopol der Elisawetgrader Eisenbahnlinie (Golta). Bis zum $\frac{28.\ \text{Octbr.}}{9.\ \text{Novbr.}}$ 1877 lagerte dasselbe unter 30 Jurten (10 für das Personal). Die Verpflegung und allen Bedarf erhielt dasselbe in hinreichender Menge von der Localverwaltung. Den aus dem Lazareth Entlassenen wurde eine vollständige Ausrüstung an Wäsche und Kleidung verabreicht, Vielen sogar Pelzjacken. Das Personal des Lazarethes: drei Aerzte, sieben Schwestern, drei Feldscheerer, Sanitäre und Bedienung, betrug zusammen 60 Köpfe. Im Laufe des Sommers waren in der Nähe der Station Olviopol zur Unterbringung des Lazarethes für den Winter amerikanische Baracken errichtet worden auf Kosten des Rayons der Gesellschaft des rothen Kreuzes im Rücken der Armee.

Der Construction dieser Baracken gebührt eine besondere Betrachtung. Es waren im Ganzen fünf zu je 40 Betten. Die Baracken waren nach dem Vorbilde der Bertenson'schen in St. Petersburg auf gemauerten Pfeilern errichtet. Die Bretterwände waren von aussen mit Ziegeln bekleidet; die Länge einer jeden Baracke betrug 46 Arschin (32,81 M.), die Breite 12 Arschin (8,53 M.) und die Höhe 6 Arschin (4,26 M.). An den Stirnseiten beim Aus- und Eingang waren gedeckte Gallerien. In jeder Baracke befanden sich fünf bewohnbare Räume: ein grosser Mittelsaal, 33 Arschin (23,5 M.) lang, 12 Arschin (8,53 M.) breit, und vier abgesonderte Cabinette beim Ein- und Ausgang (zwei für zu isolirende Kranke, eins für die Schwester und eins für die Wannen und Waschgeräthe), vier nicht bewohnbare Räume (zwei Vorzimmer, ein Water-Closet und eine Geräthekammer). Im grossen Saale ist an Stelle einer Decke ein Dachreiter mit Oberlicht angebracht. In der Baracke waren 18 grosse Fenster mit doppelten Rahmen zu je 12 Scheiben. Jeder Fensterrahmen war durch einen besonderen horizontalen Balken in zwei Flügel, einen oberen und einen unteren, getheilt, welche sich durch eine besondere Vorrichtung zu gleicher Zeit öffnen liessen, jedoch so, dass der Winterrahmen sich inwendig von oben nach unten und der Sommerrahmen sich auswendig von unten nach oben öffnet. Vermittelst einer solchen Construction der Fensterrahmen nimmt der Strom der frischen (äusseren) Luft, indem er zwischen zwei geneigten Flächen hindurchstreicht, seine Richtung gegen die

Decke, und daher kann man die Fenster ohne Schaden für die Kranken zu beliebiger Jahreszeit öffnen. Ausserdem wird die Baracke erhellt durch den 3 Arschin (2,13 M.) breiten Firstreiter, welcher durch den Saal läuft, mit 24 Fenstern zu je 6 Scheiben, welche sämmtlich mit Doppelrahmen ausgestattet sind und sich von innen mittelst einer besonderen Rollenvorrichtung öffnen lassen. Die Dächer der Baracken sind aus Schindeln. Die inneren Wände der Baracken sind mit Brettern bekleidet, die sich gegenseitig decken, um die Fugen der Planken zu verdecken. Die Fussböden sind doppelt und verkittet, zwischen dem oberen und dem unteren Boden liegt eine Schicht von Ziegelsteinen, welche mit Kalk ausgegossen ist. Die Thüren, Fenster und Fussböden sind mit Oelfarbe angestrichen. Die Baracken sind an einer abschüssigen Stelle erbaut ohne vorherige Planirung, daher ist der Raum unter dem Fussboden sowie die Pfeiler auf einer Seite höher als auf der anderen; hier fand man nun Gelegenheit zur Einrichtung von Brennholzlagern und Unterkommen für die Bedienung. Entsprechend den Retiraden war in dem Raume unter dem Fussboden ein Behälter für die Dejectionen nach dem Abfuhrsystem (Lenters) angebracht. In jeder Baracke waren drei grosse eiserne Oefen Arnhold'schen Systems aufgestellt und sechs kleine eiserne Oefen in den abgesonderten Räumen der Baracke. Ausser den fünf in ihrer Construction gleichartigen Baracken waren noch errichtet a) ein besonderes Gebäude für Küche und Bäckerei mit zwei Vorrathskammern und zwei Gelassen für die Köche und Bäcker. Auch dieses Gebäude (33 Arschin = 23,5 M. lang und 9 Arschin = 6,4 M. breit) ist auf Ziegelsteinsockel mit Bretterdach, 16 Fenstern mit doppelten Rahmen und 10 Thüren erbaut. b) In der Nähe der Küche ein Keller mit hölzerner, mit Lehm beworfener Decke und Erdbedachnng. c) Ein Häuschen zur Aufnahme der Todten mit besonderem, heizbarem Sectionsraum, ebenfalls auf Ziegelunterbau und unter Bretterdach. d) Ein besonderes Waschhaus, auch auf Ziegelunterbau und unter Schindeldach (30 Arschin = 21,3 M. lang und 9 Arschin = 6,4 M. breit) mit 14 Fenstern und Wänden aus Holzblöcken, welche aussen mit Lehm angeworfen sind, mit Decke und Fussboden und einem Herd mit zwei grossen Kesseln. Neben dem Waschhause ist ein Brunnen ausgegraben und ein Schuppen für Brennmaterial hergestellt. An einem Reservestrange der Eisenbahn ist eine besondere Rampe zum Ausladen der Kranken auf hölzernen Säulen mit Bretterboden und unter Bretterdach errichtet (Länge 22 Arschin = 16,3 M., Breite 12 Arschin = 8,53 M.).

Bei unserem Besuche des Lazarethes am $\frac{7.}{19.}$ Febr. 1878 waren alle Baracken schon vollendet und mit Kranken belegt seit dem $\frac{28.\ October}{9.\ Novbr.}$ 1877. Im Bestande waren zu dieser Zeit 156 Kranke, darunter 17 Verwundete. Für die Typhuskranken war eine der Baracken bestimmt (die fünfte) und beherbergte 36 Kranke. Im Ganzen, vom $\frac{24.\ August}{5.\ Septbr.}$ 1877 bis zum $\frac{1.}{13.}$ Februar 1878, hatte das Lazareth 379 Kranke aufgenommen, darunter 84 Verwundete. Es genasen in dieser Zeit 226, evacuirt wurden 14, es starben 27 (3 chirurgische); Sterblichkeit = 7%. In der Zahl der Gestorbenen sind 5 dem Lazarethe aus den Zügen in Agonie Uebergebene einbegriffen; nach Abzug dieser beträgt die Sterblichkeit 5%. Von der Zahl der 200 Betten unterhielt 30 für ihre eigene Rechnung die Gutsbesitzerin Frau N. O. Schischkin unter Mitwirkung von A. W. Kolbe. (Die Baracken und Nebengebäude für das Lazareth hat der Oberagent des Generalbevollmächtigten der Gesellschaft des rothen Kreuzes im Rücken der Armee, S. P. Ursati, gebaut, Bevollmächtigter war W. I. Lukoschkow.)

Ich habe absichtlich die Olviopoler Baracken detailirt beschrieben, um zu zeigen, wie es möglich ist, wenn bedeutende Hülfsmittel vorhanden sind, selbst in öden Steppengegenden, welche entfernt von einem Centralplatze liegen, vorzügliche Hospitalanlagen zu errichten, welche gleich den hauptstädtischen Hospitälern sowohl den hygienischen als auch den wirthschaftlichen Anforderungen entsprechen. Aber Alles das veranlasst mich nicht, Bauunternehmungen solcher Art durch die Privathülfe gut zu heissen. Mir ist der Grund nicht klar, aus welchem gerade Golta und nicht eine beliebige grosse Stadt (Kischinew, Elisawetgrad), oder auch nur eine Eisenbahnstation erster Classe (z. B. Birsula oder Rasdelnaja) für eine so theure und solide Anlage gewählt worden war. Die Olviopoler Baracken, sowie auch die von Korneschti in Bessarabien zeigen durchaus klar den Fehler dieser Art Bauten bei uns in Kriegszeiten. Ihre Erbauung wird fast niemals zur rechten Zeit beendet sein. Weder die Privathülfe noch die Regierungsbehörden können bei uns in Kriegszeiten Baracken nach amerikanischem Muster errichten, sodass sie zur rechten Zeit vorhanden und für den Winter geeignet wären; dieses ist kaum in grossen Städten möglich, geschweige denn in holzarmen Gegenden und in Steppenländern. Nach dem Kriege ferner ist es schwer so theure Gebäude, wenn sie in einer öden Gegend stehen, zu verwerthen oder zu veräussern. Daher sollte in unseren örtlichen Kriegen die Administration sowohl als auch die Privathülfe nicht die amerikanischen Baracken im Auge haben, als vielmehr die transportabeln Unterkünfte, oder auch die blosse Herrichtung verschiedener Gebäude nach Art des Barackensystems; wie es z. B. durch die Privathülfe in Nowo-Ukrajinka geschehen war. Auch selbst die Anzahl der Kranken, welche das Olviopoler Lazareth des rothen Kreuzes passirten, rechtfertigt die Wahl des Ortes nicht, denn jene war abhängig von der jeder Regel entbehrenden Richtung, welche die Transporte gleich am Anfange des Krieges einschlugen. Ich bemerke noch, dass das Orenburger leichte Lazareth mit seinen Jurten auf dem Kriegsschauplatze oder in der Nähe desselben bedeutend nützlicher gewesen wäre, als dadurch dass sich dasselbe an einem so entfernten und von den Transporten so wenig aufgesuchten Orte, wie die Station Golta, niederliess.

4. Das mobile Lazareth des Permer Localvereins des rothen Kreuzes wurde von uns am $\frac{11.}{23.}$ Februar 1878 besichtigt. Das Personal: 2 Aerzte, 9 Schwestern, darunter eine Oberin, ein Pharmaceut, ein Sanitär, 5 Krankenwärter, 13 Mann Bedienung, zusammen 33 Köpfe. Dieses Lazareth war am $\frac{20.\ Mai}{1.\ Juni}$ 1877 in Perm formirt worden, von wo es am $\frac{22.\ Juni}{4.\ Juli}$ ausgerückt war, um sich am $\frac{14.}{26.}$ Juli 1877 in 5 mitgebrachten Zelten mit 95 Betten in der Nähe der Station Nowo-Ukrajinka der Odessa-Elisawetgrader Eisenbahn zu etabliren. Alles Zubehör besass das Lazareth in genügender Menge von seiner Localdirection. Im Laufe des Sommers richtete man zur Unterbringung der Kranken für den Winter ein Getreidemagazin für 45 Betten und eine frühere Reitbahn für 85 Betten ein (Nowo-Ukrajinka war früher eine Militäransiedlung). Am $\frac{10.}{22.}$ November trat Kälte ein, die Zelte wurden unmöglich und die Winterquartiere waren alle noch nicht fertig, man musste die Kranken inzwischen in hölzernen Dorfhütten unterbringen. Erst am $\frac{3.}{15.}$ December wurde es möglich die Winterquartiere zu beziehen. In dem Getreidemagazin war ein doppelter Fussboden gelegt, Thüren und Fenster hergestellt, die Wände von aussen mit Kalk beworfen und inwendig mit Brettern verschalt worden. Die innere Seite des Daches war ebenfalls mit Bekleidung versehen und hatte das Aussehen eines Gewölbes, durch welches Luftschlote mit Klappen für die Ventilation auf das Dach führten; 7 grosse und 2 kleine eiserne Oefen erwärmten den Raum zur Genüge. Ausserdem war ganz zweckmässig eine Luftleitung aus den Sälen durch die Ofenröhren hergestellt. In der Nähe des Magazins befand sich die Küche und die Wohnung für das Personal, ein Holzschuppen, ein Waschhaus und eine Schwefelkammer zum Ausräuchern der Kleidung und der Wäsche von ansteckenden Kranken. Die Einrichtung kostete 4000 Silberrubel. In der Manege war die Einrichtung noch viel gelungener. Auch hier wurde ein doppelter Boden mit Zugrohren unter den Betten her in den Zwischenbodenraum (jedoch nicht mit vollem Erfolg) hergestellt; die Decke, von oben mit Lehm beschlagen, war mit Ventilationsschloten mit Klappen versehen, sowie auch mit Oberlicht in Gestalt eines Dachfirstes. Es wurden Fenster angelegt und Verschläge gezogen, welche den Raum in drei Säle theilten, sowie in Räume für

Operationen, für die Bedienung, die Apotheke und das wachthabende Personal. Die geräumige helle Anlage wurde erwärmt durch zwölf grosse und fünf kleine eiserne Oefen. Die Oefen waren mit einem eisernen Mantel umgeben, in welchem die in die Zimmer einströmende frische Luft erwärmt wurde. (Solche Oefen, welche recht zweckmässig sind, kosten 120 Rubel, beschädigen sich aber leicht, weshalb nach Aussage des Personals es nöthig geworden war, bei dem Lazareth einen eigenen Ofenmacher zu halten.) In der Umgebung der Reitbahn waren einige Bauernhäuser für die Küche und als Obdach für das Personal eingerichtet worden. Vom $\frac{22.\ \text{Juli}}{3.\ \text{Aug.}}$ 1877 bis zum $\frac{11.}{23.}$ Februar 1878 hatte das Lazareth 369 Kranke und Verwundete aufgenommen; von denselben waren 172 geheilt entlassen, evacuirt 78, gestorben waren 16 $= 4\ \%$. Bei der Besichtigung hatte das Lazareth 103 Mann Kranke und Verwundete.

5. Das Lazareth der Sanitätsabtheilung der Gesellschaft des rothen Kreuzes von Nischne, Tagilsk und Werchne-Tursk hatte sich in einem ländlichen Getreidemagazin und in 2 Häusern, zusammen mit 80 Betten etablirt, 29 Plätze wurden durch das Personal ausgefüllt. Das Lazareth befand sich in der Nähe der Station Wradjewka der Elisawetgrader Bahn und hatte bis zum $\frac{9.}{21.}$ Februar 1878 204 Kranke und Verwundete aufgenommen; davon waren vier gestorben ($=$ etwa $2\ \%$ Sterblichkeit).

Diese beiden Hospitäler, welche in leeren früher zu den Militäransiedlungen gehörigen Gebäuden etablirt waren, zeigen zur Evidenz, über welche vortreffliche Mittel die Kriegsbehörde zur Unterbringung von Transportirten verfügt hätte, wenn gleich zu Anfang des Krieges derartige Einrichtungen getroffen worden wären, wie sie die Privathülfe im Rücken der operirenden Armee erst im Laufe desselben ausführte und wenn die Transporte, sowie sich dies gehört hätte, auch auf die Elisawetgrader Linie dirigirt worden wären. Sämmtliche Einrichtungen waren durchaus praktisch, zweckmässig und billig.

Das Permer Lazareth war ein zweites neben dem Orenburger, welches man hätte auf den Kriegsschauplatz entsenden müssen. Wie die Jurten bei dem ersteren, so waren die Zelte bei dem letzteren von dem Lazarethe mitgeführt worden; aber beide blieben fern, und wesshalb der Vorstand der freiwilligen Hülfe nicht bewirkte, dass sie sich, gleichwie die Etappe Ihrer Majestät der Kaiserin[1]), auf dem Schauplatz der kriegerischen Ereignisse vorschoben oder warum sie nicht nach Sistowa oder Simniza — wo eine solche Anhäufung von Kranken stattfand — überführt wurden, ist mir unbe-

---

1) Es ist die jetzige Kaiserin gemeint. W. R.

greiflich. Dass aber Anstalten solcher Art dort dringend nöthig waren, das können wir als Augenzeugen beweisen.

6. In der Zahl der mobilen Lazarethe des Vorstandes der Gesellschaft des rothen Kreuzes, welche sich in dem Rayon des Rückens der Armee befanden, war auch das Wologdaer Lazareth für 100 Betten, welches in einem Flecken „Lissaja Gora", Kreis Elisawetgrad, Gouvernement Cherson, lag. „Ende April 1877", so theilt uns der Chefarzt dieses Lazarethes Dr. Skrzinski mit, „kam in Wologda eine Verfügung des Hauptvorstandes der Gesellschaft des rothen Kreuzes an, des Inhalts, dass unverzüglich ein Lazareth von 100 Betten formirt und an einen noch näher zu bezeichnenden Ort geführt werden solle. Das Localcomité traf alle Maassregeln für eine möglichst rasche Formirung und Ausrüstung des „Sanitätsdetachements" (wie man in Wologda dieses Hospital nannte). Ein Theil des Nothwendigen wurde am Orte fertig gestellt, Vieles wurde aus Petersburg und Moskau verschrieben. Im städtischen Krankenhause wurden für das Sanitätsdetachement Schwestern ausgebildet u. s. w. Als Alles fertig war, wartete man achtzehn Tage auf die Verfügung des Hauptvorstandes und endlich auf eine Anfrage des Vorsitzenden des Localcomités kam aus Petersburg die Ordre, „das Sanitätsdetachement möge sich unverzüglich nach Kischinew begeben, wo es seinen Bestimmungsort erfahren werde." Aerzte wurden durch Telegramme aufgeboten, das ganze Personal war versammelt, Alle waren auf dem Sprunge zur Abreise. Aber es trifft ein neues Telegramm von dem Hauptvorstande ein, durch welches der Ausmarsch des Detachements aufgeschoben wird. Unterdessen waren auf Veranlassung der ersten Verfügung der Bevollmächtigte und der Arzt schon unterwegs nach Kischinew. Sie hatten die Absicht bis zur Ankunft des Detachements für das Unterkommen des Lazareths zu sorgen; diese thaten nun gut in ihrer Reise anzuhalten, nachdem sie erfahren hatten, dass der Bestimmungsort des Lazareths geändert worden sei. Lange noch musste man auf eine neue Bestimmung warten, ehe nach Anordnung des Hauptvorstandes das Wologdaer Sanitätsdetachement auf der Elisawetgrader Linie zur Station Bandurka vorgeschoben wurde. Auf Anordnung des Generalbevollmächtigten des rothen Kreuzes im Rücken der activen Armee etablirte sich das Lazareth am $\frac{29.\ \text{Juli}}{10.\ \text{Aug.}}$ 1877 in dem Flecken Lissaja Gora (einer früheren Militäransiedelung, 7 Werst von der Station Bandurka). Die Ortslage war im Allgemeinen günstig. Es war dies eine trockene Steppenebene; aber das Flüsschen, der „schwarze Taschlik", war, nachdem er sich um das Dorf geschlängelt hatte, schmutzig und das Wasser zum Trinken ungeeignet, gutes Wasser fand sich nur in den Brunnen und Cisternen. Für das Lazareth hatte man Bauern-

häuser in Beschlag genommen, welche zu beiden Seiten einer langen (500 Saschen = 1066 M.), breiten und geraden Strasse lagen. Die Häuser waren von den Besitzern gemiethet und eingerichtet worden auf Rechnung des Elisawetgrader Comités des rothen Kreuzes. Der Miethspreis berechnete sich auf 1½ Rubel für das Bett. Im Ganzen waren in der Hospitalstrasse 61 Häuser, von welchen 53 von dem Lazarethe eingenommen wurden, und ausserdem diente noch ein steinernes Gebäude (ein früherer Pferdestall der Militäransiedelungen) als Waschhaus. In einigen Häusern war die eine Hälfte von Kranken eingenommen, während die andere von den Hausleuten bewohnt wurde. 46 Häuser gehörten Bauern, 3 Ackerbürgern, 5 Juden; die letzteren waren geräumiger und 3 davon hatten einen gedielten Fussboden. Fast jedes Haus bestand aus zwei Hälften, welche durch einen kühlen Flur, wo der Herd für die Bereitung der Speisen im Sommer stand, verbunden waren. In jeder Hälfte des Hauses war ein Zimmer mit 2—3 oder 4 kleinen Fenstern, einer Thür auf den Flur und einem russischen Ofen mit einer Ofenbank. Die Oeffnung für den Rauch aus dem Ofen führt in allen neurussischen Bauernhäusern in ein gerades Rohr aus Ruthenwerk (geflochten) und aussen mit Lehm bestrichen, welches in den Flur und von da auf das Dach geleitet wird. Längs der Strasse war zu beiden Seiten ein Brettersteg gelegt und für die Strassenbeleuchtung 10 Laternen auf jeder Seite aufgestellt. In dem früheren Pferdestalle befand sich ausser der Wäscherei auch eine Trockenanstalt, eine Badestube und eine Desinfectionskammer. Die Heizung ausser der Küche und der Wäscherei wurde anstatt des Holzes mit getrocknetem Kuhmist bewerkstelligt. In den sämmtlichen Häusern ohne Ausnahme war im Winter die Temperatur nie unter 12° R. Speciell für die Unterbringung der Kranken waren 36 Häuser erworben, zu 2 Plätzen (in 19 Häusern), zu 3 (in 3), zu 4 (in 13) und zu 5 (in einem Hause); im Ganzen 104 Lagerstellen. Die Luftmenge betrug je nach der Grösse der Häuser von 3⅔ bis 1⁵⁄₆ Quad. Faden (= 35,59—17,79 Quad. M.) auf je einen Kranken. Die Betten waren ebenfalls durch Fürsorge des Elisawetgrader Comités des rothen Kreuzes hergestellt. An Stelle der Aborte befand sich in jedem Zimmer ein transportables Gefäss, bestehend aus einem metallenen Eimer mit zwei dicht schliessenden Deckeln. Die Desinfection der Stubeneimer wurde durch Carbolsäurelösung, die der Wäsche und Kleider in einer Kammer durch Räuchern mit schwefliger Säure durch Verbrennen von Schwefel bewerkstelligt. Das Lazareth hatte hinreichend Wäsche (5 Garnituren), bei den Kranken wurde dieselbe zweimal in der Woche gewechselt und die Füllung der Matratzen alle 10—14 Tage. Verbandmittel, Arzencien und Geräthe besass das Lazareth vollauf. Für die Einholung der Kranken von der Station zum Lazareth (6—7 Werst = 6,5 Kilom.) befand sich bei dem letzteren ein Wiener Wagen auf Federn (für 4 liegende oder 8 sitzende Kranke); man beförderte die Kranken auch mit gemietheten Bauernwagen (nach einer Verordnung der Landschaft zu einem bestimmten Preise). Im Laufe des Sommers gab es auf der Station Bandurka eine mit allem Bedarfe ausgestattete Etappe, in einem Zelte von 16 Betten, ebenfalls auf Kosten des Elisawetgrader Comités des rothen Kreuzes; bei der Etappe befanden sich ständig ein Feldscheerer und eine Schwester.

Das Wologdaer Lazareth bestand vom Mai 1877 an aus 16 Köpfen Personal, zwei Aerzte inbegriffen; jedoch entsprechend dem Maasse der Entwickelung seiner Thätigkeit ergänzte sich die Zahl des Personales aus Wologda, Kischinew oder Elisawetgrad. Die Zahl des Personales, welches ziemlich oft wechselte, schwankte zwischen einem Minimum von 47 und einem Maximum von 68 Köpfen. Den wirthschaftlichen Theil versah vom Anfang bis zum December 1877 ein besonderer Bevollmächtigter der Localverwaltung und dann bis zum Schlusse des Lazarethes der Chefarzt. Die Bestallung und Entlassung des höheren Medicinalpersonales hing von dem Wologdaer Vereine des rothen Kreuzes, die des niederen von dem Bevollmächtigten des Lazarethes ab. — In medicinischer Beziehung war das Lazareth in drei Abtheilungen getheilt, entsprechend der Anzahl der Aerzte; jeder Arzt war in Sachen der Behandlung selbstständig und behufs der Consultationen traten alle drei zusammen. Für jede der nach Anzahl der Häuser und der Kranken gleichen Abtheilungen waren ausser dem Arzte vorhanden: 1 Feldscheerer, 3 Schwestern, 2 Wärterinnen und 2 Sanitäre. Die Oeconomie und die medicinische Administration leitete der Chefarzt; den Schwestern waren die Wärterinnen und die Sanitätsmannschaften unterstellt. Eine der Schwestern hatte die Verwaltung der Küche, eine die des Waschhauses. Das genannte Personal hatte gemeinsamen Tisch. In die Häuser wurde die Speise in Gefässen verschiedener Grösse ausgetragen. Die Bestimmung der Speisen lag den Aerzten ob und die Vertheilung derselben geschah unter unmittelbarer Beaufsichtigung Seitens der Schwestern der Abtheilung. Zu Anfang besorgte die Verpflegung ein Oeconom in wirthschaftlicher Weise, später auf Grund einer contractlichen Abmachung ein Lieferant. Bei unserem Besuche des Lazareths am $\frac{8.}{20.}$ Februar 1878 fanden wir die Speisen gut zubereitet, schmackhaft und von in jeder Beziehung guter Qualität. Die Kranken waren mit ihrem Unterkommen, ihrer Pflege und Wartung durchaus zufrieden. In dem Wologdaer Lazareth, wie auch in anderen Lazarethen des rothen Kreuzes kam es oft zu Conflicten zwischen dem Bevollmächtigten des Lazarethes und dem ersten Arzte, so lange

als die Verwaltung nicht vollständig in die Leitung des Chefarztes
überging. Aehnliche Reibereien und der Sache schädliche Unannehmlichkeiten wiederholten sich fast ohne Ausnahme in allen Lazarethen des rothen Kreuzes und bei unserem Besuche im Frühjahr
1878 fanden wir viele Lazarethe in voller und ausschliesslicher Verwaltung Seitens der Chefärzte. Im Wologdaer Lazareth wechselten
bis zum December 1877 zwei Bevollmächtigte; der erste war Accisen-
Hülfsaufseher, der zweite Districts-Polizeimeister. Man kann sich
leicht vorstellen, wie wenig diese Leute mit dem Hospitalwesen vertraut waren, während die zweckmässige Leitung eines solchen bei
Weitem nicht so einfach ist, als es sich vielleicht diejenigen vor-
stellten, welche von dem Localcomité für die Leitung von Lazarethen
auserwählt wurden. Bezüglich der Auswahl der Bevollmächtigten
stand freilich das Wologdaer Lazareth nicht allein da.

Zum Beweise, dass die Unterbringung von Kranken in Bauernhäusern in sanitärer Beziehung durchaus nicht hinter der Unterbringung derselben in wohleingerichteten Spitälern und Baracken
zurücksteht, führe ich aus der Geschichte des Lazarethes in Liss-
saja Gora folgende bemerkenswerthe Thatsachen an, welche uns
in einem Schreiben des Chefarztes, Dr. Skrzinski, übermittelt
worden sind. Vom $\frac{29.\ \text{Juli}}{10.\ \text{Aug.}}$ 1877 bis $\frac{27.\ \text{Juli}}{8.\ \text{Aug.}}$ 1878 waren in das Lazareth aufgenommen 633 Kranke (10 Kranke vom Personal); hiervon
waren Verwundete 160, es starben 32 = 5,05 % Sterblichkeit. Die
Kranken kamen sowohl aus speciellen Sanitätszügen als auch aus
Militärzügen; die mit den letzteren gebrachten Kranken waren fast
stets erschöpft, hungrig und selten genügend verbunden, aber auf den
Sanitätszügen, wo die Verpflegung und Wartung der Kranken bedeutend besser war, war die Aufsicht augenscheinlich nicht immer
sorgfältig genug und es kamen daher erhebliche Fehler in der Diät
vor. So wurde von dem speciellen Sanitätszuge Nr. 1 nach Lissaja
Gora ein Kranker abgegeben, welcher hier am 5. Tage nach seiner
Ankunft starb. Die Section zeigte, dass der Tod erfolgt war in Folge
von Gangraen des Darmes an einer Stelle, wo eine Anhäufung einer
grossen Anzahl von Kirschkernen (2 Löffel voll) stattgefunden hatte.
Aus den Erzählungen der Gefährten des Verstorbenen erfuhr das
Personal, dass die Kranken auf dem ganzen Wege von Jassy, wie
sie sagten, „unter den Augen der Führer" Kirschen kauften, und
assen, soviel sie irgend mochten. Ausser verschiedener Formen von
Wechselfiebern und Dysenterien wurden in das Lazareth 64 Kranke
mit verschiedenen Formen von Typhus aufgenommen, hiervon starben 6—9 %. Unterleibstyphus 13 Fälle, wovon 4 starben, exanthematischer Typhus 37, wovon 1 Todesfall, Rückfalltyphus 12, wovon
1 Todesfall. Von 43 Kranken an exanthematischem oder Unterleibs-

typhus waren 13 erkrankt am Tage der Aufnahme in das Lazareth, 6 am 2. Tage u. s. w., 4 endlich erkrankten am 8. Tage nach
ihrer Ankunft. Dieses beweist klar, dass viele der Aufgenommenen
sich während ihres Aufenthaltes in den Sanitätszügen in dem Incubationsstadium des Typhus befanden.

Von der Gesammtzahl der Kranken 633 waren 160 Verwundete,
innerlich krank 440; die übrigen: Erfrierungen 24 und der Rest
äussere Krankheiten. Unter den inneren Krankheiten stellten die
höchste Ziffer die Wechselfieber — 72, dann Darmkatarrh — 49
und Dysenterie — 34. Die Sterblichkeit betrug: für die Verwundeten 2% (rund), für die innerlich Kranken 6%, für die Dysenterischen 23%,0 und für Darmkatarrh 22%. Chirurgische Infectionskrankheiten, welche sich im Hospitale selbst eingestellt hatten, waren
in nicht mehr als 10 Fällen vertreten; von diesen waren erysipelatöse Entzündungen — 4, phlegmono-erysipelatös — 3, Pyämie — 2
und Septikämie 1 Fall; von diesen starben 4 (2 an Pyämie, 1 an
Septikämie und 1 an phlegmonöser Entzündung). Hieraus ist ersichtlich, dass Infectionskrankheiten unter den Kranken des Lazarethes
von Lissaja Gora im Laufe eines ganzen Jahres nicht herrschten und
die Sterblichkeit der innerlichen Krankheiten die gewöhnliche Norm
nicht überschritt. Vom $\frac{15.}{27.}$ August 1877 bis $\frac{1.}{13.}$ Jan. 1878 erreichte
der Gesammtaufwand etwa 24 250 Silberrubel. Bis zum $\frac{1.}{13.}$ November 1877 verausgabte das Elisawetgrader Centralcomité der Gesellschaft des rothen Kreuzes an Miethe für die Bauernhäuser, für Einrichtung derselben, Herstellung der Lagerstellen und auch für die
Etablirung und den Unterhalt der Etappe auf der Station Bandurka
2831 Rubel 85 Kop.

Der Chefarzt des Wologdaer Detachements, Dr. Skrzinski,
welcher sich durch ein ganzes Jahr in dem in Bauernhäusern etablirten Lazareth hindurchgearbeitet hat, kommt zu einigen Schlüssen,
welche für die Beurtheilung dieses Systems der Placirung sehr wichtig
sind. So sagt er, dass bei einer solchen Dislocation der Kranken die
Thätigkeit des medicinischen Personals bedeutend erschwert wird,
die Aufsicht über die Kranken und über jedes Haus (jedes derselben
bildet in Wirklichkeit ein kleines Lazareth) beansprucht Mühe und
Aufmerksamkeit. Der Du jour-Dienst, besonders bei Anhäufung von
Schwerkranken, ermüdet das Unterpersonal; jedoch bei einem Personal bis zu 50 Köpfen konnte die Wartung der Kranken und die
Aufrechterhaltung der Ordnung und Reinlichkeit im ganzen Lazarethe u. s. w. vollkommen geleistet werden. Eine gleiche Anzahl
von Personal war auch bei anderen nach einem anderen Systeme
eingerichteten Lazarethen vorhanden, z. B. in Kalarasch (bis zu 51
Köpfen, wie der erste Arzt des Kalarascher Lazarethes bei einem

Besuche des Wologdaer erzählte). — Die Arbeit des Personals war anstrengend, aber nie übermässig. Es wurde zuweilen (aber sehr selten) einmal rauchig oder heiss in irgend einem Hause, oder einmal kalt, aber alle diese Mängel sind schliesslich auch bei einem anderen Systeme der Unterbringung möglich. Ventilation war in den Häusern stets vollkommen erreichbar, dank dem Umstande, dass die Wände, Fenster und Thüren Luft durchliessen und es durch Oeffnen der Hausflurthüre immer möglich war das ganze Haus mit frischer Luft zu füllen. Den Kranken gefiel das Leben und der Aufenthalt in den Hütten zweifelsohne. Die heimathliche Umgebung, die Möglichkeit bäuerliche Wirthschaften zu sehen, die Kinder, alles das rief nach Erklärung der Kranken selbst angenehme Erinnerungen in ihnen wach. Zum Schluss weist der Chefarzt des Wologdaer Lazarethes noch auf folgende Vorzüge der Unterbringung in Bauernhäusern hin: a) die Schnelligkeit der Herrichtung derselben als Unterkommen für Kranke; b) auf die Möglichkeit der Zerstreuung und Isolirung, sowie auch der absoluten Desinfection der einzelnen kleinen Räume. Zur Erhärtung dessen ist es nöthig auch noch die Beobachtung des Dr. Skrzinski anzuführen, dass in Lissaja Gora keine Erkrankungen an Typhus vorkamen, nicht blos unter den gesondert lebenden Einwohnern, sondern auch ebenso wenig in denjenigen Häusern, wo unter demselben Dache Bauernfamilien und Typhuskranke lebten; c) endlich beseitigt die Dislocation der Kranken in Bauernhäusern den peinlichen Eindruck des Hospitallebens und -Aufenthaltes. Bei der Besichtigung des Hospitales in Lissaja Gora am $\frac{8.}{20.}$ Februar 1878 theilte man mir mit, dass die Thätigkeit desselben wahrscheinlich alsbald aufgehoben werden dürfte infolge Mangels an Mitteln. Nachgebend dem Wunsche des Personals schickte ich folgendes Telegramm an den Wologdaer Localvorstand der Gesellschaft des rothen Kreuzes: bei der Besichtigung der Sanitätsanstalten auf Befehl Ihrer Kaiserlichen Majestät besuchte ich gestern das Wologdaer Lazareth in Lissaja Gora und fand seine Einrichtung, seine hygienischen Bedingungen, sowie die Thätigkeit des Personals in ausgezeichneter Beschaffenheit; und daher ist es durchaus wünschenswerth, dass dieses Hospital solange als möglich sein für die Verwundeten und Kranken so erspriessliches Bestehen fortsetzen möge.

Ich habe hier eine eingehende Beschreibung des Wologdaer Lazareths gebracht, als des einzigen der von mir besuchten Lazarethe der Privathilfe, in welchem die Kranken nach dem von mir vorgeschlagenen System dislocirt waren, d. h. in Bauernhäusern. Diese Hütten in Lissaja Gora unterscheiden sich nur dadurch von den Lehmhütten der südwestlichen Provinzen, dass ihre Wände nicht aus einem hölzernen Gerüst, welches mit Lehm überzogen ist, bestehen, sondern

nur aus Lehm. Diese Bauart ist insofern nicht vortheilhaft, als die
Wände nach der Aufführung lange trocknen müssen und daher ist,
wenngleich sie ganz gut bewohnbar werden, dies nicht sobald möglich
als bei denen der südwestlichen Provinzen. Die interessanten Resultate, welche in dem Rechenschaftsberichte des Dr. Skrzinski mitgetheilt werden, zeigen noch einmal recht deutlich die mir bekannten
Vorzüge und Nachtheile dieser Methode der Krankendislocation. Es
ist sehr schade, dass im vorliegenden Kriege die von mir vorgeschlagene Methode nur in Lissaja Gora und dort nur in beschränktem
Maasse versucht worden ist, während ich hoffte, dass infolge meiner
Mittheilung vom Jahre 1871 (s. meinen Bericht von 1871) die Gesellschaft des rothen Kreuzes ein besonderes Augenmerk auf die Einfachheit, Leichtigkeit, Billigkeit und alle die Vortheile in sanitärer
Beziehung richten würde, welche ich, auf Erfahrung fussend, derselben bis in die Einzelheiten auseinandergesetzt hatte. Ich bin der
Meinung, dass viele theuere Bauten in dem vorliegenden Kriege an
verschiedenen Orten nach der von mir vorgeschlagenen Methode hätten
ersetzt werden können, wie auch solche, wenn auch im Kleinen, in
der That ausprobirt worden sind. — Nicht für überflüssig halte ich
es ferner auf die Bemerkung des Dr. Skrzinski über Nichtbeachtung der Regeln der Diät in einem Falle infolge von mangelhafter
Aufsicht über die Kranken im Sanitätszuge hinzuweisen.

Im Folgenden gebe ich noch die Geschichte eines Lazarethes
der Privathülfe, welches als Etappe auf dem Kriegsschauplatze hätte
dienen können, bedauerlicher Weise jedoch, ohne eigene Schuld,
seinen Zweck nicht erreichte. Es ist dies

7. das Nowgoroder mobile Lazareth für 100 Betten. Dasselbe wurde formirt aus Mitteln des Localcomités der Gesellschaft des
rothen Kreuzes und ausgestattet, mit Ausnahme des Personales, mit
allem Zubehör und sogar mit zwei Zelten. — Im Juni 1877 traf das
Personal in Kischinew ein, wo dasselbe vergeblich den Waggon mit
seiner Ladung (100 Betten, 2 Zelte u. s. w.) erwartete, welcher von
St. Petersburg durch einen Agenten der Gesellschaft des rothen Kreuzes nach Kischinew abgesandt war. Dieser Waggon kam abhanden
und gerieth, wie es hiess, nach Bukarest. Zuerst beabsichtigte das Lazareth in Kischinew in Thätigkeit zu treten, wo demselben schon das
erzpriesterliche Haus (unentgeldlich) zur Etablirung angetragen war;
das Detachement des Nowgoroder Lazarethes jedoch übersiedelte im
Juli auf Anordnung des rothen Kreuzes im Rücken der Armee nach
der Station Rachny der Odessaer Bahn, wo sich dasselbe auf einem
Gute des Herrn Balaschew in der Nähe der Station etablirte. — Auf
Kosten des Gutsbesitzers wurden 8 Zelte in Krementschug gekauft
(zu 390 Rubel das Stück) nebst vielen Bedarfsartikeln für das La-

zareth (33 Rubel pro Bett). Auf einem Reservestrange bei der Station war eine besondere Rampe zum Ausladen von Verwundeten errichtet. Gegen den $\frac{29.\ \text{Juli}}{10.\ \text{Aug.}}$ 1877 war das Lazareth Dank dem energischen Interesse des Bevollmächtigten des Herrn Balaschew und der Mitwirkung der Aerzte des Detachements vollkommen fertig. Es wurde eine Küche und eine kleine leichte Baracke für die Operationen und für die Apotheke hergestellt und das Personal, drei Aerzte und Schwestern des Nowgoroder Katharinen-Ordens, lebten in dem Gutshause. In einem besonderen kleinen Locale in der Nähe der Zelte waren auch die Aborte nach dem Abfuhrsysteme eingerichtet. Die ganze Anlage des Lazarethes kostete gegen 5000 Rubel und die Abtritte gegen 300 Rubel. Von dem Localvereine empfing das Lazareth für den Unterhalt monatlich 400 Rubel. Der Gesammteindruck und die Einrichtung des Zeltlazarethes, die Verpflegung der Kranken, die Behandlung und Wartung waren in jeder Beziehung tadellos. Bei dem Besuch des Lazarethes am $\frac{11.}{23.}$ September 1877 fand ich in demselben eine ziemliche Menge Operirter und eine erhebliche Anzahl Schwerverwundeter. Man zeigte mir auch viele Reconvalescenten, welche das Lazareth trotz einer complicirten Correspondenz mit den Militärcommandos der benachbarten Bezirke nicht los werden konnte; es erübrigte als einziges Mittel die Abgabe dieser Reconvalescenten an die Sanitätszüge; auf diese Weise evacuirte man die schon genesenen Soldaten von Raschny nach Kiew, Kursk und Moskau. — Auf der Station Raschny wirkte das Nowgoroder Lazareth vom $\frac{29.\ \text{Juli}}{11.\ \text{Aug.}}$ bis zum $\frac{20.\ \text{October}}{1.\ \text{Novbr.}}$ 1877 und nahm hier 141 Kranke auf. Von dieser Zahl waren 114 verwundet, es genasen 13, evacuirt wurden 118 und es starben 10, gleich einer Sterblichkeit von $7^0/_0$. Im Herbst wurde das Nowgoroder Lazareth nach Odessa überführt, wo es sich in einem Privathause (Skorschenski's) etablirte. Diese Behausung, ein altes herrschaftliches Haus, litt trotz der Herstellung an vielen Mängeln, welche allen Hospitälern in bürgerlichen Stadthäusern eigen sind. Hier wurde das Lazareth am $\frac{30.\ \text{Decemb.}\ 1877}{11.\ \text{Januar}\ 1878}$ eröffnet und bis zum $\frac{15.}{27.}$ Februar 1878 wurden in demselben 219 Kranke aufgenommen, hierunter 38 Verwundete; während dieser Zeit genasen 89, evacuirt wurden 34, es starben 8 = 3,5$^0/_0$ Mortilität. —

Die Geschichte des Nowgoroder Lazarethes beweist uns noch einmal, wie nothwendig zur Kriegszeit gut organisirte Anstalten für Reconvalescenten sind. Wir sehen, dass ein kleines Lazareth, da es keine Möglichkeit fand, die genesenden Soldaten loszuwerden, sich genöthigt sah, dieselben fortzuschicken, und zwar nicht an die in der Nähe liegenden Commandos, sondern auf weite Transporte und so die Frontstärke sowohl, als auch die Staatskasse zu schädigen (dasselbe war auch in dem Lazarethe in Severinowka der Fall; s. unten). Die

Uebersiedelung des Nowgoroder Lazarethes aus den Zelten in ein städtisches Wohnhaus war für dasselbe sowohl in sanitärer als auch in wirthschaftlicher Beziehung durchaus unvortheilhaft und es wäre dies nicht der Fall gewesen, wenn dieses bewegliche Hospital von Anfang an in Kischinew, wo man ihm ein Haus unentgeltlich abzutreten im Begriffe stand, belassen oder noch besser, wenn dieses Lazareth nach der Gegend des Kriegstheaters, nach Rumänien entsendet worden wäre. Der von dem Lazarethe nicht verschuldete Verlust der Zelte und Betten, welche der Agent der Gesellschaft des rothen Kreuzes abgesandt hatte, war durch Nichts zu ersetzen, — er übte einen schädlichen Einfluss auf die ganze Thätigkeit desselben aus.

S. Das Etappenlazareth der Gesellschaft des rothen Kreuzes auf der Station erster Classe Schmerinka der Odessa-Kiewer Eisenbahn. Für die Unterkunft der Kranken war ein Bretterschuppen hergerichtet, welcher mit Blech gedeckt war und früher als Eisenbahnwerkstätte gedient hatte. Die Wände waren von aussen nochmals mit Brettern verschalt und innen angeworfen, die Decke und der Fussboden gedielt. Zwischen die Wände, unter den Fussboden und auf die Decke war Coaksschlag gestampft. Es wurden Fenster mit Schaltern und Thüren angelegt und zwei holländische Oefen und gusseiserne Kamine gesetzt. Die Länge der Baracke betrug 12 Saschen (= 25,5 M.), die Breite 3 Saschen (= 6,3 M.), die Höhe 2 Saschen (= 4,26 M.). Die Baracke war durch Verschläge in zwei Säle und in Kammern für die Wannen getheilt. Es standen 30 Betten darin. Auf jeden Kranken kam $3\frac{1}{2}$ Cub. Saschen (=7,5 Cubm.) Luftraum. Aus der zweiten kleineren Kammer war ein Ausgang in einen angebauten Corridor angelegt; daselbst befand sich der Abort mit einer Senkgrube und einem von unterhalb des Sitzes nach oben führenden Abzugsrohre für die Gase. Die Senkgrube wurde in der Folge beseitigt und ein Abtritt mit einer abzuführenden Tonne für die Dejectionen angelegt. Ausser der Baracke, nicht weit von derselben, war ein ausgezeichnetes Zelt für 8—10 Betten errichtet. Am $\frac{26.\ \text{Juli}}{7.\ \text{Aug.}}$ 1877 für 30 Betten eröffnet, hatte das Lazareth Ende August bereits 40 Lagerstellen. Die Aufnahme von Kranken begann am $\frac{2}{11.}$ August. Das Zelt stand bis Ende October. Ein Theil eines benachbarten Gebäudes der Eisenbahn wurde ebenfalls abgetreten als Wohnung für das Personal, Apotheke, Niederlage, Küche, Wäscherei und Todtenkammer. Das Personal bestand bis zum $\frac{25.\ \text{Decmbr.}}{6.\ \text{Januar}}$ aus einem Arzte, einem Apotheker, fünf Schwestern, einem Feldscherer, fünf Sanitären und der Bedienung. Die wirthschaftlichen Angelegenheiten wurden vom Lazareth selbst[1]) geführt. Unterhalt und Verpflegung kosteten

---

[1]) D. h. ohne Lieferanten.

A. S.

monatlich 800 Rbl. Silber. Die Lage des Lazareths an einer Eisenbahnstation 1. Classe und die Nachfrage nach Plätzen für Kranke, welche die Reise in den Sanitätszügen nicht weiter fortsetzen konnten, veranlassten die Stifterin, Gräfin E. N. Heyden, das Lazareth in Schmerinka zu erweitern und unter Beihülfe der Eisenbahnbediensteten wurde zum $\frac{20.\ Decmbr.\ 1877}{1.\ Januar\ 1878}$ eine zweite Baracke errichtet, zur Hälfte aus eichenen Brettern, mit doppelten Wänden, die Zwischenräume mit Coaks ausgestampft. Dieselbe hatte eine Länge von 18 Faden (= 38,4 M), eine Breite von 4 Faden (= 8,53 M) und 2 Faden (= 4,26 M) Höhe, 15 Fenster mit Doppelrahmen und Klappscheiben und 4 holländische Oefen mit Kaminen, sämmtlich mit Ventilatoren versehen. In der Baracke war ausser den zwei Sälen für 35 Betten, je eine Kammer für die Schwester, die Wache und eine Wannenkammer mit einem kupfernen Kessel von 12 Eimern Gehalt. In der Nähe dieser Baracke war ein nicht grosses, vollständig isolirtes Gebäude für 5 Betten für Typhuskranke errichtet mit einem besonderen Zugange und besonderer Bedienung. Mit der Ausdehnung des Lazareths wurde auch das Personal vermehrt (1 Arzt, 2 Schwestern und 4 Sanitäre). Die Küche und die Wäscherei wurden erweitert, der Verpflegsetat verdoppelt. Vom $\frac{2.}{14.}$ August 1877 bis $\frac{1.}{13.}$ März 1878 passirten das Lazareth 101 Kranke, wovon die Mehrzahl schwerverwundet resp. schwerkrank war. Den Mortilitätsprocentsatz habe ich nicht erfahren.

Es ist nun zu bedauern, dass ein so wichtiger Punkt an der Eisenbahn, wie Schmerinka solange eines Unterkommens für die Evacuirten entbehrte. Wie schön wäre es gewesen, wenn das Localcomité der Gesellschaft des rothen Kreuzes von Podolien anstatt der Anlage seines schönen Hospitales in Tschernjatin (mehr als 13 Werst (13,8 Kilom.) von Schmerinka) sich bei Zeiten für die Erbauung derselben an der Station Schmerinka entschieden hätte.

9. Das Baracken-Lazareth für 150 Betten des Localcomités der Gesellschaft des rothen Kreuzes von Podolien war auf dem Gute des Herrn Lwow in Tschernjatin, 8 Werst von der Station Serbinowzi der Eisenbahn Schmerinka-Wolotschisk und 13 Werst von der Station Schmerinka der Linie Odessa-Kiew errichtet. Das Lazareth war in 7 Baracken, welche in einer localen Bauart mit sog. preussischen Mauerwerk[1], welche in- und auswendig beworfen sind, erbaut und mit Stroh überdacht waren. Zum Monat September war der Raum für 75 Betten fertig und am $\frac{11.}{23.}$ und $\frac{13.}{25.}$ September wurden die ersten Krankentransporte aufgenommen. Bei unserem Besuche des Lazareths, Ende September 1877, waren

---

1) S. meinen Bericht über den deutsch-französischen Krieg 1870/71, wo ich diese Bauart eingehend beschrieben habe, p. 135. Vergl. auch S. 214.

4 Baracken vollendet, die anderen Baracken und übrigen Nebenge-
bäude waren noch lange nicht fertig. Bei dem zweiten Besuche
Tschernjatins, Ende Februar 1878, fanden wir die Baracken bereits
vollständig fertig gestellt. An einem ebenen Platze in der Nähe des
Parkes des gutsherrlichen Hauses war für die Hospital-Anlage eine
Dessatine (2400 Quad. Faden = 1,1 Hect.) Land angewiesen. In fünf
Baracken, welche senkrecht zu einem gemeinsamen Corridor angelegt waren, wurden die Kranken untergebracht, 30 Betten in jeder
Baracke. In der sechsten Baracke lag das Personal und die Bedienung,
die Küche, Niederlage und Geräthkammer. Im Ganzen waren in den
Baracken 10 Zimmer, welche sich auf den mittleren Corridor öffneten.
In besonderen Nebenbauten schlossen sich an den gemeinsamen Corridor das Operationszimmer, die Apotheke, die Kanzlei und die Quartiere
für das Personal an. Jede dieser Baracken war 49 Arschin (= 104,5 M.)
lang, 14 Arschin (= 29,86 M.) breit, über 6 Arschin (= 12,8 M.) hoch,
hatten doppelten Boden und in dem Zwischenraume derselben waren zweierlei Art hölzerner Röhren angelegt, die einen für die Zuströmung frischer Luft von aussen zu den Wärmkammern der Oefen,
die anderen für die Abführung der unteren Luftschichten aus den
Sälen (durch Oeffnungen unter jedem Bett) in die Rauchschlote. Ein
grosser, hoher und heller Saal, 10,3 Faden (= 21,96 M.) lang, 4,3 Faden (= 9,16 M.) breit, 2,08 Faden (= 4,42 M.) hoch, nahm den mittleren Theil der Baracke ein. Der Luftraum in demselben betrug
92 Cub. Faden (= 893,5 Cubm.), 3 Cub. Faden (= 29,13 Cubm.) auf
ein Bett. Ausserdem befanden sich in jeder Baracke zwei Kammern
zum Isoliren von Kranken mit einem Cubikraume von 8 Faden, 4 Cub.
Faden (= 38,54 Cubm.) auf ein Bett, ferner Kammern für die Regie,
die Schwestern, die Du jour-Habenden, die Wache und das Local
für die Abtritte. Die Heizung und die Ventilation einer jeden Baracke war folgendermaassen eingerichtet: 1. in die Hospitalsäle trat
die frische äussere Luft, erwärmt durch besondere Oeffnungen in
den Oefen; — zu den Oefen trat sie durch die unter dem Fussboden
gelegenen hölzernen Luftleitungsröhren, deren offene Mündungen sich
aussen in der Wand des Gebäudes im Niveau des Fussbodens befanden, während ihre inneren Mündungen sich in eine Luftkammer
des Ofens zwischen den Windungen der Rauchzüge öffneten. 2. Die
verdorbene Luft der unteren Schichten des Saales ging durch die
Oeffnungen unter den Betten in die Röhren, welche ebenfalls durch
den Zwischenbodenraum gezogen waren und in die Rauchfänge des
Kamines, welcher in der Mitte des Saales stand, mündeten. 3. Die
oberen Luftschichten entwichen durch besondere mit Oeffnungen in
dem Saale versehene Abzugsröhren. — Die Luft des Saales musste
sich nach der Berechnung des Architekten bei einem Temperatur-

unterschiede der inneren und äusseren Luft von 24⁰ R. in der Stunde
10 mal erneuern. 4. Die Oefen waren aus Kacheln und mit Luft-
kammern versehen, in welchen die äussere, kühle Luft, welche durch
die Röhren unter dem Boden zuströmte, circulirte, indem sie einige
Windungen um die Rauchzüge machte und dann erwärmt durch besondere Oeffnungen aus den Oefen in den Saal trat. In dem Abtritte einer jeden Baracke war eine ausgepichte Tonne zur Aufnahme
der Dejectionen aufgestellt, welche täglich sehr bequem gereinigt
wurde, und zum Zwecke des Entweichens der Gase war von unterhalb des Sitzes eine Röhre auf das Dach der Baracke geleitet. Der
Preis der Lazarethanlage berechnete sich auf 20000 Rubel. Alle
wirthschaftlichen Bedürfnisse, das Lager warmer Kleidung, Wäsche
(4 Garnituren), Verbandmittel und Medicamente waren in hinreichender Menge vorgesehen. Die Verpflegung der Kranken und des Personals wurde durch einen Lieferanten besorgt. In Bezug auf die
Verwaltung und medicinische Behandlung bildete jede Baracke ein
besonderes Ganze. Ausser den 4 Aerzten, einem Apotheker, Feldscherer und 7 Schwestern war auch die übrige Bedienung genügend
vertreten. Die Wäscherei und Bäckerei mit dem nothwendigen Zubehör waren in einem besonderen Gebäude eingerichtet, welches
der Gutsbesitzer abgetreten hatte. Die schmutzige Wäsche wurde
bis zum Waschen in einem Kasten mit doppeltem Boden aufbewahrt, der innere mit Löchern versehene Boden konnte herausgenom-
men und unter denselben, ehe die Wäsche in den Kasten gepackt
wurde, ein desinficirendes Pulver gestreut werden. Für die Abholung
der Kranken von der Eisenbahnstation besass das Lazareth sechs
mit Leinwand gedeckte Ochsenwagen, einfacher aber zweckmässiger
Construction, zum Preise von 55 Rubel das Stück. Auf jedem Wagen
konnten 10—12 sitzende Kranke oder 4 der Quere nach liegende untergebracht werden. Die Wagen für die liegenden hatten
4 Arschin, 3 Werschoks (= 2,97 M.) in der Länge, 2 Arschin, 3 Werschoks (= 1,55 M.) in der Breite und einen in verschiedenen Quer-
riemen hängenden Rahmen mit Polstern. Auf diesem Wagen konnte
man sehr bequem auf den mit Stroh gestopften Matratzen vier der
Quere nach gelagerte Verwundete transportiren. Die mit Quer-
bänken versehenen Wagen für die Sitzenden waren schmäler und
kürzer.

Vom Tage der Eröffnung, dem $\frac{11.}{23.}$ September 1877, bis zum Monat März 1878 hatte das Lazareth an 440 Kranke, darunter 148 Verwundete. Der Sterblichkeitsprocentsatz ist uns noch nicht bekannt.
Beim zweiten Besuche des Tschernjatiner Lazareths am $\frac{25.\ \text{Febr.}}{8.\ \text{März}}$ 1878
fand ich die Luft in den Baracken rein und warm (12⁰ R.), Feuch-
tigkeit war nicht vorhanden. Das Lazareth war durchaus reinlich

und sauber gehalten und die Behandlung und Pflege waren vollkommen zufriedenstellend; die Nahrung war sogar luxuriös. Zweimal Thee mit Brod, Mittagbrod mit einem Pfund Fleisch und reichlicher Suppe und um 8 Uhr Abendbrod.

Nach meinem zweiten Besuche in Tschernjatin, schrieb ich am $\frac{25.\ Febr.}{8.\ März}$ 1878 unter Berücksichtigung der damaligen Zeitverhältnisse Folgendes an die Generaldirection des rothen Kreuzes: Nachdem ich die Ueberzeugung gewonnen habe, dass das Barackenlazareth zu Tschernjatin in sanitärer Beziehung hinter keinem wohleingerichteten Hospitale zurücksteht, halte ich dasselbe mit Zuversicht auch in den übrigen Beziehungen für mustergiltig; dasselbe ist das einzige von allen mir bekannten Lazarethen des rothen Kreuzes, welches so construirt ist, wie ich vor sieben Jahren die temporären Lazarethe zu Kriegszeiten in den südwestlichen Provinzen zu construiren vorgeschlagen habe, indem ich die dortigen bäuerlichen und gutsherrlichen Anlagen aus preussischem Mauerwerke oder aus Holzgerüst, welches mit einem Gemisch von Lehm und Spreu überzogen ist, zum Vorbilde nahm. Das Tschernjatiner Hospital beweist mit überzeugender Klarheit, dass diese Art zu bauen rasch und billig ist und in sanitärer Beziehung hinter den besteingerichteten Hospitälern nicht zurücksteht. Als Mangel des Tschernjatiner Hospitales kann man seine Entfernung von der Kiewer Linie, namentlich von der Station Schmerinka bezeichnen; jedoch auch diese Unbequemlichkeit hatte sich vortheilhaft gestalten lassen, indem das Tschernjatiner Lazareth die Transporte von ansteckenden Kranken aus Jassy hätte von Kiew ablenken können. (NB. ich schrieb dieses zu Anfang des Ausbruches des Typhus in Jassy.) Wenn die Hospitäler der Linie Odessa-Elisawetgrad sich mit Kranken überfüllen sollten, welche zur See aus der Türkei herangeschafft worden sind, so könnte man die Transporte Typhöser aus Rumänien erspriesslicherweise behufs Abwendung der Einschleppung von Ansteckenden nach dem Inneren Russlands von der Station Schmerinka auf der Linie Wolotschisk direct nach der Station Serbinowzi dirigiren, hier eine Sortirung veranstalten und die Typhösen nach dem Tschernjatiner Lazarethe des rothen Kreuzes, ja sogar möglicherweise in das Militärlazareth zu Medschibosche befördern. Zugleich hiermit wäre es nöthig, die Räumlichkeiten an diesen zwei Punkten zu erweitern und an ferneren längs der Linie Schmerinka-Wolotschisk neue anlegen. Diesem Zwecke konnten in der bevorstehenden Frühlingszeit auch die Etappenlazarethe in Zelten dienen. Auf diese Weise würde die Station erster Classe Schmerinka und die in sanitärer Beziehung ungeeigneten Unterkünfte von Brailow und Winniza aufhören, Anhäufungsplätze von typhös-Inficirten zu sein und

die Verbreitung der Infection auf der ganzen Kiewer Linie sich
weniger wahrscheinlich gestalten.

Jedoch, abgesehen von der ausgezeichneten Construction der
Tschernjatiner Hospitalbaracken, muss ich übrigens doch einwenden,
dass dieselben für das Kriegsverhältniss nicht in dem Maase zweckentsprechend waren, wie dies sich hätte erzielen lassen. Sie kamen
ziemlich theuer zu stehen und ihre Erbauung zog sich verhältnissmässig lange hin. Baracken aus preussischem Mauerwerk hätte man
bedeutend einfacher, rascher und noch billiger herstellen können,
wenn man sie an einer solchen Gegend aufgestellt hätte, wo sowohl
das Baumaterial als auch die Arbeitskräfte unschwer und rascher
und mit geringerem Kostenaufwande zu haben gewesen wären, wie
z. B. in Schmerinka selbst. Die Ventilation und die Heizung hätte
man ebenfalls einfacher einrichten können, auch würden die in der
Nähe einer Station erster Classe errichteten Baracken bedeutend
länger und wirksamer functionirt haben und Kosten für die Ueberführung von Kranken in das Lazareth wären in keiner Weise entstanden. Die Station Schmerinka würde auch noch dem Localvor-
stande des rothen Kreuzes den Vortheil geboten haben, dass es nach
Beendigung des Krieges möglich gewesen wäre, durch den Verkauf
der Hospitalgebäude in kurzer Zeit einen grösseren Theil der auf
den Bau verwendeten Summen zurückzulösen. In Betreff der Wagen,
wie sie das Tschernjatiner Lazareth zur Ueberführung der Kranken
von Schmerinka benutzte, muss ich bemerken, dass es sich verlohnt
hätte, dieselben auch bei den Transporten auf Landwegen auf dem
Kriegsschauplatze zu prüfen; sie hätten wahrscheinlich dieselben Vortheile geboten, wie auch die bulgarischen zweispännigen Ochsenwagen. Die Querlagerung der Verwundeten auf den Tschernjatiner
Wagen ist so originell, dass die Vortheile und Mängel derselben
a priori nicht beurtheilt werden können.

10. Das Lazareth des rothen Kreuzes in Severinowka,
3 Werst (= 3,2 Km.) von der Station Serbinowzi, für 25 Betten, war
im Hause der Gutsbesitzerin Frau Korsak etablirt, welche ihr Haus
und die übrigen Gebäude für das Lazareth abgetreten und dabei
nicht geringe Mittel auf die Einrichtung des Lazarethes verwendet
hatte und ausserdem noch bei demselben in der Eigenschaft als
oberste Schwester thätig war. Die Kranken waren in den Wohn-
räumen des alten Herrschaftshauses genügend geräumig untergebracht; es schloss sich hieran ein weiter Hof und der Park des Gutes.
Für den Sommer war der Aufenthalt wunderschön. Dieses Lazareth
war schon im Mai 1877 vollständig fertig zur Aufnahme von Kranken; jedoch stand dasselbe 2½ Monat leer und empfing den ersten
Transport am $\frac{29.\ \text{August}}{1.\ \text{Septbr.}}$ 1877. Die Niederlage des Lazarethes war mit

warmer Kleidung, Wäsche (4 Garnituren) und allem Zubehör für 30 Officiersbetten versehen. Der Unterhalt der Kranken war durchaus billig, alles wurde aus erster Hand im Dorfe gekauft; die volle Verpflegung eines Kranken kam nicht theurer als 25 Kop. Silb. pro Tag. Das Personal bestand aus einem Arzt, 3 Schwestern, 1 Feldscherer und der Bedienung. Bei dem Besuche dieses Lazarethes, Ende September 1877, theilte uns der Arzt mit, dass von den in das Lazareth geschickten 23 Kranken alle bis auf 5 bereits vollständig genesen seien, dass er jedoch trotz allen seinen Bemühungen nicht bewerkstelligen könne, dass dieselben von dem Militärcommando der benachbarten Bezirksstadt abgeholt würden. Bis zum $\frac{1.}{13.}$ April 1878 nahm das Lazareth 118 Kranke auf, darunter waren 20 Verwundete.

So enthielten zwischen Kischinew, Elisawetgrad, Kiew und Odessa acht Lazarethe des rothen Kreuzes, welche längs der Eisenbahnlinie vertheilt lagen, 740 Hospitallagerstellen, durch welche im Laufe eines Zeitraumes von 3 Monaten bis zu einem Jahre (Lissaja Gora) nicht mehr als 2704 Kranke und Verwundete passirten, d. h. der gesammte Krankenbestand wechselte nicht mehr als $3^{1}/_{2}$ mal. Aus dieser Ziffer kann man sich auch von der Zweckmässigkeit dieser Anstalten, welche bei einem anderen Evacuationssystem jedenfalls mehr Nutzen gebracht hätten, eine Vorstellung bilden.

Von diesen acht Hospitälern waren drei mobil (das Nowgoroder, Orenburger und Permer) und ausgestattet mit besonderen transportablen Unterkunftsmitteln und infolge dessen so beschaffen, dass ihre Bestimmung augenscheinlich nicht einer sesshaften Niederlassung, entfernt von dem Kriegsschauplatze, entsprach. Ich bin der Meinung, dass das ärztliche Personal dieser wider Willen „an die Scholle gefesselten" Lazarethe nicht ohne Neid auf die Wirksamkeit ihres der Errichtung nach jüngeren, jedoch durch ein höheres Walten beflügelten Mitbruders sahen. Ich meine das Etappenlazareth I. M. der Kaiserin.

Während die Wirksamkeit der beweglichen Lazarethe des rothen Kreuzes sich auf die Behandlung der Kranken aus den Transporten beschränkte, bei welchen nicht immer unterwegs die Ausladung nöthig gewesen wäre (wie dies die 2% Sterblichkeit in einigen dieser am Wege gelegenen Lazarethe zeigen), durchflog das Etappenlazareth I. M. der Kaiserin den ganzen Raum von der Donau bis zum Balkan und bethätigte sich sogar mehr als einmal in der Rolle eines Verbandplatzes, indem es an mehreren Schlachten theilnahm. Ich verweile unwillkürlich bei der Geschichte dieses bemerkenswerthen Institutes. Ich überliefere den Lesern zum Vergleich mit den vorgeschobenen Lazarethen des rothen Kreuzes einen Auszug aus einem veröffentlichten Artikel und meine eigene Wahrnehmung über die Organisation und die Wirksamkeit des Etappenlazarethes I. M. der Kaiserin. Dieses Etappenlazareth für 30 Kranke war von vornherein bestimmt, dem Gardecorps zu folgen und hatte ähnlich einem Divisions-Lazareth bei sich fliegende Detachements (dem Projecte nach drei) und indem es wie ein Etappen-Feldlazareth wirkte, musste es, je nach Erforderniss, bei Zusammenstössen seine Detachements entsenden. — Auf dem Schlachtfelde die erste Hülfe zu leisten, die Verwundeten nach den Verbandplätzen zu schaffen, die vorderen Verbandplätze zu formiren, dieses ist die Hauptbestimmung der „fliegenden Detachements". Jedes fliegende Detachement besteht aus 2 Aerzten, 4 Feldscherern-Studenten und 10 Sanitären. Das Detachement, welches mit allem Nothwendigen, um den Verwundeten die erste Hülfe zu leisten, ausgestattet ist, wird auf Packwagen befördert; die Aerzte reiten und das übrige Personal marschirt zu Fuss. Das Etappenlazareth I. M. der Kaiserin musste auch noch als Depôt dienen, von wo aus die Detachements mit allem Bedarfe versehen wurden. Die Aerzte thaten abwechselnd bei dem Etappenlazareth und bei den fliegenden Detachements Dienst. Aller Bedarf für die Detachements, gegen 200 Pud, war aus der Petersburger Central-Niederlage des rothen Kreuzes empfangen und in drei gleiche Theile getheilt. Am $\frac{16.}{28.}$ August 1877 rückte ein Theil des Personales des Etappenlazarethes und der fliegenden Detachements aus Petersburg aus: 5 Aerzte, ein Provisor, ein Heilgehülfe, 10 Studenten, 2 Feldscherer und 10 Sanitäre. In der Folge verstärkte sich das Personal noch um 2 Aerzte, Schwestern und Sanitäre. Die Anzahl des Personales in Bulgarien belief sich auf 80 Köpfe. Die Unterkunftsmittel der Etappe bestanden aus 3 Divisionszelten, 15 kleinen Offizierszelten und einem grossen Zelte (welches früher als Feldkapelle gedient hatte). Abgerechnet die Pferde und Wagen der fliegenden Detachements hatte die Etappe selbst 5 Packwagen, 3 Bauernwagen und 30 Pferde mit 5 Stallknechten.

In den ersten Tagen des September arbeitete das Etappenpersonal in Sistowa bei dem Kriegshospitale Nr. 50 und auf dem Speisungsplatze des rothen Kreuzes bei der Donaubrücke auf dem bulgarischen Ufer. Am $\frac{15.}{27.}$ September wurde auch das Etappenlazareth des Detachements im Dorfe Midhat Pascha eröffnet (4 Werst von Gorny-Studen) und bestand hier bis zum $\frac{24.\ \text{Sept.}}{6.\ \text{Octbr.}}$, nahm jedoch nur wenige Kranke, 10 Mann, mit inneren Krankheiten auf. Die Sanitäre der Etappe wurden während dieser Zeit zur Dienstleistung in das Kriegshospital Nr. 67 nach Gorny-Studen geschickt. Die Mittel zur Beförderung des Detachements erwiesen sich als unzureichend;

vieles aus Sistowa Mitgenommene, wo das Etappenlazareth sein Depôt gelassen hatte, erwies sich als überflüssig; die eisernen Bettstellen, Wannen, Wärmflaschen, Dampfküchen, Eismaschinchen u. s. w. wurden nach Sistowa als höchst unnöthige Gegenstände zurückgeschickt. Zu seiner Weiterbeförderung war das Lazareth jedesmal genöthigt, Bauernfuhrwerke oder andere Fahrzeuge zur Ergänzung der eigenen zu miethen. Nach einem mühsamen Marsche von 60 bis 70 Werst etablirte sich am $\frac{3}{20.}$ October die Etappe unter Zelten und Jurten bei dem Hauptquartiere in Bogot. Hier waren wir Augenzeuge seiner erspriesslichen Thätigkeit. Wir besuchten das Etappenlazareth bei seinem Aufenthalte in Bogot fast täglich und waren Zeuge der unermüdlichen Arbeit des Personales, den Verwundeten Hülfe zu leisten, welche nach den Schlachten von Gorny Dubnjak und Telisch hierher gebracht waren. Die Behandlung der Verwundeten, ihre Pflege und Wartung waren in jeder Beziehung musterhaft. Trotz der Schwierigkeiten, unter welchen in Bogot Nahrungsmittel, Fourage und die sonstigen Bedürfnisse erstanden werden mussten, wickelte sich die Verwaltung des Lazarethes in tadelloser Weise ab, indem sie sich unter der ausschliesslichen Direction Eines der Aerzte befand (ein Bevollmächtigter war zu dieser Zeit bei dem Lazarethe nicht). In Bogot nahm das Lazareth bis zum $\frac{8}{16.}$ November 320 Verwundete auf, darunter 55 Offiziere (bis zu 65 Verwundete pro Tag). Der Gang der Kriegsereignisse veranlasste das Etappen-Lazareth I. M. der Kaiserin der Garde zu folgen und so arbeitete dasselbe bereits vom $\frac{23.}{5.}$ November 1877 an in Orchanië. Hier etablirte es sich in einem hölzernen Gebäude, einer früheren bulgarischen Schule und hatte 125 Kranke unter den Händen; das Personal bestand aus 30 Köpfen. Es waren auch etwa 10 Jurten vorhanden; wegen der eingetretenen Kälte jedoch und wegen der Unmöglichkeit in denselben Oefen aufzustellen, wurden keine Kranken hinein gelegt; zum Ueberflusse waren in Folge des Schneefalles vier Jurten niedergebrochen. Es muss noch bemerkt werden, dass die Etappe erst jetzt in den Besitz ihrer Feldapotheke kam, welche auf den rumänischen Eisenbahnen in Verlust gerathen und nur durch einen expressen Abgesandten erkundschaftet worden war. Die Verpflegung, ja selbst die allernothwendigste Nahrung wurde in Orchanië mit noch grösseren Schwierigkeiten als in Bogot und zu theuren Preisen beschafft; zum Glück fand sich die Möglichkeit, sich den Zwieback, den Reis u. dgl. und die für die Pferde Gerste aus türkischen Vorräthen, welche nach der Einnahme der Stadt durch unsere Truppen aufgefunden waren, zu Nutze zu machen, ja noch mehr, es stellte sich heraus, dass das Haus, welches von dem Etappen-Lazareth eingenommen war, vorher den Türken als

Hospital gedient hatte. Da wurden Bettstellen gefunden und aus den Vorräthen warmer Kleidung, welche von den Türken zurückgelassen waren, warme Strümpfe und 300 bulgarische Teppiche, welche die Bettdecken ersetzt hatten, entnommen. Vom $\frac{23.\ Novbr.}{5.\ Decbr.}$ 1877 bis $\frac{8.\ Februar}{20.\ Februar}$ 1878 nahm das Etappen-Lazareth in Orchanië 560 Kranke und Verwundete auf. Von der Gesammtzahl von 891 Verwundeten und Kranken starben 32 = 3,6 % Sterblichkeit. Der Waffenstillstand im Februar 1878 machte der Thätigkeit des Etappen-Lazarethes und der fliegenden Detachements ein Ende. —

Aus dieser kurzen Uebersicht, welche grösstentheils einem Artikel des älteren Arztes der Etappe, Dr. Geno, entnommen ist, erhellt, dass die bewegliche Etappe I. M. der Kaiserin, welche auf 30—60 Plätze veranlagt war, in der Zeit ihrer 3—4monatlichen Wirksamkeit es fertig gebracht hat, 891 Kranken und Verwundeten Hülfe zu leisten, — d. h. dass ihre Plätze mehr als 15 mal mit neuen Kranken belegt worden sind. Infolge dessen kann ihre Thätigkeit und Beweglichkeit im Vergleich zu den mobilen Lazarethen des rothen Kreuzes im Rücken der activen Armee als bedeutend fruchtbringender bezeichnet werden; jedoch ohne Zweifel konnten in der Organisation dieses neuen Institutes auch wesentliche Mängel nicht verborgen bleiben, welche seine Bewegung verlangsamten und seine Wirksamkeit erschwerten. Für künftige Zeiten erheischt augenscheinlich die Bestimmung eines solchen Lazarethes, dass dasselbe nicht blos mit transportablen Unterkunftsmitteln versehen sei, sondern auch mit einer genügenden Anzahl eigener Pferde und seine Vorräthe müssen weniger massenhaft und nicht mit überflüssigen Gegenständen belastet sein.

Man könnte zu Gunsten dieses Lazarethes auch noch den geringen Procentsatz der Sterblichkeit (3,6%) anführen; dieses jedoch findet seine Erklärung in der kurzen Zeit des Aufenthaltes der Kranken im Lazareth und dann kann derselbe nicht als Maassstab für die Erfolge der Behandlung dienen (s. Cap. III.), welche Erfolge im Allgemeinen von irgend einer beweglichen Hospitalanstalt auf dem Kriegsschauplatze zu fordern ungerecht wäre. Die Bestimmung der fliegenden und Etappen-Detachements ist derart, dass der Erfolg ihrer Wirksamkeit bemessen werden muss nicht nach dem Procentsatz der Sterblichkeit, sondern allein nach der Zahl der Kranken und Verwundeten, die durch dieselben durchgegangen sind, d. h. nach dem Quantum der von diesen Formationen geleisteten ersten Hülfe. Es bleibt nur zu wünschen übrig, dass die Gesellschaft des rothen Kreuzes sich dieses belehrende Beispiel zu Nutze machen und, indem sie dasselbe befolgt, Sorge tragen möge, dass die Privathülfe für Kriegszeit beweglicher sei und weniger durch die Construction

wenig betriebsfähiger stehender Hospitäler in Anspruch genommen
werde. Die während der Kriegszeit selbst organisirte Etappe und
deren fliegende Detachements zeigen, dass schon allein durch die
Macht der Umstände zu solcher Zeit die wahre Bestimmung der
Privathülfe zu Tage tritt — nämlich die den Militärsanitätsdienst in
mobiler Weise und selbstständig zu unterstützen.

Von zwei Hospitälern des rothen Kreuzes, welche sich an der
Bahnlinie zwischen Kischinew und der Station Rasdelnaja befanden,
dem in Teraspol (60) und dem in Bender (150 Betten), kann ich
keine besonderen Einzelheiten mittheilen. Ich besuchte eines davon, das in Bender, im Sommer 1878 und habe, was ich dort gesehen, oben mitgetheilt.

Die Privathülfe in dem südwestlichen Rayon.

Die Privathülfe verfügte ausser der von uns bereits beschriebenen Lazarethe „im Rücken der activen Armee" noch in dem südwestlichen Rayon, welcher einen besonderen Generalbevollmächtigten
(P. P. Demidow, Fürst San-Donato) hatte, über 1372 Lagerstellen in 25 Lazarethen. Drei von diesen (in Tschernjatin, Sewerinowka und Schmerinka) habe ich zugleich mit den Lazarethen, welche
sich im Rücken der activen Armee befanden, beschrieben, da sie
einerseits auf den Linien der Odessa-Kiewer und der Wolotschisker
Bahn vertheilt lagen, andererseits auch, weil die Grenzen des südwestlichen Bezirkes zu Anfang des Krieges noch nicht genau bestimmt waren.

Bei unserem ersten Besuche in Kiew, am $\frac{20.\ \text{Sept.}}{2.\ \text{Oct.}}$ 1877, waren
wir frappirt über die ungeheure Anhäufung von Verwundeten und
Kranken, welche tagtäglich mit einem, auch zwei Transporten gebracht wurden, von welchen die Militärzüge zweimal am Tage mit
1000 und mehr Kranken anlangten. Mir wurde mitgetheilt, dass im
Laufe von neun Tagen, vom $\frac{16.}{28.}$ September bis $\frac{24.\ \text{Sept.}}{6.\ \text{Oct.}}$, in den Kiewer Hospitälern 4634 Kranke und Verwundete zugegangen waren.
Und nun, da die Privathülfe in Kiew selbst nur über 313 Lagerstellen verfügte, musste fast diese ganze Masse, welche vorwiegend
aus Verwundeten bestand, in dem Militärhospitale untergebracht werden. Am Tage unserer Besichtigung fanden wir in diesem Hospitale über 2000 Kranke, hierunter 1136 Verwundete. Das Militärhospital war genöthigt, ausser seinem alten Gebäude noch zwei andere mit Kranken zu belegen: ein Reduit und eine Kaserne der
Corrections-Abtheilung. Viele der Kranken, welche während unserer
Anwesenheit mit den Transporten ankamen, waren in einem kläg-
lichen Zustande. Einige hatten seit dem $\frac{30.\ \text{Aug.}}{11.\ \text{Sept.}}$ die Wäsche nicht
gewechselt; selbst im Militärlazareth reichte die Wäsche dazu nicht

aus. Indessen muss ich bemerken, dass diese Verwundeten verschiedene Orte passirt hatten, welche mit Anstalten der Privathülfe versehen waren. Die Verbände der Wunden wurden unterwegs (auf den Militärzügen) ebenfalls drei bis vier Tage lang nicht gewechselt. Die Hemden der an Durchfall Leidenden waren mit Unrath besudelt. Alle Kranken mussten sofort mit warmen Getränken erquickt werden. In das Militärhospital wurden dieselben gewöhnlich mittelst der Stadtfuhrleute überführt. Ein grosser Theil der Verwundeten gehörte zu der Classe der Leichtverwundeten; es waren dies Fälle von Fingerverletzungen und perforirende Wunden der Weichtheile. Viele penetrirende Schusswunden des Oberschenkels waren während des Transportes fast geheilt. Typhuskranke waren nicht mehr als 10. In allen drei mit Transportirten belegten Gebäuden, welche nach dem Corridorsystem gebaut und nur mangelhaft zu ventiliren waren, war infolge der Anhäufung der vorwiegend an Durchfall leidenden Kranken die Luft verdorben und unrein. Besser als die der Hospitalsäle erwies sich in dem Gebäude der Correctionsabtheilung die Ventilation der Aborte. Dieselbe wurde mit Hülfe eines runden Ofens bewerkstelligt, um welchen herum die mit den Oeffnungen versehenen Kasten (Nachtstühle) gesetzt waren, in denen sich die Eimer zur Aufnahme der Dejectionen befanden und mittelst anderer Oeffnungen mit dem geheizten Ofen communicirten; der Zug der erwärmten Luft war so stark, dass in dem Aborte keine Spur von Geruch wahrnehmbar war. Für alle drei Stationen des Kiewer Militärhospitales waren effectiv nur zwei Militärärzte vorhanden, der Chefarzt und ein consultirender Chirurg; alle übrigen Aerzte, im Ganzen 20, waren engagirte Civilärzte. Auf einen Arzt kamen 100 Kranke. Feldscherer und Schwestern waren nicht vorhanden. Ihre Stelle vertraten Feldschererlehrlinge und die Aerzte selbst.

Die Kiewer Lazarethe des rothen Kreuzes verfügten zu dieser Zeit nach der Aussage des Vorsitzenden des Localcomités über 313 Plätze und nahmen fünf verschiedene Locale ein. Die überwiegend grössere Zahl der Kranken des rothen Kreuzes, welche während des Sommers in den Sappeurbaracken (200 Betten, unweit der Güterstation der Kursk-Kiewer Bahn) untergebracht waren, wurden im Herbst beim Eintritt der Kälte in folgende Häuser überführt: in das Haus der Mineralwassergesellschaft, in ein bürgerliches Haus (Jegorow) und in ein Local im Kloster. Wir trafen bei unserem Besuche Kranke des rothen Kreuzes 1. in den Baracken des städtischen Alexanderhospitals, 2. in den Zimmern des Gasthauses im Kloster, 3. im Hause der Mineralwassergesellschaft und 4. in zwei Privathäusern. Die Baracken, welche durch den Localverein und den Hauptbevollmächtigten P. P. Demidow, dem Fürsten von San-

Donato erbaut wurden, waren noch nicht fertig und ihre Vollendung wurde nicht vor Ende October erwartet. In der vorzüglichsten Baracke des städtischen Krankenhauses fanden wir 30 Plätze
vor, welche für Offiziere bestimmt waren und ausserdem waren in
einer der Hospitalbaracken (einfacherer Construction) zwölf Betten
für niedere Chargen vorgesehen. Ich werde mich hier nicht über
die musterhafte Construction der Baracken des Kiewer Alexanderhospitals verbreiten, nur sei mir zu bemerken gestattet, dass die Baracke, welche für die Kriegszeit für Offiziere eingeräumt war, mit
allen Einrichtungen der modernen Ventilations- und Heizungstechnik,
einem ganzen System von Luftleitungen und Dampfheizung ausgestattet war; eingerichtet war dieselbe auf 28 Betten und die Baracke
kostete der Stadt 23000 Rubel. Auf jedes Bett kamen gegen 1750 Cub.-
Fuss (= 40,55 Cubm.) Luft. Die Unterhaltung eines jeden Offiziers kam im Durchschnitt auf 1 Rubel täglich·und war luxuriös;
die Wäsche fein, die Speisen à la carte. Der verehrte Director des
Alexanderhospitales, Dr. Mazon, zeigte uns alle Einzelheiten der
Einrichtung, unter Anderem auch die Kammer zur Desinfection der
Effecten vermittelst hoher Temperatur. Die Offizierbaracke wird im
Winter zur Zeit der Winde nach Bemerkung des Herrn Directors
trotz aller Vorkehrungen sehr kalt, so dass er es für nothwendig
hielt, die eine Seite derselben, welche dem Winde ausgesetzt war,
mit Filzdecken zu beschlagen. Die Krankenräume in den anderen
Hospitälern des rothen Kreuzes konnte man durchaus nicht als musterhaft bezeichnen. So in dem Gasthause des Klosters kamen in den
Zimmern, im Ganzen 45 Betten, auf jedes nicht mehr als 686 Cub.-
Fuss (= 19,5 Cubm.) Luft; dafür waren an Bedienung nicht weniger als 26 Köpfe, darunter 7 Schwestern, vorhanden. Zum Beweise,
wie wenig diese Localität einem Hospitale ähnlich war, möge unter
Anderem dienen, dass jedes Zimmer eine Ofenbank hatte; — aber
das Local war umsonst. — Das leicht gebaute Mineralwasserhaus für
60 Betten war für die ansehnliche Summe von 4500 Rubel pro Jahr
gemiethet und bestand hauptsächlich in einem grossen Saale, welcher bis zu 40 Betten fasste; in demselben fanden wir viele Schwerverwundete und Operirte und, obwohl die Luft in dem Saale leidlich erträglich war, so befand sich doch neben demselben, sogleich
beim Ausgange ein durchaus schlechter Abort mit einer Senkgrube,
welche ihren Geruch selbst bis in die Krankenräume verbreitete.
Sanitätspersonal war auch hier zur Genüge: 2 Aerzte, 2 Feldscheerer
und 6 Schwestern. In den beiden Privathäusern, deren jedes 40 Betten fasste, waren die Hospitaleinrichtungen nicht minder ungenügend.
Man war genöthigt Klappfenster, Kamine und Aborte anzulegen;
gleichwohl war der Miethpreis nicht weniger hoch — 2500 Rubel

pro Jahr. Einigermaassen besser war die Localität in dem Hause der Frau Jegorow, welche dasselbe der Gesellschaft des rothen Kreuzes unentgeltlich abgetreten hatte. Ausserdem unterhielten zwei bessere Gasthäuser (Grand Hôtel und der Europäische Hof) einige Betten (S—16) für Officiere.

Alle Krankenanstalten der Privathülfe in Kiew zeichneten sich durch eine ansehnliche Zahl des Unterpersonals aus. Schwestern waren so viel vorhanden, dass nicht mehr als 7—10 Kranke auf eine Schwester kamen, während wir in dem Militärhospital nur drei Privatpersonen weiblichen Geschlechts bemerkten, welche den Kranken Hülfe erwiesen. Die Schwestern strebten, da sie in den Kiewer Lazarethen des rothen Kreuzes wenig Beschäftigung fanden, auf den Kriegsschauplatz zu kommen; ich wandte damals mein Augenmerk hierauf und schlug ihnen vor, ihre Kräfte vorläufig in der Nähe zu versuchen, indem sie den Verwundeten Hülfe erwiesen, welche in so ungeheurer Zahl und in traurigem Zustande in das Kiewer Militärhospital gebracht wurden.

Bei unserem zweiten Besuche in Kiew, Mitte März 1878, fanden wir bereits Kranke in den vier neuen Baracken, welche bei dem städtischen Alexanderkrankenhause errichtet waren. Es waren dies ebenso vorzügliche Räumlichkeiten, wie die städtische Baracke; dieselben waren aus behauenen Balken auf drainirtem Grunde erbaut und hatten ausgezeichnete Ventilation und Heizung durch Oefen von Herrn Mazon. In jeder Baracke waren 26 Betten mit einem Luftraume von mehr als 3 Cub.-Faden (= 29,13 Cubm.) für jedes Bett. — Zu derselben Zeit besuchten wir noch eine Räumlichkeit in der Nähe des Bahnhofes der Eisenbahn, in dem Krankenhause der Bediensteten der Kiew-Brester Eisenbahn, für 20 Betten, und dann noch das Sortirungslocal, welches ebenfalls in der Nähe der Kiewer Eisenbahnhalle errichtet war. Kranke waren zu der Zeit in der Sortirungsbaracke nicht vorhanden. Das Local für die Sortirung der Kranken entsprach bezüglich seiner Einrichtung und Unterhaltung vollständig seiner Bestimmung und befand sich in der Verwaltung einer besonderen Evacuations-Commission.

Vom $\frac{7.}{19.}$ Juni 1877 bis zum $\frac{1.}{13.}$ Januar 1878 nahmen die Lazarethe der Privathülfe in Kiew (313 Plätze) 2492 Kranke und Verwundete auf und vom $\frac{7.}{19.}$ Juni 1877 bis zum März 1878 passirten dieselben gegen 2800 Kranke und Verwundete.

Die Zahl der Kranken und Verwundeten, welche alle 25 Lazarethe des rothen Kreuzes im südwestlichen Rayon mit 1372 Lagerstellen (die Kiewer einbegriffen) von der Eröffnung der Lazarethe bis zum $\frac{1.}{13.}$ Januar 1878 passirt hatten, belief sich auf 4144; hiervon starben 127 = 3% Sterblichkeit.

So also wechselte in dem ganzen südwestlichen Rayon mit 1372 Hospitalplätzen der Krankenbestand im Laufe von 6—7 Monaten dreimal und die durchschnittliche Sterblichkeit überstieg 3 $^0/_0$ nicht. Jedoch sowohl der geringe Umsatz an Kranken als auch der geringe Mortilitätsprocentsatz waren, wenn man die Lazarethe in der Stadt Kiew selbst ausschliesst, ohne Zweifel noch geringer, da in den Kiewer Lazarethen des rothen Kreuzes der Krankenbestand im Laufe derselben 6—7 Monate 8½ mal wechselte und die Sterblichkeit fast 4 $^0/_0$ erreichte.

Wie erklärt sich nun ein so geringer Krankenumsatz auf den Hospitallagerstellen und der geringe Sterblichkeitsprocentsatz in den Lazarethen des südwestlichen Rayons? Der Umsatz der Kranken in Hospitälern zur Kriegszeit und der Sterblichkeitsprocentsatz hängt, wie wir gesehen haben (Cap. III.) ab von drei Bedingungen: 1. von der Schnelligkeit der Bewegung der Transporte, 2. von der Natur der Krankheiten und Verletzungen und 3. von dem Erfolge der Behandlung. Jedoch in Etappenhospitälern, Sortirungsbaracken, mobilen Lazarethen und auf den Verbandplätzen kennzeichnet der häufige Umsatz von Kranken und Verwundeten die ausserordentliche Thätigkeit des Sanitätspersonales, — und zwar einer so segensreichen, wenn den Transportirten die möglichste Hülfe geleistet wird. In stehenden Hospitälern jedoch zeugt zur Kriegszeit ein langsamer Krankenumsatz entweder davon, dass in dieselben Kranke eintraten, welche vorwiegend schwerer Art sind und lange Zeit zur Wiederherstellung brauchen oder dass die Lage des Hospitales an einem entfernten, für die Transporte ungeeigneten Platze ist und demgemäss die letzteren dasselbe umgehen. Eine geringe Sterblichkeit in Etappenlazarethen, Sortirungs- und Verbandplätzen beweist ohne Zweifel durchaus nicht eine erfolgreiche Behandlung; in stehenden Hospitälern bezeugt sie: entweder, dass man es nur mit leichten Fällen zu thun gehabt hat, oder dass die Behandlung wirklich von Erfolg war. Danach müssen in den Hospitälern des rothen Kreuzes im südwestlichen Rayon der geringe Sterblichkeitsprocentsatz und der schwache Krankenumsatz bedeuten: entweder, dass ihre Lage nicht geeignet war im Verhältniss zu den Transporten oder Unerheblichkeit der Krankheiten und Verletzungen oder endlich eine erfolgreiche Behandlung. Da ich diese Frage zu lösen und die Resultate des Verlaufes und der Behandlung schwerer Schussverletzungen kennen zu lernen wünschte, bat ich den Generalbevollmächtigten des südwestlichen Rayons sich über die Fragen in dieser Angelegenheit mit den Aerzten der Hospitäler seines Bezirkes in Verbindung zu setzen. Der Generalbevollmächtigte verband mich zu aller Anerkennung seiner Bereitwilligkeit, mit welcher er diese meine Bitte erfüllte. Auf diese Weise kann ich mit Bestimmtheit auf Grund der mir mitgetheilten Berichte von allen Hospitälern des südwestlichen Rayons aussprechen, dass die Zahl der Schwerverwundeten, unter Ausschluss der Lazarethe in Kiew selbst, in denselben eine durchaus unbedeutende war. So haben sich auf 1020 Plätzen von 21 Lazarethen des rothen Kreuzes (ohne die Kiewer) im südwestlichen Rayon von ihrer Eröffnung bis zum $\frac{1}{13.}$ Januar 1878 nur 1642 Kranke befunden und nur in 4 von diesen Lazarethen (Tschernjatin, Smeloe, Korsun und Slavuta) wurden in der Zeit von ihrer Eröffnung bis zum März 1878 aus den Transporten bis zu 20 Schwerverwundeten mit Knochenverletzungen und Amputirte, ja selbst diese grösstentheils in der Heilungsperiode aufgenommen. Hieraus schliesse ich, dass die Hospitäler des rothen Kreuzes im südwestlichen Rayon, obwohl längs der Eisenbahnlinien gelegen, nicht für die Evacuation geeignet waren, — und dieses bezieht sich namentlich auf die Hospitäler, welche längs der Fastower Linie lagen. — Sie füllten sich lediglich mit Transporten Leichtverwundeter und Kranker aus Kiew. Hiernach stellten alle diese Lazarethe so etwas in der Art von Reconvalescenten-Stationen dar. Die Hospitäler des rothen Kreuzes im südwestlichen Rayon (mit Ausnahme der Kiewer) bestätigen die bereits von mir ausgesprochene Ansicht, dass alle Anstalten dieser Art die Sorge der Militärbehörden um Unterbringung ihrer Kranken zur Kriegszeit kaum vermindern. Was in der That bedeutet ein geringerer als 2 maliger Umsatz von Leichtkranken im Verlaufe von 6 — 7 Monaten in den Lazarethen des rothen Kreuzes (auf 1059 Plätzen 1642 Kranke im Laufe von 6 — 7 Monaten) im Vergleiche zu der Zahl der durch die Militärhospitäler Passirten. Alle diese 21 Lazarethe des rothen Kreuzes entsprechen nach der Zahl der Plätze nicht mehr als zwei Kriegshospitälern. Durch ein einziges Kriegshospital, Nr. 43, welches an drei Plätzen des südwestlichen Rayons vertheilt lag (in Winniza und den Flecken Strischowka und Braila, im ganzen 630 Lagerstellen) gingen in der Zeit vom $\frac{24.\ \text{December}}{5.\ \text{Januar}}$ 1876/77 bis zum $\frac{1.}{13.}$ Januar 1878 — 4228 Kranke und Verwundete. Danach vollzog sich in einem einzigen Kriegshospital der Umschlag der Kranken im Laufe eines Jahres fast 7 mal und die Zahl der in dieser Zeit von demselben aufgenommenen Kranken (4228) übersteigt um ein ganzes Tausend die Zahl der Kranken, welche die 21 Lazarethe des rothen Kreuzes im südwestlichen Rayon in derselben Zeit aufgenommen haben würden (3284 — also im Halbjahr nur 1642). Der Procentsatz der Sterblichkeit in diesem Kriegshospitale war auch wie in den Lazarethen des rothen Kreuzes nicht höher als 3%, obwohl mir bekannt ist, dass dasselbe viel mit Typhuskranken zu schaffen hatte, besonders in der dritten Abtheilung in Braila. Und so könnte man die Bedeutung der Lazarethe des rothen Kreuzes im südwestlichen Rayon allermeistens für entsprechend halten den Reconvalescenten-Commandos bei den Militärhospitälern; indessen ihre Unterhaltung kostete der Privathülfe nicht wenig und entsprach nicht der Bestimmung der Reconvalescenten-Commandos. Um ein Wievielfaches hätte die Thätigkeit der Lazarethe des rothen Kreuzes im südwestlichen Rayon segenbringender sein können, wenn die Opferspender anstatt stehender Lazarethe für dieselben Kosten mobile Etappenlazarethe gestiftet hätten.

Indessen hätten die Lazarethe des rothen Kreuzes im südwestlichen Rayon, auch selbst wenn sie auf ihren Plätzen blieben, bei einem anderen Evacuationssystem eine nicht geringe Bedeutung gewinnen können, namentlich zu der Zeit, als der Typhus sich über das ganze Reich zu verbreiten drohte. Zur Zeit unseres Besuches in Odessa und Kiew, im Februar und März 1878, waren alle für die Evacuation Thätigen von dem Gedanken über die Abwendung dieses drohenden Unheils beherrscht. Der Typhus begann damals sich längs verschiedener Richtungen der Eisenbahnen zu verbreiten. Unter solchen Umständen hielt ich es während meines Aufenthaltes in Kiew, Mitte März 1878, für meine Schuldigkeit, mich an den Generalbevollmächtigten der Gesellschaft des rothen Kreuzes zu wenden und schlug ihm vor, eine Conferenz zu berufen zur Berathung von Vorsichtsmassregeln. Mein Vorschlag wurde mit Bereitwilligkeit angenommen und ich bringe hier den Wortlaut des Protokolles, welches bei dieser Conferenz abgefasst und ebendamals an die Hauptverwaltung der Gesellschaft des rothen Kreuzes gesandt wurde. Das Protokoll lautet folgendermassen: „Am $\frac{16.}{28.}$ März 1878 wurden auf den Vorschlag N. J. Pirogows durch den Generalbevollmächtigten der Gesellschaft des rothen Kreuzes im südwestlichen Rayon zum Zwecke einer Conferenz über die Frage, betreffend die Maassregeln zur Verhütung von Infectionskrankheiten, folgende Personen eingeladen: der Militär-Medicinal-Inspector Archipow, der Inspector der Hospitäler des Kiewer Militärbezirkes, Kopjew (war verhindert), der Vorsitzende der Kiewer Evacuations-Commission Benewsky; die Mitglieder der Commission Gudim Lewkowitsch, Makowezky und Grigorjew, das Mitglied der Assanirungscommission Prof. Gornitsch-Gornizky; von der Gesellschaft des rothen Kreuzes der Vorsitzende des Localvereines Mazon, die Aerzte: Potechin, Pasternazky, Fedotow-Tschechowsky, Schwarz und Schkljarewsky.

1. N. J. Pirogow theilte der Versammlung mit Rücksicht auf die Instruction der Haupt-Militär-Medicinal-Verwaltung über die Dirigirung der Transporte mit infectiösen Kranken von Jassy auf die

Charkower Linie mit, dass die Grundsätze der Instruction in Folge unvorhergesehen eingetretener Umstände (grosse Massen Gefangener) nicht beobachtet werden konnten; dass die Infectionskrankheiten oft ein langes Incubationsstadium haben und desshalb sich auch bei an anderen Krankheiten Leidenden, ja sogar bei anscheinend gesunden Leuten während der Transporte selbst herausstellen; dass, abgesehen von der vorhandenen Möglichkeit des Transportes zur See und auf den Süsswasserstrassen es doch immer noch durchaus möglich, ja sogar wahrscheinlich sei, dass die Krankentransporte auf dem früheren Wege über Jassy sich noch für eine mehr oder weniger lange Zeit als unvermeidlich erweisen werden, und daher ist N. J. Pirogow der Ansicht, dass die äusserste Nothwendigkeit vorliegt, folgende Maassregeln zur Verhütung der Verbreitung von Infectionskrankheiten aus der activen Armee nach Russland, besonders auf den Hauptstrassen nach Kiew, Moskau und weiter, zu beschliessen.

1. Züge mit infectiösen Kranken müssen von Jassy ausschliesslich auf Charkow, wie früher, und ausserdem auf die Linie Wolotschisk dirigirt werden.

2. Die Sanitätszüge, welche von Jassy nach Kiew und weiter nach Moskau bestimmt sind (ohne ansteckende Kranke) müssen alle diejenigen Kranken, bei denen während der Reise deutliche Symptome von Typhus auftreten, unterwegs in den Lazarethen bis Schmerinka zurücklassen; ausserdem muss auf der Station Rasdelnaja ein Observationsplatz eingerichtet werden, an welchem aus den nach Kiew gehenden Zügen alle diejenigen Kranken (auf 2 Wochen) abgegeben werden, bei welchen der Verdacht des Incubationsstadiums von Typhus vorliegt.

3. Bei der weiteren Fahrt des Sanitätszuges von Rasdelnaja in der Richtung auf Kiew müssen in Schmerinka wiederum sämmtliche verdächtige Kranke zurückgelassen werden. Zu diesem Zweck muss das Schmerinkaer Lazareth des rothen Kreuzes (für 80 Betten) in eine zweite Observations-Station umgewandelt werden, wo die verdächtig Kranken sich einige Zeit aufhalten müssen, in der Art, dass in der Folge die sich als typhös erweisenden nach Tschernjatin oder auf der Linie Wolotschisk weiter, die nicht angesteckten jedoch und die Reconvalescenten nach Kiew befördert würden. Zum Schluss erklärt N. J. Pirogow, dass auch selbst bei einer solchen Quarantaine immerhin noch eine gewisse Zahl Typhuskranker in dem Incubationsstadium nach Kiew gelangen könne und schlägt vor auch in Kiew bei der dortigen Eisenbahn-Evacuationsbaracke noch einen dritten Observationspunkt herzustellen, wo alle verdächtig Kranken der ankommenden Züge zu einer 14 tägigen Quarantaine abgegeben werden müssten. Allein die Errichtung dreier solcher Punkte längs

des Weges des Sanitätszuges zum Zwecke sorgsamer Auslese aller Angesteckten würde nach der Meinung N. J. Pirogows eine vollständige Garantie gegen die Einfuhr von Typhuskranken weiter als bis Kiew bieten.

Der Vorschlag N. J. Pirogows, betreffend die wirklich vorhandene Nothwendigkeit der Errichtung von Observationsstationen (Quarantainen) längs der Fahrlinie der Kranken und Verwundeten und die Direction der infectiös Kranken ausschliesslich auf die beiden Linien gegen Charkow und Wolotschisk oder auch im äussersten Nothfalle auf die Kiew-Brester Linie von Kosjatin auf Berditschew wurde von allen Mitgliedern der Versammlung als den sanitären Bedürfnissen entsprechend und zweckmässig zur Verhütung der Verbreitung von Epidemien im Inneren Russlands angenommen.

Aus den weiteren Berathungen über die vorliegende Frage ging hervor, dass in Rasdelnaja viel zu wenig Platz zur Errichtung einer Observations-Station vorhanden und es kaum möglich sei, eine genügende Räumlichkeit hierfür zu finden. Hierauf entgegnete N. J. Pirogow, dass im Hinblick auf die bevorstehende warme Jahreszeit in Rasdelnaja einige Hospitalzelte zur Errichtung der Observations-Station aufgeschlagen werden könnten.

Auf den zweiten Einwand, dass die Kiewer Evacuationsbaracke nur eben für einen zeitweiligen Aufenthalt der in Kiew ankommenden und weitergehenden Transporte bestimmt sei und dass dieselbe, unmittelbar an dem Eisenbahndamme und an dem Kiewer Bahnhof belegen, kaum zu einem Observationspunkte gemacht werden könne ohne Gefahr sowohl für die gewöhnlich durchtransportirten Kranken wie auch für das durchreisende Publikum, wurde auch der Vorschlag gemacht, die Kiewer Observationsstation bei der ersten Abtheilung des in Kiew befindlichen t. Kriegshospitals Nr. 73 (für 210 Betten), welches in einer Entfernung von etwa 1 Werst (= 1,06 Kilom.) von dem Kiewer Bahnhof und zugleich ausserhalb der Stadt gelegen sei, zu errichten. Auf die Erklärung des Mitgliedes der Kiewer Evacuations-Commission Grigorew, dass in einzelnen für Kranke eingerichteten Zügen die Zahl der Transportirten 24 in einem Waggon erreiche, kam man zu dem Schlusse, dass eine solche enge Lagerung der Kranken krankheitserregend und noch mehr für die Verbreitung des Typhus wirke und dass demgemäss mehr als 16 Kranke in einem Waggon unterzubringen in keinem Falle angehe.

Folgen die Unterschriften.

Der Vorsitzende der Kiewer Evacuations-Commission, Oberst Benewski, gab bei der Unterschrift dieses Protokolles folgende Erklärung ab: 1. „die kurze Wolotschisker Linie kann kaum als selbständige Linie für die Dirigirung von ganzen Transporten von infectiös Kranken dienen wegen der geringen Anzahl von Lazarethplätzen an derselben, welche im Falle der Entwickelung der Typhusepidemie bereits durch die Entladung von 3 — 4 Sanitätszügen mit ansteckenden Kranken überfüllt sein würden, umsomehr ferner, als das letzte Hospital dieser Linie, welches zur Zeit ungefähr ein Drittheil aller Lazarethplätze dieser Linie umfasst, das Meschibuscher ist, welches mit Typhuskranken zu überfüllen aus Rücksicht auf die alljährlichen Lager-Concentrationen in Meschibuschi nicht zweckmässig ist; und 2. dass es vollständig zweckentsprechend sei, auf die Wolotschisker Linie nur die Typhösen zu dirigiren, welche von dem Schmerinkaer Observationspunkt ausgeschieden worden sind, d. h. nur solche, die zufällig aus Jassy oder Rasdelnaja verschleppt oder unterwegs an Typhus erkrankt sind, indem er voraussetze, dass offenbar Typhöse in ganzen Sanitätszügen ausschliesslich auf die Charkower Linie dirigirt würden, jedoch keineswegs auf die Wolotschisker Linie oder auf Kiew. Dieser Meinung war auch das Mitglied der Kiewer Evacuations-Commission, Commandant Grigorew.

Der Herr Generalbevollmächtigte der Gesellschaft des rothen Kreuzes fügte auf diese Erklärung Folgendes dem Protokolle hinzu: mit dem Inhalte des Protokolles vollkommen einverstanden, kann ich die Beanstandungen, welche bei der Unterschrift von Seiten des Vorsitzenden der Kiewer Evacuations-Commission, Oberst Benewski, vorgebracht worden sind, nicht mit Schweigen übergehen, namentlich bezüglich der Unmöglichkeit ganze Sanitätszüge mit infectiösen Kranken auf die Wolotschisker Linie zu dirigiren. Die Befürchtungen erscheinen für diesen Fall als vollkommen unbegründet: unmittelbar aus Jassy infectiöse Kranke direct auf die Wolocrysker Linie zu dirigiren wird nicht beabsichtigt, sondern nach der genauen Bestimmung des dritten Punktes des Protokolles werden auf diese Linie Typhuskranke nur von dem zweiten Observationspunkte aus (d. h. bereits nach der zweiten Untersuchung), vom Schmerinkaer (vergrösserten) Lazareth dirigirt, infolge dessen kann man, wie es auch kommen möge, keineswegs eine bedeutende Anhäufung ansteckender Kranken auf dieser Linie erwarten. Der Einwand des Herrn Benewski kann sich nur durch ein Missverständniss bezüglich der Bedeutung desjenigen Passus des Protokolles aufklären, in welchem allerdings nicht stricte ausgesprochen ist, dass die Direction der Züge mit infectiösen Kranken speciell auf dem dritten Punkte dieses Protokolles sich zu begründen hat.

Folgt die Unterschrift.

Das von mir angeführte Protokoll beweist, wie es in ausser-

gewöhnlichen Fällen schwer hält, die Ansichten über die Nothwendigkeit der wesentlichsten Maassnahmen zur Uebereinstimmung
zu bringen; noch schwieriger ist es allerdings, zur unverzüglichen
Ausführung improvisirter Maassnahmen die Mittel zu finden. Zum
Glück wurde alsbald nach unserer Berathung in Kiew die Evacuation
der Kranken zur See in der Richtung auf Odessa, Nikolajew und
Sewastopol eingeführt. Die Geissel früherer Kriege, — der typhus
militaris, verbreitete sich dieses Mal nicht mit verheerender Schnelligkeit über die Bevölkerung Russlands und wir bekamen nur eine
Lection für die Zukunft. Jedoch, wenn auch die drohende Gefahr
sich verwirklicht hätte, auch dann würde wohl mehr als ein Vor-
sitzender einer Evacuations-Commission Hindernisse verschiedener
Art gefunden haben, welche der Leitung der Transporte und der
Errichtung von neuen Sortirungs- und Observationsstationen im Wege
stehen. Obwohl ich wusste, dass ein einstmals begangener Fehler
zur Kriegszeit kaum jemals vollständig wieder gut gemacht wird,
so hielt ich es nichtsdestoweniger dennoch für meine Pflicht, um die
mit Typhus angesteckten und die desselben verdächtigen Kranken
auf dem Wege nach Russland aufzuhalten, die Veranstaltung neuer
Filter und die Veranlassung einer anderen, neuen Richtung der Transporte aus Rumänien zu befürworten. Ich verbleibe auch jetzt der
Meinung, dass zu Anfang des Krieges drei, ja selbst vier Stationen
auf Theilungsstellen von Eisenbahnen, wie Rasdelnaja, Schmerinka,
Kasjatin und Birsula, so zu sagen sich selbst anboten zur Errichtung
von Sortirungs- und Observations-Anstalten. Diese 3—4 Punkte
hätten, indem sie die Transporte verdächtiger und angesteckter Kranken aufhielten und filtrirten, zur Ablenkung derselben von der Kiew-
Moskauer Hauptlinie gedient. Desshalb hielt ich es auch angesichts
der drohenden Gefahr auf der Kiewer Versammlung für eine Hauptsache, auf der Einbeziehung dieser vergessenen Punkte in die Evacuationsthätigkeit zu bestehen und hielt die Hindernisse, auf welche
der Herr Vorsitzende der Kiewer Evacuations-Commission und Einige
der Mitglieder hinwiesen, nicht für unüberwindlich. So schwer es
auch war, so wäre es bei gutem und festem Willen doch möglich
gewesen, trotz alledem sowohl in Rasdelnaja, wie in Schmerinka,
wie in Kasjatin und auch in Birsula Hospitalräume zu errichten.
Man hätte bei Mangel an Räumlichkeiten wieder auf unser, selbst
im Winter bewährtes Ersatzmittel, die Hospitalzelte, zurückgreifen
können. Die Schmerinka-Wolotschisker Linie, welche bisher kaum
zu der Evacuation herangezogen war, hätte man sich vermittelst desselben Ersatzmittels nutzbar machen oder auch andere Unterkunftsorte finden können, aber die Hauptsache, die ich im Auge hatte,
waren, wie gesagt, die neuen Sortirungs- und Observationspunkte,

welche zu Anfang des Krieges keine Aufmerksamkeit auf sich gezogen hatten. Nachdem man diese gegründet und die Transporte, welche aus Rumänien kamen, durch 3—4 Filter geleitet hatte — in Jassy, Schmerinka, Kasjatin, Birsula (und auch Kiew) — und dann, nachdem man einen erklecklichen Theil der filtrirten Transporte auf die Nebenlinien d. h. auf Wolotschisk (von Schmerinka aus), Brest (von Kasjatin) und Elisawetgrad (aus Birsula) dirigirt hatte, da war es möglich mit Wahrscheinlichkeit zu hoffen, dass keine Angesteckten auf der Kiew-Moskauer Linie nach dem Inneren Russlands gelangen werden, und für die an diesen Orten zurückbehaltenen Kranken war für Unterkommen gesorgt; bekanntlich verfügte die Administration in dem südwestlichen Rayon auch ohne die Errichtung neuer Lazarethe (Zelt — oder irgend anderer Lazarethe) bereits über 11000 Lagerstellen. Demnach kann ich den Einwand des Herrn Vorsitzenden der Kiewer Evacuations-Commission bei der Sitzung, welcher, wie ersichtlich, um jeden Preis eine einzige Richtung der Transporte auf Charkow (welche auch theils über Kiew gingen) beizubehalten wünschte, nicht für begründet erachten.

Es erübrigt mir noch, die Privathülfe in Odessa zu besprechen, welches letztere vom Anfange des Krieges bis fast zum August 1877 aus uns bereits bekannten Gründen (die Gefahr der Blockade) nicht in den Rayon im Rücken der operirenden Armee einbegriffen war. Ich besuchte Odessa während des Krieges dreimal; beim ersten Male im August 1877 fand ich dort schon einige hundert Verwundete, welche in zwei Gebäuden, dem städtischen Krankenhaus und in einer grossen Reitbahn untergebracht waren; ausserdem beschäftigte sich der Vorsitzende des Local-Comités der Gesellschaft des rothen Kreuzes, Graf Lewaschow, bereits in sehr eifriger Weise mit der Einrichtung neuer Unterkommen für Verwundete in einem Getreide-Magazin. Er bekam gerade an dem Tage meiner Ankunft in Odessa ein Telegramm aus Jassy betreffend die Einrichtung von 400 neuen Lagerstellen zum nächsten Tage. Gleichzeitig zeigte mir Graf Lewaschow ein Modell einer von ihm ausprobirten provisorischen Johnson'schen Segeltuch-Baracke. In der Folge diente dieses Modell noch zum Bau eines ganzen Barackenhospitales im Quarantaine-Hafen. Unter den aus Jassy gebrachten Verwundeten fand ich bei der Besichtigung der Hospitäler von Odessa fast ausschliesslich nur Leichtverwundete. Ich bemerkte nicht mehr als 10 erhebliche Schussverletzungen; trotzdem sah ich im städtischen Krankenhause Schwestern, welche die Leichtverwundeten vorsorglich pflegten. — Ich verwunderte mich sehr über die Anhäufung derselben in dem Hospitale, wie ich auch in meinem Briefe an den Grafen Lewaschow meine offene Meinung über die Nachtheile des zu der Zeit gepflogenen Evacuationssystemes, sowie auch über die Wichtigkeit der Bedeutung Odessas in dieser Beziehung aussprach. Die Transporte, welche in Odessa anzulangen begannen, bewiesen, dass die Evacuationscommission zu Jassy bereits zu der Ueberzeugung von der Unausführbarkeit weiter Transporte und von der Nothwendigkeit, Odessa in ihr Evacuationssystem einzuschliessen, gelangt war. Das herrliche Wetter, welches in Odessa gewöhnlich bis in den späten Herbst anhält, ermöglichte die Lagerung der Transportirten in Zelten und ich rieth dem Grafen Lewaschow sobald als möglich zu deren Fertigstellung in grösserem Maassstabe Anstalten zu treffen.

Zum zweitenmale besuchten wir Odessa im Februar 1878 und fanden dort unter den transportirten Kranken bereits den exanthematischen Typhus auf seiner Höhe. Zu dieser Zeit erwartete man immerfort Transporte mit neuen Typhuskranken. Es standen auch Transporte aus der Türkei zur See bevor. Wir fanden nur wenige Verwundete in den Odessaer Hospitälern; dafür beherbergten das Quarantaine-Lazareth, die Baracken des städtischen Krankenhauses und sogar auch die Privathäuser der Lazarethe des rothen Kreuzes bereits viele Flecktyphuskranke.

An die beiden Evacuationsbaracken, welche vom rothen Kreuz in Rumänien errichtet waren, schloss sich jetzt noch eine Dritte, ebenfalls durch Privathülfe in Odessa gestiftete. Sowohl die Administration als auch die Aerzte sahen sich der täglich wachsenden Gefahr der Verbreitung des Flecktyphus in der Stadt und ihrer Umgebung gegenüber. Die Sortirungs-Baracke der Gesellschaft des rothen Kreuzes war, obzwar mit bedeutenden Kosten aus Mitteln des Local-Comités, durchaus zweckmässig in einem der Getreidemagazine (unweit der Eisenbahnstation) in der Stadt selbst eingerichtet. Diese Baracke, für 730 Plätze, konnte im Nothfalle auch noch mehr aufnehmen. Die nach Odessa mit Sanitäts- und Krankenzügen aus Jassy geschafften Kranken, welche für die Lazarethe des rothen Kreuzes bestimmt waren, wurden von der Eisenbahn auf den Wiener Wagen des rothen Kreuzes und mit Stadtfuhrleuten in diesen Sortirungsraum gebracht. Nach einiger Erholung wurde die Sortirung vorgenommen und die Kranken und Verwundeten je nach der Art ihrer Krankheit nach einem der folgenden Plätze dirigirt: — in das städtische Krankenhaus (für 500 Betten) oder in das israelitische (25 Betten), in die Quarantaine (204 Betten), in Privathäuser (für 10 Betten) oder endlich in das Nowgoroder mobile Lazareth des rothen Kreuzes (für 130 Betten), welches von der Station Rachny der Odessaer Eisenbahn im Winter nach Odessa überführt und ebenfalls in einem Privathause (dem Skorschinsky'schen, s. o.) etablirt war.

Ungeachtet dass Odessa später als andere Städte (erst seit August

1877) zur Pflege von Verwundeten und Kranken herangezogen war, hatte die Localdirection des rothen Kreuzes bereits vermocht bis zu unserem Besuche 8000 Kranken und Verwundeten allseitige Hülfe angedeihen lassen. Es stellte sich auch heraus, dass die in Odessa liegenden Lazarethe der Garnisontruppen, wie das am $\frac{20.\ \text{Sept.}}{2.\ \text{Oct.}}$ eröffnete stehende Militärhospital für 475 Betten, sich mit Kranken, nicht aus der von der Gesellschaft des rothen Kreuzes neu eingerichteten Sortirungsbaracke, sondern direct und unmittelbar aus den Zügen, welche von Jassy in Odessa anlangten, füllten.

Im December 1877, Januar 1878 und in der folgenden Zeit wurde bemerkt, dass eine erhebliche Zahl Kranker, welche von Jassy gebracht wurden, in den ersten Tagen nach ihrer Ankunft in Odessa alle Symptome der Erkrankung an Flecktyphus zeigte, obwohl auf ihren Karten (von der Evacuations-Commission in Jassy) andere Krankheitsformen angegeben waren. Um nach Möglichkeit die Verbreitung der typhösen Ansteckung in der Stadt und in jedem der einzelnen Lazarethe zu verhüten, ordnete die Localdirection an, alle Kranke mit deutlich ausgesprochenem Typhus aus ihrer Sortirungsanstalt in eine ihrer Abtheilungen bei dem städtischen Krankenhause zu dirigiren, wo für die Typhösen zwei im Garten errichtete Baracken bestimmt waren. Diese für die Behandlung der Typhösen vollkommen zweckmässige Oertlichkeit (60 Betten) fand ich schon mit Kranken belegt. Ungeachtet der sorgfältigen Auslese, entwickelte sich dennoch der Flecktyphus in fast allen Lazarethen Odessas bei vielen aus der Sortirungsanstalt mit anderen Krankheiten hervorgegangenen Patienten. Entsprechend der Beobachtung der Aerzte, welche sich mit der Sortirung der neu angekommenen Kranken und deren Behandlung befassten, dass der Typhus sich ausschliesslich bei den aus Jassy kommenden Kranken entwickelte, und zwar hauptsächlich in den ersten Tagen nach der Ankunft des Transportes und nicht später als nach 14 Tagen, schlug ich vor bei der Sortirungsanstalt selbst eine isolirte Beobachtungs-Abtheilung für 70—100 Betten einzurichten, wo ich die Kranken zu einer Beobachtung von nicht weniger als zwei Wochen zurückzubehalten rieth, namentlich derjenigen, bei welchen nach irgend welchen Anzeichen das Incubationsstadium des Flecktyphus zu vermuthen möglich war. Ausserdem sprach ich aus, wie ich es für durchaus wichtig und nothwendig erachte, dass man sich mit den militärischen Vertretern des Militärbezirkes über die bisherige Anfüllung der Kriegslazarethe und des Militärhospitales mit den aus Jassy kommenden Kranken in ein Einvernehmen setze, damit die Aufnahme fortan nicht anders als von der Sortirungsbaracke aus geschehen möge. Bis zu dieser Zeit war dieses, wie ich bereits bemerkte, nicht so gehandhabt worden, während doch nur nach einer sorgfältigen zweiwöchentlichen Beobachtung in der Observationsabtheilung der Sortirungsanstalt es möglich war, alle Typhösen in ein oder mehrere Lazarethe Odessas auszuscheiden, welche am meisten zu Isolirung und Behandlung des Typhus geeignet waren.

Der sorgsame **Stadtcommandant** und Vorsitzende der Localverwaltung des rothes Kreuzes, Graf **Lewaschow**, schlug mir, meine Anwesenheit benutzend, am $\frac{16.}{28.}$ Februar eine Berathung vor über die Maassnahmen zur Verhütung der Verbreitung der typhösen Infection sowohl in den Krankenräumen, als auch in der Stadt selbst. An dieser Berathung betheiligten sich ausser den Militärärzten die Aerzte des rothen Kreuzes, in der Mehrzahl practische Aerzte der Stadt, und Repräsentanten des Stadtrathes.

Bei dieser Berathung wurde ausgesprochen, dass das Contingent der an Flecktyphus Erkrankten mit jedem neuen Transport aus Jassy zunehme und dass ausser dem Auftreten des Typhus unter den Ankömmlingen auch sogar von dem Sanitätspersonal viele an Flecktyphus erkrankten. Unter den Einwohnern herrsche nach Aussage der in der Stadt practicirenden Aerzte zwar der Flecktyphus nicht in Gestalt einer Epidemie, werde jedoch häufiger getroffen, als dies in früheren Jahren im Frühjahr der Fall zu sein pflegte; der Chefarzt des städtischen Krankenhauses erklärte, dass die Ziffer der städtischen Flecktyphuskranken in diesem Jahre schon das Maximum der früheren Jahre erreicht habe. In Odessa, wie auch an anderen Orten, besitzt der Flecktyphus eine bedeutende Ansteckungskraft, hat jedoch im Allgemeinen einen gutartigen Verlauf und die Sterblichkeit unter den Erkrankten war noch nicht sehr gross, 7—10 %. Die allgemeine Schlussfolgerung der Berathenden ging dahin, dass, obwohl in Odessa eine Epidemie von Flecktyphus bislang nicht vorhanden, die Entwickelung einer solchen jedoch durchaus wahrscheinlich sei angesichts des Zuflusses von Typhösen aus Jassy und dass im Hinblick auf die zu erwartende noch grössere Zuströmung derselben bei der Evacuation zur See die Annahme von Verhütungsmaassregeln gegen die Verbreitung der Epidemie unumgänglich nöthig sei. Indem ich alles, was ich bei der Besichtigung der Odessaer Sanitätseinrichtungen gesehen, in Betracht zog, schlug ich der Localverwaltung vor, sich gleich mit der Einrichtung einer isolirten Anstalt für 1000 und mehr Betten innerhalb der Umfriedung und der Gebäude der Quarantaine zu befassen. „Gegenwärtig ist", erwähnte ich, „dort Unterkommen nur für 204 Kranke vorhanden, jedoch schon jetzt, der nahen Zukunft gar nicht zu erwähnen, wäre es möglich in der Umfriedung der Quarantaine ein Zeltlazareth für eine beliebige Anzahl Betten zu etabliren. An diesem während der Frühlingszeit vollständig geeigneten Orte könnte man höchst zweckmässig innerhalb der Umfriedung der Quarantaine zwei bis drei Wochen lang alle Kranken ohne Ausnahme, welche nach Odessa, sei es mit Sanitätszügen aus Jassy, sei es auf dem Seewege, gebracht werden, zurückbehalten. Die Quarantaine, welche mittelst eines Schienenweges mit der Eisenbahnstation und der Sortirungsbaracke (in dem Getreidemagazine der Sobanskys) verbunden ist, liegt an dem Meeresufer (mit Anlegeplatz); hier würde die reine Seeluft, die vollkommene Isolirung und das Lagerleben für die Kranken wohlthätig sein, welche mit den Transporten hergebracht werden und die reichbevölkerte Stadt, in deren Lazarethe nur Kranke gelangen würden, welche die Quarantaine durchgemacht haben, würde durch diese Maassregel vor der Gefahr der Verbreitung der Infection bewahrt bleiben." Das Localcomité des rothen Kreuzes, vertreten durch seine Repräsentanten, Graf Lewaschow und Prof. Wolkow, nahm meinen Vorschlag an, mit welchem auch alle anderen bei der Berathung gegenwärtigen Aerzte und übrigen Mitglieder einverstanden waren. Die Odessaer Localverwaltung, welche damals schon für ein Zelthospital 12 grosse Krankenzelte für 240 Plätze besass, beschloss noch 20 ebensolche, jedes zu 40 Plätzen, zu bestellen. Ein Theil des Inventars aus der Sortirungsbaracke für 730 Betten konnte mit Leichtigkeit in das Quarantainelager überführt werden, was besonders den Kostenpunkt bedeutend herabzumindern geeignet war. — Endlich wurde bei derselben Berathung von Seiten der Vertreter der Kriegs-Sanitätsbehörde auch mein Vorschlag betreffs der Aufnahme der aus Jassy kommenden Kranken in die Militärhospitäler aufgenommen, so dass diese fortan nicht anders als von der Sortirungsbaracke aus geschehen sollte.

Bei meinem dritten Besuche in Odessa, im Sommer 1878, fand ich meinen Vorschlag der Errichtung eines mobilen Hospitales am Strande in dem Quarantainehafen bereits vorzüglich ausgeführt. In der Quarantäne, am Meeresufer stand bereits eine ganze Stadt von Zelten und Johnson'schen Segeltuchbaracken (s. o.)[1]. Man konnte sich keinen besseren Ort wünschen. Die ungeheuren Transporte von Kranken, welche zur See aus der Türkei kamen, wurden ganz bequem in dieses Hospital ausgeladen.

Die Transporte auf den Eisenbahnen hatten zu dieser Zeit bereits eine andere Richtung genommen. Doch auch früher, schon vom Anfange des Krieges an, als die Evacuation ausschliesslich über Jassy ging, hätte Odessa in sanitärer Beziehung eine bedeutende Rolle spielen müssen. Aus dem im IV. Capitel angeführten statistischen Bericht der Commission in Jassy geht hervor, dass Odessa

---

1) Seite 217.

seit dem August 1877 trotz des damals gepflogenen Evacuationssystemes nicht aufgehört hat als wichtiger Punkt für die Evacuation
zu dienen. Und wenn die verlassenen Gebäude der Militäransiedlungen in Neurussland rechtzeitig zu Hospitalräumen eingerichtet und
als äusserster Punkt der Evacuation für Neurussland Krementschug
bezeichnet worden wäre, so würde auch die Evacuationsbaracke in
Odessa viel früher entstanden und deren Wirksamkeit noch fruchtbringender gewesen sein. In diesem Falle hätte das rothe Kreuz
die ungeeigneten Privathäuser in Odessa nicht als Lazarethe gebraucht; alle von Jassy kommenden Kranken wären auf dem Wege
durch Odessa sortirt und dann je nach der Art ihrer Krankheit dirigirt worden, die Einen weiter nach Neurussland auf der Linie Odessa-
Krementschug, die Anderen in die ausserhalb der Stadt gelegenen
Zelte und Baracken, welche auf den langen Sommer berechnet waren.
Zu gleicher Zeit würde es der Militärverwaltung und der Privathülfe
nicht schwer gefallen sein, in den zahlreichen Getreidemagazinen der
menschen- und verkehrsreichen Stadt geeignete Räume für den Winter einzurichten, wie dies auch später durch die Privathülfe in dem
Magazine von Sabansky geschah. Diese Maassregeln, verbunden mit
der rechtzeitigen Errichtung von Evacuationsbaracken an einigen
Hauptstationen, an Theilungsstellen der Eisenbahn, wie Rasdelnaja,
Schmerinka, Kasjatin, Birsula und auch in Kiew, hätten sowohl der
Anhäufung von Kranken an einzelnen Plätzen, als auch der Gefahr
der Verbreitung der Ansteckung vorbeugen können. Dann würde
auch die Errichtung von Etappenlazarethen Seitens des „rothen Kreuzes“ in Neurussland und im südwestlichen Rayon eine durchaus
andere Bedeutung gewonnen haben. Alles dieses freilich war mittelst
des einzigen Evacuationsplatzes in Jassy nicht erreichbar; auch ist
eine irgend regelmässige und rationelle Evacuation ohne viele Filter,
welche auf den Haupttheilungsstellen von Eisenbahnen errichtet sind,
nicht denkbar. Gott sei Dank, dass der Typhus sich als nicht hartnäckig und nicht stark ansteckend bewies und dass er keine grosse
Neigung zur Verbreitung hatte. Doch dieses war nicht unser Verdienst . .

Wenngleich meine Ansicht über die Evacuation jetzt als ver-
spätet und wenig überzeugend erscheinen mag, so hielt ich es doch
für meine Schuldigkeit, in Rücksicht auf die vollzogenen Thatsachen
dieselbe auszusprechen. Auch nehme ich an, dass, solange die orientalische Frage nicht ihre vollkommene Lösung erreicht hat, kein mit
Thatsachen begründeter Vorschlag eines rationellen Systemes der
Evacuation aus Rumänien ein für unsere russische Administration
überflüssiges Werk sein dürfte.

Indem ich meine Abhandlung über die Privathülfe beende, kann ich nicht umhin, bei einem Gegenstande zu verweilen, welcher im gegenwärtigen Kriege unter Mitwirkung der Privathülfe in übermässigen Gebrauch gerathen ist. Es ist dies das Theetrinken. Ohne mich rühmen zu wollen — ich finde für mich kein Lob darin — kann ich sagen, dass ich der erste war, der aus den von der Privathülfe gewährten Mitteln in den Kriegshospitälern den Thee einführte. Ich weiss ganz genau, dass bis zur Krim-Campagne von demselben in der Feldpraxis kein Gebrauch gemacht wurde und dass ich im Jahre 1854 für 3000 Rubel Thee und Zucker kaufte, welchen ich nach meiner Ankunft in der Krim an die Hospitäler von Sewastopol, Baktschisaraj und Simpheropol vertheilte. Der bald nach mir in der Krim angelangte Kreuzerhöhungsorden und die Gesellschaft der barmherzigen Wittwen brachten auch namhafte Vorräthe von Thee und Zucker mit. Von dieser Zeit an wurde der Thee in den Hospitälern der Krim nicht alle. Die Schwestern und Wittwen begannen mit demselben die Kranken herzhaft zu laben und die Liebesgaben der Privaten bestanden damals hauptsächlich in Thee und Zucker. Hiernach zu schliessen wird man mich wohl nicht der Missgunst gegen den Thee verdächtigen; nichtsdestoweniger muss ich bemerken, dass im gegenwärtigen Kriege das Theetrinken bis zum Aeussersten gediehen ist. Jetzt wurden sowohl kranke als gesunde Soldaten, leichte wie schwere Kranke ohne Unterschied mit Thee getränkt. Auf den Bahnstationen labten während dieses Krieges die Wohlthäter die durchfahrenden Soldaten zu allen Jahreszeiten mit Thee; Thee wurde auf den Etappen, auf den Verbandplätzen gereicht, Thee in den Feldlazarethen und in den stehenden Hospitälern. Jedoch ist dies wirklich so schön, wie man denkt? Werden nicht für das Theetrinken von der Privathülfe grosse Summen unnütz verwendet zum Abbruch für andere heilsame und nützlichere Mittel? Dies sind die Fragen, auf welche ich zu antworten gedenke. Das Trinken des heissen, oft sehr wässrigen Thees auf den Eisenbahnstationen bei kurzem Aufenthalt, und besonders wenn es kalt ist, halte ich, gelinde gesagt, für unnütz. Der heisse Thee schadet nicht selten, indem er den Frierenden nur auf kurze Zeit erwärmt und besonders bei Leuten, welche denselben nicht von Kindheit an gewohnt sind, zu Katarrhen des Rachens und Kehlkopfes und zu Erkältungen disponirt. Ich bin der Meinung, dass ein gutes Glas Branntwein, oder ein Getränk in Gestalt eines kalten Grogs mit einem schmackhaften Imbiss für den durchfahrenden Soldaten im Winter nützlicher sei. Um Kälte gut zu ertragen, muss man satt sein. Ferner wirkt auch der Branntwein mit einem Imbiss in der Kälte solider als der Thee, nicht blos auf den gemeinen Mann, sondern auch auf den gegen Kälte empfindlicheren Menschen. Was das Theetrinken in Kriegshospitälern anlangt, so muss ich zunächst bemerken, dass wir zu jenen Zeiten den Thee als ein Heilmittel betrachteten und ihn in den Fällen gaben, wo es nöthig war erregend auf die Schleimhäute und Nerven des Ernährungskanales zu wirken und zugleich auch den Kranken leicht zu nähren. Wir gaben Thee, wenn der Soldat kein Verlangen nach solider, grober Nahrung hatte; wir gaben zu dem Thee auch Wein, oder, um zu nähren, Milch und Semmel. Wir brachten auch mittelst des Theeabsudes, indem wir Rum oder Wein zusetzten, solche Kranke wieder zu sich, welche durch den Transport erschöpft und geschwächt waren. Auf die nicht an den Thee gewöhnten Soldaten der früheren Zeit wirkte derselbe rasch und augenscheinlich wie ein Heilmittel — er beruhigte, erregte leicht und nährte. — Wozu nützt nun die unterschiedslose Gewöhnung an ein Mittel, wenn dieses dadurch seiner nützlichen Wirksamkeit bar wird? Wenn, ernstlich erwogen, unsere ganze Gesellschaft durchaus ohne Noth und unbewusst sich von Kindheit an verschiedene Getränke und Würzen gewöhnt, warum dann bewussterweise die noch nicht daran gewöhnten Leute der Heilwirkung berauben, wie Thee und Kaffee solche besitzen, indem man ihren Organismus ebenso unnütz als gewaltsam daran gewöhnt? Die Illusion, bei dem arbeitenden gemeinen Manne durch den Thee den Branntwein zu ersetzen, widerlegt sich durch die Erfahrung. Ein spirituöser Stoff lässt sich beim Menschen nur durch einen spirituösen oder durch einen narkotischen ersetzen: Branntwein durch Bier oder, wie im Orient, durch Opium, jedoch niemals durch Thee. Man wird zugleich mit dem Thee auch noch Branntwein trinken. Es ist kein Wunder, wenn Alle Thee und Kaffee dort trinken, wo dieselben wachsen. Kein Wunder, wenn auch bei uns Reich und Arm sich an ein schmackhaftes Getränk gewöhnt und endlich, wenn man sich daran gewöhnt hat, es auch zur Zeit einer Erkrankung zum Bedürfniss wird. Wozu jedoch in das rauhe Leben eines Menschen mit Bedacht Dinge einführen, nach welchen er vorläufig kein Bedürfniss fühlt; wozu ein Bedürfniss erwecken, wenn dasselbe nicht zur Erhaltung der Gesundheit nothwendig ist? Ist es nicht besser, sich selbst eines Ueberflüssigen zu entwöhnen, als noch Andere daran zu gewöhnen? Alle diese Betrachtungen werden, ich weiss es, nicht einem Jeden gefallen, nichtsdestoweniger bleibe ich bei meiner Meinung, dass das Theetrinken im Winter auf den Stationen, wo die Züge sich nur kurze Zeit aufhalten, eher schädlich als nützlich ist. Die Darbringer von Liebesgaben mögen nur den Versuch machen den durchfahrenden Soldaten zur Winterzeit die Wahl zu lassen zwischen Einem von den Beiden: einem Glase Branntwein mit einem

Imbiss oder Thee, — und wenn dann nicht die Mehrzahl derselben
dem Ersteren den Vorzug gibt, so will ich schliesslich Unrecht haben.
— In den Hospitälern müsste, meiner Meinung nach, der Thee als
Arzneimittel betrachtet werden, gleichwie der Wein, der Kaffee und
die anderen anregenden und nährenden Mittel. Die Ausgaben, welche
die Privathülfe zum Ankauf gewaltiger Mengen Thee und Zucker
verwendete, hätten wesentlich reducirt und für andere viel nothwendigere Gegenstände verausgabt werden können, wenn auch solche
Reduction dem Geschmacke und den Gewohnheiten vieler Personen
nicht entsprochen hätte, namentlich des schönen Geschlechtes.

Ich schliesse meine Uebersicht über die Privathülfe mit den
folgenden allgemeinen Schlüssen aus meiner Gesammtdarstellung.

1. Die Privathülfe zur Kriegszeit ist eine selbständige Unterstützung der Militärverwaltung. In besonderen Fällen
wird ihr mit Zustimmung der letzteren die Controle über die
pünktliche Ausführung der von dieser Behörde festgesetzten Normen bezüglich der Pflege der Kranken und der Verwundeten übergeben. Doch soll die Privathülfe nicht während des Krieges irgend
welche Verbindlichkeiten gegenüber den Militärbehörden ein-
gehen, indem dieses einengend auf den Mechanismus ihrer Wirksamkeit und beschränkend auf ihre freie Bewegung wirken würde.

2. Die Privathülfe soll nicht mit dem Militär-Sanitäswesen concurriren und in der Unterhaltung der Kranken nicht zu sehr
von den durch diesen Ressort festgesetzten Normen abweichen.

3. Beim Beginne eines künftigen Krieges ist die sorgfältige Ausarbeitung eines einheitlichen Planes der Wirksamkeit der Privathülfe nothwendig, — wobei auch ein bestimmtes Einvernehmen
mit dem Kriegs-Sanitätswesen sowohl über die Thätigkeit der Bevollmächtigten und des Sanitätspersonales, als auch über die Verwendung der Mittel der Privathülfe unerlässlich ist.

4. Von beiden Seiten (dem Militär-Sanitätswesen und der Privathülfe) ist eine ganz aufrichtige Darlegung der Bedürfnisse und
des Umfangs der Hülfsmittel, über welche beide Anstalten verfügen,
nothwendig.

5. Die Privathülfe muss ihren Ausführungsorganen bestimmte
Vorschriften machen über die Normen der Krankenverpfle-
gung, die Quantität und die Qualität ihrer Mittel, welche aller-
meist mit den Normen der Militär-Sanitätsbehörde übereinstimmen sollen.

6. Jeder Luxus und unnütze Aufwand in der Ausstattung und
in der Qualität der Mittel, welcher auf einen nach Effect haschen-
den Unterschied von den Mitteln des Militärsanitätswesens hin-

ausläuft, sollte aus dem Wirkungskreise der Privathülfe verbannt
sein. Nur Privatpersonen und private Vereine können im Interesse
von Kranken nach Gutdünken über ihre Liebesgaben verfügen; sobald jedoch diese Liebesgaben zur Verwendung der Verwaltung der
Gesellschaft des „rothen Kreuzes" gelangen, müssen dieselben
den bestimmten Normen der Krankenpflege unterstellt
werden, welche sich möglichst wenig von der Verpflegung Seitens des
Militärsanitätswesens unterscheidet. Zu diesem Zwecke müsste die
Hauptverwaltung des rothen Kreuzes entweder öffentlich bekannt
machen, dass sie Naturalgaben nur in einer Gestalt, welche den aufgestellten Normen entspricht, annimmt, oder die den Vorschriften
nicht entsprechenden Sachen in Geld umsetzt.

7. Jedes Bestreben der Privathülfe sich übermässig vor dem
Militärsanitätswesen auszuzeichnen oder mittelst verschiedenartiger
Capricen dasselbe in der Unterhaltung der Kranken zu überbieten,
wirkt ungünstig auf den Soldaten.

8. Die Neigung der Privathülfe zum Luxus bei der Verwendung der Mittel zur Unterstützung der Kranken ist auch noch
dadurch schädlich, dass sie den Umfang der Erweisung von Hülfe
verringert. Was man auf ganze Hunderte von Kranken hätte vertheilen können, das wird bei luxuriöser Aufbesserung der Verpflegung nur für Dutzende verbraucht.

9. Auch die Sentimentalität der Privathülfe ist schädlich
und überflüssig, wenn es sich bei Anhäufungen von Kranken und
Verwundeten um die Erweisung von Hülfe handelt. In solchem Falle
ist für die Wohlfahrt der Kranken selbst, besonders der Schwerkranken eine scharfe Aufsicht und Disciplin nothwendig.

10. Ungleichmässigkeit in der Spendung der Privathülfe verräth Unkenntniss der Charaktereigenthümlichkeiten grosser
Menschenmassen und erweckt in ihnen Murren, Unzufriedenheit und
Neigung zu Missbräuchen. Alle Ausführungsorgane der Gesellschaft
des rothen Kreuzes und besonders die Schwestern müssten verpflichtet sein, ohne irgend einen Unterschied und ohne schlecht verstandene Vorliebe für „Ihre" Kranken, gleichmässig die Hülfe
angedeihen zu lassen.

11. Schwerkranke und Verwundete, welche einer die Normen
überschreitenden Verpflegung und sorgfältigerer Wartung bedürfen, müssten nach Möglichkeit von den Leichtkranken
getrennt werden, um jeden Grund zum Murren und zum Neide fern-
zuhalten.

12. Die Errichtung stehender Hospitäler zur Kriegszeit entspricht im Allgemeinen nicht dem Wesen und den Mitteln der
Privathülfe. Die Errichtung solcher Hospitäler muss man einzelnen

Personen (Wohlthätern) und solchen Privatgesellschaften überlassen, welche nicht zum Verband der Gesellschaft des rothen Kreuzes gehören.

13. **Die Aufstellung mobiler Lazarethe mit eigenem transportablem Unterkunftsmaterial muss** von der Leitung der Gesellschaft des rothen Kreuzes noch mehr angeregt werden, indem die Beweglichkeit und Leichtigkeit des Mechanismus in der Organisation der Privathülfe das Hauptprincip bildet, auf welchem alle ihre Einrichtungen beruhen.

14. Unsere vaterländische Privathülfe muss **nicht bloss zur Kriegszeit, sondern auch im Frieden mit transportablem Unterkunftsmittel verschiedener Art ausgestattet sein,** welches immer für den Kriegsfall bereit ist.

15. Die Privathülfe soll zwar nach ihrem Princip und bei der Beschränktheit ihrer Mittel nicht zur Kriegszeit Anstalten errichten, welche ihrer Bestimmung nicht entsprechen, doch soll sie anderseits nichts dagegen haben, wenn ihre Hauptorgane in unvorhergesehenen und dringenden Fällen sich entschliessen von dieser Regel abzuweichen. Die Privathülfe kann vermöge der Leichtigkeit im Mechanismus ihrer Organisation rascher dort Hülfe bringen, wo die Militär-Sanitätsverwaltung bei dem schwerfälligen Gange ihres Mechanismus zur Zeit nicht im Stande ist, ihre Lücken auszufüllen.

16. Etappen, Verpflegungsstationen und mobile Lazarethe gehören vorzugsweise zu dem Wirkungskreise der Privathülfe und desshalb muss die Organisation von solchen sowie auch die von fliegenden und mobilen Hospitälern der Privathülfe auf dem Kriegsschauplatze zugelassen werden.

17. **Das fliegende Sanitätsdetachement,** nach dem Vorbilde des bei dem Etappenlazarethe I. M. **der Kaiserin** thätig gewesenen, ist eine **neue Einrichtung,** deren weitere Entwickelung von Seiten der Privathülfe **durchaus anstrebenswerth** erscheint.

18. Die Depôts der Gesellschaft des rothen Kreuzes in der Nähe des Kriegsschauplatzes müssen nach einer **bestimmten Norm,** welche der des Militärsanitätswesens entspricht, hinreichend, aber nur mit den für die Pflege der Kranken und Verwundeten **durchaus nothwendigen Gegenständen** ausgestattet sein. Die Verausgabung der Hülfsmittel aus diesen Depôts muss nach einer bestimmten Vorschrift regulirt und die Depôts selbst nicht mit unnützem Aufwande unterhalten werden.

19. Das Verhältniss der Bevollmächtigten der Gesellschaft des rothen Kreuzes zu **den Aerzten** dieser Gesellschaft zur Kriegszeit muss genau bestimmt werden und die Aerzte des rothen Kreuzes müssen **einen Hauptvertreter** bei der Gesellschaft des rothen Kreuzes

und der Militärbehörde haben. Die Verwaltung der Kriegssanitätsanstalten des rothen Kreuzes im Kriege, wie Lazarethe, Etappen,
Sanitätsdetachements und Sanitätszüge, muss vorzugsweise in
die Hände der Aerzte gelegt werden, welche in der That sich
das Vertrauen hierzu verdient haben.

20. Die Auswahl freiwilliger Personen weiblichen Geschlechts zur Hülfe auf dem Kriegsschauplatz muss erfahrenen, nach
ihren moralischen Eigenschaften bekannten Oberschwestern überlassen bleiben; ihnen muss auch eine strenge Aufsicht über die Sittlichkeit und über die Wirksamkeit der freiwilligen Schwestern zustehen. — Die Oberschwestern, mit diesem Gegenstande bekannt,
werden bei der Auswahl der freiwilligen Schwestern ihr Augenmerk
sowohl auf körperliche Gesundheit als auch das Aeussere, sowie auch
auf moralische Eigenschaften und auf die verschiedenen ihnen schon
bekannten Erfordernisse der von ihnen gewählten Personen zu richten haben.

21. Diejenigen Schwesterngesellschaften, welche für den Krieg
organisirt sind, müssen sich unterscheiden von den nur zeitweiligen
Gesellschaften der Privathülfe — von freiwilligen. Die organisirten Gesellschaften sollten mit dem Rechte der Controle über die
anderen ausgestattet sein. Nur Personen, welche den vor dem
Kriege organisirten Corporationen angehören, gebührt die Bezeichnung „Schwestern.“

22. Die Einrichtung von Commandos des unteren Sanitätspersonales bei Hospitälern zu Friedenszeiten von Seiten der Militärbehörde und der Privathülfe unter Aufsicht der Aerzte und Schwestern ist ein absolut nothwendiges Bedürfniss unserer Zeit.

Beilage.

1.

Abschrift der dem Civil-Gouverneur von Bulgarien, Fürsten Tscherkassky und den Herrn Generalbevollmächtigten der Gesellschaft
des rothen Kreuzes in Rumänien und Bulgarien vorgelegten Denkschrift, verfasst in Frateschti $\frac{10.}{22.}$ October 1877.

Zum Zwecke einer erfolgreichen Evacuation in Frateschti und,
in Anbetracht der Vollendung der Eisenbahn Frateschti-Simniza, in
Simniza halte ich für unumgänglich nothwendig für den bevorstehenden Herbst und Winter, wo weite Transporte von Kranken nicht
bloss nach Russland, sondern auch nach Jassy (wegen der Schneestürme und Schneewehen) sich sehr schwierig, ja zuweilen ganz unmöglich machen dürften, folgende Vorkehrungen zu treffen.

1. Die Zahl der Hospitäler in einer solchen Proportion zu vergrössern, als in Gestalt von Baracken, Erdhütten, Hospitalzelten mit Tuchüberzügen und Eisenöfen und, wo es irgend möglich,
auch von Privathäusern in Bulgarien und Rumänien, dass die Zahl
der Betten nicht weniger als 10%, ja 12% der Kopfzahl der jenseits
der Donau operirenden Armee betrüge. Diese Proportion geht aus
den statistischen Nachweisen der Evacuations-Commissionen von
Jassy und Frateschti hervor. Die vorgerückte Jahreszeit erheischt
unverzügliches Handeln; anderenfalles kann die Anhäufung von Kranken an den Evacuationspunkten im Winter und im Spätherbst bedenkliche Folgen haben.

2. Die Evacuation zu verstärken, solange die Jahreszeit noch
die Transporte nach Kiew, Odessa, Charkow und Krementschug zulässt, und auf diese Weise so viel als möglich alle Hospitallocalitäten
in Bulgarien und Rumänien zu entleeren und dabei für die Ventilation derselben für den Winter Sorge zu tragen für den Fall einer
Anhäufung von Kranken in denselben. In Russland wird sich gegenwärtig ohne Zweifel die Möglichkeit finden die verstärkten Transporte in Hospitälern oder anderen Vereins- oder Privathäusern unterzubringen.

3. Sofort in dem Rayon der Evacuations- und Etappenstrassen
zur Herstellung von Erdhütten zur Aufnahme derjenigen Schwer-

kranken, welche während des Transportes zum ferneren Ertragen desselben unfähig werden, zu schreiten. Die sämmtlichen Hospitalzelte sofort noch rechtzeitig mit eisernen Oefen zu versehen, ihre Dächer mit Segeltuch oder Theerleinwand zu überziehen, die Seitenwände derselben mit Erde zu umgraben und mit Stroh und Erde zu bedecken.

4. Bei den Evacuationsstationen Niederlagen von warmer Kleidung und Schuhwerk anzulegen.

5. In der Nähe des Kriegstheaters in Rumänien Maroden- und Reservetruppentheile zu errichten und den Chefs derselben vorzuschreiben, dass sie die Genesenden nicht allzulange in den Hospitälern belassen, wodurch (wie dies gegenwärtig der Fall ist) die Circulation behindert wird, und ausserdem auch diese Abtheilungen hinreichend mit warmer Kleidung und Schuhwerk auszustatten.

Nach der Zahl der Kranken zu urtheilen, welche durch die Evacuations-Commission in Jassy gingen, beläuft sich bis jetzt die Morbidität in der activen Armee, die äusseren Verletzungen mit einbegriffen, auf 15% (auf 250—300000 Mann 40—42000 Kranke); für die Winterszeit, wenn ausserdem noch mehr oder weniger erhebliche Schlachten dazu kommen, ist angesichts der fast unvermeidlichen Entwickelung von Epidemien und Ansteckungsstoffen nothwendigerweise ein Wachsthum der Morbidität um mindestens 5% anzunehmen; auf diese Weise ist die Etablirung von Räumlichkeiten für 30000 Hospitallagerstellen in der Nähe des Kriegsschauplatzes durchaus nicht übermässig, die Nothwendigkeit zu einer unverzüglichen Einrichtung derselben steht demnach unabweislich vor uns.

N. Pirogow.

II.

Abschrift der dem Herrn Civil-Gouverneur von Bulgarien, Fürsten
Tscherkassky und dem Chef des Stabes der activen Armee von
Sistowa aus am $\frac{14.}{26.}$ December 1877 eingereichten Denkschrift.

Bei der Besichtigung des Kriegshospitales Nr. 50 in Sistowa,
welches in 55 türkischen Häusern etablirt ist, fand ich in einigen
derselben eine namhafte Anhäufung, in anderen sogar eine vollständige Ueberfüllung mit Kranken, wie dies daraus hervorgeht, dass in
diesen Räumen anstatt 600 Cub.-Fuss (= 16,98 Cubm.) Luft, welche
früher auf jeden Kranken kamen, jetzt nicht mehr als 300—400 Cub.-
Fuss (= 8—11 Cubm.) für Jeden vorhanden sind, folglich fast 4mal
weniger Luftraum, als in den Hospitälern als Norm angenommen
wird. Ausserdem langen gegenwärtig täglich gewaltige Krankentransporte in Sistowa an, bis zu 500 und mehr Kranke und Verwundete, deren Evacuation wegen der erschwerten Verbindung mit
Rumänien (wegen des Eisganges der Donau) mit jedem Tage be-
schwerlicher wird und heute z. B. ganz unmöglich ist. Die Transporte selbst kommen — auf Grund des Winters, des Mangels an
warmer Kleidung und eines geeigneten Obdaches auf den Etappen —
im elendesten Zustande an. In einzelnen Transporten findet man
ganze Dutzende von Leichen oder Erschöpften, welche, kaum im
Hospitale angelangt, sterben. Die Hülfe, welche den herangeschafften Kranken erwiesen wird, verdient wegen der geringen Zahl der
Aerzte, Schwestern und des Unterpersonals unter solchen Umständen kaum diese Bezeichnung. Alles dies bringt mich zu der Ueberzeugung, dass, so lange die kalte Jahreszeit anhält, die Krankentransporte aus Bulgarien entweder mörderisch wirken oder unmöglich werden müssen. Ich hielt es für meine Pflicht, nachdem ich mich
vorläufig mit dem militärärztlichen Personal verständigt hatte, mich
an den hiesigen Gouverneur zu wenden, bei welchem — nach Berathung des Gegenstandes in Gemeinschaft mit dem Director des
Donau-Ueberganges, General Orlowsky, dem Chef des Etappen-
wesens in Bulgarien, General Stolzenwald, und dem Beamten für
besondere Aufträge der Militärsanitätsverwaltung, dem Arzte Finkelstein, — wir alle es für dringend nöthig befanden unverzüglich
Maassregeln zu vereinbaren, um die herbeigebrachten Kranken in den

Häusern der Stadtbewohner unterzubringen, indem wir die Verpflegung der Kranken entweder den Bewohnern selbst gegen eine angemessene Bezahlung oder den Chefs der Besatzungstruppen über-
liessen, wie dies auch jetzt schon an verschiedenen Etappenstationen
der Fall ist (z. B. in Dorf Pawlo). Jedoch in Anbetracht, dass die
Ausführung nur einer dieser Maassregeln angesichts der ununterbrochen anlangenden Transporte immerhin die Anhäufung von Kranken
nicht zu beseitigen und den bedenklichen Folgen ferner Wintertransporte nicht vorzubeugen vermag, so sind wir Theilnehmer an dieser
Berathung insgesammt zu der Ueberzeugung gelangt, dass es nothwendig ist, alle diese Maassregeln, d. h. die Belegung von Bürger-
häusern mit Kranken, auf ganz Bulgarien im Rayon der activen
Armee auszudehnen und haben beschlossen die Mitwirkung Ew.
Durchlaucht zu bald möglichster Verwirklichung der vorbezeichneten
Maassregeln allerseits ergebenst zu erbitten.

N. Pirogow.

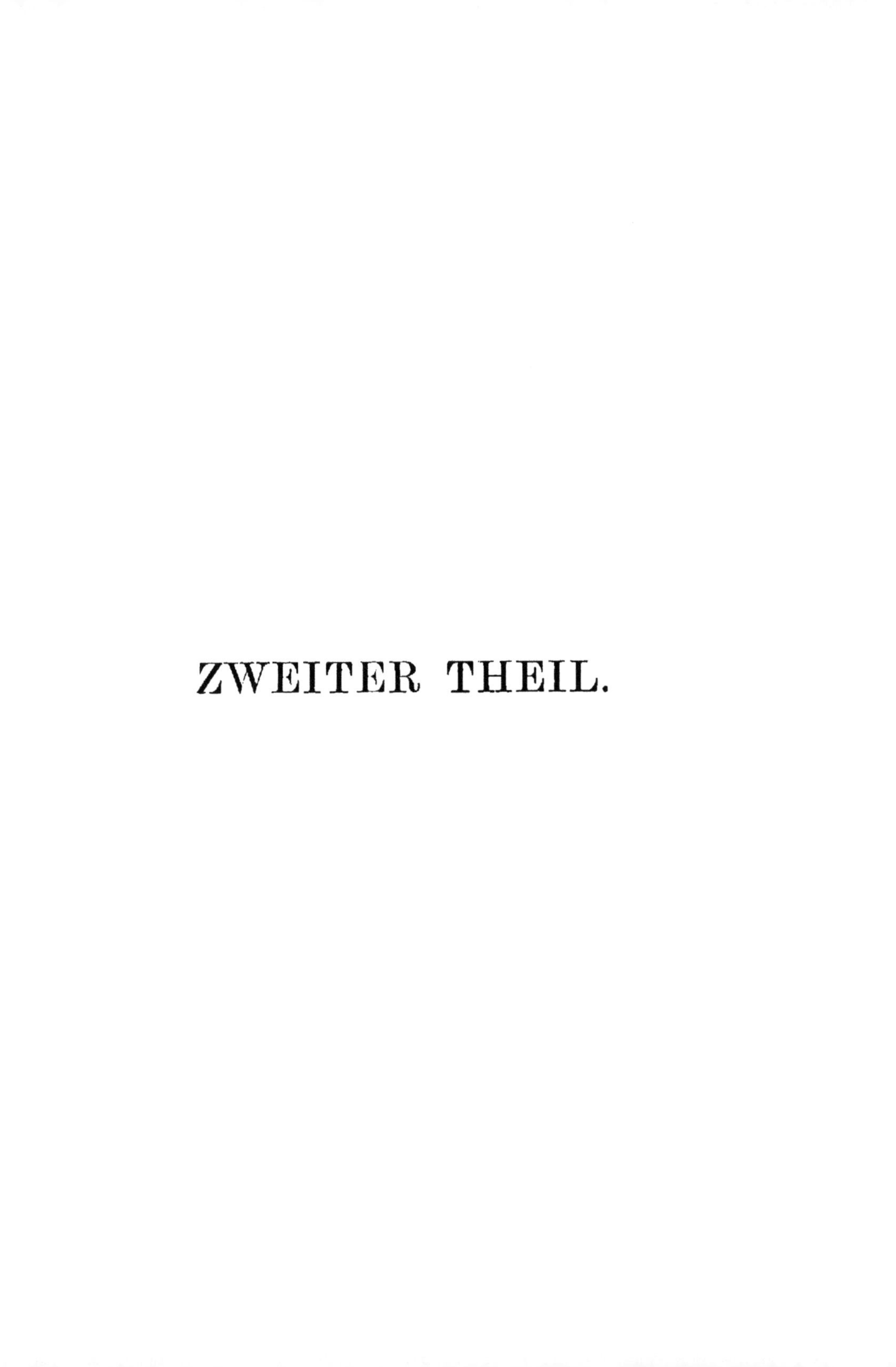

ZWEITER THEIL.

I.

Die Grundprincipien meiner Kriegschirurgie.

Vor mehr als 30 Jahren lernte ich zum ersten Male auf einem kleinen Kriegsschauplatze die Kriegschirurgie praktisch kennen und etwa 5 Jahre später erstreckte sich meine Thätigkeit in derselben über ein grosses Feld. Beide Male liess ich mich weniger von den Lehren der Autoritäten der Wissenschaft leiten, als von den von mir in den Hospitälern, in der Militär- und Civilpraxis gemachten Beobachtungen und Erfahrungen. Die Grundsätze, welchen ich bei meiner kriegschirurgischen Thätigkeit folgte, habe ich erst zehn Jahre nach dem denkwürdigen Krimfeldzuge veröffentlicht. Seitdem wurde der Friede verschiedener Länder Europa's und Amerika's durch sechs Kriege gestört. Jeder dieser Kriege, deren Ereignissen ich in Gedanken folgte, bewies mir die Richtigkeit der von mir vertretenen Grundsätze und bei dem vorletzten, dem deutsch-französischen von 1870—71, überzeugte ich mich bei meinem Besuche der Hospitäler in Deutschland und auf dem Kriegsschauplatze in Elsass-Lothringen auch durch den Augenschein von der Richtigkeit derselben. Endlich gab unser letzter Orientkrieg von 1877—78, welcher besser als alle vorhergehenden dem Krimkriege von 1854 an die Seite gestellt werden kann, mir Gelegenheit mich von der Richtigkeit meiner Principien vollkommen zu vergewissern.

Diese Principien sind folgende:

1. Der Krieg ist eine traumatische Epidemie.

2. Die Beschaffenheit der Wunden, die Sterblichkeit und die Heilerfolge hängen hauptsächlich von der Eigenthümlichkeit der Waffe ab, in Sonderheit der Schusswaffen.

3. Nicht die Medicin sondern die Administration spielt die Hauptrolle bei der Hülfleistung an Verwundete und Kranke auf dem Kriegstheater.

4. Nicht schleunig ausgeführte Operationen sondern die regelrecht organisirte Pflege der Verwundeten und die conservative Behandlung im ausgedehntesten Maasse müssen das Hauptziel der chirurgischen und administrativen Thätigkeit auf dem Kriegsschauplatze sein.

5. Als das in der Folge durch nichts wieder gut zu machende Hauptübel, welches alle Misserfolge hervorruft und die Zahl der Opfer des Krieges übermässig steigert, ist die regellose Anhäufung von Verwundeten an Verbandplätzen und in Hospitälern zu betrachten. Deshalb muss die Hauptsorge der Feldärzte und Administrativbeamten darin bestehen einer derartigen Anhäufung schon im Beginn des Krieges vorzubeugen.

6. Es mag noch so nützlich und wünschenswerth erscheinen den Transport Schwerverwundeter zu vermeiden, so wird doch die Anhäufung derselben in der Nähe des Kriegsschauplatzes — namentlich bei Beginn der Kriegsaction — später unvermeidlich den schädlichsten Einfluss auf die übrigen Verwundeten zur Folge haben.

7. Die Verwundeten- und Krankenzerstreuung, die im weitesten Maassstabe ausgeführte Ventilation und vor Allem die getrennte und womöglich Einzelunterbringung der Schwerverwundeten sind die sichersten Mittel gegen die Verbreitung der traumatischen Infectionskrankheiten.

8. Eine gutgeregelte Sortirung der Verwundeten auf den Verbandplätzen und in den temporären Kriegshospitälern ist das Hauptmittel zur zweckmässigen Hülfleistung und zur Vermeidung der Rathlosigkeit und der in ihren Folgen so schädlichen Unordnung.

9. Die schnelle Entfernung des Projectils und die schleunige Ausführung der primären Operationen sowohl an den Noth- als auch an den Hauptverbandplätzen sind durchaus nicht so wesentliche Hülfsleistungen, wie man es in früheren Zeiten angenommen hat. Die Zahl der Fälle, wo diese Operationen wegen indicatio vitalis geboten sind, ist in gegenwärtigen Kriegen bei offenen Feldschlachten eine geringe. Eine Ausnahme von dieser Regel machen nur die Belagerungskriege.

10. Die Untersuchung frischer Schusswunden mit der Sonde oder dem Finger, die blutige Erweiterung derselben, die Entfernung der primären Knochensplitter sind im Allgemeinen schädlich und dürfen nur in Ausnahmefällen zugelassen werden, dann aber auch nur unter Aufsicht erfahrener Chirurgen.

11. Die Anlegung von inamoviblen, besonders von Gypsverbänden hat auf den Verbandplätzen in der Mehrzahl der Fälle an Stelle der primären Operationen (Amputation und Resection) zu treten. Alle Verwundeten mit Schussfracturen dürfen nur in gutangelegten Gypsverbänden transportirt werden.

12. Die secundäre Resection verdient in den meisten Fällen den Vorzug vor der primären, zumal die rein zuwartende Behandlung bei Gelenkschusswunden Erfolg verspricht.

13. Die Amputation des Oberschenkels bietet unter allen Am-

putationen in continuitate am wenigsten Hoffnung auf Erfolg, deshalb sind alle Versuche einer conservativen Behandlung bei Schussfracturen des Oberschenkels und bei Wunden des Kniegelenkes als ein wahrer Fortschritt der Kriegschirurgie zu bezeichnen.

14. Der Eiter erhält bei traumatischen Verletzungen leicht infectiöse Eigenschaften und zwar hauptsächlich in Folge von Zusammenhäufung vieler Schwerverletzter in einem Raum; er wirkt dann schädlich nicht nur auf den Verwundeten selbst sondern auch auf dessen Umgebung.

15. Die eiterige Infection verbreitet sich weniger durch die Luft, — welche nur schädlich wird bei der Zusammenhäufung von Verwundeten in einem geschlossenen Raume, — als vielmehr· durch die den Verwundeten umgebenden Gegenstände: Wäsche, Bettzeug, Verbandstücke, Wände, Dielen und sogar durch das Sanitätspersonal. Deshalb

16. schützen gutventilirte Räume an sich noch nicht vor eiteriger Infection bei Anhäufung von Schwerverwundeten. Nur Isolirung, womöglich in getrennten Räumen, bei Beobachtung der äussersten Reinlichkeit und antiseptischer Behandlung kann als sicherstes Mittel gegen die Verbreitung der verschiedenen Formen von eiteriger Infection (Pyämie, Septicämie, acut purulente, septische und erysipelatöse Oedeme) betrachtet werden.

17. Die Hauptaufgabe bei Behandlung von Schusswunden besteht darin dem verletzten Theile Ruhe zu schaffen durch Anlegung von Contentivverbänden und regelrechte Lagerung des Gliedes, — in Verhütung von Stauung und Zersetzung der Blutcoagula des organischen Gewebes und des Eiters. Die Kälte, Antiphlogose und strenge Diät können in der Feldspitalpraxis nur ausnahmsweise angewandt werden; überhaupt wirkt jede schwächende Behandlung auf den Organismus des Soldaten schädlich besonders gegen Ende eines lang dauernden Krieges.

18. Die Anästhesirung ist von grosser Bedeutung bei chirurgischen Hülfleistungen in der Feldpraxis: nicht nur die Operationen sondern in vielen Fällen auch die Anlegung der Gypsverbände müssen unter Anwendung der Anästhetica ausgeführt werden. Contraindicirt ist ihre Anwendung nur bei starker traumatischer Erschütterung (shok).

19. Die kriegschirurgische Statistik ist nicht zuverlässig, — so erwünscht ihre richtig erlangten Resultate auch sind; — ihre Angaben sind bis jetzt noch zu schwankend, um vom Arzte am Krankenbette verwerthet werden zu können. Die Art und Weise, wie statistische Berichte auf dem Kriegsschauplatze geführt werden, ist noch durchaus ungenau und giebt nicht diejenigen Details und Aufklärungen, welche so unentbehrlich für die Entscheidung praktisch

wichtiger Fragen sind. Nur das kann mit Sicherheit behauptet werden, dass jede traumatische Verletzung, also auch jede chirurgische Operation ihr wohl mehr oder weniger schwankendes, aber immerhin bestimmtes Sterblichkeitsminimum hat, welches sich trotz aller unserer Bemühungen und trotz aller Erfolge unserer Kunst in der Totalsumme der Fälle nicht vermindern lässt.

20. Die Privathülfe, zuerst von mir vor 25 Jahren auf dem Kriegsschauplatze geprüft, muss als die wichtigste selbstständige Unterstützung im Militärsanitätswesen anerkannt werden.

Alles, was ich aus den fünf auf den Krimfeldzug folgenden Kriegen erfahren, bestärkte mein Vertrauen auf die von mir dargelegten Principien. Nach unserem letzten Kriege von 1877—78 aber kann ich sie bestimmt für begründet aufstellen.

In den folgenden Abschnitten werde ich zur Begründung dieser Principien anführen: 1. die von mir während meines dreimonatlichen Aufenthaltes auf dem Kriegsschauplatze in Bulgarien gesammelten Daten und 2. zum Vergleich mit diesen auch die Angaben, welche mir aus den fünf vorhergegangenen Kriegen bekannt geworden sind, und zwar: aus dem italienischen (1859); aus dem amerikanischen (1861—1865); aus dem schleswig-holsteinischen (1864); aus dem preussisch-österreichischen (1866) und aus dem deutsch-französischen (1870—1871). Endlich halte ich es auch nicht für überflüssig auf die längstbekannten Ergebnisse aus dem alliirten Lager unserer Gegner im Krimkriege von 1854—1855 (Engländer und Franzosen) gleichfalls vergleicheshalber hinzuweisen. Im Verlaufe dieser Darlegungen werde ich nicht umhin können, vieles schon von mir im ersten Theile Mitgetheilte zu wiederholen; um einen Vergleich mit den früheren Kriegen zu ziehen, werde ich mich wieder den Verbandplätzen, temporären Kriegshospitälern und anderen Verwundetenräumen auf dem Kriegsschauplatze, dem Transport, der Statistik der Verwundeten und Gefallenen u. d. ä. zuwenden müssen. Dies ist um so nöthiger, als nur durch einen derartigen Vergleich ein richtiges Verständniss für die im letzten Kriege erlangten Resultate zu erlangen ist, sowohl in sanitäradministrativer als auch in medicinischer Beziehung.

Selbstverständlich bin ich weit entfernt das von mir Mitgetheilte für das definitive volle Resultat des Krieges zu halten; um ein solches zu erlangen, muss noch viel Zeit und Mühe Seitens unserer Militärmedicinalverwaltung und aller während des Krieges thätig gewesenen Aerzte aufgewandt werden. Dennoch hoffe ich, dass auch in vorliegender Arbeit genug Data sich finden werden, die zur Bestätigung der Grundprincipien meiner Kriegschirurgie dienen werden.

II.

Der Krieg — eine traumatische Epidemie. Der Einzel- und der Collectivtraumatismus. Die traumatischen Infectionskrankheiten. Die Morbidität der Armee. Vergleichende Statistik der Morbidität der Armeen in den letzten Kriegen. Die Seuchen während der Kriege und ihre Ursachen.

Der Krieg ist eine traumatische Epidemie — sagte ich, und das soll nicht nur Phrase, nicht nur ein Gleichniss sein. Comparaison n'est pas raison — das weiss ich sehr gut und ich will auch garnicht vergleichen sondern ich behaupte strict, dass ein Krieg alle Eigenschaften einer Epidemie an sich trägt. In der That, was ist eine Epidemie? Welches sind ihre wesentlichen Merkmale? Kommt es nicht den Epidemien als gemeinsam zu, dass sie zu gleicher Zeit eine Menge Menschen befallen; dass die Leiden aller Betroffenen gleich oder sehr ähnlich in ihren Erscheinungen sind? Die Krankheit durchläuft gewöhnlich verschiedene Phasen (Stadien, Perioden) und hat ein bestimmtes, in verschiedenen Zeitabschnitten der Epidemie verschiedenes Sterblichkeitsprocent. Wie sich die Epidemien verbreiten, wodurch die Ansteckung zu Stande kommt, was der Träger oder das Medium des Ansteckungsstoffes ist, — davon wissen wir freilich wenig oder garnichts, und deshalb liegt die Aufhaltung oder Verbreitung der epidemischen Ansteckung mehr oder weniger ausser unserer Macht. Hierdurch unterscheiden sich die Seuchen scheinbar scharf von den Kriegen. Aber abgesehen davon, dass bei Massenerkrankung ja auch die Trichinose zu den Epidemien gezählt wird, bei der die Ursache ja klar ersichtlich ist, kennen wir ja auch das Substrat, welches als Träger für die Epidemien der Blattern, des Milzbrandes und wahrscheinlich auch der Diphtheritis dient. Was nun die Unabhängigkeit der Epidemien von unserem Handeln, unserem Willen und ihre Periodicität gegenüber der vermeintlichen Abhängigkeit von uns im Kriege anbetrifft, so ist letztere, glaube ich, eine mehr scheinbare als thatsächliche. Nur die Qualität der Waffe und die Erfindungsgabe beim Aufsuchen noch mehr verderblicher Zerstörungsmittel hängen gewissermaassen von unserem Willen ab; — aber auch hier wirkt in erster Linie ein gewisses der ganzen Menschheit eigenthümliches instinctives Etwas, begründet durch den

Trieb der Selbsterhaltung und den Kampf ums Dasein und ist deshalb wohl kaum als vollbewusst und dem Willen unterworfen anzusehen.

Die Veranlassung zum Kriege, obgleich scheinbar vom Willen und der Willkür der Regierungen abhängig, liegt viel tiefer. Die verschiedenen Missionen der Nationen, der Drang nach Ost oder West, die mit den Kriegen verbundene Wanderung der Völkerschaften, die zu Zeiten auftretenden Eroberer, — ist das nicht etwas Unwillkürliches, Tiefverborgenes in der eigenen Natur der menschlichen Gesellschaft? — Die Periodicität im Verlauf unterscheidet nach meinem Dafürhalten die Epidemien noch weniger von den Kriegen. Auch die Kriege, jeder Krieg, haben ganz ebenso wie die Epidemien ihre Phasen und Perioden. Wenn uns die Geschichte von einem gleichsam ununterbrochenen dreissigjährigen oder siebenjährigen Kriege berichtet, so sind diese doch wohl als eine ganze Reihe von verschiedenen aufeinderfolgenden und durch längere oder kürzere Pausen getrennte Kriege aufzufassen. In gleicher Weise ist die menschliche Gesellschaft auch nicht selten von einer ganzen Reihe aufeinanderfolgender, verschiedener Epidemien heimgesucht worden.

Es ist ja aber bekannt, — und unser Feldzug von 1877—78 bestätigt diese anerkannte Thatsache, — dass die Verluste an Menschenleben während eines Krieges viel grösser durch Krankheiten als durch äussere Verletzungen sind. Weshalb gebe ich denn dem Kriege das Epitheton einer traumatischen Epidemie? Liegt nicht in den Begriffen Trauma und Epidemie ein Widerspruch? Ist es möglich, dass eine Epidemie sich aus mechanischen Ursachen entwickelt? Sind die verborgenen Ursachen der Seuchen und die Träger der Ansteckung fähig überhaupt anders als auf das Blut und den Gesammtorganismus einzuwirken? — Auf alle diese Einwände antworte ich zunächst: es giebt in der Natur keine genau bestimmbare Grenze zwischen mechanischer, chemischer und dynamischer Wirkung einer Krankheitsursache, und die Eintheilung der Krankheiten in mechanische, organische u. s. w. ist eine rein formelle, schulmässige. Deshalb fasse ich den Begriff des Trauma nicht im engeren Schulbegriff nur als eine Störung der Integrität der Gewebe durch Wirkung eines Keiles auf. Nach meiner Ansicht trägt eine jede erzwungene Entbehrung, welche untrennbar mit dem Kriege verbunden ist, schon mehr oder weniger den Charakter eines Trauma. Die Cohäsion und der Zusammenhang der Organatome wird nicht nur von einer keilförmig wirkenden Gewalt zerstört; der Grad der Störung kommt hierbei nicht in Betracht. Das Messer, d. i. der Keil, ruft bei einem subcutanen Schnitt eine ungleich geringere traumatische Verletzung hervor, als die Kälte, welche das Erfrieren des Fusses oder der Hand bewirkt. Ja sogar Insulte, welche offenbar nichts mit der mechanischen Wirkung des Keiles gemein haben, wie Hunger, Durst, Ueberbürdung, Ermüdung, vernichten schliesslich ganz ebenso den Zusammenhang und die Integrität der organischen Bestandtheile. Ein solches Zusammenwirken verschiedener erzwungener Entbehrungen und wirklicher Insulte, denen eine Menge von Menschen (die Armee) im Kriege unterliegen, und welche unvermeidlich nebeneinander einhergehen, erlaube ich mir eben mit dem Allgemeinbegriff eines Kriegstraumatismus zu bezeichnen. In der That ist es möglich eine Menschenmasse der deletären Wirkung der Waffen auszusetzen ohne ihnen zugleich Lasten aufzubürden, ohne den Körper schädlicher und gewaltsamer Reibung auszusetzen, ohne die Integrität und den Zusammenhang der organischen Bestandtheile durch Kälte, Hitze, Hunger und Durst zu schädigen? Wer vermag im Kriege bei einem Verwundeten die Grenzen zu bestimmen zwischen der zerstörenden Wirkung des Keiles, der Nervenerschütterung und der Schädigung der Gewebe durch vorangegangene Entbehrungen, die veränderte Zusammensetzung des Blutes u. dergl.? Eine strenge und logische Sonderung ist dort nicht möglich, wo es sich um die Folgen eines ganzen Complexes von Insulten und Entbehrungen handelt. In Betreff des zweiten Einwandes, welcher sich auf die durchaus verschiedene Wirkungsweise des Trauma und der Epidemien und Infectionskrankheiten bezieht, führe ich zu meiner Rechtfertigung an, dass noch keineswegs sicher erwiesen ist, dass alle Infectionsstoffe direct und von vornherein auf das Blut oder den Gesammtorganismus wirken; vielmehr ist es ebenso wahrscheinlich, dass einige von ihnen anfangs eine reine Localwirkung ausüben und mechanisch tödten können, ehe sie ins Blut übergehen. Zu solchen Infectionskrankheiten können wahrscheinlich die Diphtheritis und der Croup gezählt werden, welche den Tod durch Erstickung herbeiführen. Und sind die thierischen und pflanzlichen Parasiten, welche ganze Anpflanzungen vernichten, für die Pflanzen, welche von den Ursachen auch nichts wissen, nicht ebensolche Epidemien? Ist etwa die Reblaus (Phylloxera vastatrix), welche mechanisch die Wurzeln vernichtet, oder die Traubenfäule (Oidium Tuckeri), welche Atrophie und Absterben der Blätter verursacht, für den Weinstock nicht auch eine Seuche?

Wie dem auch sei, ich halte mich wegen des Missbrauches des Wortes Trauma für entschuldigt, wenn ich ihm für die Dauer des Krieges eine aussergewöhnliche und weite Bedeutung beilege. Ich kann nichts dafür, dass der Krieg in mir derartige Eindrücke hinterlassen hat, dass alle meine Begriffe von den verschiedenen Insulten und Entbehrungen, denen der Soldat unterworfen ist, zu einem untrennbaren Ganzen verschmolzen sind. Ich gestehe ein, dass ich nicht im Stande bin das Chaos der verschiedenartigsten Ursachen dieser traumatischen Epidemie logisch zu zergliedern.

Was jedoch den Krieg nach meinem Dafürhalten besonders befähigt in die Zahl der Seuchen aufgenommen zu werden, das sind seine unvermeidlichen Folgen, — die Entwickelung der echten Ansteckungskrankheiten, der Epidemien im allgemeingebräuchlichen Sinne. Es ist bekannt, ich wenigstens bin überzeugt davon, dass jede Seuche unter bestimmten Umständen infectiös sogar contagiös werden kann. Jede gewöhnliche Seuche, den Schnupfen nicht ausgenommen, kann sich ein Infectionssubstrat oder einen Ansteckungsstoff gleichsam produciren, welcher in der Folge als Träger für die Weiterverbreitung dient. Es ist bislang noch nicht gelungen eine scharfe Grenze zwischen Ansteckung durch die Luft und Ansteckung durch Berührung, d. i. zwischen Seuchenmiasma und Seuchencontagium, zu ziehen. Nur eines kann mit ziemlicher Sicherheit behauptet werden, nämlich dass zur Verbreitung beider ein organisches Wesen, Pflanze, Thier, Mensch nothwendig sei. Ausserhalb der organischen Welt wissen wir nichts von Miasma und Contagium. In vielen Fällen ist der thierische Organismus selbst zugleich Keim- und Culturstätte der Ansteckungsstoffe; dies unterliegt keinem Zweifel. Der Krieg nun, welcher wenigstens nach meiner Anschauung schon an und für sich alle Attribute einer Epidemie besitzt, unterwirft eine Masse von Menschen solchen Einflüssen, welche sowohl im Organismus selbst als auch ausserhalb desselben Contagium und Miasma entstehen lassen. Als Vermittler zur Entstehung und Verbreitung dieser Infectionsstoffe dient weniger die Waffe und das Einzeltrauma, als vielmehr das Collectivtrauma in meinem Sinne, d. h. die Summe verschiedenartigster Insulte und Entbehrungen, denen eine zusammengehäufte Menschenmasse in für sie fremden Gegenden und geschlossenen, engen Räumen ausgesetzt ist. Ueberall, wo sich Menschen anhäufen und zusammendrängen, treten bald sowohl physisch als moralisch die schwachen und schlechten Seiten des Menschen zu Tage und wirken schädlich; das mag wohl zu den Eigenthümlichkeiten der menschlichen Gesellschaft gehören. Der Mensch ist gewissermaassen von einer Atmosphäre umgeben, welche stets bereit ist, den Nebenmenschen und der ganzen Umgebung die schlechten und schädlichen Eigenschaften seines Organismus zu übermitteln. Eben deshalb wird ein durch eine Waffe hervorgebrachtes Trauma, das ohnehin jederzeit in dem verletzten Körpertheile eine Quelle der Ansteckung zu bilden vermag, bedeutend gefährlicher, sobald die Atmosphäre, welche jeden Menschen umgiebt, zusammenfliesst mit einer gleichen eines anderen ebenfalls traumatisch Verletzten. Wie bei den Epidemien, so kann auch im Kriege nicht genau die Art

und Weise, wie bei den Menschenmassen die Weiterverbreitung der
Infection stattfindet, angegeben werden; diese Massen wirken auf
ganze Gegenden ansteckend sowohl durch die sie umgebende Atmosphäre als auch durch die Luft überhaupt und durch Contact.

Nach dem bisher Gesagten ist es leicht ersichtlich, warum die
Zahl der Erkrankungen mit der Dauer des Krieges wächst und in
einem langdauernden Kriege die Zahl der Verwundeten übersteigt,
sodass in solchen Kriegen mehr Menschen an Krankheiten als an
Wunden zu Grunde gehen. Dies wiederholt sich in unabänderlicher
Weise in der Geschichte aller Kriege. Der dreissigjährige Krieg,
oder genauer die lange Reihe von Krankheiten und Nothständen
dieses Krieges, hat nach geschichtlichen Zeugnissen die Bevölkerung
Deutschlands so bedeutend vermindert, dass sie erst vor Kurzem
wieder zu ihrer früheren Höhe herangewachsen ist, d. h. erst kürzlich dieselbe Höhe erreichte, wie im Anfange des 17. Jahrhunderts. Am deutlichsten ergiebt sich dieses charakteristische Merkmal des Krieges aus der Statistik der Neuzeit. Ich führe hier zum
Beweise Zahlen aus den fünf Kriegen von 1854—56, 1861—65,
1859, 1866 und 1870—71 und die Daten aus unserem Kriege in Bulgarien, die uns von den beiden Hauptevacuationspunkten zugegangen
sind, an.

1. Die uns feindliche alliirte active Armee in der Krim (1854—56) zählte
103770—145000 Mann Franzosen und gegen 45000 Mann Engländer, mit den
Ersatzmannschaften betrug die Gesammtzahl der Truppen bei den Franzosen
gegen 300000 und bei den Engländern 94000. Davon verloren:

    a) die Franzosen (bei 145000 Mann in der Front)

an Verwundeten	20000
„ Kranken	75000 = 51⁰/₀
(auf die ganze Truppenzahl von	300000 = 21,6⁰/₀)

d. h. auf 100 an Wunden Erlegene kamen 375 an Krankheiten Verstorbene.

    b) Die Engländer (bei 45000 Mann in der Front)

an Verwundeten	4600
„ Kranken	17580 = 39⁰/₀
(auf die Gesammttruppenzahl von .	94000 = 18,7⁰/₀)

d. h. auf 100 an Wunden Erlegene kamen 382 an Krankheiten Verstorbene.
Nimmt man aber die Gesammtzahl der Erkrankten (gestorbene und nicht gestorbene) in Betracht, so ergiebt sich, dass die ganze englische Krimarmee 1¹/₂ mal
krank gewesen, da von 94000 Mann im Laufe eines Jahres 142,617 Kranke in
den Feldlazarethen verpflegt worden sind.

2. Im amerikanischen Kriege 1861—65 verlor die Armee von 807000 Mann

an Verwundeten	93969
„ Kranken .	186742 = 23,3⁰/₀,

d. h. auf 100 an Wunden Erlegene kamen 198 an Krankheiten Gestorbene.¹)

---

1) Da im Laufe der 4 Jahre die amerikanische Armee 6000000 Kranke
hatte, so sind die Gesammtmannschaften von 807000 Stärke 7¹/₂ mal krank gewesen.

3. Im österreichischen Kriege 1866 verlor die 435000 Mann zählende preussische Armee

an Verwundeten	4450
„ Kranken	6427 = 1,4%.

In den beiden unserem letzten Feldzuge vorangegangenen Kriegen, welche beide von kurzer Dauer waren, sind die Verluste der Armeen an Verwundeten grösser als an Kranken, und zwar:

4. Im italienischen Kriege von 1859 verlor die französische Armee bei 200000 Mann Stärke

an Verwundeten	6174
„ Kranken	2500 = 1,2%

5. Im deutsch-französischen Kriege 1870—71 verlor das deutsche 887000 Mann starke Heer

an Verwundeten .	28282
Kranken	12180 = 1,3%.

Ja auch der kurze preussisch-österreichische Feldzug von 1866 würde keine Ausnahme von der Regel bilden, und der Abgang der Armee an Kranken wäre gewiss geringer ausgefallen, wenn sie nicht von der in diesem Jahre (1866) herrschenden Cholera zu leiden gehabt hätte.

Aus unserem letzten Kriege kann ich keine Angaben über den Totalverlust unseres Gesammtheeres machen sondern nur die Zahl derjenigen Verwundeten und Erkrankten unserer Donauarmee angeben, welche per Transport die zwei einzigen Evacuations-Stationen während der Gesammtzeit ihrer Thätigkeit von 1877—78 passirten.

Angenommen, dass unsere active Donauarmee die Iststärke von 300,000 Mann hatte, finden wir in den uns mitgetheilten Listen der Evacuationscommission und der Verbandplätze unseres rechten Flügels folgende Angaben:

Verwundete, die über Jassy und Bender während des Krieges gingen	30142
An den Verbandplätzen des rechten Flügels sind aber eingetragen	32953
Auf dem linken Flügel muss man annehmen etwa	6000
In kleineren Gefechten am Schipkapass, um Plewna und beim ersten Vormarsch des General Gurko über den Balkan	1800
	im Ganzen 40753

(Eine ganz genaue Berechnung vergl. unten im III. Cap.).

Kranke, welche diese beiden Evacuationsstationen während des ganzen Krieges passirten:

a) durch Jassy vom 21. Juni 1877 bis August 1878	72026
b) durch Bender vom 10. Mai 1878, der Eröffnung dieses Evacuationsplatzes bis zum Schluss im September 1878	15963
	im Ganzen 87989

macht auf eine Armee von 300000 Mann = 29,3%,

auf eine Armee von 468031 (nach ihrem Rapportbestande vom December 1877) = 18,7%.

Ohne Zweifel sind diese Verluste unserer Armee an Kranken noch lange nicht vollzählig; wir haben noch keine genauen Berichte

a) über die Zahl der vom Frühjahr 1878 an zur See nach Odessa, Nikolajew und Sewastopol Evacuirten; b) über die Zahl der noch in den Hospitälern Bulgariens und Rumäniens Zurückgebliebenen; c) über die Zahl der Gestorbenen und Genesenen. Dennoch ist es schon aus den angeführten Angaben ersichtlich, dass man den letzten Krieg nach der Höhe seiner Morbidität unter den sechs neuesten Kriegen nur dem amerikanischen von 1861—65 und dem Krimkriege von 1854—56 an die Seite stellen kann. Dieser Vergleich wird noch gerechtfertigter erscheinen und uns vielleicht in praktischer Beziehung zu nützlichen Schlüssen führen, wenn wir die verschiedenen Krankheitsformen ziffermässig angeben, von welchen unsere Donauarmee von 1877—78, die Armeen der Alliirten in der Krimcampagne von 1854—56 und die amerikanische Armee von 1861—65 heimgesucht waren.

Die Krankheiten, von denen eine Armee im Kriege befallen wird, kann man eintheilen in: rein zufällige, endemische, zufällig epidemische und eigentliche Kriegsepidemien, d. h. solche, die mit jedem Kriege unzertrennlich verbunden sind.

Die zufälligen Erkrankungen: Entzündung verschiedener Organe, Rheumatismus, Syphilis, Exantheme, Erfrierungen u. dgl. erreichen zwar in ihrer Gesammtsumme zuweilen eine hohe Ziffer, hängen aber nicht von der Massenanhäufung ab sondern von anderen äusserlichen Bedingungen, als da sind: Temperaturwechsel, Jahreszeit, Mangel an warmer Bekleidung und Schuhwerk u. s. w. Nur die Syphilis macht zuweilen eine Ausnahme von dieser Regel, — bei Anhäufung von Truppen in Städten oder bevölkerten Ortschaften.

Die endemischen Krankheiten, welche von klimatischen Einflüssen abhängen und die Armeen in ihren Standquartieren in ungesunden Gegenden befallen, können unter gewissen Bedingungen zu Seuchen ausarten. Zu diesen Bedingungen rechne ich hauptsächlich die Anhäufung von Truppen in solchen Gegenden. Zu ihnen gehören: Wechselfieber, bisweilen Localtyphus, Localdiarrhöen und Ruhr.

Zu den zufällig epidemischen gehören: Pest, Cholera, Blattern, Ophthalmoblenorrhöen, — sporadisch beginnend bekommen diese Krankheiten in Folge der Massenanhäufung einen miasmatischen und contagiösen Charakter.

Die eigentlichen Kriegsepidemien endlich, welche nicht selten schon bei ihrem ersten Auftreten einen infectiösen Charakter zeigen, werden ausschliesslich bedingt durch die gesammten Kriegsverhältnisse, d. h. durch Cumulation verschiedener Entbehrungen und Strapazen, welche einen grossen Menschencomplex treffen. Eben diese Krankheiten und Seuchen zusammen mit den Verletzungen durch Waffen machen den Krieg thatsächlich zu einer traumatischen Epidemie.

Sie sind zweierlei Art. Die einen von ihnen sind die unmittelbare Folge des Collectiv- und sogar des Einzeltrauma; die anderen befallen den Organismus der angehäuften Menge entweder selbstständig oder zugleich mit einem Trauma, indem sie ihm einen abweichenden Charakter aufprägen und sich unter dem Einflusse der endemischen und zufälligen Krankheiten verändern.

Zu den Leiden ersterer Art gehören: Pyämie, Septicämie, acut-purulente und septische Oedeme, Hospitalbrand, Erysipel, Starrkrampf (der zuweilen auch zur zweiten Gruppe gezählt werden kann). Alle diese Krankheiten, den Starrkrampf vielleicht nicht ausgenommen, nehmen leicht einen seuchenhaften contagiösen Charakter an.

Zu der zweiten Kategorie von Krankheiten, welche noch leichter zu Kriegszeiten epidemisch oder ansteckend werden, gehören: Diarrhöen, Ruhr, Typhus und Scorbut. Diese beiden Gruppen von Krankheiten sind immer die treuesten Begleiter des Krieges, sobald er, sich in die Länge ziehend und verschiedene Phasen durchschreitend, endlich zur Höhe einer vollständigen traumatischen Epidemie entwickelt hat. Zu dieser Zeit ist es nicht schwer, wie bei jeder Epidemie, auch hier verschiedene Perioden zu unterscheiden, je nach Besonderheit und Charakter des Krieges. So treten im Anfange bei raschem Fortschreiten der Kriegsaction und nach grossen blutigen Schlachten die erste Gruppe, die localtraumatischen Leiden, auf; dann erscheinen die traumatischen Infectionskrankheiten; auf diese folgen die Massenerkrankungen des Darmkanals und endlich auf der Höhe und zum Schluss des Krieges, dem Verbrauch der Kräfte der Kämpfenden entsprechend, werden Typhus und Scorbut vorherrschend; während dies nehmen auch die traumatischen Infectionen, die endemischen Krankheiten und zufälligen Epidemien an Intensität zu, weil die durch den Krieg geschwächten Organismen immer weniger widerstandsfähig werden.

Ueber die traumatischen Infectionskrankheiten (d. h. die erste Gruppe) brauche ich wohl kaum genaue Angaben zu machen, da die Zahlen über Septicämie und Pyämie leicht aus der Sterbeziffer nach traumatischen Verletzungen zu ersehen sind; in der Jetztzeit kommen bekanntlich nur 1—2 Mortalitätsprocent auf die übrigen traumatischen Infectionskrankheiten. Die acutpurulenten und jauchigen Oedeme, die Septicämie und Pyämie verdrängen gleichsam den Hospitalbrand früherer Zeiten aus den Mortalitätslisten. Jedoch ist trotz aller Fortschritte der Kriegschirurgie noch keine einzige der traumatischen Infectionskrankheiten aus den Feldlazarethen vollkommen verschwunden. Bemerkenswerth ist es, dass in jedem der sechs letzten Kriege diese Infectionskrankheiten nicht nur in der Intensität, sondern auch in der Form variirten und nicht immer zugleich sondern einzeln auftraten. Diesen Umstand halte ich für lehrreich und will deshalb mich bei ihm etwas aufhalten, indem ich eine vergleichende Uebersicht der mir bekannt gewordenen Beobachtungen über Verlauf und Charakter der traumatischen Infectionskrankheiten in den sechs letzten Kriegen gebe.

1. Septicämie, Pyämie, acutbrandige und acutpurulente Oedeme. Während der Krimcampagne im Jahre 1855 waren bei uns die Septicämie und Pyämie mit acutpurulenten Oedemen eine ganz gewöhnliche Begleiterscheinung des Trauma. Zuweilen äusserte sich die Sepsis in ganz ungewöhnlicher Form, wie ich sie schon in meiner Kriegschirurgie beschrieben habe, als weisse, brettharte, starkgespannte, glänzende Anschwellung des verletzten Theils mit plötzlichem Verfallen der Gesichtszüge, gänzlicher Prostration der Kräfte und des Pulses. Mit ausserordentlicher Schnelligkeit sich entwickelnd tödtete diese von mir mit Localasphyxie bezeichnete Form der Septicämie mehrere Verwundete in einigen Stunden besonders nach Primäramputation des Oberschenkels und Primärresection des Schultergelenkes. Da ich hauptsächlich auf den Krimkrieg Bezug nehme und mich auf meine vieljährigen Beobachtungen in grossen, alten, nicht assanirten Hospitälern stütze, so fasse ich die Septicämie, Pyämie und acutpurulenten Oedeme in eine Rubrik zusammen, obgleich mir wohl bewusst, dass nach den Anschauungen anderer Aerzte die Septicämie von der Pyämie streng zu scheiden ist. In der That, bei Beobachtung vereinzelter Fälle von Pyämie und Septicämie erscheinen uns diese beiden Formen von traumatischer Infection als total verschiedene Krankheiten, aber demjenigen, der wie ich Gelegenheit gehabt hatte, die verschiedenartigsten Schattirungen und Abstufungen beider Formen zu beobachten, wird es schwer, eine genaue Grenze zwischen den Uebergängen der einen in die andere zu bestimmen. Zu Zeiten war ich sogar im Stande nicht nur solche Uebergänge zu constatiren, sondern noch einen Zusammenhang zwischen Septicopyämie und Hospitalbrand, einer in ihren Eigenschaften und Symptomen doch von Pyämie und Septicämie ganz verschiedenen Infectionskrankheit, zu beobachten. Selbstverständlich stelle ich nicht in Abrede, dass die Producte des gangränescirenden Gewebes oder der Verjauchung der Blutcoagula und des Knochenmarkes ganz verschieden sind von Eiter und daher auch nach ihrer Aufnahme ins Blut von den pyämischen ganz verschiedene Zufälle hervorrufen. Aber unter dem Einfluss einer schlechten Hospitalconstitution [1]) und

---

1) Mit dem Ausdruck Hospitalconstitution bezeichnet der Autor die Summe der Eigenthümlichkeiten und Verhältnisse, die einem Hospital individuell

der Infection voraufgegangener Schwächung des Organismus durch
Anämie, Scorbut, Typhus u. dgl. geht der Eiter und die eiternden
Gewebe leicht und unmerklich in faulige Gährung über. Dann entwickelt sich zugleich mit den pyämischen Erscheinungen, wie ich
das oft gesehen habe, auch Septicämie, bald mit acutem, bald mit
chronischem Charakter, je nach der Schnelligkeit der Entwickelung
der Fäulnissfermente in den eiternden Geweben, besonders wenn sie
mit extravasirtem Blut durchtränkt sind, wie das nicht selten bei
Scorbutischen der Fall. In solchen Fällen finden wir bei der Section
die metastatischen Abscesse der Lunge und Leber statt mit Eiter,
mit stinkender Jauche angefüllt, Eschara und Sphacelus der Gewebe;
während des Lebens aber beobachten wir zugleich mit pyämischen
Schüttelfrösten alle Symptome der Gangrän innerer Organe und rasche
Prostration der Kräfte, Stupor, Singultus u. s. w. Alles dieses konnte
man täglich in der Abtheilung für Gangränöse in Sewastopol (45 bis
50 Betten im Hause Guschtschin) beobachten. Hätte ich mir damals
vorstellen können, dass ich je einen Krieg ohne eine Hospitalabtheilung für Gangränöse sehen würde? Und doch ereignete sich das.

In unserem letzten Kriege in Bulgarien von 1877—78 sah ich
in der That nichts der Gangränabtheilung in Sewastopol oder derjenigen des vierzehn Jahre hindurch unter meiner Leitung stehenden
zweiten Landkriegshospitales Aehnliches. Allerdings waren in den
t. Kriegshospitälern auf dem Kriegsschauplatze in Bulgarien und in
den Lazarethen in Rumänien, aber auch nicht in allen, einige Betten
abgesondert in Zelten, Hütten, Baracken u. s. w. für Inficirte und
Verdächtige, aber das war nur ein ganz blasser Schatten der sewa-
stopolischen und Landkriegshospital-Abtheilung für Gangränöse. Während meines dreimonatlichen Aufenthaltes in Bulgarien ist mir kein
einziges Mal ein echter klassischer Fall von Septicämie oder acut
septischem Oedem zu Gesichte gekommen, selbst nach den Schlachten
bei Gorny-Dubujak und Elena und nach der Einnahme von Plewna
sah ich keinmal diese Formen der traumatischen Infection. — Zwei
Officiere, welche nach der Einnahme von Plewna in das t. Kriegshospital zu Bogot gebracht wurden, hatten nur locale Gangrän, — der
eine (Moltschanow) hatte eine Verletzung am Fuss, der andere
(Smolenski) am Scrotum. — Zwei oder drei Fälle von beginnendem
acut purulentem Oedem bei Gangrän des Fusses, eine sich in Länge
ziehende Septicämie bei zwei oder drei Verwundeten von Gorny-

---

sind, wie Bodenbeschaffenheit, Baumaterial, Lage der Krankensäle, Einrichtung
der Betten und Abtritte, Beleuchtung, Heizung, Nähe des Wassers, Charakter
der Umgegend, herrschende Winde, Lebensweise des Kranken, Wartepersonal,
Speisen und Getränke, Arzeneien, Verbandmaterial (siehe N. Pirogow, Grund-
züge der allgemeinen Kriegschirurgie, S. 29).

Dubnjak mit amputirtem Oberschenkel — das ist Alles, was ich gesehen habe. Sogar unter den vielen durch Erfrierung der Extremitäten Geschädigten beobachtete ich nicht einen Einzigen mit acuter Septicämie oder feuchtem Brand. Aber selbstverständlich konnte ein Krieg wie der unsrige in Bulgarien mit mehr als zwanzig blutigen Schlachten nicht ohne Fälle von acut purulentem und gangränösem Oedem und Septicämie verlaufen. So erzählt Prof. Sklifassowski, der nach dem zweiten und dritten Angriff auf Plewna auf den Verbandplätzen thätig war, dass die Septicämie eine schreckliche Verwüstung unter den Verwundeten angerichtet habe, welche nach Simniza von Plewna am $\frac{18.\ \text{und}\ 20.\ \text{Juli}}{30.\ \text{Juli}\ \text{u.}\ 1.\ \text{Aug.}}$ 1877 gebracht wurden; unter diesen waren auch Amputirte (primäre und intermediäre). Er schreibt die Entwickelung der Septicämie in diesem Falle dem sofortigen gegen 60 Kilometer weiten Transport der Verwundeten direct vom Kampfplatze her zu. Dagegen lässt sich nichts einwenden. Doch muss berücksichtigt werden, dass dieser Transport ein ganz aussergewöhnlicher war. Die Verwundeten wurden bei einem schleunigen und unordentlichen Rückzuge in Bauerwagen im Galopp pêle mêle und unter dem Eindruck einer Panik gefahren. Wir ersahen oben[1]) aus der Beschreibung dieser Panik von dem Oberarzt des t. Kriegshospitals Nr. 63 in Simniza, dass ein verwundeter Officier, der schon früher dorthin transportirt worden war und im Lazarethe lag, von der acuten Septicämie befallen wurde nur in Folge des Tumultes, der durch den panischen Schrecken hervorgerufen wurde. Nach der Schlacht von Gorny-Dubnjak hörte ich auch von einem Officier, der an acuter Septicämie gestorben war bald nach der von Professor E. Bergmann ausgeführten Amputation des Oberschenkels. — Also ist es wohl unzweifelhaft, dass der Krieg in Bulgarien 1877—78 keine Ausnahme von den anderen Kriegen machte und auch nicht machen konnte in Bezug auf die putride Infection. Dem unabänderlichen Sterblichkeitsgesetz dieser Infectionskrankheiten sind unvermeidlich alle Verwundeten in den ersten 3—4 Tagen nach traumatischen Verletzungen im Kriege unter jeden Verhältnissen ausgesetzt, je nach Grösse der Missstände mehr oder weniger.

In der Natur des Trauma selbst besonders der Schussverletzung liegt schon die Hauptursache für die rasche Entwickelung der Septicämie. Die starke Erschütterung — shok — mit ihren physischen und psychischen Folgen, der Blutverlust, die Zertrümmerung der Gewebe und besonders des Knochenmarkes erklären zur Genüge die Ursachen der in den ersten Tagen nach der Schlacht den Verwundeten so verderblichen acuten Septicämien, ganz abgesehen von den

---

1) Theil I. S. 37.

Entbehrungen und Strapazen, welchen der verletzte Organismus meist schon vor der Schlacht ausgesetzt war. Solche unausbleibliche Fälle dürfen wir jedoch nicht allein in Betracht ziehen, wenn wir uns einen richtigen Begriff von dem Verlauf der Wunden und dem Erfolg der Behandlung in dieser oder jener traumatischen Epidemie bilden wollen. Wir müssen nachforschen, wie häufig die Septicämie in jenen späteren Zeitperioden aufgetreten ist, nachdem die Verwundeten den Kampf ums Dasein gegen die ersten Folgen des Trauma schon bestanden hatten. Viele Chirurgen sind auch jetzt noch der Ansicht, dass die Primäroperationen auf den Verbandplätzen und Belassung der Operirten in dem Kriegsschauplatze nahe gelegenen Unterkünften das zuverlässigste Mittel zur Verhütung der deletären Septicämie und Pyämie seien. Nach meiner Meinung hingegen ist das eine uns von den Vätern der Chirurgie dieses Jahrhunderts überkommene Illusion. In Sewastopol habe ich viel primär operirt und operiren sehen in schönen dem Kampfplatze sehr naheliegenden Räumen ohne alle Missstände des Transportes, — und doch waren die Resultate traurig. Diese Operationen vermochten die Entwickelung der Septicämie weder bei Verletzungen durch grobes Geschütz noch bei Verwundungen durch Handfeuerwaffen zu verhindern. Ich gebe zu, dass andere Chirurgen und namentlich, wie wir weiter sehen werden, diejenigen des feindlichen (französischen und englischen) Lagers bedeutend glücklicher mit ihren Primäroperationen waren. Ja auch bei uns, wie ich in meiner Kriegschirurgie angeführt habe, hatten junge unerfahrene Aerzte, welche in der ersten Zeit des Krieges operirten, nach dem ersten Bombardement Sewastopols ihrer Meinung nach sehr gute Erfolge nach Primäramputation und ich sah später (nach 1 bis 2 Monaten) viele schon geheilte Amputirte.

Wer jedoch mit den Schwierigkeiten beim Sammeln von statistischen Angaben an den Verbandplätzen während des Tumultes der Schlacht vertraut ist, wird nicht ohne Misstrauen solche Zahlen aufnehmen. Die in der ersten Zeit Sterbenden verschwinden aus den Listen; ja wir sind gar nicht im Stande das Mortalitätsprocent der Septicämie in den ersten Tagen nach den (traumatischen) Verletzungen im Kriege genau zu bestimmen. Es unterliegt offenbar bedeutenden Schwankungen und hängt von einer Menge von Bedingungen ab, welche in jedem Kriege, ja in jeder Schlacht, andere sind, aber immer die Schnelligkeit und den Grad der Entwickelung dieses Processes stark beeinflussen. So waren unsere Verwundete bei der Belagerung von Sewastopol ganz anderen Einwirkungen ausgesetzt als diejenigen des Feindes. Fraglich ist es, ob im letzten Kriege in Bulgarien Fälle von bald nach erfolgtem Trauma eingetretener Sepsis ebenso oft als früher vorgekommen sein mögen, aber zweifellos

sicher ist, dass die Septicämie im späteren Verlauf in unseren Lazarethen unvergleichlich seltener als im Krimkriege und vielleicht sogar im deutsch-französischen beobachtet wurde.

Ungeachtet der gleichen Beschaffenheit der von den Türken
gegen uns in Bulgarien und der im serbisch-türkischen Kriege in
Serbien gebrauchten Schusswaffen kam die Septicämie nach dem
Zeugniss des Prof. Kolomnin in Serbien bedeutend häufiger vor
und bildete eine gewöhnliche Erscheinung in den dortigen Etappen-
lazarethen und Hospitälern. Prof. Kolomnin (und auch Prof. Sklifassowski) erklärt diesen überraschenden Unterschied mit den
Missständen der serbischen Transporte; ich halte jedoch die auch
von ihm erwähnte weite Distance der in Serbien kämpfenden Par-
teien für einen noch wesentlicheren Grund dieses Unterschiedes. Wer
wollte übrigens im Kriege bei dem chaotischen Zusammenwirken
der verschiedensten schädlichen Einflüsse mit Sicherheit entscheiden,
welchem von ihnen ausschliesslich die verderblichen Folgen zuzuschreiben sind?

Die Eitervergiftung, Pyämie, welche sich vorherrschend in
den Hospitälern gewöhnlich erst 2—4 Wochen nach erfolgtem Trauma
entwickelt, ist der Forschung zugänglicher; deshalb wendet sich die
Aufmerksamkeit der Chirurgen ihr mehr zu und sind die vergleichenden Schlüsse über das Auftreten derselben in den Lazarethen
viel präciser. Aber auch über die Pyämie gehen die Ansichten der
Aerzte auseinander. Einige halten bis jetzt noch die localen pathologischen Veränderungen der Gewebe durch das Trauma für die
Hauptursache der Entstehung der Pyämie. Ich bekämpfe schon seit
mehr als 20 Jahren diese noch bestehende und, wie ich glaube,
schädliche Ansicht. Jedoch weiss ich nicht, ob es mir gelungen ist
meine auf eine lange Reihe von Beobachtungen an Pyämischen unter
sich wohl kaum anderswo bietenden Verhältnissen begründete Ansicht genügend deutlich darzulegen und halte es daher für geboten
dieselbe hier anzuführen:

1. Wenn ich den inficirten Eiter für die Ursache der Pyämie
und diese Krankheit für eine infectiöse und contagiöse halte, so
habe ich doch nie die wesentliche Bedeutung der localpathologi-
schen (traumatischen) Veränderungen beim Infectionsprocess in Abrede gestellt.

2. Dass nach meiner Ansicht die Pyämie, sowie alle traumatischen Infectionskrankheiten, sowohl epidemisch als auch contagiös
werden kann.

3. Dass die Pyämie als selbstständiger pathologischer Zustand
bestehend den anderen traumatischen Infectionskrankheiten verwandt
ist und unter gewissen Bedingungen zugleich mit ihnen so eng ver-

bunden vorkommt, dass beim Uebergang der einen Form in die
andere die Grenzen nie scharf bezeichnet werden können.

4. Endlich dass, nachdem ich diese von mir schon längst ausgesprochenen Resultate einer zwanzigjährigen Beobachtung mit den
Eindrücken verglichen, die mir bei dem Besuche der Hospitäler in
den beiden letzten Kriegen (dem deutsch-französischen von 1870—71
und unserem bulgarischen von 1877 — 78) geworden sind, ich bei
meiner früheren Ansicht bleibe.

Die Ansichten vieler Anderer nicht berührend will ich nur zwei
durch ihre Erfahrungen in dieser Angelegenheit berühmte Aerzte,
Hueter und Billroth, anführen, um zu zeigen, dass scheinbar entgegengesetzte, auf Erfahrung basirte Ansichten durchaus nicht als
Widersprüche aufgefasst werden müssen. Hueter, der bekanntlich
die Entwickelung der Pyämie am häufigsten gegen Ende der zweiten
Woche nach erfolgter Verletzung beobachtet hat, ist zu dem Schlusse
gekommen, dass sie eine Krankheit sei, die den Verwundeten von
auswärts, während einer gewissen begrenzten Zeit treffe und typisch
verlaufe, — mit anderen Worten, Hueter schreibt der Pyämie epidemische Eigenschaften zu und in dieser Hinsicht theilt er offenbar
meine langjährige Ueberzeugung. Billroth hingegen behauptet die
Pyämie sei eine Localerkrankung, welche sich „aus gewissen Zuständen der Wunde“ entwickelt und wesentlich von der Eigenthümlichkeit der traumatischen Verletzung und des verletzten Körpertheiles
abhängt. Nach Billroth's Ansicht werden der Eiter und die Fermente bei der Pyämie aus der Wunde und den eiternden Geweben
„durch abnorme Druckverhältnisse in den Lymph- und Venenstrom
eingetrieben“. Billroth ist überzeugt, dass man der Pyämie weder
durch Ventilation der Räume, noch durch Isolirung, noch sogar durch
Reinhaltung der Wunde vorbeugen kann. Aber ungeachtet dieser
Ueberzeugung sagt Billroth zugleich: „wir können nur (!) durch
alle diese Dinge bewirken, dass keine Infection mit schlechterem,
giftigem Eiter auf andere gute Wunden erfolgt.“ (Chirurg. Briefe
von Th. Billroth, Berlin 1872.) Ferner legt dieser erfahrene Chirurg den in der Tiefe durch verklebte Wundränder und Granulationen zurückgehaltenen zersetzten Blutgerinnseln, Gewebsfetzen und
Detritusmassen mit vollem Recht eine grosse Bedeutung für die Entstehung und den Verlauf dieser Infectionskrankheit und folglich auch
für deren Behandlung bei.

Dieses Alles ist unumstösslich wahr und muss jedem erfahrenen
Chirurgen bekannt sein. Aber dabei ist zu bedenken: hinge die
Entwickelung der Pyämie einzig und ausschliesslich von localen Veränderungen und dem Zustande der Wunde ab, so dürften uns sicherlich nie Fälle dieser Krankheit bei reinen, guteiternden und mit

frischen, gesund aussehenden Granulationen bedeckten Wunden zu Gesichte kommen; ebenso würden wir nie kolossale pyämische Abscesse in der Leber und den Lungen bei ganz oberflächlichen, beinahe geheilten Geschwüren und Wunden beobachten. Andererseits müsste die Pyämie unbedingt eine stetige Begleiterin aller tiefen, gewundenen, mit nekrotischen Fetzen und stinkender Jauche gefüllten Senkungen sein. Leider habe ich mich zur Genüge in den Hospitälern vom Gegentheil überzeugen können. In einem schlechten, inficirten Hospitale war ich oft Zeuge davon, dass ein Kranker mit ganz reiner, vorzüglich heilender Wunde plötzlich ohne jede nachweisbare Ursache einen Schüttelfrost bekam und bald darauf unter allen Erscheinungen der Pyämie zu Grunde ging; zu beachten ist hierbei noch, dass an der granulirenden Wunde in manchen Fällen bis zum Tode nichts Besonderes zu entdecken war, ja dass bisweilen die Granulationen nicht einmal trocken oder blass wurden. Ebenso habe ich auch gesehen, wie kleine, unbedeutende, schon fast geheilte Wunden bei gleichzeitig herrschenden Epidemien von Schüttelfrösten und kolossalen Abscessen der Leber begleitet waren. Endlich habe ich viele Verwundete gesehen, wiewohl auch andere Aerzte solche gesehen haben, die an Erschöpfung kachektisch zu Grunde gingen, mit ungeheueren jauchigen Eitersenkungen ohne eine Spur von Pyämie-Symptomen weder zu Lebzeiten noch bei der Autopsie. Alle diese auffallenden Beispiele von Entwickelung und Ausbleiben der Pyämie nur durch locale Veränderungen und Eigenschaften der Wunde oder durch die den Eintritt von Fermenten in die Lymph- und Blutbahnen fördernden Druckverhältnisse erklären zu wollen, erscheint mir gezwungen und als Voreingenommenheit für eigene Hypothesen. Ebenso vorurtheilsvoll ist es, wenn ein Arzt den von anderen beobachteten epidemischen Charakter der Pyämie nur aus dem Grunde ignorirt, weil er ihn selbst nicht beobachtet hat.

Im Verlauf von 20 Jahren habe ich so häufig in den Hospitälern ein periodisches Auftreten der acut purulenten Oedeme, Erysipele und allgemeiner Pyämie gesehen, dass mir nicht der leiseste Zweifel über die Existenz einer epidemischen Pyämie bleiben konnte. Dies hindert mich aber nicht den wesentlichen Einfluss der localen Veränderungen an der Wunde auf die Entwickelung der Pyämie anzuerkennen. Und ich nehme deshalb, mich auf die Erfahrung stützend, zwei Formen der Pyämie an.

Eine ganze Reihe von Fällen gehört zur Kategorie der localen Pyämie und ist es gar nicht zu verwundern, dass viele Aerzte keine Gelegenheit hatten die zweite Form zu beobachten, welche nur unter gewissen, nicht zu jeder Zeit und überall zu treffenden Bedingungen vorkommt. Jede Verwundung im Verein mit Blutung, Stoss, Zer-

quetschung der Weichtheile, Zertrümmerung der Knochen, Verletzung
der Venen und Lymphdrüsen, der Gelenke und Schnenscheiden —
besonders wenn sie nicht subcutan ist — kann zweifellos eine Quelle
für die Entwickelung von Fermenten und der Pyämie abgeben. Es
unterliegt auch kaum einem Zweifel, dass die Infectionsstoffe sich
unter gewissen abnormen Einflüssen im Organismus entwickeln können,
ganz ebenso wie unter normalen Verhältnissen sich der nicht weniger
schädliche Harnstoff u. dergl. bildet. Aber das Vorhandensein von
localen und anderen Bedingungen im Körper, welche die Blut- und
Eiterzersetzung und die Infection des Gesammtorganismus mit diesen
zersetzten Stoffen ermöglichen, schliesst noch gar nicht die Existenz
anderer äusserer Quellen für die Pyämie aus, die Existenz von
Contagien und Miasmen. Eben diese von auswärts auf die durch
das Trauma zugänglich gewordenen und eiternden Gewebe einwir-
kenden Einflüsse rufen eine Pyämie hervor, welche als zweite Kategorie, als allgemeine oder exogene (eingewanderte) Pyämie aufzufassen ist.

Jeder vorurtheilsfreie Beobachter überzeugt sich unschwer, wie
verschieden das Befinden eines einzelnen, von noch so grosser traumatischer Verletzung Betroffenen, von demjenigen eines in einem
schlechten Hospitale unter hunderten Schwerverwundeter Untergebrachten ist, besonders im Kriege nach vielen vorausgegangenen Entbehrungen und unter dem Einflusse verschiedener Endemien und
Epidemien. Billroth sah im Kriege von 1870—71 in seinem nicht
besonders günstigen Lazarethe in Weissenburg aber auch in den ausgezeichnet ventilirten Baracken von Mannheim viele Fälle von Pyämie
und leugnet deshalb die heilsame Einwirkung der guten Luft und
anderer hygienischer Bedingungen auf die Entwickelung der Pyämie.
Diese Ansicht war auch bei unseren jungen Chirurgen in den neuen
Baracken in Rumänien während des letzten Krieges von 1877—78
mehr oder weniger vertreten. Aber sowohl in Weissenburg bei Billroth als auch in Mannheim und bei unseren jungen Chirurgen in
Rumänien lag eine grosse Zahl Schwerverwundeter beisammen. Gerade diesen Umstand, das Hauptmoment in der Pyämie-
frage, berücksichtigen sowohl Billroth als auch alle eifrigen jungen
Chirurgen viel zu wenig, indem sie die ganze Schuld an der ungeheueren Sterblichkeit der Eigenthümlichkeit der Verwundung und
den localen Veränderungen in der Wunde beimessen. Selbstverständlich kann man nicht verlangen, dass die Sterblichkeit nach so bedeutenden Verletzungen, wie Schussfracturen, perforirende Wunden
der Gelenke und Körperhöhlen, gleich Null oder sehr gering sei,
aber der Procentsatz wird ein anderer werden, sowie man aufhören
wird aus wissenschaftlichem Interesse die Schwerverwun-

deten zusammen zu legen. Ich habe mich zur Genüge von der Un-
widerlegbarkeit dieser Wahrheit überzeugen können. Es gab auch
für mich eine Zeit, wo ich bemüht, soviel als möglich operative und
interessante Fälle zu sammeln, die Schwerverwundeten zur beque-
meren Beobachtung in ein Hospital oder in einen grossen Krankensaal zusammenlegte; die Resultate waren immer schlecht. So erging
es mir in der Klinik zu Dorpat, im Landmilitärhospital und in Sewastopol, und das ist begreiflich. Es half mir wenig, dass ich die
Reinigung der Wunden und den Zustand des Kranken mit der ge-
wissenhaftesten, peinlichsten Sorgfalt überwachte. Schon im zweiten
Landmilitärhospital gegen Ende der vierziger Jahre fing ich an die
Operirten und Schwerverletzten in besonderen Räumen, an denen es
damals nicht mangelte, unterzubringen. Einige Krankensäle, wo die
Operirten immer an Pyämie zu Grunde gegangen waren, vermied ich
ganz, — und die Resultate verbesserten sich sichtlich zu der Kranken
und meinen Gunsten. Als ich zuletzt sah, dass selbst trotz des nicht
durch meine Schuld vernachlässigten Verbandwechsels, trotzdem, dass
der Eiter unter dem mehrere Tage nicht gewechselten Verbande übelriechend wurde, doch die Heilung befriedigend fortschritt, so konnte
ich diese unerwarteten Erfolge nur dem Umstande zuschreiben dass
meine Operirten nicht alle zusammen lagen, sondern in getrennten,
übrigens durchaus auch nicht geeigneten Räumen zerstreut waren.
Dieses erweckt in mir wiederum den ketzerischen Gedanken, dass
jedes Individuum, gesund oder krank, von einer ihm eigenthümlichen Atmosphäre umgeben ist, welche es mit sich herum-
trägt; — bei einem Conflux von Individuen nun kann trotz der
Luftigkeit des Raumes und trotz anderer hygienischer Maassregeln
unter gewissen Bedingungen die Einwirkung des einen Organismus auf den anderen leicht schädlich werden. Bei Zusammenhäufung von Verwundeten wirkt sowohl Miasma wie Contagium,
fruchtbaren Boden findend, energischer und verbreiten sich zuweilen
sehr rasch vermittelst der Atmosphäre eines aus einer inficirten Gegend Hinzugekommenen weiter.

Es ist noch ein Medium vorhanden für die Uebertragung und
Verbreitung der Infection bei Anhäufung Schwerverwundeter in einem
Raume, — das ist das Sanitätspersonal selbst mit dessen Zubehör: Kleider, Verbandmaterial, Instrumente u. s. w. Sich in begrenzten, mit Schwerverwundeten belegten Räumlichkeiten bewegend
und sich von Einem zum Anderen wendend übertragen Aerzte, Sanitäre und Wartepersonal unbemerkt alles sie Umgebende, vielleicht
auch sogar Luftschichten mit in ihnen enthaltenen Ausdünstungen
und Stäubchen von einem Bett zum anderen. Wie dem auch sei,
so ist die in Mannheim und in unseren Barackenlazarethen beob-

achtete Thatsache richtig. Die Ventilation allein schliesst die Entwickelung der Pyämie nicht aus, sobald in den betreffenden Räumen
ein Zusammenhäufen von Schwerverwundeten stattfindet.
Dies werden aber nicht nur Pyämien erster Kategorie sein, sondern
es wird nicht viel dazu gehören, um aus ihnen allgemeine Pyämie
zu machen und die zusammengehäuften Verwundeten der Einwirkung
einer epidemischen Infection auszusetzen.

Die Isolirung der Pyämischen war, soviel ich bei meinem
Besuche der Lazarethe im Kriege 1870—71 und in unserem Kriege
beobachtete, bei den Aerzten nicht im Gebrauch. Ich habe wenigstens keine Hospitalabtheilungen für Pyämische gesehen, wie sie beim
zweiten Landmilitärhospital und in Sewastopol existirten, als ich die
chirurgische Abtheilung und den Verbandplatz unter meiner Leitung
hatte. Ich halte dies für eine wesentliche Lücke, die übrigens bei
uns in Bulgarien durch Mangel an Raum entschuldigt werden kann.
Dank der von mir eingeführten Pyämie-Abtheilungen in den unter
mir stehenden Hospitälern verringerte sich die Zahl der pyämischen
Erkrankungen sichtlich, besonders der Formen, welche mit acut
purulentem Oedem, Erysipel und Diphtheritis der Wunde einher-
gingen. Schon der Umstand, dass die Pyämischen von demselben
Personal verbunden werden, und das Verbandmaterial, die Instrumente u. dgl. von einem Bett zum anderen getragen werden, kann
in einem Krankenraum, wo mit Pyämischen auch andere Verwundete
zusammenliegen, nur der Verbreitung der Infection Vorschub leisten.
Dass dieses möglich ist, bestreitet auch Billroth nicht, wie wir
oben sahen, obgleich er dennoch trotzdem behauptet, durch Isolirung
könne der Verbreitung der Pyämie nicht vorgebeugt werden. Gewiss
werden noch immer Fälle genug vorkommen, wo weder die Isolirung
noch die Zerstreuung in einzelne Häuser der Pyämie vorbeugen können; es sind eben die Fälle der ersten Kategorie (der localen Pyämie)
recht zahlreich, aber dieses rechtfertigt das Unterlassen von Maassnahmen gegen die Verbreitung der zweiten Form, d. h. der allgemeinen Pyämie, nicht, welche in überfüllten Hospitälern auch solche
Verletzte befällt, deren äussere Verletzung gar nicht zur Pyämie dis-
ponirende Eigenschaften hat.

2. Acut brandige und acut purulente Oedeme und Erysipele habe ich beim Besuch unserer Hospitäler in Bulgarien nicht
gesehen; von den ersteren habe ich übrigens schon erwähnt, weshalb; von den letzteren aber, welche häufig schon während des Aufenthaltes der Verwundeten in den Lazarethen, zuweilen aber auch
einige Wochen nach der Verletzung erscheinen, kann ich positiv behaupten, dass sie in diesem Kriege, so zu sagen, aus der Mode gekommen waren. Das hätte ich nimmer in Sewastopol geglaubt. Ja mir

ist auch noch jetzt die Ursache nicht klar, warum bei einer so grossen Anhäufung von Kranken und Verwundeten im t. Kriegshospital Nr. 69 in Bogot während der ganzen zwei Monate meiner fast täglichen Besuche, obgleich die Verwundeten bei unfreundlichem Wetter in vorgeschrittener Jahreszeit in für Wind und Regen zugänglichen Hospitalzelten· untergebracht waren, ich dennoch keinen richtigen Fall von acut purulentem Oedem gesehen habe. Ich habe auch von keinem Arzte vernommen, dass Erysipele und acut purulente Oedeme in einigermaassen ausgeprägter Form während des bulgarischen Feldzuges beobachtet worden seien. Bei meinem Besuche der französischen und deutschen Lazarethe in Elsass-Lothringen 1870—71 habe ich ebenfalls die mir von Petersburg und Sewastopol her so bekannten Erysipele und acut purulenten Oedeme nicht gesehen und habe auch von Seiten deutscher Aerzte nicht besonders über sie klagen hören. Aus allem Diesem schliesse ich, dass die Pyämie in diesen beiden Kriegen (von 1870—71 und 1877—78) einen anderen erträglicheren Charakter hatte und nicht so mörderisch war als in der Krimcampagne. Ich habe früher die Beobachtung gemacht, dass die acutesten, verderblichsten Formen der Pyämie in den Petersburger und Sewastopoler Hospitälern fast immer gleichzeitig mit acut purulenten Oedemen oder Erysipelen (bald der migrirenden, bald der exanthematischen Form) auftraten.

3. Eiterige Infiltrate und Abscesse des Knochenmarkes — Osteomyelitis — werden wohl wie immer viele mit Pyämie endende traumatische Knochenleiden begleitet haben; jedoch kann ich nicht genau angeben, wie oft dies sich ereignete, da ich keine Autopsien in Bulgarien ausgeführt habe. Indess kann ich bestimmt behaupten, dass

4. Nosocomiale Unreinheit der Wunden, Diphtheritis, pulpöser und geschwüriger Hospitalbrand bei dem Besuche der bulgarischen und rumänischen Lazarethe mir keinmal begegnet sind, und dass ich von keinem Arzte gehört habe, dass diese traumatischen Infectionskrankheiten während des letzten Krieges geherrscht hätten. [1]

Wenn wir unseren Krieg in Bulgarien von 1877 hinsichtlich der traumatischen Infectionskrankheiten — allerdings auf nur wenige statistische Daten gestützt — mit einigen vorhergegangenen Kriegen vergleichen, so müssen wir ihm den Vorzug zugestehen, dass mit Ausnahme der Septicämie und Pyämie, den unzertrennlichen Beglei-

---

1) Während der Ueberhäufung des Hospitales in Sistowa nach der Einnahme von Plewna war der Hospitalbrand daselbst an der Tagesordnung (Dr. Kusmin); auch in anderen Hospitälern waren in späterer Zeit mehr oder weniger sporadische Fälle nicht selten.

tern des Massentrauma, andere Formen der traumatischen Infection, wie acut purulente Oedeme, acute Osteomyelitiden, Erysipele, Wunddiphtheritis, Hospitalgangrän gar nicht vorgekommen sind, oder doch in nur sehr beschränktem Maasse beobachtet wurden. Ja auch die Septicämie und Pyämie haben, soviel ich gesehen und gehört, die gewöhnliche Norm nicht überschritten. Bei allem Dem war unser letzter Krieg kein kurz dauernder, wie der italienische von 1859 oder der preussisch-österreichische von 1866. Der Kriegsschauplatz befand sich in einem halbcivilisirten Lande, in ungesunden Gegenden. Die Räumlichkeiten in Bulgarien waren der primitivsten Art, sehr oft boten sie den Kranken nicht einmal Schutz gegen Kälte, Wind und Nässe. Die Verwundeten waren nicht selten durch vorhergegangene Entbehrungen und unbequeme Transporte auf schlechten Wegen geschwächt, und ungeachtet alles Dessen werden wir beim Vergleiche mit einigen uns bekannten Angaben aus anderen Kriegen finden, dass beinahe kein Krieg anderer Nationen, den deutsch-französischen von 1870—71 nicht ausgenommen, vorübergegangen ist, ohne diejenigen Infectionskrankheiten aufzuweisen, welche, wie ich mittheilte, bei uns vollständig fehlten.

Ich besitze keine statistischen Angaben über die Zahl der an Septicämie und Pyämie Erkrankten weder aus dem letzten noch aus den früheren Kriegen. Aber ich glaube, dass die durch gewisse Combinationen gewonnenen Daten in Betreff unseres bulgarischen Krieges von 1877—78 nicht sehr von der wahren Zahl der Eitervergiftungen abweichen werden. Wenn die weiter unten dargelegten Combinationen über die Gesammtzahl der in diesem Kriege an Verletzungen Gestorbenen richtig ist und diese Zahl auf dem eigentlichen Kriegsschauplatze in der That nicht 5000 überstieg, so können wir kühn behaupten, dass, gering gerechnet, 50 % dieser Zahl an Eitervergiftung starben, und da Genesung nach Septicämie und Pyämie sehr selten ist, so können wir annehmen, dass diese 50 %, d. h. 2500, auch die Zahl der an Eitervergiftung Erkrankten ist. Also von der Gesammtsumme der Verwundeten 36—37000 Mann = 6 % mit einem Bruch. Nehmen wir aber nur die Zahl der mehr oder weniger Schwerverwundeten 14952, so giebt das 16 % mit einem Bruch.

Von den übrigen vorhergegangenen Kriegen kann man nur wenige Hinweise über die Zahl der Pyämiefälle aus dem nordamerikanischen Bürgerkriege von 1861—65 als wahrscheinlich anführen. In der Statistik dieses Krieges finden wir unter der Rubrik „erysipelas“ die Zahl 24800 mit einer Sterblichkeit von 2100. Offenbar sind unter der Ueberschrift „erysipelas“ auch Pyämiefälle einbegriffen, da eine besondere Spalte für Pyämie in der amerikanischen Statistik nicht

existirt, die gewöhnliche Rose aber nicht so hohes Mortalitätsprocent
geben konnte. Nehmen wir aber an, dass nur 2100 an Pyämie gestorben sind, so ist die Zahl der Pyämiesterbefälle im Verhältniss
zur Gesammtsumme der im amerikanischen Kriege ihren Wunden
Erlegenen 34508 zu klein = 6 % mit einem Bruch. Richtiger wird
es sein anzunehmen, dass bei den Amerikanern ebenso wie bei uns
und überall die Pyämie, als Todesursache der Verwundeten, mit nicht
weniger als 50 % von der Gesammtverwundetenmortalität berechnet
werden muss; dann erhalten wir die Zahl 17 254 für die an verschiedenen Formen der Eitervergiftung Gestorbenen (auf die Gesammtzahl von 34508 Verstorbenen).

Dieses wäre dasselbe Procent, wie wir es nach unserer Zusammenstellung auch bei uns auf die Gesammtzahl der Verwundeten
gefunden haben. Bei uns auf die Gesammtzahl von 36—37000 Verwundeten — 2500 Pyämiefälle = 6 %; bei den Amerikanern auf die
Gesammtzahl von 278866 Verwundeten — 17254 Pyämische = 6 %
mit einem Bruch.

Sollte sich diese Berechnung als richtig herausstellen, so spricht
sie sehr vernehmlich zu unseren Gunsten, da wir in Bulgarien uns
in unvergleichlich ungünstigeren Verhältnissen befanden als die Amerikaner; ihre Transporte waren ausgezeichnet organisirt, die Unterkünfte waren günstiger u. s. w. Freilich bildete sich das in Amerika
erst nach und nach aus und der Krieg war bedeutend langwieriger.

Die nosocomiale Unreinheit der Wunden oder der Hospitalbrand herrschte mehr oder weniger in allen unserem letzten
Kriege vorhergegangenen Kriegen, in unserem Kriege war sie aber,
wie gesagt, nicht vorhanden. Dieser Umstand, der noch deutlicher
für die Sanitätsverhältnisse unserer Verwundeten spricht, bleibt mir
ein Räthsel. Unsere Unterkünfte für die Verwundeten, unsere Transporte waren im Vergleich zu den amerikanischen von 1861—65 und
den deutschen von 1870—71 schlecht. Wir hatten weder Eisenbahnen in unmittelbarer Nähe des Kriegsschauplatzes (wie in Frankreich und Amerika), noch ruhige Flusstransporte (wie in Amerika).
Die Verwundeten lagen häufig unter freiem Himmel oder zusammen
mit anderen Kranken unter Zelten. Die Isolirung konnte nicht sorgfältig ausgeführt werden, und dennoch sind wir von der Geissel
früherer Kriege verschont geblieben. Beweist das nicht, dass der
Hospitalgangrän ausser dem contagiösen noch ein epidemischer Charakter beigelegt werden muss? Andererseits ist nicht zu bezweifeln,
dass ausser epidemischen Einflüssen das Zusammenliegen der Verwundeten in schlechten Räumen dem Hospitalbrand am meisten Vorschub leistet. Und dies war, wie ich schon mehrfach berichtete,
auf unserem letzten Kriegsschauplatze nicht selten der Fall. Auch

konnten sich unsere t. Kriegshospitäler in Hinsicht der Gegend nicht immer einer gutgetroffenen Auswahl rühmen, und doch trägt eine schlecht salubrirte Gegend nicht weniger als die Anhäufung zur Entwickelung der Nosocomialgangrän bei. Man erinnere sich hier an die von Hennen mitgetheilten schlagenden Beispiele aus dem Kriege zwischen England und Frankreich in Spanien. Nach einem Bericht war in dem Hospital in Elvas die Hospitalgangrän zwei Jahre lang nicht auszurotten, bis man endlich darauf verfiel, dass sie von einem Depôt alter Verbände und einem stehenden Teiche in der Nähe abhinge. Das Depôt wurde vernichtet, das stehende Wasser abgeleitet und die Hospitalgangrän blieb aus. Später lagen 1500 Verwundete in demselben Hospitale, aber die Nosocomialgangrän zeigte sich keinmal.

Von unseren Hospitälern in Sewastopol, Bachtschissarai und Sympheropol während des Krimkrieges will ich gar nicht reden; dort wirkten die Anhäufung Schwerverwundeter und die schlechte Salubrität der Räume und der Gegend gemeinsam, und die Hospitalgangrän wüthete zugleich mit Septicämie, Pyämie, acut purulenten Oedemen und Erysipelen. Bei unseren Feinden sah es in ihrem alliirten Lager nicht viel besser aus besonders gegen Ende des Krieges in den türkischen Lazarethen, wohin die in der Krim verwundeten Franzosen abgeführt wurden, und auf ihren Schiffen starben 60 %/0 am Hospitalbrand. Im französisch-österreichischen Kriege von 1859 stieg die Mortalität an Nosocomialgangrän bis zu 80 %/0, namentlich in den Lazarethen zu Mailand. In dem kurzen preussisch-österreichischen Kriege von 1866 trat der Hospitalbrand zugleich mit der Cholera in Prag, Berlin und Breslau auf. In Amerika herrschte der Hospitalbrand mit Typhus und Scorbut gleichzeitig, hauptsächlich unter den Gefangenen. Im deutsch-französischen Kriege von 1870/71 zeigte sich diese Infectionskrankheit in den dem Kriegsschauplatze zunächst liegenden Hospitälern wiederholt zusammen mit Wunddiphtheritis; im September und October wurde sie aber auch in den entfernteren Hospitälern und Lazarethen beobachtet. Am stärksten wüthete der Hospitalbrand während dieses Krieges in Metz und Strassburg, ebenfalls mit Typhus, Scorbut und Dysenterie zusammen. Uebrigens sind deutsche Chirurgen der Ansicht, dass die Nosocomialgangrän in dem Kriege 1870—71 6 %/0 als Sterbeziffer nicht überstieg.

Die Rose herrschte im amerikanischen Kriege so stark, dass sie 8 %/0 von der Gesammtzahl der Verwundeten ausmachte (von 278 866 Verwundeten — 22 700 Erysipelatöse; diese Zahl erhielt ich nach Abzug der 2100 Gestorbenen, d. h. wahrscheinlich Pyämischer, von der Zahl 24 800, welche unter der Rubrik „erysipelas" angeführt ist; siehe oben). Auf der Höhe des deutsch-französischen Krieges

von 1870—71 hatte die Rose einen mehr localen und sporadischen
Charakter; aber gegen Ende des Krieges, im Spätherbst und Winter,
zeigte sie sich häufig in den Barackenlazarethen. In unserem letzten
Kriege trat die Rose, soviel mir bekannt, nirgendwo unter den
Verwundeten epidemisch auf.

Den Grund für so unerwartet glückliche Resultate hinsichtlich
der traumatischen Infectionskrankheiten während des letzten Krieges
in Bulgarien genau anzugeben ist nicht möglich. Ich habe schon
mehrmals dargelegt, wie ungünstig die Verhältnisse in diesem Kriege
im Vergleich mit den vorangegangenen europäischen und dem amerikanischen Kriege waren. Nach allem menschlichen Dafürhalten
hätte man unbedingt, namentlich in den Lazarethen auf dem Kriegstheater besonders verderbliche Folgen für die Verwundeten von der
Verbreitung der Infection erwarten sollen; statt dessen fehlten die
bösartigsten Formen vollständig. Es liegt nahe, die Ursache für
diese Erscheinung in einigen offenbar günstigen Umständen zu vermuthen, welche den anderen Kriegen fehlten. Zu solchen zähle ich:
a) das Gefecht in sehr naher Distance mit schnellfeuernden Waffen
(darüber weiter unten) und das geringe Procent von traumatischen
Verletzungen durch grobes Geschütz. Obgleich ich über diesen Gegenstand wenig vergleichende Angaben besitze, so kann ich, die
Zahl der durch schwere Geschosse in der Belagerungsschlacht vor
Nicopol ($\frac{3}{15}$ Juli 1877) Verwundeten in Betracht ziehend, doch mit
Gewissheit sagen, dass die Zahl derartiger Verletzungen nie 82%
wie im deutsch-französischen Kriege (bei Belagerungen), nicht einmal 34% (wie bei den Einschliessungen ganzer Gegenden und Aus-
fällen im deutsch-französischen Kriege), und kaum je 11—12% (wie
im amerikanischen von 1861—65 und dem preussisch-österreichischen
von 1866) erreichte. b) Die fasst ausschliessliche Unterbringung der
Verwundeten in Zelten und Jurten auf dem Kriegsschauplatze, wenngleich diese Räume zeitweilig bei Temperaturwechsel und starkem
Zuströmen von Verwundeten ungünstig auf die Wunden einwirkten.
c) Die fortwährende nur selten unterbrochene Zerstreuung der Verwundeten vom Kriegsschauplatze, wenn auch die Landtransporte und
die Eisenbahntransporte in gewöhnlichen Militärzügen das Mortalitätsprocent um Einiges erhöhten. Fügen wir zu diesen drei Bedingungen, welche unseren Krieg von den vorhergegangenen unterscheiden, noch die für alle Kriege als günstig anerkannten und in
den drei letzten Kriegen (dem amerikanischen, deutsch-französischen
und dem unserigen in Bulgarien) sehr ähnlichen Bedingungen hinzu,
nämlich: die Privathülfe, die Hülfsleistung tüchtiger und
erfahrener Aerzte, den Ueberfluss an Verbandmaterial
und Medicamenten, so gewinnt meine Annahme über die Ur-

sachen der geringen Zahl von Wundinfectionen, wie mir scheint, an Wahrscheinlichkeit.

6. Der Starrkrampf, welchen einige Chirurgen nicht ohne Grund auch für eine miasmatische (zymotische) Krankheit ansehen, war in unserem Kriege in Bulgarien nicht selten und auffallend häufiger als im Krimkriege in den Jahren 1854—55 anzutreffen. Damals konnte ich unter der Menge Schwerverwundeter, welche die Zahl der schweren Fälle dieses Krieges bedeutend überstieg, kaum 10 Fälle zusammenbringen. In den Hospitälern in Bulgarien, Rumänien und Bessarabien habe ich in den Jahren 1877—78 Notizen über 40 Fälle (eigentlich 42, von denen 2 mit Erfrierungen) gesammelt, von diesen wurden 3 vollständig geheilt (siehe weiter unten, Abschn. Behandlung). Prof. Lewschin hat uns interessante Angaben über die von ihm notirten Todestage der 9 an Tetanus in Simniza Gestorbenen mitgetheilt. Diese Tage waren folgende: im August 1877 der 25., 26. (starben 2), der 29., 30.; im September und November der 5. und 2 am 18.

Vergleichen wir die gesammelten Angaben mit einigen statistischen Zahlen aus früheren Kriegen, so finden wir, dass bei uns in Bulgarien, Rumänien und Neurussland die Zahl der von Tetanus befallenen Verwundeten einen unbedeutenden Bruch ausmacht, nicht nur im Verhältniss zur Gesammtsumme der Verwundeten sondern auch zur Zahl der schwer und mittelschwer Verwundeten (nach meiner Schätzung $15\,000 : 38 = 0,25\,\%$). In der Krim kamen bei den Engländern auf 12 000 Verwundete — 26 Tetanusfälle $= 0,21\,\%$; bei den Franzosen im italienischen Feldzuge 1859 auf 21 000 Verwundete — 153 $= 0,73\,\%$; in Strassburg im Kriege von 1870—71 auf 2230 — 12 $= 0,54\,\%$; in Versailles erreichte in demselben Kriege die Zahl der Tetanusfälle im deutschen Heere $2\,\%$; im Werder'schen Armeecorps von 1870—71 wurden von 7000 Verwundeten 43 von Starrkrampf befallen, macht $0,6\,\%$.

Wenden wir uns nun zu den anderen Krankheiten, welche mehr oder weniger endemisch oder epidemisch herrschen, aber fast nie während eines Krieges ganz fehlen; viele von diesen sind exquisit ansteckend, beinahe alle epidemisch. Doch die Fähigkeit anzustecken ist in den epidemischen Krankheiten nur eine Form oder Nuance des Seuchencharakters.

Die Kriegsseuchen treten nicht selten zugleich mit den traumatischen Infectionskrankheiten auf; einige prädisponiren zu letzteren und sind ihnen in den äusseren Erscheinungen ähnlich, so z. B. die seuchenhaften und die traumatischen Diarrhöen bei septischen Wunden. Sicherlich wird der Wundverlauf von fast allen Seuchen beeinflusst, obschon nicht immer gleich deutlich und schnell.

So bemerkte schon Larrey die verderbliche Wirkung des Typhus auf den Wundverlauf nach der Schlacht von Austerlitz; die Wunden schwollen an, wurden trocken und nekrotisch, besonders bei complicirten Fracturen. Bei uns herrschte während des Krimkrieges zugleich mit Flecktyphus die Pyämie. Die Ruhr bleibt in den meisten Fällen auch nicht ohne schädlichen Einfluss auf den Wundverlauf; dies wird von den Beobachtungen Larrey's, Macleod's und von den meinigen bestätigt; hingegen bemerkte Prof. Fischer während des deutsch-französischen Krieges keine Verschlimmerung an den Wunden, als die Ruhr im Jahre 1870 im deutschen Lager herrschte.

Am verderblichsten wirkten zu Kriegszeiten auf Armee und Bevölkerung die chaotischen Mischformen von Seuchen und Infectionen, unter denen es selbst dem erfahrensten Arzte schwer wird, sich zurecht zu finden. Dieses pathologische Chaos wird, wie Geschichte und Erfahrung lehren, vorherrschend durch drei Umstände bedingt: 1. durch langdauernde Belagerung von festen Plätzen mit grosser Bevölkerungszahl; 2. wenn langwierige und mit grossen Entbehrungen verbundene Kriege in Fiebergegenden geführt werden; 3. wenn in langwährenden Kriegen zugleich mit den Kriegsepidemien und Infectionskrankheiten noch zufällige Seuchen (Pocken, Cholera, Pest) herrschen. — Wenn ein Heer oder die Bevölkerung dem Zusammenwirken dieser drei Bedingungen ausgesetzt ist, so kann sich an ein und demselben Individuum ein solcher Krankheitszustand ausbilden, wie er in keinem Lehrbuch und keiner klassischen Abhandlung beschrieben wird. Ich muss eingestehen, dass mir das Bestreben der Pathologen unverständlich ist, die Krankheiten in fertige Rahmen einzupassen, wie die Pflanzen nach Ordnung und Familie. Ich frage mich dabei unwillkührlich, ob das nicht ein Ueberbleibsel der volksthümlichen Personification der Krankheiten ist? Allerdings beobachtet man bei Epidemien, besonders im Anfange oft Fälle, die sich als mustergiltig in die Lehrbücher leicht unterbringen lassen; doch verschwinden diese klassischen Muster unter der grossen Menge unbestimmter neu entstehender Formen beim Auftreten der Epidemien und unter Mitwirkung anderer Nothstände. Nicht nur zur Zeit langwieriger und mit anderen Katastrophen verbundener Kriege, sondern auch zu Friedenszeiten treten Epidemien bei gleichzeitig herrschenden Nothständen in den verschiedenartigsten Mischformen auf. Ich habe ausser mehreren kleineren die grossen Epidemien von 1846 und 1849—50 in St. Petersburg und von 1854—55 in der Krim beobachtet, habe gegen 2000 an solchen Seuchen Verstorbene secirt und bin zu der Ueberzeugung gekommen: 1. Dass Entbehrungen verschiedener Art, wie z. B. der Hunger und die Einbringung unverdaulicher Surrogate in den Magen während einer Hungersnoth gleichzeitig mit Zusammenwohnen vieler Menschen in engen, schmutzigen, schlecht ventilirten Räumen nicht jene von uns als Abdominal- oder Flecktyphus bezeichnete typische Krankheit hervorrufen, sondern etwas Besonderes, dessen Erscheinungen während des Lebens und an der Leiche ein Gemisch von Symptomen des Fleck- und Abdominaltyphus, der Leukämie und der Dysenterie bilden. Dieses beobachtete ich in den Jahren 1846—47 an inficirten Arbeitern aus dem Pleskauschen Gouvernement, welche, in einem Hungerjahre zum Brücken- und Eisenbahnbau requirirt, in grosser Anzahl in schlechten Bretterschuppen untergebracht waren und sogar auf den Strassen der Residenz todt hinfielen. Bei der Autopsie fand ich nicht selten in den Verdauungswegen Stücke von Fichtenrinde. 2. Dass sogar eine so typische Seuche wie die Cholera, wenn sie sich in die Länge zieht und an anderen Krankheiten leidende Leute befällt, sich modificirt und sowohl während des Lebens als auch nach dem Tode eine ganze Reihe von Symptomen aufweist, die der gewöhnlichen Cholera nicht eigenthümlich sind. Ich habe eine grosse Anzahl solcher abweichender Formen nach Section von mehr als 900 Choleraleichen in meiner pathologischen Anatomie der Cholera mitgetheilt. 3. Dass die Seuchen in den verschiedenartigsten und undefinirbaren Formen auftreten bei einem langdauernden Belagerungskriege, wenn er in einer Fiebergegend geführt wird und die Soldaten den aussergewöhnlichsten Entbehrungen und Strapazen aussetzt. So war es in der Krim. Dort überzeugte ich mich davon, dass das endemische Wechselfieber, die Malaria und der endemische Darmkatarrh, welche von Localverhältnissen (hauptsächlich Trinkwasser und Bodenbeschaffenheit) abhingen, gleichsam das Gerippe für andere Krankheitsformen abgeben. Sie bilden sich bei den nicht acclimatisirten Ankömmlingen leicht zu Seuchen aus und dienen zu Kriegszeiten als Grundlage für verschiedene Epidemien und miasmatische Krankheiten. Dann nehmen die Malaria, die Ruhr, der Typhus und die Brust- und Unterleibskrankheiten ganz monströse, namenlose Formen an. Hier finden die Liebhaber von Nomenclatur ein ausgiebiges Material. In einem solchen pathologischen Kaleidoskop kann man immerfort neue Zusammenstellungen auffinden und ihnen, wenn es beliebt, auch Namen geben. Es ist daher gar nicht zu verwundern, dass einige Leute bei solcher Gelegenheit nach alter Gewohnheit, die Krankheiten zu personificiren, für jede abweichende Form der Epidemie sofort einen Namen aus ihrem alten Kalender hervorsuchen. Ich entsinne mich, dass man in Petersburg in den vierziger Jahren in grosser Verlegenheit um einen Namen für eine Art kleiner Epidemie war, welche 16 oder 17 Ammen des Findelhauses betroffen hatte;

sie zeigte anfangs die Merkmale einer ungewöhnlichen Cholera, welche
später in eine Art Typhus mit Abscedirungen an der Körperoberfläche überging. Die Autopsien ergaben ausser der Neigung zu
rascher Zersetzung nichts Besonderes. Endlich erwies es sich, dass
die ganze Krankheit, welche seuchenhaft zu werden drohte, Folge
von verdorbenen Häringen war, welche die Ammen während der
grossen Fasten zur Nahrung erhalten hatten! — Noch schwieriger
wäre es gewesen, die Formen, welche in der Krim in den Jahren
1854—55 erschienen, in das Schema einer Nomenclatur einzuzwängen.
Hier konnte man an ein und demselben Subject am Krankenbett und
bei der Section ad libitum die Symptome von Flecktyphus mit Darm-
geschwüren, Dysenterie, Eiterinfiltration der Hirnhäute, Malaria und
sogar Pyämie verfolgen, von einem zufälligen Hinzutreten der Cholera
garnicht zu sprechen. Etwas dem Aehnliches wird sich wohl auch
während der kurzdauernden Belagerungen von Paris, Metz, Strassburg in den Jahren 1870—71 in kleinerem Maassstabe gezeigt haben.
Die Bevölkerung von Paris nahm vom September 1870 bis zum
März 1871, solange die Belagerung durch die deutschen Truppen
dauerte, um 77000 ab gegen 24000 in demselben Zeitabschnitt
von 1869. Der um 33000 grössere Verlust ist hauptsächlich den drei
gleichzeitig herrschenden Seuchen: den Pocken, Darmtyphus und
Scorbut zuzuschreiben. In Metz herrschte der Darmtyphus zugleich
mit Diarrhöen und Ruhr. Der deutsch-französische Krieg wurde
ja auch nicht in Fiebergegenden geführt. Die Soldaten wurden nicht
übermässig strapazirt, sie brauchten nicht in unergründlichem Schmutz
zu bivouakiren, tranken nicht das salzige Wasser der Krim'schen
Brunnen, beschwichtigten nicht ihren Hunger mit verschimmeltem
Zwieback, deshalb ist es erklärlich, dass neue Seuchenformen selbst
bei den Belagerungen nicht beobachtet wurden. Bei uns in Bulgarien
waren der Schauplatz und der Character des Krieges wieder andere,
und daher wurden nicht besonders aussergewöhnliche Combinationen
der Infectionen und Seuchen in grösserem Maassstabe beobachtet.
Jedoch kamen bald hier bald dort Darmkatarrhe, Ruhr, Darmtyphus
u. a. gepaart mit Malaria vor. Die gemischten Einflüsse von Epidemien und Entbehrungen zeigten sich nicht nur am Gesammtorganismus
und den inneren Organen, sondern auch local an äusseren Körper-
theilen, und hier will ich, ehe ich die vergleichende Statistik über
verschiedene Krankheiten in unserem und einigen anderen neueren
Kriegen anführe, etwas bei einem äusseren Leiden verweilen, welches
gleichsam die Mitte zwischen den Folgen einer Epidemie und den
traumatischen Infectionskrankheiten hält und im Gefolge fast aller
auf der nördlichen Hemisphäre geführten Kriege aufgetreten ist —
ich meine die Erfrierungen.

Das Erfrieren der Gliedmassen, meist der Hände und Füsse,
ist während eines Feldzuges nicht als einfache Localkrankheit zu
betrachten. Es geht demselben in Folge von Hunger, anhaltender
Kälte und überstandenen Seuchen (hauptsächlich Diarrhoe und Ruhr)
meist ein solcher Schwächezustand des Organismus vorher, der die
Extremitäten sehr geneigt zum Absterben macht, selbst bei geringer
Temperaturerniedrigung der Luft.

In der Krim erkrankten im durchaus nicht strengen Winter 1855
in der englischen Armee in Folge der Kälte 1914 Mann, von denen
457 starben; dies ergiebt auf 45000 Mann eine Morbiditätsziffer von
4,2 % und ein Mortalitätsprocent von über 23 (auf 1914 Kranke).
In dem französischen Heere erlagen von 103770 Mann in den beiden
Wintern der Kälte und Erfrierungen 1178 Mann, d. h. 1,1 %

Bei dem schönen Klima Frankreichs kamen im Kriege 1870—71
auf 16000 in der „ambulance de la gare de perruche" Aufgenom-
mene 2632 Erfrierungen, d. h. 16%; und in der Ambulance der Loire
bei dem Armeecorps des Generals Bourbaki befanden sich unter
3944 Verwundeten 610 mit Erfrierungen d. h. über 15%.

Von unserer 300000 Mann starken Armee in Bulgarien gingen
5403 Kranke mit Erfrierungen durch unsere Evacuationsplätze Jassy
und Bender d. i. 1,8% des Gesammtheeres und 6% von der Gesammtsumme der Evacuirten (879989). Zur See werden wohl im
April 1878 kaum noch Kranke mit Erfrierungen nach Odessa transportirt worden sein, deshalb kann man diese Zahl bei Ausschluss
einiger weniger in den t. Kriegshospitälern in Bulgarien an Erfrierungen zu Grunde Gegangenen für ziemlich genau ansehen. Ich habe
schon im ersten Theil angegeben, zu welcher Zeit zuerst Erfrierungen in unserer Armee vorkamen (bei dem Schipkadetachement), und
habe auch das Maximum und Minimum in den verschiedenen Monaten nach den Listen der Evacuationscommission angeführt; deshalb wende ich mich jetzt den anderen Krankheiten zu, welche unsere Armee in Bulgarien endemisch oder epidemisch heimsuchten.

Bei Berechnung der Erkrankungen und traumatischen Verletzungen muss man selbstverständlich vor allen Dingen die Kopfzahl der
in dem Kriege in Action gewesenen Armee bestimmen. Diese Zahl
war nach mehr weniger officiellen Angaben nicht während der ganzen Zeit die gleiche. So waren im Juni 1877 4 Armeecorps an Ort
und Stelle (das 8. 9. 12. u. 13.) und 2 im Anmarsch (das 4. u. 11.).
Am $\frac{7.}{19.}$ oder $\frac{8.}{20.}$ Juli erhielten die 2. und 3. Infanteriedivision, die
3. Schützenbrigade und die 2. Donische Kosakendivision den Befehl,
über die Grenze zur Unterstützung der activen Armee vorzurücken.
Am $\frac{19.}{31.}$ Juli erfolgte in Bjela der Allerhöchste Befehl zur Mobilisirung und Nachsendung der Garde, der 2. und 3. Grenadier- und der

24. und 26. Infanteriedivision. Erst im October begann die allmälig
in Bulgarien eintreffende Garde in die Kriegsaction einzugreifen.
Hieraus ersieht man, dass unsere active Armee sich fast 4 Monate
hindurch (von Juni bis October) beständig durch nachfolgende frische
Truppen vergrösserte. Bei meiner Berechnung der Morbidität der
Armee und der Verwundetenzahl nehme ich stets eine runde Summe
für unsere Donauarmee an und glaube, dass die Mittelzahl von 300 000
ohne bedeutenden Fehler zu Grunde legen kann. Obgleich im Anfange des Krieges dieselbe viel weniger (etwa die Hälfte) betrug, so
war sie dafür gegen Schluss des Jahres 1877 vielleicht sogar mehr
als 300 000. Ich nehme also diese Zahl zur Grundlage meiner Rechnungen, muss aber bemerken, dass nach dem Rapportbestande
unsere Armee im November 1877 468034 Mann zählte (jedoch be-
zweifle ich, dass sich diese Zahl nur auf die Donauarmee bezieht).

In der ganzen Zeit bis zum Uebergange über den Balkan, d. h. beinahe bis zum vollen Schluss der Kriegsaction, verblieb nur ein verhältnissmässig geringes Procent der Kranken der
Donauarmee bis zur Genesung oder dem Tode in den 13 t.
Kriegshospitälern (mit 8190 Betten) und den 20 Divisionslazarethen
(mit 1660 Betten); dies kann man aus der geringen Mortalitätsziffer
in den Hospitälern Bulgariens schliessen (vergl. Th. I, Cap. II. u. III.).
Der unvergleichlich grössere Theil der Kranken wurde ununterbrochen beinahe bis zum Herbste 1878 über zwei Punkte — Jassy und
Bender — evacuirt, und zwar waren diese beiden Orte die einzigen
Evacuationsstationen bis zur Eröffnung der Schifffahrt, welche im
Frühjahre 1878 erst nach Beendigung des Krieges erfolgte. Deshalb
habe ich meiner Berechnung der Morbidität der Armee die Gesammtzahl der nach Russland geschafften Kranken nach den Listen dieser
beiden Evacuationscommissionen zu Grunde gelegt. Diese Zahl ist
etwas geringer als die effective Gesammtsumme, da uns die Zahl
der in den bulgarischen und rumänischen Lazarethen genesenen und
gestorbenen Kranken nicht bekannt ist.

Natürlich wird die Militär-Medicinalverwaltung einen genaueren
Bericht über die Morbidität und Mortalität unserer Armee während
des Krieges von 1877—78 zusammenstellen; aber 1. wird dieser Bericht ein mehr allgemeiner sein, sich auf die ganze active Armee
beziehend, für die ganze Zeit ihres Aufenthaltes in Bulgarien, Rumänien und der Türkei bis zum Friedensschluss und ihrer Rückkehr in die Heimath und 2. wird man sich wohl kaum auf die Richtigkeit der Listen der Hospitäler in Bulgarien verlassen können bei
dem beständigen Ortswechsel der letzteren und den ununterbrochenen
Transportbewegung. Wie dem auch sei, die von mir gesammelten
statistischen Angaben verdienen schon deswegen einige Beachtung,

weil sie einen ziemlich richtigen Begriff geben über die Morbidität der activen Donauarmee, über das Verhältniss der Krankenzahl zur Zahl der Verwundeten, über das procentarische Verhältniss der einzelnen Krankheitsformen unter einander sowie zur Gesammtzahl der Erkrankten und zur Truppenzahl jenseits der Donau für die ganze Zeit der Kriegsaction.

Aus dem früher angegebenen Bericht (vergl. Th. I, Cap. IV.) über die Krankenzahl unserer Donauarmee im Laufe des ganzen Krieges von 1877—78 ist ersichtlich, dass die Morbidität während desselben eine mittlere war im Vergleich mit den zwei längsten der vorhergegangenen Kriege. Es erkrankten bei den Engländern in der Krim in den Jahren 1854—55 von der 45 000 Mann starken activen Armee (mit den Nachschüben 95 000 Mann) 142 617 Mann. Von diesen starben (s. o.) 17 580 Mann (12%).

Bei den Amerikanern kamen im Kriege von 1861—65 auf 807 000 Combattanten 6 000 000 Krankheitsfälle und starben über 186 000 (3%).

In unserem Kriege in Bulgarien von 1877—78 wurden von einer 300 000 Mann starken activen Armee über Jassy und Bender 87 989 Kranke evacuirt (29,3% Morbidität). Wenngleich diese Ziffer nicht alle Erkrankten angibt, von denen wohl gerade die schwersten Fälle schon vor dem Transport weggestorben sein werden und andere wiederum in den vorgeschobenen Lazarethen genesen sein mögen, so kann doch der Procentsatz sowohl der einen als auch der anderen kein bedeutender gewesen sein, da man sich in Erwartung stärkeren Zuströmens beeilte die Kranken mehr noch als die Verwundeten aus den wenig zahlreichen t. Kriegshospitälern wegzuschaffen. Jedenfalls kann man mit Bestimmtheit behaupten, dass die Morbidität bei uns in Bulgarien unvergleichlich geringer war als bei den Engländern in der Krim und bei den Amerikanern im Kriege von 1861—65. Während der Krimcampagne erkrankte die Gesammtmannschaft der englischen Armee (95 000), wie wir schon sahen, 1 1/2 mal in Verlauf von zwei Jahren, die Feldarmee von 45 000 Mann hat aber fast 3 1/2 mal in den Lazarethen gelegen. Die amerikanische (807 000 Mann zählende) Armee erkrankte im Laufe der vier Jahre 7 1/2 mal (6 000 000 Kranke), und diese grosse Morbiditätsziffer mit einer übrigens nur kleinen Sterbezahl von 3% lässt sich theils aus den Besonderheiten der amerikanischen Armee, theils aus der langen Dauer des Krieges erklären. Unsere Armee in Bulgarien hätte sich bei den verbesserten Ernährungs- und Verpflegungsverhältnissen der Soldaten in einer weniger fieberreichen und gesünderen Gegend als die Donauniederungen sicherlich eines noch besseren Gesundheitszustandes erfreut.

Nach Jassy und Bender wurden während der ganzer Dauer der
Evacuation an Kranken aus der activen Armee transportirt:

Nach Jassy vom $\frac{1}{13}$ Juni 1877 bis August 1878   72026

„ Bender vom $\frac{10}{22}$ Mai 1878 bis September 1878   15963

im Ganzen   87989

Aus dieser Zahl an:

		Proc. v. d. Gesammt-krankenzahl.	Proc. v. d. Armee v. 300 000.
Wechselfieber	30310	34%	10%
Verschiedenen inneren Krankheiten	16918	19%	5%
Verschiedenen Typhusformen	13188	14%	4%
unter diesen mit vorherrschend abdominal. Charakter	4793	5%	1,5%
mit vorherrschend exanthem. Charakter von Januar bis Juni 1878	8395	9%	2,7%
Venerische Krankheiten	7149	8%	2,2%
Dysenterie	5524	6%	1,5%
Erfrierungen	5403	6%	1,8%
Scorbut	4234	4,8%	1,4%
Verschiedenen äusseren Krankheiten . .	3438	3,9%	1,1%
Augenkrankheiten	1825	2,0%	0,6%
Gesammtmorbidität der activen Donauarmee	87989	—	29%

Diese Tabelle über den Procentsatz der verschiedenen Krank-
heitsformen zeigt, dass die höchste Zahl auf die intermittirenden Fie-
ber entfällt, welche unter den vorhergegangenen Kriegen nur im
Krimkriege von 1854—55 in dem alliirten Heere eine bedeutende
Rolle spielten und auch da nur als Veranlassung zu den massenhaften
Typhuserkrankungen.

Wie bei uns im Krimfeldzuge alle typhösen Erkrankungen auf
Grundlage der Malaria oder anderer Leiden mit mehr oder weniger
ausgesprochenem intermittirendem Typus entstanden, so konnte es im
alliirten Lager unserer Gegner nicht anders sein. Uebrigens herrschte
der Typhus nur bei den Franzosen in der Krim und in den Lazarethen von Skutari und Konstantinopel; bei den Engländern erkrankten an demselben nicht mehr als 828 Mann von 142617 Kranken.
Ja auch in der französischen Krimarmee entwickelte sich eine stärkere Typhusepidemie erst im November 1855, als die in ungesunden
Gegenden dislocirten Truppen dem Malariagift ausgesetzt waren. Im
Laufe des Winters 1855—56 erreichte die Zahl der Typhuskranken
bei den Franzosen schon 19000, von denen 10000 starben. Diese
Krankenzahl ergiebt auf die Gesammtarmee von 103770 Mann ein
Typhusprocent von 18 und auf die Zahl aller Erkrankten im fran-
zösischen Lager (75000) mehr als 25 %; das Sterbeprocent des Typhus betrug 52 %.

Im amerikanischen Kriege von 1861—65 zählte die Armee von
807000 Mann unter 6000000 Kranken bis 81600 Typhusfälle; von

diesen kamen nur 2600 auf den Flecktyphus; es starben an exanthematischem Typhus 958, an abdominalem aber 29 000; folglich war das Procent der Typhusmorbidität nicht bedeutend (1 % mit einem Bruch) sowohl im Verhältniss zur Gesammtkrankenzahl (6 000 000) als auch zur Kopfzahl der Gesammtarmee (807 000); das Sterbeprocent jedoch betrug in beiden Typhusformen 36.

Im italienischen Feldzuge von 1859 betrug die Typhusmorbidität im französischen Heere 2 %.

Im preussisch-österreichischen Kriege von 1866 erkrankten in der preussischen 437 000 Mann starken Armee im Ganzen 6427 an Typhus und starben daran 379; folglich erreichte die Morbidität wie bei den Amerikanern nur 1 %; die Mortalität aber 5 % mit einem Bruch.

In noch geringerer Anzahl kam der Typhus, besonders der exanthematische im deutschen Heere während des Krieges 1870—71 vor. Von der ganzen Armee von 887 000 Mann erkrankten an Typhus (beinahe nur Darmtyphus) 6965 = 0,7 %.

Ueber die Zahl der an Wechselfieber in diesen vier Kriegen Erkrankten ist mir nichts bekannt; doch danach zu urtheilen, dass davon in den Berichten nur wenig die Rede ist, muss die Zahl eine sehr unbedeutende gewesen sein.

Es haben also der Krimkrieg und unser letzter Feldzug in Bulgarien unter allen sieben neuesten Kriegen das grösste Typhusprocent; in der Krim bei den Franzosen 18—25 %, bei uns in Bulgarien 1877—78 = 4—14 %.

Diese Zahlen liefern den sicheren Beweis, dass sich unsere Armee im letzten Kriege in bedeutend besseren sanitären Verhältnissen befand als die französische in der Krim. Ja noch mehr, es kann mit Bestimmtheit behauptet werden, dass der Gesundheitszustand unserer Donauarmee ein noch weit günstigerer gewesen wäre, und das Typhusprocent hätte ein gleiches Minimum wie in den vier genannten Kriegen (dem amerikanischen, italienischen, preussisch-österreichischen und deutsch-französischen) betragen, wenn der Verbreitung desselben nicht zwei Momente Vorschub geleistet hätten: die endemischen intermittirenden Fieber (und Malaria) und die türkischen Gefangenen. Die in den Donauniederungen (Dobrudscha und Umgebung) heimischen Fiebermiasmen, welche auch die französische Armee im Jahre 1854 decimirten, geben nach meiner Ansicht die Grundlage für alle bösartigen Typhusformen sowie auch für die indische und orientalische Pest ab. Der sich in den Reihen unserer Armee früher als der Flecktyphus zeigende Abdominaltyphus trat zugleich mit den intermittirenden Fiebern auf und nahm zu, als sich diesen Fiebern die von gleicher endemischer Ursache abhängenden Darmkatarrhe und

die Ruhr anschlossen. Die Flecktyphusepidemie hätte wahrscheinlich unsere Donauarmee bis zum Uebergange über den Balkan wohl
ganz verschont, wenn sie nicht gegen Ende des Jahres 1877 von den
Echelons der nothleidenden türkischen Gefangenen verbreitet worden wäre. Die Zahlen der Monatslisten der **Jassy**'schen Evacuationscommission sprechen deutlich für diese Annahme (vergl. Th. I,
Cap. IV.).

Die **Diarrhöen** und die **Ruhr** sind die von den Kriegen un-
zertrennlichsten Krankheitsformen; eine traumatische Epidemie ist
ohne Affectionen des Darmkanales undenkbar. Dies beweist die Geschichte aller Kriege.

Die Engländer hatten, obgleich sie dem Typhus gegenüber Stand
hielten, 48 000 an verschiedenen Darmkrankheiten Leidende und 44 000
Diarrhöekranke unter der Gesammtkrankenzahl von 142 617; man
könnte also sagen, dass jeder Mann von dem 45 000 zählenden Heere
1 mal an Diarrhöe, ausser Dysenterie, erkrankt gewesen sei. Von
den 44 000 Diarrhöekranken starben 3600 = 8 % Mortalität. Bei
den Franzosen erkrankten in der Krim von 17 000 Matrosen 4000
an Durchfällen = 23,5 % Morbidität.

Im amerikanischen Kriege betrug die Zahl der an verschiedenen
Darmaffectionen Erkrankten — 2 000 000 (auf die Gesammtsumme von
6 000 000 Kranken); von diesen litten 1 450 000 an Diarrhöen = 24 %
Morbidität; folglich wäre die ganze Armee von 807 000 Mann 1½ mal
an Diarrhöe erkrankt.

An Ruhrkranken zählte man in der englischen Krimarmee etwa
8000 mit 25 % Mortalität (es starben 2000), folglich betrugen die
Ruhrfälle mehr als 5 % der Gesammtkrankenzahl und nur 1 % weniger
als bei uns (6 %) über Jassy und Bender transportirt wurden.

Bei den Amerikanern litten in den Jahren 1861—65 mehr als
287 522 Mann an Dysenterie, d. i. 4,7 % sämmtlicher Kranken
(6 000 000) mit einem Sterbeprocent von 3 und einem Bruch (es
starben 9431).

In dem deutsch-französischen Kriege erlitt das deutsche Heer
einen Verlust von 83 % von der Zahl der Dysenteriefälle im Verlauf
von drei Monaten.

Bei uns überstieg die Zahl der Ruhrfälle zweifellos die von der
Evacuationscommission angegebenen 6 %, da ein Theil wohl schon
in den t. Kriegshospitälern in Bulgarien und Rumänien gestorben ist,
ein anderer aber schon vor dem Transport genesen sein wird und
endlich ein Theil unter der Rubrik Wechselfieber zu vermuthen ist,
da letztere häufig mit Dysenterie complicirt vorkommen oder, richtiger gesagt, oft die endemische Ruhr bedingen. — Ich führe hier
noch an, dass einige deutsche Militärärzte die Ursache der vielen

Diarrhöen während eines Krieges dem Genuss von Fleisch frisch-geschlachteter Thiere (Rinder) zuschreiben.

Im Allgemeinen kann man die Ursachen der Erkrankungen in der Armee während des Krieges, wie Geschichte und Erfahrung lehren, in folgende Kategorien eintheilen:

1. rein strategische, die von den Eigenthümlichkeiten des Krieges abhängen (Belagerungskrieg, offener Feldkrieg, Gebirgskrieg u. s. w.);

2. locale oder endemische, abhängig von Klima, Bodenbeschaffenheit und Gegend, ·wo der Krieg geführt wird;

3. zufällige, welche von Besonderheiten des Krieges, Seuchen u. s. w. abhängen;

4. hygieinische, welche eng verbunden sind mit der Verpflegung der activen Armee (Ernährung, Bekleidung u. s. w.);

5. individuelle, welche sich auf die persönlichen Eigenschaften der Soldaten beziehen (Ausdauer, Gemüthsstimmung etc.);

Die Amerikaner z. B. schreiben die Hauptursache der Erkrankungen in ihrer Armee in den Jahren 1861—65 der grossen Zahl Freiwilliger und Neger zu.

6. Zu dieser Kategorie endlich gehören die Ursachen, welche von der Beschaffenheit der Administration abhängen.

England verlor im Anfange des Krimkrieges 12522 Mann von der 30000 Mann starken Armee wegen der Misswirthschaft der Administration und an den in Folge dessen entstandenen Krankheiten; hingegen betrug der Verlust im zweiten Kriegsjahre nach Einführung besserer Ordnung nur 3702 von 50000 Mann. In der französischen Armee verursachten die fortdauernden Unordnungen und Missbräuche der Administration im zweiten Jahre noch grössere Verluste als im ersten.

Selbstverständlich kann ich nicht unternehmen, die Frage zu entscheiden, wie gross der Antheil einer jeden dieser 6 Kategorien von Ursachen an den Verlusten unserer Armee von 1877—78 ist, vermuthe jedoch, dass der letzten dieser Kategorien, der 6. auch bei uns in dieser Hinsicht eine nicht geringe Bedeutung zufällt, obschon wir, wie die Zahlen beweisen, keinen Grund haben, uns über übermässige von den vorhergegangenen Kriegen sehr differirende Verluste zu beklagen. Doch glaube ich, dass die administrative Kategorie der Krankheitsursachen bei uns ebenso wie bei den Franzosen in der Krim auf der Höhe des Krieges wirksamer war als im Anfange. Von den verschiedenen Krankheiten weisen die Affectionen des Darmkanals bei den Soldaten am sichersten auf diese Kategorie hin. Die ungeheuere Zahl von Diarrhöekranken der amerikanischen Armee (1450000 von 6000000) kann man sich wohl kaum anders als durch Unordnung und Unredlichkeit in der Administration erklären, obgleich auch die Bedeutung der endemischen Einflüsse nicht zu unterschätzen ist. Die eigentlichen Diarrhöefälle waren in unseren Evacuationslisten nicht in eine besondere Rubrik gebracht, aber wer in Bulgarien gewesen ist, der weiss, dass Durchfälle zu den häufigsten Erkrankungen der Fremden gehören. Hingegen sind die Wechselfieber in unserer Statistik über die Morbidität der Armee in erster Reihe mit $34^0/_0$ (von der Gesammtkrankenzahl) notirt und diese hohe, in den Statistiken früherer Kriege nicht anzutreffende Zahl wirft, trotz gebührender Beachtung der Insalubrität und Fieberhaftigkeit Bulgariens, doch einen Schatten auf die Tüchtigkeit und Vorsorglichkeit der Administration. Noch vernehmlicher aber sprechen die 14% Typhus (und das noch mit Ausschluss der in Bulgarien und Rumänien Gestorbenen) gegen die Umsicht der Verwaltung. Nur in der französischen Krimarmee erreichte die Zahl der Typhusfälle im Winter 1855 18% mit einer Sterblichkeit von über $50^0/_0$. Die Defraudationen und die Misswirthschaft in der damaligen französischen Heeresverwaltung waren ja auch ganz offenkundig. Der Typhus erreichte in den Jahren 1877—78 bei uns deshalb eine so hohe Zahl, weil gar keine administrativen Sanitätsmaassregeln in Bezug auf die türkischen Gefangenen rechtzeitig getroffen waren, welche vom November 1877 an alle Strassen und Lazarethe überfüllten.

Zu ihrer Rechtfertigung kann unsere Administration auf den Scorbut hinweisen, welcher in demselben Maasse wie der Typhus von administrativen Ursachen abhängig ist. In der That ist $1^0/_0$ Scorbutfälle auf die Gesammtarmee von 300000 Mann und 4% auf die Gesammtkrankenzahl von 87989 so gering, dass damit nicht einmal das Scorbutprocent der Engländer in der Krim erreicht wird; diese hatten trotz aller gegen den Scorbut gerichteten Maassregeln doch 2000 Scorbutkranke (mit 7% Sterblichkeit) auf eine Armee von 45000 Mann $= 4^0/_0$ mit einem Bruch. Die Franzosen aber hatten bei ihren Administrationsverhältnissen auf eine 103770 Mann starke Landarmee nicht weniger als $26^0/_0$ Scorbut (27000) mit 15% Mortalität. Bei den Amerikanern kamen auf 807000 Mann 47000 Scorbutkranke $= 6,6^0/_0$, von diesen starben 771 $= 1,6^0/_0$.

Ja auch diese unbedeutende Erkrankung an Scorbut wäre gewiss ausgeblieben, wenn der lange Aufenthalt der Truppen in einer so verderblichen Gegend, wie die Dobrudscha im Frühjahr nach dem Aufgange des Donaueises ist, nicht die Ausbildung desselben begünstigt hätte. Dieses kann man daraus schliessen, dass bis zum Frühjahr 1878 Scorbutfälle in der Armee kaum existirten und die grösste Zahl der Scorbutkranken im April (1090) und im Mai 1878

(1719) die Evacuationsstationen passirte. Der Gerechtigkeit halber muss noch erwähnt werden, dass nicht der Feld-Militärverwaltung im engeren Sinne, sondern der gründlichen Verbesserung der hygieinischen Verhältnisse unseres Soldaten schon vor dem Kriege die geringe Empfänglichkeit für scorbutische Erkrankungen zuzuschreiben.

Spricht die Geringfügigkeit der Scorbutfälle zu Gunsten unserer Administration, so schwächt der bedeutende, der Dysenterie gleichkommende Procentsatz der Erfrierungen (6 %) wieder das Vertrauen zu der Sorgfalt derselben. Die Erfrierungsfälle stellten sich, wie schon oben (Th. I.) gesagt, sehr früh, schon im September 1877, ein und nahmen beständig zu; ich habe schon früher (Th. I, Cap. III.) die Ursachen genannt; sie waren derartig, dass sie hätten vorausgesehen und beseitigt werden können.

Endlich sind von den auf administrativen und hygieinischen Bedingungen beruhenden seuchenhaften Krankheiten noch die Conjunctivalblennorrhöen zu nennen, welche, soweit mir bekannt, in den letzten Kriegen nicht in bedeutender Anzahl beobachtet wurden. Das acute Trachom zeigte sich schon einige Monate vor der Kriegserklärung bei den mobilisirten Truppen in Bessarabien (im December und Januar 1876—77) und wurde wahrscheinlich von hier bei Beginn der Kriegsoperationen nach Bulgarien verschleppt. Glücklicherweise war die Krankheit nicht bösartig; es entwickelten sich keine acut purulenten Oedeme der Conjunctiva und sie verursachte deshalb keine Ulcerationen und Pthisis der Cornea.

Von den nicht seuchenhaften Krankheiten spricht vielleicht das bedeutende Syphilisprocent gleichfalls zu Ungunsten der Administration und Polizei. Auf eine Armee von 300 000 Mann 2,2 % Syphilitische (ihrer waren 7149) ist nicht wenig. Zu meinem Bedauern ist mir das Procentverhältniss der Syphiliskranken in anderen Heeren zu Kriegszeiten nicht bekannt.

Zum Glück blieb unsere Armee diesmal von dem in früheren Kriegen soviel Unheil anrichtenden pestartigen Typhus und der Cholera verschont. Wer die Beschreibung des fauligen Flecktyphus (typhus militaris) von 1812—14 und des pestartigen Typhus während unseres Krieges mit der Türkei im Jahre 1828 gelesen hat, dem müssen die vielen ähnlichen Erscheinungen dieser beiden Seuchen auffallen. Es wird uns berichtet, dass 25 000 Mann von einer 30 000 zählenden Abtheilung der französischen Armee in Wilna im Jahre 1812 von einem bösartigen Typhus befallen wurden; an den Leichen beobachtete man handflächengrosse, dunkelrothe Suffusionen zugleich mit Leistenbubonen und Neigung zu rascher Zersetzung. In der Türkei soll in den Jahren 1828—29 der pestartige Typhus in Gemeinschaft mit Flecktyphus, Wechselfiebern, Dysenterie und Malaria an 56⁰⸴₀ unserer Armee niedergeworfen haben; es wurden ebenfalls Blutunterlaufungen, Bubonen, typhöse Pneumonien (Gangraen der Lungen?) beobachtet. Auch in dem letzten Kriege sollen in Kleinasien, wo ein bösartiger Flecktyphus herrschte, ähnliche Fälle vorgekommen sein. Alles dieses bestärkt mich in der Ansicht, dass die miasmatischen Fermente, welche in verschiedenen Gegenden Malaria, Typhus, Pest, vielleicht auch die Cholera erzeugen, ihre Entstehung dem in der ganzen organischen Welt verbreiteten Generationswechsel verdanken.

Die Cholera und der faulige Typhus haben, wie gesagt, unsere Douauarmee verschont, während im früheren Orientkriege in der Krim 1855 nach dem (übrigens nicht zuverlässigen) Zeugnisse Hübenet's gegen 8000 Mann unserer Truppen von der Cholera befallen wurden und 3500 = 43 % daran starben. Die Engländer hatten in ihrer Krimarmee gegen 7500 Cholerakranke mit 60 % Sterblichkeit (es starben 4500) und die Franzosen 11 000 mit 54% (es starben 6000). Im preussisch-österreichischen Kriege ist bei dem 437 000 Mann zählenden preussischen Heere der Hauptverlust an Kranken (6127 = 1 % mit einem Bruch) zum grössten Theile der damals herrschenden Cholera zuzuschreiben.

III.

Der günstige Wundverlauf im letzten Kriege. — Vergleichende Statistik über die
Zahl der Verwundeten. — Mortalitätsprocent der Verwundeten in verschiedenen
Kriegen. — Drei Bedingungen, welche zum günstigen Wundverlauf beitrugen. —
Eigenschaften der Schusswaffen. — Wärmeentwickelung, Erweichung und Zerfall
bei den Chassepot- und Sniderprojectilen. — Vergleich der Wirkung der Chasse-
pot-, Peabody-, Martini- und Sniderprojectile. — Anatomische Veränderungen an
den Knochen bei Schussverletzungen. — Granatschussverletzungen und Verwundungen durch blanke Waffe.

Meine Beobachtungen in den Hospitälern Russlands, Rumäniens
und Bulgariens, die von mir gesammelten Belege, die mündlichen
Mittheilungen glaubwürdiger Augenzeugen über das Mortalitätsprocent in den verschiedenen Hospitälern — alle diese Daten, so unvollständig sie auch noch sind, rechtfertigen doch genugsam die
Schlussfolgerung, dass unser Feldzug in Bulgarien fast bis zur Beendigung der Kriegsaction im Januar 1878 sich nicht nur von unseren
früheren Kriegen, sondern auch vor den neuesten westeuropäischen
und dem amerikanischen durch aussergewöhnlich günstigen Wundverlauf und mässige Morbidität auszeichnete.

Wenn man dieses Resultat als unzweifelhafte Thatsache hin-
nehmend in Betracht zieht, dass die ganze äussere Umgebung und
die Administration des sanitären Theiles während des letzten Krieges
bedeutende Lücken und Mängel aufwiesen, dass er in einer uncivilisirten, für Fremde ungesunden Gegend geführt wurde, in einem
Lande, welches gar keine Bequemlichkeiten für Unterbringung und
Transport der Kranken bot, so muss man die Existenz irgend welcher besonderen Bedingungen vermuthen, welche es möglich machten, unseren letzten Krieg in sanitärer Beziehung den in dieser Hinsicht mustergültigen, dem amerikanischen und dem deutsch-französischen, an die Seite zu stellen.

In der That, vergleicht man nur die Zahl der Erkrankungen in
unserem letzten Kriege mit derjenigen des länger dauernden amerikanischen, so verschwinden unsere 29 % gegen die ungeheure Zahl
der bei den Amerikanern Erkrankten, einer Zahl, welche die Kopfzahl der Armee 7½ mal überstieg (6 000 000 : 807 000). Selbst nach
der Krankenmortalität im deutschen Heere während des weniger als
ein Jahr dauernden deutsch-französischen Krieges von 1870—71

(12180 Todesfälle an Krankheiten auf 887000 Mann Heeresbestand) zu urtheilen, dürfte auch hier für die Morbidität schwerlich weniger als 29 % anzunehmen sein.

Bezüglich der traumatischen Verletzungen kann ich ferner Folgendes anführen:

Ausser der Statistik über die Zahl der Verwundeten, welche über die beiden bis zum April 1878 (d. i. bis zur Eröffnung der Schifffahrt) einzigen Evacuationsstationen Jassy und Bender transportirt wurden, benutzte ich noch eine Aufzeichnung, die mir mit verbindlicher Bereitwilligkeit von dem Oberchirurgen unserer Armee Dr. Kadazki aus den von ihm an den Verbandplätzen geführten Listen mitgetheilt wurde und dann auch noch die Listen über die Verwundetenzahl aus den t. Kriegshospitälern Nr. 48 und Nr. 56 (vom linken Flügel), welche auch theilweise als Verbandplätze dienten.

Aus allen diesen Angaben geht hervor, dass die Zahl der in 16 Schlachten auf dem rechten Flügel Verwundeten 32953 betrug. Auf dem linken Flügel gab es nach den Hospitallisten (t. Kriegshospitäler NNr. 48 und 56 in Bjela) bis zum November 1877 — 2422 Verwundete. Schätzen wir ferner noch die Zahl der Verwundeten der 2—3 gegen Ende November und im December auf dem linken Flügel geschlagenen Schlachten (Metschka u. a.) auf 3000, welche Zahl kaum sehr ungenau sein dürfte, so erhalten wir für diesen Flügel einen Gesammtverlust von 6000.

Folglich kann man 38953 als die Gesammtzahl der Verwundeten auf beiden Flügeln, fast ohne einen Fehler zu begehen, annehmen. Ausserdem hatte unsere Avantgarde beim ersten Vordringen über den Balkan im Sommer 1877 gegen 800 Verwundete, ferner wurden bei der Belagerung von Schipka durch die Türken und bei der Einschliessung von Plewna durch unsere Truppen in mehreren kleineren Schlachten und Gefechten gegen 1000 Mann verwundet. Also hat unsere Donauarmee von 300000 Mann einen Verlust an Verwundeten von 40753 = 13,5 % [1]) erlitten.

Natürlich wird man mich fragen, welches Sterblichkeitsprocent diese Verwundetenzahl gab, da ich den günstigen Wundverlauf in diesem Kriege so hervorhebe. Ich wiederhole nochmals, dass ich meiner Behauptung nicht volle statistische Genauigkeit zuspreche, welche jetzt schon deshalb nicht erlangt werden kann, weil die Hospitalangaben unseres letzten Krieges noch nicht geschlossen sind, noch nicht alle Verwundeten geheilt sind und noch einige von ihnen sterben können. Jedoch halte ich es für möglich, da die Gesammt-

---

1) Die genaue Procentangabe folgt unten.

summe der Verwundeten bekannt, sich schon jetzt eine Vorstellung
über die günstigen Resultate im Wundverlauf zu machen, wenn
man in Betracht zieht 1. die ziemlich genau bestimmte Zahl der
nach Russland über die beiden Hauptevacuationsstationen Jassy und
Bender transportirten Verwundeten, und 2. das Mortalitätsprocent
in den t. Kriegshospitälern Bulgariens, in denen die Verwundeten
bis zum Transport nach Russland verpflegt wurden. Freilich wird
dann immer noch das Procent der bald nach der Schlacht in den
Divisionslazarethen verstorbenen Schwerverwundeten unbekannt bleiben und auch noch dasjenige der Leichtverwundeten, welche gleich
oder bald aus den vorgeschobenen Hospitälern zu ihren Commandos
zurückkehrten; endlich konnte ein Theil der Verwundeten nach dem
Uebergange der Armee über den Balkan (z. B. nach dem Gefecht
bei Philippopel) zur See nach Russland geschafft worden sein. Aber
jedenfalls kann die Zahl aller dieser Verwundeten nicht bedeutend
auf das Gesammtmortalitätsprocent einwirken, da die bei weitem
grösste Menge der Verwundeten nach den grossen Schlachten auf
dem rechten Flügel nach Russland dirigirt wurden. Die Divisionslazarethe blieben nicht lange an Ort und Stelle und mussten deshalb eilen, die Verwundeten in die t. Kriegshospitäler zu schicken,
obgleich es auch mehrmals vorgekommen ist, dass t. Kriegshospitäler nicht zur Stelle waren und sie die Schwerverwundeten bei sich
zurückbehielten; der grösste Theil der Leichtverwundeten wurde
aber per Transport entfernt, ging auch wohl zu Fuss, und es ist uns
aus den Listen der Evacuationscommission bekannt (s. Th. I, Cap. IV.),
dass aus Frateschti nach Jassy (bis zum December 1877) über 17 000
Leichtverwundete geschickt wurden.

Vergleichen wir den Verlust unserer Donauarmee an Verwundeten im letzten Kriege mit den vier vorhergegangenen Kriegen, so
finden wir:

In der Krim im Jahre 1854—55
bei den Engländern auf eine Armee von 45 000 Mann an
    Verwundeten   .   .   .   12 094 = 26%
bei den Franzosen auf eine Armee von 103 770 Mann an
    Verwundeten . .   39 868 = 38%
Im italienischen Kriege 1859:
bei den Franzosen auf eine Armee von 200 000 Mann an
    Verwundeten .   19 672 = 9,8%
Im amerikanischen Kriege von 1861—65 auf eine Armee
    von 807 000 Mann an Verwundeten   278 866 = 34,5%
Im deutsch-französischen Kriege von 1870—71 auf das
    deutsche Heer von 877 000 Mann an Verwundeten   94 764 = 10,8%

Hierbei muss bemerkt werden, dass unter den 94 764 Verwundeten sich 7402 mit so unbedeutenden Verletzungen befanden, dass
sie von den Verbandplätzen sofort in die Reihen zurückkehrten.

Im russisch-türkischen Kriege von 1877—78 hatte
die russische Donauarmee von 300000 Mann an Verwundeten 40753[1] = 13,5%.

Sehen wir jetzt, zu welchem Resultat wir in Bezug auf das Mortalitätsprocent der Verwundeten gelangen, wenn wir diese Betrachtungen unserer Berechnung zu Grunde legen.

Die Gesammtsumme der Verwundeten bei der Donauarmee betrug   40753
Ueber Jassy und Bender wurden nach Russland Verwundete evacuirt   30142
Blieben zurück: Genesene (schon aus den Hospitälern Bulgariens und Rumäniens Entlassene), zur See aus der Türkei Transportirte und in den Hospitälern Bulgariens und Rumäniens Gestorbene:.   .   10611

Selbst wenn man annimmt, dass alle 10611 von der Gesammtzahl 40753 gestorben seien (was ja gar nicht denkbar), so erhält man ein Sterbeprocent von 26.

Vergleichen wir dieses Mortalitätsprocent mit demjenigen der vorhergegangenen Kriege:

In der Krim in den Jahren 1854—55 starben
     bei den Engländern   1840 von 12094 = 15,2%
     bei den Franzosen   10000 von 39868 = 24,9%.[2]
Im italienischen Kriege von 1859 starben
     bei den Franzosen   2962 von 19672 = 15,6%.
Im amerikanischen Kriege von 1861—65 starben
                          34508 von 278866 = 12,4%.
Im preussisch-österreichischen Kriege von 1866 starben
     bei den Preussen   10%
     bei den Oesterreichern   19%.
Im deutsch-französischen Kriege von 1870—71 starben
     bei den Deutschen   11%.
Im russisch-türkischen Kriege von 1877—78 starben
     auf russischer Seite in Bulgarien   10611 von 40753 = 26%.

Demnach erwiese sich das Mortalitätsprocent der Verwundeten bei uns als nicht so günstig, wie ich behauptete; es überstiege sogar die Mortalität der französischen Verwundeten in der Krim um 2%. Aber sehen wir zu, ob es sich wirklich so verhält. 1. Nahm ich bei der Angabe von 26% als Sterbeziffer bei uns an, dass alle 10611 Verwundete, die in Bulgarien und Rumänien zurückblieben, also nicht in die Evacuationslisten eingetragen wurden, gestorben seien. Das ist jedenfalls nicht richtig. Es traten in die Divisionslazarethe und t. Kriegshospitäler gewiss viele Leichtverwundete ein, um bis zur Genesung in der Nähe des Kriegsschauplatzes zu bleiben. 2. Ist uns weder in unserem noch in den anderen Kriegen die Zahl der Verwundeten bekannt, welche e i n i g e Stunden

---

1) Die genauere Zahl 42252 erfuhren wir erst später (siehe weiter unten).
2) Die statistischen Angaben über die Verwundetenzahl bei den Franzosen sind nicht übereinstimmend: nach Chenu starben 5377 von 22813 = 23,5% nach Scrive starben 3728 von 37537 = 9,9 %.

nach der Einbringung vom Schlachtfelde auf den Verbandplätzen gestorben sind. Dieser Umstand ist aber von grosser, vielleicht wesentlichster Bedeutung für das Mortalitätsprocent der Verwundeten. So wissen wir z. B., dass im schleswig-holsteinischen
Kriege das Mortalitätsprocent um 6 % differirte, je nachdem die in
den ersten 48 Stunden auf dem Verbandplatze Gestorbenen zu den
Verwundeten oder Getödteten gezählt wurden. Zählte man sie zu
den Verwundeten, so hatten die dänischen Lazarethe 33 % Mortalität,
rechnete man sie nicht mit, so erhielt man nur 27 %. Ob man sich
dies bei Führung der Listen in unseren Verbandplätzen zu Nutze
gemacht, weiss ich nicht bestimmt; doch vermuthe ich, dass es nicht
geschehen ist. Das erfordert gewandte Statistiker, deren wir leider
oder zum Glück nicht besitzen. Endlich ist es mir auch nicht bekannt, ob alle 10 611 Verwundete, in deren Zahl auch die in den
Gefechten beim Uebergange über den Schipkapass (am $\frac{23.\ \text{Dec. }1877}{1.\ \text{Jan. }1878}$) und
vor Philippopel ($\frac{3.\ -\ 5.}{15.\ -\ 17.}$ Januar 1878) Verwundeten einbegriffen sind,
— in den Hospitälern Bulgariens und Rumäniens untergebracht waren,
oder ob einige von ihnen südlich vom Balkan blieben und zu Schiff
nach Russland geschafft wurden. [1]

Alle diese Betrachtungen lassen mich daran zweifeln, dass alle
10 611 Verwundete, die nicht nach Jassy und Bender transportirt
wurden, wirklich als gestorben zu betrachten seien. Ja auch die
Verwundetenzahl 6000 auf dem linken Flügel ist als maximum zu
nehmen und wurde wohl kaum erreicht. [2]

Jedoch basirt mein Urtheil über den günstigen Verlauf der traumatischen Verletzungen in diesem Kriege auf den verlässlicheren Angaben über die Sterblichkeit nach schweren Brust- und Kniegelenkwunden und Comminutivfracturen, welche ich weiter
unten anführen werde. Diese traumatischen Verletzungen halte ich
für die maassgebenden, und sie gerade verliefen in diesem Kriege,
ungeachtet der vielen ungünstigen, sogar schädlichen äusseren Verhältnisse sehr günstig.

Nachdem ich zunächst in allgemeinen Zügen die Gründe dargelegt habe, auf welche sich meine Ansicht hinsichtlich des günstigen
Wundverlaufs stützt, werde ich mich bemühen, auch die Bedingungen
nachzuweisen, welche nach meinem Dafürhalten dieses unerwartete
Resultat ermöglichten; nur weiss ich nicht, ob es mir gelingen wird
Andere von der Thatsächlichkeit dieser Bedingungen in dem Maasse
zu überzeugen, wie ich überzeugt bin. Von diesen führte ich drei
schon früher an: 1. Die Besonderheit des Krieges und die daraus
folgende Besonderheit der traumatischen Verletzungen. 2. Das fast

---

1) Letzteres ist der Fall gewesen.
2) Die genaue Zahl 5362 erfuhr ich erst später.

ununterbrochene Zerstreuen der Verwundeten vermittels des Transportes. 3. Die gute Verpflegung und Behandlung der Verwundeten und der Reichthum an Verbandmaterial und Contentivverbänden. — Ich bin der Ansicht, dass bei besserer Organisation und grösserer Fähigkeit zu disponiren Seitens der Administration unter denselben Bedingungen sich nicht blos das erreichte, sondern ein durchaus glänzendes Resultat ergeben hätte. Berücksichtigt man aber die in keinem der fünf früheren Kriege vorhanden gewesenen Schwierigkeiten und ungünstigen Verhältnisse, mit welchen wir im letzten Kriege zu kämpfen hatten, so erfordert es die Gerechtigkeit, den Fortschritt unseres Militär-Sanitätswesens anzuerkennen. Es muss auch noch daran erinnert werden, dass die chirurgische Statistik unseres Krieges sowie der früheren Kriege, mit Ausnahme des kurzen preussisch-holsteinischen Feldzuges, sich noch lange nicht einer fehlerlosen Genauigkeit und Vollständigkeit rühmen kann und dass sowohl die bezüglichen Procentangaben über die Mortalität als auch alle übrigen statistischen Daten mit grosser Vorsicht aufzunehmen sind. Schon die Dauer des Krieges giebt, abgesehen von anderen Umständen, Veranlassung genug zu bedeutenden Irrthümern und Fehlern in der Rechnungsführung; nicht wenig trägt auch die Krankenzerstreuung in grossem Maassstabe bei langwierigen Kriegen zu den Schwierigkeiten und Ungenauigkeiten in der Listenführung bei.

Und nun zur ersten Bedingung!

Die Besonderheiten unseres letzten Krieges. Zu diesen gehören: 1. Die Eigenthümlichkeiten der Schlachten und 2. Die Eigenschaften der feindlichen Waffe. Beinahe alle Schlachten wurden auf nahe Distance geliefert. Unsere Truppen mussten immer angreifen und befestigte Schanzen, Redouten und Batterien nehmen. Häufig liess der Feind die Angreifenden bis in die nächste Nähe herankommen und überschüttete sie dann mit Schnellfeuer. Beim Rückzuge nach misslungenen Angriffen blieben unsere Soldaten und sogar Verwundeten vor den Kugeln ungeschützt im offenen Felde. Die Folgen dieser Verhältnisse waren natürlich sehr ungünstig in Bezug auf die Verluste an Verwundeten und Getödteten; andererseits konnte aber der nahe Abstand der Kämpfenden von einander nicht ohne Einfluss auf die Eigenschaften der Verletzungen sein und ich theile die Ansicht des Prof. Kolomnin, dass dieser Einfluss ein günstiger war. Ich werde darüber gleich ausführlicher bei Besprechung des feindlichen Gewehres reden; jetzt aber will ich das Verhältniss der Zahl der Verwundeten zur Zahl der Getödteten angeben, welches die Eigenschaft der feindlichen Waffe ebenfalls anschaulich macht.

Obgleich die Resultate von sieben Schlachten dieses Krieges

schon früher (Th. I Cap. III.) von mir angeführt wurden, so halte ich
es doch für nothwendig, zur Vervollständigung der Uebersicht über
alle 16 Schlachten des rechten Flügels nach den Aufzeichnungen
des Oberchirurgen Kadazki zu berichten, um so mehr, da die Zahlen
derselben nicht vollkommen mit den im III. Cap. des I. Theiles angegebenen (von einem anderen Arzt in leitender Stellung stammenden) übereinstimmen:

	Ge-tödtete	Ver-wundete	Ver-hältniss.
1. 15. Juni 1877 — Uebergang über die Donau bei Simniza (die Ertrunkenen einbegriffen)	358	466	1 : 1,3
2. 3. Juli 1877 — Einnahme von Nikopol	661	1442	1 : 2
3. 5. Juli 1877 — Besetzung des Kulibapasses im Balkan	60	165	1 : 2,7
4. 8. Juli 1877 — Erster Sturm auf Plewna	1050	1747	1 : 1,6
5. 18. Juli 1877 — Zweiter Sturm auf Plewna	1845	3322	1 : 1,9
6. 9.—13. Aug. 1877 — Vertheidigung des Schipkapasses	979	2574	1 : 2,6
7. 19. Aug. 1877 — Ausfall von Osman Pascha aus Plewna	194	786	1 : 4
8. 22. Aug. 1877 — Einnahme der Stadt Lowtscha ...	750	1116	1 : 1,4
9. 26.—30. Aug. 1877 — Dritter Sturm auf Plewna ..	4100	9715	1 : 2,3
10. 5. Sept. 1877 — Schlacht am Schipka	298	915	1 : 3
11. 12. October 1877 — Einnahme von Gorny-Dubnjak bei Plewna durch die Garde	1400	3016	1 : 2
12. 22.—24. Nov. 1877 — Schlacht bei Elena	620	988	1 : 1,5
13. 28. Nov. 1877 — Einnahme von Plewna	640	1186	1 : 1,8
14. 19. December 1877 — Uebergang über den Balkan bei Arabkonak	239	804	1 : 3,3
15. 28. Dec. 1877 — Uebergang über den Balkan bei Schipka	2100	3857	1 : 1,9
16. 3.—5. Jan. 1878 — Schlachten bei Philippopel ...	450	854	1 : 1,8
in allen 16 Schlachten	15744	32953	1 : 2,09

In den 14 Schlachten auf dem linken Flügel war das Verhältniss
der Zahl der Getödteten zu der Zahl der Verwundeten ein günstigeres,
wie wir erfahren haben, als unser Manuscript bereits im Druck war.

	Ge-tödtete	Ver-wundete	Ver-hältniss.
1. 10. Juni 1877 — Uebergang bei Galatz ..	30	94	1 : 3,1
2. 14. Juli 1877 — Bei Essordschi	42	166	1 : 3,9
3. 9.—11. Aug. 1877 — Bei Ajaslar	102	266	1 : 2,6
4. 18. Aug. 1877 — Bei Karachassankiöi ...	98	402	1 : 4,1
5. 23. Aug. 1877 — Bei Kadykiöi	43	213	1 : 4,9
6. 24. Aug. 1877 — Bei Ablawa und Kazelowo .	279	950	1 : 3,4
7. 2. Sept. 1877 — Bei Sinankiöi	36	160	1 : 4,4
8. 9. Sept. 1877 — Bei Tschaïrkiöi	217	768	1 : 3,5
9. 12. Oct. 1877 — Bei Jowan-Tschiftlik ...	73	296	1 : 4
10. 7. Nov. 1877 — Bei Pyrgos	49	140	1 : 2,8
11. 14. Nov. 1877 — Bei Metschka	95	653	1 : 6,8
12. 30. Nov. 1877 — Bei Metschka-Trestenik ..	141	782	1 : 5,5
13. 29.—30. Nov. 1877 — Bei Kassabino ...	89	296	1 : 3,3
14. 14. Jan. 1878 — Bei Bazardschik	27	176	1 : 6,5
In allen 14 Schlachten des linken Flügels	1294	5362	1 : 4,1
In allen 16 Schlachten des rechten Flügels	15744	32953	1 : 2,09
Gesammtzahl in 30 Schlachten in Bulgarien	17038	38315	1 : 2,2

Ausser diesen genauen Angaben über die Verluste an Getödteten und Verwundeten in den Schlachten auf dem linken Flügel unserer Armee sind uns ebenso zuverlässige Zahlen mitgetheilt worden über die Verluste in verschiedenen kleineren Gefechten und Scharmützeln (beim ersten Ueberschreiten des Balkan durch General Gurko, die täglichen Verluste bei der Belagerung von Schipka und bei den Recognoscirungen). Der Gesammtverlust an Verwundeten für die ganze Dauer des Feldzuges ist in diesen Angaben folgendermaassen berechnet:

       1. Verwundete des rechten Flügels 32953
       2. Verwundete des linken Flügels 5362
       3. In kleinen Gefechten 3937
                                      Summa 42252

Auf eine Armee von 300000 Mann (diese Zahl nahmen wir für die Donauarmee an) giebt das ein Verwundetenprocent von 14. Auf die ganze active Armee von 486000 Mann (nach dem Rapportbestande im November 1877) aber beträgt der Verlust an Verwundeten 8,89 %.

Eine genaue und vollständige Zahl der Vermissten wird wohl kaum festgesetzt werden können; nach den officiellen Berichten (im Feldstabe) werden für die ganze Armee berechnet:

       Bis zum 1. Juli 1877   5
         „   „ 1. Aug. 1877 2472
         „   „ 1. Sept. 1877 1436
         „   „ 1. Oct. 1877 843
         „   „ 1. Nov. 1877 126
         „   „ 1. Dec. 1877 681
         „   „ 1. Jan. 1878 200

Aus dieser Tabelle ist ersichtlich, wie ungünstig im letzten Kriege das Verhältniss zwischen der Zahl der Verwundeten und Getödteten war, — von drei vom feindlichen Geschoss Getroffenen wurde einer getödtet, zwei verwundet. Vergleichen wir das Verhältniss der Getödteten und Verwundeten in früheren Kriegen, so finden wir:

	Ge-tödtete	Ver-wundete	Ver-hältniss.
In der Krim 1854—56			
bei den Franzosen	8250	39000	1 : 4
bei den Engländern	2755	12094	1 : 4
Im italienischen Kriege 1859			
bei den Franzosen	2536	17054	1 : 6
bei den Oesterreichern	5400	26000	1 : 4
Im preussisch-österreichischen Kriege 1866			
bei den Preussen	2553	13731	1 : 5
Im deutsch-französischen Kriege 1870—71			
bei den Deutschen	17572	94764	1 : 5
Im amerikanischen Kriege 1861—65	44238	278866	1 : 6

(die Zahl der Getödteten schwankt zwischen 35408 und 59860).

	Getödtete	Verwundete	Verhältniss.
Im russisch-türkischen Kriege 1877—78 in Bulgarien:			
a) auf dem rechten Flügel in 16 grossen Schlachten	15744	32953	1 : 2,09
b) auf dem linken Flügel und in den kleineren Gefechten ist uns die Zahl der Getödteten nicht genau bekannt und nehmen wir sie nach dem Verhältniss von 1 : 2 wie auf dem rechten Flügel an:	4649	9299	1 : 2
im Ganzen	20393	42252	1 : 2

Dieser Vergleich zeigt, wie mörderisch unser letzter Krieg war; das Verhältniss der Getödteten zu den Verwundeten ist 2 mal, ja 3 mal grösser als in früheren Kriegen; aber ich glaube, dass derselbe Umstand, welcher der Armee so ungeheure Verluste an Getödteten verursachte, auch zugleich den Procentsatz an Verwundeten verringerte (wie das auch aus der obigen vergleichenden Tabelle hervorgeht) und den Wunden einen weniger gefährlichen Charakter verlieh. Jedenfalls verdient die Verschiedenheit im Wundverlauf Beachtung, welche in den beiden letzten Kriegen, — dem unserigen von 1877—78 und dem serbisch-türkischen von 1876, — trotz der gleichen Bewaffnung der Türken in beiden Kriegen beobachtet wurde. In dem türkisch-serbischen Kriege gehörten nach Prof. Kolomnin's Zeugniss die traumatischen Infectionskrankheiten zu den gewöhnlichsten Erscheinungen; es gab Zeiten, wo in den serbischen Hospitälern (in Jagodina, im November) keine Operation ausgeführt werden konnte, ohne den Operirten der Septicämie oder dem Hospitalbrande auszusetzen; die complicirten Fracturen heilten schlecht; perforirende Brustwunden endeten letal. Während dessen genasen ganz ebenso Verwundete in Rumänien ohne Complicationen und die Schussfracturen des Oberschenkels heilten vorzüglich. Der frappante Unterschied brachte den Prof. Kolomnin unwillkürlich auf den Gedanken, dass in Serbien bei dem bedeutenden Abstande der Kämpfenden von einander die Propulsionskraft der Kugeln nicht in dem Grade das Eindringen derselben in den Körper bewirken konnte als in den Schlachten in Bulgarien, wo die Kämpfenden sich sehr nahe standen. Deshalb drangen die Kugeln in Serbien langsamer in den Körper ein, mit starker Erschütterung, Stoss, Zerreissung der Gewebe und in Begleitung fremder Körper; in Bulgarien hingegen waren die Wunden meist perforirend, ähnlich den Stich- und subcutanen Wunden. Diese Idee lässt sich natürlich a priori weder bestreiten noch vertheidigen. Man könnte jedoch einwenden, dass auch in Bulgarien die Türken häufig aus ihren Schanzen und Trancheen in indirecten Schüssen auf weite Entfernungen feuerten und damit weniger der anrückenden Avantgarde als den entfernteren Reserven Schaden zufügten; auch könnte man anführen, dass in Kleinasien trotz der gleichen Bedingungen wie in Bulgarien, — gleiche Bewaffnung, gleiche Angriffe auf nahe Distance, — die Wunden, wie aus der Brochüre des Dr. C. Reyher ersichtlich, sich nicht durch Neigung zum Verheilen und besonders günstigen Verlauf auszeichneten. Noch auffallender ist es, dass, obgleich in diesem Kriege sowohl in Kleinasien als auch in Serbien und Bulgarien viele ganz gleiche für die Wunden schädliche Bedingungen vorhanden waren, das Resultat doch ganz verschieden ist. Transporte auf serbischen Bauerwagen mit sechseckigen Rädern, welche solche Stösse verursachten, dass nach Prof. Kolomnin's Meinung den Verwundeten das Periost von den Bruchenden der fracturirten Knochen abgerissen wurde, Transporte auf Lastthieren und kaukasischen Arben auf Gebirgspfaden, Massentransporte auf schmutzigen, grundlosen Wegen in Bulgarien, rasches Sinken der Temperatur in der Nacht, schlechte Unterkünfte und ähnliches mehr — dieses alles bestand sowohl in Kleinasien, wie in Serbien und Bulgarien und hätte, sollte man meinen, überall dieselben schädlichen Folgen haben müssen. Die perforirenden Wunden des Thorax und des Kniegelenkes, sowie die Schussfracturen hätten, so scheint es, dasselbe Mortalitätsprocent dort und hier aufweisen sollen. Vergleicht man indessen die von den Dr.Dr. Reyher, Bornhaupt und Weljäminow mitgetheilten Angaben aus Transkaukasien mit den Beschreibungen des Prof. Kolomnin über seine Thätigkeit in Serbien, so fängt man an, unwillkürlich das mit eigenen Augen Wahrgenommene zu bezweifeln, so verschieden ist das Gesehene von dem, was man in diesen Berichten liest. Unwillkürlich legt man sich die Frage vor: bedeuten die obenangeführten 26 % Verlust an Verwundeten nicht am Ende wirklich eine starke Mortalität (welche das Mortalitätsprocent früherer Kriege übersteigt)? Suche ich nicht irrigerweise nach einer Ursache für die günstigen Resultate, die gar nicht existirten? Täuschte ich mich nicht, indem ich auch die Verluste durch Krankheiten bei der Donauarmee zu gering veranschlagte? Mit anderen Worten: starben nicht doch alle 10 611 (richtiger 12 110) Verwundete, welche nach Evacuation der übrigen 30 142 über Jassy und Bender in Bulgarien zurückblieben und bilden die 87 989 auf diesem Wege nach Russland Geschafften nicht nur die eine Hälfte der Krankenzahl, deren andere schon in Bulgarien gestorben war? Ist es möglich, dass die Verhältnisse, welche anerkannt ungünstig sowohl für die Wundheilung als auch für die Genesung sind und an allen drei Kriegsschauplätzen in gleicher Weise bestanden, doch nicht überall gleich schädlich in ihrer Wirkung und ihren Folgen gewesen wären?

Alles dieses kam mir in den Sinn, wie der Leser sieht, und ich misstraute mir selbst. Aber andererseits habe ich auch kein rechtes

Vertrauen zu den im Kriege gesammelten Zahlen. Solche Zahlen sind wie Aesopszungen, — sie reden das, was man wünscht, aber auch das, was man nicht zu sagen wünscht. Alles hängt davon ab, wie man mit ihnen umzugehen versteht.

Um nun die widersprechenden Zahlen mit den beobachteten Resultaten in Einklang zu bringen, muss ich nochmals auf meine statistischen Angaben zurückkommen.

In Bulgarien gab es positiv nicht mehr als 10000 Hospitalplätze (13 t. Kriegshospitäler und 20 — bestimmt fast weniger — Divisionslazarethe mit zusammen 9790 Hospitalplätzen). Weder Kranke noch Verwundete verblieben, mit sehr geringen Ausnahmen, länger als einen Monat in den Hospitälern Bulgariens; der grösste Theil der Kranken- und Verwundetentransporte hielt sich nur 2—3 Tage auf, und viele gingen etappenmässig durch, nur eine Nacht verweilend. Die Gesammtzahl der Verwundeten ist in Bulgarien mit 42252 angegeben worden. Ueber Jassy und Bender sind 30142 Verwundete und 87989 Kranke (im Ganzen 118131) evacuirt. Das sind statistische Daten. Jetzt frage ich, darf man nun annehmen, dass alle 12110 (d. i. 42252—30142) Verwundete, welche in Bulgarien zurückblieben, nur schwerverwundet gewesen und alle gestorben seien? Ist es wohl möglich, dass alle Hospitalfilter, welche zusammen 10000 Betten enthielten, die Kranken nie länger als 14 Tage im Mittel aufhielten, täglich einige Hundert durchpassiren liessen und in ihren Berichten nicht mehr als 2—3 % Mortalität angeben, sich durch grosse Sterblichkeit auszeichnen sollten? Liegt es nicht nahe, anzunehmen, dass die Schwierigkeit des Auflesens der Verwundeten auf den Schlachtfeldern das Procent der Schwerverwundeten schon an den Verbandplätzen verringerte; von hier gingen schon grössten Theiles Verwundete mittlerer Kategorie (d. h. nicht leichte und nicht schwere) weiter; denn die Schwerverwundeten blieben entweder im Kugelregen in der Nähe des Feindes, der das Schlachfeld mehr als einmal behauptete, liegen und kamen dort um oder starben auf den Verbandplätzen, beim Transporte oder in den vorgeschobenen Hospitälern in den ersten 48 Stunden und kamen auf diese Weise nicht auf die Liste der Getödteten. Deshalb ist es ganz natürlich zu vermuthen, dass wenigstens die Hälfte d. h. mehr als 5000 von den 10611 in Bulgarien zurückgebliebenen Verwundeten meist weder zur schweren noch zur mittleren Kategorie gehörten und später aus den vorgeschobenen Hospitälern zu ihren Regimentern zurückkehrten oder aus den südlich vom Balkan gelegenen Hospitälern zur See über Odessa nach Russland geschickt wurden; zu letzteren gehören gewiss auch die 4711 Verwundeten vom Schipkapass ($\frac{28.\ \text{Dec.}}{9.\ \text{Jan.}}$ 1877 78) und von Philippopel ($\frac{3.-5.}{15.-17.}$ Januar 1878). Wenn ich das Alles zusammenfasse, so komme ich zu der Ueberzeugung, dass das sichtlich zu hohe Mortalitätsprocent unserer Verwundeten ohne besonderen Zwang um die Hälfte vermindert werden kann; dann erhalten wir statt der angenommenen 26 % Sterblichkeit, d. h. beinahe derselben wie bei den Franzosen in der Krim (24 %) und den Dänen im holsteinischen Kriege von 1864 (27 %), nur 13 % Mortalität für unsere Verwundeten im letzten Kriege in Bulgarien, d. h. beinahe ebensoviel wie das deutsche Heer 1870—71 (9—19 %) und die Amerikaner 1861—65 (10—12 %).

In Bezug auf den Gesammtverlust unserer Armee an Kranken und Verwundeten will ich nur anführen, dass, wenn wir die Zahl der Gestorbenen gleichsetzen der Zahl der über Bender und Jassy nach Russland Evacuirten (118131), selbst bei einem so furchtbaren Unglück das Procent unseres Verlustes geringer wäre als bei den Franzosen in der Krim 1854—56 und nur um 5 % höher als bei den Amerikanern in den Jahren 1861—65.

	an Wunden.	an Krankh.	Verlust %.
Bei den **Franzosen** in der Krim 1854—56 starben auf 200000 (jedoch so gerechnet wie bei uns nur auf 103000) im Ganzen		20000	75000 = 47 %
Bei d. **Amerikanern** im Kriege 1861—65 von 807000 Mann starben	.	93969	186712 = 34 %
Selbst bei der Annahme, dass unser Verlust gleich käme der Summe der Verwundeten und Kranken, die über Jassy und Bender aus Bulgarien geschafft wurden, hätte unsere Donauarmee von 300000 Mann an Gestorbenen:		30142	87989 = 39,3 %.

Ich glaube nicht, dass ich gegen die Wahrheit verstosse, indem ich den scheinbaren Widerspruch löse und die Zahlen mit dem tiefen Eindruck in Einklang bringe, den mir mein dreimonatlicher Besuch unserer Hospitäler in Bulgarien, Rumänien und Russland hinterlassen hat. Ich bin nach den von mir gemachten Beobachtungen überzeugt, dass in den Hospitälern Bulgariens die Verwundeten entweder in der ersten Periode der Verletzung an Commotion, Septicämie, Blutungen und Schwäche bald nach erfolgtem Trauma starben oder aber an Pyämie diejenigen von ihnen, welche in Bulgarien und Rumänien 3—4 Wochen nach erhaltener Verletzung zurückblieben. Aus dem Charakter, dem Verlauf und dem Grade der Contagiosität der von mir in den bulgarischen und rumänischen Hospitälern gesehenen Pyämiefälle schliesse ich, dass nur die für längere Zeit zurückbehaltenen Schwerverwundeten bei bedeutender Ueberfüllung der Lazarethe oder unzweckmässiger chirurgischer Behandlung Neigung zur eiterigen Infection zeigten. Selbstverständlich will ich nicht behaupten, dass alle Verwundeten, welche aus Jassy und Bender nach Russland geschafft wurden oder noch unterwegs in den Lazarethen lagen, schon ausser Gefahr seien und die Mortalitätsstatistik unserer Verwundeten schon geschlossen sei. Es werden noch Jahre darüber hingehen, bis die Zahl der an Wunden Gestorbenen ganz genau wird angegeben werden können. Aber die Anzahl der Verwundeten, welche in den Listen der Evacuationsstationen Jassy und Bender enthalten ist, giebt doch wenigstens die Zahl derer an, welche den gefährlichsten Kampf ums Dasein schon bestanden hatten. Wenn auch solche Verwundete noch nicht vor der Septicämie und Pyämie gesichert sind, so genügt doch als Ursache zur späten Entwickelung der Eitervergiftung gewöhnlich nicht das Trauma allein an und für sich, sondern in Verbindung mit anderen Ursachen. Deshalb ist es auch bei der Mortalitätsstatistik der traumatischen Verletzungen durchaus nöthig zu wissen: zu welcher Zeit und in welcher Periode der traumatischen Verletzung die Berechnungen angestellt wurden. Die Feldarmeestatistik nimmt gewöhnlich in ihre Sterbelisten nur die in den Divisionslazarethen und t. Kriegshospitälern Verstorbenen auf. Einige Statistiken früherer Kriege, welche bald nach dem Kriege zusammengestellt wurden, scheinen auch dieser Regel gefolgt zu sein und erhielten ein sehr günstiges Mortalitätsprocent.

Nachdem ich meine Ansicht über den günstigen Verlauf der traumatischen Verletzungen im letzten Kriege in Bulgarien auseinandergesetzt habe, wende ich mich wieder zu der Erforschung der Bedingungen, welche hierzu beigetragen haben.

Ausser den Besonderheiten der Kriegführung, von denen soeben die Rede war, war zweifellos die Beschaffenheit der feindlichen Geschosse in diesem Kriege von grossem Einfluss auf den Wundverlauf. Und wenn in Serbien und Transkaukasien die Wunden, welche von denselben Geschossen herrührten, wenig Neigung zum Heilen zeigten, leicht bösartig wurden und Eitervergiftung bewirkten, so beweist das nur, dass die Sanitätsverhältnisse dort noch ungünstiger als in Bulgarien waren. Am meisten wundert es mich, dass namentlich im Kaukasus so oft Septicämie und Pyämie beobachtet wurde, wie das aus den Beschreibungen der DrDr. Reyher, Bornhaupt und Weljäminow hervorgeht. Früher, zur Zeit meiner Anwesenheit im Kaukasus 1847, überraschte mich nämlich erstens, dass dort, ungeachtet der rohen Behandlung der einheimischen Empiriker, Schussfracturen und Gelenkwunden ohne Hülfe des Messers heilten; zweitens, dass dort von den Aerzten weder Extraction der Splitter, noch Amputationen, noch Resectionen bei Communitivfracturen ausgeführt wurden und trotzdem die Mortalität nach den Schlachten die Norm nicht überstieg; drittens, dass die perforirenden Brustwunden und die Wunden der dicken Weichtheile, wie z. B. am Oberschenkel, beinahe ohne Eiterung heilten. Ich habe dies nicht ohne Grund den tscherkessischen Kugeln zugeschrieben, welche, ungewöhnlich klein (aus Kupfer) aus Büchsen geschossen, mit grosser Geschwindigkeit und geringem Stoss und Erschütterung eindrangen. Wie wünschte ich zehn Jahre nach der Belagerung von Salta im Kaukasus es wieder mit jenen Wunden von Tscherkessenkugeln zu thun zu haben statt mit denjenigen, welche unsere Gegner in Sewastopol mit ihren Minié- und grossen Explosionsgeschossen bewirkten. Der Wundverlauf sowohl, als auch das Resultat der Behandlung waren diametral entgegengesetzt denjenigen, welche wir im Kaukasus hatten. 15 Jahre nach dem Krimfeldzug und 23 Jahre nach meiner Kaukasusexpedition, als ich die Hospitäler während des deutsch-französischen Krieges von 1870—71 besuchte, erinnerten mich die von den Chassepotgeschossen herrührenden Wunden wieder an die kaukasischen Schusswunden, sie schienen mir unter sich sehr ähnlich und die Resultate waren es auch mehr oder weniger. Allerdings wurde im deutsch-französischen Kriege viel amputirt und resecirt, was im Kaukasus nicht geschah. Aber die Tendenz zum Heilen bei den perforirenden Brustwunden und das Fehlen der ungeheueren acut purulenten Oedeme und Masseninfectionen durch purulent septische Miasmen waren mit meinen Beobachtungen im Kaukasus bei der Belagerung von Salta so übereinstimmend und andererseits dem in der Krim von mir Erlebten so unähnlich, dass ich mich wieder davon überzeugen konnte, dass die Beschaffenheit der Geschosse eine von den Bedingungen sei, welche den Charakter und den Verlauf der Schusswunden stark beeinflussen. Uebrigens hegte ich diese Ueberzeugung schon längst und habe sie in meiner Kriegschirurgie 1864 ausgesprochen.

Welcher Art die hygieinisch-sanitären Verhältnisse und die chirurgische Hülfeleistung auch sein mögen, — die Eigenthümlichkeiten der Schusswunden, welche von der Propulsivkraft, der Construction, dem Material und der Form des Geschosses abhängen, werden sich zu allererst beim Verlauf, der Behandlung und dem Ausgang bemerkbar machen. Die Beschaffenheit und der Verlauf der Wunden, welche ich in unserem letzten Kriege in Bulgarien beobachtete, machten auf mich ganz denselben Eindruck wie diejenigen, die ich im Kaukasus 1847 und in Deutschland 1870—71 gesehen habe. Ich füge noch hinzu, dass der Eindruck um so tiefer, dem im Kaukasus gewonnenen ähnlicher und um so angenehmer war, weil ich Gelegenheit hatte, in Bulgarien die Schusswunden unter denselben äusseren Verhältnissen zu beobachten wie damals im Kaukasus. In Bulgarien durfte ich den günstigen Wundverlauf und das verhältnissmässig seltene Auftreten der

Wundinfectionskrankheiten nicht durch die ausgezeichneten hygieinischen Verhältnisse erklären wie in Deutschland. In Bulgarien war
offenbar etwas anderes die Ursache und natürlich wurde meine Aufmerksamkeit vor Allem auf die Eigenthümlichkeit der Geschosse gelenkt. Anfangs war ich sogar so sehr von dem bedeutenden Einfluss
dieser Geschosse überzeugt, dass ich geneigt war ihnen allein den
günstigen Wundverlauf zuzuschreiben. Doch muss ich gestehen, dass
die gelesenen und gehörten Beobachtungen in Serbien und Transkaukasien meine Ueberzeugung sehr ins Schwanken gebracht haben.
Dennoch ist es mir auch jetzt noch unzweifelhaft, dass bei gleichen
Verhältnissen, bei gleicher äusserer Einrichtung, bei gleicher Behandlungsweise — die Eigenthümlichkeiten des Geschosses von wesentlichem Einfluss auf den Wundverlauf sind.

Wodurch unterschieden und worin glichen sich nun die Kugeln,
welche von den Türken in Bulgarien gebraucht wurden, und diejenigen der früheren Kriege? — In der Krim in den Jahren 1854—56
schossen sowohl Franzosen wie Engländer mit Miniéprojectilen; doch
die französischen unterschieden sich von den englischen durch ein
grösseres Caliber, grösseres Gewicht und den Treibspiegel (culot);
doch auch die Engländer benutzten häufig dieselben französischen
Kugeln.

Im italienischen Kriege von 1859 schossen die Oesterreicher mit
Lorenzgeschossen grösseren oder kleineren Calibers, aber immer
leichter als die französischen Miniés. Die Franzosen aber blieben,
scheint es, in diesem Kriege bei ihren krim'schen Miniéprojectilen.
Im preussisch-österreichischen Kriege von 1866 benutzten die Verbündeten (namentlich die Baiern) Projectile Podewils, kleiner an
Caliber und Gewicht als die Miniés. Die Preussen schossen mit ihrem
schon im holsteinischen Feldzuge erprobten Langblei, welches sich
von allen neueren Geschossen durch seine Eiform und Härte auszeichnet.

Im deutsch-französischen Kriege schossen die Franzosen hauptsächlich mit Chassepotkugeln; benutzten zuweilen aber auch die
sogenannten Tabatiéres. Die ersteren sind wohl von den neueren
Geschossen dem Caliber nach die kleinsten und zeichnen sich durch
viele bemerkenswerthe Eigenschaften aus, welche sie zum Theil den
von den Türken gebrauchten Sniderprojectilen ähnlich machen.

Im letzten Kriege in Bulgarien begegnete man ausser den Kugeln
von Martini-Peabody und Snider auch zuweilen den kleinen
Kugeln des Winchester-Magazingewehres. Die Sniderprojectile
lenkten die Aufmerksamkeit auf sich besonders durch zwei im Innern
angebrachte Höhlungen — eine an der Basis und die andere an der
Spitze des Geschosses, welche durch eine 1½—2 Mm. dicke Blei-

scheidewand getrennt waren und Pflöckchen aus Buxbaum enthielten. Viele von den Sniderkugeln hatten statt zwei Höhlen nur eine an der Basis.

Die Martini-Peabody- und Winchester-Magazinkugeln sind Vollgeschosse.

	Länge in Millim.	Durchm. in Millim.	Gewicht in Grm.
1. Französisches Minié-Geschoss mit Treibspiegel	38	17—18	53
2. Englisches Minié-Geschoss	24	14	35
3. Oesterreichisches Lorenz-Geschoss	25	14—17	17—34
4. Baierisches Podewils-Geschoss	21	14	27
5. Preussisches Langblei .	26	13	31
6. Französisches Chassepot-Geschoss	25	10—11	25
7. „ Tabatière-Geschoss	24	18	35—47
8. Türkisches Snider-Geschoss mit zwei Treibspiegeln	25	14	30—31
9. „ „ mit einem Treibspiegel am hinteren Ende	25	14	31
10. Türkisches Peabody-Martini-Geschoss	31	11	32
11. Russisches Krnka-Geschoss	28	16	36
12. „ Berdan-Geschoss	28	10—11	24

Aus vorstehender Tabelle über die Dimensionen und das Gewicht der Kugeln, welche in den neueren Kriegen gebraucht worden sind, ersieht man, dass sie alle für gezogene Gewehre bestimmt sind und mehr oder weniger eine cylindrische Form haben; aber von einander verschieden sind a) durch das Caliber, die Länge und das Gewicht. Weder im Kriege von 1870—71 noch in unserem letzten wurden noch die früheren schweren und voluminösen Minié- und Tabatièregeschosse angewandt und auch das preussische Langblei scheint ausser Gebrauch zu kommen. b) Durch Anwesenheit oder Fehlen von Hohlräumen im Innern und mehr oder weniger tiefe Cannelirungen aussen an der Basis der Geschosse. Ausser den kleinen zufälligen Hohlräumen, welche im Blei beim Giessen entstehen, enthielten die früheren Miniégeschosse, wie ich sagte, an der Basis in einer Höhlung den Treibspiegel; unter den neueren Kugeln besitzen wohl nur die Snidergeschosse eine oder zwei getrennte Höhlen (an der Basis und an der Spitze) mit Holzpflöckchen und deshalb kann man diese zu den Expansionsgeschossen rechnen, ganz ebenso wie die Projectile mit tiefen Cannelirungen am hinteren cylindrischen Theil Compressionsgeschosse sind (z. B. das österreichische Lorenzgeschoss). Bei den ersteren, den Expansionsgeschossen, werden die in den Höhlungen befindlichen vielförmigen Treibspiegel durch den Druck (Expansion) der Pulvergase in die Kugel eingetrieben, dadurch wird diese breiter und legt sich an die Wandungen des Laufes fest an, d. h. füllt den Spielraum aus; bei den Compressionsgeschossen nähern sich ebenfalls in Folge der Expansion der Pulvergase die an der Basis befindlichen Nuten einander und dem vorderen Theil der Kugel und bewirken auf diese Weise gleichfalls ein Breiterwerden und besseres Anlegen desselben an die Seelenwände des Gewehres.

In welcher Beziehung stehen nun die Eigenschaften der Wunden zu allen diesen Veränderungen der Form, des Calibers und des Gewichtes der Geschosse, welche von der Kriegstechnik ersonnen sind? Offenbar müsste eine jede Vervollkommnung dieser Technik sich in der verderblichsten Weise an den Eigenschaften der Wunde äussern. In gewissem Grade ist das auch der Fall, aber andererseits bewirken dieselben verderblichen Vervollkommnungen, natürlich unter gewissen Bedingungen, die in jedem Kriege nicht selten sind, auch den Unterschied zwischen den Schusswunden unserer Tage und denjenigen früherer Zeit, wo noch runde, massive und schwere Kugeln in Gebrauch waren. Die durch neuere Geschosse bewirkten Wunden zeichnen sich aus sowohl durch das Aussehen der Schussöffnungen, als auch durch Enge des Schusskanales und durch geringere Gewundenheit desselben, ferner durch geringere Commotion der benachbarten Partien und grössere Aehnlichkeit mit Stichwunden. Derartig waren auch die von den kleinen kupfernen tscherkessischen Büchsenkugeln herrührenden Wunden. Ich entsinne mich einiger Fälle im Kaukasus, bei denen es schwer war zu entscheiden, womit die perforirenden Wunden beigebracht waren, ob mit einer Kugel oder mit dem Bajonnet, — so ähnlich waren die Oeffnungen der Schusswunden in ihrem äusseren Aussehen denjenigen der Stichwunden. Es ist gar nicht zu verwundern, dass bei der Kleinheit der Wundöffnung und der Enge des Schusskanales die Wunden unter dem Schorf heilten ohne jede Complication und Behandlung. Aber bei den Kugelwunden unserer Zeit kommt noch ein anderer Umstand in Betracht, der sie gefährlicher macht. Das ist das Zertheilen der Geschosse — ich meine nicht die durch internationale Convention verbotenen Explosionsgeschosse, sondern einige andere, welche nicht zu letzteren gehören. Solche sind die Chassepot- und zum Theil auch die Snidergeschosse.

Von allen angeführten Geschossen gleicht das Peabody-Martinigeschoss dem Caliber nach (10—11 Mm.) am meisten dem Chassepotprojectil, unterscheidet sich jedoch durch die Länge (um 6 Mm. länger) und das Gewicht (um 6 Grm. schwerer); am verschiedensten aber sind die Chassepot- und Peabody-Martinigeschosse von den französischen Miniékugeln, welche sowohl im Caliber (17 bis 18 Mm.) als auch im Gewicht (53 Grm.) beide ersteren übertreffen. Durch die Aehnlichkeit der Form und des Calibers kann man sich auch die Aehnlichkeit der von Chassepot- und Peabody-Martinigeschossen bewirkten Wunden erklären. Die Schussöffnungen und der

Schusskanal sind nicht so weit wie diejenigen der Miniékugeln; Erschütterung und Stoss und die darauffolgende Spannung und Einklemmung der geschwollenen Partien sind viel seltener. Von allen Schusswunden, welche ich gesehen, nähern sich am meisten dem Ideale einer gutartigen Schusswunde diejenigen, welche von Tscherkessenkugeln und Chassepot- und Peabody-Martinigeschossen herrühren. Wodurch wird dieses nun erreicht? Warum können unter gewissen Bedingungen die Chassepot-, Peabody- und früheren Tscherkessenkugeln den Stichwunden so ähnliche Verletzungen verursachen, dass ich die Wunden im Kaukasus schon längst den perforirenden Stichen mit einem glühenden Troicar verglichen habe. Welcher Eigenschaften bedarf ein Geschoss, um derartig wirken zu können? Ich halte es für geboten bei dieser Frage etwas zu verweilen, um so mehr, da ich nicht bei allen Feldärzten klare Vorstellungen über diesen Umstand bemerkt habe. Um eine untadelhaft gutartige, dem Stiche ähnliche Schusswunde zu bewirken, muss die aus dem Laufe des Gewehres geschossene Kugel folgende Eigenschaften besitzen:

1. Die Propulsivkraft des Geschosses muss sich auf der Höhe ihrer Wirksamkeit befinden. Da aber die Propulsivkraft ein Product der Schwere und der Geschwindigkeit ist, so ist es erforderlich, dass das Verhältniss dieser beiden Factoren gut combinirt sei. Die Bewegung der Kugel wird um so rascher sein, je weniger Widerstand sie durch die Reibung an den Seelenwänden des Laufes erfährt, je comprimirter das heisse Pulvergas, je vollständiger die Verbrennung des Pulvers und je leichter ihr Gewicht im Verhältniss zur Pulvermenge ist. Aber die Geschwindigkeit, und folglich auch die Propulsivkraft, trifft sofort nach Austritt der Kugel aus dem Laufe auf den Widerstand der Luft, welcher die Richtung ihrer Bahn (eine Parabel) verändert und dieselbe verkürzt. Je rascher die Bewegung, desto stärker ist der Luftwiderstand; jedoch mit jedem Moment der Vorwärtsbewegung der Kugel und folglich auch mit der Abnahme ihrer Geschwindigkeit vermindert sich der Widerstand der Luft. Je dichter die Luft, je rascher die Bewegung der Kugel, je grösser ihr Caliber (Durchmesser) und je leichter sie ist, desto mehr Widerstand findet sie nach Austritt aus dem Laufe von Seiten der Luft. Daher

2. muss die Kugel alle die Eigenschaften besitzen, welche zur leichteren Ueberwindung des Luftwiderstandes erforderlich sind, und in je höherem Grade sie diese besitzt, desto länger wird sie ihre Propulsivkraft bewahren. Je geringer die Dichtigkeit der Luft, je kleiner das Caliber der Kugel (je schmäler dieselbe), je schwerer sie ist und je präciser sie sich um ihre eigene Axe dreht, d. h.

je mehr sich ihre Bewegung der schraubenförmigen nähert, desto leichter wird sie den Luftwiderstand überwinden und desto weniger wird sie an Propulsivkraft verlieren. Es ist klar, dass, je leichter die Kugel den Luftwiderstand überwindet und je weniger sie dadurch an Geschwindigkeit einbüsst, desto leichter und schneller wird sie auch jedes andere sich ihr in den Weg stellende Hinderniss durchdringen.

3. Ausserdem ist es noch für die Ueberwindung dieses Hindernisses von Wichtigkeit, dass das Material, aus welchem die Kugel und der Körper, auf welchen sie stösst, bestehen, einen genügenden Grad von Durchdringbarkeit besitzen. Das soll heissen, es muss das Material der Kugel genügend hart und dasjenige des Körpers genügend nachgiebig, d. h. nicht zu hart und nicht zu elastisch sein. Die Fähigkeit der Kugel einzudringen ist nicht dasselbe wie die Propulsivkraft, wenn auch diese Kraft zum Eindringen unumgänglich erforderlich ist; aber ebenso wichtig ist ausser der Drehung der Kugel um ihre eigene Axe noch eine bestimmte Richtung zur Körperoberfläche und ein bestimmter Grad der Cohäsion der Partikelchen der Kugel und derjenigen des zu durchdringenden Körpers.

4. Endlich ist es nothwendig, dass die Kugel, welche in den Körper eindringt, in einem rechten Winkel und an einer solchen Stelle ihrer Flugbahn auf ihn auftrifft, wo die Propulsivkraft sich auf der Höhe ihrer Wirksamkeit befindet. Das aus einem gezogenen Gewehre geschossene länglich-schmale, cylindrische Geschoss trifft gleich nach seinem Austritt aus dem Lauf auf den grössten Widerstand der Luft und besitzt deshalb zu dieser Zeit die geringste Geschwindigkeit der Bewegung; aber die Geschwindigkeit und folglich auch die Propulsivkraft dieser Kugel nehmen beim weiteren Fluge zu, bis sie, nachdem sie einen gewissen Weg zurückgelegt hat, schliesslich endgültig ermattet. Also giebt es in der Flugbahn einer jeden Kugel einen bestimmten Punkt, wo sie mit der grössten Spannung ihrer Propulsivkraft wirkt und dieser Moment eben ist der günstigste, um eine gutartige Schusswunde zu Stande zu bringen. Offenbar haben im Allgemeinen alle aus einem gezogenen Gewehre geschossenen cylindrokonischen Geschosse, welche sich schraubenförmig fortbewegen und am besten ihre Propulsivkraft bewahren, mehr oder weniger die Eigenschaft, derartige Wunden zu erzeugen; aber ebenso klar ist es auch, dass unter ihnen die schmalen (mit kleinem Caliber), wenig umfangreichen und relativ schweren in ihrer Wirkung am meisten Aehnlichkeit mit derjenigen eines glühenden Troicars haben werden, wenn sie sonst alle aufgezählten Eigenschaften be-

sitzen. Je mehr eine Kugel ihre Propulsivkraft bewahrt hat, desto mehr wird die Schussöffnung dem Umfange des Geschosses entsprechen und je geringer ihre Geschwindigkeit, eine desto grössere Anzahl von Atomen des Körpers wird der Erschütterung und Berührung mit der Kugel unterworfen und desto weiter wird die Schussöffnung sein. Auch runde jedoch sehr kleine Kugeln können, wenn sie aus gezogenem Laufe (Büchsen) geschossen werden, Wunden bewirken, die dem Troicarstich ähnlich sind. Es zeichnen sich also die Chassepot- und Peabody-Martinigeschosse dadurch vor allen anderen aus, dass sie, weil aus gezogenen schnellfeuernden Gewehren (Hinterladern) geschossen, zwar unter gewissen Bedingungen in den Truppenreihen eine furchtbare Verwüstung anrichten, doch zugleich auch die am wenigsten verderblichen Verletzungen hervorrufen. Dadurch wird es auch erklärlich, dass in dem letzten Kriege von 1877 bis 1878 gleichzeitig mit einem ungeheueren Verluste an Getödteten die gutartigsten Wunden beobachtet wurden.

Aber es existirt auch ein grosser Unterschied zwischen den Chassepot- und den Peabody-Martiniprojectilen, welcher die ersteren den Explosions- und Snidergeschossen nähert. Eine aus dem Gewehr mit grosser Propulsivkraft geschleuderte Kugel, welche sich von ihrer Flugbahn in Folge der ihr durch die Züge mitgetheilten schraubenförmigen Bewegung nicht ablenken lässt, unterliegt ohne Zweifel allen Folgen, welche durch eine plötzliche Hemmung ihrer raschen Bewegung vermittelst eines ihr in den Weg tretenden Widerstandes entstehen können. Die plötzliche Unterbrechung der raschen schraubenförmigen Bewegung muss diese mechanische Bewegung in eine Molecularbewegung umsetzen. Die Atome der aus einem gezogenen Laufe geschossenen Kugel müssen schon durch die erhaltene Erschütterung (Vibration) mehr oder weniger Neigung zum Zerfall haben, bei dem plötzlichen Aufhalten der Kugel in ihrem Fluge aber muss die Molecularbewegung der Partikelchen von Wärmeentwickelung begleitet sein. Ziehen wir noch in Betracht, dass das Geschoss schon vor dem Austritt aus dem Lauf, wenn auch nur für kurze Zeit, mit den Pulvergasen in Berührung gekommen ist, welche (nach der Berechnung von Schischkow) bis zu 3000 Grad erhitzt sein sollen, dass es beim Ausschiessen eine starke Reibung an den Seelenwänden des Laufes und durch den Widerstand der Luft erfahren hat, so ist die Annahme einer bedeutenden Wärmeentwickelung beim plötzlichen Aufschlagen der Kugel auf ein starkes Hinderniss sehr gerechtfertigt. Offenbar wird die Kugel im Lauf desto stärker erhitzen, je mehr von ihrer Oberfläche mit den heissen Gasen in Berührung gekommen ist; diese Bedingung ist aber bei den Chassepotprojectilen erfüllt, da sie in ihrem cylindrischen Basaltheil eine Vertiefung besitzen.

Vor mehr als 20 Jahren regte ich diese interessante Frage über Wärmeentwickelung in der abgeschossenen Kugel an und sah dieselbe, mich damals auf rein theoretische Betrachtungen stützend, als Folge der Molecularerschütterung der Kugel und der Reibung in der Luft an. Mich überraschte besonders die merkwürdige Veränderung der Form, welche ich oft an den aus Weichtheilen extrahirten Geschossen beobachtete. Man konnte sich schwer vorstellen, dass ein harter metallischer Körper wie die Kugel beim Anprall an eine Sehne oder einen Nerv sich plattschlagen oder zu einem Haken krümmen sollte. Und wenn schon die sonderbarsten Formveränderungen bei den aus Weichtheilen entfernten Miniégeschossen angetroffen wurden, so kann man sich leicht vorstellen, welchen Veränderungen die wenig massiven Chassepotkugeln unterworfen sein konnten, um so mehr, da diese Projectile mehr als alle anderen der Reibung an den Innenwänden des Laufes ausgesetzt sind, weil ihr Durchmesser breiter als die Seele des Laufes ist. Der deutsch-französische Krieg von 1870—71 lieferte nun ein grosses Beobachtungsmaterial über die Wirkung und Veränderung des Chassepotprojectils. Einige deutsche Chirurgen waren nahe daran zu glauben, dass aus den Chassepotgewehren mit geschmolzenem Blei geschossen würde. Den Preussen musste eine solche Meinung um so wahrscheinlicher erscheinen, da ihr hartes Langblei, welches im Zündnadelgewehr sich nicht erhitzen konnte, ganz andere Wunden erzeugte als das Chassepotgeschoss. Es ist daher nicht zu verwundern, dass im deutschen Heere bald das Gerücht auftauchte, die Franzosen schössen mit Explosionskugeln der Convention zuwider. Und in der That keine einzige Kugel mit Ausnahme der Snidergeschosse zeigte so oft die allersonderbarsten, unerklärlichsten Formveränderungen wie die Chassepotgeschosse, welche von den deutschen Chirurgen aus den Wunden extrahirt wurden. Die Ueberzeugung, dass derartige Veränderungen unerklärlich sind, wenn man eine Erweichung und Schmelzung der Kugel nicht zulassen will, begann seit der Zeit immer mehr an Raum zu gewinnen. Die früheren runden Kugeln (und auch das preussische Langblei) hatten so geringe Neigung zur Formveränderung, dass die Chirurgen des vorigen Jahrhunderts gar keine Gelegenheit hatten, sie zu beobachten; erst in den neueren Kriegen wurden die Beobachtungen häufiger, — und unter diesen bot uns vor allen anderen der Krimfeldzug von 1854 bis 1856 Gelegenheit dazu; ich war bemüht, so gut es ging, die von mir damals so oft beobachteten Veränderungen der Kugeln zu erforschen. Als aber nach Einführung der Chassepot- und Snidergeschosse in die Kriegspraxis derartige Veränderungen in den allerphantastischsten Formen beobachtet wurden, so lenkte die Lehre von der Erweichung der Kugel beim Schuss die allgemeine Aufmerksamkeit auf sich. Wie anders soll man sich die Entstehung der Formen, welche die Kugel annimmt, erklären, Formen von Nadeln, Hufeisen, Haken, welche Weichtheile (Sehnen und Nerven) umgreifen, Doppelknöpfen, Spiralschuppen, welche zwischen den Schädel und die harte Hirnhaut eingetrieben sind, Blumenkelchen mit nach aussen umgebogenen Blumenblättern, endlich die Verschmelzung des Bleies mit der schwammigen Knochenmasse oder Zerfall der Kugel in feinste Tröpfchen? Und doch sind alle diese Formveränderungen mehr als einmal beobachtet worden. Uebrigens ist die Frage über die Erwärmung der Kugel nicht neu. Man hat auch schon längst die Erwärmung der Kugel dadurch zu widerlegen gesucht, dass man anführte, man könne Bretter mit Unschlittkerzen durchschiessen ohne Schmelzung derselben, man könne eine abgeschossene Kugel berühren ohne sich zu verbrennen u. dergl. Aber in den dreissiger Jahren unseres Jahrhunderts wurden Beobachtungen bekannt über Kanonenkugeln, welche gegen Festungsmauern geschossen waren; man hatte beobachtet, dass Kanonenkugeln, welche in der Mauer stecken geblieben waren, sich über eine Stunde warm anfühlten. Darauf folgten die Schiessproben mit Kanonenkugeln und Granaten gegen Panzerplatten und mit Gewehrkugeln gegen dicke Eisenplatten und Ambosse. Das allgemeine Resultat dieser Versuche war, dass die Propulsivkraft der abgefeuerten Geschosse nur dann in Wärme umgesetzt wird, wenn die Kanonen- oder Flintenkugel in der Panzerplatte, Eisenbrett, Mauer u. s. w. stecken bleibt, ohne das Zielobject zu zertrümmern; wenn hingegen durch den Schuss die Cohäsion der Atome des Zielobjectes überwunden wurde, d. h. wenn die Propulsivkraft des Geschosses in mechanische Arbeit umgesetzt wurde, so blieb die Wärmebildung aus. Es tritt deshalb auch dann keine Wärmebildung ein, wenn die Propulsivkraft des Geschosses in die Bewegung der ganzen Masse des Zieles übergeht, ohne dasselbe zu vernichten, wie das beim Schiessen gegen elastische Gegenstände der Fall ist (z. B. bei den dicken Tauschilden, welche zum Schutz der Schiessscharten unserer Batterien in Sewastopol angewandt wurden). Je plötzlicher aber irgend ein unüberwindliches Hinderniss die Propulsivkraft des Geschosses aufhebt, desto bedeutender ist die Wärmeerzeugung, zuweilen sogar mit Feuererscheinung (z. B. Funken beim Schiessen gegen einen Amboss im Dunkeln), Oxydirung und Schmelzung des Bleies verbunden.

Endlich zeigten die in letzter Zeit gemachten Versuche, dass auch beim Schiessen gegen Weichtheile und mit Flüssigkeit gefüllte Hohlorgane die Geschosse Anzeichen von Wärmebildung an sich hatten. Man fand ihre Form verändert (verbreitert) und die Spitze abgeschmolzen.

Doch am bemerkenswerthesten sind für uns die Resultate der Beobachtungen und Versuche mit Chassepotgeschossen, welche im
deutsch-französischen Kriege von 1870—71 Veranlassung zu Vorwürfen gaben. Die deutschen Chirurgen waren anfangs überrascht
von den ungeheueren Zerstörungen, welche diese verhältnissmässig
kleinen Geschosse verursachten. Bei kleiner Eintrittsöffnung und
engem Schusskanal fand man zuweilen ausserordentlich grosse Aus-
gangsöffnungen mit Zersplitterung der Knochen. So war z. B. in
einem Falle (von Raymond beobachtet) bei einem Oberarmschuss
die Austrittsöffnung um 8 Mm. breiter als die Eingangsöffnung und
die Weichtheile um den Knochen herum waren buchstäblich zermalmt. In einem anderen Falle machte das aus nächster Nähe auf
zwei Soldaten abgeschossene Chassepotprojectil bei dem Einen
eine Wunde, deren Grösse sein Caliber um das zehnfache überstieg;
es war der M. glutaeus getroffen und vollständig zermalmt; bei dem
Anderen traf die Kugel den Oberschenkel und erzeugte eine ungeheure Wunde von 22 Mm.; nachdem sie den Nerv, die grossen Gefässe zerrissen und den Knochen zersplittert hatte, war sie in den
zerstörten Weichtheilen stecken geblieben. In der Folge zeigte es
sich, dass die Wirkung der Chassepotkugel sich dadurch von derjenigen anderer Geschosse unterscheidet, dass sie, aus naher Entfernung geschossen, ungeheure Verwüstungen anrichtet und selbst in
Stücke bricht, — zuweilen mit Anzeichen von Schmelzung des Bleies
(in Form kleiner Körner); — auf weite Entfernungen (300—400
Schritt) aber enge, begrenzte, gutartige und schnellheilende Wunden, zuweilen auch gutverwachsende Fracturen erzeugt. Anstatt einer
Splitterfractur durchbohren die aus einiger Entfernung geschossenen
Chassepotkugeln die Knochenepiphysen und verursachen eine reine
Lochfractur. Solche Lochschüsse der Knochenenden sind im Kriege
1870—71 von Langenbeck und anderen Chirurgen häufig be-
obachtet worden. Lücke führt ein Beispiel einer Lochfractur des
Collum femoris an.

Die Ursache dieses seltsamen Unterschiedes in den Wirkungen
des Chassepotgeschosses suchte man sich durch die verschiedene
Dichtigkeit des Projectiles in den verschiedenen Zeitabschnitten
seines Fluges zu erklären. Da die Chassepotkugel so stark in den
Lauf gepresst wird, dass sich ihr Caliber um 1 Mm. verringert und
da sie in Folge dessen einer starken Reibung an den Seelenwänden
unterworfen ist, so nimmt man an, dass sie sich schon dadurch allein
bedeutender erhitzt als alle andere Geschosse; nach dem Austritt
der Chassepotkugel aus dem Lauf sei die Wärme in derselben, so
glaubt man, nicht gleichmässig vertheilt, sondern an der Peripherie
bedeutender als im Centrum. Wenn nun während des Fluges sich

die Wärme der Peripherie der äusseren Luft und dem Centrum mittheilt, so erhitzt sich letzteres und erweicht, der sich abkühlende
periphere Theil aber wird härter, zerfällt und löst sich los von der
übrigen Masse des Geschosses, wenn letzteres beim Anprall an ein
Hinderniss sich von neuem erwärmt. Jedoch behalten die zerfallenen
Theilchen noch Propulsivkraft genug, um nach allen Richtungen auseinander fahrend wie feines Schrot wirken zu können und grosse
Zerstörungen anzurichten. Uebrigens ist diese Neigung des Geschosses,
in Stücke zu zerspringen, nicht bei den Chassepotkugeln allein beobachtet worden. Demme, wenn man ihm Glauben schenken darf,
beschreibt die französischen Miniékugeln im italienischen Kriege von
1859 als so geneigt zu Formveränderungen und zum Zerfall, dass
die Ränder der Basis sich schon beim Austritt aus dem Laufe nach
aussen umbogen und der cylindrische Basaltheil sich von der konischen Spitze abtrennte.

Für mich sind hauptsächlich folgende sich auf die Wirkung der
Geschosse beziehenden Thatsachen von Wichtigkeit, die durch die
Beobachtungen aus drei Kriegen (in der Krim, dem deutsch-franzö-
sischen und unserem letzten von 1877—78) bestätigt worden sind:

1. Die von den französischen Miniégeschossen (Vollkugeln
grossen Calibers) herrührenden Wunden unterscheiden sich von denjenigen der kleineren Chassepot- und Peabody-Martinikugeln
dadurch, dass sie grosse Schussöffnungen haben und den Kartätsch-
schusswunden ähnlich sind. Man erzählt, die von Minié- und Taba-
tièregeschossen bewirkten Wunden seien im Kriege 1870—71 manchmal so verderblich gewesen, dass die Soldaten sie für vergiftet hielten.

2. Die Aehnlichkeit in der Wirkung der Chassepot-
und Peabody-Martinigeschosse besteht darin, dass die einen
wie auch die anderen Wunden erzeugen mit kleinen Schussöffnungen, engem geradem Schusskanale, mit verhältnissmässig geringer Zerstörung der subcutanen Weichtheile und unter gewissen Bedingungen mit der Tendenz
zur raschen Verheilung und Verwachsung der Knochenbrüche. Die Verschiedenheit aber besteht darin, dass die Chassepotkugeln unvergleichlich häufiger der Formveränderung, dem Zerspringen und der Loslösung von Partikelchen unterworfen sind, und
dass die von ihnen aus naher Distance (50—100 Schritt) erzeugten Wunden mit unglaublicher Zerstörung der Weichtheile und
der Knochen verbunden sind und die Kugel dabei in feine Bleisplitter
zerfällt. Die von Peabody-Martiniprojectilen herrührenden
Schusswunden aus naher Distance unterscheiden sich nicht wesentlich von den Schusswunden aus weiterer Entfernung; ja es ist sogar
einiger Grund vorhanden anzunehmen, dass je mehr sich die

Kämpfenden einander nähern, je mörderischer das Gewehrfeuer ist, desto mehr die Wunden der Ueberlebenden den Stichwunden gleichen und desto gutartiger sind,
begreiflicherweise nur bis zu einem gewissen Grade, da es unmöglich ist, den für die Wunden günstigsten Punkt in der Flugbahn der
Kugel anzugeben. Die Peabody-Martinigeschosse verändern viel
seltener ihre Form; im letzten Kriege 1877—78 konnte mir keiner
der Chirurgen einen Fall von Zerbröckelung dieser Geschosse
mittheilen; es kamen nur Fälle, und diese auch selten, von Spaltung
der Kugel in zwei Theile durch Anprall an einen Knochen vor. Eine
solche Hälfte sah ich abgeplattet mit nach aussen umgebogenen Rändern und Innenfläche mit einem Abdruck von etwa 6 erhabenen, scharf-
gezeichneten, halbkreisförmigen Streifen. Doch fand man auch häufig
Chassepotgeschosse, die aus weiter Distance (300—400 Schritt) geschossen waren, in ihrer Form unverändert. Nach den angeführten
Resultaten zu urtheilen, muss man annehmen, dass die Peabody-
kugeln nicht so leicht durch Erhitzung erweicht werden und daher
auch ihre Form nicht so leicht ändern als die Chassepotgeschosse.
Im Allgemeinen kann man die Peabody-Martiniprojectile zusammen stellen mit dem Lorenz- und dem Chassepotgeschoss und
wegen ihrer Unveränderlichkeit auch mit dem preussischen Langblei.

3. Die grösste Aehnlichkeit mit den Chassepotkugeln
in Bezug auf die Formveränderung und die Neigung zum
Zerfall haben die Snidergeschosse, welche im letzten
Kriege nicht selten angetroffen wurden. Wie bei jenen die starke
Reibung an den Seelenwänden und die Vertiefung im Basaltheile
die Erwärmung des Bleies und den späteren Zerfall der Kugel ermöglichten, so erleichtern, wie zu vermuthen, bei den Snidergeschossen die in denselben befindlichen zwei Höhlungen und Holzpflöckchen gleichfalls die Erhitzung und das spätere Bersten sowie
andere Formveränderungen dieser Geschosse. Mir wenigstens sind
bei meinem Besuche der Hospitäler in Rumänien und Bulgarien die
abenteuerlichsten Formveränderungen beinahe ausschliesslich nur an Snidergeschossen vorgekommen. Dasselbe bestätigen auch die kaukasischen Chirurgen. Das Snider-
projectil, welches sich durch ein grosses Caliber und eine eigenthümliche Construction auszeichnet, da es im Innern zwei (oder eine)
Höhlungen und aussen am Basaltheil Cannelirungen besitzt, muss beim
Ausschuss und beim Anprall an einen Gegenstand sich viel bedeutender erhitzen, erweichen und zersplittern als das Peabody-Martinigeschoss. Zu den bemerkenswertheren Formveränderungen, welche
wir im letzten Kriege beobachteten, rechne ich folgende:

a) die Blüthenform mit entfalteten und nach aussen umgebogenen Blumenblättern; den Kelch der Blüthe bildet der Rest des ausgehöhlten Basaltheiles, die Blätter aber entstehen durch Spaltung des cylindrischen Theiles in 2—3 Theile. Offenbar hatte sich die Kugel von innen aus erweitert und gespalten beim Anprall an den Körper; die centralen Höhlungen und Holzpflöckchen tragen gewiss bei der Erweichung des starkerhitzten Bleies nicht wenig zu derartigen Formveränderungen bei. Eine ähnliche Formveränderung ist wohl kaum an anderen Kugeln beobachtet worden; es ist bekannt, dass bei Chassepotgeschossen diese Form in umgekehrter Richtung gesehen worden ist, d. h. der Blumenkelch wurde von der Spitze und nicht von der Basis der Kugel gebildet. Dass bei der Spaltung der Snidergeschosse die centralen Hohlräume und Holzpflöckchen die Hauptrolle spielen, wird durch andere von uns gesehene Fälle bewiesen; und zwar sahen wir mehrmals:

b) den Anfang einer solchen Spaltung; an der flachgedrückten Spitze der Kugel steckte aussen das eine Holzpflöckchen, welches wir anfangs für das aus dem unteren Hohlraum durchgezwängte hielten; nachdem wir aber die Kugel durchschnitten hatten, überzeugten wir uns, dass dieses Pflöckchen dem oberen Hohlraum angehörte, wo, wie hieraus zu ersehen, die Spaltung in Läppchen beginnt. Die Pflöckchen fallen oft aus den centralen Höhlen heraus ohne vollständige Spaltung der Kugel und verbleiben zuweilen lange in der Wunde.

c) Als der Spaltung entgegengesetzt kann man jene Formveränderung des Sniderprojectiles ansehen, wo sein Basaltheil abgeplattet ist und die Ränder der unteren Höhlung nach innen eingebogen sind, oder wenn es plattgedrückt ist und eine tiefe Rinne oder ein Hufeisen u. s. w. darstellt. Aber über den Zerfall in kleine Stücke und über von solch letzteren gebildete getrennte kleine Wunden, wie das beim Chassepotgeschoss und nach Demme im italienischen Kriege beim Miniéprojectil vorgekommen ist, habe ich im letzten Kriege 1877—78 von Niemandem etwas vernommen.

d) Die Form eines Sattels oder besser des Os multangulum der Handwurzel sahen wir an einem Snidergeschoss (mit nur einer Höhle), welches am Rippenrande stecken geblieben war, ohne besondere Zertrümmerung des Knochens zu veranlassen. Will man eine starke Erweichung des Bleies am vorderen massiven Ende der Kugel nicht zugeben, so ist eine derartige Gestaltveränderung ebenso schwierig zu erklären wie die Form von Doppelknöpfen bei einer zwischen dem Schädelknochen und der harten Hirnhaut festsitzenden Kugel.

e) Die Form eines scharfen unter spitzem Winkel umgebogenen Hakens, welcher die Extraction sehr schwierig und nicht ungefährlich machte, sah ich an einem aus einer Schädelwunde entfernten Geschoss; der Rand der Knochenwunde war in dem spitzen Winkel des Hakens eingeklemmt, welcher natürlich die Extraction behinderte, wenn man die mit der Zange gefasste Kugel in gerader (verticaler) Richtung entfernen wollte.

f) Interessant sind auch noch die Umwandlung des Snidergeschosses in Form von länglich aufgerollten Blättern, bald den Papierdüten oder Trichtern ähnlich, bald mit unregelmässigen Umrissen mit nach innen gebogenen Rändern der unteren Höhlung und mit einem Stückchen Tuch im eingerollten Blei.

g) Endlich wurden, wenngleich selten, Abdrücke an den Kugeln beobachtet, welche die Erweichung des Bleies bezeugen. Ich gedachte schon des Abdruckes, den ich an einem Peabody-Martinigeschoss gesehen habe; einen noch viel interessanteren zeigte uns Prof. Kolomnin; er extrahirte aus der Epiphyse der Tibia eine von beiden Seiten stark abgeplattete Kugel mit convexer glatter Oberfläche, welche gegen ein Häufchen von 5 aufeinander geschichteter Silbermünzen gepresst worden war; auf der glatten ovalen Oberfläche der Kugel, die von 2 Münzen fest umgriffen war, unterschied man deutlich die Abdrücke des Gepräges der Münzen und kleine Bleisäulchen, welche durch das Einpressen des Bleies in die an den Münzen angebrachten Löcher — um sie an einer Schnur am Halse zu tragen — entstanden waren; die Kugel hatte die Münzen aus dem Stiefelschaft des Soldaten mitgerissen und nach Verwundung des Kniegelenkes sich mit denselben im Knochen eingekeilt. Eine Art von Abdruck sah ich noch an einer Kugel, die bei einem Officier in der Taschenuhr stecken geblieben war; sie hatte, nachdem sie die Kapsel durchbohrt, natürlich das Werk vernichtet und eine Menge von Erhöhungen und Vertiefungen bezeugten, dass das Blei beim Vordringen sich zwischen die Rädchen und Zähnchen einkeilte; die doppeltkapselige silberne Uhr steckte beim Schuss in der Tasche beim 3. oberen Knopfe und rettete so dem Officier das Leben, der nur einen Stoss in der Herzgegend erhalten hatte und an unbedeutendem Blutspeien litt; zum Dank dafür beabsichtigte er die Uhr mit der Kugel zeitlebens aufzubewahren.

Es ist also sehr wahrscheinlich, dass, wenn nicht alle so doch ein grosser Theil der schlecht heilenden und mit Oedemen und Aehnlichem complicirten Schusswunden in diesem Kriege ausschliesslich den Snidergeschossen zuzuschreiben sind, während die gutartigen Wunden, welche in vielen Beziehungen den vom Chassepotgeschoss und den von mir schon längst beschriebenen lesgischen Kugeln herrührenden Verletzungen gleichen, von Peabody-Martiniprojectilen erzeugt waren. Um der Gerechtigkeit zu genügen, muss ich hier noch folgende Bemerkung einschalten. Als ich oben erwähnte, dass die Wunden im Kaukasus im letzten Kriege, ungeachtet der gleichen

Geschosse wie in Bulgarien, ebenso schlecht verliefen wie in Serbien,
— so schloss ich dieses aus der von Dr. Reyher angegebenen Mortalität von 61 % für Gelenkschüsse und 49 % für alle Schussfracturen
und Gelenkschüsse (143 Fälle, 71 Gestorbene), welche nicht primär
nach Lister behandelt wurden. Nach den Zeugnissen der DrDr.
Bornhaupt und Weljaminow, welche gleichfalls während des
Krieges im Kaukasus thätig waren, „hatte die Behandlung der Verwundeten der Kaukasusarmee in den temporären Feldhospitälern im
ersten Abschnitt des Feldzuges ausserordentlich günstige Resultate".
Diese Bemerkung bestärkt mich noch mehr in der Ueberzeugung,
dass die Ursache für die Gutartigkeit der meisten Schusswunden in
den Eigenthümlichkeiten der in diesem Kriege benutzten Geschosse
zu suchen ist und zwingt mich, die ungünstigen Resultate und das
hohe Mortalitätsprocent einiger Hospitäler anderen Umständen zuzuschreiben. Nach dem, was ich gehört, scheint der Feind in Bulgarien am häufigsten Peabody-Martini-, nicht so oft Snidergеschosse und am seltensten die kleinen Winchester-Magazinprojectile
benutzt zu haben. Die Wirkung der Winchesterkugeln scheint nicht
sehr von derjenigen der Peabodygeschosse verschieden zu sein.
Die hässlichsten Wunden werden von denjenigen konischen Geschossen erzeugt, welche nicht mit der Spitze voran, sondern mit
einer Längsseite in den Körper eindringen, indem sie sich beim
Aufschlagen um ihre Queraxe drehen; noch schlimmer ist es, wenn
eine so gekehrte Kugel gegen einen Knochen schlägt und, nachdem
sie ein Stück von diesem abgerissen, mit demselben zusammen herausfährt oder in der Ausschussöffnung stecken bleibt. Man kann sich
vorstellen, wie gross, wie zerrissen und gequetscht eine solche Wunde
ist, wie die Knochen zersplittert und die sie umgebenden Weichtheile zermalmt sind. Ganz ebenso müssen die Sniderprojectile eine
schreckliche Verwüstung anrichten, wenn sie, an einen Knochen anprallend, zur Blüthenform abgeplattet sind und aus der Ausschussöffnung zusammen mit Knochensplittern heraustreten oder in derselben
stecken bleiben. Sehr zu bedauern ist es, dass keiner von den Chirurgen wenigstens annähernd angeben konnte, wieviel Wunden und
Schussfracturen mit gutem Ausgange von den Peabody-Martinigeschossen herrührten, und wieviel Verwundete an Verletzungen
durch Snidergeschosse gestorben sind. Ich bin der Ueberzeugung,
dass die perforirenden und nicht perforirenden (mit zurückgebliebener Kugel) Schusswunden des Thorax und des Kniegelenkes mit
ausserordentlich glücklichem Ausgange, welche in diesem Kriege verhältnissmässig oft vorkamen, von Peabody-Martini- und Winchesterprojectilen herrührten.
Ich brauche wohl kaum zu bemerken, dass Contourschüsse

und weite Wanderungen des Projectiles bei so grosser Propulsivkraft, wie den Peabody-Martini- und Snidergeschossen eigen ist, in diesem Kriege beinahe gar nicht beobachtet wurden. Solche Schusswunden und Wanderungen des Geschosses wurden schon im deutsch-französischen Kriege von 1870—71 selten beobachtet, während sie im holsteinischen Kriege von 1864 noch sehr oft vorkamen. Im letzten Kriege habe ich nur von 3—4 Contourschüssen gehört und selbst diese sind zweifelhaft.

Ich hatte in diesem Kriege weder Gelegenheit noch Musse mich eingehender mit der pathologischen Anatomie zu befassen und kann daher nicht aus eigener Erfahrung angeben, welcher Art und wie oft die von Peabody-Martini- und Snidergeschossen herrührenden Knochenverletzungen vorkamen; aber nach dem, was ich an den Lebenden gesehen und nach den bereits erfolgten Mittheilungen Anderer ist zu schliessen, dass die anatomischen Veränderungen an den Knochen und Gelenken nach Schussfracturen durch Snider- und Peabodygeschosse nicht wesentlich von denjenigen verschieden waren, welche ich zur Genüge während des Krimkrieges beobachtete. Wie damals so auch jetzt hörte man wenig von Lochfracturen der Epiphysen, welche, wie versichert wird (Langenbeck), nach Chassepotschüssen nicht selten vorkamen. Uns sind bekannt:

1. Aus dem serbischen Feldzuge (Prof. Kolomnin) und aus dem letzten Kriege (DrDr. Bornhaupt und Weljaminow) ein paar Fälle von Lochfractur der unteren Epiphysen des Oberschenkelknochens ohne Fissuren; aber keine einzige derartige Fractur ohne gleichzeitigen Diaphysenbruch (wie auch zu erwarten war). Es wurde auch eine so grosse Lochfractur in der Mitte der unteren Oberarmepiphyse beobachtet, dass der Knochen nur durch ganz dünne Streifen zu beiden Seiten des Loches zusammengehalten wurde (Prof. Kolomnin in Jassy), ferner auch trichterförmige Löcher am Femur und der Tibia mit enger Eingangsöffnung und weiter (gesplitterter) Austrittsöffnung (Prof. Kolomnin). Auch im Kaukasus beobachtete man, dass die Peabody-Martinigeschosse an den Epiphysen reine Lochfracturen erzeugten, an den Diaphysen aber Fissuren und Spaltungen; die Sniderprojectile verursachten hingegen umgekehrt starke Zerstörungen der Epiphysen und unbedeutende Spaltungen an den Diaphysen (Bornhaupt).

2. Längsbrüche durch die ganze Länge des Knochens, ähnlich den von mir vor 30 Jahren beobachteten und abgebildeten (siehe meinen Rapport von 1848) Verwundungen durch Tscherkessenkugeln mit ungeheueren den halben Knochenumfang umfassenden und bis zu den Epiphysen reichenden Splittern.

3. Fissuren in den Epiphysen und Diaphysen. Ob sich wohl die Beobachtungen Stromeyer's und Esmarch's bestätigt haben, dass die Epiphysenlinie das Weiterschreiten der Fissuren hindert und die Verletzung dieser Linie immer Fissuren sowohl der Epiphyse als auch der Diaphyse zur Folge hat? Die Antwort hierauf entlehne ich dem interessanten Abriss des Prof. Kolomnin. Er theilt die anatomischen Veränderungen, welche er an 180 Schussfracturen im serbisch-türkischen und im letzten Kriege beobachtet hat, in zwei Gruppen, von denen die eine, die grössere 55 % Fracturen der einfachsten Art enthält, d. h. Splitterbrüche der Diaphysen, welche gegen $\frac{1}{4}$ der Diaphysenlänge betreffen (vorherrschend Oberarm-, Vorderarm-, Oberschenkel-Knochen); zu der zweiten, in der Anzahl von 44 %, rechnet er die grossen Splitterbrüche, welche ein Drittel, die Hälfte oder die ganze Diaphyse einnehmen und mit Complicationen wie etwa Fissuren, Schrägrichtung des Bruches und der Splitter u. dgl. einherschreiten. Unter 42 Schussfracturen (Oberschenkel, Unterschenkel, Oberarm u. s. w.) erreichten bei 28, welche sich im unteren oder oberen Theil der Diaphyse befanden, die Fissuren das Gelenk nicht; bei 14 aber, welche das untere oder obere Drittel und die Grenzen des mittleren Drittels einnahmen, drangen die Fissuren bis in das nächste Gelenk. Hieraus folgt, dass die Epiphysenlinie keine so sichere Scheidewand gegen das Eindringen der Fissuren in das Gelenk bildet, wie Stromeyer und Esmarch es annahmen. Das Geschoss ist im Stande diese Scheidewand zu vernichten, wenn es mit einer gewissen Geschwindigkeit gegen die Diaphyse, selbst in einiger Entfernung von der Diaphysenlinie, anschlägt.

4. Einige Beobachtungen bestätigten die Erzeugung von Fissuren durch den von der Kugel auf das Knochenmark ausgeübten hydraulischen Druck. In einem von den DrDr. Bornhaupt und Weljaminow beschriebenen Falle hatte das Geschoss, welches in der Tibia stecken geblieben war, vermöge dieses Druckes nicht nur Fissuren, sondern sogar ein Loch in der gegenüberliegenden Knochenwand zu Stande gebracht. Jedoch ist mir kein Fall aus diesem Kriege bekannt geworden, der die von einigen Forschern aufgestellte Regel zweifellos bewiesen hätte, dass in Folge des hydraulischen Druckes auf das Knochenmark die Splitter bei den Schussfracturen der Diaphysen nicht in der Richtung des Schusses liegen sondern entgegengesetzt und dass die Ränder der Eintrittsöffnung einwärts gekehrt sind.

5. Fremdkörper in den Knochen und Gelenken, wie: Kugeln, die in den Diaphysen, Epiphysen und Gelenkköpfen der Knochen stecken geblieben waren und zuweilen in oberflächlichen

Gruben lagen (wie z. B. bei perforirenden Knieschüssen oberflächlich in der Fossa intercondyloidea femoris), zuweilen aber auch so
tief in die Gelenkköpfe drangen, dass sie erst nach dem Tode oder
nach der Resection und Amputation diagnosticirt wurden (namentlich
bei Fällen von Einkeilung der Kugel im Gelenkkopf des Oberschenkels oder des Oberarmes ohne deutliche Anzeichen ihrer Anwesenheit); Tuchstückchen, welche sich in Spalten unter abgeschlagenen,
aber noch nicht vollständig gelösten Knochenstücken befanden; Tuchstückchen, welche in die Gelenkkapsel eingewachsen
waren (ein von Prof. Bergmann beschriebener Fall); Knochenstücke, welche in den Knochenkanal eingekeilt waren; Blei von den
Geschossen, welches in die Sprünge und Knochenzellen eingepresst
war u. s. w.

Ob eine weit bedeutendere Verletzung der Weichtheile bei
Schussfracturen der unteren Extremitäten bei aufrechter Stellung des Individuums beobachtet wurde, ist mir gleichfalls nicht
bekannt; nach dem Befragen der Verwundeten über die Empfin-
dungen beim Erhalten der Wunde vermuthe ich jedoch, dass die
Empfindung eines plötzlichen Hiebes mit einem Stock gegen das
Bein, die unwillkürliche Vorwärts- oder Rückwärtsbewegung und
der Sturz auf den Boden mit dem ganzen Körpergewicht unmittelbar nach der Verwundung von starken Zerreissungen des Periostes,
Auseinanderweichen der Splitter und gewaltsamem Eindringen derselben in die Weichtheile begleitet sein müssen. Bekannt ist nur,
dass bei den an den unteren Extremitäten Verwundeten nach dem
Fall zuweilen Fracturen an mehr oder weniger von der Schusswunde
entfernten Stellen angetroffen wurden; in solchen Fällen stand die
Fractur wahrscheinlich durch einen Riss mit der Knochenschusswunde
in Verbindung. Zuweilen aber brach der durch die Kugel nur in-
fracturirte Knochen beim Hinstürzen des Verwundeten vollständig.
Die Bruchstücke, welche bei Schussfracturen der Diaphysen fast immer auseinandergedrängt und verschoben waren, verblieben bei intracapsulären Fracturen der Epiphysen in ihrer Lage; die Kapselbänder des Schulter-, Hüft- und
Kniegelenkes hielten die in mehrere Stücke gebrochene Epiphyse
zuweilen so fest zusammen, dass es unmöglich war, während des
Lebens die Fractur ohne gewaltsame Manipulationen zu erkennen;
eine solche gewaltsame Untersuchung vermied aber natürlich jeder
erfahrene Chirurg, und darum begegnete es mir und anderen Aerzten
in diesem Kriege mehrmals, dass Splitterbrüche der Epiphysen erst
nach dem Tode diagnosticirt wurden.

Ueber die Wirkung unserer Geschosse (Krnka und Berdan)
konnte ich gar keine possitiven Angaben sammeln. Es hiess, die

Türken fürchteten unsere Schützen am meisten, welche mit Berdan-
gewehren ausgerüstet waren. Das sind jedoch nur Erzählungen Nicht-
sachkundiger; in den Hospitälern hatten wir aber gar keine Gelegenheit durch unsere Geschosse verwundete Türken in genügender Anzahl zu sehen, um entscheiden zu können, ob ein Unterschied zwischen
den Peabody-Martini- und Snidergeschossen und den unserigen
vorhanden ist.

Von groben Geschossen verursachte Wunden kamen, wie
ich schon sagte, selbst bei der Belagerung und Einnahme von Festungen (Nicopol) selten vor. Ich sah in diesem Kriege nur einige
Granatschusswunden und keine einzige von einer Kanonen-
kugel herrührende; wahrscheinlich erfolgte nach den Verletzungen
durch Artilleriegeschosse entweder bald die Amputation oder der
Tod; deshalb traf man derartig Verwundete nicht an, sondern nur
Amputirte, bei denen es schwer hält zu erfahren, womit sie verwundet waren. Nach den wenigen Granatschusswunden zu urtheilen,
welche man in den Hospitälern beobachten konnte schienen sie die
Statistik des deutsch-französischen Krieges zu bestätigen, welche die
Gesammtmortalität nach Granatschusswunden mit 15,7—15,6 % berechnet; für die Schwerverwundeten durch Granaten mit 21,8 %,
durch Infanteriegeschoss aber um 10 % höher mit 31,3 % angiebt.
Wenigstens sind das die Angaben von Rawitz in seiner Statistik
des Belagerungskrieges. Auch ist beobachtet worden, dass die Wunden von den modernen Granaten sich zuweilen durch nichts von
den Kleingeschosswunden unterscheiden, da sie ebenfalls
eine enge schlitzförmige Eingangsöffnung haben. Durch Granathülsen
verursachte Wunden, welche zuweilen den Schnittwunden sehr gleichen (so glatt und scharf sind ihre Ränder) und die Anwesenheit
von Fremdkörpern (Granatsplittern) sind mir in diesem Kriege nicht
begegnet. Auch andere Aerzte werden in diesem Kriege wohl kaum
Gelegenheit gehabt haben (wie wir in der Krim), sich davon zu überzeugen, dass zuweilen ungeachtet der furchtbaren Zerstörungen der
Weichtheile und Knochen bei Granatschusswunden die Heilung doch besser, rascher und einfacher vor sich geht
als bei Verletzungen durch Kleingeschoss (nur die Reizung,
welche durch die in der Wunde zurückgebliebenen scharfen Granatsplitter hervorgerufen wird, ist bedeutender als bei steckengebliebe-
nem Kleingeschoss), sogar die Lappenbildung der Weichtheile, welche
manchmal bei Granatschusswunden bemerkt wird, verzögert die Heilung nur um ein Geringes. Diese bemerkenswerthe Gutartigkeit der
Granatschusswunden ist übrigens nicht neu. Auch die früheren Granaten zeichneten sich durch die Erzeugung gutartiger Wunden aus.
Guthrie hat dasselbe an den enormen durch Granaten erzeugten

Zerreissungen des Kniegelenkes und des Brustfelles beobachtet. Deshalb hätten die jungen Chirurgen auf den Verbandplätzen in diesem Kriege sorgfältiger die Granatschusswunden von den Verletzungen durch Vollgeschosse unterscheiden sollen. Die im äusseren Ansehen oft so ähnlichen Granat- und Vollgeschossverletzungen sind in ihren Folgen himmelweit verschieden. Ich bedaure, dass der letzte Krieg den jüngeren Chirurgen nicht Gelegenheit genug bot, diesen bemerkenswerthen Unterschied zu beobachten, da dieses den Conservatismus und den Quietismus in der Kriegschirurgie fördert. Selbst die Amputationen nach Granatschussverletzungen haben mehr Aussicht auf Erfolg als nach Vollgeschosswunden; im deutsch-französischen Kriege hielten einige Chirurgen die Resultate nach solchen Amputationen sogar für günstiger als bei den durch Kleingeschoss verursachten Schussfracturen. —

Unter den Verletzungen durch blanke Waffe fand ich in den Hospitälern Bulgariens und Rumäniens keine einzige von Bedeutung, und nach der Statistik über unsere Schlachten zu urtheilen, welche ich früher (Th. I. Cap. III.) mittheilte, kann ihre Zahl im Verhältniss zu den Schussverletzungen nur gering gewesen sein. Um so mehr überraschte mich in der Abhandlung des Dr. Kolomnin folgende Bemerkung: „kein einziger von den letzten auf die Schlacht von Solferino folgenden Kriegen zeichnete sich durch eine verhältnissmässig so grosse Anzahl von Verletzungen durch blanke Waffe aus wie unser Krieg, was natürlich in hohem Grade für den offensiven Charakter desselben spricht."

Ich führe hier zum Vergleich das Procentverhältniss der Verwundungen durch blanke Waffe aus den 5 letzten Kriegen und dem unserigen von 1877—78 an:

Verwundungen durch blanke Waffe.

In der Krim 1854—56 bei den Engländern	1,6%
bei den Franzosen	3,1%
Im italienischen Kriege 1859 bei den Franzosen	7,6%
bei den Oesterreichern	3,02%
Im amerikanischen Kriege 1861—65	0,5%
Im preussisch-österreichischen Kriege 1866	1%—7,9%
Im deutsch-französischen Kriege 1870—71	1,8%

Im russisch-türkischen Kriege 1877—78 betrug die Gesammtzahl der Verwundeten in drei Schlachten am $\frac{3., \ 7., \ 8 \text{ und } 18.}{13., \ 19., \ 20. \text{ und } 30.}$ Juli 1877 — 6229 unter diesen durch blanke Waffe — 62 $= 0,99\%$.

Wie ersichtlich, kann man aus diesem, wenn auch nur in beschränktem Maasse ausgeführten Vergleiche, nicht schliessen, dass die Angaben des Dr. Kolomnin über die Verletzungen durch blanke Waffe in unserem letzten Kriege richtig sind.

IV.

Der Kern des Kriegssanitätswesens liegt in der Administration. — Die Verwundeten vom Schlachtfelde bis in das Feldlazareth. — Die Einsammlung und Vertheilung der Verwundeten. — Die Einrichtung der Verbandplätze bei uns und im Auslande. — Die Verbandplätze und die Verwundetenzahl in unseren 16 Schlachten. — Vergleichende Statistik der primären Operationen. — Der Transport der Verwundeten in die vorgeschobenen Hospitäler. — Die traumatischen Infectionskrankheiten in den Hospitälern. — Getrennte Räume und Isolirung der Verwundeten.

Nachdem ich die eine der Ursachen, welche nach meiner Meinung zu dem günstigen Wundverlauf in diesem Kriege beitrugen, besprochen habe, will ich nun zu den anderen Bedingungen, die in gewissem Grade zu diesem Erfolge mitwirkten, übergehen.

Ich sprach schon meine Ueberzeugung aus, dass in diesem Kriege ungeachtet aller Entbehrungen und Drangsale, denen ganze Massen von Verwundeten wiederholt ausgesetzt waren und ungeachtet aller schreienden Mängel in den Anordnungen einige Umstände vorhanden waren, welche unerwartet und spontan die schlechten Folgen abschwächten und ohne welche sich letztere unbedingt in schrecklicherer Weise und stärkerem Maasse an dem Schicksal der Kranken und Verwundeten bethätigt hätten; dann wäre der letzte Krieg in Bulgarien verderblicher als der denkwürdige Krimfeldzug geworden. Ich kann als Augenzeuge sowohl den Grad des Elendes, dem unsere Truppen ausgesetzt waren, vergleichen, als auch die administrativen Sanitätsmaassregeln in diesen beiden Kriegen beurtheilen. Deshalb will ich nun von rein wissenschaftlichem Standpunkte, mich an das Geschene und die gesammelten Angaben haltend, einen Ueberblick der Lage der Verwundeten dieses Krieges geben, indem ich sie vom Verbandplatze bis in das stationäre Hospital begleite. Als Motto für diesen Ueberblick diene eines meiner Grundprincipien, die ich mir durch die Erfahrung im Krimkriege erworben habe: Der Kern des Sanitätswesens im Kriege liegt in der Administration.

Wenn Jemand zum ersten Mal auf den Kriegsschauplatz kommt — besonders wenn er nicht Arzt ist, — und ganze Reihen von leidenden Menschen, mit Blut und Staub bedeckt, auf der nackten Erde liegen sieht, so wird er natürlich die Aerzte und Administratoren deswegen anklagen, dass den Verwundeten nicht sofort Hülfe geleistet wird, dass Stunden und Tage vergehen, ehe man ihnen die von Blut und Schmutz starrenden Kleider entfernt, sie verbindet, ihnen reine Wäsche anzieht, ihnen Speise reicht und sie zur Ruhe kommen lässt. Wer sollte in der That schuld sein, wenn nicht die Aerzte und die Administratoren? Wer denn sonst, wenn nicht diese? Nein, entgegne ich, nicht die Administratoren, nicht die Aerzte, — sondern die Administration, die Behörden und die Institutionen.

Aber die Administration und die Institutionen befinden sich ja auch in den Händen von Personen? Gewiss, doch diese Personen werden selbst, — oft genug ohne davon und von der ganzen Vergangenheit etwas zu wissen, — von dem Leben des Landes und des Volkes beherrscht. Eben darum sind die Administration und die Einrichtungen der Länder und Völker Collectivbegriffe, welche von den Menschen nicht so willkürlich geschaffen werden, wie es den Anschein hat, sondern ein Ergebniss der Geschichte und des Lebens der Staaten und Völker sind. Wenn es einigen Auserwählten gelingt, auch mit einer schwach organisirten Administration befriedigende Resultate zu erzielen, so beweist das gar nichts. Das sind glückliche Zufälligkeiten. Das Wesen einer gut organisirten Administration muss eben darin bestehen, dass sie die Thätigkeit der einzelnen Personen leitet und nicht umgekehrt diese letzteren aus ihr nach Willkür machen können, was sie wollen, Gutes oder Schlechtes. Wie sehr auch die Administrativpersonen Auserwählte seien, im Kriege werden sie immer in ein solches Labyrinth vorgesehener und unvorhergesehener Umstände, Bedingungen und Verhältnisse eintreten, dessen Leitfäden sich nicht allein hinter den Coulissen der Friedensscene verlieren, sondern auch in dem verborgenen Mechanismus menschlicher Leidenschaften und Triebe, der dem Willen selbst der Grossen dieser Welt nicht zugänglich ist. Nicht Leute, die starke Gefühlserregungen suchen, sondern nur diejenigen, welche blind an die unfehlbare Verständigkeit menschlicher Einrichtungen und Handlungen glauben, können hoffen, bei einer Reise auf den Kriegsschauplatz nicht herzzerreissende Scenen aus Dante's göttlicher Comödie von Angesicht zu Angesicht schauen zu müssen. Alles dieses kam mir in den Sinn, so oft ich die von Augenzeugen und Correspondenten stammenden Beschreibungen verschiedener Schreckens- und Leidensscenen auf dem Kriegstheater in Bulgarien las. Wer von diesen Augenzeugen um der starken Aufregungen willen hingereist war, der darf sich nicht über verlorene Zeit und Mühe beklagen; wer aber das Ziel verfolgte, auf dem Wege der Publicistik wahrheitsgetreue Mittheilungen über die administrativen Anordnungen zu geben, der hat natürlich der Sache einen grossen Nutzen gebracht.

Wie gross dieser Nutzen sein kann, das beweisen der Krimfeldzug und der amerikanische Krieg. Sowohl die englische wie die amerikanische Armee verdankten namentlich den richtigen, wahrheitsgetreuen Correspondenzen die Maassregeln, welche von den Regierungen und der Gesellschaft getroffen wurden, um die schrecklichen Nothstände zu beseitigen. Wenn nun bei den Engländern und Amerikanern die öffentliche Meinung im Stande war in wenigen Monaten die Mängel und Veruntreuungen abzuschaffen, so beweist das nur, dass bei ihnen der Mechanismus der Militärverwaltung wie auch die öffentliche Meinung leicht lenkbar und zugleich mächtig sind. Daraus folgt aber noch nicht, dass auch in anderen Ländern und bei anderen Völkern die Administration und Publicistik über einen gleichen Mechanismus verfügen. Wenn nun die Geschichte und das Schicksal einer Nation letzteren schwerfällig gemacht haben, was soll dann das Murren und die Vorwürfe helfen, welche gewöhnlich nach einer effectvollen Schilderung der Aussenseite des Uebels erfolgen?

Ich bin jedoch durch Reflexionen, welche mich seinerzeit stark und leider nutzlos erregten, von dem Gegenstande abgekommen. Ich wende mich wieder Begebenheiten und Thatsachen zu.

1. Verbandplätze.

In diesem Kriege konnte ich nicht Augenzeuge der Thätigkeit dieser Einrichtungen sein. Nur das t. Kriegshospital in Bogot Nr. 69 wurde während unserer Anwesenheit im Hauptquartier zeitweilig zu einer Art von Hauptverbandplatz; das genügt jedoch schon, um Einem, der mit der Sache durch die Erfahrung vertraut ist, auch über die in der Nähe des Schlachtfeldes aufgestellten Verbandplätze einen ziemlich richtigen Begriff zu geben. Ausserdem hat der Oberchirurg der Armee, welcher ex officio bei allen Schlachten auf dem rechten Flügel zugegen war, mich durch die Mittheilung von Notizen über die Thätigkeit an den vorgeschobenen wie auch an den Hauptverbandplätzen in 16 der wichtigsten Schlachten sehr verbunden.

Unsere vorgeschobenen Verbandplätze, welche während der Schlacht bei den verschiedenen Truppentheilen aufgestellt sind, stehen unter dem Commando des Chefs der einzelnen Truppentheile. Diese Befehlshaber leiten auch die Bewegung sowohl des Sanitätsdienstes der in der Front stehenden Truppentheile als auch der Divisionslazarethe ihrer Truppenkörper und decken gleichsam durch ihre Machtbefugniss die von den Divisions- und Corpsärzten während der Schlacht in Bezug auf die für die Hülfe der Verwundeten getroffenen Maassregeln. Die Anordnungen in Betreff der Hülfeleistung können auf diesen Verbandplätzen pünktlich und rasch ausgeführt

werden, da kämpfende wie Sanitätstruppen des Truppenkörpers unmittelbar verbunden einer Befehlsgewalt unterstellt
sind, — was bei verschiedenen Eventualitäten des Krieges von
grosser Wichtigkeit ist; die Sorge um das Schicksal der Verwunde-
deten bei plötzlichen, unerwarteten Märschen und Rückzügen ruht
gänzlich auf den Befehlshabern der Truppenabtheilung. Auch in
diesem Kriege konnte nur in Folge der Einheit der kämpfenden und Sanitätstruppen unter einer Autorität viel Elend
abgewendet werden. So wurden die Verwundeten nach der Schlacht
bei Elena am $\frac{22.\ Novbr.}{4.\ Decbr.}$ 1877, an Zahl 988, schnell aus der vom Feinde
umzingelten Stadt mit Hülfe des 9. Divisionslazarethes herausge-
schafft; — am $\frac{22.\ Aug.}{3.\ Sept.}$ 1877 hatte die unter dem Commando des Fürsten Imeretinski stehende Abtheilung eben Lowtscha erstürmt,
als der Befehl kam, sofort nach Plewna abzurücken, und alle Verwundeten aus Lowtscha mussten in die nächsten t. Kriegshospitäler
nach Gorny-Studen (Nr. 67) und nach Tirnowa (Nr. 62) transportirt
werden. Am $\frac{30.-31.\ Aug.}{11.-12.\ Sept.}$ 1877 mussten zwei detachirte Divisionslazarethe (von der 2. und 30. Div.) im Verlauf von einigen Tagen drei-
mal ihren Aufstellungsort wechseln und waren dabei jedes mit 700
bis 1000 Verwundeten belegt. Man muss wissen, dass in diesem
Kriege in Bulgarien die schleunige Wegschaffung der Verwundeten
von den Verbandplätzen viel dringender geboten war als z. B. in
dem Krimkriege und selbst in den anderen neueren europäischen
Kriegen, weil den Verwundeten bei Dislocirungen der Truppen und
bei plötzlichen Rückzügen ein trauriges Loos bevorstand, falls sie
in die Hände der Türken geriethen. Die Verwundeten selbst erwarteten den Weitertransport mit Ungeduld, nicht nur auf den vorgeschobenen Verbandplätzen, sondern auch auf den Hauptverbandplätzen; ein Schwerverwundeter mochte noch so schwer leiden, so
sah er doch erregt nach dem Transportwagen, besorgend, dass man
ihn auf dem Verbandplatze vergessen und er beim Abmarsch oder
Rückzuge der Truppe in die Hände der Türken gerathen könnte.

Die vorgeschobenen Verbandplätze waren natürlich verschieden
untergebracht; bald zwischen Verschanzungen (Schipka), bald an
Flussufern (Donauübergang), bald bei verschiedenen Abtheilungen
des Operationscorps und 3—4 Werst von den Hauptverbandplätzen
entfernt. Die Verwundeten wurden von den vorgeschobenen auf die
Hauptverbandplätze in verschiedener Weise getragen und gefahren:
auf Tragbahren, auf den Armen (bei Besetzung der Pässe), auf Saumthieren (im Balkan) und auf Wagen.

Im III. Cap. des 1. Theiles stellte ich eine annähernde Berechnung der Zahl der Verwundetenträger zusammen, welche bestimmt
sind zum Einsammeln der Verwundeten auf dem Schlachtfelde und

zur Beförderung derselben auf den Verbandplatz. Ich nahm als Norm
nur die Zahl der etatmässigen Träger bei unseren Divisionslazarethen an, welche letzteren auch zur Formirung der Hauptverbandplätze dienen. Die Zahl der Regimentsverwundetenträger konnte
ich jedoch nicht in Betracht ziehen, weil diese nur fungiren, wenn
ihre Regimenter am Gefecht theilnehmen und weil sie unter dem
Befehl ihrer Commandeure stehen und nicht unter dem des Divisions-
arztes, ja sogar nicht einmal unter dem Befehl der Regimentsärzte;
es ist ersichtlich, dass man auf solche Träger nicht zählen kann,
deren Arbeit bald zu gross bald ungenügend ist. Ob die Zahl dieser
Regimentskrankenträger (Regiments-Sanitätscommando) genau festgesetzt ist, ob bei den Regimentern für sie Cadres existiren, wie, wann
und durch wen sie designirt werden, ob sie früher für ihren Dienst
eingeübt werden oder ob sie während der Schlacht einfach aus der
Front genommen werden, — alles dieses ist mir, muss ich gestehen,
bis jetzt völlig unklar geblieben. Man berechnet (Dr. Kadazki)
die Zahl der Krankenträger der Divisionslazarethe zusammen mit
den Regimentskrankenträgern auf 360 mit 120 Tragbahren für jede
Division (da die etatmässige Zahl der Divisionskrankenträger 200 mit
60 Tragbahren beträgt, so bleiben 160 ¹) mit 60 Tragbahren für das
Regiment). Eine solche Zahl von Krankenträgern wäre wohl für eine
Division von 12—14000 Mann hinreichend, wenn dieselbe genau
bestimmt und die Leute vorgeübt wären. Nach der Wahrschein-
lichkeitstheorie, d. h. nach der Zahl der Getödteten und Verwundeten in den Schlachten der neuesten Kriege, kann man den Verlust
an Verwundeten und Getödteten bei einer Division in einer Schlacht
auf 21—22 %, d. i. 3000 Mann schätzen und nimmt man das Verhältniss der Getödteten zu den Verwundeten wie 1 : 3 als Norm an,
so erhalten wir 2000 Verwundete von 3000 aus den Reihen ausfallenden; schliessen wir aus dieser Zahl die Hälfte als Leichtverwundete, keiner Unterstützung Bedürftige aus, so bleiben 1000 Mann
zur Wegschaffung auf 360 Träger mit 120 Tragbahren angewiesen;
diese 1000 Mann können im Verlauf von 8—9 Stunden auf den Hauptverbandplatz getragen werden, wenn er 3—4 Werst vom Schlachtfelde entfernt ist (ich rechne ungefähr eine Stunde für den Transport jedes Verwundeten). Aber die Sache ist anders. Die Träger
der Divisionslazarethe, — d. h. des Hauptverbandplatzes, — sollen
und können nicht auf das Schlachtfeld über die vorgeschobenen Verbandplätze hinaus vordringen, da die Hauptobliegenheit dieser Träger
darin besteht die Verwundeten von den vorderen Verbandplätzen zu
den Hauptverbandplätzen zu schaffen; wenn nun ein oder zwei an

---

¹) Im Original 120, anscheinend irrthümlich. W. R.

verschiedenen Punkten fechtende Regimenter einer Division einen grossen Verlust erleiden (wie z. B. bei Gorny-Dubnjak), — so fragt es sich, ob die Regimentskrankenträger, derer auf die ganze Division nur 160[1]) kamen (also wieviel auf ein Regiment?), alle Verwundete ihres Regimentes auf den vorgeschobenen Verbandplatz werden schaffen können und, da die Träger eines jeden Regimentes nur für ihr Regiment arbeiten, ob sie im Stande sind, bei einer grossen Zahl Verwundeter ohne Hülfe anderer Träger fertig zu werden? Ich bezweifele das und glaube, dass in diesem Kriege in Bulgarien die Auflesung und Wegschaffung der Verwundeten vom Schlachtfelde zum Verbandplatze nicht genügend organisirt war; zum Theil mag auch das hemmend gewirkt haben, dass unsere Truppen oft zum Angriff vorgingen an ganz ungedeckten Oertlichkeiten, unter einem Feuer, das noch auf 2000 Schritt tödtlich wirkte; das Aufsammeln der Verwundeten, welches auch unter einem solchen Feuer geschah, war natürlich sehr schwierig. Jedenfalls ist es thatsächlich, dass bald hier, bald dort sehr unerquickliche Gerüchte auftauchten über die Hülflosigkeit der Verwundeten, die sehr lange auf dem Schlachtfelde liegen blieben; ich führte schon einige Fälle im III. Cap. des I. Theiles an. Hier theile ich noch einen ähnlichen Fall mit, der mir im t. Kriegshospital Nr. 56 in Bjela erzählt wurde. Der Gemeine des Bolchow'schen Regimentes Timofei Pansemkin (ich führe absichtlich den Namen des Regimentes und des Verwundeten an, um nicht der Uebertreibung verdächtig zu werden), welcher am $\frac{14.}{26.}$ Juli 1877 am rechten Oberschenkel mit Knochenbruch verwundet wurde, lag bis zum $\frac{21.\ \text{Juli}}{2.\ \text{Aug.}}$ auf demselben Felde vergessen; den Durst stillte er mit seinem eigenen Harn; nachdem er ins Hospital Nr. 56 am $\frac{25.\ \text{Juli}}{6.\ \text{Aug.}}$ geschafft war, starb er am $\frac{21.\ \text{Aug.}}{2.\ \text{Sept.}}$ 1877. Wie mir scheint, unterscheidet sich die rasche Organisirung eines Trägercommandos aus der Front (160[2]) auf eine Division) in Wirklichkeit nicht von dem mir aus der Krimcampagne gut bekannten Verfahren, die Träger aus der Front zu wählen. Die Unzulänglichkeit dieses Commandos ist, abgesehen von den angeführten Gründen, auch noch daraus ersichtlich, dass bei der Einnahme eines Balkanpasses (am $\frac{5.}{17.}$ Juli 1877) man gezwungen war, sich um Hülfe an die dortigen Bulgaren zu wenden, welche denn auch unsere Verwundeten auf den Armen aus dem Gefecht trugen. — Ich hörte auch von einigen Feldärzten, dass die vorgeschobenen Verbandplätze zuweilen dem feindlichen Feuer so nahe angelegt wurden, dass es dem Sanitätspersonal unmöglich war, die geringste Hülfe zu erweisen, ohne sich selbst und die Verwundeten in Lebensgefahr zu

---

1) Siehe die Anmerkung S. 373.
2) Im Original 102 S. 373.

bringen; auf einem solchen Punkte wurden in kürzester Zeit zwei
Feldschere getödtet, und der Arzt selbst blieb nur deshalb verschont,
weil der Commandeur schliesslich den Befehl gab den Verbandplatz
an einer weniger gefährlichen Stelle zu etabliren. Ich bin der Meinung, dass in solchen Schlachten, wie sie in diesem Kriege vorkamen,
wo das Gewehrfeuer noch auf 2000 und mehr Schritt tödtlich wirkte,
die Einrichtung von Verbandplätzen erster Linie, statt dem Verwundeten zu nützen, ihm Schaden verursachen kann, da er länger
dem Feuer und neuer Gefahr ausgesetzt bleibt; die flüchtige und
oberflächliche Hülfe, die ihm geleistet wird, bietet kein Aequivalent
für die Gefahr. —

Die Hauptverbandplätze werden, wie ich schon oben erwähnte, aus einem oder mehreren Divisionslazarethen gebildet und
werden in bedeutenderen Schlachten an verschiedenen Orten etablirt
in einer Entfernung von 3—4 Werst von den vorgeschobenen Verbandplätzen. In diesem Kriege aber dienten nicht nur die Divisionslazarethe als Hauptverbandplätze sondern auch t. Kriegshospitäler
und sogar Festungen. Da nun aus dem früher von mir Angeführten
ersichtlich, dass die vorgeschobenen Verbandplätze zuweilen dem
Verwundeten keine Hülfe bieten konnten ohne ihn der Gefahr auszusetzen, so schaffte man ohne Zweifel in das t. Kriegshospital, welches zum Hauptverbandplatz wurde, auch Verwundete direct vom
Schlachtfelde. So war es in Bulgareni im t. Kriegshospital
Nr. 63, bei dem dritten Angriff auf Plewna ($\frac{30.\ \text{Aug.}}{11.\ \text{Sept.}}$ 1577), so auch
bei Nicopol ($\frac{2-3.}{11.-15.}$ Juli), wohin die Verwundeten nach Einnahme der
Festung direct vom Schlachtfelde gebracht wurden, und ebenso verhielt es sich auch nach dem ersten Angriff auf Plewna ($\frac{8.}{20.}$ Juli), nach
welchem die Verwundeten in das damals schon genommene Nicopol
geschafft wurden (über 60 Werst vom Schlachtfelde entfernt). Eine
andere Besonderheit dieses Krieges bestand noch darin, dass die
Divisionslazarethe, welche ex officio als Hauptverbandplätze während
der Schlacht zu dienen hatten, oft genöthigt waren die Verwundeten
bei sich zu behalten, wobei sie riskirten hinter ihren Divisionen zurückzubleiben, die zuweilen Ordre erhielten gleich
nach der Schlacht weiterzumarschiren. Die Ursache dafür war die
zu späte Etablirung und Ankunft der t. Kriegshospitäler (wie ich
schon im I. Th. Cap. II mittheilte). Zuweilen zog sich der Aufenthalt der Verwundeten in den Divisionslazarethen sehr in die Länge
und zuweilen mussten sie sogar mit den zurückbehaltenen Verwundeten dislocirt werden. Wie wir schon oben sahen, änderte ein
Divisionslazareth vom $\frac{30.-31.\ \text{Aug.}}{11.-12.\ \text{Sept.}}$ 1577 dreimal seinen Aufstellungsort,
gegen 1000 Verwundete mit sich führend; und am $\frac{6.}{20.}$ Jan. 1878
übernahm das Lazareth der 31. Division 1462 Kranke, darunter 854

Verwundete und besorgte dieselben über einen Monat. Das Lazareth der 14. Division diente die ganze Zeit über in Gabrowa sowohl als Verbandplatz wie auch als t. Kriegshospital und nahm die vom Schipka transportirten Verwundeten auf. Das Lazareth der 9. Division hingegen, welches von den Türken auf dem Schipka umringt und beschossen wurde, musste die ganze Zeit bis zum Schluss des Kampfes auf derselben Stelle ausharren. Hieraus ersieht man, dass es zur Kriegszeit unmöglich ist, genau die Aufgabe der Divisionslazarethe und t. Kriegshospitäler auseinander zu halten; die Rollen werden zuweilen gewechselt und das eine erfüllt die Obliegenheiten des anderen und vertritt dasselbe. — Zuweilen jedoch benutzt der Militär-Sanitätsdienst statt der Divisionslazarethe Gebäude, Häuser, Scheunen u. s. w. für den Hauptverbandplatz. In den Kriegen im Westen, in bevölkerten Ortschaften, in Dörfern u. s. w. gilt dies als Regel, und nur ausnahmsweise werden die Lazarethzelte für die Verbandplätze verwendet. Bei uns aber war im letzten Kriege in Bulgarien, soviel mir bekannt, nur einmal die Möglichkeit geboten, den Verbandplatz in einem Dorfe zu etabliren, — dies war nach der Schlacht bei Gorny-Dubnjak; der Verbandplatz befand sich 7 Werst vom Schlachtfelde entfernt im Dorfe Tschirikow. Mit mehr Recht könnte man jedoch das t. Kriegshospital Nr. 69 in Bogot als den Hauptverbandplatz sowohl nach dieser Schlacht als nach der Einnahme von Plewna ansehen, da dorthin viele beinahe gar nicht untersuchte und nothdürftig verbundene Verwundete dirigirt wurden.

In diesem Kriege waren in 16 Schlachten auf dem rechten Flügel, mit Einschluss der Schlacht bei Elena und des Gefechtes am $\frac{28.\ \text{Dec.}}{9.\ \text{Jan.}}$ 1877/78 beim Uebergange über den Balkan am Schipkapasse, 12 Divisionslazarethe in Thätigkeit: der 1. 2. und 3. Gardedivision, der 3. Grenadierdivision, der 2. 5. 9. 14. 16. 30. 31. und 32. Infanteriedivision. Im Ganzen waren diese 12 Lazarethe 39 mal in Function, d. h. jedes hat mehr als 3 mal als Hauptverbandplatz gedient. Hierbei muss bemerkt werden, dass einige Lazarethe: das 9. 5. 30. und 31. an 6 oder 5 grossen Schlachten theilnahmen. Da in allen 16 Schlachten auf den Verbandplätzen 32953 Verwundete aufgenommen wurden, so kommen auf jedes der 39 Lazarethe (zu 83 Betten) nicht weniger als 845 Verwundete. Die grösste Anzahl hatte das Lazareth der 16. Division am $\frac{31.\ \text{August}}{12.\ \text{September}}$ (2930 Verwundete) nach dem dritten Angriff auf Plewna; auf vier Divisionslazarethe, das 5. 30. 31. und 32., entfielen nach dem zweiten Sturm auf Plewna am $\frac{18.}{30.}$ Juli 3322 Verwundete während einer vierstündigen Thätigkeit. Auf die 39 malige Functionirung der 12 Divisionslazarethe kamen 7800 eigentliche Lazareth - Verwundetenträger mit 2340 Tragbahren, d. i. beinahe 8 Verwundete auf 2 Träger. Aber mit den Regimentsträgern, deren Arbeit, wie wir sahen, sich nicht genau angeben lässt (ja auch die Zahl, welche von den leitenden Militärärzten angegeben wird, scheint auf Vermuthung zu beruhen), kann man in 16 Schlachten gegen 14040 Träger mit 4680 Tragbahren zählen.[1]) Nehmen wir an, dass von den 32953 Verwundeten nur die Hälfte des Transportes auf einer Tragbahre bedurfte, so erhalten wir ein überaus günstiges Verhältniss der Trägerzahl zur Zahl der Verwundeten. Aber es ist zu berücksichtigen: 1. Dass die Regimentsträger, welche sich nicht von ihren Regimentern und über die vorderen Verbandplätze hinaus entfernen dürfen, und die Divisionslazarethträger, welche ebenfalls nicht über die vorderen Verbandplätze hinaus vordringen können, ungleichmässig arbeiten; die Regimentsträger können auf die vorgeschobenen Verbandplätze mehr hintragen (wenn der Verlust in den Regimentern, zu denen sie gehören, ein bedeutender ist), als die Lazarethträger auf den Hauptverbandplatz zu schaffen vermögen; die Folge davon wird ein starker Andrang von Verwundeten auf den vorderen Verbandplätzen sein. 2. Dass an verschiedenen Punkten der Schlacht der Verlust an Verwundeten in den verschiedenen Truppenabtheilungen auch ungleichmässig ist; es kann geschehen, dass an einer Stelle der Zudrang zu dem vorderen und auch dem Hauptverbandplatze ein sehr grosser ist, dann wird die Zahl der Träger, besonders der Regimentsträger nicht ausreichen, während an einer anderen Stelle sowohl die einen als auch die anderen wenig zu thun haben. Freilich kann in einem solchen Falle der Hauptverbandplatz durch Dislocirung des Divisionslazarethes auf Befehl des Commandos verstärkt werden, aber die Zahl der Regimentsträger wird dadurch nicht vergrössert und die Arbeit wird dennoch ungleich vertheilt sein. Hier eben kann die freiwillige Hülfe zur Unterstützung von grosser Bedeutung sein, wie das auch im deutschfranzösischen Kriege von 1870—71 der Fall war; damals meldeten sich hierzu Freiwillige (meist Universitätsstudenten) zur Anshülfe. Der einzige Missstand bei der freiwilligen Hülfe besteht darin, dass sie nicht disciplinirt ist, doch kann dem bei gutem Willen unschwer abgeholfen werden.

In unseren 12 Divisionslazarethen waren während ihrer Function (39 mal) in 16 Schlachten etatmässig 195 Aerzte beschäftigt (je 5 Aerzte auf 83 Lazarethplätze); es kamen also 170 Verwundete aus der Zahl von 32953 auf jeden Arzt. Aber ausser diesen etatsmässi-

---

[1]) Die Berechnung ist folgende:

7800 Divisionslazarethträger (auf 39 Lazarethe) mit	2340	Tragbahren
6240 Regimentskrankenträger mit	2340	„
14040 Träger	4680	Tragbahren

gen Aerzten waren auf den Hauptverbandplätzen noch die zucommandirten Aerzte des rothen Kreuzes, Professoren mit ihren Assistenten u. s. w. thätig, so dass die Gesammtzahl der Aerzte, welche in 16 Schlachten wirkten, 368 betrug. Auf diese Weise kamen auf jeden Arzt nicht 170, sondern nur 90 Verwundete; schliesst man aber die leitenden Aerzte (Divisions- und Corpsärzte), welche nicht am Verbinden, Operiren u. s. w. theilnahmen, und die Transportärzte, welche mit den Transporten gingen, aus, so kommen 143 Verwundete auf jeden Arzt. Das ist offenbar ein sehr ungünstiges Verhältniss, wenn man bedenkt, dass auf den Hauptverbandplätzen Gypsverbände angelegt und Anaesthesirungen, Resectionen, Amputationen u. dergl. ausgeführt werden, was alles viel Zeit in Anspruch nimmt. Doch wurde im letzten Kriege diese Angelegenheit bedeutend erleichtert durch die Theilnahme der barmherzigen Schwestern und Studenten, welche nicht nur bei der Hülfleistung assistirten, sondern zum Theil auch bei der Sortirung beschäftigt waren, oder wenigstens die Aerzte auf die schwereren unter den auf dem Verbandplatze niedergelegten Verwundeten aufmerksam machten.

In allen 16 Schlachten des rechten Flügels wurden 292 grosse Operationen (Amputationen, Resectionen, Gefässunterbindungen u. dergl.) ausgeführt und 1245 Gypsverbände angelegt, das macht bei einer Verwundetenzahl von 32953 auf 112 Verwundete 1 Operation und auf 28 einen Gypsverband; folglich kamen auf einen Arzt 1,4 Operationen und 4 Gypsverbände. Die Arbeit auf den Verbandplätzen währte 4 Stunden bis zu 4 Tagen und sogar länger.

An Verbandmaterial (nach dem Etat 7584 sogenannte Normalverbände) fehlte es zuweilen. So trat z. B. am $\frac{22.\ \text{Aug.}}{3.\ \text{Sept.}}$ im Lazareth der 2. Division bei Lowtscha ein Mangel ein und am $\frac{27.\ \text{August}}{8.\ \text{Septbr.}}$ und $\frac{30.\ \text{Aug.}}{11.\ \text{Sept.}}$ bei Plewna in demselben Lazareth, welches in diesen 3 Tagen 3160 Verwundete aufgenommen hatte. Im Verlauf von 10 Tagen wurde das Lazareth dieser Division 7 mal abgebrochen und wieder aufgestellt und fand in Folge dessen keine Zeit, seinen Vorrath an Verbandmaterial aus den Depots zu ergänzen, sondern musste dasselbe vom rothen Kreuz entlehnen.

Folgendes ist eine kurze Uebersicht der Thätigkeit der 20 Divisionslazarethe in allen 30 grossen Schlachten:

A. Auf dem rechten Flügel functionirten 12 Lazarethe in 16 Schlachten.

1. Am $\frac{15.}{27.}$ Juni 1877. Uebergang über die Donau.

Die vorgeschobenen Verbandplätze befanden sich an beiden Ufern der Donau mit Aerzten von den in Action befindlichen Truppentheilen, den Pontonbataillonen und mit 4 zucommandirten Chirurgen. Verwundetenträger der beiden Divisionslazarethe (400 Mann) und die zu den im Gefecht befindlichen Regimentern gehörenden.

Hauptverbandplätze in Simniza, 3—4 Werst von den vorderen, die Divisionslazarethe der 9. und 14. Division, das Lazareth des rothen Kreuzes und die Abtheilung des Studenten Ryschew. Am Gefechtstage waren auf dem Hauptverbandplatze zugegen: der Feld-Militär-Medicinalinspector und der Inspector der Hospitäler die Thätigkeit der Chirurgen wurde im 9. Divisionslazareth von Professor Bergmann, im 14. von Professor Korschenewski geleitet. Die Lazarethe arbeiteten von 5 Uhr Morgens des $\frac{15.}{27.}$ Juni bis zum $\frac{22.\ Juni.}{4.\ Juli.}$ Der stärkste Zudrang von Verwundeten zu den Verbandplätzen war am $\frac{15.}{27.}$ Juni von 8 Uhr Morgens bis 4 Uhr Abends.

Sanitätspersonal: 23 Aerzte (10 etatmässige bei den beiden Lazarethen und 13 zucommandirte) ausser den Aerzten beim Lazareth des rothen Kreuzes und der Abtheilung Ryschew's; 16 Feldschere nach dem Etat der beiden Lazarethe (wenn nöthig, werden auf Anordnung der Divisionsärzte die Feldschere aus den Regimentern requirirt); barmherzige Schwestern ebenfalls 16.

In den Divisionslazarethen befindet sich immer Verbandmaterial für 7584 Verbände (in der Wirklichkeit gab es deren mehr). Bei den Regimentern ist etatmässig eigenes Material vorhanden. Verwundete gab es in dieser Schlacht 466. Von dem türkischen Ufer wurden die Verwundeten auf Pontons auf das rumänische Ufer geschafft und dann weiter auf Krankenwagen zum Hauptverbandplatz nach Simniza. Vom Hauptverbandplatz nach Pjätra (25 Werst) in das t. Kriegshospital Nr. 53, welches 30 Werst von der Eisenbahnlinie entfernt ist.

Grosse Operationen, d. i. Amputationen, Resectionen, Exarticulationen (mit Ausnahme der Operationen an den Phalangen und der Kugelextractionen) und Unterbindungen grosser Gefässe wurden auf dem Hauptverbandplatze 10 ausgeführt.

Gypsverbände wurden 34 angelegt.

II. Am $\frac{3.}{15.}$ Juli 1877. Einnahme von Nicopol.

Hauptverbandplätze 4 Werst von der Festung, — die Divisionslazarethe der 5. und 31. Division arbeiteten von 8 Uhr Morgens des $\frac{3.}{15.}$ Juli bis 12 Uhr Mittags am $\frac{8.}{20.}$ Juli; das stärkste Zuströmen von Verwundeten von 3 Uhr Nachmitags am $\frac{3.}{15.}$ Juli bis 6 Uhr Morgens des $\frac{4.}{16.}$ Juli. Die Lazarethe hatten 15 Aerzte und nahmen 930 Verwundete auf von der Gesammtzahl 1442; die Uebrigen wurden nach Einnahme der Festung direct vom Schlachtfeld nach Nicopol gebracht.

Aus den Lazarethen wurden die Verwundeten nach Simniza (30 Werst) in das t. Kriegshospital Nr. 57 und nach Pjätra (24 Werst) in das t. Kriegshospital Nr. 53 dirigirt.

Für die chirurgischen Hülfleistungen war Professor Sklifas-sowski in Nicopol angelangt und seitens des rothen Kreuzes der Bevollmächtigte Issakow. Nach Nicopol wurden auch die Verwundeten nach der ersten Schlacht bei Plewna, am $\frac{8.}{20.}$ Juli, geschafft.

Auf den Verbandplätzen wurden am $\frac{3.}{15.}$ Juli 5 grosse Operationen ausgeführt und 28 Gypsverbände angelegt.

III. Am $\frac{5.}{17.}$ Juli 1877. Besetzung des Kurtowa-Kulibapasses im Balkan (von Gabrowa aus.)

Hauptverbandplatz — das Lazareth der 9. Infanteriedivision in Grabowa — 12 Werst vom Passe. Der Aerzte waren 9.

Vom Abend des $\frac{5.}{17.}$ Juli an wurden die Verwundeten auf den Armen auf Gebirgspfaden nach Gabrowa getragen, wo sie von dem Sanitätspersonal des Orel'schen Regimentes und von Bulgaren übernommen wurden. Vom $\frac{8.}{20.}$ Juli an nahm das Lazareth der 9. Division die Verwundeten auf. Bei diesem Lazareth befand sich Professor Lewschin und der Consultant Dr. Janowitsch-Tschaïnski. Die Zahl der Verwundeten betrug 165 mit Einschluss der von der südlichen Abdachung des Gebirges Hingebrachten (62 Schützen). Ausgeführt wurden 1 grosse Operation und 27 Gypsverbände angelegt.

Am $\frac{12.}{24.}$ Juli wurden die Verwundeten aus Gabrowa auf einer damals noch ziemlich guten Gebirgschaussée nach Tirnowa, über 50 Werst weit, in das t. Kriegshospital Nr. 62 transportirt.

IV. Am $\frac{8.}{20.}$ Juli 1877. Erster Sturm auf Plewna.

Hauptverbandplatz anfangs bei dem Dorfe Triklodenza und später bei Misseleo, — Lazareth der 5. Division mit 9 Aerzten.

Wegen der Dislocirung des Lazarethes gelangte ein Theil der Verwundeten in das Lazareth, ein anderer aber wurde vom Schlachtfelde direct nach dem 60 Werst entfernten Nicopol geschafft. Am $\frac{9.}{21.}$ Juli leistete General Stolypin dem Lazareth damit eine grosse Hülfe, dass er alles Nothwendige und Fuhren aus dem Dorfe Misseleo besorgte. Die Verwundetenzahl war 1747; grosse Operationen wurden 3 ausgeführt und 34 Gypsverbände angelegt.

V. Am $\frac{18.}{30.}$ Juli 1877. Zweiter Sturm auf Plewna.

Hauptverbandplätze: beim Dorfe Radischewo das Lazareth der 32. Infanteriedivision und beim Dorfe Griviza die Lazarethe der 5., 30. und 31. Infanteriedivision. Der stärkste Zufluss von Verwundeten dauerte von 4—10 Uhr Abends, als man den Transport beschleunigen musste. Die Zahl der Aerzte war 46, etatmässiger Feldschere 32, 2 barmherzige Schwestern und Prof. Korschenewski. Auf dem linken Flügel (Fürst Schachowskoi) functionirte das Lazareth der 32. Division am $\frac{18.}{30.}$ Juli von $2\frac{1}{2}$ bis 8 Uhr Abends beim Dorfe Radischewo, von da ging es nach Poradim zurück, wo es bis

5 Uhr Morgens verblieb; am $\frac{19.}{31.}$ Juli marschirte es um 11 Uhr Morgens nach Bulgareni ab und traf endlich von hier gegen 10 Uhr Abends in Simniza ein, nachdem es mit seinen Verwundeten circa 80 Werst zurückgelegt hatte.

Auf dem rechten Flügel (General Krüdener) waren die Lazarethe der 5., 30. und 31. Division von 5 bis 11 Uhr Abends thätig (bis 5 Uhr dauerte das Artilleriegefecht und von 4 Uhr begann der Angriff bei einem enormen Andrang von Verwundeten auf dem Verbandplatze). Um 11 Uhr Abends begann man schleunigst die Verwundeten auf Krankenwagen und auf 156 mit Ochsen bespannte Fuhren zu laden. Rasch retirirend, schaffte man die Verwundeten zu 8 Uhr Morgens am $\frac{19.}{31.}$ Juli nach Bulgareni (an der Osma), von hier ging man noch am selben Tage nach Simniza zurück und traf dort um 5 Uhr Morgens am $\frac{20.\ \text{Juli}}{1.\ \text{Aug.}}$ ein, nachdem man im Verlauf von 30 Stunden 70 Werst zurückgelegt. Bei den Lazarethen des rechten Flügels war Prof. Sklifassowski thätig.

Alle Verwundeten des $\frac{18.}{30.}$ Juli, in der Anzahl von 3322, wurden am $\frac{19.}{31.}$ Juli, $\frac{20.\ \text{Juli und }21.\ \text{Juli}}{1.\ \text{Aug. und }2.\ \text{Aug.}}$ nach Simniza in die t. Kriegshospitäler NNr. 47 und 63 gebracht. Auf den Verbandplätzen wurden 20 grosse Operationen und 107 Gypsverbände ausgeführt.

VI. $\frac{9.\ -\ 13.}{21.\ -\ 25.}$ August 1877. Am Schipka.

Die vorgeschobenen Verbandplätze befanden sich am Berge St. Nikolaus inmitten der Verschanzungen; von dort wurden die Verwundeten des Nachts auf die Hauptverbandplätze gebracht.

In einer Entfernung von 4 Werst von den vorgeschobenen Verbandplätzen im Gebirge am Kurtowo-Kulibapasse war von dem Lazareth der 9. Infanteriedivision der eine Hauptverbandplatz eingerichtet; der andere Hauptverbandplatz, vom Lazareth der 14. Division gebildet, befand sich in Gabrowa — 12 Werst vom Passe. Beide Verbandplätze waren vom $\frac{9.}{21.}$ bis zum $\frac{14.}{26.}$ August in Thätigkeit und hatten den grössten Zufluss von Verwundeten am $\frac{9.,\ 11.\ \text{und }13.}{21.,\ 23.\ \text{und }25.}$ August. Die Zahl der Aerzte betrug incl. zweier vom rothen Kreuz und einem bulgarischen 27. Feldschere 16, barmherzige Schwestern 3. Bei dem Lazareth der 9. Division befanden sich die Consultanten: DrDr. Panowitsch-Tschaïnski, Wywodzow und der Bevollmächtigte vom rothen Kreuz Glebow bei dem Lazarethe der 14. Division sowie Prof. Sklifassowski.

Nach einer sorgfältigen Sortirung und chirurgischer Hülfleistung wurden die Verwundeten allmälig aus Gabrowa nach Tirnowa transportirt; viele Schwerverwundete (hauptsächlich mit perfor. Wunden der grossen Höhlen) verblieben in Gabrowa in Behandlung. Die Zahl der Verwundeten betrug 2574, und wurden 21 grosse Operationen und 117 Gypsverbände gemacht.

VII. Am $\frac{19.}{31.}$ August 1877. Bei Plewna (Ausfall).

Als Hauptverbandplätze waren die Lazarethe der 16. und 30. Division von 10 Uhr Morgens des $\frac{19.}{31.}$ bis 7 Uhr Abends des $\frac{21.\ \text{August}}{2.\ \text{Septbr.}}$ thätig. Der stärkste Zufluss von Verwundeten fand von 9 Uhr Morgens bis 7 Uhr Abends am $\frac{19.}{31.}$ August statt. Die Zahl der Aerzte betrug 17, der Feldschere 16 und 2 Studirende.

Der Transport der Verwundeten nach Gorny-Studen (35 Werst) und nach Simniza (80 Werst) erfolgte allmälig nach Musterung der Verwundeten und Ertheilung der nöthigen Hülfe.

VIII. Am $\frac{22.\ \text{August}}{3.\ \text{Septbr.}}$ 1877. Einnahme von Lowtscha.

Der Hauptverbandplatz — das Lazareth der 2. Infanteriedivision — arbeitete von 10 Uhr Morgens des $\frac{22.\ \text{August}}{3.\ \text{Septbr.}}$ bis 5 Uhr Morgens des $\frac{24.\ \text{August}}{5.\ \text{Septbr.}}$. Zahl der etatmässigen Aerzte 5, der Feldschere 8. Stärkster Zudrang der Verwundeten von 12 Uhr Mittags des $\frac{22.\ \text{August}}{3.\ \text{Septbr.}}$ bis zum Morgen des $\frac{23.\ \text{August}}{4.\ \text{Septbr.}}$. Grosse Operationen wurden 4 gemacht und 20 Gypsverbände angelegt. Die Verwundetenzahl betrug 1116. Das Detachement des Fürsten Imeretinski rückte gleich nach der Einnahme von Lowtscha nach Plewna ab; das Lazareth musste demselben folgen, deshalb ging es, nachdem den Verwundeten die allernothwendigste Hülfe geleistet war, sie gespeist und im Transport expedirt, am $\frac{24.\ \text{August}}{5.\ \text{Septbr.}}$ nach Plewna; die Verwundeten aber wurden nach Tirnowa und Gorny-Studen geschafft, beide Orte 85 Werst entfernt.

IX. $\frac{26.-30.\ \text{August}}{7.-11.\ \text{Septbr.}}$ 1877. Dritter Sturm auf Plewna.

Die Hauptverbandplätze, aus den Lazarethen der 2., 5., 16., 30. und 31. Infanteriedivision und der Abtheilung des Studenten Ryschew bestehend, waren vom $\frac{26.\ \text{August bis zum}\ 3.\ \text{Septbr.}}{7.\ \text{Septbr. bis zum}\ 15.\ \text{Septbr.}}$ thätig. Der grösste Zufluss von Verwundeten war von 12 Uhr Mittags des $\frac{30.\ \text{August}}{11.\ \text{Septbr.}}$ bis zu 9 Uhr Morgens des $\frac{31.\ \text{August}}{12.\ \text{Septbr.}}$. Die Zahl der Aerzte zusammen mit den Aerzten des rothen Kreuzes betrug 61, der Studenten 26, der barmherzigen Schwestern 31, der Feldschere etatmässig 40. Auf den Hauptverbandplätzen waren anwesend: der Feld-Militär-Medicinalinspector, der Inspector der Hospitäler und der Hauptbevollmächtigte der Gesellschaft des rothen Kreuzes in Bulgarien, dessen Mittel und Personal auf alle Divisionslazarethe vertheilt waren. Ausserdem leiteten den chirurgischen Theil in dem Lazareth der 5. Division Prof. Novazki und Dr. Kade, im Lazareth der 16. Division Prof. Bergmann, im Lazareth der 30. Division die Prof. Lewschin und Pelechin; im Lazareth der 31. Division die Prof. Korschenewski und Grube. Auf allen Verbandplätzen sind 9715 Verwundete eingeschrieben; die Anzahl der grossen Operationen war 87, der Gypsverbände 350.

Die Verwundeten wurden auf verschiedenen Fuhrwerken und theilweise auch zu Fuss nach Sistowa und Simniza transportirt.

Auf dem Wege von Plewna nach Sistowa, in Bulgareni am Flusse Osma war das t. Kriegshospital Nr. 63 unter Zelten als Haupt-sortirungs- und Verbandplatz eingerichtet; hier war Prof. Sklifas-sowski thätig.

X. Am $\frac{5.}{17.}$ September 1877. Beim Schipkapasse.

Hauptverbandplätze — das 9. und 14. Lazareth beim Passe und in Gabrowa. Zahl der Aerzte 24, der Feldschere 16, Studenten 4, barmherzige Schwestern 4.

Die Verwundeten kamen in das Lazareth der 9. Division von 7 Uhr Morgens bis 11 Uhr Abends am $\frac{5.}{17.}$ September. Gesammtzahl der Verwundeten 915; grosse Operationen wurden 24 ausgeführt und 67 Gypsverbände angelegt. Einige Zeit verblieben die Verwundeten in Gabrowa und wurden von dort allmälig nach Tirnowa und Sis-towa geschafft. Während der ganzen Dauer der Belagerung von Schipka befand sich der Bevollmächtigte des rothen Kreuzes Glebow beim Lazareth der 14. Division mit einem sehr bedeutenden Vorrath verschiedener Hülfsmittel.

XI. $\frac{12.}{24.}$ October 1877. Einnahme von Gorny-Dubnjak.

Die Hauptverbandplätze, die Lazarethe der 1. 2. und 3. Garde-division, waren im Dorfe Tschirikow, 8 Werst von der Position, untergebracht; unter den vorgeschobenen Verbandplätzen fungirte ausserdem noch eine fliegende Abtheilung des Lazarethes der Gross-fürstin-Thronfolger. Die Zahl der Aerzte war 35, der Feld-schere 24, der Studenten 5, der Schwestern 14. Auf den Haupt-verbandplätzen befanden sich: der Feld-Militär-Medicinalinspector, der Inspector der Hospitäler, die Proff. Bergmann und Wahl, Dr. Kade und der Hauptbevollmächtigte der Gesellschaft des rothen Kreuzes mit Vorräthen von Hülfsmaterial. Im Ganzen gab es 3016 Verwundete in dieser Schlacht; es wurden 26 grosse Operationen und 120 Gypsverbände gemacht. Aus Tschirikow wurden die Ver-wundeten nach Bogot geschafft in das t. Kriegshospital Nr. 69 unter Zelten, wo unter meiner Leitung die Sortirung stattfand; darauf wur-den die Verwundeten nach erhaltener Hülfleistung per Transport nach Sistowa weiter geschickt. In Bogot fungirte auch als Sortirungsver-bandplatz das Lazareth der Grossfürstin-Thronfolger.

XII. $\frac{22.\ \text{Nov.}}{4.\ \text{Dec.}} - \frac{24.\ \text{Nov.}}{6.\ \text{Dez.}}$. Schlacht bei Elena.

Den Hauptverbandplatz bildete das Lazareth der 9. Infanterie-division im Kloster St. Nikolaus, 8—12 Werst von der Position.

Der Ueberfall des Feindes geschah unvorhergesehen. Die Ver-wundeten mussten aus der umringten Stadt rasch auf schmaler Ge-birgsstrasse in das Kloster St. Nikolaus geschafft werden und von dort 25 Werst weiter nach Tirnowa in das t. Kriegshospital Nr. 62.

Die Zahl der Aerzte auf dem Verbandplatze war etatmässig 5,

der Feldschere 8, der barmherzigen Schwestern 3. Verwundetenzahl 988. Grosse Operationen wurden 3 ausgeführt und 24 Gypsverbände angelegt.

XIII. $\frac{28.\ Nov.}{10.\ Dec.}$ 1877. Einnahme von Plewna.

Hauptverbandplatz das Lazareth der 2. Grenadierdivision; indess
nahm dieses nur 66 Verwundete auf und sandte seine Chirurgen in
das Lazareth der 3. Grenadierdivision; beide Lazarethe waren in
der Nähe der Chaussee nach Sophia etablirt. Die Verwundeten
wurden auch vom Schlachtfelde nach Bogot in das t. Kriegshospital
Nr. 69 geschafft und zwar vorherrschend Türken. Die bald nach
der Schlacht eintretende Kälte und die Unfahrbarkeit der Wege
veranlassten ein recht langes Verbleiben der Verwundeten im Bogot-
schen und den anderen in der Nähe von Plewna befindlichen Hospitälern (Nr. 71 in Sgalewiza).

Die Zahl der Verwundeten betrug 1186. In dem mit 8 Aerzten
versehenen Lazareth der 3. Grenadierdivision wurden am Tage der
Schlacht 8 grosse Operationen und 40 Gypsverbände ausgeführt.

XIV. $\frac{19.}{31.}$ December 1877. Uebergang über den Balkan des
Detachements unter General Gurko.

Als Hauptverbandplätze die Lazarethe der 1. 2. und 3. Garde-
division und der 5. und 31. Infanteriedivision. Anzahl der Aerzte
mit den Aerzten des rothen Kreuzes zusammen 31, der Feldschere 40.
Beim Detachement befand sich eine fliegende Abtheilung der Grossfürstin-Thronfolger.

Die Zahl der Verwundeten betrug am Schlachttage 804; es
wurden 8 grosse Operationen und 25 Gypsverbände gemacht. Die
Verwundeten und Kranken wurden während des Vormarsches auf
Sophia von der Nordseite des Balkan nach Orchanie, Plewna und
weiter nach Sistowa geschickt, hingegen die Verwundeten von der
Südseite des Balkan nach Sophia und Philippopel geschafft.

XV. $\frac{28.\ Dec.}{9.\ Jan.}$ 1877/78. Uebergang über den Balkan bei Schipka.

Hauptverbandplätze die Lazarethe der 9. 14. 16. und 30. Infanteriedivision in Gabrowa, Teplisch und Kasanlyk und die vier vorgeschobenen Verbandplätze bei der Abtheilung des Generals Skobelew II. in Imetli. Anzahl der Aerzte 34, der Feldschere 32 und
der barmherzigen Schwestern 12.

Das Lazareth der 16. Division nahm 2 Verwundete in Teplisch,
das Lazareth der 14. Division in Gabrowa alle 808 Verwundeten
vom Detachement des Generals Radetzki auf.

Das 30. Divisionslazareth in Trawno versorgte 340 Verwundete
von der Abtheilung des Fürten Mirski.

Das 9. Divisionslazareth ging auf Saumthieren über das Gebirge
und nahm in Kasanlyk 1700 Verwundete von den Truppen des

Fürsten Mirski auf und 980 Verwundete vom Detachement des Generals Skobelew II., welche aus den Dörfern Schainowo und Imetli transportirt waren. Alle Verwundeten auf der Nordseite des Balkan wurden in Gabrowa concentrirt, alle Verwundeten auf der Südseite in Kasanlyk. Die Gesammtsumme der Verwundeten war 3857, und wurden 26 grosse Operationen und 120 Gypsverbände gemacht.

XVI. $\frac{3.-5.}{15.-17.}$ Januar 1878. Schlacht bei Philippopel.

Die erste Hülfe wurde den Verwundeten von den Lazarethen der 1. und 2. Gardedivision und der fliegenden Abtheilung der Grossfürstin-Thronfolger geleistet; darauf wurden sie vom Schlachtfelde nach Philippopel geschafft, wo sie sich, zusammen mit den Kranken, unter der Fürsorge des Lazarethes der 31. Infanteriedivision befanden; im Ganzen 1462 Mann.

Während der Schlacht waren bei den Lazarethen 19 Aerzte, 24 Feldschere und 6 barmherzige Schwestern. Die Zahl der Verwundeten betrug 854, die Zahl der grossen Operationen 37 und der Gypsverbände 80.

B. Auf dem linken Flügel functionirten 8 Lazarethe in 11 Schlachten.

I. Gefecht auf dem Budschak bei Galaz am $\frac{10.}{22.}$ Juni 1877.

Den Hauptverbandplatz bildete das Lazareth der 18. Infanteriedivision mit 6 Aerzten; die Verwundeten wurden am Gefechtstage in das 51. t. Kriegshospital in Galaz, drei Werst vom Kampfplatze, geschafft. Ihre Zahl betrug 94. Die Nachbehandlung derselben beschreibt Prof. Sklifassowski ausführlich im Militärärztlichen Journal, Juliheft 1878.

II. Bei Esserdschi den $\frac{14.}{26.}$ Juli 1877.

Hauptverbandplatz — das Lazareth der 35. Infanteriedivision mit 6 Aerzten. Am $\frac{17.}{29.}$ Juli wurden die Verwundeten in der Zahl von 166 in das t. Kriegshospital Nr. 56, 28 Werst weit, transportirt.

III. Ajaslar, den $\frac{9.-11.}{21.-23.}$ August 1877.

Das Gefecht wurde um 12 Uhr Mittags am $\frac{9.}{21.}$ August eröffnet und dauerte bis 3 Uhr Nachmittags des $\frac{11.}{23.}$ August. Den ersten Beistand erhielten die 266 Verwundeten in den Divisionslazarethen der 1. (20 Werst entfernt) und der 35. Infanteriedivision, von 12 Aerzten in beiden zusammen. Es wurde nur eine Primäroperation gemacht und am $\frac{13.}{25.}$ August wurden die Verwundeten in das über 35 Werst entfernte t. Kriegshospital Nr. 56 expedirt.

IV. Bei Karachassankiöi, den $\frac{18.}{30.}$ August 1877.

Hauptverbandplatz — das Lazareth der 35. Infanteriedivision mit 6 Aerzten. Die Verwundeten in der Zahl von 102 wurden nach erhaltener Hülfe am $\frac{21.\ \text{Aug.}}{2.\ \text{Sept.}}$ in das 35 Werst entfernte t. Kriegshospital Nr. 48 abgefertigt.

V. Kadykiöi, den $\frac{23.\ \text{Aug.}}{4.\ \text{Sept.}}$ 1877.

Das Lazareth der 33. Infanteriedivision arbeitete mit 5 Aerzten von 5 Uhr Morgens bis 6 Uhr Abends; der stärkste Andrang von Verwundeten war von 11 Uhr bis 3 Uhr Nachmittags. Die Zahl betrug 213, am $\frac{24.\ \text{Aug.}}{5.\ \text{Sept.}}$ wurden sie 45 Werst weit in das t. Kriegshospital Nr. 56 geschickt.

VI. Alabawa-Kazelewo, den $\frac{24.\ \text{Aug.}}{5.\ \text{Sept.}}$ 1877.

Die Lazarethe der 1. und 33. Infanteriedivision mit 14 Aerzten waren von 9 Uhr Morgens des $\frac{24.\ \text{Aug.}}{5.\ \text{Sept.}}$ bis 9 Uhr Morgens des $\frac{25.\ \text{Aug.}}{6.\ \text{Sept.}}$ in Thätigkeit. Die Zahl der Verwundeten war 950; primäre Operationen waren nur 2 ausgeführt. Am $\frac{25.\ \text{Aug.}}{6.\ \text{Sept.}}$ wurden die Verwundeten in das 30 Werst entfernte t. Kriegshospital Nr. 56 transportirt.

VII. Sinankiöi, den $\frac{2.}{14.}$ September 1877.

Das Lazareth der 1. Infanteriedivision mit 5 Aerzten besorgte die Verwundeten von 2 Uhr Nachmittags des $\frac{2.}{14.}$ Septbr. bis 12 Uhr Mittags des $\frac{3.}{15.}$ Septbr. Sie wurden in der Zahl von 160 am $\frac{3.}{15.}$ Septb. in das 15 Werst entfernte t. Kriegshospital Nr. 56 geschafft.

VIII. Tschaïrkiöi, den $\frac{9.}{21.}$ September 1877.

Hauptverbandplätze — die Lazarethe der 1. und 32. Infanteriedivision mit 11 Aerzten. Die Zahl der Blessirten betrug 768; sie wurden über 30 Werst weit nach Rasarewizy und Tirnowa in das t. Kriegshospital Nr. 62 transportirt.

IX. Jovan-Tschiftlik, den $\frac{12.}{24.}$ October 1877.

Das Divisionslazareth der 33. Infanteriedivision mit 8 Aerzten arbeitete von 10 Uhr Morgens bis 5 Uhr Abends; der grösste Zufluss von Verwundeten auf den Hauptverbandplatz fand von 1—3 Uhr Nachmittags statt. Die Verwundeten, deren es 296 gab, wurden über 40 Werst weit nach Bjela in das t. Kriegshospital Nr. 56 transportirt.

X. Pyrgos, den $\frac{7.}{19.}$ November 1877.

Das Lazareth der 12. Infanteriedivision mit 5 Aerzten wirkte von 11 Uhr Morgens bis 6 Uhr Abends; der stärkste Zudrang von 2—5 Uhr. Die 140 Verwundeten wurden in das 40 Werst entfernte t. Kriegshospital Nr. 48 in Bjela geschafft.

XI. Metschka, den $\frac{14.}{26.}$ November 1877.

Als Hauptverbandplätze dienten die Lazarethe der 12. und 33. Infanteriedivision mit 13 Aerzten von 11 Uhr Morgens bis 9 Uhr Abends; der stärkste Zufluss von Verwundeten von 3—7 Uhr Nachmittags. Die Zahl der Verwundeten betrug 653; sie wurden nach Bjela in die t. Kriegshospitäler NNr. 48 und 56 und nach Wardin in das t. Kriegshospital Nr. 68 (25 Werst vom Schlachtfelde) transportirt.

XII. Metschka-Trestenik, den $\frac{30.\ \text{Novbr.}}{12.\ \text{Decbr.}}$ 1877.

Die Lazarethe der 12., 33. und 35. Infanteriedivision mit 22 Aerzten. Verwundetenzahl — 782. Primäroperationen — 6. Am 4. December wurden die Blessirten nach Bjela in die t. Kriegshospitäler Nr. 48 und Nr. 56 und nach dem über 25 Werst entfernten Wardin in das t. Kriegshospital Nr. 68 transportirt.

XIII. Kassabino, den $\frac{29.-30.\ \text{Novbr.}}{11.-12.\ \text{Decbr.}}$ 1877.

Die Lazarethe der 11. und 32. Infanteriedivision mit 8 Aerzten. Verwundetenzahl 296. Dieselben wurden nach Wodiza, wo das Lazareth der 11. Division sich befand, und in das t. Kriegshospital Nr. 62 nach Tirnowa geschafft.

XIV. Basardschik (Nordbulgarien), den $\frac{14.}{26.}$ Januar 1878.

Hauptverbandplätze — die Lazarethe der 17. und 18. Infanteriedivision mit 10 Aerzten. Stärkstes Zuströmen von Verwundeten von 12—4 Uhr Nachmittags. Die Zahl der Verwundeten betrug 176 und wurde nur eine Primäroperation ausgeführt. Die Verwundeten wurden über 75 Werst weit nach Medjidie geschickt, wo sich eine Abtheilung des Lazarethes der 17. Infanteriedivision befand. —

Im Ganzen hatte der linke Flügel in 14 Schlachten: an Getödteten 1294, an Verwundeten 5362. Die Divisionslazarethe der 8. Infanteriedivisionen fungirten 21 mal als Verbandplätze und wurden auf den Verbandplätzen nur 10 Primäroperationen ausgeführt.

Mit Benutzung der Notizen des Dr. Kadazki haben wir die wichtigsten Seiten des Militärsanitätswesens in allen 30 Schlachten dem Leser vorgeführt, um zu zeigen, wie die verschiedenen Bedingungen und Umstände dazu nöthigen können, beinahe in jeder Schlacht von der typischen Einrichtung der Verbandplätze abzugehen.

Der Norm am meisten entsprechend, war die Einrichtung der vorgeschobenen und Hauptverbandplätze in der Schlacht am $\frac{15.}{27.}$ Juni beim Donauübergange bei Simniza.

Auch ist aus dem Ueberblick ersichtlich, dass auf den Verbandplätzen in diesem Kriege rein conservative chirurgische Behandlung der operativen vorgezogen wurde. Die Zahl der Operationen ist sehr gering im Vergleich zur Zahl der Gypsverbände. Die bedeutende Anzahl dieser Verbände beweist offenbar, dass die Zahl des intelligenten ärztlichen Personales vollkommen hinreichend war; die Sortirung der Verwundeten geschah in grösster Ordnung und an Verbandmaterial war kein Mangel. Eine so gute Meinung über die Verbandplätze in Bulgarien wird auch von Prof. Bergmann bestätigt, der bei dem dritten Angriff auf Plewna ($\frac{30.-31.\ \text{Aug.}}{11.-12.\ \text{Sept.}}$ 1877) den Hauptverbandplatz im Lazareth der 16. Division, wohin bis 3000 Verwundete geschafft wurden, leitete. Er sagt in seiner Brochüre: „Die Behandlung der Schusswunden des Kniegelenkes im Kriege", S. 38: „Die Sortirung derselben und ihre Vertheilung in die Stationen, die wir aufgeschlagen hatten, besorgte persönlich der Generalstabsarzt der Armee, Dr. Priselkow, so präcise, schnell und sachverständig, dass in zweimal 24 Stunden die primären Amputationen, Resectionen und vor Allem die Gypsverbände besorgt waren. Freilich war das arbeitende ärztliche Personal ebenso zahlreich als gut zusammengesetzt und fand in einer Gruppe sehr tüchtiger Petersburger Studenten der Medicin, sowie der trefflich geschulten Schwestern der Kreuzeserhöhung, welche die Huld der Frau Grossfürstin Katharina von Mecklenburg mir zur Verfügung gestellt hatte, eifrige, unermüdliche Unterstützung." — Aber leider wird der günstige Eindruck, welchen der schmeichelhafte Ausspruch eines so competenten Richters hervorruft, bedeutend abgeschwächt durch die detaillirten Beschreibungen der Thätigkeit auf den Hauptverbandplätzen, welche von nicht weniger zuverlässigen Aerzten als Augenzeugen gegeben werden. So z. B. ist uns schon aus dem I. Theile die wenig tröstliche Beschreibung der chirurgischen Thätigkeit im t. Kriegshospital Nr. 63 bekannt, welches zu derselben Zeit $\frac{\text{30. Aug. bis 1. Sept.}}{\text{11. bis 13. Septbr.}}$ als Hauptsortirungs- und Verbandplatz diente; ferner theilte uns Prof. Sklifassowski (siehe Th. I, Cap. II.) schreckenerregende Details über die Thätigkeit und Schicksale des Hauptverbandplatzes bei dem zweiten Angriff auf Plewna am $\frac{\text{15.}}{\text{30.}}$ Juli mit. Nach dem Ueberfall der Türken auf unser Detachement bei Ablava ($\frac{\text{24. Aug.}}{\text{5. Sept.}}$ 1877) auf dem linken Flügel berichteten wir über ebenso traurige Verhältnisse bei unseren Verwundeten, welche unerwartet, vom Schlachtfelde direct in den t. Kriegshospitälern Nr. 56 und 48 in Bjela (s. Th. I, Cap. II.) eintrafen, ohne irgend welche vorläufige Hülfe erhalten zu haben. Ueber den Verbandplatz bei Gorny-Dubnjak sagt Prof. Bergmann selbst, dass es erst 24 Stunden nach Beginn der Schlacht möglich war, die Zelte aufzuschlagen und die Arbeit zu beginnen. Während der Schlacht bei Elena mussten die Verwundeten, wie wir sahen, mit Hülfe des Lazarethes der 9. Division so schnell wie möglich aus der von den Türken umringten Stadt mehrere (gegen 12) Werst weit fortgebracht werden, ehe ihnen irgend ein Beistand geleistet werden konnte. Endlich sahen wir selbst, dass ebenso wie nach der Schlacht bei Gorny-Dubnjak, auch bei der Uebergabe von Plewna ($\frac{\text{28. Nov.}}{\text{10. Dec.}}$) und nach der Einnahme von Orchanië und Etropol viele Verwundete oft in recht traurigem Zustande in das t. Kriegshospital Nr. 69 in Bogot geschafft wurden und letzteres fast die Rolle eines Hauptverbandplatzes spielte. Was nun die Schlachten beim Uebergange unserer Truppen über den Balkan zur Winterzeit betrifft, so ist natürlich gar nicht daran zu

denken, dass die Verbandplätze auch nur einigermaassen erträglich
in einigen dieser Schlachten organisirt gewesen wären. Aus unserer
Uebersicht ist ersichtlich, dass als Hauptverbandplatz das Divisionslazareth der 14. Division in Gabrowa diente (12 Werst vom Pass).
Deshalb bin ich der Ansicht, dass für einen solchen Krieg, wie der
letzte in Bulgarien war, die Hauptverbandplätze nicht in gehöriger Weise organisirt waren und es auch nicht sein
konnten. Einzelne glückliche Ausnahmen wie der Verbandplatz
des Prof. Bergmann im Lazareth der 16. Division vor Plewna oder
der Verbandplatz in Simniza beim Donauübergang ($\frac{15.}{27.}$ Juni 1877)
können nicht als Widerlegung dieser betrübenden Schlussfolgerung
gelten. Die unvermeidlichen Besonderheiten, die Zufälligkeiten in
einem solchen Lande wie Bulgarien und beim Zusammentreffen mit
solchen Feinden wie die Türken unterscheiden unseren letzten Krieg
zu wesentlich von den gewöhnlichen europäischen Kriegen und deshalb wäre es ungerecht von der Militärverwaltung zu verlangen,
dass sie immer rechtzeitig und vollkommen rationell bei der Einrichtung der Hauptverbandplätze und bei der Erweisung der ersten und
wichtigsten Hülfe verfahren wäre. Irgend ein Zufall war genügend
um alle getroffenen Anordnungen in grösste Verwirrung zu bringen.
In unserem Kriege gab es keine entscheidenden Schlachten; stets
musste an die Möglichkeit eines Rückzuges und einer Verfolgung
unserer Truppen durch einen uncivilisirten, die internationalen Rechte
nicht achtenden Feind gedacht werden. Der ganze Krieg bestand
aus einer Reihe von Angriffen auf befestigte Plätze. Die durch
schnellfeuernde Handschusswaffen, welche noch auf 2000 Schritt tödlich wirkten, vertheidigten Verschanzungen mussten erstürmt werden und ein zurückgeschlagener Angriff konnte sofort in eine Offensive des Feindes übergehen. Die bei solchen Angriffen Schwerverwundeten selbst erwarteten den Transport mit Ungeduld in der Furcht
den Baschi-Buzuks in die Hände zu fallen. Daher kann man unsere Verbandplätze im letzten Kriege nicht entfernt mit denen in
Sewastopol vergleichen. In Sewastopol bei einem Belagerungskriege
reichten die Zeit und die Mittel um einen Verbandplatz in guter
Ordnung aufzustellen und man brauchte sich nicht zu übereilen in
Befürchtung eines Rückzuges. Doch auch dort kamen Unordnungen
und Wirrwarr vor, besonders bei unerwarteten nächtlichen Angriffen
des Feindes, bei Rencontres in den Trancheen, Sappen und dergl.;
die Verbandplätze selbst waren der Gefahr von den platzenden Bomben ausgesetzt. Zuletzt bürgerte sich die Ordnung allmählich in
dem Hause der Sewastopolschen Adelsversammlung (Casino) ein,
nachdem die Sortirung von mir eingeführt wurde.

Ob aber eine regelrechte Sortirung auf den Hauptverbandplätzen im letzten Kriege in Bulgarien möglich war, das ist eben die Frage. Bei dem dritten Angriff auf Plewna wurde die Sortirung der Verwundeten nach den Worten Prof. Bergmann's von dem Ober-Feld-Medicinalinspector selbst besorgt. Das soll heissen, dass der Ober-Feld-Medicinalinspector Aerzte ad hoc bestimmte, da er doch wohl kaum selbst persönlich 3000 Verwundete, die im Laufe von zweimal 24 Stunden auf dem Verbandplatz der 16. Division eintrafen, sortiren konnte. Das hinzucommandirte tüchtige Sanitätspersonal (in der Zahl von 50) sortirte die Verwundeten nach dem Grade und der Art ihrer Verletzung und vertheilte sie in besondere Zelte, je nach der chirurgischen Behandlung, welche angezeigt war, — ob Operationen, Gypsverband u. dergl. So verstehe ich die Mittheilung Prof. Bergmann's. Aus dem früher angegebenen Ueberblick erfahren wir, dass auf allen 5 Verbandplätzen bei der dritten Attake auf Plewna 25 etatmässige und 36 zucommandirte Aerzte, ferner 57 Studenten und barmherzige Schwestern thätig waren; das ergiebt für jeden Verbandplatz 12—13 Aerzte; da aber nach der Zahl der Verwundeten die grössten Verbandplätze sich bei der 16. (2930 Verwundete) und bei der 2. Division (2898 Verwundete) befanden, so muss man vermuthen, dass an diesen beiden Plätzen auch die grössere Zahl des ärztlichen Personals beschäftigt war. Nehmen wir für jeden 25 Aerzte und 30 Studenten und Schwestern an, so kämen auf jeden Arzt 120 und auf jeden Studenten und jede Schwester 100 Verwundete. Rechnen wir nun von den 3000 Verwundeten nur die Hälfte (1500) als einer bedeutenderen chirurgischen Hülfe (Operation oder Gypsverband) bedürftig, so ergiebt sich, dass jeder Arzt mit 2—3 Gehülfen (Studenten oder Schwestern) im Verlauf von 2 mal 24 Stunden 60 Verwundete d. i. 30 an einem Tage hat besorgen müssen. Bestimmen wir für jede chirurgische Hülfsleistung, Operation oder Gypsverband, nicht weniger als eine halbe Stunde, so hat das ärztliche Personal 15 Stunden täglich gearbeitet, ausser der Zeit, welche die andere Hälfte der Leichtverwundeten in Anspruch nahm. Eine so ermüdende und die Kräfte übersteigende Thätigkeit des ärztlichen Personals kann wohl kaum den Verwundeten nutzbringend gewesen sein, wohl kaum sind bei einer solchen Anstrengung eine rationelle Sortirung und sorgfältig ausgeführte Operationen, wie Resectionen, Gefässunterbindungen möglich. Freilich war die Zahl der grossen Operationen auf allen 5 Verbandplätzen beim dritten Sturm auf Plewa nicht gross — nicht mehr als 87, und die Zahl der Gypsverbände war 350; aber da wir annehmen müssen, dass die grössere Zahl dieser chirurgischen Hülfsleistungen auf das 16. und 2. Divisionslazareth kamen, etwa 30 Operationen und 120 Gypsverbände auf jedes oder 15 Operationen und 60 Gypsverbände pro

Tag, so erhalten wir ein solches Verhältniss der Zahl der chirurgischen Hülfsleistungen zur Zeitdauer (15 Operationen und 60 Gypsverbände zu einer halben Stunde für jede = 37½ Stunden), welches physisch rein unmöglich ist. Hieraus folgt, dass entweder unsere Rechnung nicht richtig ist, oder, dass der grössere Theil der 5828 Verwundeten, welche auf diesen beiden Verbandplätzen (der 2. und 16. Division) besorgt wurden, nur leicht Verwundete, keiner grossen Operationen und Gypsverbände bedürftige waren, oder endlich, dass die Organisirung der Verbandplätze mangelhaft war, dass es an denjenigen Plätzen, die mit Arbeit überhäuft waren, an ärztlichem Personal mangelte, d. h. die Vertheilung des letzteren nicht zweckmässig war. Wahrscheinlich sind alle drei Vermuthungen richtig. Meine Berechnung konnte nicht genau sein, da mir die Details fehlen. Die Zahl der Leichtverwundeten betrug gewiss mehr als die Hälfte aller Verwundeten. Die Verbandplätze sind wahrscheinlich nicht überall so gut eingerichtet gewesen, wie derjenige, den Prof. Bergmann schildert, wo er selbst fungirte. Nur durch die mangelhafte Organisation der Verbandplätze kann man den Umstand erklären, dass bei dem dritten Angriff auf Plewna, am $\frac{30.\ August}{11.\ Septbr.}$, ungeachtet aller Thätigkeit der 5 Hauptverbandplätze, die Verwundeten ohne gehörige Sortirung, ja ohne vorläufige Hülfeleistung in das t. Kriegshospital Nr. 63 in Bulgareni, 20—25 Werst weit, gebracht wurden, wo, wie wir aus dem Thätigkeitsbericht dieses Hospitales ersahen (Th. I. Cap. II.), kaum Hände genug vorhanden waren, um unter Leitung des Oberarztes und Prof. Sklifassowski's die nöthigen Operationen und Gypsverbände auszuführen. Dort wurde auch die Sortirung nochmals besorgt, und auch das, wie wir sahen, nach der Meinung des Oberarztes nicht tadellos.

Ich muss mich bei der Sortirung, welche nach meiner Ansicht die Hauptsache auf dem Hauptverbandplatz ist, ein wenig aufhalten.

Ich beginne mit dem Einfachsten, einer Sache, die kaum der Rede werth erscheint; aber die Erfahrung lehrt, dass diese Sache doch nicht so einfach und leicht ausführbar ist, wie es den Anschein hat. — Ich meine das Niederlegen der Verwundeten, welche von den vorderen auf die Hauptverbandplätze gebracht werden. Wenn auf dem Hauptverbandplatze keine Ordnung und Disciplin, — d. h. keine gutorganisirte Feld - Militäraufsicht (Polizei) herrscht, so ist eine geregelte Niederlegung der Verwundeten unmöglich. Das die Verwundeten heranfahrende und tragende Dienstpersonal legt dieselben in Eile und Drängen auf die Erde nieder, wie es kommt, und bald füllt sich die ganze Umgebung in weitem Umkreise um die Räumlichkeiten des Verbandplatzes mit ungeordnet daliegenden Verwundeten, so dass es nicht nur unmöglich wird, sie zu besichtigen und ihnen Hülfe zu schaffen, sondern sogar vorüberzukommen, ohne den Einen oder Anderen mit dem Fusse anzustossen. So entsteht schon gleich beim Beginn der Thätigkeit des Verbandplatzes Unordnung, welche später, beim Vertheilen der Verwundeten in die verschiedenen Räume, nicht wieder gut gemacht werden kann.

Die ungeschickten Sanitäre, — wenn es erlaubt ist, unser Hospitaldienstpersonal so zu benennen, — stossen im Vorübergehen schonungslos mit ihren plumpen Stiefeln an die Verwundeten an, treten auf zerbrochene Glieder und rufen Stöhnen und Jammern hervor, — dieses Alles bezeugt die Ungewandtheit und Roheit im Umgange mit Kranken und den Mangel jeglicher Ordnung. Lange muss man sich später abmühen, und meist ohne Erfolg, um die von vornherein verdorbene Sache wieder in Ordnung zu bringen. Deshalb wird ein geübter Befehlführender auf dem Verbandplatze sein erstes Augenmerk stets auf ein planmässiges Niederlegen der Verwundeten in Reihen richten, sodass die Reihen breite Gänge — Strassen — bilden und den Zugang zu jedem Verwundeten freilassen. Wenn genug Reserve-Tragbahren vorhanden sind, — und das sollte bei jedem gutorganisirten Verbandplatze der Fall sein, — so legt man die Verwundeten (wenigstens die schwereren) auf den Tragen in Reihen auf die Erde und schafft sie später auf denselben Tragen zum Operationstisch oder zum Bett. Das Niederlegen der Verwundeten müssen, wenn nicht Aerzte, so doch andere Militärpersonen beständig überwachen, indem sie den Trägern den Weg und den Platz für jeden Verwundeten zeigen. Sobald diese sanitätspolizeiliche Aufsicht auch nur für kurze Zeit vernachlässigt wird, so benutzen die Träger, im Wunsche ihre Bürde loszuwerden und so schnell wie möglich aus dem Gesicht zu kommen, sofort die Gelegenheit und legen die Verwundeten wieder, wie es kommt, und Alles geräth in Unordnung. Im Sommer bei gutem Wetter rathe ich, selbst wenn so ausgezeichnete Räume dem Verbandplatz zur Disposition stehen wie das Casino in Sewastopol, die eben herangeschafften Verwundeten unter freiem Himmel zu lagern und erst nach der Untersuchung oder, wenn möglich, nach dem Wechseln der Kleider und Wäsche dieselben in die geschlossenen Räume (Zelte oder Gebäude) zu tragen. Dieses trägt viel zur Reinheit der Luft und zur Desinfection der Locale bei.

Das zweite Moment der Sortirung, — die Besichtigung und Untersuchung jedes Verwundeten für sich, steht wesentlich in Verbindung mit dem ersten, dem Niederlegen. Eine oder zwei Gruppen von Aerzten (je nach den Umständen, nach der Art des Krieges, der traumatischen Verletzungen u. dergl.), welche ausschliesslich für die Sortirung bestimmt sind, können bei einiger Uebung ohne Ermüdung, ohne Ueberanstrengung ihrer Kräfte und ohne unnützen Zeitverlust jeden Verwundeten besichtigen, ohne sich mit der Hülfeleistung bei jedem aufzuhalten, wenn nur alle Verwundeten in entsprechender Entfernung von einander in Reihen auf der Erde liegen; diese Kategorie von Aerzten notirt sich sofort die am meisten der unaufschiebbaren Hülfe Bedürftigen und schickt sie mit den hinter ihnen folgenden Wärtern in die dazu bestimmten Räume, in die Obhut einer anderen Gruppe von Aerzten.

Freilich hängt Alles von den Umständen ab. In dem letzten Kriege musste der sofortige und ununterbrochene Transport der Verwundeten vom Verbandplatz in die mehr oder weniger entfernten Hospitäler als Gesetz gelten. Alle Verhältnisse, alle Besonderheiten des Krieges nöthigten zu dieser, auch in anderen Kriegen unvermeidlichen Maassregel. Deshalb war sowohl bei der Sortirung der Verwundeten als auch bei der chirurgischen Hülfeleistung Eile geboten. Die Hauptaufgabe der Verbandplätze bestand darin die Verwundeten für den Transport vorzubereiten. Aber eine gut ausgeführte Sortirung hätte den regelrechten Gang des Transportes ausserordentlich erleichtert, ja auch die Hülfeleistung wäre in den t. Kriegshospitälern an den Transportirten bequemer auszuführen gewesen. Bei derartigen Verhältnissen musste die Sortirungsmethode jedoch eine andere sein. Wo man von Stunde zu Stunde eines Rückzuges gewärtig sein kann, wo die ganze Sorge des Befehlführenden darin besteht, dem schrecklichen Elend vorzubeugen und die Verwundeten so rasch wie möglich an einen ungefährlichen Ort zu schaffen, da kann von einer radicalen Hülfeleistung nicht die Rede sein; da muss sich die ganze Thätigkeit des Verbandsplatzes darauf concentriren, die Verwundeten zum Transport vorzubereiten und den schädlichen Einfluss und die Unbequemlichkeiten desselben soviel wie möglich von dem Verwundeten abzuhalten. — Diese Erwägung erklärt die enorme Anzahl von Gypsverbänden (welche die Zahl der Primäroperationen bedeutend überstieg), die auf unseren Verbandplätzen in Bulgarien angelegt wurden. Die ungewöhnliche Lage, in der sich unsere Verbandplätze befanden, erforderte natürlich auch mehr Hände und präcisere Anordnungen. Aber eben Hände, welche von einer weitsichtigen und gerade auf das Ziel losgehenden Oberleitung dirigirt werden, fehlten uns leider in vielen Fällen. Nicht, dass es uns wirklich an Händen und Köpfen gemangelt hätte; aber sie waren nicht immer und überall gerade an dem Platz, wo man ihrer bedurfte. Uebrigens muss der Selbsttadel nicht zu weit getrieben werden; der Krieg ist ein solches Ereigniss, bei welchem die menschliche und besonders die administrative Voraussicht unter äusserst schwierigen Verhältnissen in Anspruch genommen wird, und wir sehen, dass nicht nur bei uns allein beim Beginn der Kriegsaction im Sanitätswesen, dem für die Gesellschaft empfindlichsten Theil der Armee, grauenerregende Unordnungen zu Tage treten. Begreiflicherweise haben die höchste rein militärische Administration und die Commandeure vor allen Dingen den Krieg selbst und dessen Erfolge im Auge. Vor Allem muss gesiegt werden und Alles, was dem Siege hinderlich ist, was die Armee in der Schnelligkeit ihrer Bewegungen und der Offensive beengen kann, muss beseitigt oder entfernt werden; da ist die ganze Hospitalbagage mit ihrem Verwundetentross gewiss ein sehr bedeutendes Hinderniss, und was für eines. Daher finden wir, ohne weit zu suchen, dass in dem musterhaften deutsch-französischen Kriege von 1870—1871 im Anfange der Action nicht wenige schlechte Anordnungen getroffen wurden. Nach der Schlacht bei Weissenburg blieben 400—500 Verwundete 24 Stunden ohne Beistand. Die preussischen Feldlazarethe waren mit dem Heere weiter vorgerückt und die Reservelazarethe waren noch nicht eingetroffen; ein baierisches Lazareth, welches in der Nähe von Weissenburg stand, hatte keine Marschordre und verharrte in Unthätigkeit; zuletzt kamen diese Verwundeten in die Behandlung von Prof. Billroth. In Sulz traf Prof. Billroth am $\frac{18.}{30.}$ August 1870 Aerzte eines preussischen Reservelazarethes an, welche schon am $\frac{8.}{20.}$ August hier eingetroffen waren, aber noch auf ihre Wagen mit dem Lazarethinventar (für 300 Betten) warteten. Das schweizerische internationale Hospital kam mit seinen Aerzten beinahe bis Sedan einen Tag vor der Schlacht, verlor aber seine Aerzte hier und diese wiederum fanden den Wagon mit den Sachen nicht. Leichte Diarrhoekranke wurden massenhaft weit von der Armee evacuirt. Viele medicinische Abenteuerer („Bummler und Franctireurs") wollten nichts mit Kranken, sondern nur mit Verwundeten zu thun haben. Es wurde in diesem Kriege auch über Reibungen und Streitigkeiten mit Militärpersonen, über Ansammlung in Städten (z. B. Nancy) und Unthätigkeit von Mitgliedern der freiwilligen Hülfe geklagt. Statt sachgemässer Hülfe hatte man dort sogenannte „Unterhaltungsdamen" eingeführt, welche abwechselnd für die Unterhaltung der Verwundeten sorgten u. s. w. (Billroth, Briefe aus den Kriegslazarethen 1872). Es traf sich auch, dass Feldlazarethe auf Arbeit warteten, während auf dem Schlachtfelde Mangel an Aerzten war; andere Lazarethe, welche mit Kranken überfüllt waren, erhielten Ordre abzubrechen und dem Heere zu folgen. Die Stellung der Divisionsärzte war noch nicht klar und präcise bestimmt. Im österreichischen Heere wurde 1866 ein ebenso wichtiger Fehler begangen; die Administration hatte nicht dafür gesorgt, dass zugleich mit der Armee alle Lazarethe mobilisirt und abgeschickt wurden; die Folge davon war ein Mangel an Zelten.

Freilich das „partout comme chez nous" ist ein schlechter Trost. Aber die Beispiele von Ordnungslosigkeit bei Anderen unter ähnlichen Verhältnissen lassen uns die unsrigen vorurtheilsfreier beurtheilen. Die Ursachen für die Unordnung sind im Anfange des Krieges überall dieselben; aber die Beseitigung derselben geht nicht überall in gleicher Weise vor sich. Wir sahen, dass bei uns in diesem Kriege das Sanitätswesen anfangs scheinbar untadelhaft war; beim glänzenden Uebergange der Armee über die Donau erhielten die Verwundeten sowohl in Galaz als in Simniza die sorgfältigste Hülfe. Prof. Bergmann hoffte sogar auf eine erfolgreiche Anwendung der Lister'schen Methode auf den Verbandplätzen und kam erst später davon zurück. In dem Maasse jedoch, wie der Krieg in Bulgarien an Dimension zunahm, verschlechterten sich die Sanitätsverhältnisse immer mehr und auf Schritt und Tritt stiess man auf Ungehörigkeiten. Gegen Ende des Krieges hätte sich diese Angelegenheit, gleich wie in anderen Ländern, auch wohl bei uns wieder geregelt, aber wir wurden offenbar durch die Besonderheiten des Krieges daran verhindert, durch den frühen, kalten Herbst und später durch das rasche Vorwärtsdringen unserer Armee, welche unerhörte Schwierigkeiten und Hindernisse auf dem Balkan im Winter bei2 0—30 Grad Kälte überwältigte. Wie dem auch sei, jedenfalls hat unsere Administration eine beherzigenswerthe Warnung erhalten, dass bei uns die, im Anfange begangenen Fehler und Missgriffe sich in der Folge nicht wieder verbessern lassen.

Wir beschrieben unsere Sanitätsthätigkeit bei der ersten Hülfleistung; nun wollen wir dieselbe mit der Thätigkeit in anderen Ländern vergleichen. In Preussen sind für die erste Hülfe ebenso wie bei uns die Truppenärzte und besondere sogen. Sanitätsdetachements bestimmt. Das Truppen-Sanitätspersonal besteht aus folgenden Personen: Jedes Infanterieregiment hat 4 Aerzte (Cavallerie 2; Artillerie 12); auf jede Compagnie, Escadron oder Batterie kommt ein Lazarethgehülfe. Bei jeder Compagnie befinden sich 4 und mehr Träger, und ausserdem besitzt noch jedes Corps gegen 500 Träger (Hülfskrankenträger mit rothen Binden am Arm). Diese Träger sind in Preussen nicht allein verpflichtet, die Verwundeten zu tragen, sondern ihnen auch die erste Hülfe zukommen zu lassen, d. h. sie müssen in Sanitätsangelegenheiten vorgeübt sein. Auf die vorgeschobenen Verbandplätze (Truppenverbandplätze) rechnet man auf jeden nicht weniger als 3 Aerzte aus der Fronte; ob dies jedoch immer ausführbar ist, ist fraglich. Die preussischen Sanitätsdetachements, welche ausschliesslich für die Hauptverbandplätze bestimmt sind, sind unsere Divisionslazarethe, jedoch etwas verschieden von ihnen organisirt. Für jede der zwei Divisionen wird ein Sanitätsdetachement bestimmt und eines bleibt zur Verfügung des Corps; also besitzt jedes Corps deren 3. Jedes Sanitätsdetachement kann nach Bedürfniss wieder in 2 Abtheilungen getheilt werden. Zu jedem Détachement gehören: 7 Aerzte, 8 Lazarethgehülfen, 8 Wärter und 159 Träger mit 10 Unterofficieren und 16 Gefreiten unter dem Commando eines Rittmeisters; dieses ganze Trägerpersonal ist zur Ausführung seiner Obliegenheiten vorgeübt und nur dazu bestimmt. Zwei Officiere, welche dem Rittmeister untergeordnet sind, führen die Trägercompagnie beim Auflesen der Verwundeten vom Schlachtfelde. Ausserdem besitzt noch ein jedes preussische Sanitätsdetachement 2 Vorrathswagen mit dem Inventar und 8 zweispännige Wagen, jeder für 2 Verwundete; bei diesen Wagen befinden sich 56 einfache Tragen. Die Regimentsträger haben hingegen auf den vorderen Verbandplätzen für jede Compagnie oder Batterie 4 zusammenzuklappende Tragen und natürlich keine Blessirtenwagen.

Zum Aufschlagen des Hauptverbandplatzes wird ein geeigneter Platz ausser Schussweite gewählt. Das Sanitätsdetachement etablirt sich entweder in Gebäuden oder in Zelten; die Blessirtenwagen nähern sich der Gefechtslinie und erwarten an irgend einem geschützten Ort die auf Tragen herangeschafften Verwundeten. Die Aerzte des Detachements theilen sich in drei Gruppen; die eine empfängt die Verwundeten von den Trägern und sortirt sie, die zweite leistet den Schwerverwundeten Hülfe und die dritte verbindet die Leichtverwundeten. Ich muss hierbei bemerken, dass die preussischen Militär-Sanitätsinstructionen im Jahre 1869 ausgearbeitet wurden, d. h. zu einer Zeit, wo der Nutzen und die Nothwendigkeit der Sortirung der Blessirten auf dem Verbandplatze durch unsere Erfahrungen im Krimkriege schon genügend klar gelegt waren.[1]) Doch scheint es mir, dass auch später im Auslande die Grundsätze für die Sortirung noch nicht genau präcisirt sind, welche nach meiner Meinung auf dem Hauptverbandplatze von nicht geringerer Bedeutung ist, wie die den Verwundeten geleistete Hülfe selbst.

Wenn die Zahl der Aerzte des Sanitätsdetachements bei Etablirung des Verbandplatzes nicht ausreichend ist, so werden noch Aerzte hinzucommandirt aus den nächsten Feldlazarethen oder von den an einzelnen Punkten nicht beschäftigten Nothverbandplätzen (wo dieses während der Schlacht möglich war). In kleineren Gefech-

---

1) Die für die deutsche Armee gültigen Angaben sind nach der Kriegssanitätsordnung vom 10. Januar 1878 richtig gestellt. Dieselben stimmen im Princip mit denen der Instruction von 1869 überein.   W. R.

ten werden die Truppenärzte zu dem Sanitätsdetachement auf dem Hauptverbandplatze hinzucommandirt. Zur Sicherung der Diagnose wird beim Transport der Verwundeten nach dem Sortiren auf dem Verbandplatze einem jeden Blessirten ein Täfelchen am Knopfloch der Uniform oder am Mantel mit Angabe der Art der Verletzung befestigt.

Ferner besitzt ausser allen diesen Maassnahmen in Preussen ein jedes Bataillon noch 2 Tornister und einen sogenannten Reserve-Bandagenkarren mit Verbandmaterial; diese Karren werden zuweilen auch zum Transport der Verwundeten benutzt. Endlich erhält noch jeder Soldat in der Fronte ein Päckchen Charpie und Compressen (siehe Prof. Richter, Allgem. Chirurgie der Schussverletzungen im Kriege. 1877. Breslau).

Bei den Franzosen kommen auf jedes Corps nur 200 Träger (überhaupt Wartepersonal), 230 Maulthiere und für 400 Blessirte 30 Paar Litiéres (zum Liegen) und 170 Paar Cacolets (zum Sitzen), so war es wenigstens bis zum Kriege 1870—71.

Bei den Oesterreichern gab es früher (1859—66) gar keine besonderen Aerzte für die Verbandplätze wie bei den Preussen in ihren Sanitätsdetachements und bei uns in den Divisionslazarethen, sondern es wurden die Aerzte aus der Fronte und von den Truppenabtheilungen dazu verwandt.

Bei den Amerikanern (1861—65) folgte aus jedem Regiment ein Arzt den Truppen ins Gefecht, während die anderen beiden auf dem Verbandplatz zurückblieben. Bei jedem Divisions- (wahrscheinlich gleichbedeutend mit unserem Haupt-) Verbandplatz befanden sich 3 Aerzte und 2 Assistenten zur Hülfleistung und ein Arzt für die Vertheilung der Nahrungsmittel.

Die Mittel zur Beförderung der Verwundeten vom Schlachtfelde auf den Verbandplatz sind nicht nur bei uns, sondern bei Allen, Amerika vielleicht ausgenommen, noch von der Vollkommenheit sehr weit entfernt. Jedoch, wenn wir diese Mittel mit den früheren aus dem vorigen Jahrhundert vergleichen, wo die Verwundeten bis zur Beendigung der Schlacht auf dem Felde liegen blieben und dann erst nach Genehmigung des Obercommandirenden von ihren Kameraden oder von den Angehörigen auf den Armen weggetragen wurden, so kann man nicht umhin über unseren Fortschritt zu staunen. Das hôpital volant und die ambulance volante der Väter der Kriegschirurgie unseres Jahrhunderts, — Larrey und Percy — welche ihrer Zeit als das Vollkommenste galten, sind schon beinahe verlassen. Die sogenannte „Wurst" (ein Karren mit Bandagen) des berühmten Percy, d. i. ein langer runder Kasten, welcher Aehnlichkeit mit einer Wurst hatte und auf welchem 8 Wundärzte und

4 Sanitäre rücklings sassen, wurde zur Beförderung der Verwundeten vom Schlachtfelde benutzt und noch von 4 Berittenen begleitet, — aber sie kam bald ausser Gebrauch. Die fliegende Sanitätsabtheilung Larrey's war praktischer und diente dem jetzt allgemein gebräuchlichen System zur Beförderung der Verwundeten auf den Verbandplatz als Grundlage. Diese „Ambulance" bestand aus 12 kleinen zweiräderigen und 3 grossen vierräderigen Karren auf Riemen und Federn mit einem Strickgeflecht und Matratzen und wurde von drei Chirurgen und 12 Gehülfen bedient. Aber die Tragen und Blessirtenkarren fanden zur Zeit der napoleonischen Kriege nur sehr allmälig Eingang in den Armeen der anderen Staaten. Es wird berichtet, dass bei den Engländern nach der Schlacht bei Waterloo über 150 Verwundete mit Comminutivfracturen der unteren Extremitäten erst nach zwei Wochen von dem Schlachtfelde aufgelesen und in die Hospitäler befördert wurden, und nach der Schlacht bei Eylau wurden die Verwundeten — Deutsche, Russen und Franzosen — vom Schlachfelde direct nach Königsberg geschafft. Auch in den neueren Kriegen war die Beförderung der Verwundeten nicht im besten Zustande.

In dem Krimkriege dauerte es über zwei Tage nach der Schlacht bei der Alma, ehe die Engländer, und zwar mit Unterstützung der Franzosen, ihre Verwundeten alle auflesen konnten, von unseren Verwundeten, welche in ihren Händen zurückblieben, schon gar nicht zu reden; diese wurden nach Wochen in einem 'ganz verzweifelten Zustande zur See nach Odessa befördert. Die Verwundetenträger mussten bei den Engländern in der Krim auch den Dienst bei den Pferden und in den Hospitälern versehen; ihre zweiräderigen Karren aber taugten gar nichts. Die Primäramputationen wurden in Scutari gemacht, wohin die Verwundeten auf Dampfern direct vom Schlachtfelde gebracht wurden; auf den Verbandplätzen aber wurden nur leichte Verbände angelegt.

Bei den Franzosen in der Krim ging die Sache besser. Sie hatten ihre algerischen Cacolets (zum Sitzen) und Litières (zum Liegen) mitgebracht, welche den Maulthieren aufgelegt wurden und zur Beförderung der Blessirten dienten. Bei der Belagerung von Sewastopol folgten den französischen Sturmcolonnen drei Ambulancen und die Verwundeten wurden auf Maulthieren auf die Verbandplätze geschafft. Nach den Mittheilungen (Scrive) sollen am Tage nach dem Sturm 5400 Verwundete schon zum zweiten Mal verbunden gewesen und 350 grosse Operationen (meist Amputationen) ausgeführt worden sein. Aber auch die französischen Verwundeten wurden nicht von Sanitären, sondern von den Musikanten aus dem Gefecht getragen.

Im italienischen Kriege wurden die Verwundeten bei der Schlacht von Solferino am 24. Juli, nach dem Zeugnisse Chenu's, bis zum 29. und 30. Juli auf die Verbandplätze, gleichfalls auf Maulthieren, befördert.

Die Amerikaner verwendeten in ihrem Bürgerkriege 1861—65 die Tambours und Pioniere als Träger, jedoch besass ein jedes Regiment 4 zweispännige Wagen und französische Cacolets auf Maulthieren. Im Jahre 1864 hatte die Potomacarmee schon auf 90 000 Mann 525 Blessirtenwagen, 979 Tragen, 1666 Pferde und gegen 1000 Maulthiere mit 200 Karren mit verschiedenem Geräth. Aber schon früher in den Jahren 1862—63 wurden die Verwundeten auf den Verbandplätzen nach amerikanischen Berichten sehr rasch besorgt. Nach der Schlacht bei Antietam, am 16. Sept. 1862, waren bis zum Abend des 19. Sept. 25 000 Verwundete definitiv verbunden und nach der Schlacht bei Gettysburg vom 1.—3. Juli 1863 befand sich am Morgen des 4. Juli von 21 000 Blessirten kein Einziger mehr auf dem Schlachtfelde, sondern alle waren per Eisenbahn fortgeschafft.

Im deutsch-französischen Kriege 1870—71 dauerte bei den Franzosen nach der Schlacht von Gravelotte die Einsammlung der Verwundeten nach Mittheilungen deutscher Aerzte volle 6 Tage, während beim deutschen Heere alle Blessirten binnen 24 Stunden eingesammelt und verbunden waren.

Von allen Transportvorrichtungen zur Beförderung der Verwundeten auf den Verbandplatz verdient die Tragbahre ohne Zweifel den Vorzug und für Schwerverwundete ist sie wohl das einzige zweckmässige Transportmittel. Unsere Tragen sind recht praktisch, doch gehen ihnen einige Bequemlichkeiten ab; sie besitzen keine Kopfstützen, keine Riemen an den Seiten zur Befestigung der Verwundeten; ferner dehnt sich der Zeugboden durch häufigen Gebrauch aus und senkt sich in Folge dessen u. s. w. — Die Unbequemlichkeiten unserer schweren Divisions- wie überhaupt aller grossen Wagen sind allgemein bekannt. Die zweiräderigen Karren, welche von den Engländern in der Krim benutzt wurden, sind wohl jetzt ganz ausser Gebrauch gekommen; sie sind zu unsicher und werfen leicht um; stolpert das Pferd, so erhält der Verwundete einen Stoss und die Erschütterung der Axe, an welcher die Federn befestigt sind, pflanzt sich auf den Verwundeten fort und kann ihm unangenehm werden. Deshalb wird der zweiräderige Karren Chilkow's bei uns wohl kaum Eingang finden. Ich weiss aber nicht, warum bei unseren Truppen auf dem Balkan und Schipka keine Maulthiere mit Cacolets und Litièren vorhanden waren, welche doch von den Franzosen in Algier, in Italien und theilweise auch bei uns im Kaukasus genugsam erprobt sind. Unter meinen Augen z. B. wurden auf diesen französischen Sätteln Verwundete mit Schussfracturen der unteren Extremität im Kleisterverbande über 10 Werst auf einem sehr schmalen Gebirgspfade in Daghestan transportirt.

Wenngleich wir in Betreff der Schnelligkeit und Präcision bei der Besorgung der Verwundeten, mit dem deutschen Heere der Jahre 1870—71 nicht immer concurriren konnten, so ist dafür die Einrichtung der Hauptverbandplätze aus den Divisionslazarethen bei uns rationeller und praktischer als in Preussen. Unser Divisionslazareth (der zukünftige Verbandplatz) besitzt seine eigenen transportablen Unterkünfte und eine eigene bestimmtere und selbstständigere Leitung durch einen Arzt als in Preussen. Wenn auch die mobilen Unterkünfte (Zelte), welche unser Divisionslazareth mit sich führt, es weniger manövrirfähig machen, als das preussische Sanitätsdetachement, so geben sie ihm dafür die Möglichkeit, die Schwerverwundeten einige Zeit bei sich zu behalten und im Nothfalle die Stelle eines t. Kriegshospitales zu vertreten. Noch mehr Bequemlichkeiten für die Verwundeten verspricht in Zukunft die neue Einrichtung der Grossfürstin-Thronfolger, — das fliegende Etappenlazareth zu bieten, von welchem wir im V. Cap. Th. I. S. 262 sprachen. Uns gebricht es aber an etwas sehr Wesentlichem bei unseren Divisionslazarethen (Hauptverbandplätzen), das sind tüchtig geschulte, vorgeübte Krankenträger, wie sie in Preussen sowohl beim Sanitätsdetachement, als auch bei den Truppen in jeder Compagnie vorhanden sind. Dies ist eine wesentliche Lücke, welche durchaus der Abhülfe bedarf. Die preussischen Zelte sind besser als unsere, mit eisernem Gerüst[1]), aber wenn es sich treffen sollte, dass der Hauptverbandplatz in einer unbewohnten Gegend aufzuschlagen wäre, so hat unser Divisionslazareth seine unansehnlichen Zelte sofort bei der Hand, während das preussische Sanitätsdetachement warten muss, bis es sie erhält. Doch wird, wie es scheint, bei uns nicht immer einem sehr wichtigen Bedürfniss des Verbandplatzes die genügende Aufmerksamkeit geschenkt, — das ist die Versorgung desselben mit Trinkwasser. In Preussen besitzt ein jedes Sanitätsdetachement eine Tonne auf Rädern mit Wasser.[2]) Die Nähe eines Reservoirs mit gutem Trinkwasser ist für jeden Verbandplatz unumgänglich nothwendig. Von Professor Bergmann erfahren wir, wie viel seine antiseptischen Verbände durch das trübe und schmutzige Wasser der Donau litten.

Soll die erste den Verwundeten zu leistende Hülfe sich auf die vorderen und Hauptverbandplätze beschränken, oder sollen die Aerzte mit ihren Bataillonen und Regimentern zusammen in's Ge-

---

1) Vergl. Th. I, S. ᷑.

2) Die Wasserbehälter sind an den Krankentransportwagen.   W. R.

fecht gehen? Natürlich müsste diese Bedingung mit militärischem Rang für die Aerzte (wie bei den Franzosen) verbunden sein; aber die Hauptsache ist, bietet der geleistete Nutzen auch ein Aequivalent für das gebrachte Opfer? Worin kann der Arzt dem Verwundeten während der Schlacht unter dem Feuer nützlich sein? Verlangt nicht die Hülfeleistung an einem Verwundeten körperliche und geistige Ruhe und ist wohl solche im Kugelregen, welcher das Leben des Arztes und des Verwundeten bedroht, denkbar? An Aerzten, welche willig ins Gefecht gehen, wird es bei uns nicht fehlen; aber der Staat muss, ehe er eine solche falsch angebrachte Tapferkeit zulässt, erwägen, ob der Verlust an Aerzten eben so leicht zu ersetzen ist, wie der Verlust an Kriegsmannschaften? Das Einzige, was höchstens zu Gunsten der Beorderung der Aerzte ins Feuer gleich anderen Militärs angeführt werden könnte, wäre der moralische Eindruck auf die Verwundeten; aber dieses Motiv ist zu individuell und lässt sich gar nicht dem Nutzen, den der Arzt auf dem Verbandplatze bringt, gleichstellen. Hier ist sein richtiges Arbeitsfeld. Aber auch hier hängt die Grösse des von ihm gebrachten Nutzens von der Administration und den militärischen Commandobehörden ab.

Die Thätigkeit unserer Aerzte auf den Verbandplätzen dieses Krieges zeichnet sich dadurch aus, dass sie, wie wir sahen, beinahe dreimal soviel inamoviblе Gypsverbände angelegt, als Primäroperationen ausgeführt haben. Dieses beweist, dass der Gypsverband, welcher von mir zuerst in die Kriegshospitalpraxis im Jahre 1852 und in die Feldpraxis im Jahre 1854 eingeführt wurde, endlich nach vielen Schwankungen und Missverständnissen seinen Platz behauptet hat und ein nothwendiges Zubehör der chirurgischen Feldpraxis geworden ist. Ich bin geneigt zu glauben, dass die Einführung des Gypsverbandes in die Kriegschirurgie durch mich hauptsächlich zu der Verbreitung der conservirenden Behandlung in der kriegschirurgischen Praxis beigetragen hat. In der Krim war im feindlichen Lager der Gypsverband gar nicht in Anwendung, während wir ihn beinahe täglich anlegten. Im italienischen Kriege war er nur bei den Oesterreichern in Gebrauch (Neudörffer). Im Jahre 1866, während des preussisch-österreichischen Krieges, wurde der Gypsverband in Deutschland zum ersten Male unmittelbar nach Schussverletzungen angelegt. Im deutsch-französischen Kriege von 1870—71 war die Anlegung der Gypsverbände schon beinahe allgemein gebräuchlich geworden. Im letzten Kriege von 1877—78 endlich sehen wir, dass die Zahl der auf unseren Verbandplätzen angelegten Gypsverbände die Zahl der Primäroperationen bedeutend überwiegt, und darin erblicke ich den wesentlichsten Fortschritt unserer Kriegschirurgie. Dieser Erfolg ist drei Ursachen zuzuschreiben: 1. der ausserordentlichen Vermehrung der Verletzungen durch Kleingeschoss in den neueren Kriegen, welche die Verletzungen durch Artilleriegeschoss vollkommen in den Schatten stellen. Die Schussfracturen durch Kleingeschoss geben aus sehr begreiflichen Gründen die häufigste Indication für die Anlegung des contentiven Gypsverbandes auf den Verbandplätzen. 2. Der in alle ärztlichen Kreise gedrungenen Ueberzeugung, zu der ich nicht wenig beigetragen habe, dass die primären Operationen in grossen und langwierigen Kriegen nicht jene glänzenden Resultate ergeben, welche man früher glaubte von ihnen erwarten zu dürfen. Von den primären Operationen werden die Resectionen, welche in den meisten Fällen in der Neuzeit an Stelle der Amputationen getreten sind, jetzt auch nur in Verbindung mit dem Gypsverbande ausgeführt. 3. Den Eigenschaften des Verbandes selbst. Kein Verband kann während des Transportes den Gypsverband ersetzen. Kein Verband stellt das fracturirte Glied so gleichmässig und sicher fest und verträgt in dem Maasse die feuchte Luft, Regen, Frost, Hitze, Stösse u. s. w. Dabei erfordert die Anlegung des Gypsverbandes keine besondere Kunstfertigkeit, nur etwas durch Uebung gewonnene Routine. Kein Verband kann so leicht modificirt und jedem gegebenen Falle angepasst werden, und zu Alledem ist das Material ein sehr gewöhnliches, billiges, überall zur Hand und bequem unterzubringen. —

Die Besonderheiten des letzten Krieges 1877—78, von denen wir schon gesprochen, und welche zum unaufschiebbaren und ununterbrochenen Transport der Verwundeten nöthigten, haben jedoch noch mehr zu der Verbreitung des Gypsverbandes in unserer kriegschirurgischen Praxis beigetragen.

Die unmittelbare Folge aller dieser Ursachen war die, dass das Procent der primären grossen Operationen, welche an unseren Verbandplätzen in Bulgarien gemacht worden sind, im Vergleich zu der Zahl derselben Operationen in den anderen neueren Kriegen überraschend klein erscheint. Sogar in dem ganz unbedeutenden ersten holsteinischen Kriege von 1848—50, der den 7 neuesten Kriegen (den unsrigen einbegriffen) vorherging, hatten die Dänen auf 4283 an den Extremitäten Verwundete 243 Amputationen = 5,7 %.

1. Im Krimkriege von 1854—56 kamen:
bei den Engländern auf 4764 Extremitätenwunden   777 Amput. = 16%
bei den Franzosen auf   22521   6577   „   = 29%
                                                                            und   93 Resectionen.

Bei uns in der Krim wurden bei einer Gesammtverwundetenzahl von 20895 auf den Verbandplätzen 1556 Amputationen = 12%

ausgeführt. Aber diese Zahl (Hübenet) ist nicht richtig; es sind
darin viele Verwundete und Amputirte nicht einbegriffen, deren Listen
auf den Verbandplätzen verloren gingen; überhaupt wurden diese
Listen von Schreibern nachlässig und unordentlich geführt.

2. Im italienischen Kriege von 1859 kamen:
bei den Franzosen auf 14425 an den Extremitäten Verwundete
    1202 Amputirte .   = gegen 8 %.

3. Im amerikanischen Kriege von 1861—65 kamen:
auf 55531 an den Extremitäten Verwundete
  10000 Amputirte   = 15 %
  1822 Resecirte   = 1 %.

4. Aus dem deutsch-französischen Kriege ist bis jetzt noch keine vollständige Statistik der Primäroperationen vorhanden, wenigstens ist mir keine solche
bekannt; aber von 647 Kniegelenkwunden sind primär operirt 218. — Primäramputationen 177 und Primärresectionen 41 (Heinzel).

Ich muss bemerken, dass die obige Statistik sich nicht überall
nur auf die primären Operationen bezieht; dies ist nur bei unserer
(ungenauen) Statistik aus der Krim der Fall; doch ist es deshalb
nicht weniger klar, dass die Zahl der Operationen in den neueren
Kriegen die unserige bedeutend übersteigt.

Bei uns kommen während des letzten Krieges in Bulgarien in
16 Schlachten (auf dem rechten Flügel) auf 32953 Verwundungen
nur 292 grosse Operationen (Amputationen, Resectionen und Gefässunterbindungen), was kaum 0,8 % ausmacht. Ob dieses schlecht oder
gut ist, das werde ich später beantworten, wenn ich erklären werde,
warum ich den (verhältnissmässig) günstigen Verlauf der Verletzungen und ihrer Behandlung der Thätigkeit der Aerzte auf den Verbandplätzen, unseren Hospitalräumlichkeiten und der Zerstreuung der
Verwundeten vermittelst des Transportes zuschreibe. — Jetzt gehe
ich über zu:

2. Den Transporten der Verwundeten vom Verbandplatze in das temporäre Kriegshospital.

Ueberall in den neuesten Kriegen Amerikas und Deutschlands
waren ebenso wie auch bei uns die Transporte auf Landwegen unvermeidlich. Trotz dem Bemühen die verschiedenartigsten Fahr-
vorrichtungen zu ersinnen und sie für die Verwundeten bequem und
zweckmässig einzurichten, war die Administration doch überall genöthigt ihre Zuflucht zu den Intendanturwagen und den landesübli-
chen Fuhrwerken zu nehmen. Von allen Vorrichtungen haben sich
nur sehr wenige — selbst von den am meisten zweckmässigen amerikanischen — als praktisch erwiesen. So sind, wie ich schon anführte, die zweiräderigen Karren, welche in England lange Zeit und
später, in verschiedener Weise modificirt, in Amerika in Gebrauch

waren, gegenwärtig verlassen. Die deutsche Administration war während des Krieges von 1870—71 nolens volens gezwungen in Frankreich auf dem Wege der Requisition zu den zweiräderigen, kurzen und plumpen Karren zu greifen, welche zweifellos noch unbequemer für den Verwundetentransport sind als unsere Bauerwagen. Die Mängel der zweietagigen amerikanischen Blessirtenwagen sind auch recht bedeutend. Abgesehen von der Schwerfälligkeit, welche auf schlechten Wegen die Pferde übermässig angreift, haben diese Wagen noch den wichtigen Mangel, dass die Befestigung der Tragen in der oberen Reihe sehr zeitraubend ist und die in dieser Reihe untergebrachten Verwundeten durch das Schwanken des Fuhrwerkes viel mehr zu leiden haben, als ihre Gefährten in der unteren; letztere wiederum können weder den Kopf noch den Oberkörper heben ohne oben anzustossen. Die Verbesserungen dieser zweistöckigen Wagen erfordern aber verschiedene mehr oder weniger complicirte Proceduren: die Einsetzung eines doppelten Bodens, von dem ein Brett mit Federn versehen sein muss; von eisernen Schienen, auf denen die Blessirtentragen in den Wagenkasten hinein und heraus geschoben werden. Wie ersichtlich, passt alles Dieses nicht für uns. — Brauchbarer für unsere Zwecke wäre die passende Herrichtung der deutschen grossen Bauerwagen — leider standen uns keine solchen zu Gebote (vergl. Th. I, Cap. IV. S. 138); aber im deutsch-französischen Kriege von 1870—71 waren sie im Gebrauch. Die Zurichtung dieser Wagen zum Gebrauch besteht darin, dass man an die hohen Seitenwände derselben mittelst Stricken 3—4 Querhölzer befestigt, auf welche Bretter mit Strohmatratzen gelegt werden; der Raum unter diesen Brettern und dem Boden des Wagens wird mit der Ausrüstung der Verwundeten ausgefüllt — alles Dieses, um die Erschütterung zu vermindern. Doch würde dasselbe nach meiner Erfahrung noch besser erreicht werden durch Unterlagerung einer grossen Menge von Stroh oder Heu auf den Boden des Wagens. Eine solche Strohunterlage vermindert die Erschütterung bis auf ein Minimum, wie ich das vielmal an mir selbst erprobt habe. Während des nordamerikanischen Bürgerkrieges wurden nach den Schlachten bei Chancellorsville, Wilderness und Richmond (1864) Tausende von Verwundeten auf einfachen Wagen transportirt. Dass ein solcher Transport selbst bei den Amerikanern nicht ohne Opfer bleiben konnte, das wird durch die Schlacht bei Spottsylvania bewiesen, nach welcher von 2500 transportirten Blessirten im Verlauf von zwei Tagen unterwegs 20 Mann starben. Obwohl der Verwundetentransport auf Flüssen und zur See bequemer als auf Wagen ist, so schadet er doch auch durch die Anhäufung im Schiffsraum und in den Kajütten. Die Franzosen beförderten ihre Blessirten in den Jahren 1854—56 aus der Krim nach Stambul nicht

ohne bedeutenden Verlust, und bei den Verwundeten, welche in
Amerika auf Flussdampfern weitergeschafft wurden, entwickelte sich
oft genug Wundrose und Hospitalbrand, wenn ihre Anzahl das Vier-
fache der Passagierzahl, für welche das Schiff bestimmt war, betrug
(wie das vorgekommen ist). Im preussisch-österreichischen Kriege
von 1866 konnten die Preussen mit der Wegschaffung ihrer Verwundeten von den Verbandplätzen kaum fertig werden und das auch
nur mit Hülfe der Gefährte des Johanniterordens (freiwillige Hülfe).[1]
Deshalb ist es wohl nicht zu verwundern, dass die Beförderung der
Verwundeten von den Verbandplätzen bei uns im letzten Kriege in
Bulgarien in keinem beneidenswerthen Zustande war. Freilich hätte
unsere freiwillige Hülfe die ganze Angelegenheit einigermaassen erleichtern und das Transportwesen zweckmässiger machen können.
Doch dürfen wir nicht anspruchsvoller als die Völker in Westeuropa
und Amerika in ihren Kriegen sein. Für die Wegschaffung und
zwar eilige Wegschaffung von Tausenden Verwundeter vom Verbandplatz kann man nirgends Tausende von bequemen Fuhrwerken in
Bereitschaft haben; überall beruht, wie wir sehen, die ganze Hoffnung auf der Intendantur und der Requisition von den Einwohnern
und da muss genommen werden, was vorhanden ist. Alle Klagen
der Proff. Sklifassowski und Kolomnin über die Blessirten-
transporte in Bulgarien und Serbien werden, so sehr sie auch ihre
Menschenliebe und Eifer für die Sache beweisen, doch noch lange
als Stimme in der Wüste verhallen. Wer sollte nicht begreifen, wieviel Leiden die Verwundeten auszustehen hatten, welche auf den
serbischen Wagen mit sechseckigen Rädern transportirt wurden, die
rein zur Qual ersonnen zu sein scheinen; wer sieht nicht ein, dass
ein solcher Transport nur schädlich auf den Wundverlauf wirken
kann; wer wird daran zweifeln, dass Professor Sklifassowski in
Galaz (beim ersten Donauübergange), wo die Verwundeten nach dem
Verbande und den Operationen im Hospital verblieben, nur 3 von
13 perforirenden Brustschüssen (und zwar im Laufe der ersten drei
Tage) verloren hat, und von 5 Verletzungen des Ellbogens mit Zerschmetterung der Knochen und von 3 Kniegelenkwunden kein einziger Fall letal endete, während nach dem zweiten Angriff auf
Plewna ($\frac{18.}{30.}$ Juli 1877) die 20 Amputirten, welche von den Verbandplätzen nach Simniza (über 60 Werst) transportirt wurden, alle zu
Grunde gingen. Doch werden diese Ueberzeugungen die Transporte
von den Verbandplätzen nicht beseitigen können und dieselben auch
nicht bequem und unschädlich machen. Der Krieg mit seinen vor-

---

[1] Dies ist unrichtig. Die Zahl der der freiwilligen Hülfe angehörenden
Wagen kam gegenüber der Verwundetenzahl nicht in Betracht.   W. R.

hergesehenen Umständen und den nicht vorhergesehenen Zufälligkeiten wird immer Krieg d. h. ein Nothstand bleiben; immer wird unsere Hülfe, je mehr sie sich den blutigen Schlachtfeldern nähert, sich
desto ohnmächtiger fühlen.

Auch die deutschen Chirurgen schreiben ebenso wie die Proff.
Sklifassowski und Kolomnin die Ausbildung des acutseptischen
Oedemes, der Wundgangrän und der Sepsis ausschliesslich dem unmittelbar auf die Operationen folgenden Transport zu. Prof. Sklifassowski führt vergleichsweise die glücklichen Resultate der Operationen an, welche auf dem Verbandplatze in Bulgareni im t. Kriegshospital Nr. 63 ausgeführt und nach welchen die Verwundeten nicht
sofort transportirt wurden, sondern einige Zeit in diesem Hospital
verblieben. Das war nach dem dritten Angriff auf Plewna $\frac{30.-31.\,Ang.)}{(11.-12.\,Sept.)}$
und die Operirten blieben bis zum $\frac{5-6.}{17.-18.}$ Sept. Nach Prof. Sklifassowski's Aussage genasen von den primär Amputirten wegen
dieses Umstandes 80%, was ich jedoch nach den von uns gesammelten Angaben mir erlaube zu bezweifeln. Indess wirkte der Transport auf der kurzen Strecke von Plewna nach Bulgareni (20—25
Werst) nach den Beobachtungen Prof. Sklifassowski's schon ungünstig auf die Verwundeten. Auf diesem Transport starben 8 Mann
mit Verletzungen der Brust und des Unterleibes und von den 6 auf
dem Verbandplatze vor Plewna primär Amputirten kamen nur 2 mit
gutaussehenden Stümpfen an; bei den übrigen 4 fand man Gangrän
der Lappen und Fieber. Ja noch mehr, der schlechte Transport
(während der Panik) am $\frac{18.}{30.}$ Juli nach der zweiten Attake auf Plewna
wirkte nach der Ansicht Prof. Sklifassowski's auch auf die Verwundeten schädlich, welche von ihm und Prof. Lewschin später
im Hospital in Simniza (60—70 Werst von Plewna) intermediär amputirt wurden. Von 17 Amputirten des Prof. Sklifassowski starben 9 und die 30 intermediären Amputationen, welche von Prof.
Lewschin ausgeführt wurden, ergaben 100% Mortalität. Nach all
dem Angeführten kommt der geschätzte Chirurg zu dem Schluss man
dürfe die Operirten und Schwerverwundeten nicht von den Verbandplätzen, als welche auch unsere näheren t. Kriegshospitäler (z. B. in
Bulgareni Nr. 63) dienten, vor dem 6.—10. Tage nach Erweisung
der ersten Hülfe evacuiren. Diese Schlussfolgerung stimmt auch mit
den Ansichten der deutschen Chirurgen überein. Sie halten gleichfalls den Transport in den ersten 14 Tagen nach der Verletzung für
ausserordentlich schädlich, und nach Stromeyer müssen 10—15%
aller Schwerverwundeten mindestens 4 Wochen in der Nähe des
Kriegsschauplatzes zurückbehalten werden. Alles Dieses ist wunderschön und auch sehr begründet; aber keiner dieser Chirurgen giebt
uns an, in welcher Weise der Transport von den Verbandplätzen

und den dem Kriegsschauplatze zunächstliegenden t. Kriegshospitälern zu umgehen wäre. Gut, wenn ein Belagerungskrieg geführt wird, wie in Sewastopol, oder ein Defensivkrieg im eignen Lande, oder wenn keine raschen, plötzlichen Rückzüge zu befürchten sind, da kann man schon zurecht kommen und wohl auch alle Schwerverwundeten in der Nähe des Kriegstheaters behalten; noch günstiger ist es, wenn man es mit einem civilisirten, die Menschen und internationalen Rechte achtenden Feinde zu thun hat. Aber bei uns im letzten Kriege in Bulgarien war der kürzeste Verwundetentransport auf 20 und mehr Werst (nach Bulgareni 20—25 Werst von Plewna und nach Gabrowa vom Schipka 12 Werst im Gebirge entfernt) Lebensbedingung. In obigem Falle ist aber eine Anhäufung der Verwundeten beim Kriegsschauplatze, der übrigens auch seinen Ort wechselt, unvermeidlich. Wer es mit der Anhäufung leicht nimmt oder glaubt sie stets vermeiden zu können, auf den wird natürlich dieser Einwurf keinen Eindruck machen. Professor Sklifassowski z. B. versichert, dass nach der Schlacht am Schipka $\frac{9.-15.}{21.-27.}$ Aug. es ihm gelungen sei von 2500 Verwundeten, welche auf den Verbandplatz in Gabrowa gebracht worden waren (12 Werst), nach Erweisung der ersten Hülfe nur 140 in dem Lazareth zu Gabrowa zurückzubehalten, die Uebrigen aber alle nach Tirnowa (50 Werst) und Sistowa (70—80 Werst) zu schicken; und von 9500 Blessirten, welche am $\frac{30.\ Aug.}{11.\ Sept.}$ nach Bulgareni transportirt worden waren, blieben zum $\frac{5.-6.}{17.-18.}$ Sept. daselbst nur 600 im t. Kriegshospital Nr. 63, die Uebrigen wurden alle weiter nach Simniza und Sistowa (über 60 Werst) geschafft. Dieses ist zweifellos ein Beweis seines administrativen Talentes und jeder erfahrene Chirurg wäre an seiner Stelle bemüht gewesen dasselbe zu thun. Aber 1. ist es wohl kaum zulässig anzunehmen, dass von 9500 Verwundeten nur 600 nicht transportfähig wären; 2. war die Affaire vor Plewna am $\frac{30.-31.\ Aug.}{11.-12.\ Sept.}$ thatsächlich derart, dass nicht sobald ein neues starkes Blutvergiessen zu erwarten war und deshalb konnte man wegen eines Zudranges von Verwundeten in das schon angefüllte Hospital unbesorgt sein; und dennoch 3. durfte auch in diesem Falle nicht vorausgesetzt werden, dass die Verwundeten in diesem Lazareth, sei es auch nur 14 Tage, ungestört würden bleiben können. Endlich ist ein 6 bis 10 tägiger Termin, welcher von Prof. Sklifassowski und anderen Chirurgen für ausreichend gehalten wird, um die Schwerverwundeten in das nächste Hospital zu befördern, im Grunde nicht genügend; die preussischen Chirurgen wissen das sehr gut; sie haben in dieser Beziehung im österreichischen Feldzuge von 1866 schlimme Erfahrungen gemacht; damals litten die Wunden der in der Eiterungsperiode und sogar in der Heilungsperiode aus Böhmen Transportirten

sehr bedeutend durch den Transport; es entstanden Eitersenkungen,
acutpurulente Oedeme und sogar der um die Fracturen gebildete
Callus erweichte wieder. Ich für meine Person bin davon überzeugt,
dass der Transport auf Landwegen für die granulirenden Wunden
nicht weniger schädlich ist, als für frische; dennoch ist er im Kriege
nicht zu vermeiden, will man nicht riskiren in den mit Schwerverwundeten angefüllten Hospitälern noch ein grösseres Uebel hervor-
zurufen als dasjenige, welches stets jedem Transport anhängt. Meine
Ueberzeugung ist die: mögen wir in den ersten Tagen nach einer
schweren Verletzung in der Schlacht unternehmen, was wir wollen,
seien es grosse Primäroperationen, sei es eine conservirende Behandlung in einem gut eingerichteten Lazareth bei vollständiger Ruhe
des Verwundeten, sobald einige hundert Schwerverwundete in einem
Raum angesammelt sein werden, wird die faulige Gährung und die
Sepsis nicht anstehen sich zu äussern und das Sterblichkeitsprocent
wird in solchem Falle stets schwankend sein je nach dem Zusammenwirken verschiedener Ursachen und dem, was die blinden Welt-
weisen mit uns zusammen als Zufall bezeichnen. In Sewastopol
verfügte der Verbandplatz über ausgezeichnete Räume, für die Frisch-
verletzten gab es keine Transporte (sie wurden sogleich auf Betten
gelagert), auch wurden Primäramputationen sofort nach der Verletzung ausgeführt, sobald aber ein gleichzeitiger starker Zudrang
zu den Krankenzimmern dieselben schnell mit Schwerverwundeten
überfüllte, so war die pyämische und septische Infection sofort
da. Ich erinnere mich wie heute an 10 primäre Amputationen
des Oberschenkels, welche alle letal einige Tage nach der Operation endeten (sie hatten alle einen schönen grossen Vorderlappen
und waren in 2—3 Tagen nach einander an eben aus der Batterie
gebrachten Verwundeten von mir ausgeführt worden). Es ist wahr,
in Sewastopol rührte der grössere Theil der Verletzungen von Artilleriegeschossen her, aber es gab auch nicht wenige Verletzungen
der Knochen durch Kleingeschoss, welche zur Amputation kamen.
— Ich halte es daher für Uebertreibung, wenn man die Entwickelung
der acutbrandigen Oedeme und der Sepsis ausschliesslich dem Transporte zuschreibt, wenngleich ich auch nicht anzugeben vermag, um
wieviel die Transporte das Procent der septicopyämischen Infection
und der Mortalität vermehren. Ich bin der Meinung, dass im Kriege
von der Administration, der Chirurgie und der freiwilligen Hülfe
nichts weiter verlangt werden kann, als: 1. Dass auf den Verbandplätzen nach einer sachgemässen Sortirung alle Fracturen, Gelenkverletzungen und Stümpfe durch Gypsverbände gut geschützt werden, dieselben müssen ohne Gewalt und Druck auf die Weichtheile
angelegt und gefenstert sein oder nicht, je nach den Umständen.

2. Dass die Blutung sorgfältig gestillt sei. 3. Dass die Intendantur- und Bauerwagen, welche für den Transport vom Verbandplatze in die t. Kriegshospitäler dienen sollen, gut mit Stroh oder Heu unterlagert seien, die Verwundeten nicht zu dicht gelagert und vor Regen und Kälte geschützt werden. 4. Dass der Transport unterwegs mit allem Nothwendigen versehen sei, wie ärztlicher und polizeilicher Aufsicht, warmen Speisen, Trinkwasser, Wein, Verbänden und Medicamenten. 5. Endlich dass dieser (für den Verwundeten) erste Transport nicht zu entfernt sei und nicht über 24 Stunden währe. Bei Beobachtung dieser Bedingungen und, wenn die Jahreszeit, die Wege und Fuhren nur einigermaassen erträglich sind, ist der Transport der Frischverwundeten durchaus nicht so mörderisch, wie man glaubt. Wer von den Aerzten bei uns auf dem Lande gelebt hat, der wird gewiss wiederholt gesehen haben, wie die Bauern ohne Rücksicht auf Weg und Wetter auf ihren unbequemen Wagen Schwerverletzte ein oder zwei Tage nach der Verletzung heranführen; wie oft habe ich Gelegenheit gehabt solche zu mir Transportirte zu sehen mit von der Dreschmaschine zerschmetterten oder abgerissenen Armen und Beinen, welche mit schmutzigen Lumpen und Schnüren verbunden waren aber doch keine Spur von Sepsis zeigten. — Natürlich konnte ein solcher Transport, wie weiter oben beschrieben (Th. I, Cap. II.), nach dem zweiten Angriff auf Plewna $\frac{18}{30}$ Juli nach Bulgareni und von hier im Carrière nach Simniza unter dem Einfluss einer plötzlichen Panik nicht ohne Folgen bleiben: die Wunden mussten verderben und der ganze durch das Trauma erschütterte und durch das Ereigniss aufgeregte Organismus musste unbedingt geschädigt werden.

Sobald jedoch der Schwerverwundete mit einer frischen Verletzung oder nach der Operation vom Verbandplatze in

3. das nächste Hospital geschafft worden ist, so muss er hier so lange wie möglich, und nicht unter 14 Tage verbleiben, wenn anders dieses Hospital nicht schon durch früher hinbeförderte Blessirte überfüllt ist.

Nach meiner Meinung ist es gerathener den Frischverwundeten, wenn er noch bei Kräften und der Transport erträglich ist, weiter zu befördern und ihm dort Ruhe zu verschaffen, statt ihn nur eine kurze Strecke zu transportiren und den kaum zur Ruhe Gekommenen nach einigen Tagen wieder auf den Weg zu schicken.

Die dem Verbandplatze zunächst gelegenen Hospitäler (erster Linie) müssen bei uns dem Sinne des Gesetzes nach in Dörfern und Städten etablirt sein; deshalb sollten die Transporte eigentlich die Verwundeten von den Verbandplätzen in städtische oder dörfliche, als t. Kriegshospitäler eingerichtete Gebäude befördern, da letztere nach dem Gesetz keine eigenen transportablen Unterkünfte besitzen (s. Th. I, Cap. II.). Die Divisionslazarethe hingegen, welche eigene Unterkünfte (Zelte) haben, dienen nach dem Reglement nur als Verbandplätze und müssen ihren Divisionen bei Dislocirung der Truppen folgen. Auf diese Weise konnte es sich in dem letzten Kriege ereignen, dass in der Nähe des Verbandplatzes sich kein anderes Obdach vorfand ausser demselben Divisionslazareth, welches auch als Verbandplatz diente. Solches geschah auch in der That, wenn das t. Kriegshospital zu spät auf dem Kriegsschauplatze eintraf oder die von den Divisionslazarethen quasi entlehnten Zelte vom Feldhospitalinspector erst spät gesandt wurden. Dieses beweist klar, dass es geboten ist bei uns keinen wesentlichen Unterschied in der äusseren Einrichtung der Divisions- und t. Kriegshospitäler obwalten zu lassen. Beide müssen im Beginn des Krieges aus schon vor demselben existirenden Cadres formirt werden; die Einen wie die Anderen müssen beweglich, nicht schwerfällig, nicht gross und mit eigenen transportablen Unterkünften (Zelten) versehen sein. Die t. Kriegshospitäler müssten ausserdem wenigstens in drei selbstständige Hospitäler getheilt werden und ebenfalls unter der Leitung des Oberarztes stehen, wie es bei den Divisionslazarethen der Fall ist. Jetzt hingegen erfüllt unsere ausgezeichnete Einrichtung der Divisionslazarethe und die der t. Kriegshospitäler nicht ihren Zweck und es fehlt ihnen an Einheitlichkeit. Im österreichischen Heere bestehen, wenn ich nicht irre, auch noch gegenwärtig statt unserer Divisionslazarethe und t. Kriegshospitäler „fliegende und bewegliche Lazarethe" und beständige Hospitäler. Während der Schlacht etablirt sich bei ihnen der Verbandplatz in einer Entfernung von einer halben Stunde hinter der Gefechtslinie; in einer Entfernung von 2 Stunden von diesem Punkte wird das fliegende Lazareth eingerichtet; von diesem auf 4—6 stündige Entfernung das bewegliche, und in einer Entfernung von 10 Stunden von letzterem wird das beständige Lazareth errichtet. Wenn bei uns die fliegenden Detachements I. K. H. der Grossfürstin-Thronfolger[1]) vollständig organisirt sein werden, so werden diese den österreichischen fliegenden Lazarethen entsprechen, unsere Divisionslazarethe den österreichischen beweglichen und unsere temporären den österreichischen beständigen Hospitälern.

In Preussen ist der frühere Unterschied zwischen den schweren

---

1) Dasselbe ist Th. I. S. 262 als Etappenlazareth I. M. der Kaiserin bezeichnet.

W. R.

und leichten Feldlazarethen seit 1870 abgeschafft. Jetzt erhält jedes mobilisirte Armeecorps 12 Feldlazarethe. Jedes derselben besitzt 200 Betten und kann wieder in 2 selbstständige Abtheilungen getrennt werden. Auf je 200 Plätze kommen 5 Aerzte, 12 Sanitäre u. s. w., im Ganzen 47 Mann, für das Inventar eines solchen Lazarethes sind in jeder Division bestimmt: 3 vierspännige und 3 zweispännige Wagen. Während ein Theil dieser Feldlazarethe den Divisionen zum Schlachtfelde folgt, bleibt der andere auf Anordnung des Commandeurs beim Corps als Reserve zurück. Ein solches mit der Division marschirendes Lazareth etablirt sich in Gebänden oder Zelten in der Nähe des Hauptverbandplatzes und nimmt die Blessirten von den Verbandplätzen auf. Je nach den Umständen folgen die Lazarethabtheilungen den Divisionen oder bleiben am Orte und heissen dann stehende Kriegslazarethe, welche das Kriegslazarethpersonal übernimmt.[1]) Die Lazarethe zwischen der activen Armee und ihrer Basis sind dem General-Etappeninspecteur untergeordnet; dringt das Heer aber tiefer in das feindliche Gebiet ein, so wird die Verwaltung der zurückbleibenden Lazarethe auf die Localbehörden übertragen. Es haben also beim preussischen Heere die Lazarethe, welche den Divisionen folgen (wie unsere Divisionslazarethe), nicht die Bestimmung während der Schlacht den Verbandplatz zu bilden, sondern sie dienen nur zur Aufnahme der Verwundeten von den Verbandplätzen und sind deshalb unseren t. Kriegshospitälern an die Seite zu stellen. Für den Verbandplatz besteht in Preussen, wie wir sahen, eine besondere Einrichtung — das Sanitätsdetachement. Folglich ist die gegenwärtige Einrichtung des Kriegssanitätswesens in Preussen darin praktischer als bei uns, dass: 1. Die Lazarethe nicht in schwere und leichte eingetheilt sind, wie bei uns in t. Kriegshospitäler (schwere) und in Divisionslazarethe (leichte); 2. dass die Zahl der Betten im preussischen Feldlazareth auf 200 beschränkt ist, während bei uns die t. Kriegshospitäler (schwere) 630 Plätze haben; und ausserdem kann in Preussen noch jedes Feldlazareth mit 200 Betten in selbstständige Abtheilungen getheilt werden, von denen die Einen den Divisionen folgen können, während die Anderen am Orte mit den Kranken und Verwundeten zurückbleiben; 3. mit der Aufstellung des Verbandplatzes, welcher von einer besonderen von den Feldlazarethen unabhängigen Einrichtung — dem Sanitätsdetachement — gebildet wird, kann gleichzeitig in der Nähe auch ein Feld(Divisions)lazareth etablirt werden zur Aufnahme der Verwundeten von den Verbandplätzen während bei uns die Verwundeten in die t. Kriegshospitäler geschickt werden, welche

---

1) Dieser Passus ist nach der Kriegssanitätsordnung berichtigt.   W. R.

der Armee nicht folgen, schwerfällig sind, nicht immer zur rechten Zeit eintreffen und eine von den Divisionslazarethen verschiedene oberste Leitung besitzen.

Was die besondere Einrichtung für den Verbandplatz — das Sanitätsdetachement — in Preussen betrifft, so vertritt unser Divisionslazareth nach der Bettenzahl, Personal u. dergl. vollständig dessen Stelle und kann zugleich auch als Feldlazareth dienen. Deshalb fehlt uns nur, dass unsere anderen Feldlazarethe — die t. Kriegshospitäler — ebenso eingerichtet wären, d. h. in ihrem Umfange reducirt (auf nicht mehr denn 210 Plätze), in Abtheilungen theilbar gemacht würden, dem Heere folgten, stets bereit seien sich in der Nähe des Verbandplatzes zu etabliren und eine den Divisionslazarethen gleiche Leitung besässen. Zur Erreichung dieser Ziele ist eben eine solche Umgestaltung unserer t. Kriegshospitäler nothwendig, wie ich sie in Th. 1, Cap. II ausführlich beschrieben habe. Uebrigens ist die Einrichtung des Feldlazarethes in allzugrosser Nähe beim Verbandplatz nicht immer ungefährlich. Das deutsche Feldlazareth, welches im Kriege von 1870 während der Schlacht bei Vionville auf einem Hofe aufgeschlagen war, gerieth durch das feindliche Feuer (am 16. August 1870) in Brand und verbrannte mit den Verwundeten zusammen.[1])

Bei den Amerikanern in den Jahren 1861—1865 und bei den Franzosen und Engländern in den Jahren 1854—1856 waren die nächsten Feldlazarethe zugleich stehende; bei den Engländern und Franzosen befanden sie sich bei der Armee in der Krim und in Stambul. Die Blessirten wurden von dem Verbandplatze direct in diese Lazarethe entweder auf Maulthieren (in der Krim) oder zur See (nach Stambul) befördert.

l. Die vierte Dislocirung der vom Schlachtfelde aufgenommenen Verwundeten war bei uns in diesem Kriege in Bulgarien

der Transport aus den Feldlazarethen und Hospitälern auf die Evacuationsstationen.

Auch bei dieser vierten Dislocirung hatten wir keine anderen Beförderungsmittel zur Verfügung, als dieselben wie bei dem zweiten Ortswechsel der Verwundeten vom Verbandplatze in die Feldlazarethe d. h. die Intendantur- und Bauerwagen und die Gefährte der freiwilligen Hülfe wie: Wiener Wagen (sehr wenige und selten) und die Fourgons Baranowski's. Im IV. Cap. I. Th. habe ich genugsam auf die von mir bei dieser Dislocirung bemerkten Mängel aufmerksam ge-

---

1) Die Thatsache ist uns unbekannt.   W. R.

macht. Jedoch ungeachtet aller Unbequemlichkeiten und schreienden Mängel dieses Transportes glaube ich doch, dass er im Allgemeinen für die grössere Zahl der Kranken und Verwundeten keine schlechten Folgen gehabt hat. Instinctmässig wünschte der grösste Theil der Verwundeten selbst so schnell als möglich aus Bulgarien fortzukommen. Auch ich bin der Ueberzeugung, dass unsere zweifellos schlechten Transporte im Allgemeinen die unvergleichlich schädlicheren Folgen, welche für die Verwundeten durch die Ansammlung in den Feldlazarethen entstanden wären, abgewendet haben. In der That, wodurch anders hätte man wohl diese Anhäufung von Kranken und Verwundeten in den ungesunden und von Miasmen erfüllten Gegenden vermeiden können? Auf die Verwundeten z. B., welche schon vor der Verwundung oder während ihres Aufenthaltes im Feldlazareth an endemischen Krankheiten litten, musste der Transport gewiss eine wohlthätige Wirkung ausüben. Jeder erfahrene Arzt weiss, wie rasch sich an endemischen Wechselfiebern, Diarrhöen und sogar an Ruhr Leidende nach dem Wechsel des Aufenthaltsortes, des Trinkwassers u. dergl. erholen. Bekannt ist es auch, wie schädlich eine endemische Erkrankung des Verwundeten auf den Wundverlauf wirkt; ja der Aufenthalt desselben mit vielen endemischen Kranken zusammen in einem Locale kann von üblen Folgen sein. Die passive Bewegung des durch langes Liegen ermüdeten Körpers, die reine Luft der Felder, die Hoffnung auf baldige Heimkehr — alles Dieses spielt keine geringe Rolle und bildet die gute Seite eines jeden Transportes, wenn er nur nicht mit allzugrossen Entbehrungen verbunden ist.

Ohne Zweifel äusserten sich die Stockungen — Unterbrechungen und das Liegenbleiben der Transporte sofort in schädlichster Weise auf die Verwundeten und Kranken, und für die schwächste Seite der Administration im letzten Kriege halte ich noch nicht die Transporte, so schlimm sie auch waren, sondern eben diese Stockungen, welche mehr als einmal vorkamen, und die darauf folgende Anhäufung auf den Evacuationsstationen und in deren Nähe beim Kriegsschauplatze durch Massenandrang. Sistowa, Simniza, Frateschti und Bulgareni waren die Orte, wo solcher Andrang und Anhäufung stattfanden. Im IV. Cap. des I. Th. sind die Gründe für diese betrübende Erscheinung dargelegt. Hier will ich nur anführen, dass die beiden Hauptursachen dafür — der Mangel an Unterkünften und die Stockung der Evacuation — abhingen: ersterer von dem nicht rechtzeitigen Eintreffen der beweglichen Hospitäler mit ihren Zelten auf dem Kriegsschauplatze und der unzweckmässigen Vertheilung derselben, die an den Punkten zu geschehen hatte, wo der grösste Zudrang vorauszusehen war. Die zweite Ursache — die Anstauung an den Evacuationsplätzen war Folge des Mangels an Transportmitteln und an Händen, die von einer energischen, sachkundigen Administration geleitet wurden. Nicht also die schlechten Unterkünfte und Transportvorrichtungen, sondern der gänzliche Mangel irgend welcher Hülfsmittel dort, wo sie am nothwendigsten waren, sind die schreienden Mängel in der Administration in Bulgarien. Und wenn das Resultat der Behandlung und das Mortalitätsprocent in unseren Hospitälern unvergleichlich günstiger hätten sein können, so bezieht sich der Vorwurf darüber, dass es nicht so war, hauptsächlich auf diese Mängel. Für die nationale Eigenliebe ist auch das noch betrübend, dass diese Mängel nicht nur im Anfange des Krieges bestanden, sondern auch später nicht beseitigt wurden, wie in den anderen neueren Kriegen. Auch im Beginn des deutsch-französischen Krieges von 1870—71, sagt Prof. Richter, war die Evacuation in schlechtem Zustande, wie zu Anfang eines jeden der vorhergegangenen Kriege — dort wurde diese Angelegenheit vom General-Etappeninspector und Etappen-Generalarzt geleitet. Aber nach 2—3 Monaten hatte sich das Evacuationswesen in Deutschland gebessert, während bei uns vom Juli 1877 bis tief in den Spätherbst hinein (vgl. Cap. IV, Th. I.) fortwährend Unordnungen in den Transporten vorkamen.

Auch bei den Verwundeten- und Krankentransporten auf Eisenbahnen kamen in Deutschland, wie bei uns, viele Unordnungen vor, obgleich dort der Administration ein ganzes Eisenbahnnetz zu Gebote stand, während wir nur über die schmalspurige rumänische verfügten, welche im letzten Kriege durch die musterhafte Unordnung in ihrer Administration zur Berühmtheit gelangt ist. Ich sagte schon, dass in Deutschland die Eisenbahnzüge, welche vom Kriegsschauplatze 1870 abgefertigt wurden, häufig die Hospitäler auf ihrem Wege überfüllt vorfanden und immer weiter und weiter ins Land hineingehen mussten. Sehr schädlich für die regelmässige Evacuation per Eisenbahn während des deutsch-französischen Krieges war es auch noch, dass bei dem Einmarsch der deutschen Heere in französisches Gebiet die Schienen auf bedeutenden Strecken aufgerissen und zerstört waren. So war nach der Schlacht bei Metz (14.—18. August 1870) die Eisenbahn auf einer Strecke von 14 Tagemärschen unbrauchbar gemacht und konnte erst nach 10—11 Tagen (zum 25. Aug.) wieder fahrbar gemacht werden; bis zu dieser Zeit musste man auf dem Wege der Requisition zu dem Landtransport seine Zuflucht nehmen. Wie wir sahen, wurden bei uns für die ganze Zeit des Krieges in Bulgarien 133856 Verwundete und Kranke per Bahn evacuirt. Im italienischen Feldzuge von 1859 transportirten die Franzosen gegen 112000 Mann und in dem Krimkriege zur See nach Konstantinopel 114668 (Scrive). In Deutschland betrug in den Jahren 1870—71 die Zahl gegen 400000 Mann (nach den Mittheilungen von Mundy).

Auch in Deutschland wurden wie bei uns die unzweckmässigen Güterwagen für den Kranken- und Blessirtentransport benutzt, hauptsächlich jedoch diejenigen, welche auch für den Truppentransport dienen (mit Fenstern oder Gitterfenstern). Zuweilen aber wurden die Güterwagen für die Sanitätszüge in der Weise hergerichtet, dass ihre harten Federn zeitweilig durch weichere ersetzt wurden; dieses konnte auch deshalb geschehen, weil die Krankenwagons weniger schwer sind als die Güterwagen. An Sanitätszügen zählte man in Deutschland etwa 21 für 3721 liegende Kranke; sie waren ebenso wie bei uns zweireihig übereinander eingerichtet und bedurften in runder Zahl 6 Tage für jeden Transport, während in Amerika, wo an einigen Orten die Verwundeten direct vom Verbandplatze auf die Bahn geschafft wurden, die Sanitätswagons dreireihig waren und für jeden Transport im Mittel nicht mehr als 6 Stunden erforderlich waren.

Das System der Zerstreuung, welchem ich in unserem letzten Kriege in Bulgarien einen bedeutenden Antheil an dem wohlthätigen Einfluss auf den Verlauf der traumatischen Verletzungen und Krankheiten zuschreibe, wurde im deutsch-französischen Kriege von 1870—71 bekanntlich in grossem Maassstabe angewandt. Nachdem wir während der Krimcampagne die sehr weiten Landtransporte (nach Poltawa und Charkow) und die Zerstreuung in die Privathäuser der deutschen Colonien erprobt hatten, schlug ich ein System der Zerstreuung auf anderer Grundlage vor, indem ich anrieth die im Lande zerstreuten Verwundeten auch noch (so viel wie möglich) in getrennte Räume (Hütten, Häuser, kleine Hospitalbaracken und Zelte) zu vertheilen. Im letzten Kriege wurde auch dieses System erprobt und, wie ich glaube, nicht ohne Erfolg. Auch im italienischen Kriege 1859 vertheilten die Oesterreicher ihre Verwundeten über das ganze Land bis nach Wien.

Endlich gelangen die Verwundeten nach dem vierten Ortswechsel

5. in die ständigen und t. Kriegshospitäler im Rücken der activen Armee, in die Lazarethe der freiwilligen Hülfe, Baracken und die Häuser der Bewohner der Dörfer und Städte.

Ich habe schon genug über alle diese Räume im I. Theil geredet; hier will ich nur im Allgemeinen anführen, welchen Einfluss auf den Wundverlauf und die Krankheiten ich in diesem Kriege bei dem Zerstreuungssystem den verschiedenen Arten von Räumen zuschreibe.

Wenn wir unsere Räumlichkeiten für Kranke und Verwundete in diesem Kriege vergleichen mit unseren und den feindlichen Unterkünften: a) in der Krimcampagne von 1854—56, so waren wir scheinbar während der Belagerung von Sewastopol besser versorgt als jetzt. Wir verfügten damals in Sewastopol, Bachtschissarai und Sympheropol über kolossale, kapitale Gebäude, wie die Kriegs- und Marine-Hospitäler, Casinos, Amtsgebäude, Schulen, Batterien, Privathäuser und sogar über das Schloss der Khane von Bachtschissarai; ausserdem hatten wir noch einige schlechtgebaute Baracken und wenige grosse Hospital-(Doppel-)Zelte. Aber gerade diese kapitalen und dauerhaften Gebäude waren ein wahres Unglück; in ihnen entwickelten sich und nisteten die traumatischen Infectionskrankheiten in den allerverschiedensten Formen, beginnend vom erysipelatösen Process und aufsteigend bis zur rasch tödtenden Septicämie. — Unsere Gegner in diesem Kriege, die Franzosen, erbauten sofort nach ihrer Ankunft aus Brettern Hospitalbaracken und eine Art von halben Erdhütten. Aber diese Baracken wurden durch einen Sturm im Anfange des November 1854 zerstört. Die Engländer hingegen hatten im ersten Jahre des Krimkrieges keine guten Unterkünfte für die Kranken und ihre Verluste waren furchtbar. Sie hatten damals 29000 Kranke, von denen 10000 starben. Später aber wurden die Sanitätsverhältnisse bei ihnen besser als bei den Franzosen, besonders nachdem sie sich vorzügliche Baracken gebaut hatten; ihnen kam auch zuerst der Gedanke, H o s p i t a l r ä u m e d u r c h D a c h r e i t e r zu v e n t i l i r e n. Jedoch ungeachtet der ausgezeichneten Einrichtung der Baracken legten die englischen Chirurgen doch ihre Amputirten nicht in dieselben, sondern in Zelte zu zwei in jedes.

b) Im italienischen Kriege von 1859 hatten die Franzosen gar keine Zelte und Baracken, sondern belegten, wie wir in der Krim, die monumentalen Gebäude Italiens (Hospitäler, Klöster u. dgl.) mit ihren Kranken und Verwundeten, und die Hospitalgangrän, Pyämie und Septicämie säumten nicht ihre Herrschaft dort auszubreiten, sodass D e m m e, der sich in der Zahl der französischen Chirurgen befand, in seiner Beschreibung diese Pflanzstätten der Eitervergiftung mit der D a n t e'schen Aufschrift der Hölle „Lasciate ogni speranza voi ch'entrate" versah.

Die Oesterreicher, welche im Kriege von 1859 ihre Kranken in den Hospitälern bis nach Wien vertheilten, errichteten stellenweise Zelthospitäler und bauten auch eine den Jahrmarktbuden ähnliche Art von Baracken aus Pfosten mit Segeltuch oder Brettern gedeckt und mit Wänden aus Matten oder auch aus Segelleinwand.

c) Im amerikanischen Kriege von 1861—65 bestanden die Unterkünfte für die Kranken und Verwundeten aus Zelten und hauptsächlich Baracken nach Art der englischen in der Krim mit Dachreitern.

In Amerika nahm ein Zelthospital in City-Point einen Raum von 200 Acres ein und bestand aus 1200 Zelten, jedes für 10 Betten; zuweilen wurden auch 2—3 Zelte vereinigt. In diesem Hospitale wurden im Verlauf von 7 Monaten (vom Mai bis November) 68500 Kranke, jeder 2 Tage, verpflegt, doch blieben auch einige länger.

Aus der Zahl von 68500 Mann

        genasen   11706 Mann.

        starben   1516   „

Die Uebrigen gingen per Transport weiter. Die Mortalität 2% mit einem Bruch, d. i. ebensoviel, wie im letzten Kriege von 1877 bis 78 in unseren Zeltlazarethen, welche als Etappen dienten (siehe Cap. II. und III. Th. I). Für den Winter umgaben die Amerikaner ihre Zelte mit 3—6 Fuss hohen Bretterwänden, überdeckten dieselben mit Segellein, setzten Oefen hinein und leiteten die Abzugsröhren von denselben horizontal längs dem Fussboden. Soviel mir bekannt, waren die amerikanischen Aerzte von dem Gesundheitszustand der Verwundeten und dem Wundverlauf in den Zelten sehr befriedigt. Während des Krieges wurden in den Jahren 1863, 64 und 65 in Amerika eine Menge Hospitalbaracken, in welchen ausschliesslich Blessirte untergebracht waren, gebaut. Im Jahre 1864 zählte man gegen 136894 Hospitalplätze in den neuerbauten Baracken, und während des ganzen Krieges wurden 2200000 Kranke und 143000 Verwundete in denselben behandelt, mit einer Mortalität von 2—5%.

d) Während des deutsch-französischen Krieges von 1870—71 kamen die Hospitalzelte in Deutschland nicht viel zur Verwendung; überall wurden ihnen die Baracken und andere Gebäude vorgezogen. Nur in Köln erhielten sich die Zelte und errichteten dort eine niegeahnte Vollkommenheit; es wurden dort 12 (preussische) Zelte vereinigt und oben mit Fenstern versehen; die Holzdielen bestanden aus zwei Reihen Bretter; es wurde an den Innenwänden der Zelte ein ganzes System von Wasserleitungsröhren angebracht: diese führten von einem ausserhalb des Zeltes aufgestellten Dampfkessel und kehrten wieder zu ihm zurück, nachdem sie die Zelte mit heissem Wasser erwärmt hatten. Man versichert, dass es warm genug gewesen sei. — Nicht übel war auch die Art der Befestigung der Zelte, welche an einigen Orten in Deutschland zur Anwendung kam. An den Ecken der Zelte wurden 4 kurze Pfosten eingerammt, an welchen unten Latten befestigt waren, an den Latten wurden die von den Seitenwänden der Zelte ausgespannten Seile befestigt. — In den anderen Theilen Deutschlands erhielten die Baracken den Vorzug; es erschienen nach einander die Berliner, Leipziger, Heidelberger, Dresdener, Mannheimer Baracken u. s. w.; aber im Winter hielten nicht alle eine strenge Kritik aus; in den Berliner Baracken

z. B. fiel die Temperatur beinahe bis auf Null, sogar schon im Herbst, im Anfange November, ungeachtet der aufgestellten eisernen Oefen.

e) Im letzten Kriege von 1877—78 in Bulgarien blieben auch wir nicht zurück. Als sichtbarer Beweis dafür dienen die ausgezeichneten ständigen Baracken in Kiew, Charkow, Petersburg und die Baracken, welche von der freiwilligen Hülfe im Rücken der activen Armee erbaut wurden. Aber bei uns wie überall kommt Uebertreibung vor. Auch in diesem Kriege und in dem Kriege von 1870—71 glaubte man, dass die Baracken das sicherste Mittel zur Abwendung der verschiedenen traumatischen Infectionskrankheiten seien; sogar ein so erfahrener Chirurg wie Prof. Billroth überzeugte sich nicht ohne Ueberraschung vom Gegentheil bei seinem Besuch der vorzüglichen Mannheimer Baracken. Offenbar war die Lehre von der Verbreitung der eitrigen und anderer traumatischen Infectionen ausschliesslich durch die Luft die Hauptbegründerin des Rufes, dessen sich die Baracken erfreuen. Da die Erfahrung lehrt, dass auch in den Baracken traumatische Eiterinfectionen vorkommen, so sollte man meinen, dass diejenigen, welche von der Existenz von pyämischen, infectiösen Fermenten überzeugt sind, unbedingt zu dem Schluss kommen müssten, dass es auch noch andere Wege (ausser der Luft) für die Uebertragbarkeit dieser Fermente und die Infection der Verwundeten giebt. Indess zeigt es sich, dass gerade diese Beobachter in Gemeinschaft mit anderen, consequenteren aber weniger erfahrenen, fortfahren, eine Menge Schwerverwundeter zusammen in einem Raume zu halten; die Anderen aber, welche die Luft eines solchen Raumes — Baracken oder Zelt — für vollkommen rein und nicht drückend halten, erklären das Erscheinen der Pyämie und Septicämie allein durch die localen pathologischen Gewebsveränderungen in Folge des Trauma und leugnen jegliche Anwesenheit von contagiösen Infectionsstoffen. — Ich weiss nicht, in wie weit unser letzter Krieg dazu beitragen wird, diese Irrthümer zu beseitigen und davon zu überzeugen, dass 1. die traumatischen Infectionsstoffe nicht nur durch die Luft verbreitet werden, sondern sich verschiedene Medien wählen und an allen Gegenständen haften, auch diese durch Berührung inficirend; dass 2. sie localisirt bleiben und nur auf das Blut und die Lymphe desjenigen Verwundeten, in dessen Wunde sie sich entwickelten, inficirend wirken können; aber sie können auch den höchsten Grad der Contagiösität erreichen und letztere wird auf die umgebenden Gegenstände und durch diese, — und später auch durch die Luft, auf die anderen zusammenliegenden Verwundeten übertragen. Deshalb ist es verständlich, dass Prof. Kolomnin im letzten Kriege, Prof. Billroth im deutsch-französischen von 1870—71 und andere Beobachter Pyämische genug vorfanden, ersterer in den gut ventilirten Zelten in Frateschti, der zweite in den vorzüglichen Baracken Mannheims u. a. Sowohl dort als hier waren Schwerverwundete angesammelt und lagen dieselben beisammen. Natürlich verlangte dies das auch mir gut bekannte wissenschaftliche Interesse, aber leider fällt dasselbe in diesem Falle nicht mit dem Interesse der Verwundeten zusammen.

Nach allem Gesagten erkläre ich nochmals und hoffe, dass früher oder später sich Alle davon überzeugen werden, dass die auch von mir nicht unterschätzten luftigen Hospitalbauten, — Zelte, Baracken u. dergl., in sanitärer Beziehung nur dann untadelhaft sein werden, wenn 1. in ihnen nicht viele Schwerverwundete beisammengehalten werden; 2. wenn ein jeder Verdächtige bei den ersten Anzeichen der Pyämie von den Anderen getrennt und in eine besondere Abtheilung übergeführt wird. Wenn unsere jüngeren Chirurgen sich im letzten Kriege noch nicht von der Nothwendigkeit dieser hauptsächlichsten Sanitätsmaassregeln überzeugt haben, sind natürlich nicht die Erfahrung und ich daran schuld, sondern jenes wissenschaftliche Interesse, welches stets die strebsame und wissensdurstige Jugend hinreisst, — sogar über die Grenzen der Möglichkeit hinaus.... Möge doch ein jeder Richtigdenkende sich an die Stelle eines Schwerverwundeten versetzen und überlegen, ob es ihm einerlei wäre, in einem geräumigen Locale mit Dutzenden und Hunderten anderer schwer Leidender zusammen zu liegen oder einen, wenn auch kleinen, getrennten Raum für sich zu haben. Oder möge man sich zwei Reihen Schwerverwundeter vorstellen, wo aus der einen Reihe jeder Verwundete in einen besonderen Raum in die Pflege eines besonderen Arztes, Krankenpflegers und einer Schwester gegeben wird, während die andere Reihe ungetrennt in einen Krankensaal eines ausgezeichneten Hospitals gelegt, der Behandlung des tüchtigsten Chirurgen, dem noch eine Menge Assistenten, Wärter und Schwestern zu Gebote stehen, anvertraut wird. Wo wird mehr Chance auf Erfolg sein? Der erstere Fall ist natürlich für den Krieg ein unerreichbares Ideal. Aber jeder fühlt instinctiv, dass es schön wäre, es zu erreichen. Wenn dem so ist, so kann es doch nicht schlecht sein, ihm so nahe wie möglich zu kommen? Der Glaube an dieses Ideal eben treibt mich, zu behaupten, dass die Zerstreuung der Verwundeten in getrennte Räume dass sicherste Mittel gegen die Verbreitung der traumatischen Infectionskrankheiten ist und vieles von mir im Leben Gesehene hat meine Ueberzeugung durch Thatsachen bestätigt. Diese waren 1. die schönen Resultate in Folge des Aufenthaltes in den deutschen Colonien Neurusslands bei einigen Verwundeten, welche

dorthin aus den inficirten Krim'schen Lazarethen übergeführt waren;
2. die unerwartet glücklichen Erfolge nach Operationen, welche von
mir unter den schlechtesten Verhältnissen in Bauerhütten und unter
wenig besseren in den Häusern der Colonisten Neurusslands ausgeführt wurden; 3. die ebenso überraschenden Resultate bei der
einfachsten Exspectativbehandlung nach grossen traumatischen Verletzungen (complicirte Fracturen, Luxationen, Schussfracturen durch
Wolfsschrot), welche auf dem Lande vorkommen. Endlich bot der
letzte Krieg von 1877—78 Gelegenheit dieses Zerstreuungssystem
auch an einigen Kriegsverwundeten in beschränktem Maassstabe zu
erproben. Wie ich schon im I. Theile mittheilte, wurden die Verwundeten in zwei Ortschaften in den Hütten der Ortsbewohner untergebracht: in Bulgarien (in den Dörfern Leshan, Letniza und Bulgareni) und in Neurussland. Hier befand sich das t. Kriegshospital
Nr. 66; die Verwundeten lagen hier jedoch zu 5—6 beisammen auf
dem ungedielten Erdboden in den Hütten der Bulgaren, und obgleich
ich bei meinem Besuch nichts von Pyämiefällen gehört habe und
alle Verwundete mit ihrer Lage zufrieden waren, da sie die Hütten
den Zelten (im Spätherbst 1877) vorzogen, so ist mir doch nichts
über die Resultate der Behandlung bekannt. In Neurussland im
Dorfe Lissaja-Gora waren die Räume gut, ich habe sie schon früher
(Th. I, Cap. V. S. 248.) beschrieben. Man muss wissen, dass in das
entlegene Hospital der freiwilligen Hülfe in Lissaja-Gora fast durchweg nicht Frischverwundete aufgenommen wurden, sondern solche,
welche schon eine ganze Reihevon Lazarethen passirt hatten, in denen
sie längere oder kürzere Zeit verblieben. Ich gebe hier das Resultat
der Behandlung der Verwundeten in den Hütten von Lissaja-Gora:

Im Verlaufe eines Jahres (vom $\frac{\text{29. Juli}}{\text{10. Aug.}}$ 1877 bis zum $\frac{\text{27. Juli}}{\text{8. Aug.}}$ 1878) wurden
633 Kranke behandelt. Unter diesen: Verwundungen durch blanke
Waffe   2
Verwundungen durch Schusswaffen   151
                                                    im Ganzen 153
In dieser Zahl Knochenverletzungen   53
Complicationen:
a) Pyämie — 2 Fälle.
   1. Schusswunde der grossen Zehe des rechten Fusses.
   2. Schussfractur des rechten Vorderarmes. Starben — 2.
b) Septicämie — bei einem Verwundeten mit Schussfractur beider Knochen
    des rechten Unterschenkels, welcher schon mit Anzeichen der Sepsis
    ankam. — Gestorben.
c) Erysipel — 4 Fälle.
   1. Schusswunden der Weichtheile des Oberarmes und der Brust.
   2. Schussfractur des Gesichtes.
   3. Schusswunde der Weichtheile des rechten Oberschenkels.
   4. Schusswunde des Schultergelenkes mit Knochenverletzung. — Alle
    genesen.

d) **Starrkrampf** — bei einem mit Halsschuss und Verletzung der Wirbelsäule. — Gestorben.

e) **Phlegmone** — 4 Fälle.

1. Schusswunde des linken Vorderarmes.
2. Schussfractur (nicht vollständig) der rechten Tibia.
3. Schusswunde der Finger der rechten Hand.
4. Schusswunden der Finger und der Handfläche. — Alle genesen.

Also beträgt das Procent der Wundcomplicationen, welche in dem Hospitale
in Lissaja-Gora beobachtet wurden . . $(12:153) = 7,8\%$.

Allgemeines Mortalitätsprocent für alle Verwundete $(4:153) = 2,6\%$.

Allgemeines Mortalitätsprocent für die **Schussfracturen**
mit Ausschluss des Wirbelbruches $(3:52) = 5,7\%$.

Allgemeines Mortalitätsprocent für die **Complicationen**
nach Ausschluss des Starrkrampfes (Wirbelbruch) und des
einen Verwundeten der schon mit Septicämie ankam $(2:10) = 20\%$.

Diese Zahlen können natürlich nicht als Beweis für die Vorzüglichkeit der getrennten Räume dienen. Die Anzahl der Verwundeten
in Lissaja-Gora war zu unbedeutend und vor Allem war die Zahl der
Schwerverwundeten zu gering; aber zieht man in Betracht, dass in
das entfernte und abgelegene Lazareth in Lissaja-Gora nur Verwundete hingebracht wurden, welche schon lange in anderen Hospitälern
gelegen und sich dort angehäuft hatten, so ist das geringe Procent
der Pyämie und der anderen Complicationen doch nicht ohne Bedeutung. Indess schützen auch die getrennten Räume nicht vor den
traumatischen Infectionskrankheiten, wenn in jeder Bauerhütte 2—3
Schwerverwundete zusammengelegt werden und nicht für gehörige
Pflege gesorgt wird, wie das wahrscheinlich 1866 bei den preussischen Verwundeten der Fall war, welche in den (böhmischen) Bauerhütten in Feindesland untergebracht waren. Die preussischen Aerzte,
welche mit Widerwillen auf die slavische Unreinlichkeit in diesen
Hütten blickten, konnten sich freilich keiner glücklichen Resultate
rühmen; ihre Schwerverwundeten gingen in den Hütten wie anderswo an Pyämie und Septicämie zu Grunde. —

Ich bin weit entfernt, mich hinreissen zu lassen und wiederhole
nochmals, dass alle unsere Bemühungen im Kampfe gegen die Infectionskrankheiten nur bis zu einem gewissen Grade erfolgreich sein können. Diejenigen dieser Contagien, deren Entwickelung
in verhängnissvoller Weise durch die localen pathologischen
Veränderungen in Folge des Traumas bedingt sind, sind
entweder unabwendbar oder können nur durch locale Mittel beseitigt
werden. Aber es ist unsere Pflicht, auf jede Weise die Uebertragung
dieser Contagien auf andere Verwundete zu verhindern und dadurch
die bei der Anhäufung von Schwerverwundeten in einem Raume drohende Entwickelung der allgemeinen Pyämie und Septicämie an der
Wurzel zu vernichten. Dafür eben besitzen wir jedoch keine zuver-

lässigeren Mittel als die Zerstreuung der Verwundeten, die Reinlichkeit und die Ventilation. Trotz aller Behauptungen der Anticonta-
gionisten wird es ihnen nicht gelingen, den wohlverdienten Ruf der
Quarantainen zu vernichten. Für ein solches Quarantaine-
system, — die Isolirung der Verwundeten, trete ich eben
ein, weil ich darin das sicherste Mittel gegen die Wundinfectionskrankheiten erblicke. Die neuere Chirurgie hat uns noch mit einem
localen Mittel beschenkt, welches nach der Versicherung seiner Anhänger gegen die Entwickelung der traumatischen Contagien unfehl-
bar sein soll, — ich meine den Lister'schen Verband. Von diesem
werde ich gleich reden.

Ich will nochmals alles Gesagte resumiren. Ich behaupte mich
auf die erhaltenen Eindrücke stützend, dass der Wundverlauf in unserem letzten Kriege verhältnissmässig günstig war, obgleich unsere
Verwundeten nicht nur denselben, sondern noch grösseren Entbehrungen und Unbilden ausgesetzt waren als diejenigen der anderen
neueren Kriege. Die Ursachen für diese unerwartete Erscheinung
sehe ich: 1. in der Eigenthümlichkeit des Krieges, der
Waffen und Geschosse, durch welche die traumatischen Verletzungen hervorgebracht wurden; 2. in der geringen Zahl der
primären Operationen (Amputationen und Resectionen) und in
der bedeutenden Anzahl der inamoviblen Verbände; 3. in
der Dislocirung der Verwundeten vermittels Transportes, in Folge dessen sie sich nicht in den überfüllten Räumen ansammeln und dort lange liegen bleiben konnten; 4. in den Eigenschaften der Krankenräume auf dem Kriegsschauplatze,
welche ausschliesslich aus Zelten bestanden; 5. in der Zerstreuung der Verwundeten und Kranken.

Endlich bestand die letzte und sechste Ursache, welche nicht
weniger günstig auf den Wundverlauf einwirkte, in der Art der ärztlichen Behandlung, von der ich im nächsten Capitel sprechen
werde. —

V.

Die Hülfleistung auf den Verbandplätzen. — Beurtheilung der Lister'schen
Methode auf dem Verbandplatze. — Die Vorbereitung der Verwundeten für den
Transport. — Die ungefensterten, gefensterten und abnehmbaren Gypsverbände.
— Die Hülfleistung an den Verwundeten während des Transportes und in den
vorgeschobenen Hospitälern. — Die Behandlung der Schussfracturen des Ober-
schenkels und der Kniegelenkswunden. — Combination der Lister'schen Me-
thode mit dem Gypsverbande. — Der Gypsverband und die Extension. — Die
Blutungen und die Unterbindung der grossen Arterien. — Der Wundverband nach
Secundäroperationen. — Die subcutane Injection, die Transfusion und andere Besonderheiten bei der Behandlung.

Um zu entscheiden, in wie weit meine Eindrücke von dem guten
Wundverlauf und der Behandlung der Wahrheit entsprechen, werde
ich vorerst die Methoden der Hülfleistung veranschaulichen, welche
von unseren Aerzten in allen vier Hülfsinstanzen der Verwundeten
angewandt wurden, indem ich mit dem Verbandplatze beginne, und
zuletzt werde ich auch die statistischen Daten mittheilen.

1. Auf dem Verbandplatze.

Hier beginnt die Hülfleistung bei den Verwundeten mit der
Sortirung. Die von mir in der Kriegschirurgie von 1864 angenommene Eintheilung der Blessirten in 4 Kategorien (Leichtverwundete, Hoffnungslose, Verwundete, die der unaufschiebbaren Hülfe
bedürfen, und solche, welche für die primären Operationen — Amputationen, Resectionen und Gypsverbände — bestimmt werden),
welche stets auf den Hauptverbandplätzen Sewastopols 1851—55
ausgeübt wurde, konnte auf den Verbandplätzen in diesem Kriege
von 1877—78 in Bulgarien nicht consequent durchgeführt werden
und die Hülfleistung nahm in den meisten Fällen sofort ohne Sortirung ihren Anfang. Man musste mit der Zurüstung der Verwundeten für den Transport eilen. In Sewastopol war keine
Eile nöthig; die Blessirten konnten für längere Zeit in verschiedenen
Localen beim Verbandplatze zurückbehalten werden. Die Vorbereitung für den Transport aber bestand im letzten Kriege hauptsächlich im Anlegen von inamoviblen (Gyps-) Verbänden.
Das, was ich glaube mir als mein Verdienst anrechnen zu dürfen

— die Abschaffung der Wunduntersuchung mit Sonde und Fingern, der praeventiven Wunderweiterung mit dem Messer und der schleunigen Entfernung der Kugeln, — war fast von allen Chirurgen auf den Verbandplätzen in Bulgarien angenommen. Dieser Neuerung muss man in vielen Fällen die günstigen Resultate zuschreiben. So verdanken jene 15 bemerkenswerthen Fälle von Kniegelenksverletzungen des Prof. Bergmann, welche auch von mir beim Passiren des Transportes aus Gorny-Dubnjak (Tschirikow) durch Bogot beobachtet und später noch in Sistowa gesehen wurden, ihren günstigen Ausgang vor Allem dem Umstande, dass dieser talentvolle Chirurg die Exploration der Wunden mit der Sonde und dem Finger vermied und seine Behandlungsmethode sofort in Anwendung brachte. Viele Kugeln, deren Extraction auf dem Verbandplatze eine bedeutende Wundreizung verursacht hätte, wurden später an den Evacuationsplätzen und in den Hospitälern ohne üble Folgen leicht entfernt; in Jassy z. B. wurden in einigen Monaten in der Evacuationsbaracke und im Hospital gegen 50 Kugeln extrahirt. Es scheint, dass unsere verwundeten Soldaten selbst nicht besonders für die Entfernung der Kugeln aus ihren Wunden besorgt waren, — wie das früher der Fall war. Nur die gefangenen Türken forderten vorherrschend diese Operation und ertrugen sie mit exemplarischer Mannhaftigkeit. Ich entsinne mich, wie ein ganzes Tausend türkischer Gefangener, welche sich beim Hauptquartier in Bogot zusammengedrängt hatten, uns bestürmten, indem sie auf ihre Wunden wiesen und mit bittenden Geberden die Entfernung der Kugeln verlangten, was auch bei einigen zu ihrer vollen Befriedigung von Dr. Schkljärewski ausgeführt wurde. Die praeventive blutige Erweiterung der Wunden (débridement), welche bei vielen französischen Chirurgen so beliebt ist, war bei uns im Kaukasus schon längst verlassen oder richtiger war dort gar nicht bekannt. Irrthümlicher Weise bezog ich dieses während meiner Kaukasus-Expedition 1846 auf die Fahrlässigkeit und Unwissenheit unserer Aerzte, aber als ich sah, wie schön die Schusswunden im Kaukasus ohne jeglichen chirurgischen Eingriff heilten, so war ich nolens volens genöthigt, mich selbst für unwissend zu halten. Diese Ueberzeugung half mir indess in Sewastopol wenig, und ich muss gestehen, dass ich mich in der ersten Zeit nicht entschliessen konnte, von meinem Irrthum vollständig abzulassen. Jedoch kann ich zu meiner Entschuldigung die Bösartigkeit der Sewastopolschen Verletzungen anführen; — die kolossalen französischen Miniégeschosse waren himmelweit von den kleinen kupfernen Tscherkessenkugeln verschieden. Als ich sah, dass die Wunden von Miniékugeln fast nie unter dem Schorfe heilten, sondern sich immer mit acutpurulentem Oedem und Eitersenkungen complicirten,

so hoffte ich dieser Calamität durch die blutige Erweiterung abzuhelfen; aber leider half das Messer selten, sondern vermehrte im
Gegentheil oft die Neigung zum destructiven Process in den Wunden;
es halfen nur d i e Incisionen, und auch nicht immer, welche in die
durch das geschwellte Zellgewebe gespannten Fascien und in die
Eiterherde unter den Fascien gemacht wurden.

Nachdem ich dieses erkannt hatte, erklärte ich mich in meiner
Kriegschirurgie im Jahre 1864 als eifrigen Gegner aller praeventiven
Operationen an Schusswunden und nur bei Kniegelenksverletzungen,
welche in Sewastopol trotz der Primäramputation fast immer letal
endeten, schlug ich vor, versuchsweise die Wunden zu erweitern
und die Gelenkkapsel nach der Methode von Petit auszuspülen;
ich selbst aber habe dieses Verfahren auf dem Sewastopolschen Verbandplatze niemals geübt. Zu meiner grossen Freude hörte ich
während des letzten Krieges in Bulgarien von keinem Chirurgen, dass
auf den Verbandplätzen praeventive blutige Erweiterungen der Schusswunden gemacht seien und kann daher die vollständige Abschaffung
der schädlichen chirurgischen Eingriffe, (wie die Sonden- und Digital-
exploration und die Incisionen der Schusswunden) in unserer Feldpraxis constatiren. Mein Vorschlag des Petit'schen Verfahrens bei
Kniegelenksverletzungen wurde glücklicherweise von unseren meisten
Chirurgen nicht angenommen. Allerdings sagt Prof. Kolomnin,
dass er diese Methode ohne Erfolg angewandt habe, — doch waren
das wohl kaum frische Wunden; aber auch Prof. Bergmann,
welcher sie an frischen Kniewunden versucht hat, überzeugte sich
zuletzt von deren Nutzlosigkeit.

Aber diesem meiner Ansicht nach wahren Fortschritt unserer
Kriegschirurgie, welchen ich mir als Verdienst anrechne, droht abermals eine Veränderung. Diese Drohung kommt von einer anderen
Seite, welche viel für die Zukunft verspricht und eine recht starke
Grundlage in der Gegenwart hat. Ich meine die Lister'sche Methode. In dem letzten Kriege von 1877—78 erschienen auf den
Verbandplätzen erfahrene und sehr tüchtige Chirurgen und Lehrer
der Chirurgie als eifrige Anhänger dieser Methode, welche sie mit
grossem Erfolge in Kliniken und Hospitälern während der Friedens-
zeit erprobt hatten. Einer von diesen, Prof. Bergmann, begann
bei dem Uebergange unserer Truppen über die Donau sofort mit
der Anlegung des Lister'schen Verbandes bei Schusswunden auf
dem Verbandplatze in Simniza. Aber schon der erste Versuch überzeugte ihn davon, dass ein Verbandplatz keine Klinik sei. Das trübe
Wasser der Donau und der bulgarische Staub verstopften die antiseptischen Spray-Apparate Lister's. Drei bis vier Tage nach Anlegung der Lister'schen Verbände auf die Wunden fand Prof. Berg-

mann dieselben nach dem Transporte der Verwundeten von Simniza
nach Piatra derartig von Eiter und Staub durchdrungen, dass er es
in der Folge aufgab, den Listerverband auf den Verbandplätzen
anzuwenden. Jedoch ist es einem anderen Chirurgen, dem Dr. Reyher,
früheren Assistenten Prof. Bergmann's, gelungen, diese Schwierigkeiten zu überwinden. Er war auf dem Verbandplatze im Kaukasus thätig und mit allen Hülfsmitteln versorgt (Reyher, Antiseptische Wundbehandlung. Leipzig 1878). Er verfügte sowohl über
ein fliegendes Detachement (für den Verbandplatz mit 10 Betten), als
auch über ein Feldlazareth (mit 150 Betten), die Verwundeten wurden
aus dem fliegenden in das Feldlazareth auf besonderen Wagen befördert. Beide waren durch die Munificenz I. K. H. der Grossfürstin
Katharina Michailowna mit allem für den Lister'schen Verband Nothwendigen ausgerüstet: da waren durch Petroleum zu er-
wärmende Kasten und Paraffintiegel, der Lister'sche grosse Doppel-
spray und kleinere Zerstäuber vorhanden; die hinzucommandirten
Aerzte, Feldschere und Schwestern waren schon früher in der Dorpater Klinik auf die schwierige Anlegung des Listerverbandes eingeübt. Mit Hülfe dieses Personales und des nothwendigen Materiales
war Dr. Reyher im Stande unter Beobachtung aller Vorsichtsmaassregeln die Lister'sche Methode bei den complicirtesten Wunden auf
seinem Verbandplatze (dem fliegenden Lazareth) bei der Belagerung
von Kars und bei den Schlachten von Awlijar ($\frac{5.-13.\ \text{Aug.},\ 20.-27.\ \text{Sept.}}{18.-25.\ \text{Sept.},\ 2.-\ 9.\ \text{Oct.}}$
und $\frac{3.}{15.}$ October 1877) anzuwenden.

Den Verband der frischen Wunden nach der Lister'schen Methode auf dem Verbandplatze nennt Dr. Reyher den primären zum
Unterschiede von demjenigen, welcher später angelegt wird. Diese
primäre (antiseptische) Behandlung der Wunden bestand bei Dr. Reyher entweder in dem einfachen luftdichten Verschluss der Wunden, wenn der Eintritt der Luft in den Schusskanal durch einen
Schorf, ein Blutgerinnsel, Salicyljute u. dergl. verhindert war; oder
aber, wenn die Wunde klaffte und die Luft freien Zutritt zum
Schusskanal und in die Gelenkhöhle hatte, so gingen der Anlegung
des Listerverbandes folgende Verrichtungen an der Wunde vorher:
das Auswaschen derselben mit einer 5 procentigen Carbolsäurelösung,
die blutige Erweiterung der Wunden, die Entfernung des Projectils
und der Splitter, die Resection der Bruchenden, die Drainage, die
Excision von Stückchen von den Gelenkenden der Knochen, selbst
in dem Falle, wenn der Knochen vollkommen gesund, nur zur be-
quemeren Einführung der Drainröhre; so empfiehlt Dr. Reyher (und
wenn ich nicht irre, auch Prof. Volkmann) bei Knieverletzungen
ein Stück der Condylen des Schenkelbeines und bei Wunden des
Tibiotarsalgelenkes ein Stück des äusseren Condylus der Fibula oder

des Astragalus zu entfernen, damit die in das Gelenk eingeführten Drains nicht eingeklemmt würden. Hieraus ist ersichtlich, dass die Einführung des (primären) Listerverbandes auf den Verbandplätzen meine Hauptregel vollkommen beseitigen würde, die Wunden so viel wie möglich unberührt zu lassen und subcutanverletzte Theile nicht zu entblössen und die Heilung der Wunden unter dem Schorfe und durch inamovible Verbände würde auf eine sehr geringe Anzahl beschränkt werden. In den meisten Fällen würde man auf dem Verbandplatze diametral entgegengesetzt handeln müssen. Man müsste alle Wunden mit Schussfracturen der Knochen und die perforirenden Gelenkwunden so schnell wie möglich mit dem Messer erweitern, aus ihnen sofort die Splitter und Kugeln entfernen, Stücke aus den Knochen sägen, die eröffneten Gelenke mit antiseptischen Flüssigkeiten ausspülen, Drainageröhren einführen (alles dieses unter Anwendung des Spray) und dann erst würde man den Verwundeten nach Anlegung des Listerverbandes und der Befestigung von Schienen in das nächste Hospital schaffen.

Doch daran nicht genug, schliesst die anspruchsvolle Doctrin des Dr. Reyher alle diejenigen aus der Zahl der primär nach Lister Behandelten aus: 1. Bei welchen die frische Wunde auf dem Verbandplatze mit einer nicht in Carbolsäurelösung getauchten Sonde untersucht wurde; 2. bei welchen die Wunde mit einem gewöhnlichen Verbande geschlossen oder mit einer Eisenchloridlösung behandelt wurde; 3. bei welchen bei der Lagerung auf die Tragbahre durch Auseinanderweichen der Bruchenden oder wegen irgend eines anderen Grundes Luft in die auch nicht sondirte Wunde gedrungen ist. Nach der Lehre Dr. Reyher's wird beim Listerverbande, nur wenn diese 3 Bedingungen erfüllt sind, eine Mortalität von 61% nicht zu befürchten sein, welche unvermeidlich ist, wenn die Schussfracturen und Gelenkschüsse secundär nach Lister behandelt werden, d. h. ohne Beobachtung der genannten Bedingungen. Um nun die Schwierigkeiten für die Aufnahme in die Zahl der Auserwählten, d. h. der primär nach Lister Behandelten vollzählig zu machen, ist es nach Dr. Reyher's Ansicht nicht möglich zu bestimmen, wie lange nach der Verwundung dieselbe „schadenlos" ohne antiseptische Behandlung bleiben darf. Indess ist der Unterschied des Sterbeprocents bei der primären und der secundären Behandlung der complicirten Verletzungen nach der Lister'schen Methode ein enormer in der Statistik Dr. Reyher's; bei der ersteren nur 10 bis 14%, bei der letzteren aber 61%.

Bei solchen Anschauungen über die Behandlung der Schussfracturen nach Lister wird es den Puristen nicht schwer fallen, jeden misslungenen Fall nach Belieben zur zweiten (Secundärbehand-

lung) und jeden günstigen Fall zur ersten Kategorie (Primärbehand-
lung) zu zählen. Wenn z. B. ein auf den Verbandplatz gebrachter
Verwundeter mit Schussfractur des Oberschenkels bei der Behandlung nach Lister stirbt, so wird es doch leicht sein zu beweisen,
dass das eine secundäre Behandlung gewesen sei, da der Schusskanal schon vor Anlegung des Verbandes nicht allein durch den
Lufteintritt sondern durch die schmutzigen Hosen des Verwundeten
inficirt sein konnte. Dr. Reyher zählt ja schon diejenigen Verwundeten nicht zu den primär nach Lister Behandelten, bei welchen andere Aerzte die Wunde mit einem in Carbolsäurelösung getauchten Gazestück und hygroscopischer Watte bedeckt haben. In
Preussen würde Dr. Reyher gewiss keinen einzigen Verwundeten
in seine Gruppe der primär nach Lister Behandelten aufnehmen,
schon aus dem Grunde, weil dort ein jeder Soldat reglementsmässig
ein Päckchen mit Charpie, Compresse und Binde zur Bedeckung der
Wunde bei sich führt. Ueberhaupt führt die Lehre Reyher's, welche
auf seine in unserem letzten Kriege gemachten Beobachtungen basirt
ist, nicht nur zur vollständigen Umgestaltung der Verbandplätze zu
klinischen Anstalten sondern auch zum Ersatz der Träger durch
Desinfecteure und Pulverisateure. Wenn die Träger nicht mit Spray-
Apparaten und provisorischen Listerverbänden versehen werden,
so kann in der That Niemand dafür einstehen, dass die Luft, die
nebst der schmutzigen Wäsche und den Kleidern des Verwundeten
mit der Wunde in Berührung kam, beim Auflegen auf die Trage
den Schusskanal nicht inficirte. —

Ich gebe hier als Beispiel (und zur Nachahmung?) zwei Muster-
fälle an, wie die Chirurgen verfahren müssten, wenn die Hülfleistungen auf den Verbandplätzen genau nach den Regeln der Lehre
Lister's und Dr. Reyher's ausgeführt würden:

Erster Fall: Schusswunde des Kniegelenkes neben der Kniescheibe mit Zerschmetterung dieses Knochens in 3 Bruchtheile. Einkeilung der Kugel im Köpfchen der Tibia. Erweiterung der Wunde
durchs Messer. Einführung des Fingers. Extraction der Kugel aus
dem Knochen. Ausräumung des Kugeleindruckes im Knochen mit
dem scharfen Löffel. Einbringung zweier Drains in die Gelenkhöhle
und Befestigung ihrer Enden vermittels der Naht an den Wundrand.
Ausspülung der Kniekapsel mit einer 5 procent. Carbolsäurelösung
bei wiederholter Flexion und Extension des Knies („Pumpbewe-
gungen"). Listerverband. Genesung nach 5 Monaten mit Beweglichkeit des Kniegelenkes.

Zweiter Fall: Die Kugel traf den Oberarm unter dem Schlüs-
selbeinfortsatz des Schulterblattes (acromion), zersplitterte den Oberarmknochen vom Collum chirurgicum bis zum unteren Ellbogenende

und war im unteren Drittel des Oberarmes wieder herausgetreten. Der ganze Oberarm bildete einen mit Splittern gefüllten Sack. Zur nicht geringen Verwunderung der Umstehenden, sagt Dr. Reyher, wurde eine lange Incision des ganzen Schusskanales gemacht; alle in demselben und noch am Periost festsitzenden Knochensplitter frei gelegt, die losen Splitter entfernt, die Blutgerinnsel beseitigt, darauf Drainage, Tamponade und Listerverband. Nach 5 Wochen Verheilung der Fractur und Genesung.

Es ist also die Möglichkeit und der glänzende Erfolg der primären Behandlung nach der Lister'schen Methode auf dem Verbandplatze von Dr. Reyher zweifellos bewiesen und dafür gebührt ihm unser Dank, aber gleichzeitig zeigt er uns auch den enormen Unterschied in den Resultaten der primären und secundären Behandlung der Schusswunden nach dieser Methode. Die eine giebt 10—14% (bei Gelenkschüssen) und 18% (bei Schussfracturen), — die andere 61% Mortalität (bei Gelenkschüssen) und 35% (bei Schussfracturen). Da man nun bei dem Purismus Dr. Reyher's genöthigt ist, in die Gruppe der secundär nach Lister Behandelten den bei weitem grösseren Theil der auf den Verbandplatz gebrachten Verwundeten zu zählen, so fragt es sich, gewinnen die Verwundeten bei der Einführung des Listerverbandes auf dem Verbandplatze viel? — 35 und 61% Mortalität können auch bei der gewöhnlichen Behandlung der Schussfracturen und Gelenkwunden erhalten werden, und 10—18% sind, wenn auch ein sehr glänzendes, achtunggebietendes, aber immerhin seltenes Resultat, umsomehr, da nicht alle Chirurgen eine so ausserordentliche Kühnheit und Gewandtheit im Handeln besitzen und da die Administration nicht überall im Stande sein wird, einen Verbandplatz für die Lister'sche Methode, ähnlich dem Reyher'schen, einzurichten. Nicht immer können die Transporte die Beendigung der langwierigen chirurgischen Verrichtungen auf den Verbandplätzen geduldig abwarten; das Transportiren in die Hospitäler aber wird unausbleiblich einen grossen Theil der primär in die Gruppe der secundär nach Lister Behandelten bringen, d. h. wird für einen grossen Theil der Schwerverwundeten das Mortalitätsprocent von 10—18 auf 35—61% erhöhen. Alle diese Betrachtungen machen die zukünftige Verbreitung des Lister'schen Verbandes auf unseren Verbandplätzen sehr zweifelhaft, wie glänzend auch die Resultate der Behandlung unter der Leitung Dr. Reyher's ausgefallen sein mögen.

Die gemässigteren Chirurgen, welche diese Methode auf dem Verbandplatze versucht haben, werden sicherlich Prof. Bergmann folgen, der das glänzende Ungewisse gegen das Gewisse vertauschte. Der grössere Theil der Militärchirurgen wird gewiss auf dem Verbandplatze den grossen Incisionen der Schusskanäle, dem Eröffnen der Gelenkkapsel, der Extraction der eingekeilten Kugeln, der Ausspülung, dem Auskratzen der Knochen u. dergl. m. — den hermetischen Verschluss der Wunden und den unbeweglichen Gypsverband vorziehen.

Die vielfältige Anwendung des Gypsverbandes auf den Verbandplätzen war meiner Meinung nach eines der hauptsächlichsten Anzeichen für den Fortschritt unserer Kriegschirurgie, der natürlicher Weise von den eifrigen Anhängern Lister's nicht anerkannt wird. So sagt Dr. Reyher, dass er „keinmal in die Lage gekommen" sei, den Gypsverband bei frischen traumatischen Verletzungen (d. h. auf dem Verbandplatze) anzulegen. Es ist wohl begreiflich, dass der Gypsverband die consequente Anwendung der Lister'schen Methode bei Fracturen und Gelenkwunden behindert, aber deshalb sind doch die durch ihn zu erzielenden Heilerfolge durchaus nicht geringer anzuschlagen. Wenn also nicht nur bei Schussfracturen und Gelenkwunden, sondern auch bei in den Knochen eingekeilten Projectilen die Heilung durch Verschluss der Wunden und Gypsverband gut, ohne alle Complication verlief, so waren unsere Chirurgen in Bulgarien durchaus gerechtfertigt, dass sie auf den Verbandplätzen nicht zu anderen complicirteren Proceduren ihre Zuflucht nahmen! Es wäre nur die Frage zu entscheiden, ob es immer nothwendig ist, die Gypsverbände auf den Verbandplätzen mit Fenstern zu versehen.

Im deutsch-französischen Kriege von 1870—1871 hätten nach dem Zeugnisse Prof. Richter's wohl viele Chirurgen von dem Schaden berichten können, den sie nach Anlegung des Gypsverbandes auf dem Verbandplatze beobachtet hatten. Wahrscheinlich versteht er unter dieser unerwarteten Verschlimmerung der Wunden die Einklemmung der Theile und die Senkungen, welche zuweilen nach Oeffnung des Gypsverbandes bei den ins Hospital Transportirten vorgefunden werden. Dies bezieht sich hauptsächlich auf die geschlossenen (ungefensterten) Verbände. Es ist jedoch wahr, dass die Fenster auch nicht immer vor diesen Wundcomplicationen schützen. Indess schreibt Prof. Bergmann die schönsten Erfolge bei der Behandlung der Schussfracturen und Gelenkverletzungen, sogar mit Einkeilung der Kugel im Knochen, namentlich dem geschlossenen ungefensterten Gypsverbande zu, — und darin hat er recht. In der That, ich war in vielen Fällen über die ausgezeichneten Resultate der Behandlung mit solchen geschlossenen Gypsverbänden erstaunt. Ich erwähne hier die ausgezeichneten 15 Fälle von Kniegelenkwunden des Prof. Bergmann, welche ich während ihres Transportes über Bogot in vorzüglichem Zustande ohne jede

Fieberbewegung und vollkommen ruhig sah, — in demselben Zustande kamen sie auch nach Sistowa. Diese Verwundeten, welche auf unbequemen Wagen gegen 100 Werst ohne alle Leiden zurückgelegt hatten, verdanken dieses ohne Zweifel der vorzüglichen Anlegung des inamoviblen Verbandes auf dem Verbandplatze bei Gorny Dubnjak. In wie weit hier die Salicyljute und die Esmarch'sche Binde zum Erfolge beigetragen haben, vermag ich nicht zu entscheiden (u. s. w.); doch kann ich bezeugen, dass die ungefensterten Gypsverbände gleichmässig angelegt waren und weder Schmerz, noch Druck, noch Schwellung verursachten. Aber auch andere glückliche Fälle traf ich im letzten Kriege mehrfach an, bei welchen der geschlossene Gypsverband auf dem Verbandplatze angelegt war und mehrere Wochen hindurch gelegen hatte; bei der Abnahme wurden die Schusswunden geheilt und die Knochenbrüche verwachsen vorgefunden. — Hingegen schreiben andere Chirurgen (z. B. Professor Kolomnin) dem geschlossenen Gypsverbande und dem Verschluss der Schusswunden auf dem Verbandplatze gangränöse (septische) Infiltrationen zu, — und auch dieses ist wieder richtig. Nicht nur Septicämie und Infiltrationen, sondern vollständige Gangrän kann sich sowohl unter dem gefensterten, als auch ungefensterten Gypsverbande entwickeln. Alles hängt davon ab, wie und zu welcher Zeit er angelegt ist. Wenn die Watteunterlage nicht sorgfältig gemacht ist, wenn nicht das ganze Glied und die über der Verletzung befindliche Verbindung mit dem Rumpf gleichmässig eingewickelt sind und die Binde stellenweise zu fest oder zu locker angezogen ist, so wird der geduldigste und ruhigste Verwundete einen solchen Verband nicht lange ertragen. Wenn man ihn nicht rechtzeitig auf dem Verbandplatze vor Bildung der Geschwulst oder, was noch schlimmer, wenn man ihn auf den schon durch die Schwellung gespannten Theil anlegt, so wird es selten ohne Schaden abgehen. Die elastische Binde Esmarch's, welche in diesem Kriege von Prof. Bergmann angewendet wurde, hat vielleicht den Vorzug vor der gewöhnlichen, dass sie die Theile gleichmässiger comprimirt und den Blutandrang, das Oedem und die Schwellung besser verhindert, als eine Flanell- oder Gazebinde. Aber die Esmarch'sche Binde erfordert beim Anlegen des Gypsverbandes grosse Vorsicht; man darf sie beim Anlegen auf den Körper nicht stark anspannen, um keine zu bedeutende Anämie hervorzubringen; ihre Elasticität wirkt wohl auch noch unter dem Gypse fort; jedoch ist es mir unverständlich, warum die Haut, welche lange Zeit hindurch (zuweilen 3 Wochen und mehr) unter dem undurchlässigen Gewebe der Esmarch'schen Binde und dem Gypsverbande verbleibt, keine Veränderung in Folge der behinderten Perspiration erleidet? Das ist aber thatsächlich so;

vielleicht verhütet diese (natürlich nicht vollständige) Verhinderung der Ausdünstung gerade die acuten Oedeme und die Schwellung der verletzten Partien.

Es ist auch nicht überflüssig, darauf zu achten, dass unter den Gypsverband auf den nackten Körper keine Schlingen, Schnüre, Knoten u. dgl. gerathen. Mir ist ein Fall von Gangrän des Fusses erinnerlich, welche dadurch entstanden war, weil unter dem Gypse eine Schlinge, die zur Extension des Beines gedient hatte, vergessen wurde.

Der Gypsbrei wird nie gleichmässig in den Binden vertheilt sein, wenn zum Verbande, wie in Deutschland und von Vielen auch bei uns, mit Gyps eingestreute Binden angewandt werden. Ich glaube, dass diese Methode dem Ruf des Gypsverbandes viel geschadet hat und verstehe nicht, wie man sie sowohl hinsichtlich der Dauerhaftigkeit, als auch hinsichtlich der Bequemlichkeit derjenigen vorziehen kann, welche ich schon so lange vorgeschlagen habe und welche ich für unersetzlich halte. Der Gypsbrei durchdringt offenbar jede Binde sowohl aus Leinen, als auch aus Gaze gleichmässiger und besser, und deshalb bleibt bei meinem Gypsverbande kein Fleckchen vom Gypsbrei undurchtränkt; überdies ist der Gypsbrei zur Consolidirung des Verbandes von aussen unumgänglich nöthig. Ich sehe keinen grossen Vortheil von der Gazebinde; sie ist wohl leichter, aber dafür auch nicht so dauerhaft für Verbände, die einen weiten Transport auszuhalten haben. Man muss sowohl mit Lein- und Gazebinden, als auch mit grober Leinewand und Gaze (Marly) versorgt sein. Am wichtigsten ist es aber, einen Vorrath von gutem Gyps zu haben, der nicht zu fein ist und nicht zu rasch trocknet; übrigens giebt es für letzteres überall ein homöopathisches Mittel — einige Tropfen Rothwein oder sehr dünnen Tischlerleim, Altheepulver u. dgl. Viel schlimmer ist es, wenn der Gyps auf dem Verbandplatze sich lange nicht erwärmt und nicht trocknet. In unserem letzten Kriege habe ich übrigens keinen solchen Gyps gesehen und auch von den Aerzten keine Klagen vernommen, aber im Krimkriege musste man zuweilen wochenlang warten, bis man einigermaassen brauchbaren Gyps erhielt. Das passirte auch dem Professor Billroth in Weissenburg während des deutsch-französischen Krieges.

Der Gypsverband muss auf dem Verbandplatze mit Zuhülfenahme von Schienen oder anderer Befestigungsmittel angelegt werden, anderenfalls man nicht immer für seine Dauerhaftigkeit bei weiteren Transporten vom Verbandplatze in die Hospitäler einstehen kann. In Folge der Nichtbeachtung dieser Regel bot sich in Bulgarien oft die Gelegenheit zerbrochene und schlechtbefestigte Gypsverbände in den Hospitälern zu sehen. Ferner befremdete es mich sehr, dass unsere — namentlich unsere — Chirurgen so wenig mit unseren vaterländischen Bastschindeln [1]) bekannt waren und dieselben bei den Gypsverbänden gar nicht anwendeten. Ich aber halte sie für unersetzlich. Sind Gyps, Wasser, Leinwand und diese Bastschindeln vorhanden, so muss ein Militärchirurg einen jeden Verband damit fertig stellen können. Es giebt kein Material, welches sich zur Befestigung, Adaption und Improvisation jedes Verbandes besser eignete als die Bastschindeln. Sie sind genügend stark und elastisch, lassen sich leicht spalten und schneiden, einknicken ohne zu brechen, rinnenförmig und bogenförmig biegen; aus ihnen kann man winkelige und halbkreisförmige Schienen herstellen; mit einem Wort aus der Bastschindel kann jeder beliebige Verband improvisirt werden. Ich staunte über die Masse der aus dem Auslande verschriebenen Drechsler- und Tischlerprodukte zum Schienen, mit der die Depots unserer freiwilligen Hülfe versehen waren. Wozu diese Verschwendung, da doch ganz dasselbe an Ort und Stelle mit ganz geringen Unkosten hätte improvisirt werden können? Ich muss immer innerlich lachen, wenn ich von der Vorzüglichkeit irgend eines Apparates vor allen Anderen zur Fixation des Beines, Armes oder so dergl. in einer bestimmten Lage lese oder höre. Als ob es wirklich einen solchen Apparat geben könnte! Es bedarf eines ganzen Arsenales, um für jeden Fall einen passenden Apparat zu haben. Für den Kriegschirurgen ist ein solches Arsenal sein eigenes Improvisationstalent. Alle ausgezeichneten Schienen Esmarch's und noch hundert andere können an Ort und Stelle neben der Blessirtentrage aus Bastschindeln, Leinwand und Gyps hergestellt werden. Wenn aber keine vorbereiteten Bastschindeln vorhanden sind, so geht die Anlegung des Verbandes nicht so rasch von statten, wie es für den Verbandplatz erforderlich ist. Deshalb wäre es sowohl für die Militärmedicinalverwaltung, als auch für die freiwillige Hülfe viel wichtiger statt der kostspieligen gedrechselten, lackirten, hölzernen, blechernen, eisernen u. s. w. desmurgischen Vorrichtungen einen Vorrath anderer Art in ihren Depôts zu besitzen. Das sind abnehmbare Gypsverbände, Schienen, Kapseln, Rinnen, Hosen u. dergl. Es könnten dieselben rechtzeitig von den eigenen Studenten, Feldscheren und Schwestern unter der Leitung eines mit der Sache vertrauten Arztes angefertigt werden. Es kommen auf den Verbandplätzen, wenn der grössere Theil der Verwundeten gleich nach Anlegung des Verbandes per Transport weitergeht, nicht wenig Fälle vor, dass der Gypsverband, und besonders der rasch von unkundiger Hand angelegte Gypsverband, Schaden verursacht.

---

1) Lindenbast, ein in Russland vielgebrauchtes Material. A. S.

Dieses ist, wie wir aus den angeführten Worten des Prof. Richter sahen, sowohl im deutsch-französischen Kriege, als auch in Serbien (Prof. Kolomnin) und auch bei uns in Bulgarien beobachtet worden. Solche Fälle verringern den grossen Vortheil, den der Gypsverband bei hundert anderen Verwundeten gebracht hat, durchaus nicht, sondern erheischen offenbar eine Modificirung desselben. Sobald der Chirurg es auf dem Verbandplatze mit beginnendem acutem Oedem oder mit Schwellung der Wundränder oder des ganzen verletzten Theiles u. dergl. zu thun hat, muss er statt des unbeweglichen einen beweglichen, d. h. abnehmbaren Gypsverband anlegen; dieser kann aber nicht sofort angefertigt werden.

Ueberhaupt muss die Application des Gypsverbandes auf dem Verbandplatze anders, wie im Hospital geschehen; hier (d. h. im Spital), wie ich weiter besprechen werde, kann man denselben zuweilen trotz Schwellung und verbreitetem acutem Oedem anlegen; man hat den Kranken beständig unter den Augen und unter den Händen, die Befestigung des Gypses am Körper ist eine andere, zuverlässigere. Aber immerhin sind die abnehmbaren Verbände im Hospitale ebenso nothwendig wie auf dem Verbandplatze; auf dem letzteren ist ein Vorrath solcher Verbände jedenfalls unersetzlich. Das von mir für die Befestigung (Anlegung) grosser Gypsverbände (auf das Becken und die ganze untere Extremität) angewendete Drahtnetz ist für den Verbandplatz unzweckmässig; man kann dasselbe dort nicht so schnell, wie es erforderlich ist, für den Gypsverband zurichten. Deshalb eben müssen abnehmbare Gypsverbände, deren Gestell aus solchem Drahtnetz besteht, schon früher angefertigt, auf jedem Verbandplatze vorräthig sein. Der Vorzug der abnehmbaren Gypsverbände besteht darin, dass sie biegsame, das ganze Glied von allen Seiten umfassende und für die Feuchtigkeit der Luft undurchdringliche Laden, Kapseln oder Rinnen bilden. Sie müssen derartig angefertigt sein, dass sie für alle Dimensionen der oberen und unteren Extremität vorhanden sind. Die mit Watte und einer Binde umwickelte Extremität des Verwundeten muss bequem in die Kapsel passen, welche darauf durch eine Binde oder Bänder am Gliede befestigt wird. Viele von meinen Kranken trugen den abnehmbaren Gypsverband 5—6 Monate und dieselben blieben immer noch für den Gebrauch tauglich. Anfertigen aber kann man sich den Vorrath an den Extremitäten Gesunder verschiedenen Wuchses und Volumens. Der abnehmbare Gypsverband liegt am Körper fest an, rutscht nicht, lässt sich leicht entfernen und wieder anlegen; man kann ihn auch, wenn dies für den Transport nöthig sein sollte, durch Gypsbinden am Körper befestigen. Ich habe schon einmal über diese abnehmbaren Vorrichtungen geschrieben; aber in Bulgarien hatte sie Niemand gesehen und sogar keiner von den Aerzten davon gehört.

Ich will noch bemerken, dass die Anlegung meines Gypsverbandes, welcher in Deutschland erst unlängst in allgemeinen Gebrauch gekommen, im deutsch-französischen Kriege — eben wegen seiner späten Einführung, wie ich glaube, — noch nicht sich das verdiente Vertrauen erworben hatte. Es ist bekannt, dass der verstorbene und hochgeschätzte Stromeyer, welcher auch im Kriege von 1870—71 thätig war, ein eifriger Gegner des Gypsverbandes war. Von den Franzosen und Engländern ist schon gar nicht zu reden — sie mögen nichts Fremdes. Die Italiener wandten im Kriege von 1859 den Gyps gleichfalls nicht an. Vom Lister'schen Verbande wird behauptet, dass er mit dem Gypsverbande unvereinbar; doch wird sich das noch ausweisen. Auch an Surrogaten für den Gypsverband fehlt es nicht.

Dürr in Deutschland (1870—71) wollte den Gyps durch ein Gemisch von Kolophonium, Guttapercha und Schweinefett ersetzen; aber ohne Erfolg. Andere bemühten sich, Wasserglas u. s. w. an seiner Statt zu verwenden. Ich bin überzeugt, dass sowohl der Mangel an Vertrauen, als auch alle Bemühungen den Gyps durch andere Mittel zu ersetzen meist abhängen von der unvollkommenen Kenntniss einer guten Methode für die Anlegung des Gypsverbandes, der Kunst ihn zu modificiren und des Verständnisses ihn für jeden Fall anzupassen. Ohne diese Kenntniss aber verliert der Gypsverband die Hälfte seines Werthes. Ist der Gypsverband nun wirklich nicht vereinbar mit dem Lister'schen? Darüber werde ich später sprechen. Hier will ich nur anführen, dass auf dem Verbandplatze beim Abfertigen eines weiten Transportes es wohl kaum den Principien Lister's zuwider sein wird, wenn sein Verband durch einen Gypsverband überdeckt wird. Und wohl kaum wird einer unserer Militärärzte einen Verwundeten auf einen weiten Transport mit dem Lister'schen Verbande allein schicken, ohne den verletzten Theil durch Gyps festgestellt zu haben. Nach meiner durchaus nicht extremen Ansicht könnten die den Transport begleitenden Aerzte, wenn sie nur die nöthigen Mittel zur Hand haben, unterwegs die Wunden bei grossen weiten Fenstern in einem gut (durch Bastschindeln oder Drahtnetz) verstärkten Gypsverbande antiseptisch verbinden.

b) Die primären chirurgischen Operationen waren auf den Verbandplätzen in Bulgarien in diesem Kriege nicht so häufig, wie in den früheren Kriegen. Ich betrachte dies als ein Verdienst und einen Fortschritt. Die Einführung des Listerverbandes bedroht vorläufig noch nicht diesen Fortschritt auf unserem Verbandplatze, wie wir sahen. Und solange der Verbandplatz noch nicht diese Neue-

rung aufweist, ist es da wohl statthaft tiefe Incisionen zu machen,
Splitter bei Schussfracturen zu extrahiren, die Gelenkkapseln zu eröffnen, die Kugeln aus dem Knochen herauszuhebeln u. dgl.? Ich
sage — nein und abermals nein! Und soviel mir bekannt, wurden
alle diese Proceduren auch auf unseren Verbandplätzen in Bulgarien,
wenigstens in grösserem Maassstabe, nicht ausgeführt. Ueber die Incisionen u. dgl. bei Verletzungen des Kniegelenkes versichert Professor Bergmann positiv, dass die frischen Wunden des Knies,
welche primär mit Incisionen, Drainage, Desinficirung u. s. w. behandelt wurden, sehr schlecht verliefen; folglich wurden diese Mittel,
wenn sie auch eine Zeit hindurch (wahrscheinlich im Anfange des
Krieges) angewandt wurden, später verlassen. Es ist mir unbegreif-
lich, wie ernsthafte, tüchtige Lehrer der Chirurgie noch immer den
Rath geben können, tiefe Einschnitte zu machen, die Bruchsplitter
zu extrahiren u. dgl. m., indem sie dabei gar nicht bedenken, dass
die Verwundeten auf den Verbandplätzen sich doch nicht nur in den
Händen geübter chirurgischer Virtuosen befinden können; — wieviel
giebt es derer und können diese allein fertig werden? Darf man wohl
eine solche Verrichtung, wie die Extraction der Splitter, die
Incisionen u. s. w., allen operationslustigen jungen Aerzten empfehlen,
und noch dazu auf dem Verbandplatze? Wir werden weiter unten
sehen, wie gross der Nutzen — oder richtiger Schaden — dieser von
geübten Meistern ausgeführten Operationen in den Hospitälern ist
(siehe weiter unten über die Wundbehandlung in den Hospitälern).

Es versteht sich von selbst, dass weder ich noch ein anderer
Sachkundiger die absolute Indolenz auf dem Verbandplatze procla-
miren wird. Niemand wird sich natürlich dem widersetzen, dass
selbst auf dem Verbandplatze ein in der Wunde steckender und starke
Schmerzen verursachender, freier Splitter entfernt würde; ich würde
auch noch ein vorsichtiges Absägen des aus der Wunde hervorragenden und in derselben eingeklemmten Bruchendes anrathen. Jedoch
gehören alle diese Fälle zu den Ausnahmen und kommen bei den
Verwundungen durch Kleingeschoss selten vor; bei den Granatver-
letzungen aber, welche gross und offen sind, können die Splitter und
Bruchenden, falls nicht die Primäramputation indicirt ist, bis zum
definitiven Verbande im Hospital an ihrem Platze verbleiben. Was
aber wird aus dem Verbandplatze und den Verwundeten, wenn alle,
sowohl geübte, als auch ungeübte Chirurgen — unter dem Lärm der
Schlachten gleichen sich diese Unterschiede aus — sich an die Extraction der Splitter aus den Wunden machen? Ich habe diese Procedur gesehen und selbst mehr als einmal durchgemacht. Begonnen
wird mit der Diagnose, dann wird der Finger eingeführt, die Schussöffnung erweitert, der Finger geräth zwischen eine Menge scharfer

Splitter, und nicht nur der Neuling, sondern auch der Erfahrenere wird von dem Wunsche hingerissen einen Splitter nach dem anderen zu entfernen; die Unterscheidung von losen Splittern und nicht losen hört auf; man greift zum Messer, um die an den Weichtheilen festsitzenden Knochenstücke zu lösen; es werden in der Tiefe auch grosse scharfkantige Splitter mit der Kornzange gefasst, sie scheinen lose und vollständig beweglich zu sein; es werden Anstrengungen gemacht sie zu extrahiren — man kann jedoch nicht auf halbem Wege stehen bleiben, es muss Alles ausgeputzt werden, — und da zeigt sich in der Tiefe des Schusskanales ein Blutstrom, — Ligaturen her! — abermals muss zum Messer gegriffen werden u. s. f. Das ist keine Uebertreibung. Das habe ich gesehen und habe auch gesehen, wie nach Entfernung der Splitter vom Knochen nur die eine Seitenhälfte übrig blieb, mit einem Defect an Stelle der Fractur, mit in ihrer ganzen Länge eröffneter Markhöhle und entblösstem Knochenmark. Ich begreife wohl, dass alles dieses für die neuere Chirurgie, welche gegen die Osteomyelitiden und Pyämien mit dem Lister'schen Verbande ausgerüstet ist, nichts Erschreckendes hat. Ich will gern glauben, dass bei einer so zuverlässigen antiseptischen Methode die Extraction der Splitter, die Absägung der Bruchenden u. dergl. von Volkmann, Bergmann, Reyher und Anderen ausgeführt, stets glänzend verlaufen und dass bei der antiseptischen Methode diese Proceduren unbedingt erforderlich sind. Verdienen sie aber die Bezeichnung einer aseptischen Methode, so lange es den neueren Chirurgen noch nicht gelungen ist den Lister'schen Purismus auf den Verbandplätzen einzuführen?

Deshalb halte ich es für eine Gewissenssache die jungen Aerzte vor der Untersuchung der Schusswunden mit dem Finger, vor Extraction der Splitter und überhaupt vor allen neuen traumatischen Eingriffen zu warnen, und wenn eine conservirende Behandlung nach den äusseren Anzeichen für vollkommen möglich gehalten wird, so soll man sich mit der Zurüstung des Verwundeten für den Transport durch Anlegung eines guten Gypsverbandes genügen lassen. So geschah es im letzten Kriege und diesem Umstande schreibe ich den günstigen Verlauf der Schusswunden zu, welcher auf mich beim Besuche der Hospitäler Bulgariens und Rumäniens Eindruck gemacht hat.

Nun wollen wir zu einer anderen Reihe der Hülfleistung auf dem Verbandplatze übergehen — zu den primären Amputationen und Resectionen.

Die conservative Behandlung hat offenbar das Uebergewicht in der neueren Kriegschirurgie erlangt. Der kleine holsteinische Krieg von 1848—50, in welchem vorherrschend solche, später berühmte

Kriegschirurgen, wie Stromeyer, Langenbeck und Esmarch (damals Assistent bei Stromeyer) fungirten, hatte in Deutschland die Ueberzeugung von der Vorzüglichkeit der primären Amputationen und Resectionen befestigt, welche von den Vätern der Kriegschirurgie unseres Jahrhunderts — von den Franzosen und Engländern — verbreitet worden war. — Die Primäramputationen ergaben im holsteinischen Kriege von 1848 in der That so günstige Resultate, dass die auf die Autoritäten eines Larrey, Percy, Guttrie u. A. gestützte Lehre triumphiren musste. Nur die Primärresectionen, — und auch nur ausschliesslich diejenigen der Oberextremität — welche in diesem Kriege nicht minder erfolgreich verliefen, konnten auf den Verbandplätzen mit der Absetzung der Gliedmassen concurriren. Durfte darnach noch daran gezweifelt werden, dass Larrey, gegen den wir doch nur Pygmäen sind, war er doch in 26 napoleonischen Schlachten thätig, vollkommen im Recht war? Auch ich hatte während der kleinen Kaukasusexpedition im Jahre 1847 Glück, als ich unter weniger günstigen Bedingungen als im holsteinischen Kriege Dutzende von Primäramputationen ausführte und zwar meist des Oberschenkels und des Humeruskopfes. — Aber da kam der Krimkrieg von 1854 bis 1856 und das Bild änderte sich. Auch die Franzosen hatten in diesem Kriege kein Glück mit den Amputationen; von uns schon gar nicht zu reden. Ich konnte unsere chirurgische Thätigkeit nur in den allerschwärzesten Farben schildern und musste mich offen für die conservative Behandlung und den Gypsverband aussprechen, welche bei uns in der Zeit auch nicht von glänzendem Erfolge waren, aber doch nicht so rasch zum letalen Ausgang führten, wie die primären Amputationen. Nur bei den Engländern war Macmod mit den Resultaten seiner Amputationen im Krimkriege zufrieden. Später, im italienischen Kriege, sah Demme auch keine glänzenden Erfolge von den primären Amputationen — doch ist er nicht immer zuverlässig. Ueber die Resultate im amerikanischen Kriege in den sechziger Jahren war noch wenig bekannt. Darauf wurden im letzten holsteinischen Kriege von 1864 diese Operationen wieder auf demselben Schauplatze ausgeführt wie in den Jahren 1848—50, aber das Resultat war nicht dasselbe. Ich war damals in Berlin und hörte viele Klagen; dieselben nahmen noch zu im preussisch-österreichischen Kriege von 1866, und im deutsch-französischen Kriege begann die conservirende Behandlung sichtlich das Uebergewicht zu erhalten. In Versailles wurden während der Belagerung von Paris von 2004 Verwundeten nur 47 primär amputirt und auf 1963 Blessirte kamen überhaupt (primäre und secundäre) nur 57 Amputationen. Die Gesammtzahl der primären Operationen während des deutsch-französischen Krieges ist mir nicht bekannt; wenn ich jedoch nach

den Daten aus einer Anzahl von ausgesonderten Fällen, wie Kniewunden, Ellbogenwunden u. s. w. urtheile, so muss die Zahl dieser
Operationen verhältnissmässig klein gewesen sein. Während des
ganzen Krieges von 1870—71 kamen:

	Primäroperationen:	
	Amputationen.	Resectionen.
1. Auf 127 Verletzungen des Hüftgelenkes (nach Deininger)	4	3
2. Auf 647 Verletzungen des Kniegelenkes .	117	41
3. Auf 515 Verletzungen des Ellbogengelenkes (nach Dominik)	36	48
4. Auf 263 Verletzungen des Handgelenkes	6	—
5. Von 145 Unterschenkelamputationen waren primäre	19	—
6. Von 97 Resectionen des Tibiotarsalgelenkes war primär nur	—	1
Im Ganzen kamen auf die Zahl 1794 ausgesonderter Fälle	182	93
Summe der Primäroperationen	275	—

275 : 1794 = 15,4 %.

Auf die Gesammtzahl der Verwundeten (94 764) im deutsch-französischen Kriege geben die 275 Primäroperationen 0,2 %.

Hieraus ist ersichtlich, dass auch in Deutschland im letzten
Kriege von 1870—71 der Gypsverband und die conservative Behandlung auf den Verbandplätzen in Aufnahme kamen.

Aus unserem letzten Kriege in Bulgarien kann ich keine genauen Daten für die primären Amputationen und Resectionen weder
in Bezug auf die gesammte noch auf eine specielle Zahl der Verwundeten geben. Aber in die Rubrik grosse Operationen wurden auf unseren Verbandplätzen in Bulgarien zweifellos nur Amputationen, Resectionen und Unterbindungen grosser Gefässe und vielleicht einige wenige andere Operationen eingetragen; jedoch ist es
bekannt, dass auf den Verbandplätzen die Unterbindung der grossen
Gefässstämme nur sehr vereinzelt gemacht worden ist, und von anderen Operationen habe ich gar nichts vernommen. Deshalb kann
mit Gewissheit angenommen werden, dass die Anzahl grosser Operationen (292), welche auf den Verbandplätzen für 16 Schlachten
notirt sind, primäre Amputationen und Resectionen waren. Wenn
dem so ist, so verhält sich das auf die Gesammtzahl der Blessirten
berechnete Procent der primären Operationen bei uns zu demjenigen
des deutsch-französischen Krieges annähernd wie folgt:

Im Kriege von 1870—71
    auf die Gesammtzahl der Verwundeten   94 764
    kamen grosse Operationen . .   275 = 0,2 %.
In unserem Kriege von 1877—78 in Bulgarien
    auf die Gesammtzahl der Verwundeten   32 953
    kamen grosse Operationen   292 = 0,88 %.

Der deutsch-französische Krieg und der unsrige also haben wohl
für immer den Ruf der primären Operationen auf den Verbandplätzen
discreditirt. Ich muss mich aber an dieser Stelle deutlich ausspre-

chen. Wenn ich von dem Werthe der primären Amputationen, d. h.
von ihren Aussichten auf Erfolg, spreche und wenn ich mich vollkommen ungläubig gegen die von ihnen erzeigten Wohlthaten ver-
halte, so meine ich stets nur diejenigen von ihnen, welche so zu
sagen ein gesetzmässiges, unabänderliches Sterblichkeitsprocent
haben. Hierzu gehören namentlich die Amputationen des Oberschenkels. Die Beurtheilung der übrigen Amputationen ist mir hingegen
indifferent, theils weil sie alle noch ein zu vages Procent haben und
die Schwankungen ihres Mortalitätsprocentes von einer unendlichen
Menge von fassbaren und unfassbaren Ursachen abhängt, theils weil
alle übrigen Amputationen eine genügende Anzahl von Concurrenten
besitzen, von welchen sie schon jetzt beinahe vollständig aus dem
Gebiet chirurgischen Handelns verdrängt werden. Was z. B. kann
man Positives über das Sterblichkeitsprocent der primären Amputationen des Oberarmes sagen? Es beträgt zuweilen 20% und auch
0% und steigt auch bis 30% und mehr. Hier muss in Betracht
gezogen werden, sowohl mit welchem Geschoss die Schusswunde
beigebracht, als auch an welcher Stelle die Amputation ausgeführt
wurde, wie die Zahlen gesammelt worden sind und warum nicht
die Resection, die zuwartende conservative Behandlung oder der
Listerverband in Betracht kamen u. dergl. m. Ganz anders ist
es - mit der Amputation des Oberschenkels; sie behält im Kriege bei
allen Verhältnissen stets ihr gesetzliches Sterbeprocent. Deshalb
hat eben eine allgemeine Statistik der primären Amputationen in meinen Augen gar keine positive Grundlage. Sogar die
Vielzähligkeit der Data und die enorme Zahl der Fälle haben in der
Kriegsstatistik der Amputationen nicht die Bedeutung wie in anderen
Statistiken. Andere ausserordentlich verschiedene Ursachen theilen
die ganze Masse der Data in zu unbedeutende, einander sehr unähn-
liche Gruppen, welche keinen richtigen Schluss über den Werth einer
jeden Amputation zulassen. Das Allgemeinprocent der Mortalität für
alle primären Amputationen kann unter Umständen ziemlich gut sein;
man würde sich aber arg täuschen, wollte man annehmen, dass auch
die Amputationen des Oberschenkels — für sich genommen — ein
ebenso gutes oder auch nur ähnliches Procent ergeben würden. Ich
wiederhole also nochmals, wenn ich sagte, die Primäramputationen
im Kriege hätten ihren früheren Ruf eines wohlthätigen Mittels
verloren, so habe ich dabei ausschliesslich die Amputationen des
Oberschenkels im Auge. Wie viele ihrer bei uns ausgeführt wurden,
weiss ich nicht; aber am Leben blieben wohl nur diejenigen von
den primär am Oberschenkel Amputirten, welche zu der Zahl der
Glücklichen gehörten, deren in dem Aufsatze des Prof. Sklifassowski Erwähnung geschieht. Er betheuert nämlich in diesem

Aufsatze, dass von den auf den Verbandplätzen während der Schlacht von Plewna am $\frac{30.\ \text{August}}{11.\ \text{Septbr.}}$ Amputirten, welche später in Bulgareni im t. Kriegshospital Nr. 63 (21 an der Zahl) lagen, gegen $80^0/_0$ genesen seien. Ich als Augenzeuge der Resultate einer anderen Schlacht, am $\frac{12.}{24.}$ October 1877 bei Gorny-Dubnjak, kann leider nur über den traurigen Ausgang von 10 von Prof. Bergmann auf dem Verbandplatze gemachten Amputationen des Oberschenkels berichten. Von diesen 10 Amputirten, welche aus Tschirikow nach Bogot in das t. Kriegshospital Nr. 69 gebracht waren, starben während meines Aufenthaltes dort 8 und von den übrigen 2 war der Eine auch noch nicht ausser Gefahr. Alle diese 10 Amputationen waren mit einem vorderen Lappen gemacht, die Wundränder waren vernäht, eine dicke elastische Drainageröhre (etwa fingerdick) eingeführt und die Stümpfe für den Transport durch feste Gypsverbände geschützt. Ungeachtet der bekannten Erfahrung und Geschicklichkeit des Chirurgen, trotz aller von ihm ergriffenen vernünftigen Maassregeln säumten doch die Pyämie und Sepsis nicht (bei zweien, wenn ich nicht irre) sehr bald zu Tage zu treten und die Amputirten zu Grunde zu richten. Von noch einem am Oberschenkel Amputirten, welcher bei Gorny-Dubnjak in den ersten 24 Stunden nach der Operation an Septicämie starb, weiss ich aus den Berichten von Augenzeugen. Im folgenden Capitel werde ich auch die ziffermässigen Angaben über das Schicksal der primär Amputirten bringen, welche wir auf dem Hauptevacuationsplatze in Jassy erlangten.

Wie verhältnissmässig gering auch die Zahl der von mir im letzten Kriege gesammelten Daten über die primären Amputationen ist, so dienen sie doch als Bestätigung des schlechten Rufes, den in meinen Augen die primären Amputationen des Oberschenkels geniessen, d. h. gerade diejenigen, welche ich für die einzige und hauptsächlichste Grundlage einer Statistik der Amputationen halte. Eine Ausnahme werden natürlich nur diejenigen primären Amputationen des Oberschenkels bilden, welche — gleichfalls primär — nach der Lister'schen Methode behandelt werden. Deshalb konnte Dr. Reyber im Kaukasus bei den Amputationen des Oberschenkels ebenso glückliche Resultate erzielen wie bei der Behandlung der Kniegelenkswunden. Er hatte bei 4 am Oberschenkel primär Amputirten und darauf primär nach Lister Behandelten eine Mortalität = 0. Bei allen Vieren waren die Verletzungen durch Granatschüsse verursacht und bei dem Einen war ausser der Amputation des Oberschenkels noch eine Amputation am Fusse der anderen Extremität ausgeführt. Es ist aber bemerkenswerth, dass die primären Amputationen des Oberschenkels, welche stets ein hohes Sterb-

lichkeitsprocent haben, bei Dr. Reyher durch ihren glänzenden
Ausgang alle anderen Primäroperationen mit schwankendem Mortalitätsprocent in den Schatten gestellt haben, und die allgemeine
Mortalitätsziffer für alle primären Amputationen, die nach Lister
behandelt wurden, fiel ganz anders aus, als man nach den Amputationen des Oberschenkels allein hätte erwarten dürfen. Im Ganzen
wurden von Dr. Reyher im Kaukasus 13 Primäramputationen (Exarticulation des Oberarmes, Amputation des Oberarmes, Vorderarmes,
Handgelenkes, der Handknochen, im Hüft- und Kniegelenk) mit nach-
folgender primärer Lister behandlung ausgeführt; von diesen starben
5 = 38,4%. Schliessen wir aber zur richtigeren Beurtheilung aus
der Zahl 13 die Exarticulation des Oberschenkels (als eine für die
allgemeine Beurtheilung zu unvortheilhafte Amputation) und die beiden Amputationen an der Hand (als zu vortheilhaft) aus, so steigt
das Mortalitätsprocent auf 40 (10 Amputirte, 4 Todte). Derartige
Widersprüche und Inconsequenzen unserer statistischen Mittheilungen
sind unausbleiblich, sobald wir uns ein Urtheil nach zu kleinen Zahlen
bilden. Aber nicht nur die Geringfügigkeit der Daten allein verändert in offenkundiger Weise das verhängnissvolle Mortalitätsprocent der primären Amputationen des Oberschenkels; eine sehr bedeutende Rolle spielt dabei noch ein scheinbar nicht sehr wichtiger
Umstand, das ist die Stelle der Amputation. Es ist nicht gleichgültig, ob diese Amputation etwa 3—4 Zoll höher oder niedriger gemacht wird. Allen Sachverständigen ist es jetzt bekannt, dass das
Mortalitätsprocent der Amputationen des Oberschenkels im unteren
Drittel, in der Mitte, in dem oberen Drittel und im Gelenk sehr verschieden ist. Zu meinem Bedauern fand ich bei Dr. Reyher keine
Andeutung darüber, an welcher Stelle des Oberschenkels seine vier
Amputationen mit der Mortalität von Null gemacht worden sind, und
kann deshalb mit einigem Recht voraussetzen, dass die Amputationen
nicht oberhalb, sondern unterhalb der Mitte des Femurs stattfanden.
Es würde mir übrigens sehr leid thun, wenn der Leser aus allem
Gesagten schliessen sollte, dass ich die intermediären und secundären Amputationen vertheidige, indem ich die primären verwerfe.
Im Gegentheil, ich bin überzeugt, dass die Amputationen des Oberschenkels, ungeachtet ihres gesetzlichen Mortalitätsprocentes, das
übrigens je nach den verschiedenen Verhältnissen zwischen 50 und
80 % schwankt, sich um so mehr der niedrigen Zahl nähern wird,
je früher nach der Verletzung und je näher zum Knie sie ausgeführt
werden. Auch theile ich mit den Anhängern der Lister'schen Methode die Ueberzeugung, dass sie desto mehr Aussicht auf Erfolg
haben wird, je vollständiger und je rascher nach der Operation dieselbe angewandt wird. Jedoch wird es auch der ausgezeichneten

Lister'schen Methode wohl kaum gelingen, das unabänderliche Mortalitätsprocent der Oberschenkelamputationen auf dem Verbandplatze radical zu ändern.

Im Allgemeinen waren auch die Amputationen des Oberschenkels nach den Ziffern der Jassyschen Evacuationscommission (s. u.) in diesem Kriege nicht so mörderisch, wie im Krimkriege. Und dies rechtfertigt wiederum den von mir während des letzten Krieges in Bulgarien gewonnenen angenehmen Eindruck von dem günstigen Verlauf der traumatischen Verletzungen.

Hinsichtlich der Methode der Ausführung der Amputationen auf dem Verbandplatze bleibe ich auch meiner früheren Ueberzeugung treu. Je einfacher die Methode, je mehr sie sich dem Circulärschnitt nähert, je dicker die Haut von der Fascie abpräparirt wird und je glatter und reiner der Schnitt in den Weichtheilen und die Sägefläche an den Knochen ist, desto mehr Aussicht auf Erfolg. Die so anziehenden Amputationen des Oberschenkels mit einem langen Vorderlappen, welche von Taylor und später in Deutschland von Langenbeck vorgeschlagen wurden, haben meine Erwartungen nicht erfüllt; das Resultat der 10 von mir in der Krim nach dieser Methode ausgeführten Amputationen und der anderen 10 von Prof. Bergmann, welche ich in Bogot sah, war durchaus nicht ermuthigend. Die Gritti'sche Methode ist für den Verbandplatz untauglich. Als Regel muss wohl für die Wahl der Stelle für die Amputation gelten so niedrig wie nur möglich zu amputiren. Nur bei den Amputationen im Knie, Ellbogen und Schultergelenk erlaube ich mir Einsprache gegen diese Regel zu erheben. Sogar bei dem primären Lister verbande ergaben diese Operationen im Kaukasus dieselben 50 $^0/_0$ Mortalität wie die Amputationen im unteren Drittel des Oberschenkels (von 2 Exarticulationen des Knies starb Einer = 50 %). Die Exarticulation des Ellbogens bietet keine besonderen Vortheile und ist für den Verbandplatz unbrauchbar. Hingegen gab mir die primäre Amputation des Collum chirurgicum ein so glänzendes Resultat, auch ohne Listerverband, wie man es — wenn man nach der verhältnissmässig geringen Zahl der Fälle urtheilt — sich nicht besser wünschen kann. In 10 Fällen dieser Amputation, welche von mir im Kaukasus und in der Krim gemacht wurde, war die Mortalität = 0. Bei Zersplitterungen und grossen Fissuren der Diaphyse des Oberarmes habe ich trotz der vorhandenen Möglichkeit in der Mitte zu amputiren doch im Collum chirurgicum amputirt. Natürlich will ich nicht behaupten, dass ein solches Resultat immer stattfinden muss, aber es rechtfertigt doch die von mir aufgestellte Ausnahme von der allgemeinen Regel.

Ueber die Resultate der primären Resectionen in diesem

Kriege kann ich ebenso wenig zuverlässige statistische Angaben machen, wie über die Amputationen. Im Allgemeinen kann ich sagen, dass auf unseren Verbandplätzen in Bulgarien nicht viele Resectionen ausgeführt wurden. Sie wurden nur in Bulgareni im t. Kriegshospital Nr. 63 und in Galaz von Prof. Skliffassowski und wahrscheinlich auf dem Verbandplatze der 16. Division von Prof. Bergmann bei dem dritten Angriff auf Plewna am 30. August gemacht. In wie fern dies von den Zahlenangaben der Jassyschen Evacuationsstation bestätigt wird, werden wir weiter unten sehen. Die vielen Fälle von Schusswunden der Gelenke, welche rein exspectativ behandelt wurden und welche wir in den Hospitälern Bulgariens und Rumäniens sahen, bestätigen gleichfalls meine Voraussetzung von der seltenen Ausübung der primären Resectionen auf dem Verbandplatze. Auch nach der Schlacht bei Gorny-Dubnjak, am $\frac{12.}{24.}$ October 1877, wurden einige Blessirte mit Gelenkwunden nach Bogot transportirt ohne resecirt worden zu sein. Sogar im Kaukasus im fliegenden Detachment Dr. Reyher's wurden nur 19 primäre Resectionen gemacht, welche dort bei primärer Anwendung der Lister'schen Methode 10,5 % Mortalität gaben. Unter diesen kam das beste Resultat auf die Schultergelenkresectionen (5 Fälle mit einer Mortalität = 0) und das schlechteste auf die Resectionen des Tibiotarsalgelenks (2 Fälle, Mortalität 50 %). Wenn wirklich, wie ich vermuthe, die primären Resectionen bei uns im letzten Kriege selten gemacht wurden, so finde ich diese Verfahrungsweise unserer Chirurgen vollständig gerechtfertigt. Auch im deutsch-französischen Kriege wurde nach den Mittheilungen Prof. Richters beobachtet, dass ein mehrtägiger Aufschub dieser Operation nach der Verwundung nicht wesentlich schädlich auf den Wundverlauf wirkte. Was auch Prof. Langenbeck und andere erfahrene Chirurgen über die Vorzüglichkeit der primären Resectionen sagen mögen, ich bin vollkommen mit der Meinung Prof. Richters einverstanden und glaube, dass von allen primären Operationen die Resection der Gelenke ohne besonderen Nachtheil aufgeschoben werden kann, um so mehr, da sowohl im deutsch-fanzösischen, als auch im letzten Kriege bei der rein exspectativen Behandlung der Gelenkschusswunden Fälle genug von glücklicher Heilung vorkamen.

Ueber die Unterbindung grosser Gefässe halte ich es für angemessener erst bei der ärztlichen Hülfsleistung in den Hospitälern zu sprechen (s. u.), da auf den Verbandplätzen diese Operation selten zur Ausführung kommt.

Ich will noch anführen, dass unsere Aerzte in Bulgarien, soviel mir bekannt, weder subcutane Injectionen, noch die Bluttransfusion angewandt haben. Indess glaube ich, indem ich nach einigen Verwundeten urtheile, welche ich schon nach dem Transport

in den Hospitälern sah, dass die Indication für die subcutane Injection mehr als einmal auf dem Verbandplatze vorhanden gewesen
ist. Eine Mischung von Morphium und Atropin [1]), subcutan injicirt,
trägt viel zur Beruhigung der Verwundeten mit Schussfracturen und
mit Brust und Bauchschüssen während des Transportes bei. Es versteht sich, dass die Narkose mässig sein muss; sie vermindert die
Zuckungen in dem verletzten Theile und beschwichtigt die Schmerzen;
in leichtem Schlummer wird der Transport von dem Verwundeten
besser ertragen und das Glied liegt ruhiger in dem unbeweglichen
Verbande. Wenn der Blessirte wegen einer Operation auf dem Verbandplatze der Chloroformnarkose unterzogen wird, so ist es auch
ganz zweckmässig eine subcutane Morphiumeinspritzung vorauszu-
schicken, was nicht ohne Grund von Claude Bernard als Praeser-
vativ gegen die üble Wirkung des Chloroforms empfohlen wurde. In
solch einem Falle dauert die Narkose länger, auch nach der Operation während des Transportes fort.

Was nun die Bluttransfusion betrifft, so hat sie wohl kaum
eine glänzende Zukunft auf dem Verbandplatze. Ich erinnere hier
an die 5 Transfusionen, welche während des deutsch-französischen
Krieges ohne Erfolg gemacht wurden, von den 3 unsrigen aber,
welche in den Hospitälern in Rumänien ausgeführt wurden, werde
ich weiter unten reden.

Es erübrigt mir nun noch von dem Wundverbande nach
den primären Amputationen und Resectionen zu sprechen.

Der Verband, welchen ich an den 10 von Prof. Bergmann
auf dem Verbandplatze bei Gorny-Dubnjak Amputirten gesehen habe
(s. o.), wurde nicht von allen unseren Aerzten angewandt, obgleich
er für den Landwegtransport mit den bekannten Unbequemlichkeiten
desselben entschieden Beifall verdient. Er bietet die Möglichkeit
unterwegs den Grund der Wunde durch antiseptische Ausspritzung
durch die dicke Drainröhre zu reinigen; und der Gypsverband schützt
den Stumpf vor Erschütterung und Stössen. Ich habe den Gypsverband beim Transport Verwundeter in der Krim oft angewandt und
kann ihn dreist für die Fixirung des Stumpfes empfehlen. Aber
selbstverständlich wäre es ein unverzeihlicher Irrthum, wollte man
in dieser Verbandart ein zuverlässiges Schutzmittel gegen die Pyämie und Septicämie für den Verwundeten erblicken. Schon das war
gut, dass die Wunden bei fast der Hälfte der von Prof. Bergmann
in Gorny-Dubnjak Amputirten in Bogot (nach einem unbequemen
Transport von 20 Werst) in sehr befriedigendem Zustande ankamen;

---

1) 6—10 Tropfen der Morphiumlösung (gr. 1 auf 3 ℥ Aq.) und 3—4 Tropfen
Atropinlösung (gr. 1 auf 3 ℥ Aq.).

die jüngeren Ordinatore des Hospitales meinten sogar die Wunden
würden per primam intentionem heilen; sie wurden natürlich in ihrer
Hoffnung getäuscht. Die Wundränder gingen bald auseinander und
mit Ausnahme von 2 Amputirten gingen alle zu Grunde.

Die Lister'sche Methode in ihrer wahren Gestalt wurde im
letzten Kriege in Bulgarien selbst von ihren eifrigsten Anhängern
als unzweckmässig für den Transport anerkannt. Es erübrigt mir
noch eines anderen Verfahrens zu erwähnen, welches von einem dem
Lister'schen entgegengesetzten Lager empfohlen wurde. Das ist
die offene Wundbehandlung Burow's. In ihrer ursprünglichen
Gestalt wird sie wohl kaum Jemand für den Transport auf Landwagen empfehlen. Aber Moskauer Chirurgen redeten vor dem letzten Kriege viel von Modificationen dieser Methode. Jeder von uns
hat natürlich das Recht sich für den Erfinder zu halten, wenn es
ihm nicht bewusst ist, dass seine Erfindung schon lange von Anderen gekannt war. Dr. Kostyrew in Moskau schlug nämlich
ein solches neues Verfahren vor, indem er es mit dem Namen Aërationsmethode bezeichnete, obgleich es nicht schwierig war sich
davon zu überzeugen, dass das in dieser neuen Erfindung proponirte
Vernähen der Wundränder mit oder ohne Drainage und das Verbleiben der Wunden und verletzten Theile (Stümpfe u. dergl.) ohne
jede Bedeckung schon Jahrzehnte früher in Petersburg, in Neurussland und mehr oder weniger überall in Anwendung gewesen ist.
Jedoch hatte Niemand den originellen Einfall in diesem Verfahren
eine Art von Rettungsanker für die Verwundeten zu erblicken und
ihm die wunderbare Eigenschaft eines Aërationshermetismus
zu vindiciren. Man hätte sich zu erinnern gebraucht, wie fast ohne
Ausnahme von Allen die Wunden nach der Ober- und Unterkiefer-
resection behandelt werden, um von seinem Rechte auf eine neue
Erfindung abzustehen. Wer von den erfahreneren Chirurgen hätte
es nicht schon längst versucht, die Amputationsstümpfe nach Vereinigung der Wunde durch die Naht vollkommen unbedeckt zu
lassen? Wen hat die rasche Verheilung der vernähten und in Contact mit der Luft gelassenen Wunden bei grossen plastischen Operationen nicht interessirt? — Das Verdienst der Methode in ihrer
ursprünglichen Gestalt (Burow) lag wenigstens in der Verallge-
meinerung der Ausnahmen und in der Nachahmung von dem,
was die Thiere mit ihren Wunden thun. Der Aërationshermetismus
durfte sich aber nicht einmal damit brüsten; seine vermeintlichen Erfinder mussten wider Willen zugeben, dass immerhin viele Wunden
nur für die ursprüngliche offene Behandlung tauglich sind — hierher gehören z. B. alle Wunden nach Lithotomien. Von den Wunden der subcutanen Operationen schon gar nicht zu reden, die Be-

handlung derselben kann man ad libitum zu der offenen und zu der
hermetischen Aërationsmethode zählen. Ist es denn nöthig, dass
gesetzte Leute ihre Zeit mit der Erfindung neuer Namen für eine
allbekannte Thatsache der Chirurgie verschwenden, einer Thatsache,
welche schon längst den Lehrern unserer Lehrer bekannt war, nämlich, dass der Nachtheil der in der Tiefe der Wunden, Höhlen und
Windungen eingeschlossenen Luft dadurch vermieden werden kann,
dass man ihr freien Zutritt und Austritt verschafft. Neu wäre nur
ein Mittel, durch welches dieser Zweck erreicht würde; aber die
Naht, die Drainage, die freie Berührung der Luft mit der genähten
oder granulirenden Wundoberfläche — alles Dieses ist schon versucht
und wieder versucht worden und hat sich doch nicht als so wirk-
sam erwiesen, um die Zersetzung und Fermentation der Wundsecrete
zu verhüten. Das einzige Neue und Praktische, was ich in der Erfindung des Dr. Kostyrew gefunden habe, ist das Netz, welches
den Stumpf vor Fliegen, Staub und unvorsichtiger Berührung schützt.
Ehe mir die Drainage noch recht bekannt war, verliefen alle genähten Wunden an den Stümpfen schlecht, sie mochten mit Charpie
und Binde bedeckt oder ganz unbedeckt sein. Die Ränder gingen
gewöhnlich auseinander, die klaffende Wunde wurde darauf unrein
mit dem entblössten Knochen in der Tiefe u. s. w. Als ich aber
anfing bei unbedecktem Stumpfe durch die Winkel der genähten
Wunde Drainröhren einzuführen und den Boden derselben durch
wiederholte Einspritzungen von Chlorwasser zu reinigen, erhielt ich
bessere Resultate; die Nähte schnitten nicht so bald durch und die
Wunden heilten häufiger ohne Complicationen. Wem von uns, der
gesehen hat, wie schön die Wunden nach den Kieferresectionen heilen,
ist wohl nicht der Gedanke gekommen, die Amputationswunden so
viel wie möglich unter gleiche Bedingungen zu bringen, wie diejenigen nach Kieferresectionen; doch hat wohl auch Jeder sogleich
eingesehen, dass dieses nur dann möglich ist, wenn der Stumpf nicht
viel Muskeln enthält, der abgesägte Knochen ausschliesslich nur mit
Hautlappen bedeckt ist und die sich leicht zersetzenden Secrete freien
Abfluss haben. Deshalb befördern die Naht und die Drainage die
Wundheilung ohne Eiterung nach solchen Operationen wie die Amputation des Unterschenkels und des Vorderarmes im unteren Drittel
und bei mageren Leuten auch nach der Amputation des Oberschenkels und Oberarmes im unteren Drittel und sogar auch nach der
Exarticulation des Oberarmkopfes (nach der Ovalärmethode). Offenbar muss die Wundheilung günstiger verlaufen, wenn der Boden
der Wunde nicht zu tief liegt und nicht viele leicht schwellende
Muskelstümpfe enthält, die bedeckende Haut nicht zu gespannt ist
und das Haupthinderniss für die Heilung — die sich auf dem Boden

der Wunde ansammelnden Gährungsprodukte — einen freien Ausweg
haben und durch die Drainröhren vermittels Ausspritzungen desinficirt werden. Wenn die Amputation im Hospital gemacht wurde
und gute Aufsicht und ein tüchtiges Krankenwärterpersonal da ist,
so ist gar keine Nothwendigkeit vorhanden die Wunde der Beobachtung zu entziehen und die bequeme Desinfection durch Anlegung eines
Verbandes auf die genähte Wunde und den Stumpf zu behindern.
Etwas anderes ist es aber auf dem Verbandplatze, wo den Verwundeten ein Transport bevorsteht. Hier wird wohl kaum irgend Jemand
sich entschliessen, selbst wenn ihm die Schutznetze der Moskauer
Chirurgen zu Gebote stehen, die Amputirten wegzuschicken ohne
die Wunden durch Verbände bedeckt und die Stümpfe durch Gypsbinden befestigt zu haben. Ich wenigstens habe von keinem unserer
Chirurgen in diesem Kriege gehört, dass sie auf dem Verbandplatze
die Methode in Anwendung gebracht hätten, welche dem Dr. Kostyrew als radicale Reform der gesammten Chirurgie erschien. Jedenfalls ist das als „bizarrerie de l'ésprit humain" bemerkenswerth, dass
die Wundnaht ohne Binden und Verbände von einem gesetzten und
erfahrenen Arzte als ein neuersonnener Aërationshermetismus bezeichnet werden konnte!

Für den Transport der primär Amputirten und Reseeirten möchte
ich als am zuverlässigsten folgende Methode des Wundverbandes
vorschlagen: Die Naht, Drainage des Wundbodens mit Durchführung
der beiden Enden der dicken Drains durch die offengelassenen Wundwinkel und auf die ganze Wunde entweder den Lister'schen Verband oder 5—6 dicke Lagen von carbolisirter hygroskopischer Watte,
über das Ganze aber einen Gypsverband mit einem Fenster für die
Wunde. Für weitere Transporte müssen die Enden der Drainröhre
aussen bleiben, um die antiseptischen Durchspritzungen mehrmals
täglich (auf den Etappen) wiederholen zu können. Bei solchen entfernten Transporten auf Landwegen rathe ich statt der vollständigen Erneuerung des Verbandes auf die Wunde jeden Tag nach
der Durchspritzung antiseptischer Flüssigkeiten frische Lagen Carbolwatte zu legen und dieselben am Gypsverbande durch Binden zu
befestigen dabei aber die Enden der Drains draussen zu lassen zum
Zweck abermaliger Ausspritzungen. Bei Gelegenheit der Besprechung
des Gypsverbandes auf den Amputationsstümpfen gedachte ich noch
einer wichtigen Regel, die auf den Verbandplätzen von den Aerzten
häufig nicht beobachtet wird. Sie betrifft die Application der Watte,
der Gypsbinden, der Schienen, des Drahtnetzes, — mit einem Wort,
meines vollständigen Gypsverbandes auf die ganze Extremität
und nicht nur auf die verletzte Partie allein. Wenn wir
unserem Verbande die gehörige Festigkeit und Dauerhaftigkeit ver-

leihen und dem verletzten Theil Unbeweglichkeit sichern wollen, so müssen wir durch den Verband sowohl die Thätigkeit der Muskeln als auch der Gelenke paralysiren. Dazu ist es nothwendig nicht nur das der verletzen Stelle zunächst liegende Gelenk sondern auch das entferntere in den Verband mit einzuschliessen.

Eine Frage habe ich noch oben bei Besprechung des Gypsverbandes vergessen zu beantworten: — Ob es möglich sei, die Extension bei der Anlegung dieses Verbandes auf dem Verbandplatze anzuwenden? Esmarch hat einen recht einfachen und praktischen Apparat proponirt: 4 zerlegbare Schienen, aus denen man eine lange zusammenfügen kann und welche, am Becken fixirt, die Extension ermöglicht; man braucht nur am unteren Ende dieser Schiene einen eisernen Haken unter einem rechten Winkel anzubringen und an denselben mittels eines aufgeschobenen elastischen Ringes den Fuss des am Oberschenkel, im Knie oder am Unterschenkel Verwundeten heranzuziehen. Dieser Esmarch'sche Apparat kann auch bei Transporten auf der Eisenbahn angewandt werden. Doch ist eine solche Extension auf dem Verbandplatze wohl kaum nothwendig, bei den Transporten auf unseren Landwegen ist er aber ganz undenkbar. Wo es nöthig ist, die untere Extremität beim Anlegen des Gypsverbandes auf dem Verbandplatze zu extendiren, da genügt die manuelle Extension vollkommen und man überlasse alle Extensionsapparate der Hospitalpraxis.

Indem ich eine Beschreibung des Wundverbandes für die von dem Verbandplatze zu transportirenden Verwundeten gab, bin ich schon zur zweiten Periode der chirurgischen Hülfleistung übergegangen, nämlich 2. zu der Hülfe, welche den Verwundeten während des Landtransportes vom Verbandplatze in das Feldlazareth zu Theil wird. Man muss zugeben, dass im letzten Kriege in Bulgarien diese Hülfe eine sehr beschränkte war. Es fehlten den begleitenden Transportärzten sowohl die Bekanntschaft mit den Verletzungen der Blessirten, als auch Gehülfen (zum Verbandwechsel), gut eingerichtete Etappen und Mittel. Von der Auswahl der Verwundeten für den Transport will ich nichts sagen; die Umstände erlaubten es nicht, anspruchsvoll zu sein; nicht einmal eine gewisse Anzahl Schwerverwundeter durfte vom Transport ausgeschlossen werden. Aber die Bestimmung der Aerzte ad hoc hätte wohl auch für die Landwegtransporte organisirt werden können. Warum hätte man den Aerzten, welche bestimmt waren die Transporte zu begleiten, nicht Gelegenheit geben können, sich mit den Verwundeten schon auf dem Verbandplatze bekannt zu machen? Warum hätte man ihnen nicht die Regeln angeben können, wie sie unterwegs mit den Wundverbänden umgehen sollten? Weshalb erhielten sie keine

Irrigatoren zur Reinigung der Drainröhren mit antiseptischen Flüssigkeiten, keine Laternen für die Nachtzeit u. dergl.? Ich habe immer
(auch im Krimkriege proponirte ich es) ein Institut von Transportärzten im Kriege befürwortet. Nicht Jeder ist bei solchen
Ausnahmeverhältnissen, wie die Transporte auf unseren Landstrassen,
zur Hülfleistung tauglich. Ausser der Bekanntschaft mit den Verletzungen der Verwundeten und dem Verständniss, mit den auf den
Bauerwagen Liegenden umzugehen, ist es nothwendig, bei aussergewöhnlichen Fällen den Kopf nicht zu verlieren und seine Anordnungen richtig zu treffen. Eine der Schwierigkeiten z. B. ist die
Blutstillung unterwegs. Der Transportarzt muss einen Vorrath aller
blutstillenden Mittel haben und mit ihnen gut umzugehen verstehen.
Selten ist es möglich, eine Ligatur auf das blutende Gefäss zu legen;
am häufigsten ist man gezwungen, sich mit der Tamponade, Anlegung von Compressivverbänden und Einspritzung von hämostatischen
Flüssigkeiten in die Drainageröhren zu begnügen. Zu allem diesem
ist aber eine gewisse Routine und Geschicklichkeit erforderlich. Indess
werden meist nur junge Aerzte und sogar nicht Chirurgen mit dem
Transport geschickt. Uebrigens wird die chirurgische Hülfe mehr
bei weiteren Transporten nothwendig, bei welchen eine gründliche
Hülfleistung an den Etappen erwiesen werden kann, wenn sie alle
so eingerichtet wären, wie in Aternaz und Putinei; aber leider gab
es eben solcher nicht viele. Doch waren die Transporte von den
Verbandplätzen in die Kriegshospitäler bei uns meistentheils nicht
übermässig weit (wie z. B. von Plewna nach Bulgareni, — gegen
20—25 Werst und nach Gorny-Studen, — 35 Werst), wenngleich
nach dem zweiten Angriff auf Plewna die Verwundeten über 60 Werst
nach Simniza, von Orchanie nach Bogot u. s. w. geschafft werden
mussten. Im Allgemeinen habe ich die Ueberzeugung gewonnen,
dass unsere Landtransporte in Bulgarien und Rumänien trotz aller
schreienden Missstände im Ganzen genommen, wenn auch auf die
Schwerverwundeten schädlich wirkten, so doch nicht in dem Maasse,
dass der von ihnen verursachte Schaden ihre guten Seiten vollständig
verdunkelt hätte, welche in der Reinigung unserer Hospitäler von
der Ansammlung von Miasmen und traumatischen Infectionen bestand,
— deshalb eben war der Wundverlauf in den Hospitälern ein günstiger und die Behandlung eine erfolgreiche. Die Behandlung der
traumatischen Verletzungen aber war:

3. in den Hospitälern Bulgariens und Rumäniens im
letzten Kriege sehr rationell und den Verhältnissen angepasst. Dieses
verdanken wir unzweifelhaft der Thätigkeit, Selbstverleugnung und
Sachkenntniss der Aerzte und Schwestern. Alle Urtheile über diesen
Gegenstand können natürlich nur relativ sein; und ich urtheile nach

dem Vergleiche der chirurgischen und ärztlichen Thätigkeit im letzten
Kriege mit derjenigen, welche mir zur Zeit meiner Kaukasusexpe-
dition und im Krimkriege bekannt war. Unter den damals dienenden
Militärärzten war die praktische Kenntniss der Chirurgie wenig verbreitet und chirurgische Hülfe fehlte oft genug ganz. Es war ein
allgemeiner Mangel an Aerzten, es waren zu wenig Hände vorhanden.
Freilich trat auch im letzten Kriege, wie wir sahen, zuweilen bei
starkem Zufluss von Verwundeten ein bedeutender Mangel an ärztlicher
Hülfe ein; aber derselbe war hauptsächlich Folge der mangelhaften
Anordnung der Administration. An Mitteln überhaupt fehlte es aber
nicht, im Gegentheil fand eine unnütze Verschwendung von Verbandmaterial statt und die Depots der freiwilligen Hülfe hatten einen
Ueberfluss an wenig gebräuchlichen Gegenständen (s. Th. I. Cap. V.).
Zu der Erweisung des rationellen chirurgischen Beistandes trug auch
noch viel die wissenschaftliche Thätigkeit der Professoren und Docenten der Chirurgie bei.

Doch beginnen wir mit dem Wundverbande in den Hospitälern Bulgariens und Rumäniens und sehen wir, in wie fern er zu
dem günstigem Verlauf der Wunden beigetragen hat.

Die frischen Schusswunden der Weichtheile wurden
mit einem Stück in Carbolsäurelösung getauchter Marli (Gaze) und
einer Lage hygroskopischer Watte bedeckt, welche am Körper durch
eine Binde oder zuweilen auch mit einem Streifen Heftpflaster fixirt
wurde. Die Tendenz zum Heilen unter dem Schorfe war bei den
Schusswunden eine so bedeutende, dass ich viele Verwundete traf,
welche während des Transportes genesen oder beinahe genesen waren.
Zuweilen wurde ohne Noth zuviel Gaze (Gazebinden) für diese Wunden
verschwendet. Ich hatte bei meinen Besuchen der Hospitäler keinmal Gelegenheit Schusswunden der Weichtheile mit acutpurulentem
Oedem oder Erysipel zu sehen. Wenn im letzten Kriege in Bulgarien tiefe Eitersenkungen, Pyämien und Septicämien bei Wunden
durch die dicken Weichtheile am Oberschenkel und den Waden vorgekommen sind, so ist das sehr selten der Fall gewesen trotz der
zeitweiligen Anhäufung von Verwundeten in den Hospitälern. Der
Eindruck, welchen auf mich die tägliche Besichtigung von vielen
hundert Wunden in den Hospitälern Bulgariens und Rumäniens machte,
war von demjenigen zu verschieden, welcher mir von den Krim-
schen Hospitälern der Jahre 1854—55 verblieben ist und gestattet
nicht, den Zufall allein als Erklärung gelten zu lassen. Ich schreibe
diesen Unterschied der Behandlungsmethode zu, welche zusammen
mit den schon angeführten Bedingungen auf den Wundverlauf von
Einfluss war. Ausser, dass die Wunden im letzten Kriege mehr
Aehnlichkeit mit den von mir im Jahre 1847 im Kaukasus gesehenen

hatten, als mit denjenigen nach den Miniégeschossen in der Krim und deshalb ebenso wie die kaukasischen zur Heilung tendirten, waren auch die klareren Begriffe und Handlungen der Aerzte offenbar von Wichtigkeit für den Wundverlauf. So ist die Anschauung, dass die Wunde ein Laboratorium für Infectionsstoffe ist, jetzt fast allgemein. Obgleich diese Anschauung durchaus nicht neu ist, so mussten doch vor 20—30 Jahren die fortschreitenden Aerzte, welche sich dieselbe angeeignet hatten, sowohl mit den tief eingewurzelten Begriffen der übrigen über die Entzündung als auch mit der Routine der Administration und dem Misstrauen der Kranken kämpfen. Jetzt sind die Schwämme beim Wundverbande schon ganz beseitigt; sie werden nicht mehr von den Verwundeten als Talisman unter dem Kopfkissen gehütet und von den Feldscheren in den Taschen herumgetragen. Aber wie viel Mühe kostete früher der Versuch, die Schwämme ausser Anwendung zu bringen und dieselben im 2. Landhospital durch zinnerne Kannen zu ersetzen? Und die Cerate, welche monatelang in den Hospitaltöpfen dem Ranzigwerden ausgesetzt waren und erysipelatöse Entzündung der Wunden verursachten! Wie viel Anstrengung und Unannehmlichkeiten habe ich gehabt, um sie durch Lapislösung, Chlor und Ergotin zu ersetzen! Und die Charpie, welche in den Krankensälen aufbewahrt und aus alter, schmutziger Wäsche bereitet wurde?! Jetzt hat sich selbst die Medicinalverwaltung von der Nothwendigkeit überzeugt, dieselbe durch hygroskopische Watte zu ersetzen. Nur langsam, nach und nach, mit ausserordentlichen Schwierigkeiten gewann die Anschauung über die Producte des Traumas als dem Medium der Infectionsstoffe und Quelle für verschiedene Wundcomplicationen die Oberhand. Diesmal traf ich in Bulgarien schon keine solche Chirurgen mehr, wie in Bachtschissarai und Sewastopol 1855, welche auch dann nicht ihre Aufmerksamkeit den localen Verhältnissen zugewandt hätten, wenn ein ganzes Hundert Verwundeter von acut purulentem Oedem und Pyämie befallen worden wäre. Gegenwärtig macht sich schon das andere Extrem bemerkbar. Der Purismus der Antiseptiker geht zuweilen soweit, dass sie das legale Mortalitätsprocent einiger Verletzungen zu vermindern hoffen. Es fragt sich nun, wie viel Erfolg die antiseptische Behandlung im letzten Kriege in Bulgarien bei s c h w e r e n Verletzungen gehabt hat?

Bekanntlich verstehen die jetzigen Chirurgen unter der Bezeichnung a n t i s e p t i s c h e B e h a n d l u n g beinahe ausschliesslich die Lister'sche Methode. Eigentlich ist dieselbe eine a n t i s e p t i s c h e F i l t r a t i o n d e r L u f t! Diese Methode wurde mit Beobachtung aller scrupulösen Vorsichtsmaassregeln, wie wir sahen, im letzten Kriege wohl nur von Dr. Reyher im Kaukasus angewendet. Als ich die Hospitäler in Rumänien und Bulgarien besuchte, traf ich nur in zweien die Behandlung der Schussfracturen, Gelenkwunden und Operationswunden nach der Lister'schen Methode an. Das war im Hospital des St. Petersburger Damen-Lazarethcomités in Korneschti (Arzt Baikow) und im t. Kriegshospital Nr. 56 in Bjela (Schüler des Prof. Bergmann, und hauptsächlich in der Abtheilung des Dr. Anton Schmidt). Dr. Reyher unterscheidet, wie aus dem früher Gesagten zu entnehmen, sehr streng in Bezug auf das Resultat die primäre antiseptische Behandlung von der secundären. Ich sagte schon, wie unsicher und willkürlich eine solche Trennung ist. Wenn alle Anhänger Lister's ebenso scharfe Unterschiede machen wollten wie Dr. Reyher, so würden sich in der Hospitalpraxis wohl kaum Fälle genug finden, um den Lister'schen Verband in seiner eigentlichen, reinen Form zu beurtheilen, da zu der Kategorie der primär Behandelten nur diejenigen Verwundeten gezählt werden dürften, welche schon vor der Verwundung mit Sprayapparaten versehen waren und rechtzeitig alle Forderungen des Purismus erfüllt hatten. Wir sahen, welchen enormen Unterschied in den Resultaten Dr. Reyher bei den Gelenkwunden, den Schussfracturen und den Amputationen hatte. Nicht weniger verschieden waren auch seine Resultate der Behandlung bei den Schusswunden der Weichtheile. Von 12 (meist Wunden der Weichtheile des Oberschenkels) primär nach Lister Behandelten starb einer und zwar an Tetanus, und von 28 nach derselben Methode secundär Behandelten starben 6 = 21,4% (5 an Septicämie und 1 an Pyämie). Ein solches, für mich unerwartetes Resultat widerspricht zu deutlich den von mir während meiner dreimonatlichen Beobachtungen im letzten Kriege gewonnenen Eindrücken, da ich in den Hospitälern eine Menge derartiger Schusswunden gesehen habe, welche ohne jede Complication bei dem einfachsten Verbande und exspectativer Behandlung heilten. Muss der Praktiker, der nicht in alle Geheimnisse der antiseptischen Methode eingeweiht ist, nach den angeführten Zahlen nicht zu dem Schlusse kommen, dass die Lister'sche Methode die Pyämie und Septicämie nicht abzuhalten vermag, wenn andere Bedingungen ihrer Entwickelung günstig sind? Wer wird wohl nicht zu diesem Schluss kommen, wenn er einerseits viele Schusswunden des Oberschenkels sieht, die durch Eiterung oder unter dem Schorf unerwartet rasch bei der einfachsten, zuwartenden Behandlung heilten und erfährt, wie schlecht ebensolche Wunden bei der Behandlung nach Lister (secundär) verliefen. Wer wird sich in solchem Falle mit der Erklärung Dr. Reyher's zufrieden geben, welcher behauptet, dass das schlimme Resultat nur von der zu späten Anwendung dieser Methode abhängt? Von welchem Blessirten kann man behaupten, dass er zur rechten Zeit der Lister'schen Behandlung unterzogen ist?

Dürfte man denn nur die Genesung als richtiges Criterium annehmen? Wenn in der That der Wundverlauf im Kaukasus im letzten Kriege sich scharf von demjenigen unterschied, welchen ich in Bulgarien beobachtete, ist es dann nicht richtiger anzunehmen, dass dort (im Kaukasus) nicht die späte Anwendung der Lister'schen Methode, sondern irgend welche noch ungünstiger als in Bulgarien wirkende Sanitätsverhältnisse die Ursache davon waren? Genug, die Schlussfolgerungen aus meinen Beobachtungen sind folgende: 1. Dass die Lister'sche Methode im letzten Kriege in Bulgarien mit genauer Befolgung aller ihrer Vorschriften weder auf den Verbandplätzen, noch in den Hospitälern anwendbar war und 2. dass im allgemeinen das Resultat der Behandlung der Wunden der Weichtheile auf die gewöhnliche Weise wohl nicht wesentlich von demjenigen verschieden war, welches von einigen Chirurgen durch die Behandlung nach Lister erzielt wurde. Diese waren Baikow im Lazareth der freiwilligen Hülfe in Korneschti und die Ordinatore (grösstentheils Schüler Prof. Bergmann's) im t. Kriegshospital Nr. 56 in Bjela und hier besonders Dr. Anton Schmidt. Diese Aerzte behandelten jedoch die Schussverletzungen nur secundär nach Lister. Ich kann nicht beurtheilen, in wie weit sie stets alle Regeln der Behandlung nach Lister genau befolgten, aber vermag als Augenzeuge zu bezeugen, dass die Reinlichkeit des Verbandes bei beiden tadellos war. Alle Verbände wurden unter dem Spray ausgeführt; der Eiter verbreitete nicht den geringsten Geruch, selbst bei den bedeutenden Eiterungen nach Schussfracturen des Oberschenkels. Ich sah in diesen beiden Hospitälern auch sehr schöne Fälle von Heilung der Schussfracturen, Resectionen und dergl. Bei Baikow sah ich einen Genesenden mit einer perforirenden Brustwunde, welche mit ichorösem Empyem und Caries der Rippen complicirt war; die Wunde nach der Resection zweier Rippen (vorn) war schon in Vernarbung begriffen und das Empyem war geschwunden. Das Mortalitätsprocent in der Abtheilung Baikow's war ein sehr günstiges; aus der ganzen Zahl (bis Ende September 1877) 210, meist Schwerverwundeter starben 10 = 4,7 % und 44 Operationen ergaben ein Sterbeprocent von 18. Uebrigens ist mir eine genaue Beurtheilung dieser Sterbeziffer nicht möglich; gerechterweise darf man sie nicht mit der Ziffer anderer Hospitäler vergleichen; vergleicht man sie aber nur mit zweien, welche fast ausschliesslich nur Schwerverwundete aufnahmen, wie etwa das Lazareth des rothen Kreuzes in Frateschti (Prof. Kolomnin) mit 27 % Mortalität und dasjenige der Anstalten J. M. der Kaiserin Maria im Uspenski-Kloster (Dr. Kade) mit 9 % Mortalität, so fällt das Urtheil zu Gunsten der ausschliesslichen Behandlung nach Lister aus, wenn bewiesen würde, dass die Zahl und Eigenschaften der

Verletzungen in allen drei Hospitälern (bei Kade, Kolomnin und Baikow) die gleichen waren. In der chirurgischen Abtheilung des t. Kriegshospitales Nr. 56 in Bjela, welche unter der Leitung des Dr. Anton Schmidt und anderer ordinirender Chirurgen stand, fanden wir noch mehr bemerkenswerthere Fälle der Lister'schen Behandlung und das Resultat des Dr. Anton Schmidt war nach den uns mitgetheilten Daten ein glänzendes: Bei 204 Verwundeten, welche in dieser Abtheilung behandelt wurden (bis November 1877), betrug die Sterblichkeit $2^0/_0$. Von 35 Gelenkverletzungen wurde nur in einem Falle die Amputation und in 3 Fällen die Resection gemacht. Von 7 Kniegelenkwunden endete ein Fall letal (nach der Resection des Kniegelenkes); auf dem Wege der Genesung befanden sich 5; bei einem war die Resection des Kniegelenkes gemacht und wir sahen ihn gleichfalls mit geheilter Wunde. [1])

Obgleich ich selbst kein strenger Anhänger Lister's bin, — dazu bin ich schon zu alt, — so glaube ich doch, dass ich noch sein Verdienst zu würdigen vermag. Schon allein die peinliche Beobachtung der Reinlichkeit und die Beseitigung alles dessen, was beim Wundverbande die Zersetzung in der Wunde befördert, ist eine ausgezeichnete nachahmungswürdige Neuerung. Wie alt auch die Idee einer antiseptischen Wundbehandlung sein mag, die systematische, sorgfältige Beobachtung aller Vorsichtsmaassregeln beim Verbande ist zweifellos zuerst von Lister eingeführt und erfüllt worden und dafür allein schon 'gebührt ihm der Dank der Nachwelt. Einem Arzte, der wie ich viel in untauglichen und schlecht assanirten Hospitälern zu thun gehabt hat, konnte es nicht entgehen, wie leicht die Wunden durch scheinbar ganz geringfügige Ursachen, welche zur Zersetzung beitragen, verdorben werden; hieran knüpfte sich natürlicherweise der Gedanke, alles das zu beseitigen, was am meisten die Entstehung der Fermente im Eiter und in den pathologisch veränderten Geweben begünstigte. Offenbar mussten auch die Charpie und Verbände, welche in den Krankensälen aufbewahrt wurden und die ranzigen Salben, Kataplasmen u. s. w. schädlich wirken. Wer meine Kriegschirurgie gelesen hat, der weiss, wie energisch ich schon lange gegen alle diese Träger der Infectionsstoffe protestirt habe; die Kleider selbst, welche ich im Hospital trug, erschienen mir verdächtig, und ich warnte die Aerzte vor beschmutzten Aermelaufschlägen, da ich mehrmals bemerkt hatte, dass ich das Erysipel in die Privatpraxis bei Operationen verschleppte. Aber sowohl mir, als auch Anderen fehlte es an Entschlossenheit und Möglichkeit auf

---

1) Die Zahlen stammen vom Anfang November 1877. Bis zum Schluss des Krieges stieg das Mortalitätsprocent auf 3. S. meine Abhandlung: „Die moderne Chirurgie in ihrer Anwendung auf die Kriegspraxis" (russisch) S. 60 u. folg. A. S.

einmal alles Verdächtige aus der Hospitalpraxis zu entfernen. Nach der Section von Pyämischen oder Septicämischen z. B. kehrten sowohl ich, als auch Andere in denselben Kleidern und Wäsche in das Hospital zurück, um dort Verbände oder Operationen auszuführen. Beim Verlassen des Anatomieums habe ich mehr als einmal bemerkt, dass sich Hunde in Rudeln um mich versammelten und meine Kleider beschnüffelten. Die Ursachen waren klar; aber sie erkennen und sofort entschiedene Maassregeln dagegen ergreifen, ist zweierlei. Sehen wir doch sogar zu jetziger Zeit, wo die Ueberzeugung von dem Schaden, welcher von den Hospitalcontagien verursacht wird, schon in der chirurgischen Praxis recht verbreitet ist, dass junge Hospitalärzte direct von der Section einer Leiche an das Bett eines Verwundeten treten; man kann sich danach vorstellen, wie schwer es war, in früherer Zeit seiner Ueberzeugung gemäss zu handeln. — Also ohne Zweifel, Lister that in der praktischen Chirurgie einen wichtigen, entschiedenen Schritt vorwärts, und wie wunderlich uns — der alten Generation — auch sein pedantischer Purismus erscheinen mag, so ist er doch lobenswerth und zweckmässig. Wenn sich einmal Jemand überzeugt hat, dass die Entwickelung der Fermente in der Wunde eine der wesentlichsten Ursachen der traumatischen Complicationen ist, so handelt er um so folgerichtiger, je sorgfältiger und pedantischer er dieselben beseitigt. Die Meinungsverschiedenheit und der Streit über das Wesen der Ursachen, welche die Zersetzung in der Wunde bedingen, ist hierbei gleichgültig. Besser ist es, alles Verdachterregende zu entfernen, wenn auch unnütz, als es, auf einer vorgefassten Meinung fussend, zurückzulassen. Wenn ich aber gegen den unausführbaren Purismus der Anhänger Lister's protestire, so geschieht das nur in dem Falle, wenn er von ihnen, wie von Dr. Reyher, als Mittel zur Erklärung der verschiedenen Behandlungsresultate benutzt wird: ein solcher Ideengang ist bei aller Consequenz doch sehr gefährlich und giebt Veranlassung zur willkürlichen Zusammenstellung statistischer Daten. Weder Lister noch ein Anderer vermögen die Macht der Verhältnisse in der Welt zu beseitigen. Niemand kann verlangen, dass alle Leute schon früher, vor der Verletzung, mit Lister'schen Verbänden versorgt seien. Die Pflicht des neueren Antiseptikers beschränkt sich nur darauf, seine Methode bei dem schon vorhandenen Factum in Anwendung zu bringen; nur die Gesammtheit der Thatsachen, welche unter mehr oder weniger günstigen Umständen sich vollzogen haben, ermöglicht eine richtige Beurtheilung der Erfolge dieses Verfahrens. Deshalb werde ich im nächsten Capitel die Statistik der Lister'schen Behandlung im Kaukasus in ihrer Gesammtheit mittheilen, ohne sie in primäre und secundäre, weil in der Wirklichkeit unausführbar, einzutheilen.

In der Idee der Lister'schen Methode ist die Hauptsache nicht so sehr die Antisepsis im allgemeinen Sinne des Wortes — d. h. die Verwendung von zersetzungswidrigen Stoffen — als vielmehr die Behütung der Wunde vor der Berührung mit der Luft. Die Hypothese, welche dazu Veranlassung gab, übergehe ich; ich berühre hier nur die praktische Seite. Das Wesentlichste dabei ist der auch schon alte Gedanke die offene Wunde in eine subcutane zu verwandeln. Vor unseren Augen vollzog sich der Umschwung, welcher durch die Einführung der subcutanen Operationen in die Chirurgie durch den genialen Stromeyer hervorgerufen wurde. Alle bemühten sich damals die blutigen Operationen in subcutane umzuwandeln, da sie sahen, wie nach den letzteren die tiefsten Wunden ohne jegliche Complication heilten. Ja noch viel früher fiel der Unterschied im Verlauf einer einfachen und complicirten Fractur Allen auf, selbst wenn sich die letztere von der ersten nur durch eine kleine Wunde unterscheidet. Da also muss man die Grundlage des Hermetismus der Lister'schen Methode suchen. Aber dann ist dies auch ihre schwache Seite. Eine einmal offene Wunde lässt sich nicht in eine subcutane umwandeln. Das Gegentheil zu behaupten wäre ungereimt. Sogar die Wundheilung unter dem Schorf (Blutgerinnsel, Eschara u. dergl.) ist etwas ganz anderes, als die Verwachsung der subcutanen Wunde. Wenn wir auch die Möglichkeit der Organisirung der Blutcoagula in der offenen Wunde unter dem Lister-verbande zugeben wollten, so würden wir doch in ihr nicht jene Bedingungen zur Organisirung des verletzten Gewebes vorfinden, wie bei einer subcutanen Operation. Endlich, wie undurchdringlich für die Luft der Verband auch sein möge, so wird er doch, und zuweilen mehrmals täglich, abgenommen; die Wunde kommt also doch mit der umgebenden Luft in Berührung, allerdings unter dem antiseptischen Spray. Wie hoch ich auch den Werth des Spray anschlagen mag, indem ich ihm einen bedeutenden Einfluss auf den Erfolg der Behandlung zuschreibe, immerhin wirkt er auf die offene Wunde gemeinsam mit der Luft; und alles Dieses macht die Wunde vollständig verschieden von einer subcutanen. Deshalb ist es auch richtiger, in dem Lister'schen Verbande nicht sowohl einen hermetischen Verschluss der Wunde, als vielmehr eine Filtration der umgebenden Luft und der antiseptischen Mittel durch mehr oder weniger durchgängige Filtra zu erblicken. Die Frage ist jetzt die, — ist diese Filtration wirklich so nothwendig für ein glückliches Resultat bei der Behandlung offener Wunden?

Es giebt viele dem widersprechende Thatsachen. Weshalb heilen die Wunden nach vollständiger Kieferresection und die Wunden der Zunge, welche beständig der Luft ausgesetzt sind und noch dazu der durch die Athmung und die Unreinigkeiten des Mundes verdorbenen Luft, vorzüglich ohne Filtrum und Verband? Ungeachtet dessen, dass im Grunde der Wunde die Knochen entblösst sind und ungeachtet des übelriechenden Foetor ex ore nach diesen Operationen heilen die genähten Wunden der Weichtheile ausgezeichnet und die Behandlung erfordert weiter nichts als Reinigung des Mundes mit antiseptischen Flüssigkeiten. Warum ist die Eitervergiftung dort so selten, wo der Lister'sche Verband nicht angewandt wird oder nicht angewandt werden kann, nämlich nach Steinschnitten und Operationen im Bereiche des Mastdarmes? Wenn der Hermetismus und die Filtra zur Abwehr der Pyämie und Septicämie so nothwendig wären, so scheint es doch, dass besonders die Wunden der Harnblase und des Mastdarmes, wenn sie offen bleiben, am häufigsten als Verbreiter der Pyämie dienen müssten. Weshalb war die offene Behandlung Burow's nach grossen Amputationen und Resectionen so häufig von Erfolg gekrönt? Warum heilen die Wunden nach grossen plastischen Operationen so schön, selbst in schlechten Hospitälern und ohne allen Verband? Aber alle diese Einwände werden durch die Heilerfolge der complicirten Fracturen nach der Lister'schen Methode abgeschwächt, welche schon jetzt von vielen Chirurgen erreicht sind. Diese Resultate wären noch schlagender, wenn nicht ein so enormer Unterschied bei der Behandlung frischer und nicht frischer Fracturen nach der Lister'schen Methode zu Tage treten würde, wie er aus dem Berichte Dr. Reyher's aus dem letzten Kriege ersichtlich ist. Jedenfalls machen die Berichte über die Resultate der Behandlung auf mich im Allgemeinen den Eindruck, als wenn besonders diejenigen Wundcomplicationen am erfolgreichsten durch die Lister'sche Methode abgewehrt werden, welche am häufigsten in Begleitung der Knochen- und Gelenkverletzungen der Extremitäten auftreten — das sind die osteomyelitischen Pyämien. Was hingegen die Behandlung der verschiedenen anderen Verletzungen betrifft, so scheinen mir die Erfolge nicht bedeutend genug, um die Concurrenz der anderen Behandlungsmethoden mit der Lister'schen zu beseitigen. Uebrigens concurrirte die Behandlung der Gelenkwunden nach verschiedenen anderen Methoden nicht ohne Erfolge im letzten Kriege mit dem Lister'schen Verbande (s. u. Statistik).

Bei der Lister'schen Methode ist ausser dem desinficirenden Spray — welchem ich eine nicht geringe Bedeutung beimesse — meiner Meinung nach auch noch von Wichtigkeit, dass die locale Ausdünstung der Haut unter dem Verbande zurückgehalten wird. Allen ist bekannt, ein wie wohlthuendes und beruhigendes Gefühl eine rechtzeitig ausgeführte Baynton'sche Ein-

wickelung des verwundeten Beines hervorruft und wie schnell sich
unter diesem Verbande das Geschwür mit guten Granulationen und
Narbengewebe bedeckt. Mir scheint die Wirkung des Lister'schen
Verbandes viel Aehnlichkeit damit zu haben. Sowohl der Lister'-
sche Verband als auch die Baynton'sche Einwickelung, der berühmte Chassaignac'sche Pflasterverband für complicirte Fracturen
und Guerin s Watteverband — vermehren und halten unter
ihren Schichten die locale Ausdünstung zurück; alle wirken auf den capillären und renösen Blutkreislauf im verlezten Theile
erregend. Den Listerverband kann man aber auch noch mit einer
Compresse échauffante vergleichen, insofern er durch die Spray-
wirkung feucht bleibt, sein Vorzug vor allen anderen besteht jedoch
darin, dass man ihn leichter entfernen und erneuern kann. Da ich
von jeher ein eifriger Anhänger der antiseptischen Wundbehandlung
(im weiteren Sinne des Wortes) gewesen bin und auf dem Lande
nicht immer das complicirte und theure Verbandmaterial Lister's
zur Hand war, so bediente ich mich einer einfachen Methode, welche
ich sowohl bei complicirten Gelenkverletzungen mit Luxation des
unteren Femurendes und des unteren Endes der Tibia, als auch bei
Resectionen des Ellbogen- und Kniegelenkes und bei Amputationen
des Fusses nach meiner Methode, des Oberarmes, Unterschenkels,
Oberschenkels u. s. w. angewandt habe. Die Zahl der Fälle, welche
in dieser Art verbunden wurden, war natürlich nicht gross, nur 40;
aber bei keinem von ihnen wurde die geringste Complication bemerkt und die meisten Wunden heilten entweder in 3 Wochen per
primam oder per granulationem, jedoch mit sehr geringer Eiterbil-
dung. Ich muss bemerken, dass alle diese Fälle keine Hospitalfälle
waren, sondern entweder in meinen Oeconomiegebäuden oder in
Bauernhütten behandelt wurden. Die Methode besteht einfach darin,
dass ich nach Vernähung (meist Metallnaht) der Wunde und Durchführung eines Drains durch den Grund derselben die ganze verletzte oder operirte Partie mit Lagen von Carbolwatte bedecke. Die
Enden der Drainageröhre führe ich durch die Watte nach aussen,
um die Wunde jederzeit (so viel wie möglich) durch antiseptische
Flüssigkeiten (3procentige Carbolsäurelösung) reinigen zu können.
Nach Resectionen oder Gelenkverletzungen lege ich die Extremität
in meinen gefensterten Gypsverband. Die Watteschichten entferne
ich nicht, bis sich Eiter zeigt und in zwei Fällen entblösste ich die
Wunde während der ganzen Dauer der Behandlung (gegen 5 Wochen)
nur zweimal vom Verbande. Gewöhnlich aber nehme ich die Watte
4—5—7 Tage nicht ab, sondern lege täglich eine neue Lage Carbolwatte auf die alten; die Durchspritzungen durch den Drain setze
ich jedoch bis zum Schluss der Behandlung fort. Die Nähte habe

ich zuweilen gar nicht entfernt, sondern sie sich selbst überlassen. Die andauernde Zurückhaltung der Perspiration unter der undurchdringlichen Decke kann möglicherweise schädlich werden (Maceration, Ablösung der Epidermis, Excoriationen u. dergl.); aber wer die Wirkung der Verbände zu beobachten versteht, bei dem wird Derartiges nicht vorkommen.

Ich halte natürlich die Abwesenheit von Eitergeruch in den Hospitalräumen für ein wichtiges, sogar für das hauptsächlichste Merkmal einer guten Verbandmethode; jedoch bei getrennter Unterbringung der Verwundeten machte ich die Beobachtung, dass der stark riechende Eiter nicht den geringsten Einfluss auf den Wundverlauf oder den Gesammtorganismus ausübt. Ich hatte auf dem Lande häufig Gelegenheit, vorzüglich und ohne jede Complication heilende Wunden zu sehen, trotzdem der mit Eiter durchtränkte und stark riechende Verband wochenlang nicht abgenommen wurde. Deshalb rathe ich eben bei weiten Transporten den Verband nicht oft und ohne Noth zu wechseln und wenn der Verwundete nicht klagt, weder Fieber noch Schmerz vorhanden ist, sich nur mit dem Auflegen neuer Lagen von Carbolwatte und mit der Wundreinigung durch den Drain zu begnügen.

Ueberhaupt sehe ich keinen Grund, bei dem gegenwärtigen Thatbestande den Hospitalärzten diese oder jene Methode der Wundbehandlung gleichsam aufzudrängen; ebenso wenig sehe ich die Nothwendigkeit in jedem gegebenen Falle ein und dieselbe Verbandmethode anzuwenden. Aus dem letzten Kriege in Bulgarien lassen sich viele Beispiele glücklichen, ja sogar glänzenden Erfolges bei den verschiedensten Methoden der Wundbehandlung anführen. Während z. B. im t. Kriegshospital in Bjela die Schussfracturen des Oberschenkels und die Knieschüsse mit Extension, unter Anwendung grosser Gewichte (20—25 Pfund), mit ausgezeichnetem Erfolge behandelt wurden, erzielte Prof. Bergmann nicht weniger glückliche Resultate bei der Behandlung der Kniewunden mit dem Gypsverbande. Im Hospital des rothen Kreuzes zu Frateschti wurden nach dem Zeugnisse Prof. Kolomnin's alle Operirten, beinahe alle Knieverletzungen und viele Oberschenkelbrüche nach der Lister'schen Methode behandelt und nur bei den Wunden des Hüftgelenkes die Aërationsmethode angewandt; im Jassy'schen Barackenhospital hingegen war die Aërationsmethode bei den gleichen Verletzungen, wie die Lister'sche, seit September 1877 in Gebrauch. Nach dem Zeugnisse desselben Chirurgen „giebt die offene Wundbehandlung, wie sie von der chirurgischen Gesellschaft zu Moskau ausgearbeitet worden ist, durchaus keine schlechteren Resultate wie die Behandlung nach Lister." Wie ich aber schon früher anführte, besteht diese Modification darin, dass die offene Wundbehandlung Burow's in eine vorherrschend geschlossene umgewandelt ist; bei der Anwendung des Aërationshermetismus der Chirurgen zu Moskau wird gar nicht die Wunde selbst, d. h. nicht der Grund, die Höhlung der Wunde der Aëration ausgesetzt, i. e. offengelassen, sondern nur deren festvernähten Ränder — oder mit anderen Worten der Amputationsstumpf oder die ganze operirte Partie. Was Dr. Kostyrew und Prof. Kolomnin an diesem Verfahren Neues und Besonderes im Vergleich mit der Lister'schen und anderen Methoden gefunden haben, ist mir nicht klar, es sei denn, dass ich annehme, diese beiden Chirurgen hätten früher niemals versucht, nach Anlegung der Naht auf die Amputationswunde den Stumpf frei von Charpie und Verband unbedeckt zu lassen. Indess ist das schon vielemal von mir und vielen Anderen erprobt worden, aber ohne besonderen Erfolg. Was nun die Metallnaht, die Catgutligatur (oder wie in Moskau die Guitarrensaite), die Schienen, das Schutznetz und die Befestigung der Stümpfe an die Betten betrifft, so sind das alles unzweifelhaft nützliche Sachen; aber die von Dr. Kostyrew auf das schärfste angegriffene Porosität der Seidenligaturen und Suturfäden ist nicht so bedeutend, dass daraus eine Gefahr für die Aëration bestünde und die Aussichten auf Erfolg wesentlich vermindert würden. Da übrigens die Aërationsmethode, nach den Worten Prof. Kolomnin's, vorwiegend bei Wunden des Hüft- und Kniegelenkes und den Schussfracturen des Oberschenkels angewandt wurde, so vermuthe ich, dass sie in diesen Fällen keine hermetische war, sondern, wie auch die Burow'sche Methode, in dem einfachen Sichselbstüberlassen der offenen Wunde bestand. In der That ist man oft gezwungen aus Mangel an Besserem die Wunden bei Schussfracturen des Collum oder des oberen Drittels des Oberschenkels vollkommen offen zu lassen und nur für eine zweckmässige Lage des Körpers und der Extremität zu sorgen. Hier aber bestand die „Ausarbeitung" der offenen Wundbehandlung der Chirurgen zu Moskau nur in dem Bestreben den Schorf, welcher die Heilung der Wunde fördert, durch eine dickliche, klebrige Flüssigkeit zu ersetzen. Ob das jedoch gelungen ist, daran zweifelt sogar Prof. Kolomnin. — Eine sorgfältig angelegte Metallnaht mit durchgehender Drainage und das Unbedecktlassen der genähten Wunde und des Stumpfes gaben mir oft ausgezeichnete Resultate nach Amputationen; jedoch ist dazu eine sorgfältige Pflege erforderlich; es sind häufige Ausspritzungen der Drainröhren nothwendig; man muss darauf achten, dass der Kranke bei nervösen (oft vorkommenden) Zuckungen des Stumpfes, bei unvorsichtiger Bewegung oder im Schlaf nicht anstösst und die Wunde

verletzt; dagegen ist das Anbinden des Stumpfes an das Bett kein
sicheres Mittel; viel sicherer ist es den unbedeckten Stumpf in meine
Gypskapsel zu legen oder auf die ganze Extremität nach Gelenk-
resectionen sofort meinen Gypsverband mit grossen Fenstern zu appli-
ciren. Ich habe indessen bei meinem Besuche von Frateschti und
Jassy keinen einzigen Stumpf und keine Resectionswunde nach dieser
Methode verbunden gesehen. Diejenigen wenigen Fälle, welche mir
in den Hospitälern Frateschti's und Jassy's unter dem Namen einer
offenen Wundbehandlung gezeigt wurden, waren nur mit nichts bedeckte eiternde Wunden, welche wahrscheinlich den Uebergang der
hermetischen Aëration zu der echten Aëration Burow's bildeten.
Wir sahen in diesen Hospitälern auch nicht den echten Lister'-
schen Verband, wie er bei Baikow in Korneschti und Anton
Schmidt in Bjela angewandt wurde, bei welchen die Wunden nach
Entfernung des Verbandes nicht den geringsten Eitergeruch verbreiteten. Möglicherweise sind die Resultate der Behandlung aus diesem
Grunde in den Hospitälern Korneschti's und Bjela's so total verschieden von denjenigen, welche Prof. Kolomnin erzielte. Bei ihm
starben in 2 Monaten (vom $\frac{2}{14.}$ August bis zum $\frac{9}{21.}$ October 1877) von
255 Schwerverwundeten 65 = 25 % Mortalität; unter den 65 Ge-
storbenen waren 21 Pyämiefälle und bei 11 von diesen 21 Pyämischen hatte sich die Pyämie während ihres Aufenthaltes in den
Hospitalzellen Frateschti's entwickelt. Ob zwar Prof. Kolomnin
wohl sagt: „Ich weiss bestimmt, dass von keiner Infection auch
nur die Rede sein konnte", so erlaube ich mir doch an dem bestimmten Wissen solcher Dinge zu zweifeln, welche von keinem
bestimmt gewusst werden können; und deshalb nehme ich an zur
Erklärung der 30 % Sterblichkeit (21 von 65) Pyämie in den Zelten
des Rothenkreuzhospitales in Frateschti, ohne die Voraussetzung,
dass „die 21 Gestorbenen so schwer Verwundete waren, welche
bei jeder Behandlung unbedingt an Pyämie zu Grunde gegangen
wären," anzutasten, auch noch die Möglichkeit einer Niemandem be-
merkbaren Uebertragung der Eiterinfection in den besten, gutventi-
lirten Räumen. Und diese Annahme gewinnt an Wahrscheinlichkeit, wenn wir von Prof. Kolomnin selbst erfahren, dass „eine
leichte Imprägnirung mit den Producten der eiternden
Wunden stets in den Fällen vorkommt, wenn '10—12
Schwerverwundete unter einem Dache oder in einem grossen Zelte beisammen behandelt werden."
    Doch gleichviel, Thatsache ist es aber, dass 1. ausser in Kor-
neschti und Bjela wir nirgends eine systematische Anwendung
des Listerverbandes antreffen; 2. dass gerade in den chirurgischen
Abtheilungen von Korneschti und Bjela das Mortalitätsprocent über-

raschend klein ist, obgleich dort viele Schwerverwundete behandelt wurden; 3. dass, obgleich die eigentliche offene Wundbehandlung Burow's wohl auch in einigen Hospitälern (Jassy, Frateschti) angewandt wurde, es doch geschah, ohne System nur, so zu sagen, intercurrent, gezwungenermaassen — faute de mieux.

Was nun die hermetische Aëration betrifft, so haben wir sie nirgends gesehen und zweifeln, dass sie in Bulgarien von irgend Jemand in ihrer eigentlichen Gestalt angewandt worden ist. Ueberhaupt war die Aëration der Wunden und Stümpfe in diesem Kriege unmöglich und die Einführung dieser Methode in unsere kriegschirurgische Praxis wäre eher ein Fehler als ein Fortschritt. Ganz abgesehen davon, dass alle Soldaten in der ganzen Welt an das Verbinden der Wunden gewöhnt sind und eine offene Behandlung für eine Fahrlässigkeit des Arztes halten würden, begegnet man in unserer Kriegshospitalpraxis auf jedem Schritt der absoluten Unmöglichkeit, die offene Wundbehandlung anzuwenden. Wie hätte man z. B. die Stümpfe und Wunden nach den Schlachten bei Gorny-Dubnjak ($\frac{12.}{21.}$ Oct.) und Plewna ($\frac{28. \text{ Nov.}}{10. \text{ Dec.}}$) in dem Zeltlazareth von Bogot unbedeckt lassen können? Die Kälte und Feuchtigkeit, der Mangel an Raum, Betten und hülfreichen Händen, die beständige Dislocirung und die Ausrüstung der Blessirten zum Transport, das sind alles so unüberwindliche Hindernisse, dass es geradezu ein Verbrechen wäre, wollte der Feldarzt im Kriege sich auf Aëration, gleichviel ob offene oder hermetische, einlassen. Selbst von den verhältnissmässig wenigen Fällen von Schussfracturen des oberen Drittels des Oberschenkels, bei welchen die offene Wundbehandlung angewandt wurde, ist uns wenig bekannt und deshalb kann auch über das Resultat nichts Sicheres mitgetheilt werden. Nach dem Zeugnisse des Prof. Kolomnin verliefen die Kniewunden mit Zerschmetterung der Knochen, die Oberschenkelfracturen und die Ellbogenresectionen bei der offenen Wundbehandlung „wenn in der Form angewandt, wie sie in der chirurgischen Gesellschaft zu Moskau ausgearbeitet wurden, ausgezeichnet gut; der Eiter war nie übelriechend und die Resultate waren nicht im geringsten schlechter als bei der Behandlung nach Lister, „aber das Procent der Pyämie und der Mortalität in den Hospitälern des rothen Kreuzes in Frateschti und Jassy, verglichen mit demjenigen der Hospitäler in Korneschti und Bjela, bestätigt weder diese Annahme noch die Meinung des Prof. Kolomnin, dass „die Bedeutung der Aërationsmethode durch Dr. Kostyrew vollständig klargelegt ist und dass darüber gar kein Zweifel obwaltet, dass dieselbe auf fester Basis ruht, welche ihre weitere Anwendung vollkommen sicher stellt." (Skizzen. Kiew 1878, S. 139 [russisch]).

In unserer Feldhospitalpraxis verdient offenbar die Lister'sche
Methode den Vorzug vor jeglicher offenen Wundbehandlung. Ebenso
undenkbar, wie eine allgemeine rigoröse Ausübung derselben unter den verschiedenen Verhältnissen in der Kriegspraxis ist,
ebenso möglich ist, wie wir aus den Beispielen in den Hospitälern
zu Korneschti und Bjela sahen, eine systematische Anwendung derselben bei der Behandlung schwerer Verletzungen. Selbst dann, wenn fortwährende Transporte es nicht
gestatten, die Schwerverwundeten längere Zeit in einem Hospital zu
behalten, ist der Lister'sche Verband nicht nur möglich, sondern
beim Transporte besser als der gewöhnliche. Ich sagte schon, wie
im Falle der Noth, d. h. bei Mangel an sachkundigem Sanitätspersonal, Verbandmaterial, bei Anhäufung von Blessirten u. dergl., der
Lister'sche Verband für den Transport auf dem Verbandplatze ersetzt werden kann. Jetzt will ich noch sagen, dass auch die Hospitäler nicht alle so glücklich waren, wie in Korneschti, Bjela und
im Kaukasus; nicht alle hatten genügende Mengen des Lister'schen
Verbandmateriales zur Hand. In einigen Hospitälern, wie z. B. im
t. Kriegshospital Nr. 69 in Bogot, war dasselbe zuweilen gar nicht
vorhanden. Bei solchem Mangel empfahl ich mehrmals die Wunden
nach Amputationen und Resectionen nach dem von mir oben beschriebenen Modus zu verbinden (d. h. Naht, durchmündende Drains,
Lagen von Carbolwatte, Gypsverband). In einigen von diesen Fällen
wurde der Wundverlauf, trotz der schlechten Verhältnisse (Anhäufung
von Verwundeten, Kälte, Feuchtigkeit, Unreinlichkeit u. s. w.) durch
nichts gestört.

Selbstverständlich ist kein Verband, auch den Lister'schen nicht
ausgenommen, ein Talisman gegen die Pyämie und Septicämie in
der Feldpraxis. Pyämien und sogar Septicämien wurden sowohl bei
Anwendung des Listerverbandes im Kaukasus von Dr. Reyher
als auch in Rumänien von Prof. Kolomnin, in Bulgarien von Prof.
Bergmann und im Rücken der Armee von Dr. Baikow beobachtet.
Ja sogar in den Civilhospitälern, wo der Listerverband systema-
tisch angewandt wurde, bemerkte man, wie ich von einem Chirurgen
vernahm, eine Periodicität in den Resultaten der Behandlung; zu
Zeiten ging alles gut, aber zu anderen Zeiten zeigte sich sowohl
Erysipel, als auch Pyämie. So ist es und so wird es, wie ich glaube,
stets bei jeder Behandlungsweise in grossen Hospitälern sein. Die
guten Seiten einer jeden Methode zeigen sich bald; aber Sicheres
kann man über ihren Werth, gleichwie über das Klima in der Me-
teorologie, nur nach langjähriger Beobachtung sagen. Die Haupt-
schwierigkeit für den Listerverband in der Feldhospitalpraxis ist
die Unmöglichkeit, denselben mit dem unbeweglichen Gypsverbande

zu vereinigen. Wenigstens hatte ich nicht Gelegenheit eine glückliche Combination zu sehen. Indess sehen alle Kriegschirurgen sehr
gut ein, dass die Behandlung der Schussfracturen sehr viel gewinnen
würde, wenn es gelänge die systematische Anwendung des Lister'-
schen Verbandes mit dem unbeweglichen Gypsverbande zu vereinigen.
Ich habe mich von der Möglichkeit einer solchen Combination überzeugt, wenn nur der Verwundete einige Wochen im Hospitale Ruhe
haben kann. Ist alles nöthige Material zur Stelle, so kann man den
Listerverband mit dem Gypsverband sogar bei Fracturen des
oberen Drittels des Oberschenkels combiniren; jedoch ist das Verfahren bei Verletzungen des Unterschenkels, des Knies und des unteren Drittels des Oberschenkels begreiflicherweise viel leichter und
bequemer. Die Hauptsache dabei ist die kranke Extremität durch
einen Gypsverband so zu fixiren, dass die ganze Umgebung der
Wunde, soweit das für die Anlegung des Listerverbandes erforderlich ist, offen bleibt. Dazu sind nöthig: 2—3 flache (lattenartige),
hölzerne, starre Schienen von ca. 8 Cm. Breite, 2 Cm. Dicke und
verschiedener Länge: für den Unterschenkel — länger als derselbe
mindestens um $\frac{1}{3}$ M., für den Oberschenkel länger als die ganze
Extremität um $\frac{1}{2}$ M. Um die Schienen von der Wunde und ihrer
Umgebung abzuhalten, müssen die beiden Enden derselben mit Polstern von 10—14 Cm. Dicke und Breite und 25 Cm. Länge versehen
sein, welche aus Wachstuchsäckchen, mit gewöhnlicher oder carbolisirter Watte gefüllt, zu verfertigen sind. Für eine sehr solide Befestigung der Schienen an den beiden Seiten (der inneren und der
äusseren) der Extremität ist es nöthig, dass nicht mehr als ein Drittel
des verletzten Gliedes unbedeckt bleibt; aber oft kann man auch die
Hälfte offen lassen. Eine ebenso wichtige Regel bei der Anlegung
dieses Verbandes ist es, dass die Polster der Schienen nicht gleiten
und das Glied nicht nur mit den Rändern, sondern mit der ganzen
Fläche berühren. Die stärkere oder schwächere Befestigung des
Verbandes an das Glied hängt von der Lage, Grösse und Eigenschaft der Wunden ab. Schwieriger ist es z. B. den Unterschenkel
und den Fuss festzustellen bei Wunden des Sprunggelenkes oder
bei mehreren Wunden, die an verschiedenen Stellen des Unterschenkels zerstreut sind, u. dergl. Fast immer wird es indessen möglich sein
die Extremität an den Schienen so zu befestigen, dass man dieselbe
im Verbande aufheben, in der Schwebe halten, den verletzten Theil
von allen Seiten besichtigen und auf die Wunde einen beliebigen
Verband anlegen kann. Die Befestigung der Schienen selbst, die
Auswahl der Stelle an der Extremität, wo die Polster der Schienen
zweckmässiger befestigt werden könnten, erfordert einige Uebung.
Die Polster müssen an die Enden der Schienen so befestigt sein,

dass sie leicht entfernt, aufgesetzt und, jedoch nicht gar zu leicht, nach oben und unten an der Fläche verschoben werden können. Eine gute und angemessene d. h. nicht zu feste und nicht zu lockere Füllung der Polster trägt viel zur Festigkeit des Verbandes bei. Nachdem auf die Stellen der Extremität, welche für die Befestigung der Schienen ausgewählt sind, Wattelager untergelegt sind, werden die unteren und oberen Enden der Schienen mit den Polstern zusammen an diesen Stellen der Extremität durch gegypste, d. h. mit Gypsbrei getränkte, Leinwandbinden circulär befestigt, so dass die Wunde und ihre ganze Umgebung zwischen dem oberen und unteren Ende der Schienen vollkommen offen bleiben und von der Mitte der Schienen um die Dicke der Polster entfernt sind.

Beim Anlegen des Verbandes ist es nothwendig: 1. Die Extremität in der Schwebe extendirt zu halten; 2. die Polster der Schienen an die Seiten fest anzudrücken; 3. darauf zu achten, dass die Schienen gleichmässig an den Seiten liegen und sich nicht nach vorn oder hinten verschieben oder nachgeben können. Die Fixation des Fusses (bei Wunden des Tibiotarsalgelenkes) erfordert besondere Aufmerksamkeit. Zuweilen kann man ihn ohne Mühe durch Gypsbinden in Achtertouren an die unteren Enden der Schienen befestigen. Zuweilen ist es nöthig, noch eine dritte, vordere, halbkreisförmig gebogene Schiene (aus Lindenbast, welche zur Verstärkung mit einer Gypsbinde umwickelt wird) mit einem Polster an den Fussrücken zu befestigen. Zuweilen aber ist es nothwendig unter das Polster und zwischen die Ränder der Sohle (dem äusseren und inneren) und den unteren Enden der Schienen flache, handdicke, viereckige oder keilförmige Kissen unterzulegen und dieselben an den Fuss und die Schienen durch Gypsbindentouren zu fixiren. Diesen von mir schon längst (vor 25 Jahren) beschriebenen Verband habe ich am Krankenbett in der verschiedensten Weise modificirt. Manchmal war es erforderlich die beiden Seitenschienen durch ein Stück gegypster Leinwand unter sich zu befestigen, auf welches dann die Wade gestützt wurde, wenn sie die Bruchenden zu stark nach hinten herabzog. Zuweilen war es nöthig zu den beiden Seitenschienen noch eine Rinne aus feinem, mit gegypster Leinwand umwickeltem Drahtnetz hinzuzufügen (ein solches Drahtnetz wird von den Möbeltischlern und zu Drahtsieben gebraucht). Es ist hier nicht am Platz alle diese Modificationen zu beschreiben; die Improvisation derselben muss dem praktischen Sinn eines Jeden anheim gegeben werden. Die Hauptsache besteht darin: 1. Dass die Extremität gleichmässig zwischen den Schienen ruht und nicht zu weit nach vorn oder hinten vorragt; 2. dass man die Schienen an ihren unteren Enden ergreifen und die fixirte Extremität ohne Schmerz und ohne den fracturirten

Knochen aus seiner Lage zu bringen aufheben kann; 3. dass die Wunde und ihre Umgebung wenigstens bis zu einem Drittel der Länge der Extremität unbedeckt bleibt und der Abstand der Schienen von der verletzten Körperstelle weit genug sei für die Durchführung der Binden und überhaupt für das Anlegen aller Schichten des Lister'schen Verbandes.

Im t. Kriegshospital Nr. 69 in Bogot hatte ich einige Male Gelegenheit diesen Verband bei Schussfracturen und Verletzungen des Tibiotarsalgelenkes anzulegen. Alle Fälle gehörten in die Kategorie der schweren; die Verwundeten waren durch die langandauernde Eiterung, das Fieber und die heftigen Schmerzen, welche die Gelenkaffectionen begleiteten, erschöpft. Die Gelenkwunden zeigten das bekannte, wenig anziehende Bild mit pilzförmig herausgequollenen fungösen Excrescenzen. In diesen Fällen wurden die geschwollenen Wunden nach Anlegung meines Verbandes mit starker Jodtinctur bestrichen. Zuweilen wurden auf dem geschwollenen Gelenk 2—3 Streifen mit dem Glüheisen gezogen (ein unersetzliches Mittel bei schmerzhaftem Tumor albus) und ein dem Lister'schen ähnlicher Verband angelegt, weil der vorschriftsmässige nicht vorhanden war; der Zustand der Verwundeten und der Wunden besserte sich sichtlich. Das Unbequeme bei meinem Verbande besteht darin, dass das Anlegen desselben viel Zeit beansprucht. Wenn nichts früher vorbereitet ist, so vergehen Stunden (2—2½) bis ein Verband, wie es sich gehört, angelegt ist und schon aus diesem einen Grunde ist er für den Transport unzweckmässig. Aber andererseits kann dieser Verband ganze Wochen, ja sogar Monate ruhig liegen bleiben ohne im Mindesten das tägliche Verbinden der Wunde nach Lister oder anderen Methoden zu behindern. Auf Landwegen habe ich keine Verwundeten mit meinem Verbande befördert; aber auf der Eisenbahn, in einem Waarenwagon, brachte ich selbst einst einen Kranken mit einer complicirten Luxation und Fractur des Tibiotarsalgelenkes über 300 Werst weit ohne die geringste Unbequemlichkeit, nachdem ich ihm zuvor das Bein durch diesen Verband fixirt hatte. Bei Fracturen des Unterschenkels und des Tibiotarsalgelenkes ist es unumgänglich den ganzen Unterschenkel zusammen mit dem Knie und dem unteren Drittel des Oberschenkels zu fixiren, beim Bruch des Oberschenkels aber die ganze Extremität mit dem Becken.

Die complicirten Fracturen des Oberschenkels und die Wunden des Kniegelenkes waren in diesem Kriege von unzweifelhaftem wissenschaftlichem Interesse, und ich bin so frei zu glauben, dass in keinem der früheren Kriege so viele bemerkenswerthe Resultate bei der Behandlung dieser Verletzungen erlangt wurden, als im letzten Kriege. Im nächsten Capitel werde ich alle statistischen Angaben anführen, welche uns über diesen Gegenstand zu sammeln gelungen ist. Jetzt aber will ich über die Methoden der Behandlung dieser Verletzungen, welche in unseren Hospitälern angewandt wurden, Einiges sagen.

1. Die Extraction der secundären Splitter. Ich habe schon meine Ueberzeugung von dem Schaden ausgedrückt, welcher durch die Extraction der primären Splitter bei frischen Schussfracturen auf dem Verbandplatze verursacht wird. Nur die unmittelbare Vereinigung dieser Operation mit der Lister'schen Methode kann denjenigen Chirurgen in meinen Augen rechtfertigen, welcher eine frische Schusswunde erweitert und die Splitter einen nach dem anderen herauszerrt, ohne sich durch ihre Zahl und Grösse beirren zu lassen. Mir ist wohl bewusst, dass meine Regeln nicht mit denjenigen übereinstimmen, welche von einigen Chirurgen Westeuropas aufgestellt werden. So z. B. giebt Prof. Billroth den Rath, eine „reichliche Splitterextraction sobald wie möglich nach der Verletzung" auszuführen. Aber aus der von ihm selbst mitgetheilten Statistik ersieht man, dass von 13 Schussfracturen des Oberschenkels, welche mit Spitterextraction behandelt wurden, 10 starben == 76,9 % Mortalität (unter diesen 2 Amputirte). Freilich wurden die Splitter nicht sehr bald extrahirt, erst 4—10 Tage nach der Verletzung; aber es wird wohl kaum Jemand wagen Splitter aus der frischen Schussfractur des Oberschenkels zu extrahiren, welche in ihrem Volumen der Hälfte oder, wie es im jetzigen Kriege im Kaukasus vorkam, dem ganzen Umfange des Schenkelbeines entsprechen. Sogar Dr. Reyher, der so kühn die Splitter unter dem Schutze des Listerverbandes aus den Schusswunden der Gelenke und Schussfracturen der oberen Extremitäten extrahirt, giebt zu, dass für Schussfracturen des Oberschenkels „die Occlusion und Behandlung unter dem Schorf" den Vorzug verdienen. Jedoch endete auch die Behandlung unter dem Schorf, welche Dr. Reyher bei 10 Fällen von Kniewunden anwendete, mit einer Mortalität von Null; ein einziger Fall von Oberschenkelfractur, welcher primär antiseptisch mit der Drainage behandelt wurde, verlief tödtlich.

Die überraschend glücklichen Erfolge bei der Behandlung der complicirten Fracturen nach Lister, welche jetzt schon von vielen Chirurgen constatirt sind, rechtfertigen ohne Zweifel die Extraction sowohl der primären, als auch der secundären Splitter bei complicirten Fracturen; aber Alles, was ich in dieser Beziehung bei den Schussfracturen des Oberschenkels und des Knies gesehen habe, lockt mich durchaus nicht von meiner Regel abzugehen. Ja auch das, was der eifrigste Anhänger Lister's, Dr. Reyher, über die Behandlung der Schussfracturen des Oberschenkels nach dieser Methode sagt, klingt gar nicht verführerisch. Er erklärt die Gefährlichkeit dieses Bruches und die Ohnmacht der Antiseptik bei dessen Behandlung dadurch, dass die Blutextravasate sich ausserordentlich weit nach oben und unten zwischen den tiefen Muskellagen des Oberschenkels verbreiten und deshalb auch ihre Desinfection, d. h. die Verhütung der Vereiterung der Extravasate, bedeutend schwieriger sei, als am Knie oder anderen Theilen. Nun gleichviel, Thatsache ist es aber, dass Dr. Reyher im Kaukasus primär antiseptisch mit Erweiterung der Schussöffnung, Extraction der Splitter, Drainage (secundäre) u. s. w. drei Verwundete mit Schussfracturen des Oberschenkels behandelte und alle drei starben; hingegen betrug in 25 Fällen ebensolcher Fracturen, welche aber secundär antiseptisch, d. h. ohne Erweiterung und ohne Splitterextraction aus der frischen Wunde, behandelt wurden, die Mortalität 50,2 % (es starben 13).

Nur die ganz vom Periost entblössten und schon sequestrirten (tertiären) Splitter, welche von Eitersenkungen umgeben oder im Knochencallus eingeklemmt sind, bieten eine directe Indication zur Extraction. Aber auch hier muss jedes gewaltsame Handeln vermieden werden. Bei der Extraction dieser Splitter am Oberschenkel, wenn sie eine starke, erschöpfende Eiterabsonderung verursachen, ziehe ich die Erweiterung der Oeffnung und der Gänge durch die Laminaria der blutigen vor. Die Erweiterung durch Laminariastifte ist auch schon deshalb unersetzlich, weil sie die Diagnose erleichtert (d. h. die Einführung des Fingers ermöglicht) ohne den geschwächten Kranken einem Blutverlust auszusetzen. Während meiner Anwesenheit in Bogot (im t. Kriegshospital No. 69) rieth ich den jüngeren Aerzten oft zu diesem Mittel zu greifen; aber zu meinem Bedauern waren in Bogot, sowohl im Depot der freiwilligen Hülfe, als auch in der Apotheke des Hospitales, vorher zu diesem Zweck hergerichtete lange Laminariastäbe entweder gar nicht vorhanden oder konnten doch nicht aufgefunden werden. Ich möchte rathen doch diese Lücke zu berücksichtigen, welche meiner Meinung nach durchaus nicht unwichtig für die chirurgische Praxis ist. — Die Extraction der secundären und tertiären Splitter bei Schussfracturen des Oberschenkels ist selten ohne Contraaperturen und Drainagen auszuführen. Es ist aber nicht so leicht sich hinsichtlich der Stelle für die Contraapertur zu orientiren. Von der richtigen Wahl dieser Stelle hängt der Erfolg, d. h. der freie Ausweg für den Eiter, ab. Bei dieser Operation empfehle ich den Chassaignac'schen Troicar dem Messer vorzuziehen, aber nur nicht einen solchen, wie er sich im Hospitalbesteck in Bogot vorfand, der zu kurz war und sich in der Röhre einklemmte. Wenn bei Schussfracturen des Oberschenkels die Indication für die Drainage vorhanden ist, so sind fast immer nicht eine sondern mehrere Contraaperturen und Drainröhren erforderlich. In solchen Fällen rathe ich stets in der Chloroformnarkose 2—3 Drains zu gleicher Zeit durchzuführen. Zuweilen genügt die tägliche Einführung der Laminaria allein bei enger Oeffnung und profuser Eiterung die Absonderung des Eiters von Tag zu Tag zu verringern und ihn zu bessern; in solch einem Falle braucht man nicht mit der Extraction der Splitter zu eilen; eine solche Wendung zum Besseren nach Einführung der Laminaria zeigt gewöhnlich an, dass in der Tiefe der Wunde noch kein eigentlicher Sequester vorhanden ist. Uebrigens zeigt uns die Einführung des Fingers, wenn die Oeffnung hinreichend durch die Laminaria erweitert ist, woran wir sind. Da das legale Mortalitätsprocent für die secundären Amputationen des Oberschenkels ein durchaus beklagenswerthes ist, so halte ich es für statthaft der Spätamputation die Spätextraction der Splitter vorzuziehen. Uebrigens habe ich so unerwartete Erfolge sowohl nach der einen, als auch nach der anderen Operation in ganz hoffnungslosen Fällen gesehen, dass ich die Wahl unter beiden nicht mir, sondern dem Kranken selbst überlasse. Von einem gewissen Instinct geleitet, wählt der Todtkranke zuweilen selbst das Mittel zu seiner Rettung sicherer als Andere.

Im Allgemeinen war in den Hospitälern Rumäniens und Bulgariens, so viel mir bekannt, die Extraction der Splitter zum Glück für die Kranken nicht sehr verbreitet unter den Aerzten. Wahrscheinlich haben wir es diesem Umstande zu verdanken, dass in unseren Hospitälern Nachblutungen bei Fracturen selten vorkamen, während im Weissenburger Hospital bei Prof. Billroth (im Jahre 1870) unter 13 Fällen von Schussfracturen des Oberschenkels (mit Extraction der Splitter) bei 4 Verwundeten Nachblutungen eintraten und die Unterbindung der grossen Arterien (der A. femoralis und der A. iliaca ext.) nothwendig wurde; womit diese Operationen bei Schussfracturen gewöhnlich enden, ist, wie ich denke, wohl Allen bekannt.

Für die Verminderung der Spannung und Schwellung bei eiternden Schussfracturen des Oberschenkels und Knies giebt es in den Feldlazarethen kein praktischeres Mittel als die compresses échauffantes (Priessnitz'sche Compressen). Diese wurden denn auch bei uns in Bulgarien viel angewandt. Ich erinnere mich nicht, ob derartige Compressen auch mit Carbolwasser gemacht wurden; ich habe sie aber häufig bei äusseren eiternden Verletzungen mit sichtlichem Erfolg angewandt, ganz ebenso wie auch alkalische und salzhaltige compresses échauffantes.

2. Unbewegliche Verbände und die Extension wurden in Rumänien und Bulgarien nicht nur bei Verschiebung der Bruchenden und Verkürzung der Extremität bei Schussfracturen des Oberschenkels und Gelenkschüssen des Knies, sondern auch als ein die

Verwachsung förderndes Mittel angewandt. Wie schnell sich doch die Ansichten ändern! Wie lange ist es her, dass Simon in Heidelberg versicherte gegen die Verschiebung der Bruchenden bei Schussfracturen des Oberschenkels brauche nichts gethan zu werden? Und als ich Heidelberg während des deutsch-französischen Krieges besuchte, sah ich im Simon'schen Hospital beinahe winkelig verkrümmte Oberschenkelfracturen. Und kaum 7 Jahre später haben sich schon die jüngsten Chirurgen durch die Erfahrung davon überzeugt, dass die Unbeweglichkeit der Bruchenden bei der Behandlung der Schussfracturen des Oberschenkels gerade die Hauptsache ist. Von ihr hängt der ganze Erfolg der Behandlung ab. Ich übernehme es nicht zu entscheiden, in wie weit die Ansicht (wenn ich nicht irre, von Billroth) richtig ist, dass sogar die Pulsation der Arterien eine Verschiebung der Bruchenden und Splitter bewirken kann, noch weiss ich, ob die Ueberzeugung Prof. Kolomnin's gerechtfertigt ist, dass durch die Stösse der sechseckigen Räder in Serbien das Periost von den Bruchenden abgerissen wurde; aber zweifellos ist es, dass die Bewegungen des Rumpfes, der benachbarten Gelenke und überhaupt aller Weichtheile, welche den Bruch umgeben, die Verwachsung stören, der Resorption der Blutcoagula hinderlich sind und deren Zersetzung befördern. Dieses wird durch die Resultate der Gegenwirkung vermittelst des unbeweglichen Verbandes und der Extension bewiesen. Ich halte es für unpraktisch in der Kriegshospitalpraxis diese beiden Behandlungsmethoden der Schussfracturen des Oberschenkels zu trennen. Der Zweck ist derselbe: die Muskeln in Inactivität zu versetzen. Auch eine zu frühe Extension kann schädlich werden, indem sie die Resorption des enormen Blutextravasates verhindert, welches die Bruchenden bei der Schussfractur des Oberschenkels umgiebt und ein zu früh und schlecht angelegter inamovibler Verband kann, statt die Resorption dieser Gerinnsel zu bewirken, ein acut purulentes Oedem hervorrufen. Jedoch wird eine zu frühe Extension wohl kaum jemals auf dem Verbandplatze stattfinden; eine frühe Anlegung des unbeweglichen Gypsverbandes ist aber (auf dem Verbandplatze) ein Postulat für die conservative Behandlung. Deshalb ist Uebung für die jungen Aerzte sehr nothwendig, um mit diesem jetzt schon für die Feldpraxis durchaus erforderlichen und unersetzlichen Verbande nicht in Verlegenheit zu kommen. Nicht darin lag das Unglück, dass im letzten Kriege, wie man an den Evacuationsplätzen klagen hörte und wie ich selbst gesehen habe, Kranke in den Hospitälern mit geschlossenen Gypsverbänden ankamen, welche Monate hindurch nicht gewechselt waren; derartige Gypsverbände haben mehrmals die Heilung unter dem Schorfe zur Folge gehabt (Prof. Bergmann), sondern das Unglück besteht darin, dass nicht alle Chirurgen einen Gypsverband — sei er geschlossen oder gefenstert — gut anzulegen verstehen; nicht alle verstehen ihn zur richtigen Zeit zu öffnen oder abzunehmen und zu wechseln, beschuldigen aber hernach den Verband und nicht sich selbst. Dasselbe gilt übrigens auch für die Extension.

Im letzten Kriege wurden bei uns sowohl hinsichtlich des unbeweglichen Verbandes als auch hinsichtlich der Extension zwei Neuerungen vorgeschlagen und erprobt. Die eine gehört dem Prof. Bergmann, die andere wurde von Prof. Korschenewski geübt. Ich that schon früher des Gypsverbandes Erwähnung, welcher von Prof. Bergmann auf dem Verbandplatze bei Gorny-Dubnjak bei 15 Knieverletzungen angelegt wurde. In allen 15 Fällen wurde der Verband 24 Stunden nach der Schlacht angelegt. Zuerst wurde die Haut mit einer Carbolsäurelösung abgewaschen, darauf die ganze Extremität mit einer dicken Lage 10 procentiger Salicylwatte umgeben, über welche eine elastische Gummibinde angelegt wurde und über das Ganze kam ein geschlossener Gypsverband, der sowohl den Fuss, als auch das Becken umfasste. Bei der Besichtigung dieser 15 Verwundeten, als sie am dritten Tage per Transport Bogot passirend auf den Bauerwagen lagen, überraschte mich die Abwesenheit jeglicher Erregung im ganzen Organismus. Weder Temperatursteigerung noch der geringste Schmerz wurden bemerkt. Einer der Verwundeten, welcher auch bei Gorny-Dubnjak am Knie verwundet wurde, also der 16. mit einem ganz gleichen Verband von Prof. Bergmann, wurde im Hospitale zu Bogot zurückbehalten. Er hatte ausser der Wunde am rechten Knie noch 17 andere Verletzungen. Es ist dies der von mir schon früher erwähnte (Th. I. wap. III. S. 64) Gemeine Omeltschenko, eine Riesengestalt. Es war schwer zu sagen, an welcher von den 18 Schusswunden er zu Grunde gehen würde. Am gefährlichsten waren 4: eine Brustwunde mit Eitersenkungen an der beschädigten Rippe, wahrscheinlich perforirend; Zerschmetterung des linken Unterschenkels, auch mit tiefen Senkungen; eine tiefe bis auf die Wirbelsäule reichende Wunde auf dem Rücken, welche später brandig wurde und unerträgliche Schmerzen und Decubitus verursachte; endlich eine Wunde am rechten Kniegelenk; diese Wunde blieb einen ganzen Monat in dem, in Gorny-Dubnjak angelegten Verbande unberührt. Der Verwundete klagte nicht im geringsten über dieselbe, während die anderen Wunden ihn sehr quälten und täglich ganze Stunden zu ihrem Verbinden erforderlich waren. Nach einem Monat jedoch fing er auch über dieses Knie an zu klagen. Wir entfernten den Gypsverband und fanden: 1. Dass die elastische Gummibinde nicht direct auf der Watte lag, sondern erst noch eine Flanellbinde die Watte zusammenhielt; 2. fanden wir Eiter in der Watte, aber das Knie und die ganze Extremität waren nicht im mindesten geschwellt oder schmerzhaft. Im nächsten Capitel werde ich die Statistik über die Wundbehandlung des Kniegelenks nach dieser Methode mittheilen. Hier wird es genügen, wenn ich sage, dass fast bei einem Drittel der Kranken der Verband Prof. Bergmann's einen ganzen Monat liegen bleiben konnte und die Wunden heilten bei ihnen unter dem Schorfe, sogar wenn die Kugel im Knochen zurückgeblieben war. Während bei 57 anderen Fällen von Schusswunden des Kniegelenks, welche auf verschiedene andere Weise behandelt wurden, wie mit Extension, inamoviblem Verband, Drainage u. d. ä. die Mortalität 42% betrug (es starben 24), so ergaben die 15 angeführten Fälle nur 6,6% Sterblichkeit (starb 1), obgleich bei 5 die Kugel zurückblieb. Nachdem ich gesehen hatte, wie beruhigend die elastische Binde in Combination mit dem Gypsverbande wirkte, so benutzte ich selbst diese Methode in einem Falle in Bogot, bei einem jungen Officier (dem Grafen Bobrinski), welcher bei Etropol durch einen Schuss ins Knie verwundet war. Er war bei sehr schlechtem Wege, Mitte November, aus Orchanje (über 70—80 Werst) gebracht worden; der Transport hatte 4 Tage gedauert. Ueber die ganze Extremität war schon in Orchanje ein fester Gypsverband gelegt. Man konnte nicht sagen, dass der Verwundete besonders über das Bein geklagt hätte, aber er war sehr aufgeregt. Er wurde in einer Jurte beim Hauptquartier untergebracht. Am anderen Tage nach seiner Ankunft entfernten wir vorsichtig den Verband und fanden an der vorderen Seite des Knies neben der Kniescheibe die nicht grosse Schussöffnung von einem fast trockenen Schorfe bedeckt; die Watte des Verbandes war vollkommen trocken, im Kniegelenk war weder Schwellung, noch Spannung, noch Schmerz vorhanden. Darauf bedeckten wir sofort die ganze kranke Extremität mit einer Schicht carbolisirter, hygroskopischer Watte, befestigten dieselbe durch eine Flanellbinde und darüber wurde eine elastische Binde (lose) und ein geschlossener Gypsverband angelegt. Drei Tage ging alles aufs Beste; die Temperatur ging des Abends nicht über 38° C., keine Schmerzen. Am dritten Tage begab ich mich aus Bogot nach Elena und erhielt in Tirnowa die telegraphische Nachricht von dem Falle Plewnas und von den Anzeichen eines acuten Starrkrampfes, der sich während der Nacht bei unserem Verwundeten eingestellt hatte. Als ich am anderen Tage nach Bogot zurückkehrte, traf ich ihn schon nicht mehr lebend an. Die Section des Knies zeigte: Das Projectil, welches vorn nicht tief unter der Patella in einer von ihm verursachten Vertiefung in der Fossa intercondyloidea femoris sass,

und Eiter in der Gelenkkapsel. Da der Tetanus in keinem directen
Zusammenhange mit den Eigenschaften der Wunden, ihrer Lage,
der Anwesenheit der Kugel u. dergl. steht, so ist es in diesem Falle
unmöglich zu entscheiden, ob die Rettung des Verwundeten durch
eine andere Behandlungsweise wahrscheinlicher gewesen wäre. —
Die Beobachtungen in unserem letzten Kriege beweisen positiv, dass
die Kugeln bei den verschiedensten Behandlungsarten in den Wunden und Knochen des Knies zurückbleiben können und nicht nur
die Heilung, sondern auch die Beweglichkeit des Gelenkes nicht
stören. So wurden von 28 Fällen von Knieschüssen Dr. Reyher's
im Kaukasus mit eingeheilter Kugel 15 secundär antiseptisch, 4 primär und 9 ohne jede Antiseptik behandelt. Bei Bergmann sind
5 Genesungsfälle mit zurückgebliebener Kugel angeführt, welche auf
die verschiedenste Weise behandelt wurden (mit Extension, unbeweglichem Verbande und seinem Verbande).

Eine andere Neuerung bei der Behandlung der Schussfracturen
des Oberschenkels und der Kniewunden war bei uns im Kriege die
Extension durch bedeutende Gewichte von 20—25 Pfund.
Diese Methode wurde fast ausschliesslich im t. Kriegshospital Nr. 56
in Bjela auf Initiative des Prof. Korschenewski angewandt. Für
die Contraextension wurden Handtücher oder ein Betttuch, in welche
Watte eingerollt war, zwischen den Schenkeln auf den Damm durchgeführt und die Enden, das vordere und hintere, wurden schräg an
dem Bettrande, welcher dem kranken Schenkel entgegengesetzt war,
befestigt, folglich war die Seite des Beckens, welche dem verwundeten Bein entsprach, gar nicht fixirt und bei der Extension der
Extremität durch schwere Gewichte folgte das Becken natürlich dem
Oberschenkel. Damit ist, wie ich glaube, auch der Grund erklärt,
warum die Verwundeten mit Oberschenkelfracturen in Bjela, wie
ich selbst sah, ruhig eine so starke und andauernde Extension ertrugen; doch war, wie uns mitgetheilt wurde, die Wirkung eine
sehr kräftige; das Knie wurde so steif, dass der Kranke später noch
lange nicht gut auftreten konnte. Das Resultat der Behandlung war
im Ganzen befriedigend. Von 16 Kranken mit Schussfracturen des
Oberschenkels (in verschiedenen Dritteln desselben), welche mit starker Extension in Bjela behandelt wurden, genasen 10, starben 4;
bei zweien ist der Ausgang unbekannt (Sterblichkeit = 25%). Bei
4 von 10 Verwundeten heilten die Wunden unter dem Schorfe ohne
Eiterung. Bei 2 Verwundeten verheilte das Projectil in der Tiefe
und nur bei 3 von den Genesenen war die verwundete Extremität
verkürzt (bei einem bis 1½″).

Im Anfange des Krieges versuchte Prof. Bergmann die Contraextension vermittelst elastischer Schläuche auszuführen, aber die

Verwundeten ertrugen den Druck auf das Perinäum nicht und dieser Modus der Feststellung des Beckens wurde verlassen. Das Planum inclinatum wurde aus irgend einem Grunde nicht benutzt; wenigstens habe ich es nirgends gesehen. Indess meine ich, dass es bei zweckmässigerer Contraextension und weniger starker Anspannung der Extremität doch ebenso gute Resultate geliefert hätte, z. B. die 4 unter dem Schorfe ohne Eiterung Geheilten wären wohl auch bei einer anderen Behandlungsweise genesen. Nur diejenigen Fälle der Behandlung der Schussfracturen des Oberschenkels kann man als typische und überzeugende betrachten, bei welchen mit der Extension zugleich die Eiterung sich verminderte und besserte, die Schwellung und Spannung abnahmen, die Temperatur sank und die Schmerzen schwanden.

Natürlicherweise darf man nicht erwarten, dass die Extension, welcher Art sie auch sei, in schweren Fällen mehr leisten soll als andere Behandlungsmethoden, d. h. in solchen Fällen, wo die Schussfractur des Oberschenkels mit einer Gelenkwunde verbunden ist, bei starker Eiterung, bei Einkeilung von Knochensplittern, bei Zerfall und Sepsis des Knochenmarkes (Neigung zu Osteomyelitis und Septicämie). So starben von 8 Verwundeten mit Knieschüssen und Fractur des Oberschenkels im unteren Drittel, welche von Prof. Bergmann mit Extension behandelt wurden, 5 = 60 % Mortaliät. Unter 22 Fällen von Schussfractur des Oberschenkels von Prof. Kolomnin (in Jassy und Frateschti) war fast die Hälfte (10) ohne Eitersenkung verlaufen bei verschiedener Behandlung mit mässiger Extension (5 Fälle) und dem Gypsverbande (3 Fälle). In den übrigen (5) Fällen war Drainage angewandt worden. Das Resultat erweist sich bei so verschiedener Behandlung nicht minder sondern sogar noch mehr befriedigend als bei der Behandlung mit starker Extension. Von den 22 Fällen starben 5 = 22 %. Im Uspenskihospital bei Dr. Kade starben bei verschiedener Behandlung (wie in Jassy) von 20 Schussfracturen des Oberschenkels 6 und 8 wurden versetzt, im Hospital blieben 6 zurück; das Resultat wird in der Folge wahrscheinlich 10 % Mortalität und mehr sein. Hingegen hat die Methode, welche von vielen Chirurgen der Jetztzeit als die zuverlässigste bei der Behandlung der Schussfracturen des Oberschenkels angesehen wird, der Lister'sche Verband, dem Dr. Reyher in solchen Fällen ein durchaus unbefriedigendes Resultat ergeben. Im Kaukasus starben von 28 Schussfracturen des Oberschenkels, welche nur nach Lister (primär und secundär) behandelt wurden, 16 = 57 % Mortalität, und unter diesen ist für die primär antiseptisch Behandelten die Mortalität = 100 % (3, starben 3) und für die secundär Behandelten = 52 % (25, starben 13). Hieraus folgt, dass wir auf keine Behandlungsmethode der Schussfracturen der Oberschenkels uns ausschliesslich verlassen sollen, aber auch keine derselben unberücksichtigt bleiben darf. Im nächsten Capitel werden wir als Bestätigung dieser weisen Regel noch bezeichnendere Zahlenangaben machen. Hier will ich nur bemerken, dass die Schussfracturen des Oberschenkels für mich ganz ebenso wie die Amputationen des Oberschenkels (s. o.) das hauptsächlichste, einzig richtige Glied in der Statistik der Kriegschirurgie sind, welches man mit Vertrauen bei der Beurtheilung sowohl des Letalitätsprocentes, als auch der Grösse des Nutzens, der durch diese oder jene Behandlungsweise erzielt wurde, verwerthen kann.

Von der Nothwendigkeit überzeugt verschiedene Methoden bei der Behandlung der Fracturen des Oberschenkels und der Wunden des Knies (wie überhaupt aller Verletzungen der Gelenke) zu verbinden, strebe ich am Krankenbette vor Allem nach einer rechtzeitigen und dabei auch gleichzeitigen Anwendung verschiedener Behandlungsmethoden; es erscheint mir einseitig sich nur auf die Extension bei der Behandlung der Schussfracturen des Oberschenkels zu beschränken, so glänzende Resultate diese Behandlungsweise auch in einzelnen Fällen aufzuweisen haben mag. Aber wie soll man die Indication für diese oder jene Methode oder für die Combination zweier Methoden bestimmen? Natürlich giebt es keine sicheren Kennzeichen, und sich Gewissheit zu verschaffen ist sogar schädlich. Dazu müsste man sondiren, die Schussöffnung erweitern, den Finger einführen und dergl. Jedoch kann man durch Erwägung und Vergleichung, wenn auch nicht sofort, doch bei weiterer Beobachtung eine Richtschnur finden. Man muss nur kein Merkmal unterschätzen. Schon die Lage und Richtung des Schusskanales am Oberschenkel oder Knie sind von grosser Bedeutung. Sowohl beim Oberschenkel, als auch beim Knie ist z. B. eine Richtung der Wunde von vorn nach hinten in den meisten Fällen mit geringfügigeren Verletzungen der Knochen verbunden. Am Oberschenkel zeigt eine solche Richtung der Schusswunde, besonders mit kleiner Ausschussöffnung, in vielen Fällen (vielleicht in den meisten) einen Querbruch mit wenig Splitterung an. Von 22 Fällen des Prof. Kolomnin hatten 8 eine Schussrichtung von vorn nach hinten am Oberschenkel und alle 8 gehören zur Zahl der Genesenen (im Ganzen 17). Die Bedeutung der Schussrichtung von vorn nach hinten am Knie ist mir schon im Jahre 1870 aufgefallen bei der Besichtigung der geheilten Knieschüsse in den deutschen Hospitälern. Ich lenkte damals die Aufmerksamkeit des Prof. Simon in Heidelberg auf diesen Gegenstand, nämlich weil mir schon längst (1850—52) aus meinen Durchschnitten gefrorener Leichen bekannt war, dass bei flectirtem Knie zwischen den Gelenkepiphysen ein recht bedeutender intraarticulärer Raum vorhanden sei. Im Atlas meiner „Anatomia topographica" von 1856 habe ich in mehreren Abbildungen diesen Raum im Durchschnitt dargestellt.[1] Einige Versuche an der Leiche in Betreff des Knies in Flexionsstellung überzeugten in der Folge Prof. Simon selbst von der Möglichkeit von vorn durch diesen Raum mit dem Troicar zu dringen ohne eine Verletzung der Epiphysen; er zog daraus den Schluss, dass bei den geheilten Knieschüssen mit einer Richtung von vorn nach hinten die Knochen unbeschädigt gewesen seien. Dieser Schluss war verfrüht. Wir wissen jetzt, dass selbst bei Knochenverletzungen — freilich dürfen sie nicht bedeutend sein — die Knieschüsse mit der Richtung von vorn nach hinten doch besser und rascher heilen.

Während des letzten Krieges, im September 1877, sah ich bei der Besichtigung der Transportirten im Kiewschen Kriegshospital wiederum viele geheilte Wunden des Oberschenkels (Weichtheile) und des Knies mit der Richtung von vorn nach hinten. In den Statistiken der Wunden des Kniegelenkes bei Prof. Bergmann (72 Fälle) und Prof. Kolomnin (33 Fälle) ist diese Schussrichtung bei den Genesenen nicht deutlich ausgesprochen, sie war meistentheils seitlich oder schräg; Dr. Kade giebt an, dass unter 6 an Knieschüssen Gestorbenen· bei einem der Schusskanal von vorn nach hinten verlief. Ich führe dies Alles an, um zu zeigen, dass man sich nicht zu sehr auf die Schussrichtung allein verlassen darf; aber man soll sie jedenfalls berücksichtigen. Von noch grösserer Wichtigkeit ist die Lage des Schusskanales und der Bruchstelle am Femur. Wir werden in der Folge sehen, in wie weit der Erfolg durch den weiteren Abstand des Bruches vom Hüftgelenk gesichert wird. Das Wesentlichste und Entscheidende aber bei der Behandlung der Schussfracturen des Oberschenkels sind die Splitter und der Umfang des Blutextravasates. Je mehr der verletzte Oberschenkel geschwollen ist, je gespannter und convexer die Geschwulst, je weiter sich die Suffusion auf die benachbarten Gelenke (Knie und Hüfte) verbreitet hat, je mehr die Form und Stellung der ganzen Extremität verändert sind, desto sicherer kann man auf eine weite Verbreitung eines intermusculären tiefen Extravasates und auf die Anwesenheit vieler Splitter schliessen, und desto offenkundiger ist die Gefahr. Wenn nun noch zu allem Diesem das Projectil stecken geblieben ist, die Wunde keine perforirende ist und aus der Oeffnung flüssiges oder zersetztes Blut untermischt mit Bläschen und Fetttropfen ausfliesst, so steht Zer-

---

[1] Fascic. 4. A. Tab. 7 Fig. 5 (bis), Fig. 2. Fascic. 4. B. Tab. 11. Fig. 3. Fig. 4.

fall und Sepsis des Knochenmarkes bevor. Niemand wird natürlich in
solchen Fällen weder die Extension, noch die Anlegung eines vollkommen immobilisirenden Verbandes vornehmen. Aber auch in
solchen Fällen darf man den Kranken, auch wenn er nicht transportirt
wird, nicht ohne einen stützenden Contentivverband lassen und muss
letzteren mit einer antiseptischen Behandlung verbinden. Ein anderer Fall: — sowohl die Schwellung, als auch die Difformität des
Oberschenkels sind mässig, die Richtung der perforirenden Wunde
geht von vorn nach hinten, der Bruch befindet sich in der Mitte oder
im unteren Drittel des Femur, aber die Beweglichkeit und Verkürzung der Extremität sind bedeutend, der Verwundete ist reizbar, die
geringste Erschütterung oder Bewegung rufen Schmerz und krampf-
hafte Zuckungen der Muskeln hervor. Kann hier wohl der geringste
Zweifel aufkommen, dass ein immobilisirender Verband verbunden
mit Extension unumgänglich nothwendig sei?

Zu derartigen Combinationen der Immobilisirung der
verletzten Partie mit der Antiseptik oder der Extension
benutze ich eben meinen abnehmbaren Gypsverband (vgl. o.), welcher
je nach den Umständen bald für die eine, bald für die andere Methode
hergerichtet werden kann. In den Kriegshospitälern, welche ihren
Standort seltener wechseln (an den Grenzen des Kriegsschauplatzes
oder im Rücken der operirenden Armee), kann man diese Verbände,
so zu sagen, ex promptu anfertigen. Diejenigen von ihnen, welche
nur dazu dienen sollen, die verletzte Extremität in der richtigen
Lage zu halten, kann man früher an den Extremitäten anderer gesunder oder kranker Leute herrichten, diejenigen aber, welche zur
Befestigung dienen und zugleich abnehmbar sein sollen, können an
der kranken Extremität des Verwundeten selbst gemacht werden und
24 Stunden liegen bleiben. Dieser Verband muss, wenn er bestimmt ist mit der Extension combinirt zu werden, angelegt werden während die Extremität manuell oder durch Gewichte
extendirt ist.

Es ist hier nicht der Ort, um sich über verschiedene Apparate
(Tische und Betten) zu verbreiten, welche sowohl für die Extension,
als auch für die Anlegung der Gypsverbände auf den Oberschenkel
und das Becken vorgeschlagen sind. Unter Anderen verdient der
von Prof. Sklifassowski beschriebene (von Modestow[1]) vorge-

<hr>

1) Wojenno-med. Journal 1878, Juniheft, S. 180: Von einer gewöhnlichen
Krankentrage wird von der Hälfte derselben der Leinwandüberzug zurückge-
schlagen, der Kranke wird auf dieser Trage derart gelagert, dass das Kreuz am
Rande des zurückgeschlagenen Leinwandüberzuges zu liegen kommt. Zur Stütze
der unteren Extremitäten werden in der Gegend der Kniekehlen und Fersen
Querbinden gezogen.   A. S.

schlagene) Modus und der von Dr. Studentski in Frateschti proponirte recht praktische und einfache Apparat unsere Beachtung
(Centralblatt f. Chirurgie 1878 Nr. 52).

Bei der Anfertigung meines abnehmbaren inamoviblen Verbandes ist es Hauptsache zu verstehen einen guten Schnitt für das
Gestell herzustellen. Letzteres aus feinem Drahtnetz muss ein
Ganzes bilden für das Becken und die ganze Extremität bis zu
den Zehen. Das nach dem Muster zugeschnittene Gestell wird auf
die mit einer Watteschicht und einer Flanellbinde bedeckte Extremität und das Becken gelegt; sowohl die Binde als auch das Draht-
gerippe werden mit einem besonders dazu bereiteten Gypsbrei (mit
einem gewissen Procent gestossener Althäawurzel oder Stärkemehl
gemischt) bestrichen und letzteres am Becken und der Extremität
einige Mal durch Touren mit einer in denselben Brei getauchten
Binde befestigt. Der Verband verbleibt gegen 24 Stunden (im Sommer weniger) auf dem Körper, darauf wird er mit der Scheere aufgeschnitten, von der Extremität entfernt, mit einem Firniss überzogen und mit Bändern und Schleifen versehen. Bei der Extension
wird dieses Gehäuse auf das Becken und die Extremität applicirt;
der untere Theil am Fusse wird entweder abgeschnitten oder mit
Oeffnungen zur Durchführung der Extensionsschlinge versehen und
der Beckentheil — der breite Beckengürtel des Verbandes — kann
an dem Bette befestigt werden. Dies Gehäuse oder diese Kapsel
für die ganze untere Extremität kann man entweder vollständig
(d. h. das ganze Bein umschliessend) oder nicht vollständig in Form
einer tiefen Rinne machen. Die Extension wird mit Hülfe eines
anderen Gypsverbandes ausgeführt, welcher schon früher direct auf
die Haut vom Fusse bis zum halben Unterschenkel angelegt werden muss; die Enden der Schlinge, welche zur Extension dient und
aus einer nichtgegypsten Binde besteht, werden in diesen Verband
an den Knöcheln eingegypst. Zur Contraextension dient der Gürtel
des Drahtgerippes (d. Beckentheil), welcher entweder in der Mitte
des Bettes oder an das Kopfende desselben befestigt wird. Der einfache Gypsverband an dem Fusse und Unterschenkel, der für die
Befestigung der Extensionsschlinge bestimmt ist, kann mehrere Wochen am Körper bleiben. Ich ziehe ihn den Heftpflasterstreifen
(d. amerikanischen Methode) vor. Für die Extension wird, nachdem
der Beckengürtel des Verbandes an die Mitte oder das Kopfende
des Bettes befestigt ist, durch die Schlinge am Fusse eine Schnur
durchgezogen, welche über eine Rolle am Fussende des Bettes läuft
und die Gewichte trägt. Der Vortheil bei dieser Art von Extension
besteht darin, dass dieselbe auf die in der Kapsel festliegende und
weder seitwärts noch am Becken bewegliche Extremität einwirkt

und daher nicht übermässig kräftig zu sein braucht (wie in Bjela 20—25 Pfund); weder das Becken noch die Extremität können nachgeben, oder sich verschieben, oder schief stellen. Für die Contraextension kann entweder die schiefe Ebene verwandt oder das Bett zum Kopfende hin geneigt werden (d. h. Contraextension durch das eigene Körpergewicht des Kranken). Bei starker Eiterung wird die Kapsel mit Fenstern versehen, durch welche die Enden der Drainageröhren nach aussen geführt werden, oder aber die Kapsel wird für den Lister'schen Verband eingerichtet, d. h. der Gypsverband wird über den Lister'schen angelegt und, nachdem er wieder abgenommen ist, inwendig mit Wachstuch ausgeklebt. Im letzten Kriege wurde diese Methode nicht versucht, aber Alles, was ich bei der Besichtigung unserer Kriegshospitäler gesehen, überzeugt mich davon, dass sie in vielen Fällen brauchbar ist, häufig die Extension durch grosse Gewichte und die festen Gypsverbände ersetzen kann und sogar beim Lister'schen Verbande ausführbar ist.

Bei der Behandlung der Schussfracturen des Oberschenkels kann man also keiner von den im letzten Kriege gebräuchlichen Methoden den Vorzug geben. Bei der Behandlung der Schusswunden des Knies kann man einstweilen bei dem Verbande des Prof. Bergmann bleiben, indem man ihm deswegen den Vorzug giebt, weil alle anderen Methoden entweder zu energische und daher gefährliche chirurgische Eingriffe erheischen, oder aber mit grossen Schwankungen der Mortalität verknüpft sind, dass man keiner von ihnen den Vorzug geben kann. So starben von 81 Fällen von Knieverletzungen im Kaukasus, welche von Dr. Reyher gesammelt und in verschiedener Weise behandelt wurden, 59 = 72,8 %. Aber dieses allgemeine Letalitätsprocent schwankt zwischen 16 % (bei primärer antisept. Behandlung) und 95 % (bei rein exspectativer Behandlung). Von 57 Kniegelenkwunden, welche von Prof. Bergmann gleichfalls in verschiedener Weise (mit Extension, inamoviblem Verband, antiseptisch) behandelt wurden, starben 24 = 42 % Mort.; jedoch sind in der Rubrik der Genesenen (33) viele (etwa 20) verzeichnet, welche 2—5 Wochen nach der Verletzung in einem noch durchaus nicht gesicherten Zustande evacuirt wurden. Von 13 am Knie Verwundeten, welche bei Dr. Kade mit Drainage, modificirtem Listerverbande und Gypsverband behandelt wurden, starben 6 = 46 % Letalität. Günstiger ist das Mortalitätsprocent bei Kolomnin: von 33 am Knie Verwundeten, welche mit Drainage, Listerverband u. s. w. behandelt wurden, starben 10 = 33 % Let.; aber die Fälle waren auch offenbar nicht besonders schwer; mit zurückgebliebenem Projectil z. B. war nur 1 Fall vorhanden und nur in 8 Fällen war ein Knochenbruch (patella, femur) deutlich. — Natürlich wird die

Anlegung des von Prof. Bergmann empfohlenen Verbandes nur dann von Erfolg sein, wenn sie bald nach der Verletzung stattfindet; anderenfalls man schwer eine Heilung unter dem Schorf erwarten darf, — die Hauptbedingung sine qua non. Doch sehen wir, dass auch zwei Tage nach der Verletzung angelegt dieser Verband gute Resultate gab. Und übrigens was kann man in einem verspäteten Fall Besseres anwenden? Die secundäre Antiseptik? Sie giebt, wie wir aus der Statistik Dr. Reyher's ersehen, 85 % Mortalität. Eine reine expectative Behandlung? Noch schlimmer — 95 %. Die secundäre Amputation des Oberschenkels? Nicht weniger schlimm (70 bis 80 % Mort.). Deshalb halte ich mich für gerechtfertigt, dass ich in Bogot bei der Abfertigung der Verwundeten per Transport meine geschlossenen oder gefensterten Gypsverbände bei allen Knieschüssen anlegte. Ohne Zweifel mussten bei einem Verfahren, das nur durch den Mangel an Besserem entschuldigt wird, auch Fälle vorkommen, wo der Verband Schaden brachte. So z. B. kam einmal im Hospital von Dr. Kade ein am Knie Verwundeter (über 60 Werst) 17 Tage nach der Verletzung an, welcher aus Bogot in meinem Verbande abgefertigt war und darauf im November drei volle Etappen im Transport zurücklegte. Das Hospital Dr. Kade's erreichte er schon mit den Symptomen der Septicämie. Bei der Section fand man die Epiphyse des Femur abgeschlagen und in die gespaltene Diaphyse eingekeilt. Darf man hier wohl den Verband beschuldigen? Zur Diagnose hätte man die Gelenkkapsel spalten müssen, ja und auch dann hätten wir wohl kaum das gefunden, was einige Zeit später bei der Section der Leiche sich ergab. Die Epiphyse konnte sich ja während des 2—3 Tage dauernden Transportes verrückt und eingeklemmt haben. Und die Etappen?! War es denn wirklich nicht möglich den inamoviblen Verband dort entweder zu wechseln oder zu öffnen und zu verbessern? — Und hätte die secundäre Amputation beim Transport wohl ein besseres Resultat ergeben?

Ausser dem Verbande von Prof. Bergmann wurden die Knieverletzungen, wie wir gesehen haben, auch noch mit starker Extension (in Bjela) behandelt. Bald nach der Verletzung bringt das in der Gelenkkapsel sich ansammelnde Exsudat das Knie in die Flexionsstellung und je mehr sich das Knie beugt, desto stärker ist die Spannung an der ganzen vorderen Seite des Knies. Sobald nun dieses eingetreten ist, so ist die Extension d. h. die Geradestreckung des Knies durchaus nothwendig, gleichviel ob ein inamovibler Verband angelegt werden soll oder nicht. Es wäre unverantwortlich, wenn ein Chirurg einen unbeweglichen Verband auf das flectirte Knie anlegen würde. Das Knie muss in der Narkose vollständig gestreckt und dann sofort der Verband angelegt werden. Bei der Behandlung

mit Extension allein ist es nicht nöthig zu anästhesiren, — sogar die
Extension mit grossen Gewichten wird, wie gesagt, von den Verwundeten gut ertragen. Jedoch machte Dr. Anton Schmidt in
Bjela die Beobachtung, dass es bei in der Kniegelenkkapsel ange-
sammeltem Exsudat besser sei, mit kleinen Gewichten (5 Pfund) zu
extendiren. Wenn aber das Exsudat resorbirt ist, so vertragen die
geschwächten Bänder des Kniegelenks die Extension nicht und dann
wirkt sie schädlich. In solchem Falle wirkt wiederum der unbewegliche Gypsverband ausgezeichnet. Es kann also dieser Verband
in zwei verschiedenen Perioden angelegt werden: entweder ganz
im Anfange noch vor Bildung des Exsudates im Knie, um eine
Heilung unter dem Schorf zu bewirken, — dann verdient der von
Prof. Bergmann angewandte Modus sichtlich den Vorzug, oder
aber gemeinschaftlich mit der Extension und an Stelle der letzteren
nach dem Schwund des Exudates.

Das Resultat der Behandlung (Extension, Gypsverband, Listerverband) der Knieverletzungen war in Bjela folgendes: Von 18 Knieschüssen endeten 6 letal = 33 % und bei 4 ist der Ausgang unbekannt. Unter den 6 Gestorbenen war bei 5 die secundäre Amputation des Oberschenkels ausgeführt worden. Unter den 8 Genesenen
war bei einem auch die secundäre Amputation und bei einem anderen die secundäre Resection des Kniegelenkes gemacht worden.
Die Wunden wurden dabei nach Lister behandelt.[1]) Folglich sind
bei conservativer Behandlung allein, ohne Amputation und Resection,
von den 14 bekannten nur 6 genesen = 43 % und 57 % starben
entweder, oder wurden einer Operation unterzogen. Man muss sich
aber zu allen angeführten Resultaten der Behandlung der Schussfracturen des Oberschenkels und der Kniewunden sehr vorsichtig
verhalten. Selbst die schon verwachsene Schussfractur ist noch manchen Schicksalen unterworfen; die Splitter und Sequester bleiben
Monate, ja Jahre lang im Callus eingeklemmt und rufen zu Zeiten
Zufälle hervor, welche lebensgefährlich werden können.

4. Blutungen im Allgemeinen kamen im letzten Kriege in
Bulgarien nicht häufig vor, unvergleichlich seltener als es z. B. nach
dem Zeugnisse Demme's im kurzen italienischen Kriege von 1859
der Fall war. In den Hospitälern der beiden Hauptevacuations-
stationen Frateschti und Jassy kamen im Verlaufe von 4 Monaten
in Frateschti und 6 Monaten in Jassy nicht mehr als 30 secundäre
Blutungen vor, welche nur 12—13 Unterbindungen der grossen Gefässe erforderlich machten. Während meines dreimonatlichen Aufenthaltes in Bulgarien sah ich nur 6—7 Verwundete mit starken

---

1) Die grosse Mehrzahl derselben wurde nicht antiseptisch behandelt.   A. S.

Blutungen und 2 mit traumatischem Aneurysma der Schenkelarterie. Das allgemeine Resultat ist bekannt — die Verwundeten gehen nach der Unterbindung grosser Gefässe zum grössten Theil zu Grunde. Ich sah in diesem Kriege am Leben bleiben: 2 Verwundete nach Unterbindung der Art. subclavia und axillaris und einen nach Unterbindung der Art. femoralis. Im nächsten Capitel werde ich die Zahlen genauer angeben, soweit es mir gelungen ist sie zu sammeln. Im Kaukasus wurde wahrscheinlich dieselbe Beobachtung gemacht. Dr. Reyher sagt, dass von 5 Verwundeten, denen auf dem Verbandplatze die Unterbindung grosser Gefässe (axillaris und femoralis) gemacht wurde, kein einziger leben blieb. Alle gingen an acut purulentem Oedem zu Grunde. So war es auch in allen früheren Kriegen. In den Jahren 1870—71 endeten bei Billroth von 27 Nachblutungen 22 letal. Am gefährlichsten sind selbstverständlich die Nachblutungen und Unterbindungen grosser Stämme bei den Schussfracturen der unteren Extremitäten. Von 6 solchen Unterbindungen, welche bei Schussfractur des Oberschenkels von Billroth und seinem Assistenten gemacht wurden, endeten 5 mit dem Tode = 83 % letal.

Ueber die Ursache für die Gefährlichkeit der Nachblutungen und für die Erfolglosigkeit der Unterbindung grosser Stämme bei Schussverletzungen giebt es verschiedene Ansichten und jeder Forscher schlägt, auf seine Voraussetzungen basirend, auch seine Mittel vor, unter denen ich alle diejenigen, welche gewaltsamer auf die Arterienstämme einwirken als die Ligatur, für durchaus schädlich halte. Hierzu rechne ich die verschiedenen Compressorien · für die blossgelegte Arterie (unter anderen auch das neueste von Billroth); den Druck auf die blossgelegte Arterie (graduirte Compressen Simon's); die Anlegung zweier Ligaturen und die Durchschneidung des Arterienstammes zwischen denselben (Abernethy); die Clausur u. dergl. m. Es ist merkwürdig, dass sich bis jetzt noch immer nicht Alle von der Richtigkeit der Hauptregel bei der Arterienunterbindung überzeugt haben, nämlich den Arterienstamm so wenig wie möglich blosszulegen; ihn so wenig wie möglich von seiner fibrösen und fibrocellulären Scheide loszutrennen und so wenig wie möglich seine Wandungen mit Fremdkörpern in Berührung zu bringen. Auch jetzt noch gilt die Thrombusbildung als das Wesentlichste bei der Unterbindung. Indess so wichtig auch die provisorische Rolle des Thrombus bei der Unterbindung ist, so ist sie doch immer nur eine provisorische, die Hauptsache aber, welche den ganzen Erfolg der Ligatur sichert, ist das Exsudat in der Umgebung des Ligaturfadens an der äusseren Wand des Arterienstammes, welches denselben mit den umgebenden Partien verklebt, der Arterie an der unterbundenen Stelle die Scheide ersetzt und den Ligaturfaden von allen Seiten fest umschliesst. Dieses Exsudat gleicht auch in seiner äusseren Gestalt dem Callus. Am besten kann man dasselbe an grossen Thieren studiren (an der Art. carotis der Pferde, an der Aorta abdominalis grosser Hunde und Schafe). Wenn die Arterienscheide nur mit einem kleinen Einschnitt eröffnet wurde, wenn die Arterie vorsichtig nur auf einer ganz kleinen Strecke losgetrennt wurde (nur soviel, um den Ligaturfaden durchzuführen), wenn der Faden (oder die Saite) dünn und glatt war und die Enden dicht am Knoten abgeschnitten wurden, — so kann man 2—3 Wochen nach der Operation bei grossen Thieren an der Unterbindungsstelle eine feste birn- oder eiförmige Schwiele — Callus finden, welche den Ligaturfaden von allen Seiten fest einschliesst und mit den angrenzenden Partien verlöthet ist. Bei Pferden habe ich an der Carotis Schwielen von beinahe Wallnussgrösse gesehen und fast von Knorpelhärte. Aber diese typische Eiform des Unterbindungscallus scheint davon abzuhängen, auf welche Weise die Anlegung der Ligatur geschah. Sobald z. B. unter den Knoten ein Heftpflastercylinder (Scarpa) untergeschoben wird oder beim Zuziehen der Schlinge irgend ein Instrument (Compressorium) benutzt wurde oder der Faden nicht rund, sondern flach (bandartig) und uneben war und die Enden nicht dicht am Knoten abgeschnitten wurden, so wird der Unterbindungscallus nicht vollkommen ausgebildet sein, — es fehlt dann zuweilen die eine Hälfte; zuweilen hat er das Aussehen eines Stranges, welcher von der Unterbindungsstelle bis zur äusseren Wunde sich hinzieht und die Enden des Ligaturfadens umgiebt u. s. w. Ein drei Wochen nach der Operation an der Leiche des Thieres ausgeführter Längsschnitt durch den ganzen Arterienstamm zeigt: 1. Eine feste Verlöthung des Callus mit den Gefässwandungen auf einer Strecke von $\frac{1}{2}''$ und mehr oberhalb und unterhalb der Unterbindungsstelle, 2. die geschlossenen, konischen mit den Spitzen einander zugekehrten und durch einen kleinen Zwischenraum (von $\frac{1}{4}''$ u. m.) von einander getrennten Enden (das obere und untere) der unterbundenen Arterie mit den Resten des Blutthrombus, besonders im centralen Ende, und 3. die Ligaturschlinge, welche in diesem Zwischenraum liegt und von dem Callus umschlossen ist. Wenn der Faden und der Knoten grob, uneben und porös und die Enden der Ligatur nicht dicht am Knoten abgeschnitten waren, oder wenn statt eines Fadens ein Band benutzt wurde, so findet sich in dem Callus ein Hohlraum mit einer Oeffnung in der Wand, welcher mit Eiter gefüllt ist.

Sowohl diese Experimente an Thieren, als auch die Beobachtungen an Menschen haben mich davon überzeugt, dass der Erfolg der Operation nach der Hunter'schen Methode hauptsächlich von

den Eigenschaften des Unterbindungscallus abhängig ist.
Je vollkommener die Organisation seiner Wandungen, je mehr sich
seine Gestalt der Eiform nähert, je fester seine Verlöthung mit der
Arterienscheide und den anliegenden Partien, — desto mehr Hoffnung auf Erfolg. Der Thrombus innerhalb der Arterie, oberhalb und
unterhalb der Ligatur kann zuweilen auch fehlen, obzwar er bei
gesunden Menschen und Thieren fast immer vorhanden ist, wenn
nicht irgend ein Zustand seine Bildung behinderte; bei 86—90 %
kann man dreist die Anwesenheit eines Thrombus bei Gesunden annehmen. Zur Bildung desselben ist wahrscheinlich eine pathologische
Veränderung der Intima der Arterien nothwendig (wie das ja auch
die Brücke'sche Hypothese verlangt); wo der Faden die innere
und mittlere Lamelle glatt durchschnitten und, sich in diese Furche
eindrückend, die Ränder der Lamellen etwas einwärts in das Lumen
umbiegt, da bildet sich der Thrombus sicherer und fester. Aber
alles dieses ist nicht zuverlässig. Nur dann kann man auf Erfolg
rechnen, wenn die Ligaturstelle von allen Seiten von einem gleichmässigen und festen Exsudat umhüllt wird und vermittelst desselben
gut mit den angrenzenden Geweben verklebt.. Und dazu eben ist
es unerlässlich, dass der Arterienstamm bei der Operation nicht weit
blossgelegt wird und sich, soweit er bei der Operation von seiner
Scheide losgetrennt wurde, mit Exsudat bedeckt, welches die Scheide
ersetzt. Deshalb verlange ich, dass bei der Anlegung der Ligatur
die Aufmerksamkeit am schärfsten auf die anatomische Scheide der
Arterie gerichtet sei; diese Scheide und die Vasa vasorum, welche
die Wandungen der Arterie ernähren, müssen vor allem im Auge
behalten werden. Den Schnitt im tiefen fibrösen Blatt der Fascie
darf und soll man bei der Operation lang machen, aber den Arterienstamm muss man so wenig als möglich von der Scheide ablösen,
— nur soviel als zur Durchführung des Ligaturfadens nöthig ist. Ich
bin der festen Ueberzeugung, — welche ich nach Ausführung von
gegen 100 Unterbindungen grosser Arterien erlangt habe, — dass
alle unsere Misserfolge hauptsächlich von diesem kritischen Moment
der Operation abhängen, d. h. davon, in welcher Weise die Arterie
von den Wandungen der Scheide losgelöst wird. Wenn das äussere
Exsudat — der Unterbindungscallus — gut organisirt, fest und
vollständig ist, wie das z. B. nach dem Abschneiden der Enden der
Ligatur dicht am Knoten der Fall ist, so ist keine Nachblutung zu
befürchten, selbst wenn sich kein Thrombus innerhalb der Arterie
gebildet hat oder wenn derselbe wieder zerfiel. Bei einem festen
Unterbindungscallus kann sich das Blut nirgends hin ergiessen, selbst
auch in dem Falle nicht, wenn die Enden der von dem Ligaturfaden durchschnittenen Arterie auseinander weichen sollten; sie sind

ja nicht offen; zwischen ihnen und um sie herum befindet sich ein festes sich organisirendes Exsudat. Auch in dem Falle, wenn ein Ende der Ligatur aus der Wunde nach aussen geleitet ist, kann das Exsudat noch genügen, um eine Nachblutung zu verhüten; es bildet sich um das lange Ende der Ligatur, wenn sie nicht zu dick und grob ist, ein strangförmiges Exsudat, welches von dem Unterbindungscallus bis zum Wundwinkel reicht. In manchen, nicht vollkommen gelungenen Fällen bildet sich dieser kleine Kanal zu einer Arterienfistel um und kann dann sehr späte Nachblutungen veranlassen. Ich beobachtete solche 2½ Monate nach der Operation; aber wenn seine Wandungen fest genug sind, so ist die Blutstillung nicht schwierig. Da das Blut aus dem kleinem Arteriengeschwür durch denselben nach aussen fliesst, so gelangt es nicht in das umgebende Gewebe und bildet keine grossen, tiefen und später sich zersetzenden Extravasate.

Wer den ganzen Heilungsvorgang nach der Unterbindung grosser Arterien nur auf die Thrombusbildung innerhalb der Arterien und auf die Verklebung derselben mit der inneren Membran und den Wandungen des Gefässes begründet, der baut auf Sand. Die dem Thrombus zugeschriebene Bedeutung rührt von den Beobachtungen an spontanen Blutstillungen bei Arterienverletzungen her. In der That, in den Annalen der Chirurgie finden sich viele bemerkenswerthe Fälle dieser Art; ja auch im letzten Kriege beobachtete Dr. Reyher im Kaukasus einen solchen. (Vollständige Zerreissung der Art. subclavia durch das Projectil mit Bruch der 1. Rippe. Die Enden der durchrissenen Arterie waren um 2 Cm. auseinandergewichen und durch Blutpfröpfe geschlossen; die Wunden heilten unter dem Schorf; Blutung fand nicht statt; der Verwundete war nicht anämisch. Tod in Folge einer Rückenmarkverletzung.) Aber in diesen Fällen verhütet der innere Thrombus deshalb die Blutung, weil er mit dem äusseren Gerinnsel fest verbunden ist, welches sowohl die Arterienscheide, als auch die intermusculären Zwischenräume ausfüllt. Schlimm ist es, wenn der ganze Erfolg einer Unterbindung an diesem Härchen hängt; unstreitig aber kommt es bei Unterbindungen bei Schusswunden zuweilen vor. Ich bekenne, dass ich die Unterbindung eines grossen Arterienstammes bei Schusswunden nie an der Verletzungsstelle gemacht habe und natürlich auch nie machen werde. Hier hält die auf die aufgeweichte Arterie angelegte Ligatur nur dadurch zuweilen das Blut auf, dass sie die Bildung eines Gerinnsels befördert; aber auch hier kann man nur auf eine dauernde Blutstillung hoffen, wenn das Ende der unterbundenen Arterie durch die sich ausbreitenden Granulationen bedeckt wird. An der oberen Extremität geht es damit noch und bietet diese Art unter gewissen Bedingungen sogar mehr Hoffnung auf Erfolg als die Hunter'sche Methode. In der Ellbogenbeuge z. B. ist es nach Anlegung der Esmarch'schen Binde nicht so schwer die Enden der verletzten Arterie aufzufinden. Aber an den unteren Extremitäten unter den dicken Fascien und Muskellagen sich auf ein solches Unternehmen bei einem Aneurysma traumaticum der Art. poplitaea oder femoralis einzulassen, — ist eine riskirte, unsichere Sache. Wo liegt da die Bürgschaft oder auch nur die Wahrscheinlichkeit dafür, dass die Ligatur auf der durch das Projectil zerrissenen oder ulcerirten Arterie liegen bleibt? Nicht nur eine solche, sondern auch die Unterbindung nach Hunter (in continuitate) hat bei Schusswunden wenig Aussicht auf Erfolg, und zwar deshalb, weil sie gewöhnlich unter sehr ungünstigen oder zweifelhaften Verhältnissen ausgeführt wird. — Wann und wo werden gewöhnlich die Arterienstämme bei Schusswunden unterbunden? Wird diese Operation nicht meist verschoben, bis eine oder mehrere Blutungen den Verwundeten geschwächt haben? Selbst in dem Falle, wenn es nach der Anamnese klar ist, dass der Blessirte auf dem Schlachtfelde und dem Verbandplatze viel Blut verloren hat, wenn die Wunde der Lage der Arterie entspricht, ja sogar wenn unter der Wunde die Pulsation der Arterie nicht zu fühlen ist, wird immer noch die Unterbindung nach Hunter aufgeschoben. Was Wunder, wenn in einem solchen Falle die im Hospital bei einem nach verschiedenen Transporten und Strapazen anämischen und durch das Fieber erschöpften Verwundeten angelegte Ligatur anstatt von einem festen Exsudat von schlechtem Eiter umgeben wird. Hier ist wieder die ganze Hoffnung auf Erfolg auf den inneren Thrombus basirt; dieser Thrombus aber wird entweder gar nicht gebildet, wie das bei Anämischen und Pyämischen vorkommt, oder aber der erweichte und zerfallene Thrombus löst sich von den Wandungen der Arterie los und wird durch eine destructive Eiterung entfernt. Und kann man denn auf die Bildung eines festen Exsudates an der Ligaturstelle rechnen, oder eine Verklebung desselben mit der Arterienscheide erwarten, wenn man bei der Operation deutlich sieht, dass die Wandungen des Gefässes bei dem anämischen Verwundeten dünn und morsch sind und unter der Ligatur zerreissen können? Man kann sich wohl auch leicht vorstellen, was aus einer solchen Arterienwand werden muss, wenn sie blossgelegt, auf weite Strecken freipräparirt und mit Acupressur, verschiedenen Compressorien und anderen ähnlichen Sachen behandelt wird! — Ich bleibe bei meiner Ueberzeugung, dass die Unterbindung grosser Arterien nach Hunter viel zuverlässiger sein und ein unvergleichlich besseres Resultat bei Schusswunden geben würde, wenn sie früher, vor

der Erschöpfung durch Blutverlust und vor Eintritt der Pyämie gemacht würde und zwar unter Beobachtung derjenigen Cautelen,
welche der Bildung eines äusseren Exsudates an der Ligaturstelle
(eines Unterbindungscallus) förderlich (oder wenigstens nicht hinderlich) sind.

Die richtige Auswahl der Stelle für die Anlegung der Ligatur
ist ebenfalls eine wichtige Bedingung für den Erfolg. Z. B. ist es
nicht gut, die Schenkelarterie gleich unter dem Abgange der Art.
profunda femoris oder zwischen dem Ursprunge dieses Astes und der
Art. epigastrica zu unterbinden, aber Schlimmeres konnte wohl nicht
ersonnen werden als die Unterbindung dieser Arterie in dem Sehnen-
kanal der Abductoren, (welche aus irgend einem Grunde im Jahre
1870 von Billroth gemacht wurde). Im Gegentheil ist es in vielen
Fällen zuverlässiger, bei Schusswunden in der Mitte des Oberschenkels die Art. iliaca ext. zu unterbinden, anstatt die Art. femoralis
unterhalb des Poupart'schen Bandes. Wenn aber der günstige
Zeitpunkt für die Operation versäumt ist, der Kranke stark anämisch
oder pyämisch ist und Blutungen aus der Schusswunde eintreten, so
ist mein Rath, sich auf die Tamponade der Wunde, die Anlegung
der Theden'schen Einwickelung, die vorsichtige Compression (digi-
tale oder instrumentale) des Arterienstammes und die Anwendung
blutstillender Mittel zu beschränken. Dieses mehr palliative als radicale Verfahren bewirkt zuweilen unerwarteter Weise dauernde Blutstillung.

5. Die Wundbehandlung nach secundären Amputationen und Resectionen im letzten Kriege in Bulgarien.

Die conservative Behandlung und die secundären Operationen
sind so unzertrennlich mit einander verknüpft, dass wenn die erstere
in der Kriegschirurgie Aufnahme findet, unbedingt auch die letzteren
zugelassen werden müssen. Darum ist es befremdend noch von Chirurgen der Gegenwart (Langenbeck u. A.) Rathschläge zu vernehmen über den Nutzen und die Rechtzeitigkeit der primären Amputationen. Wie kann man in der Feld-Kriegschirurgie gegen die
secundären Amputationen und Resectionen opponiren, wenn man im
Princip die Nothwendigkeit und den Nutzen der conservativen Behandlung anerkennt! Eines von beiden. Entweder die alte Lehre,
die ich früher auch eifrig befolgte, hatte Recht, wenn sie behauptete, dass durch Unterlassung der primären Amputationen mehr Leben
verloren gingen, als Arme und Beine erhalten blieben, oder aber
die conservative Behandlung hat den Vorzug, — und dann dürfen
wir nicht unsere Stimme zu Gunsten der primären Operationen erheben. Zum Beweise dafür, dass die conservative Behandlung bei
uns gesiegt hat, dient die bedeutende Anzahl der späten Resec-

tionen und Amputationen, welche die Zahl der Frühoperationen in den Hospitälern Rumäniens und Bulgariens um Vieles übersteigt. — Einige unserer Chirurgen jedoch haben, von den Beschreibungen einiger glücklicher Ausnahmefälle hingerissen, die Grenzen der Indication für die Resection zu sehr erweitert. So habe ich mich bei der Besichtigung der Resecirten davon überzeugt, dass man bei uns mit der Resection des Schultergelenkes zu weit gegangen ist. Ist es in der That nicht merkwürdig, dass ich in den Hospitälern einen einzigen Fall von Exarticulation des Oberarmes zu sehen bekam, während ich zwei nach der Resection mit unbrauchbarer Oberextremität sah (s. u.), bei welchen offenbar zu viel vom Oberarme resecirt worden war. Die Gelenkresection ist die Lieblingsoperation unserer jungen Kriegschirurgen geworden. Leider wählen viele von ihnen aus Mangel an Erfahrung die vielverheissenden aber schwierigeren, statt der einfachen und bequemen Methoden zur Ausführung der Resectionen. So machten fast alle jungen Chirurgen, soviel ich gesehen habe, die Resection der Schulter und des Ellbogens mit einem Längsschnitt. Diese Methode, welche gewisse Vortheile bietet, ist für Neulinge in der Feldpraxis schwierig. Ich rathe die Ausführung der Operation sich dadurch zu erleichtern, dass man dem Längsschnitt am oberen Ende (bei der Schulter) oder in der Mitte (beim Ellbogen) einen oder zwei kleine Querschnitte hinzufügt. Durch diese Querschnitte wird der Zugang zum Gelenk freigemacht. Ich war Augenzeuge, wie sich junge Chirurgen mit der Exarticulation bei den Schulterresectionen mit einem Längsschnitt abquälten. Noch schwieriger war die Exarticulation, wenn durch den einen Längsschnitt der am Collum anatomicum durch das Projectil zerschmetterte Humeruskopf herausbefördert werden musste, während das sofort sehr leicht gelang, wenn unter dem Acromion ein Querschnitt geführt wurde, der sich mit dem Längsschnitt T förmig vereinigte. Bei dieser Operation ist eine Verletzung der Sehne des M. biceps nicht von Belang. Eine solche hat keinen Einfluss auf die Verrichtungen des Oberarmes nach der Resection, kann aber bei einem T förmigen Schnitt leichter vermieden werden, als bei einem einfachen Längsschnitt allein. Von viel grösserer Wichtigkeit ist es, eine Verletzung des N. ulnaris bei der Resection des Ellbogens zu vermeiden. Obwohl man bemüht war bei den Resectionen, denen ich beiwohnte, das Periost soviel als möglich zu erhalten, so gelang das doch selten vollständig; es war gewöhnlich zermalmt oder ulcerirt.

Der Wundverband war nach den secundären Amputationen und Resectionen verschiedenartig, indess fast immer halbantiseptisch, nur einige Chirurgen wandten den Listerverband in seiner eigentlichen Gestalt an. In Bulgarien hatte ich keinmal Gelegenheit, die

offene Wundbehandlung bei Operationswunden in Anwendung zu
sehen; aber etwas ihr Aehnliches sahen wir bei dem Besuch der
Hospitäler in Frateschti und Jassy. In Frateschti überraschte mich
die Mittheilung eines Chirurgen von den Schwierigkeiten, mit denen
man dort bei der Anlegung des Gypsverbandes nach Resectionen des
Ellbogen- und des Tibiotarsalgelenkes zu kämpfen hatte und wir
sahen einige Operirte ohne diese Art des Verbandes. Nach diesen
Mittheilungen sammelte sich schon am anderen Tage der Eiter unter
dem Verbande an, so dass man gezwungen war ihn zu entfernen;
die Umgebung der Wunde schwoll an und quoll durch die Fenster
heraus; die Granulationen wurden schlecht. Deshalb wurde dort
bei Wunden nach Resectionen statt des Gypsverbandes die offene
Wundbehandlung angewandt, d. h. ohne jeden Verband gelassen.
Indess ist es gerade am Schulter- und Ellbogengelenk am leichtesten
den Gypsverband so anzulegen, dass die Fenster desselben nicht
den geringsten Druck auf die Umgebung der Wunde ausüben. Es
ist nicht möglich, dass die Umgebung der Wunde durch das Fenster
prolabirt, wenn eine bedeutende Partie der Rückseite des Oberarmes
unbedeckt bleiben kann. Da man nun im Stande ist sowohl den
oberen Theil des Oberarmes als auch den Vorderarm an den Thorax
zu fixiren, so wird es möglich den Gypsverband nach Resectionen
in der Weise anzulegen, dass sowohl die Wunden als auch die Cir-
cumferenz des Ellbogens und der Schulter auf einer weiten Strecke
frei bleiben. — Bei einem gut angelegten Gypsverbande könnte man
in vielen Fällen die Wunden nach Amputationen und Resectionen
ohne jeglichen Verband lassen, nachdem man nur die Ränder derselben durch Suturen vereinigt und eine Drainröhre durchgeführt hat.
Aber in den Zelthospitälern Bulgariens, während der kalten Jahreszeit, konnte offenbar diese längst bekannte, aber vor Kurzem erst
entdeckte hermetische Aëration nicht mit den Annehmlichkeiten und
Vortheilen angewendet werden, wie sie unter anderen Verhältnissen
solche zu bieten vermag. Andererseits fehlten zu dem Listerverbande in seiner eigentlichen Gestalt die Mittel und Arbeitskräfte,
deshalb schlug ich im t. Kriegshospital Nr. 69 in Bogot vor, meinen
oben beschriebenen Verband für Amputations- und Resectionswunden
zu versuchen (vgl. Wundverband auf dem Verbandplatze). Hier theile
ich einen Fall mit, der nach dieser Methode verbunden wurde; es
ist ein wortgetreuer Auszug aus dem Journal des Dr. Schkljärewski, welcher die Operation gemacht hat. Zugleich rechtfertigt
dieser Fall auch die gute Meinung, welche ich über die Amputation
des Oberarmes am Collum chirurgicum und über den günstigen Verlauf bei Wunden der Weichtheile während des letzten Krieges in
Bulgarien hege.

„Der Gemeine des Moskau'schen Leib-Garde-Regimentes Jewsei Bachtin wurde am $\frac{12.}{24.}$ October 1877 durch einen Schuss in den rechten Oberarm verwundet. Die Diaphyse des Knochens ist auf einer bedeutenden Strecke zersplittert; die Art. brachialis ist verletzt; Aneurysma traumaticum von Wallnussgrösse. Ausserdem eine perforirende Schusswunde der Weichtheile des Oberschenkels; der Einschuss an der Aussenfläche des oberen Drittels des Oberschenkels mit einem Schorf bedeckt; der Ausschuss in der Furche zwischen Schenkel und Damm suppurirt. Am $\frac{16.}{28.}$ October Amputation des rechten Oberarmes in der Höhe des Collum chirurgicum, Circulärschnitt; die Arterie wurde mit einer Seidenligatur unterbunden; Drainröhre durch den Grund der Wunde von mittlerer Dicke mit langen (7 Zoll) Enden; die Wundränder werden durch 12 Metallnähte vereinigt. Der genähte Wundrand wurde mit einem Streifen von Lister'schem Silk bedeckt; der Stumpf mit einigen Lagen carbolisirter Watte belegt, durch welche die Enden des Drains nach aussen geleitet waren; die Watteschichten und der Stumpf wurden durch circuläre und achterförmige Touren einer Gazebinde an den Thorax befestigt. Täglich 2mal Ausspülung des Wundbodens durch die Enden des Drains (vermittels des Irrigators) mit einer 3% Carbolsäurelösung, ohne die Watte zu entfernen; die Stellen, an denen sich durch die Watte hindurch an der Oberfläche Eiter zeigte, wurden mit einer concentrirten Carbolsäurelösung benetzt und auf dieselben neue Lagen Carbol- oder Salicylwatte mit einer Gazebinde befestigt. Am 2. und 3. Tage nach der Operation stieg die Temperatur bis 38° C., später war sie normal; der Operirte fühlte sich während der ganzen Zeit vollkommen wohl, — Schlaf, Appetit und vollständige Schmerzlosigkeit im Stumpf. Am Schenkel und Damm einmal täglich gewöhnlicher Verband; die Wunden heilen ohne Complication, der Einschuss unter dem Schorf und der schlitzförmige Ausschuss mit geringer Eiterung. Am 9. Tage nach der Operation wurde der erste Verband unter dem Spray entfernt; derselbe war nur in den dem Stumpf zunächst liegenden Schichten von Eiter durchtränkt, ohne besonders üblen Geruch; die Wundränder waren in ihrer ganzen Ausdehnung per primam verheilt; Schwellung, Schmerz, Röthung und Excoriationen sind weder am Stumpf, noch in dessen Umgebung vorhanden; es wurden 4 Suturen entfernt, die Drainageröhre an ihrem Platze belassen und ein neuer Watteverband angelegt. In diesem zweiten Verbande wurde der Operirte am $\frac{28.\ October}{9.\ Novbr.}$ per Transport aus Bogot befördert und passirte am $\frac{19.\ Novbr.}{1.\ Decbr.}$ in vollkommen befriedigendem Zustande die Evacuationsbaracken in Frateschti."

Der Fortschritt unserer Kriegschirurgie im letzten Kriege in Bulgarien äusserte sich auch noch in der Verpflegung und der

Allgemeinbehandlung der Kranken nach grossen Operationen. Sowohl in der ersten Periode des Trauma, als auch in der Folge waren das Eis und die Kälte fast gar nicht in Anwendung. Ich kann nicht umhin, bei diesem Gegenstande zu verweilen, obgleich es passender gewesen wäre, darüber früher zu sprechen. — Wer von den Fachgenossen erinnert sich nicht, wie eifrig der verstorbene Prof. Stromeyer und sein ehrenwerther Schüler Esmarch nach dem ersten holsteinischen Kriege 1848—50 die energische und durch ganze Wochen andauernde Verwendung des Eises bei der Behandlung der Gelenkwunden und anderer schwerer traumatischer Verletzungen anempfahlen. Diese Behandlung hatte damals fast keine Contraindicationen. Die Eiterung galt übrigens auch früher schon als keine Contraidication. Alle erfahrenen Aerzte mussten sich schon längst davon überzeugt haben, dass die energische und andauernde Eisbehandlung die Eiterung wohl begränzte, aber nicht unterdrückte. Aber das, was in einem Miniaturkriege unter ausgezeichneten Verhältnissen so gut gelang und so schön wirkte, machte Fiasco in einem grossen Kriege bei veränderten äusseren Verhältnissen. Bei uns im Krimkriege wurde versucht, die Operationswunden wegen Mangel an Eis mit kalten Irrigationen zu behandeln; aber die Complicationen mit acutpurulenten Oedemen begannen bei dieser Behandlung so rasch überhand zu nehmen, dass man gezwungen war, dieselbe nach kurzer Zeit zu unterlassen. Im deutsch-französischen Kriege von 1870—71 sah ich während meiner Anwesenheit in Deutschland nur eine, so zu sagen, intercurrente Anwendung des Eises in einigen Hospitälern. Es wurde zuweilen in papiernen oder elastischen Beuteln aufgelegt; aber eine energische Eisbehandlung, wie auch ich sie vor etwa 30 Jahren angewandt habe, — d. h. die Umlagerung einer ganzen Extremität mit Dutzenden von Eisbeuteln, — habe ich schon nirgends mehr angetroffen. Vor Beginn unseres letzten Krieges im Januar 1876 vernahm ich von einer ausgebreiteten Anlage von Eiskellern und rechtzeitiger Füllung derselben mit Eis; irgend ein Lazareth der freiwilligen Hülfe (wenn ich nicht irre, in Korneschti) wurde sogar mit Vorbedacht in der Nähe eines solchen Eiskellers etablirt! Aber so viel mir bekannt, wurde im letzten Kriege von Niemandem die Eisbehandlung angewandt. Unter Eisbehandlung verstehe ich nämlich die frühere energische Anwendung des Eises und nicht das zeitweilige Auflegen von kalten Compressen und Eisbeuteln. Es ist auch gut, dass die Eisbehandlung in den t. Kriegshospitälern verlassen ist, jedoch nicht deshalb, weil diese Behandlung etwa immer schädlich wirkt; im Gegentheil, sie ist zuweilen von grossem und offenbarem Nutzen; aber unglücklicherweise ist sie auch zuweilen von grossem offenbarem Schaden. Da es nun physisch

unmöglich ist, die Kälte mit Nutzen in den Hospitälern während des
Krieges en gros anzuwenden, so wird sich die schlimme Seite —
acutpurulente Oedeme u. dergl. — gewiss früher und sichtlicher zeigen,
als die gute.

Zugleich mit der Eisbehandlung ist auch d i e D i ä t verlassen
worden, von deren Nichteinhaltung man in früherer Zeit soviel Unglück und Misserfolg bei der Behandlung befürchtete. Im letzten
Kriege forderten alle Aerzte ohne Ausnahme für ihre Verwundeten
und Operirten Fleisch, Wein, Milch, Eier und überhaupt nahrhafte
Kost. Die Schwestern, — ich muss ihnen namentlich in diesem Falle
volle Gerechtigkeit widerfahren lassen, — halfen den Aerzten redlich,
indem sie aus den Depots der freiwilligen Hülfe den Kranken spirituöse Getränke, condensirte Milch und dergl. vertheilten.

Ich will nun noch einiger Fälle mit b e s o n d e r e r Behandlung
Erwähnung thun.

Unter 38 mir bekannten Fällen von Starrkrampf trat in dreien
vollkommene Genesung ein. Aber auch diese Fälle gehörten nicht
zu der Kategorie des acuten Tetanus, der seinen mörderischen Verlauf
in den ersten 7—10 Tagen nach der traumatischen Verletzung beendet.
Bei einem Blessirten, den ich in Gorny-Dubnjak schon vollkommen
genesen sah, hatte sich der Starrkrampf in Folge einer Schusswunde
der Hand und des Vorderarmes entwickelt. Trotz der Amputation
des Vorderarmes hielt er doch 11 Tage und sogar länger an, mit
Trismus beginnend. Nach der Meinung des Oberarztes hatten die
Krämpfe in Folge grosser Gaben von Bromkalium und Morphium
aufgehört. Der zweite Fall von vollständiger Genesung nach Tetanus
traumaticus wurde im t. Kriegshospital Nr. 75 in Frateschti beobachtet.
Bei dem dritten Falle von chronischem Tetanus trat sichtliche Besserung ein nach einer Splitterextraction und Anwendung von Morphium
und Chloralhydrat. In dem t. Kriegshospital Nr. 70 in Jassy langte
am $\frac{10.}{22}$ September der Gemeine I w a n K o w a l t s c h u k an, verwundet
am $\frac{27.\ \text{August}}{3.\ \text{Septbr.}}$ an der Kuppe der grossen Zehe des rechten Fusses, mit
Ausschuss an der Sohle bei dem Köpfchen des II. Metatarsalknochens;
der Starrkrampf trat 5 Tage vor Aufnahme im Hospital im Waggon
während des Transportes ein. Einschuss geheilt, Ausschuss trocken,
Krampfanfälle alle 5 Minuten. Morphium 2 stündlich zu ⅛ Gran.
Tiefe Incision an der Plantarfläche der grossen Zehe; Extraction
mehrerer Splitter. Nach 5 Tagen wurden noch 3 Splitter entfernt,
seitdem trat Besserung ein. Nach 8 Tagen wurde die Morphiumdosis
auf ⅙ Gran 2 stündlich erhöht und darauf Morphium mit Ol. car-
bolicum äusserlich auf die Wunde und innerlich Morphium mit Chloralhydrat angewandt. Am $\frac{1}{13.}$ October (26 Krankheitstag) keine Anzeichen des Starrkrampfes, — volle Aussicht auf Genesung.

Professor Kolomnin in Frateschti führte einige Mal die Bluttransfusion aus in Fällen von hoffnungsloser Anämie und schickte diese Operation den Amputationen voraus. Er transfundirte unmittelbar nach der Amputation gegen 1 Pfund defibrinirten Blutes in das peripherische Ende der Art. radialis. Alle 4 Amputirte, bei denen die Transfusion gemacht war, gingen zu Grunde; 3 starben in den ersten 2—4 Tagen nach der Operation (bei der Section fanden sich keine Infarcte in der Lunge); der vierte aber, mit einer Schuss-fractur des Vorderarmes, welcher den Kopf nicht erheben konnte, ohne von Schwindel befallen zu werden, sass am Tage nach der Amputation des rechten Oberarmes, welche ihm zugleich mit einer Bluttransfusion in die linke Art. radialis gemacht worden war, aufrecht im Bett, ging nach einer Woche spazieren und starb erst nach einem Monat in Folge chronischer Septicämie. In einem Falle endlich, bei einem durch einen Schuss in den Oberarm Verwundeten, der viel Blut verloren hatte und die deshalb ausgeführte Unterbindung der Art. axillaris überlebte, stellte sich im Verlaufe eines Monates in Folge von grossen Eitersenkungen, Diarrhöen und Sumpffiebern eine so grosse Schwäche ein, dass er als hoffnungslos galt. Es wurde ihm die Transfusion ganz in der obigen Weise gemacht (250—300 Cub. Cm. defibrinirten Menschenblutes in das periphere Ende der Art. radialis). Ich sah ihn in dem Jassy'schen Barackenhospital (Ende September 1877) mit schon geheilten Wunden in sehr befriedigendem Zustande und 6 Wochen nach unserem Besuch (im November 1877) wurde er genesen weggeschickt. Die arterielle Transfusion ist in der Hospitalpraxis deshalb ungefährlicher, weil sie nicht der Entwickelung der Pyämie Vorschub leistet, jedoch wird wohl kaum ein Pfund defibrinirten Blutes vollständig in die Venen übergehen und zum Herzen geleitet werden. Da in allen Fällen dieser Art Transfusion keinmal irgend welche Erscheinungen von Seiten des Herzens und der Lunge beobachtet sind, so glaube ich, dass der grössere Theil der in das periphere Ende der Art. radialis einge-spritzten Flüssigkeit vermittelst der grossen Anastomosen in das ar-terielle System gelangt und nur eine unbedeutende Menge durch die Capillargefässe in die Venen und zum Herzen dringt.

VI.

Die allgemeinen statistischen Ergebnisse und die Grundlagen unserer Statistik.
— Vergleichende Statistik der Schussfracturen des Oberschenkels. — Statistiken
verschiedener Behandlungsmethoden und Casuistik. — Vergleichende Statistik der
Schusswunden des Kniegelenkes und deren Behandlungsweisen. — Vergleichende
Statistik der Brustwunden und deren Behandlung. — Vergleichende Statistik der
Amputationen des Oberschenkels. — Statistik der Amputationen des Oberarmes
und des Unterschenkels. — Vergleichende Statistik der Resectionen und der exspectativen Behandlungsmethode. — Statistik der Schussfracturen des Oberarmes,
des Unterschenkels und des Fusses. — Vergleichung der Resultate dieses Krieges
und der vorhergehenden. — Statistik der Unterbindung der grossen Arterienstämme. — Bemerkung über die traumatischen Verletzungen anderer Körperregionen. — Schluss.

Ich wende mich nun den statistischen Angaben zu. Im IV. Cap.
gab ich an, auf welchen Erwägungen mein statistisches Gebäude
basirt ist. Als sichersten Maassstab für die Beurtheilung der Gefährlichkeit der Verletzungen und Operationen, wie auch der Resultate
der verschiedenen Behandlungsresultate bei den traumatischen Verletzungen betrachte ich in der feldchirurgischen Praxis:

a) die Schussfracturen des Oberschenkels,

b) die Schusswunden des Kniegelenkes,

c) die perforirenden Schusswunden der Brust und

d) die Amputationen des Oberschenkels.

Deshalb lege ich vor: 1. die von mir möglichst genau gesammelten Daten über diese 4 Punkte. 2. werde ich die Resultate der
Resectionen mittheilen, zum Vergleich mit den Resultaten, welche
in den früheren Kriegen bei diesen Operationen erreicht wurden.

endlich werde ich alles aufführen, was ich über Blutungen und
Unterbindung grosser Arterien im letzten Kriege erfahren habe.

Ich beginne mit allgemeinen Bemerkungen über die Zahl der
traumatischen Verletzungen der verschiedenen Körperregionen und
die Schwankungen des Mortalitätsprocentes der Wunden in den verschiedenen Perioden des Krieges.

Es ist schwer zu sagen, ob die Zahlen der Wunden an den verschiedenen Körperregionen in unserem letzten Kriege dem in
Deutschland allgemein angenommenen statistischen Maassstabe Beck's

entsprechen werden, d. h. 12% (ohne Bruch) für den Kopf, 19% für
den Rumpf, 27% für die obere und 41% für die untere Extremität.
Diese Berechnung ist auf den Angaben aus offenen Feldkriegen begründet. Unseren letzten Krieg in Bulgarien kann man nicht zu den
reinen Feldkriegen rechnen; er gehört aber auch nicht zu den Be-
lagerungskriegen, bei denen das Procent der Kopfwunden bis 20—31%
steigt und die Zahl der Wunden der Extremitäten sich bis auf 25—29%
vermindert. In den Hospitälern Rumäniens und Bulgariens war die Zahl
der Wunden der Extremitäten überall bedeutend höher als die Zahl
der Kopf- und Rumpfwunden. Aber nicht in allen Hospitälern war
dasselbe Verhältniss zwischen den Verletzungen der oberen und unteren
Extremitäten bemerkbar und an den Evacuationsstationen (Frateschti
und Jassy) konnte durchaus kein Uebergewicht der einen über die
anderen constatirt werden. Der Grund dafür ist wahrscheinlich der,
dass die gefährlicheren Fracturen der unteren Extremitäten schon
vor Frateschti und Jassy in den bulgarischen Hospitälern verschwanden, d. h. die an den unteren Extremitäten Verwundeten starben
entweder oder sie wurden amputirt.

Was nun die Schwankung der Mortalitätsziffer in den verschiedenen Perioden des Krieges betrifft, — so ist dieselbe doppelter Art. Die eine Schwankung hängt von den verschiedenen Phasen
des Krieges und der Dauer desselben ab, die andere aber von der
relativen Entfernung und dem sanitären Zustande der Hospitalräume.

Ganz im Anfange des Krieges ist das Mortalitätsprocent stets
geringer, das ist Gesetz. Nur grenzenlose Missbräuche und Unordnungen in der Administration können dasselbe auch im Anfange des
Krieges erhöhen (wie das z. B. bei den Engländern und Franzosen
in der Krim der Fall war). Gegen Ende des Krieges nimmt das
Procent ständig zu. Im holsteinischen Kriege von 1864 starben nach
der Statistik von Löffler im Februar nur 11% Verwundeter, im
April aber 18%. Im Beginn des preussisch-österreichischen Krieges
1866 betrug die Verwundetenmortalität 3%, zum Schluss hingegen
11 und 13%. Natürlich ist hier auch die Grösse der Schlachten von
Einfluss, welche auf der Höhe des Krieges immer zunehmen; aber
am meisten wirkt auf die Mortalität die im Laufe des Krieges sich
steigernde Ausbildung der traumatischen Infectionskrankheiten ein.
So war im Beginn der Belagerung von Paris durch die deutschen
Armeen, im September 1870, das Mortalitätsprocent der Pyämie
= 0; aber im December desselben Jahres war es bis auf 71% und
in Februar 1871 bis auf 100% gestiegen. Im Allgemeinen kann
man die Mortalität an Pyämie und Septicämie mit 50% berechnen,
wie ich das auch früher oben (im II. Cap.) gethan habe. Sie schwankt
zwischen 30% und 87%.

Ich habe schon die merkwürdige Erscheinung an dem Mortalitätsprocent erklärt, welche ich im letzten Kriege beobachtete und welche
dem allgemein gültigen Gesetz widerspricht, nämlich, dass das Sterblichkeitsprocent in unseren Hospitälern erster Linie (dem Kriegsschauplatze zunächst) fast um die Hälfte geringer war, als in den Hospitälern der zweiten und dritten Linie (vergl. Th. I. Cap. III.). In anderen Kriegen und namentlich im deutsch-französischen 1870—71
wurde, wie das ja auch nicht anders sein konnte, das gerade Gegentheil beobachtet. In den Hospitälern erster Linie (Billroth in
Weissenburg, in Sedan, in Versailles u. s. f.) schwankte die Letalität
zwischen 9—35 %; in den Hospitälern zweiter Linie (in Karlsruhe,
Ludwigsburg u. s. w.) zwischen 11 und 13 % und in den Hospitälern
dritter Linie zwischen 2 und 5 % (Richter).

In unserer Statistik haben wir alle Hospitäler, welche uns ihre
Berichte und Verzeichnisse über die Zahl und den Verlauf der Schussfracturen des Oberschenkels, der Kniewunden, der Brustwunden, der
Amputationen des Oberschenkels und der Resectionen (der Schulter,
des Knies u. s. w.) zukommen liessen, eingetheilt in:

1. Hospitäler erster Linie, zu denen wir die t. Kriegshospitäler
in Bulgarien und Rumänien bis zur ersten Evacuationsstation Frateschti zählten.

2. Hospitäler zweiter Linie; hierher gehören die rumänischen
Hospitäler von Frateschti bis Jassy (der zweiten Evacuationsstation)
inclusive.

3. Hospitäler dritter Linie, von denen wir in unserem Bericht
nur die im Odessa'schen Bezirk und im südwestlichen Rayon gelegenen berücksichtigen.

In den beifolgenden Tabellen kann man die Ziffern für die genannten Verletzungen und Operationen, sowie auch das Mortalitätsprocent in allen drei Kategorien von Hospitälern übersehen; in jede
derselben sind Zahlen eingetragen, welche aus den Berichten mehrerer
Hospitäler (für die Zeit von ihrer Eröffnung bis zum November oder
December 1878) berechnet wurden. Aber in die dritte Kategorie von
Hospitälern ist ausser einigen über Jassy evacuirten Verwundeten
auch noch eine geringe Anzahl von Verwundeten aufgenommen worden, welche zur See nach Odessa kamen und darauf von dort in
diese Hospitäler gelangten. Deshalb darf man das Mortalitätsprocent
in der dritten Kategorie der Hospitäler nicht zu dem Mortalitätsprocent der zweiten Kategorie (Rumänien) hinzuzählen.

1. Schussfracturen des Oberschenkels.

Nach verschiedenen Methoden behandelte Schussfracturen des Oberschenkels aus dem Kriege von 1877—78 in Bulgarien.

Ort der Behandlung.	Gesammtzahl.	Un-entschiedene.[1]	Gestorben.	Mortalitätsproc.	Anmerkungen.
In den Hospitälern erster Linie: (Bulgarien) Bogot, Tirnowa, Bjela, Gorny-Studen, Bulgareni, Sistowa, und Simniza	192	40	74 (Bis 1./13. Jan. 1878.)	38,5	Im oberen ⅓ 20, gest. 4 = 20 %. Im mittler. ⅓ 35, gest. 10 = 28,5 %. Im unteren ⅓ 17, gest. 3 = 17,6 %. Unbekannt 120, gest. 57 = 47,5 %. Im Ganzen genesen 78.
In den Hospitälern zweiter Linie: (Rumänien) Frateschti, Bukarest, Jassy	55	6	12 (Bis 1./13. Jan. 1878.)	21,8	Im oberen ⅓ 1 Im mittler. ⅓ 4 Im unteren ⅓ 2 Unbekannt 48, starben 12 = 25 %. Im Ganzen genesen 37.
Während der ganzen Dauer der Evacuation gingen durch die Jassy'schen Baracken	194	54	—	—	Im Jassy'schen Barackenlazareth sind 140 als in entfernte Hospitäler zu evacuirende und 54 als schwere notirt.
In den Hospitälern dritter Linie: Odessaer Bezirk und südwestlicher Rayon[2])	59	12	10 (Bis März 1878.)	16,9	Im oberen ⅓ 15, gest. 1 = 6,6 %. Im mittler. ⅓ 4, gest. 0 = 0 %. Im unteren ⅓ 5, gest. 1 = 20 %. Unbekannt 35, gest. 8 = 22,8 %. Im Ganzen genesen 37.

Die in unserer Tabelle angeführte Gesammtzahl 247 (d. i. 192 und 55) der Schussfracturen des Oberschenkels ist aus den Hospitälern Bulgariens und Rumäniens für die Zeitdauer vom Beginn des Krieges in Bulgarien bis zum Ablauf des Jahres 1877 entlehnt; die Zahl 194 aber aus den Verzeichnissen der Hauptevacuationsstation in Jassy für die ganze Dauer seiner Thätigkeit bis zum August 1878. Für diese 247 beträgt die Mortalität schon bis zum $\frac{1}{13}$ Januar 1878 — 34,8 %/0 (starben 86). Es genasen 115; verblieben mit unbekanntem Ausgang 46. Bei einer so bedeutenden Anzahl von unbekannten Ausgängen wird es wohl richtiger sein das Mortalitäts-

---

1) In diese Colonne sind diejenigen Fälle eingetragen, deren Ausgang noch nicht sicher bestimmt werden konnte.

2) Wir führen die Zahlen aus den Berichten der Hospitäler dieser (dritten) Linie nur deshalb an, um zu zeigen, wie sich das Mortalitätsprocent, nicht im Allgemeinen, sondern nur für einzelne Verletzungen genommen, zu dem Gesetz der Abnahme der Sterblichkeit nach Maassgabe der Entfernung der Hospitäler vom Kriegsschauplatze verhält.

procent nicht aus der Gesammtzahl 247 zu berechnen, sondern nur nach der Zahl der Genesenen und Gestorbenen zusammengenommen 201 : 86 = 42,7 %. Für die Zahl der Unbekannten könnte dasselbe Mortalitätsprocent angenommen werden. Wie viele noch aus der Zahl 59, die in den Verzeichnissen der Hospitäler dritter Linie angegeben ist, zu der Zahl 247 zugezählt werden könnten, das ist nach dem oben Gesagten nicht möglich zu entscheiden. Die 10 Gestorbenen von 59 = 16,9 % zeigen nur, in welchem Maasse die Schussfracturen des Oberschenkels, die zum Theil als genesene (140 in entfernte Hospitäler zu evacuirende), zum Theil als zweifelhafte (54 schwere), wenn sie in entferntere Hospitäler evacuirt werden, der Gefahr zu sterben ausgesetzt sind.

Die Fracturstelle finden wir in der Tabelle nur in 78 Fällen angegeben; von diesen sind:

Mortalität.

a) Fractur im oberen Drittel	20, starben	4 = 20 %
b) Fractur im mittleren Drittel	39, starben	10 = 25,6 %
c) Fractur im unteren Drittel	19, starben	3 = 15,7 %.

Alle diese 247 Schussfracturen des Oberschenkels, mit Ausnahme von 16 Fällen (s. o.) in den t. Kriegshospitälern in Bjela, wurden in verschiedener Weise behandelt: sowohl exspectativ als auch mit unbeweglichen Verbänden; aber ein grosser Theil von ihnen wurde einer gemischten Behandlung unterzogen, bald mit Extension, bald mit inamoviblen Verbänden. Sogar die Fälle aus den t. Kriegshospitälern in Bjela wurden nicht die ganze Zeit hindurch nur mit (starker) Extension allein behandelt. Ungeachtet der unbedeutenden Anzahl der Fracturen im unteren Drittel ist doch ein Unterschied im Mortalitätsprocent zwischen diesen und den Fracturen im mittleren Drittel bemerkbar. Das unerwartet glückliche Resultat für die Fracturen im oberen Drittel erscheint darum zweifelhaft, weil es an den Sortirungsplätzen viel schwieriger war, die Grenze zwischen dem oberen und mittleren Drittel zu bestimmen, als zwischen dem mittleren und dem unteren. Bekanntlich wird eine Dislocation und ein übermässiger Umfang des Knochencallus bei Schussfracturen des Oberschenkels im mittleren und oberen Drittel häufiger angetroffen als im unteren Drittel.

Beim Vergleich unserer Statistik der Schussfracturen des Oberschenkels mit anderen, welche gleichfalls dem letzten Kriege oder den andern vorhergegangenen Kriegen entnommen sind, finden wir:

Zahl d. Fälle. Mortalit.-Proc.

1. **Billroth** und **Czerny**. Meist active Behandlung:
Splitterextraction, Resectionen, Amputationen, Entfernung der Projectile, Unterbindung der Art. u. s. w.
(aus dem Kriege von 1570—71)   44   59
(starben 26)

Zahl d. Fälle. Mortalit.-Proc.

2. Von Billroth aus den fünf neuesten Kriegen (von 1854—56 bis 1870—71) gesammelte und verschieden behandelte Fälle   2021   60,8
(starben   1229)

3. Von Billroth aus denselben Kriegen gesammelte Fälle mit rein exspectativer Behandlung   1339   70,9
(starben   949)

4. Im türkisch-serbischen Kriege von 1876 wurden von Prof. Kolomnin mit Extension und Gypsverband, jedoch nicht consequent behandelt   16   43,7
(starben   7
und bei 2 Ausgängen noch unbekannt).

5. In den Jahren 1877—78 im Kaukasus von Dr. Reyher wurden primär und secundär nach Lister behandelt   28   57
(starben   16)

6. Nach unserer Statistik in verschiedener Weise Behandelte   247   34,8
(starben   86
bei 46 Ausgang unbekannt).

Theilen wir aber unsere 247 Fälle mit verschiedener Behandlung in mehrere kleine Gruppen nach den diversen Hospitälern, so erhalten wir noch günstigere Resultate, wie folgt:

a) Nach der Statistik des Prof. Kolomnin von den meist mit Extension Behandelten, bei denen bis zum $\frac{1}{13}$ Januar 1878 der Ausgang sicher war   22   22
(starben   5)

b) Im Hospital bei Sistowa bei Dr. Kade in verschiedener Weise Behandelte   20   30
(starben   6)

c) In den t. Kriegshospitälern in Bjela mit starker Extension von 20 und mehr Pfund Behandelte . . .   16   25
(starben   4)

Aber alle diese Angaben entscheiden noch lange nicht die Frage über das normale Mortalitätsprocent bei den Schussfracturen des Oberschenkels. Aus keiner von den von uns angeführten Statistiken erfährt man, wie viel Fälle von Schussfracturen des Oberschenkels auf dem Schlachtfelde aufgesammelt oder wenigstens von den Verbandplätzen abgefertigt wurden, und es bezieht sich das hier angeführte Mortalitätsprocent in allen Statistiken nur auf Fracturen bei Verwundeten, die schon den ersten Kampf ums Dasein überstanden hatten. Bei uns erreichten Jassy (die Hauptevacuationsstation) und auch Frateschti natürlich nur diejenigen Verwundeten mit Schussfracturen des Oberschenkels, welche mehr oder weniger wohlbehalten die verschiedenen Hospitäler Bulgariens passirt hatten. Aber mit Ausnahme von Bjela, wo, wie ich schon früher anführte, die Verwundeten mit Oberschenkelbrüchen und Knieverletzungen mehrere Monate in Behandlung (Extension) verblieben, wurden in den anderen t. Kriegshospitälern die Verwundeten selten über 2—3 Wochen gehalten und wir sahen z. B. eine ziemliche Anzahl von Schussfracturen des Oberschenkels in Bogot, die per Transport nach Frateschti abgefertigt wurden.'

In der Gesammtheit erweist sich das Mortalitätsprocent bei uns im letzten Kriege bedeutend günstiger, als dasjenige, welches die deutschen Chirurgen im Kriege von 1870—71 hatten. Es ist freilich wahr, dass die Statistik Billroth's auf Beobachtungen aus einem dem Kriegsschauplatze zunächst liegenden Hospitale (Weissenburg) begründet ist, wo die Verwundeten fast bis zur Genesung oder bis zum Tode verblieben; obgleich andererseits möglicherweise gerade dies Liegenbleiben in einem Raum mit vielen Schwerverwundeten und die zu active Behandlung (Extraction secundärer grosser Splitter und dergl.) zu der Vergrösserung der Mortalität beitrugen. Wir hingegen können uns noch nicht mit Gewissheit auf das nach unserer Statistik erreichte Mortalitätsprocent verlassen. Wir werden noch lange auf das endgültige Resultat warten müssen. Folgendes vermag ich z. B. nach einer Notiz vom $\frac{14.}{26.}$ Juli 1878 des Leibchirurgen Obermüller, der zu der Zeit das von I. H. der Grossfürstin Alexandra Josephowna gestiftete Hospital für Officiere in Strelna leitete, über einige sich 9 Monate nach der Verletzung in St. Petersburg befindende Verwundete mit Schussfracturen des Oberschenkels zu berichten.

1. Fall. Officier mit einer Schussfractur im oberen Drittel des rechten Oberschenkels. Bei Gorny-Dubnjak durch einen Schuss am $\frac{12.}{24.}$ Oct. 1877 verwundet. Passirte Bogot und Sistowa. Ganz zu Anfang war ein Gypsverband angelegt, später Extension (in Sistowa). Trägt noch eine Drainröhre. Knochencallus gut formirt und fest. Zu Zeiten finden Abblätterungen des Knochens mit Abscessbildung und erysipelatöser Röthung statt. Die Extremität ist um drei Querfingerbreiten verkürzt, Patient geht an Krücken.

2. Fall. Officier durch einen Schuss verwundet gleichfalls bei Gorny-Dubnjak am $\frac{12.}{24.}$ Oct. 1877. Schussfractur des Oberschenkels im oberen Drittel. Richtung der Wunde schräg von aussen nach hinten. Trägt noch einen durchgehenden Drain. Die Fractur fest verwachsen. Geht an Krücken. Verkürzung des verwundeten Beines um vier Fingerbreiten.

3. Fall. Officier, verwundet am $\frac{30.\ Aug.}{11.\ Sept.}$ 1877 durch einen Schuss; hohe Fractur des rechten Oberschenkels beim grossen Trochanter. Richtung der Wunde schräg, von vorn nach hinten. Enormer Knochencallus, fühlt sich fest an. Die Eiterung dauert noch an durch den durchgeführten Drain, und es gehen noch Splitter ab. Es fällt schwer den Patienten von einer Seite auf die andere zu kehren und ihn aufzusetzen. Er geht noch nicht. Verkürzung der Extremität um vier Fingerbreiten.

4. Fall. Verwundet am $\frac{27.\ Dec.\ 1877}{8.\ Jan.\ 1878}$ am Schipka. Schussrichtung von vorn nach hinten. Hohe Fractur im oberen Drittel des Oberschenkels. Am $\frac{2.}{14.}$ Jan. 1878 wurde in Kasanlyk ein Gypsverband angelegt. — Fractur vollständig verwachsen, aber der Knochencallus ist unförmig und hat die Gestalt eines ovalen Knäuels am grossen Trochanter. In den festen Callus führt ein noch tiefer,

offener Fistelgang. Die Extremität ist um 1½ Handbreiten (fast 7″) verkürzt; die Spitze des Fusses ist nach unten gerichtet; sich auf Krücken stützend, schleppt der Patient die Extremität nach wie eine Last.

Die nun folgenden Fälle von Schussfracturen wurden an Verwundeten beobachtet, welche 6—7 Monate nach der Verletzung in die Kiew'schen Hospitäler (dritter Linie) transportirt waren.

5. Fall. Fractur im unteren Drittel des Oberschenkels durch einen Schuss vor fünf Monaten; die Wunden heilten ohne Complicationen mit geringer Eiterung. Die Fractur ist nicht knöchern verwachsen; es bildet sich ein falsches Gelenk aus.

6. Fall. Verwundet am $\frac{30.\ \text{Aug.}}{11.\ \text{Sept.}}$ 1877 durch einen Schuss am Collum chirurgicum des Oberschenkels; Eitersenkungen, Drainage. Nach sieben Monaten ein enormer schon erhärteter aber unförmiger Callus mit winkeliger Verwachsung der Bruchenden, so dass der Oberschenkel einen mit der Convexität nach aussen gerichteten Bogen bildet und im Hüftgelenk etwas flectirt ist. Eine solche unregelmässige Verwachsung trat ein, trotzdem dass die verwundete Extremität zwei Monate lang in Simniza der Extension unterzogen wurde. — Diese zwei Fälle habe ich selbst untersucht und mit ihnen zugleich sah ich einen sehr glücklichen Fall von Schussfractur des Oberschenkels in der Mitte bei einem Officier, der vor acht Monaten verwundet worden war. Der Schuss war von rechts nach links gegangen. Der Callus war schon vollkommen consolidirt, die Wunden geheilt. Weder Senkungen noch Verkürzung war vorhanden. Die Behandlung bestand in einem Gypsverband, den der Verwundete mehrere Monate getragen hatte.

Ich theile hier noch einen sehr unglücklichen Fall aus einem der Kiew'schen Hospitäler mit, in welchem alle Verwundeten der offenen Wundbehandlung unterworfen wurden.

7. Fall. Der Verwundete mit Schussfractur im oberen Drittel erhielt die Wunde am $\frac{8.}{16.}$ Juli vor Plewna und langte in Kiew am $\frac{19.}{27.}$ Aug. 1877 mit eiternden Wunden an; er konnte mit Mühe die Extremität heben. Der Chirurg des Hospitales machte eine tiefe Incision, um die grossen Splitter zu entfernen und fand dabei nach seinem Bericht das obere spitze und dislocirte Bruchende in die Markhöhle des unteren Bruchendes eingedrungen; auf diese Weise sollen (?) die Bruchenden 6 Wochen lang zusammengehalten worden sein. Nach der Splitterextraction erfolgte Ausräumung mit dem scharfen Löffel, Drainage, Ausspülung mit einer 5procentigen Carbolsäurelösung und offene Wundbehandlung. Tod zwei Wochen nach Aufnahme ins Hospital.

In demselben Hospital ging ein Verwundeter zu Grunde, der am $\frac{7.}{19.}$ Oct. 1877 am Oberschenkel verletzt worden war und am $\frac{23.\ \text{Dec. 1877}}{4.\ \text{Jan. 1878}}$ nach den Worten des Chirurgen in sehr gutem Ernährungszustande und mit verheiltem Oberschenkelbruch dort ankam. „Das Projectil, welches mehrfach in anderen Hospitälern gesucht worden war, wurde von mir an der Grenze der Fractur aufgefunden und durch einen Schnitt entfernt" — schreibt der Chirurg; die Ränder seiner Incision vernähte er mit Carlsbader Nadeln. 2 Tage kein Fieber, darauf drei Schüttelfröste und der Verwundete starb am $\frac{12.}{24.}$ Januar an Collaps (?).

Im Ganzen endeten in diesem Hospital bei **offener Wundbehandlung** von 9 Schussfracturen des Oberschenkels 3 letal. Folglich betrug das Mortalitätsprocent schon 33 %, aber 4 waren noch in Behandlung und vollkommen genesen waren erst 2. Hieraus ist ersichtlich, dass den Verwundeten mit Oberschenkelfractur während ihres Aufenthaltes in den verschiedenen Hospitälern des Reiches und bei den verschiedenen Behandlungsmethoden noch viele Gefahren drohen.

Also nach 9—11 Monaten pflegen die nach verschiedenen conservativen Methoden behandelten Schussfracturen des Oberschenkels noch lange nicht geheilt zu sein. Doch die lange Dauer der Behandlung und die damit verbundenen Nachtheile sind unvermeidlich. In der That, wodurch könnte wohl die conservative Behandlung bei Fracturen im oberen Drittel und im Collum chirurgicum des Oberschenkels ersetzt werden? Durch die Exarticulation und die Resection auf dem Verbandplatze? Mögen diejenigen, welche diese Operation wünschen, sich die Statistik von Otis aus dem amerikanischen Kriege von 1861—65 in das Gedächtniss rufen.

Die Resultate waren folgende:

	Zahl d. Fäll.	Gestorb.	Mort.-Proc.
1. Primärexarticulation des Oberschenkels	68	67	98
2. Primärresection des Hüftgelenkes	39	36	92
3. Exspectative Behandlung	122	114	93,4
4. Secundärexarticulation	65	54	83
5. Secundärresection	12	11	91,6

Wer wünschte hier die Wahl zu haben? Natürlich würde ein Jeder die secundäre Exarticulation wählen, das ist von den fünf Uebeln noch das geringste, nur 83 %. Aber um zu diesem geringsten Uebel zu gelangen, ist jedenfalls die **vorläufige Conservirung** der verwundeten Extremität nothwendig. Es ist wahr, die Statistik von Otis bezieht sich auf die Schusswunden des Hüftgelenkes; aber solche Operationen, wie die Exarticulation und Resection des Oberschenkelkopfes, werden wohl kaum bei Verletzungen im oberen Drittel und im Collum chirurgicum des Oberschenkels weniger gefährlich sein.

Bisher ist unser Mortalitätsprocent natürlich noch zu niedrig; ohne Zweifel wird es in der Folge um ein Bedeutendes höher werden. Aber immerhin lassen die angeführten Fälle hoffen, dass auch in der Folge unsere Verluste bei exspectativ-conservativer Behandlung nicht bis auf 93—98 % steigen werden, selbst dann nicht, wenn wir solche Verwundete, wie Fall vier, einer secundären (Spät-) Operation unterziehen. Zur Rechtfertigung und zu Gunsten unserer Behandlungsweise der Schussfracturen des Oberschenkels während des letz-

ten Krieges in Bulgarien können wir auch noch anführen, dass die
den in der Statistik von Otis aufgenommenen ähnlicheren Fälle von
Verletzung im oberen Drittel des Oberschenkels und in der Gegend
des grossen Trochanter bei uns einen unerwartet günstigen Verlauf
hatten. Einige von mir bei der Besichtigung der Hospitäler auf
gefundene Fälle mit enormem schon consolidirtem Callus und fast
geheilten Wunden, 5—6 Monate nach der Verletzung, dann der aus
dem Briefe von Dr. Obermüller (vom $\frac{14.}{26.}$ Juli 1878) angeführte
Fall vier und endlich der von mir in Kiew gesehene Fall sechs bestätigen diese Beobachtung. In zweien von den angeführten Fällen
(dem vierten und dem sechsten) finden wir den Knochencallus vollständig consolidirt, aber missförmig und die Extremität stark verkürzt. Dies hing jedoch auch zum Theil von den Verhältnissen ab,
welche eine einigermaassen regelmässige Behandlung unmöglich machten. Der Officier (Fall vier) wurde in der letzten Schlacht am Schipka
im Winter (am $\frac{27.\ \text{Decbr.}}{8.\ \text{Januar}}$) verwundet und musste unter den ungünstigsten Verhältnissen per Transport weiter geschafft werden. Der andere
Verwundete (Fall sechs) wurde freilich zwei Monate lang mit Extension behandelt, aber wir wissen nicht, wie bald nach der Verletzung
er dieser Behandlung unterzogen wurde. Jedoch haben auch diese
Verwundeten im äussersten Falle, wenn ihnen die Extremität zur
unerträglichen Last werden sollte, immer noch mehr Aussicht auf
Erfolg bei einer secundären Operation (mit einem Mortalitätsprocent
von 83), als wenn sie nicht conservativ behandelt worden wären.

In einzelnen Fällen von Schussfractur des Oberschenkels im
oberen Drittel am grossen Trochanter trat selbst bei sehr
ungünstigen Verhältnissen in diesem Kriege Heilung ein; hier einige
Beispiele:

8. Fall. Bei einem gleichfalls bei Gorny-Dubnjak am $\frac{12.}{24.}$ Oct. 1877 verwundeten und mir schon früher bekannten Officier fand ich die Fractur im
oberen Drittel des Oberschenkels an der Grenze des mittleren nach zwei Monaten
vorzüglich verheilt. Es war dies aber derselbe Officier, dessen ich schon früher
(Th. I. Cap. III.)[1] Erwähnung that, welcher mehrere Stunden unter den feindlichen
Kugeln liegen geblieben war. Er hatte drei Schusswunden erhalten. Die eine
mit Einschuss an der äusseren Seite des oberen Drittels des rechten Oberschenkels und Ausschuss in derselben Höhe hinten war mit einer Fractur des Oberschenkels 1 Werschok (4 Cm.) unterhalb des grossen Trochanter verbunden.
Der zweite nicht penetrirende Schuss war in das linke Ellbogengelenk gedrungen,
die Kugel wurde extrahirt. Die dritte Wunde war 4″ (16 Cm.) lang über der
7. Rippe linkerseits, jedoch keine Beschädigung des Knochens oder der Lunge
vorhanden. Auf dem Verbandplatze war ihm der Verband Prof. Bergmann's
(Esmarch'sche Binde und Gyps) angelegt worden, mit welchem der Verwundete
auch in Bogot im t. Kriegshospitale Nr. 69 auf schlechten Wegen 4—5 Tage

---

[1] S. 64.

nach der Schlacht ankam. Hier entfernten wir sofort den Verband und legten ihm einen neuen, gefensterten Gypsverband an, in welchem er zwei Wochen verblieb. Die Wunden am Oberschenkel heilten unterdess ohne jede Störung fast unter dem Schorf mit sehr unbedeutender Eiterabsonderung. Die Körpertemperatur stieg fast gar nicht an, nur ein- oder zweimal stellte sich ein recht starker Frost ein; aber zu der Zeit, bei den kalten Nächten, Nebeln und Regen, fror wohl ein Jeder in den (damals noch nicht heizbaren) Hospitalzelten. Nach 14 Tagen (am $\frac{26.\ Oct.}{7.\ Nov.}$) entschloss sich der Verwundete nach Sistowa (60 Werst) weiterzureisen; für die Fahrt wurde ihm der lockergewordne Gypsverband in Ordnung gebracht, derselbe mit Gypsbinden befestigt und er erreichte wohlbehalten (in einem Wiener Wagen des rothen Kreuzes) das Hospital der Anstalten der Kaiserin Maria. Hier wurde er keiner weiteren Behandlung unterzogen, sondern verblieb in dem Gypsverbande und es beunruhigte ihn mehr die verschlimmerte Wunde am Ellbogen. Im December (den $\frac{13.}{25.}$) fand ich bei meinem Besuch dieses Hospitales, das von Dr. Kade geleitet wurde, den Bruch verwachsen und die Wunde am Oberschenkel vollständig geheilt; der Verwundete war im Begriff das Hospital zu verlassen.

9. Fall. Ein Soldat wurde bei dem dritten Angriff auf Plewna (am $\frac{30.\ Aug.}{11.\ Sept.}$) durch einen Granatschuss in der Gegend des grossen Trochanter linkerseits verwundet. Dr. Kade entfernte ihm auf dem Verbandplatze nach Erweiterung der Wunde einen Knochensplitter, der frei in derselben lag und überzeugte sich bei dieser Gelegenheit von dem Vorhandensein eines Splitterbruches des Collum chirurgicum femoris. Gypsverband. Der Verwundete wird nach Sistowa transportirt. Hier zeigte man ihn mir am $\frac{12.}{24.}$ Dec. 1877 und die Aerzte waren überzeugt, dass ihm auf dem Verbandplatze die Resection gemacht worden sei. Indess überzeugte ich mich bei der Untersuchung davon, dass es sich hier nur um einen geheilten Bruch des Collum chirurgicum des Oberschenkels handelte. Die Wunde war schon geheilt. Der enorme unregelmässige und noch nicht ganz consolidirte Callus verband schräg unter einem Winkel das obere zusammengeheilte kurze Bruchende mit dem grossen Trochanter. Die Extremität war um 3″ (12 Cm.) verkürzt. Patient vermochte noch nicht zu gehen. Die ganze Behandlung bestand im Gypsverbande.

Nicht weniger bemerkenswerth sind folgende Fälle von rasch und ohne Complication erfolgter Heilung von Wunden und Fracturen des Oberschenkels bei Behandlung mit Extension. Sie wurden uns aus dem t. Kriegshospital in Bjela mitgetheilt und wir sahen sie alle, entweder in Bjela oder in den Hospitälern, wohin sie transportirt worden waren.

10. Fall. Verwundet am $\frac{24.\ Aug.}{5.\ Sept.}$ 1877, langte im Hospital am $\frac{27.\ Aug.}{8.\ Sept.}$ an. Fractur an der Grenze des oberen und mittleren Drittels des linken Oberschenkels: aus der Wunde (Schussrichtung von vorn nach hinten) mässige Absonderung von blutiger Flüssigkeit. Am $\frac{28.\ Aug.}{9.\ Sept.}$ Extension der Extremität mit 8 Pfund und später nach und nach steigend bis 18 Pfund. Die Wunden heilten ohne Eiterung, der Listerverband brauchte während der ganzen Zeit nur 4 mal gewechselt zu werden. Am $\frac{26.\ Oct.}{7.\ Nov.}$ ein solider nicht grosser Callus; der Verwundete fing an zu gehen; Verkürzung des Beines nicht vorhanden.

11. Fall. Verwundet am $\frac{24.\ Aug.}{5.\ Sept.}$, aufgenommen am $\frac{27.\ Aug.}{8.\ Sept.}$ Einschuss an der Vorderfläche des unteren Drittels des Oberschenkels, kein Ausschuss, Splitterbruch. Extension vom $\frac{28.\ Aug.}{9.\ Sept.}$ bis zum $\frac{27.\ Oct.}{8.\ Nov.}$ 1877. Incisionen zur Er-

öffnung von Eitersenkungen; Drainage; Projectil wurde nicht aufgefunden. Zum $\frac{7.}{19.}$ Nov. ein fester Callus; Patient geht an Krücken mit dem Bein auftretend; keine Verkürzung.

12. Fall. Verwundet am $\frac{24. Aug.}{5. Sept.}$, langte mit einer bedeutenden Schwellung des rechten Oberschenkels, die bis zum Knie reicht, an. Das Projectil ist in der Höhe des oberen und mittleren Drittels von vorn eingedrungen; Fractur des Schenkelbeines; Ausschuss nicht vorhanden. Vom $\frac{30. Aug.}{11. Sept.}$ Extension mit einem Gewicht von 15 Pfund. Vom $\frac{12.}{24.}$ Sept. 25 Pfund. Callus ziemlich gross; die Schussöffnung eiterte etwas, nachdem sich der von Eisenchlorid herrührende Schorf gelöst hatte und heilte bald. Die Temperatur stieg in den ersten Tagen bis 38° C., darauf normal. Im Anfange November ist die Extremität mit einer einfachen Binde umwickelt; Patient macht Gehversuche; Verkürzung unbedeutend

13. Fall. Verwundet am $\frac{24. Aug.}{5. Sept.}$, aufgenommen am $\frac{27. Aug.}{8. Sept.}$ Penetrirender Schuss am rechten Oberschenkel an der Grenze des mittleren und unteren Drittels; Fractur des Knochens ohne Splitterung. Vom $\frac{30. Aug.}{11. Sept.}$ Extension mit 20 Pfund. Am 6. Tage sind beide Wunden ohne Fieber geheilt; am 10. Tage ist ein Callus fühlbar. Bis zum $\frac{14.}{26.}$ Oct. wurde das Gewicht bis auf 5 Pfund verringert; Steifigkeit im Kniegelenk. Am $\frac{2.}{14.}$ Oct. begann er an Krücken zu gehen; keine Verkürzung.

14. Fall. Verwundet am $\frac{24. Aug.}{5. Sept.}$, aufgenommen am $\frac{27. Aug.}{8. Sept.}$ Perforirende Wunde am rechten Oberschenkel im oberen Drittel. Knochenbruch ohne Splitterung; ein Stück des Projectils wurde am $\frac{29. Aug.}{10. Sept.}$ entfernt. Vom $\frac{30. Aug.}{11. Sept.}$ Extension mit 20 Pfund. Die Wunden heilten mit geringer Eiterung in 10 Tagen ohne Fieber. Am $\frac{14.}{26.}$ Oct. Unterbrechung der Extension; Steifigkeit im Knie. Am $\frac{8.}{20.}$ Nov. geht Patient an Krücken. Verkürzung kaum merklich.

15. Fall. Verwundet am $\frac{14.}{26.}$ Juli, aufgenommen am $\frac{18.}{30.}$ Juli. Das Projectil drang vorn über dem mittleren Drittel des rechten Oberschenkels ein und trat hinten in der Analfurche aus; Splitterfractur; die Splitter zum Theil entfernt. Vom $\frac{19.}{31.}$ Juli bis zum $\frac{10.}{22.}$ Sept. Extension mit 20 Pfund, darnach Gypsverband. Am $\frac{8.}{20.}$ Nov. geht der Verwundete. Aus der Ausschusswunde Absonderung von einigen Tropfen Eiter.

16. Fall. Der Verwundete langte am Tage der Verletzung, am $\frac{26. Oct.}{8. Nov.}$, an; er hatte einen Revolverschuss erhalten, der an der äusseren Seite des unteren Drittels des linken Oberschenkels eingedrungen war; Fractur des Knochens; kein Ausschuss. An demselben Tage Listerverband und Extension mit 20 Pfund. Temperatur drei Tage lang des Abends 38° C., darnach normal. Eiterung sehr unbedeutend. Der Verband wurde einmal in 3—4 Tagen gewechselt. Der Patient wurde mit geheilter Wunde und festem Callus weitertransportirt.

17. Fall. Der Verwundete langte im August im Gypsverbande an, welcher nach einer Woche abgenommen wurde; Einschuss am oberen Drittel, hohe Fractur des Oberschenkels, Ausschuss nicht vorhanden; Extension mit 20 Pfund; die Wunde heilte bald, fast ohne Eiterung, keine Verkürzung; das Projectil wurde am $\frac{5.}{17.}$ Nov. entfernt.

Ich muss nochmals darauf aufmerksam machen, dass alle diese günstigen Behandlungsresultate bei uns nicht selten unter ganz unglaublich schlechten äusseren Verhältnissen erreicht wurden; in den Hospitälern von Bjela z. B. hatten die Aerzte nicht immer ein Bett für den Verwundeten mit Oberschenkelfractur und es musste zuweilen die Extension der Extremität bei einem Verwundeten, der auf der Erde gebettet war, bewerkstelligt werden (Dr. Anton Schmidt).

Der Chirurg der Evacuationsstation Frateschti klagte mir, dass er zuweilen Verwundete mit Oberschenkelbruch, und noch dazu im oberen Drittel, per Transport empfing, denen nicht nur kein Gyps-verband, sondern gar kein Verband angelegt war. Zwei am $\frac{30.\ \text{Aug.}}{11.\ \text{Sept.}}$ bei Plewna Verwundete, der eine mit Fractur im unteren, der andere im oberen Drittel des Oberschenkels, waren beide ohne Gyps-verband am $\frac{5.\ \text{Sept.}}{17.\ \text{Sept.}}$ nach Gorny-Studen (35 Werst) geschafft worden mit vollständig entwickelter Septicämie und Schüttelfrösten.

Was nun den Grad der Verkürzung der Extremität betrifft, welche nach der Verwachsung der Oberschenkelfracturen bei den verschiedenen Behandlungsmethoden beobachtet wurde, so ist es wohl kaum möglich in dieser Beziehung einer Methode vor den übrigen den Vorzug einzuräumen. Prof. Kolomnin, der an den Evacua-tionsstationen 17 Fälle von Schussfractur des Oberschenkels unter-sucht hat, ist zu folgenden Resultaten gelangt: Unter 14 Oberschen-kelbrüchen, welche mit Extension behandelt wurden, betrug die Verkürzung bei 9 von 1—2—3 Cm., bei 5 von 4—7 Cm., und in 3 Fällen, die mit unbeweglichem Verbande behandelt wurden, be-trug die Verkürzung 2—5 Cm. Leider sind die Fracturstellen nicht mitgetheilt. Wahrscheinlich kommen die bedeutendsten Ver-kürzungen, bis 6 und 7 Cm., auf die Fracturen im oberen Drittel des Oberschenkels.

Von Wunden und Fracturen des Hüftgelenkes und des Collum anatomicum des Oberschenkels vermag ich aus dem letzten Kriege nur einige zweifelhafte, d. h. nicht durch die anatomische Untersuchung beglaubigte Fälle, anzuführen; ferner noch 4—5 von Prof. Kolomnin beobachtete Fälle, bei denen die Verletzung des Hüftgelenks durch die Autopsie bestätigt wurde. Ein Fall, den ich in dem Hospital von Bukarest (?) 7 Monate nach der Verletzung gesehen, ist mir besonders gut erinnerlich. Die eine Schussöffnung in der Grube hinter dem grossen Trochanter ist schon fast verheilt. Das Projectil ist in der Tiefe geblieben. Die Extremität der kranken (rechten?) Seite ist etwas verkürzt. Der Fuss ist mit der Spizte auswärts gekehrt. Nach den Berichten des Kranken und der Aerzte war anfangs ein Krachen (Crepitation) zu vernehmen; jedoch ist keine Callus- oder auch nur grössere Exsudatbildung in der Gegend des grossen Trochanter bemerkbar. Der Verwundete wurde mit der Extension behandelt. Als ich ihn sah, ging er an Krücken. In 3 anderen Fällen sah ich, bei nicht geheilten Wunden und Eitersen-kungen, die Extremität in der Hüfte gebeugt. Die Lage der Schuss-öffnungen war in allen zweifelhaften und unzweifelhaften Fällen eine verschiedene; am häufigsten hinten, entweder hinter dem grossen Trochanter oder noch näher zum Kreuz, zuweilen aber auch vorn.

In einem (von Prof. Kolomnin beschriebenen) Fall fand zugleich eine Verletzung der Harnblase statt. Der Schusskanal ging vom grossen Trochanter zur Innenseite des Oberschenkels; der Harn floss in einem Strahl aus beiden Wundöffnungen. Bei der Section wurde eine Fractur des Collum anatomicum des linken Oberschenkels gefunden. In einem anderen Falle mit einer Schusswunde hinter dem grossen Trochanter wurde das Projectil im Kopf des Schenkelbeines steckend gefunden. In 6 von Prof. Kolomnin beschriebenen Fällen betrug die Letalität 100 %, was nahezu mit der Statistik von Otis übereinstimmt. Vielleicht ist das Mortalitätsprocent der Schussverletzungen des Hüftgelenkes auch desshalb so enorm, weil wir in Genesungsfällen (die natürlich sehr selten sind) nicht die Möglichkeit haben eine sichere Diagnose zu stellen. Jedoch scheint Prof. Sklifassowski die Ansicht über die Schwierigkeit der Diagnose nicht zu theilen. Er versichert positiv, dass bei ihm im t. Kriegshospital in Galaz, nach dem Donauübergange ($\frac{11}{23}$ Juni 1877), 4 Verwundete mit penetrirenden Schüssen des Hüftgelenkes genesen seien, und ist dabei der Meinung, dass „wahrscheinlich in allen Fällen die Gelenkkapsel eröffnet war; Theile des Skelets waren hingegen nicht beschädigt" (Russisches militärärztliches Journal. Juli 1877. S. 155). Auf welche Anzeichen hin er zu diesem Schluss gekommen, ist uns nicht bekannt; aber ich behaupte fest, dass es kein sicheres Symptom, besonders für die Kapselbeschädigung giebt. Als ganz sichere Zeichen können nur gelten: Crepitation bei Bewegung der Extremität, Veränderung der Länge, Richtung und Gestalt der Grube hinter dem Trochanter und der Backe der kranken Seite. Wenn aber alle diese Anzeichen vorhanden sind, dann tritt auch das Procent von Otis in sein Recht. Hier z. B. ist ein Fall, der mir in einem der Kiewschen Hospitäler begegnete (im März 1878), bei welchem wir, wenn wir es mit der Schwierigkeit der Diagnose nicht so genau nehmen, gleichfalls behaupten könnten, dass nicht nur eine Verletzung des Kapselbandes, sondern auch des Skelets glücklich abgelaufen sei: das Projectil drang bei einem Officier in der Gegend des N. ischiadicus hinter dem rechten Trochanter ein und blieb in der Tiefe stecken. Der Harn des Verwundeten war einige Tage mit Blut untermischt. 6—7 Monate nach der Verletzung ist der Oberschenkel im Hüftgelenk etwas flectirt, die Grube hinter dem grossen Trochanter ist verschwunden und hat sich ausgeglichen. Die rechte Glutäalfurche liegt niedriger als die linke. Starke Schmerzen im Knie, die ganze Extremität ist wie paralysirt; der Verwundete fühlt eine Schwäche im Bein und kann nicht auftreten, geht an Krücken mit dem ganzen Rumpf stark nach vorn gebeugt. Der elektrische constante Strom bringt dem Verwundeten etwas Erleichterung.

2. Schusswunden des Kniegelenkes.

Die im letzten Kriege von 1877—78 in Bulgarien nach verschiedenen Methoden behandelten Wunden des Kniegelenkes.

Ort der Behandlung.	Gesammtzahl.	Zweifelhafte.	Gestorben.	Mortalitätsproc.	Anmerkungen.
In den Hospitälern erster Linie: Bogot, Bjela, Gorny-Studen, Bulgareni, Sistowa und Simniza	110	56	15 *(Bis Decbr. 1877.)*	13,6	Ausser diesen sind noch 32 Fälle bemerkt, bei denen Incisionen gemacht, Drainage durchgeführt oder Projectile aus dem Gelenk entfernt wurden. Unter diesen waren zweifelhaft 7, gest. 15 = 46,8% , genesen 34.
In den Hospitälern zweiter Linie: Frateschti, Bukarest und Jassy	78	12	30 *(Bis Decbr. 1877.)*	38,4	Genesen 36.
Während der ganzen Dauer der Evacuation haben die Evacuationsbaracke zu Jassy passirt	199	75	—	—	Im Barackenlazareth zu Jassy sind notirt: 81 penetrirende und 118 zweifelhafte. Unter diesen 124 in entfernte Hospitäler zu evacuirende u. 75 schwere.
In den Hospitälern dritter Linie: Odessaer Bezirk u. südwestlicher Rayon .	69	20	6 *(Bis März 1878.)*	8,6	Genesen 40.

In der Zahl von 188 Fällen unserer Tabelle aus den Statistiken der Hospitäler erster und zweiter Linie sind auch einige, der 72 von Prof. Bergmann in seiner Monographie (Die Behandlung der Schusswunden des Kniegelenkes im Kriege. Stuttgart 1878) beschriebenen Fälle mit einbegriffen und wahrscheinlich alle 33 Fälle, welche von Prof. Kolomnin in seiner allgemeinen medicinischen Skizze des serbisch-türkischen Krieges von 1876 und des Krieges von 1877 (II. Heft. Kiew 1878, russisch) beschrieben sind. Das verhältnissmässig geringe Mortalitätsprocent der Wunden des Kniegelenkes (13,6 %) in den Hospitälern erster Linie ist dadurch zu erklären, dass die Zahl der in ihrem Ausgange Unentschiedenen (56) sehr bedeutend ist, und ein zweifelhafter Fall mit einer Kniewunde lässt fast als gewiss annehmen, dass der Tod eintritt oder die Amputation des Oberschenkels gemacht werden wird.

Vollständig genesen sind in den Hospitälern der ersten und zweiten Linie bis zu Ende des Jahres 1877 70 = 37%. Während der ganzen Dauer der Evacuation (des Krieges) passirten das Jassysche Barackenlazareth 199 Fälle von Knieverletzungen; unter diesen sind nur 81 als „penetrantes" sicher, die Uebrigen sind zweifelhaft. Aber jedenfalls repräsentiren die 199 Fälle, welche Jassy passirten, die mehr oder weniger glücklichen Fälle der Behandlung der Knieverletzungen in den Hospitälern erster und zweiter Linie, und in dieser Zahl sind ohne Zweifel die günstigen Fälle aller einzelnen Statistiken enthalten, welche von den Aerzten für die ganze Zeitdauer des Krieges in Bulgarien zusammengestellt wurden.

Von der Anzahl der über Jassy Evacuirten wurden von uns in den Hospitälern dritter Linie 69 Fälle von Kniewunden gesammelt; aber unter diesen sind 20 immer noch als in ihrem Ausgange unentschieden bezeichnet und bis zum März 1878 sind schon 6 gestorben = 8,6 % Letalität; genesen sind von 69 Fällen 40 = 57,9 %. Folglich darf man die Zahl 199 der Jassy'schen Baracken noch lange nicht als den endgültigen Ausdruck für die Summe der günstigen Ausgänge der conservativen Behandlung bei Knieverletzungen nehmen.

Auch bei den Kniewunden war ebenso wenig wie bei den Oberschenkelfracturen in Erfahrung zu bringen, wie viel derer schon in den Hospitälern Bulgariens zu Grunde gegangen waren; jedenfalls aber muss zu der Sterblichkeit an Knieverletzungen noch ein bedeutender Theil der Todesfälle nach der secundären oder Spätamputation des Oberschenkels hinzugezählt werden, da dieselbe häufig bei Knieverletzungen ausgeführt wurde.

Wir wollen jetzt die Mortalitätsstatistik der Wunden des Kniegelenkes im letzten Kriege, nach den einzelnen speciellen Berichten durchgehen:

	Zahl d. Fälle.	Mortalit.-Proc.
1. Fälle von Prof. Bergmann, welche nach verschiedenen Methoden behandelt wurden: mit Gypsverband, Extension mit geringen und grossen Gewichten, Drainage und Listerverband (Bjela und Simniza	57	42,1
(starben	24)	
Unter diesen:		
a) mit zurückgebliebenem Projectil . .	8	50,0
(starben	4)	(ohne Bruchtheile)
b) mit deutlicher Beschädigung des Knochens .	15	26,6
(starben	4)	
c) Knochenverletzung nicht constatirt	34	47
(starben	16)	

Von den 34 der letzten Kategorie verheilten 6 unter dem Schorf.

Unter den 24 Gestorbenen war bei 9 die secundäre Amputation und bei 1 die Resection gemacht worden; 19 starben an Pyämie und 5 an Erschöpfung, Dysenterie u. s. w. Von den 33 Genesenen aber wurden ca. 20 nach 4—6 Wochen evacuirt und zwar nicht alle mit geheilten Wunden; deshalb können sie nicht als endgültig genesen bezeichnet werden.

Zahl d. Fälle   Mortalit.-Proc.

2. Fälle von Prof. Bergmann, die mit der elastischen
Binde und Gypsverband behandelt wurden (vgl. oben)   15   6,6
                   (starb   1)

Gesammtsterblichkeit in den Fällen Bergmann's für
beide Reihen   72   33
                   (starben   25)

3. Von Dr. Kade in verschiedener Weise behandelte
Fälle von Schusswunden des Kniegelenkes   13   46,1
                   (starben   6)

4. Von Prof. Kolomnin nach verschiedenen Methoden
behandelte Fälle: Listerverband, Drainage u. s. w. (in
Jassy und Frateschti)   33   33
                   (starben   10)

     Unter diesen:

a) mit im Knie zurückgebliebenem Projectil 1;

b) secundäre Amputationen des Oberschenkels 7 (genesen 1);

c) Fälle mit Beschädigung der Patella und des Femur 8.

5. Von Dr. Reyher im Kaukasus nach verschiedenen
conservativen Methoden behandelte Fälle von Knieschüssen   81   67,9
                   (starben   55)

     Unter diesen:

a) primär nach Lister (unter dem Schorf mit primärer
und secundärer Drainage)   18   16,6
                   (starben   3)

b) secundär nach Lister   40   85
                   (starben   34)

c) nicht antiseptisch Behandelte (Drainage, Resection,
secundäre Amputation)   23   95
                   (starben   22)

     Vergleichen wir nun die Resultate unserer Aerzte
mit den Statistiken früherer Kriege:

6. Fälle von Prof. Kolomnin aus dem türkisch-serbischen Kriege von 1876, die mit Extension und inamoviblem Verband behandelt wurden.   18   77
                   (starben   14)

7. Statistik von Billroth und Czerny aus den vier
neuesten Kriegen (Krimkrieg, preussisch-österreichi-
scher, amerikanischer und deutsch-französischer Krieg)   1005   70,2
                   (starben   706)

8. Statistik von Billroth und Czerny über die conservativ behandelten Fälle   371   83
                   (starben   308)

9. Nach der Statistik von Heintzel aus dem Kriege
1870—71 über die conservativ behandelten Knieschüsse   529   76,9
                   (starben   397)

     Unter diesen:

a) rein conservativ Behandelte   241   45
                   (starben   109)

b) secundäre Amputationen   288   78

Folglich blieben von 529 mit erhaltenem Bein am Leben 132 = 24 %.

Die statistische Uebersicht der Schussfracturen des Oberschenkels und der Knieverletzungen berechtigt, wie mir scheint, zu dem Schluss, dass das bisher legalisirte Mortalitätsprocent dieser traumatischen Verletzungen in unserem letzten Kriege ganz ausserordentlichen Schwankungen unterworfen war. Bei kleineren Zahlen geht dies Procent in einzelnen Berichten (Bergmann, Reyher) für Knieschüsse von $16\,^0/_0$ auf $6\,^0/_0$ herunter; in anderen Berichten hingegen, welche auf einer grösseren Anzahl von Fällen gegründet sind, steigt es von $25-33\,^0/_0$ auf $67\,^0/_0$ und sogar $95\,^0/_0$ (im Kaukasus). Fügen wir den 188 Fällen unserer Tabelle aus den Hospitälern erster und zweiter Linie noch die 81 Fälle Dr. Reyher's aus dem Kaukasus hinzu, so erhalten wir für unseren letzten Krieg (in Bulgarien und im Kaukasus) eine Statistik über 269 Schussverletzungen des Kniegelenks. Vorerst will ich bemerken, dass einige von den Fällen unserer Tabelle (Hospitäler erstrer und zweiter Linie) in den Jassyschen Baracken in die Zahl der Zweifelhaften (in Bezug auf die Gelenkverletzung) gerathen sind; ein grosser Theil der 118 Zweifelhaften wurde nur deshalb so bezeichnet, weil am Evacuationsplatze die Wunden des Knies geheilt und in vielen Fällen sogar Beweglichkeit im Gelenk vorgefunden wurde. Wir selbst haben bei der Besichtigung der Hospitäler recht viele ähnliche glückliche Genesungsfälle gesehen, zweifelten aber an der thatsächlichen Verletzung des Gelenkes nicht im mindesten. Als ich die Hospitäler Kiew's im September 1877 besichtigte, fand ich ebenso wie in den deutschen Hospitälern während des Krieges von 1870—71 viele von vorn nach hinten gerichtete Wunden des Knie's schon ohne Ankylose geheilt, und alle diese Verwundeten wurden in Jassy wahrscheinlich als zweifelhafte Fälle notirt. Bei der Anhäufung der Verwundeten auf dem Evacuationsplatze konnte eine sichere Diagnose nicht verlangt werden, besonders dann, wenn Transporte Tag und Nacht ohne Listen kamen und gingen; der Zweifel ist in solchen Fällen besser als allzugrosse Sicherheit. Nehmen wir also für die Schussverletzungen des Kniegelenks, welche nach verschiedenen neueren Methoden im letzten Kriege (in Bulgarien und im Kaukasus) behandelt wurden, die Zahl 269 an, so erhalten wir ein Mortalitätsprocent von 37 (starben 100). Dieses Procent kann vielleicht als das sich dem Minimum der Mortalität bei Kniewunden am meisten nähernde gelten. Ich bin aber der Ansicht, dass in diesem Kriege die Wahrscheinlichkeit für die Herabsetzung selbst dieses Mortalitätsprocentes zugenommen hat, da in einem Achtel der Fälle die Letalität nicht mehr als $12\,^0/_0$ betrug. Ich meine die 15 Fälle, welche primär (obschon nicht sofort nach der Verletzung) mit dem unbeweglichen Verband nach der Methode Prof. Bergmann's behandelt wurden, und eine Mortalität von 6 % hatten, und die 18 Fälle Dr. Reyhers, die primär nach Lister behandelt wurden, mit einer Letalität von 16,6 % ; für diese 33 Fälle zusammen erhalten wir 12 % Mortalität.

Jedoch gebührt, ungeachtet des so günstigen Resultates beider Behandlungsmethoden, ohne Zweifel der ersteren der Vorzug in der Feldkriegspraxis. Sie ist viel einfacher, naturgemässer, weniger eingreifend und erfordert auf dem Verbandplatze nicht solche Vorsichtsmaassregeln wie die von Dr. Reyher im Kaukasus angewandte Methode, welche mit derartigen chirurgischen Proceduren verbunden ist, dass sie kein erfahrener Chirurg auf dem Verbandplatze für nachahmungswerth halten wird. Zu Gunsten der Behandlungsweise der 15 Kniewunden von Prof. Bergmann spricht auch noch das, dass in 5 Fällen der Verband mit Erfolg auf das verletzte Knie bei zurückgebliebenem Projectil angelegt wurde. Unter diesen:

1. trat in 2 Fällen, von denen einer durch eine Fractur der Patella complicirt war, Heilung der Wunden ohne Eiterung in zwei Monaten ein.

2. In 2 Fällen wurden die Projectile später entfernt (nach sechs Wochen und nach drei Monaten), in dem einen Fall mit Auskratzen des Knochens.

3. In einem Falle bildete sich nach Verheilung der Wunde ein Abscess am Oberschenkel mit Erysipel; derselbe heilte aber nach der Eröffnung und Drainage.

Uebrigens genasen auch von der anderen Kategorie der Fälle (57) von Prof. Bergmann 5 mit im Knie eingeheiltem Projectil. Unter diesen wurde in einem Falle die Kugel nachträglich, nach 36 Tagen, aus dem Knochen entfernt; in den übrigen 4 Fällen hinderte dieselbe weder die Wundheilung (nach 30 und 46 Tagen), noch die Extension, noch die Anlegung des Verbandes. Die Verwundeten wurden nach Ablauf dieser Zeit mit verheilten Wunden evacuirt. Drei Verwundete von den 15 Fällen der 2. Gruppe (die mit dem Verbande Prof. Bergmann's behandelt wurden) verblieben im Hostale 3—4 Monate. Dreien von den 15 wurde die secundäre Amputation gemacht, folglich verblieben von diesen 15 Fällen mit erhaltenem Bein am Leben 12=80 %. — Wenn ein solches endgültiges Resultat für die grosse Masse der Fälle erreicht werden könnte, so bliebe natürlich nichts zu wünschen übrig, aber wie ich schon bemerkte, war die Heilung noch nicht bei Allen vollständig. Die zurückgebliebenen 3 Projectile können noch viel Unheil anstiften. Bei der Besichtigung der Hospitäler sahen wir übrigens 4—5 Fälle von Kniewunden mit eingeheiltem Projectil, welche 5—6 Monate nach der Verletzung schon vollständig verheilt waren, ohne jede Schmerzempfindung und von Einem können wir dessen weitere Geschichte mittheilen: — „Peter Witik verwundet am $\frac{24.\ August}{5.\ Septbr.}$ 1877 durch einen Schuss ins linke Knie, Eingangsöffnung aussen über dem äusseren Condylus des Oberschenkels, Austrittsöffnung fehlt. Neben der Kniescheibe an der Innenseite ist ein harter, schmerzhafter Gegenstand durchzufühlen. Schwellung des Gelenkes nicht bedeutend. Der Einschuss ist mit einem von Liq. ferri sesquichlorati herrührendem Schorf bedeckt. Vom $\frac{27.\ August}{5.\ Septbr.}$ wurde er im t. Kriegshospital in Bjela ausschliesslich mit Gypsverbänden behandelt. Eiterabsonderung aus der Wunde äusserst gering. Die Wunde verheilt bald und am $\frac{21.\ Sept.}{3.\ Oct.}$ wird der Verwundete bei sehr gutem Allgemeinbefinden transportirt" (aus einer Notiz des Ordinators des t. Kriegshospitales Nr. 56 Dr. A. Wernitz). In einer verhältnissmässig kurzen Zwischenzeit ist dieser Verwundete schon am $\frac{4.}{16.}$ October 1877 aus Bjela nach Slavuta an der Kiew-Brester Eisenbahn gelangt; in den Mittheilungen des Slavuta'schen Lazarethes des rothen Kreuzes finden wir ihn unter etwas verändertem Namen wieder: „Peter Witsk, — Eintrittsöffnung der verheilten Schusswunde an der äusseren vorderen Fläche des Oberschenkels, drei Fingerbreiten oberhalb der Patella. Das Projectil befindet sich im Gelenk neben der Kniescheibe; keine Schwellung des Knies; Flexion des Knies bis 140° ausführbar. Am $\frac{30.\ Decbr.}{11.\ Januar}$ wurde das Gelenk nach der Lister'schen Methode eröffnet und das Projectil entfernt; die Incision heilte per primam; am $\frac{12.}{24.}$ Februar 1878 wurde er aus dem Lazareth auf Urlaub in die Heimath entlassen." — Ein ähnlicher Fall kam im Lazareth des rothen Kreuzes in Smeloë (an der Fastow'schen Eisenbahn) vor.

Dem Gemeinen Juri Affanassjew, der mit einem Projectil im rechten Kniegelenk anlangte, wurde eine Incision gemacht, die Kugel entfernt und die Wunde vernarbte ohne Störung. Im April konnte der Verwundete schon an einem Stock frei herumgehen, obgleich sich im Gelenk vollständige Ankylose ausgebildet hatte. — Aus dem Lazarethe des rothen Kreuzes der Grafen Bobrinski wurde 5 Wochen nach seiner Ankunft von jenseits der Donau ein anderer Verwundeter nach Hause geschickt mit im linken Knie zurückgebliebenem Projectil und ebenfalls vollständiger Ankylose des Knies.

Dr. Reyher sammelte im Kaukasus 28 Knieverletzungen mit im Gelenk eingeheiltem Projectil; von diesen heilten die vier primär nach Lister behandelten alle mit Beweglichkeit im Gelenk; 9 andere nicht antiseptisch behandelte endeten alle letal (unter diesen 5 Secundäramputationen), und die 15 übrigen Fälle, welche secundär nach Lister behandelt wurden, gaben 93,3 % Mortalität, d. h. es starben von ihnen 14. Folglich geben alle 38 Fälle mit im verletzten Knie zurückgebliebener Kugel (28 von Dr. Reyher und 10 von Prof. Bergmann) in der Gesammtheit bei verschiedener Behandlungsweise 60 %,0 Letalität und 14 Fälle bei der Behandlung mit dem Bergmann'schen Verband und primär nach Lister gaben 0 % Mortalität. Natürlich sind das viel zu kleine Zahlen und sind dieselben zu früh in die Statistik eingetragen, um als Grundlage dienen zu können, aber nichtsdestoweniger verdienen die 10 Fälle in der Statistik Prof. Bergmann's volle Berücksichtigung. Ich sah einige derselben nach 2 Monaten schon in sehr gutem Zustande.

Alle Behandlungsmethoden gaben in einzelnen Fällen im letzten Kriege ausgezeichnete Resultate. Ein solcher war z. B. der vielen unter unseren Aerzten bekannte Fall von Knieverletzung beim General Dragomirow, der von Anfang bis zu Ende mit dem inamoviblen Gypsverbande behandelt wurde. Die Wunde war perforirend mit schräger Richtung; der Knochen (Tibia) war zweifellos beschädigt. Die ganze Sache verlief aber ohne besondere Complicationen. Als ich den General in Kischinew sah, waren beide Wunden fast geheilt. Sie wurden nach Lister verbunden (nicht streng). — Auch die Extension mit grossen Gewichten war bei den Schussverletzungen des Kniegelenkes oft sehr erfolgreich. Während meines Besuches der Kiew'schen Hospitäler (im März 1878) sah ich einen Officier mit schon vollständig verheilter, quer von rechts nach links verlaufender Kniewunde mit Erhaltung einiger Beweglichkeit im Gelenk. Der Verwundete hatte 2 Monate im t. Kriegshospital in Bjela gelegen. Er war dort 3 Tage nach der Verletzung eingetreten und wurde mit permanenter Extension von 20 Pfund behandelt. Während der ganzen Dauer der Heilung war nicht das geringste Anzeichen einer Reaction bemerkbar und der Verwundete hatte während der Behandlung keine Schmerzen.

Wir dürfen also mit Recht uns der Hoffnung hingeben, dass das Mortalitätsprocent der Schusswunden des Kniegelenkes noch geringer werden kann, als das in unserer Tabelle verzeichnete, wenn die conservative Behandlung — selbstverständlich mit Ausschluss jeder Sondirung oder anderer Wundexploration — von Hause aus in dem sorgfältigen Verschluss der Wunde mit einer dicken Lage antiseptischer (Carbol- oder Salicyl-) Watte oder Jute, in der (nicht zu festen) Anlegung einer elastischen Binde und eines Gypsverbandes bestehen wird, wozu in der Folge, je nach den Umständen, noch ein inamovibler Verband oder die Extension mit kleinen oder grossen Gewichten hinzukommt.

Da fast alle Kriegschirurgen gegenwärtig meine schon längst ausgesprochene Ueberzeugung von dem Schaden der Sonden- und Digitaluntersuchung bei frischen Schusswunden und besonders bei Gelenkwunden theilen, — so sind die früheren Indicationen für die primären Amputationen bei

Knieverletzungen unsicher geworden. Nur in den verhältnissmässig seltenen Fällen, wo die Zerschmetterung der Epiphysen offenkundig ist, kann die primäre Amputation noch indicirt sein. Aber selbst die ärgste Zertrümmerung der Knochen (Patella und Epiphysen) macht noch lange nicht die Absetzung des Oberschenkels unbedingt nothwendig. Das beweisen die überraschend glücklichen Erfolge bei der Behandlung grosser Kniewunden mit Zertrümmerung der Knochen (hauptsächlich der Patella) durch Granatschüsse. Die erfolgreiche Behandlung solcher Fälle war auch den älteren Chirurgen (Guthrie u. A.) bekannt.

3. Penetrirende Brustwunden.

Nach verschiedenen Methoden behandelte penetrirende Brustwunden während des Krieges 1877—78 in Bulgarien.

Ort der Behandlung.	Gesammtzahl.	Unentschieden.	Gestorben.	Mortal.-Proc.	Anmerkungen.
In den Hospitälern erster Linie: Bogot, Bjela, Tirnowa, Gorny-Studen, Bulgareni, Sistowa und Simniza	111	9	30	27	
In den Hospitälern zweiter Linie: Frateschti, Buckarest und Jassy	71	12	14	19,7	

Die Brustwunden, welche in unserer Statistik aufgenommen sind, konnten ebensowenig wie die Wunden des Kniegelenkes weder in den Hospitälern noch an den Evacuationsstationen einer sorgfältigen Diagnose unterzogen werden und deshalb ist es nicht möglich, die Zahl der wissentlich und unzweifelhaft penetrirenden Wunden mit Sicherheit anzugeben. Da indessen das Blutspeien in den meisten Fällen ein ziemlich charakteristisches Merkmal für die penetrirenden Brustwunden abgiebt, so ist anzunehmen, dass die Diagnose in den Hospitälern und an den Evacuationsplätzen mindestens auf diesem von jedem Verwundeten leicht zu erforschenden Kennzeichen basirt ist.

Zum Vergleich führe ich aus unserem Kriege in Bulgarien noch einzelne Statistiken (Prof.Prof. Kolomnin, Sklifassowski und Dr. Kade) an und ferner noch die Statistiken aus dem amerikanischen (1861—65), deutsch-französischen (1870—71) Kriege, von Billroth u. A.

	Zahl d. Fälle.	Mortalit.-Proc.
1. Bei Prof. Kolomnin im Kriege 1877—78 . .	35	22,8
(starben	8)	

Die 27 als genesen verzeichneten wurden einige Tage, einen Monat oder 6 Wochen nach ihrer Ankunft in Jassy weiter transportirt.

Zahl d. Fälle. Mortalit.-Proc.

Unter diesen:

a) verblieb das Projectil in der Brust bei 4

b) Fractur der Rippen bei 5

c) locales Empyem bei 1

d) totales Empyem bei 2

Im Ganzen wurde unter 35 Verwundeten in 6 Fällen Rippenfractur constatirt (von diesen starben 2).

Die Todesursachen waren:

  Empyem (local und total) und Pneumothorax bei 4

  Hämothorax bei 2

  Pericarditis bei 1

2. Bei Dr. Kade wurden vom $\frac{18.}{30.}$ Aug. bis zum $\frac{18.}{30.}$ Nov. 1877 penetrirende Wunden mit Verletzung der Lunge behandelt 15   33,3

                    (starben 5)

  Verblieben im Hospital noch 6.

3. Bei Prof. Sklifassowski in Galatz penetrirende Brustwunden 13   23

                    (starben 3)

4. Bei Prof. Billroth und Czerny in Weissenburg, während des Krieges 1870—71, penetrirende Brustwunden 30   30

                    (starben 9)

  Unter den Genesenen waren mit zurückgebliebener

    Kugel 2

    Evacuirt 18

    Unter diesen mit zweifelhafter Prognose . . . 2

Bei 3 Gestorbenen war die Operation des Empyems per Incision gemacht worden.

5. Aus dem deutsch-französischen Kriege 1870—71 nach Maas und Biefel 25   40

                    (starben 10)

6. Aus dem preussisch-österreichischen Kriege von 1866 nach Stromeyer 47   65,9

                    (starben 31)

7. Aus dem serbisch-türkischen Kriege von 1876 nach Prof. Kolomnin 8   62,5

                    (starben 5

              und 2 zweifelhaft).

8. Aus dem amerikanischen Kriege von 1861—65 penetrirende Brustwunden 1272   73

                    (starben 930)

9. Nach unserer Statistik in Bulgarien und Rumänien in verschiedenen Hospitälern bis Ende 1877 . . . 182   24

                    (starben 44)

Der Unterschied in dem Procent der Mortalität ist überraschend! Es muss zugegeben werden, dass unsere Statistik unzureichend (die Mortalität ist nur bis Ende 1877 angegeben und 21 Fälle sind zweifelhaft) und in sofern unvollständig ist, dass in dieselbe viele Todesfälle an Brustwunden nicht aufgenommen sind, welche in den ersten Tagen nach der Verletzung und nachher während der Transporte erfolgten; wir selbst führten einige derartige Fälle aus den Etappen- und Evacuationsverzeichnissen an (s. Th. I. Cap. IV). Dem steht gegenüber, dass 1. dasselbe wahrscheinlich wohl mehr oder weniger auch in den anderen Kriegen geschah und 2. die Fälle, aus denen die 3 Statistiken des letzten Krieges in Bulgarien (unsere, Prof. Kolomnin's, Sklifassowski's und Dr. Kade's) zusammengestellt sind und welche so ungewöhnlich glückliche Resultate ergaben, ganz sicher in die Kategorie der penetrirenden Brustwunden gehören und zwar deshalb, weil Contourschüsse der Brust im letzten Kriege fast gar nicht vorkamen und die Diagnose überhaupt nicht schwierig ist. Ich will noch bemerken, dass im letzten Kriege auch viele Fälle von perforirenden Brustwunden vorhanden waren, welche bald und ohne Complicationen heilten, obgleich das Projectil in der Tiefe zurückgeblieben war.

Welchem Umstande soll man nun ein so glückliches Resultat, das unter den ungünstigsten Verhältnissen erreicht wurde, zuschreiben? In der That, man kann sich die Verhältnisse für die Heilung perforirender Brustwunden nicht schlimmer vorstellen, als sie in unserm letzten Kriege in Bulgarien waren. Die Transporte auf Landwegen in den ersten 5—6 Tagen nach der Verletzung mussten bei vielen Verwundeten den Tod durch Verblutung verursachen; diese frühe Sterblichkeit der Verwundeten mit Brustschüssen auf den Verbandplätzen, in den vorgeschobenen Hospitälern und auf den Etappen haben zweifellos nicht wenig zur Verbesserung des Mortalitätsprocentes der übrigen, welche den ersten Kampf ums Dasein überlebten, beigetragen.

Es bleiben so immer noch genug glückliche Fälle mit zweifellos schweren Brustverletzungen bei Verwundeten, die fast bis zur Genesung in den vorgeschobenen Hospitälern verweilten, wie z. B. die 13 Fälle von Prof. Sklifassowski und bei solchen, die einige Tage nach der Verletzung in ein Hospital zweiter Linie (Rumänien) geschafft waren und dort ebenfalls fast bis zur Genesung verblieben. So z. B. genasen im Lazareth des rothen Kreuzes in Komany und im t. Kriegshospital Nr. 54 bei Bukarest von 27 penetrirenden Brustschüssen (alle mit Blutspeien) 19, starben 4 und waren 4 zweifelhaft.

Meiner Meinung nach liegt der Grund für den günstigen Verlauf der perforirenden Brustwunden im letzten Kriege 1. in denselben Bedingungen, welche auch zu dem guten Verlauf der übrigen Wunden beitrugen, d. h. den Eigenschaften der Geschosse und der nahen Schussdistance; 2. in der Art des ärztlichen Handelns.

Die wichtige Bedeutung der ersten Bedingung ist daraus ersichtlich, dass im letzten Kriege Verletzungen der Rippen bei Brust-

wunden im Allgemeinen selten vorkamen. In der Statistik des Prof.
Kolomnin sind unter 35 fast lauter schweren Fällen nur 7 = 20%
mit Rippenfractur verzeichnet; jedoch spricht er an einer anderen
Stelle von 9 Rippenbrüchen unter 29; und Prof. Sklifassowski
erwähnt unter 13 Fällen einer Zerschmetterung der 7. und 8. Rippe.
Ich selbst erinnere mich bei der Untersuchung der Verwundeten mit
Brustschüssen in den Hospitälern nicht mehr als 8—10 Fälle gefunden zu haben, bei denen eine Verletzung der Rippen diagnosticirt
werden konnte. Durch das Nichtvorhandensein dieser Verletzungen
in den meisten Fällen und durch die Enge der Schussöffnung in
den Intercostalräumen unterschieden sich eben die Brustwunden in
diesem Kriege himmelweit von den durch Miniégeschosse verúr-
sachten Wunden im Krimkriege. Also dem kleinen Caliber der aus
naher Distance in die Brust eindringenden Peabody-Martinigeschosse
muss man die im Krimkriege ganz unerhörte Erscheinung zuschreiben, dass viele perforirende Brustwunden im letzten Kriege fast
per primam, d. h. unter dem Schorf heilten. Der Verwundete
spie in einem solchen Falle einige Tage Blut, die Wunden aber
heilten indess fast ohne Eiterung, ohne Fieber und ohne irgend eine
Complication. Auch die mit Rippenfracturen am Rücken, in der
Gegend der Schulterblätter, complicirten perforirenden Brustwunden heilten rasch nach dem Zeugnisse Prof. Kolomnin's, der
viele solcher Fälle in den Hospitälern zwischen Jassy und Kischinew
gesehen hat; auch Dr. Kade bemerkte übereinstimmend mit anderen
Beobachtern, dass eine Rippenfractur an der Austrittsöffnung weniger
gefährlich ist, als an der Eintrittsöffnung des Schusskanales, weil
in letzterem Falle die Splitter nach innen ragen und in die Lunge
eindringen. — Ausser der Rippenverletzung, welche in jedem Fall
die rasche Heilung der Wunden unter dem Schorf verhindert, bildet
der anomale Zustand der Pleurahöhle, d. h. dass sie auf-
hört ein geschlossener Sack zu sein, ein anderes noch wichtigeres
Hinderniss für den günstigen Verlauf dieser Wunden. Eine rasche
Verklebung des costalen und pulmonalen Blattes der Pleura, zuweilen
von einer leichten localen Pleuritis begleitet, war die Hauptbedingung
für einen sehr günstigen Verlauf der von Peabody-Martinigeschossen
herrührenden Brustwunden; sie wurde zuweilen auch in solchen
Fällen beobachtet, wo die Kugel in der Brust zurückgeblieben war.
Sogar die Hyperämie und Blutstockung in der Lunge, welche gewöhnlich mit starker Hämoptysis und Bluterguss in das Lungen-
gewebe (Infarct der Lunge) einhergehen, waren noch nicht das Haupthinderniss für einen glücklichen Ausgang. Sobald aber die Pleurahöhle sich bei der Schussverletzung mit Luft oder Blut füllte, so
änderte sich die Scene sofort, dann hing der glückliche Ausgang

von dem Grade der Anfüllung des Pleurasackes ab. Je früher und sicherer die pathologischen Scheidewände den Raum begrenzten, welcher die Luft, das Blut oder den Eiter enthielt und je näher derselbe der Eintritts- oder Austrittsöffnung lag, desto günstiger war die Prognose. In fast allen Fällen mit langwierigem und ungünstigem Verlauf der penetrirenden Brustwunden wurde entweder local begrenzter oder vollständiger Pyopneumothorax beobachtet; im ersteren Falle hing die immerhin günstigere Prognose von der Lage des circumscripten Eiterherdes, seiner Form, (scharf begrenzt oder gewunden mit Ausbuchtungen), den Veränderungen an den Rippen (Entblössung, Nekrose u. s. w.), der Anwesenheit fremder Körper und zufälligen Complicationen ab. Beim totalen Empyem aber, oder, was noch schlimmer, beim vollständigen Pyopneumothorax war die Prognose selbstverständlich viel schlechter. Unter 35 perforirenden Brustschüssen bei Prof. Kolomnin sind 7 Fälle verzeichnet mit circumscriptem Empyem, von denen 3—4 letal endeten und 4 Fälle mit allgemeinem Epyem, von denen 2 scheinbar günstig verliefen, aber 3 bei vollständiger Compression der Lunge mit dem Tode endeten. In 11 anderen Fällen waren nach der Statistik des Prof. Kolomnin die perforirenden Brustwunden 8 mal mit Verletzungen des Schultergelenkes, des Schlüsselbeines oder des Brustbeines complicirt. Von diesen 11 starb nur 1 = 9 $^0/_0$ Mortalität.

Die zweite nicht minder wichtige Bedingung, welche im letzten Kriege zu dem günstigen Verlauf der Brustwunden beitrug, war unzweifelhaft die Art und Weise des ärztlichen Vefahrens. Keinem unter den Aerzten kam es in den Sinn die Behandlungsmethode der früheren Chirurgen anzuwenden, — zum Theil fehlten auch die Mittel dazu. In früheren Zeiten galten als unbedingt nothwendige Hülfsmittel bei frischen Schusswunden der Brust: die Blutentziehung und das Eis. Jetzt sind diese zwei Mittel vielleicht zu sehr in Vergessenheit gerathen; — in Friedenszeiten verdienen sie immerhin Beachtung. Es ist unzweifelhaft, dass die Blutentziehung und Eis auf die Brust, oder einfach das Liegen auf dem Eise im Eiskeller, Vielen das Leben gerettet hat. Zu Kriegszeiten ist es jedoch nicht möglich zu individualisiren und eine Anwendung der Blutentziehung und der Kälte bei allen Verwundeten mit Brustschüssen en bloc würde gewiss mehr Schaden als Nutzen bringen. Es sind daher an Stelle dieser heroischen, mit Recht andere zweckmässigere und ungefährlichere Mittel getreten. Dies sind: Verschluss der Wunde, Einschränkung der Körperbewegungen und besonders des Thorax, narkotische und gefässverengernde Mittel. Ich meine, dass selbst der schädliche Einfluss der Transporte auf Landwegen auf diese Verwundeten um Vieles vermindert werden könnte, wenn denen mit Rippenbrü-

chen sofort Morphium mit Ergotin gereicht und auf den Verbandplätzen oder in den nächsten Hospitälern ein Gypsverband angelegt würde. Ich habe sogar bei ganz schlimmen Wunden von
Miniégeschossen in der Krim diesen Verband nicht ohne Nutzen
angewandt, jedoch war derselbe im letzten Kriege', soviel mir bekannt, nicht in Gebrauch. Die Aerzte, welche die Wirkung des
unbeweglichen Verbandes bei Rippenfracturen nicht aus Erfahrung
kennen, vermögen sich nicht vorzustellen, wie wohlthätig ein gut
angelegtes Gypscorset wirkt. Sobald die Respiration durch das
Diaphragma allein besorgt wird, hören die stechenden Schmerzen
sowie auch die allgemeine Erregung auf. Ich kenne kein zuver-
lässigeres Mittel zur Verminderung der schädlichen Folgen eines
Landtransportes auf die Brustwunden, als die horizontale Lagerung
des mit einem Gypscorset versehenen Verwundeten auf einem gut
mit Heu oder Stroh ausgefüllten Leiterwagen oder Tarantas. Um
aber das Corset wirklich nutzbringend zu machen, ist es nothwendig, die oberen und besonders die unteren Rippen durch den Verband zu fixiren; deshalb ist sein Schnitt und die Anlegung der Gypsbinden von grösster Wichtigkeit. Sobald das Corset nicht lang genug
ist, nicht gut mit Watte unterpolstert wurde und oben und unten
nicht mit Binden befestigt wird, so verträgt der Verwundete den
ungleichmässigen Druck auf den Thorax nicht. — Das Morphium
wurde am häufigsten im letzten Kriege bei der Behandlung der Brustwunden angewandt. Zuweilen wurde auch Ergotin gebraucht, aber
zu meinen Bedauern war die Inhalation von Lösungen von Ergotin,
Morphium und Eisenchlorid vermittels des Pulverisators, so viel mir
bekannt, nicht in Gebrauch. Ueberall, wo man mich um Rath fragte,
empfahl ich in den ersten Perioden der Verletzung, bei starker Hämoptoe und Reizung der Lunge mein Lieblingsmittel in solchen Fällen
anzuwenden: — eine Lösung des Mutterkornextractes oder des Er-
gotins mit Morphium und Lactucarium in grossen Dosen in einer
Emulsion oder schleimigen Abkochung (Ergotini, Lactucarii gr. XVI
Morphii gr. jj auf 6 Unzen eines schleimigen Decoctes oder einer
Emulsion). Es gelang mir mit Hülfe dieses Mittels einige Male die
Lungenblutung, welche mit starker Reizung und Husten verbunden
war, zu sistiren.

Die Operation des Empyems kam selten zur Ausführung,
und noch seltener wurde — Gott sei Dank — die Extraction der
Splitter der Rippen vorgenommen, während sowohl das Eine als
auch das Andere noch im deutsch-französischen Kriege von 1870 bis
1871 im Schwunge war, wie die von Billroth beschriebenen Fälle
beweisen. Er machte unter 25 Fällen 1 mal die Operation des Empyems per incisionem und in 1 Falle (mit nicht penetrirender Wunde)

die Splitterextraction und die Resection der scharfen Bruchenden der durch einen Schuss fracturirten Rippen (6., 7., S., 9.). Von diesen 5 Fällen endeten 4 mit dem Tode. Bei Prof. Kolomnin wurde unter 35 Fällen 4 mal die Incision bei Empyem und 1 mal die Splitterextraction ausgeführt, alle mit letalem Ausgange. In einem Falle wurde im t. Kriegshospital Nr. 67 in Gorny-Studen wegen eines eitrig pleuritischen Exsudates, welches in Folge einer perforirenden Brustwunde entstanden war, die Brusthöhle durch einen langen Schnitt eröffnet; im November sonderte sich durch die Fistel sehr wenig Eiter ab und der Kranke ging der Genesung entgegen. Etwas häufiger und, wie es scheint, mit grossem Erfolge wurde die Aspiration (vermittels des Apparates von Dieulafoi) angewandt. Bei Prof. Kolomnin sind 3—4 Fälle verzeichnet, in welchen die Aspiration jedesmal Erleichterung verschaffte. Zum Beweise, wie günstig im letzten Kriege sehr schwere Fälle von perforirenden Brustwunden verliefen, führe ich einige Fälle an, welche ich theilweise selbst gesehen, theilweise mir von anderen Aerzten bei der Besichtigung der Hospitäler mitgetheilt sind:

1. Der Gemeine des Moskau'schen Leib-Garde-Regiments Anissim Fomin wurde am $\frac{21.\ Nov.}{3.\ Dec.}$ 1877 bei Orchanje verwundet. Das Projectil war beim 3. Rippenknorpel der linken Seite eingedrungen, auf der Höhe der 4. Rippe derselben Seite in der Axillarlinie ausgetreten und hatte ein beträchtliches (ca. 3″ = 6 Cm.) Stück der Weichtheile an der vorderen Fläche des linken Oberarmes weggerissen. Bei unserer Besichtigung des Verwundeten am $\frac{4}{16.}$ Dec. 1877 in Bogot, wohin er per Transport auf sehr schlechten Wegen und zu ungünstiger Jahreszeit geschafft worden war, fanden wir den Einschuss, ein fast rundes Loch mit scharfen Rändern, von der Grösse eines Silberrubels; den Ausschuss kleiner, von unregelmässiger Form, in Heilung begriffen; die Wunde am Oberarm granulirend. Durch die Eintrittsöffnung war die von der Thoraxwand um $1\frac{1}{2}$—2 Cm. abstehende linke Lunge und das Herz sichtbar; das Pericardium scheint intact zu sein, jede Bewegung des Herzens ist deutlich wahrnehmbar; bei der Inspiration schiebt sich der Rand der etwas collabirten linken Lunge auf das Herz, bei forcirter Inspiration ist dies noch deutlicher. Der Verwundete sitzt während des Verbandwechsels, spricht frei, ohne Athemnoth; der Appetit, Schlaf und das Subjectivbefinden sind vollkommen befriedigend. Dieser interessante Verwundete blieb unter der Fürsorge des Ordinators des t. Kriegshospitals Nr. 69 Dr. Korschenewski. Es wurde uns später am $\frac{22.\ Januar}{3.\ Febr.}$ 1878 Folgendes mitgetheilt: — „Der interessante Verwundete Fomin erholt sich jetzt bei uns (in Frateschti). Die Wunden sind fast geheilt. Patient ist sehr von der Reise ermüdet, sieht aber im Allgemeinen sehr wohl aus."

2. Im Laufe des Sommers 1877 befanden sich in dem Zelthospital in Korneschti (bis Ende September) unter anderen Verwundeten auch 10 mit Brustwunden; 8 hatten perforirende Brustwunden, bei dreien mit Rippenverletzung. Diese genasen Alle. Einem sehr erschöpften Verwundeten wurde antiseptisch (nach Lister) die Resection der Rippen (zu 5 Cm.) gemacht, der 4. vor der Axillarlinie, 7., 8. und Abschabung des oberen Randes der 9. Rippe hinter derselben linkerseits. Wir sahen diesen Verwundeten Ende September 1877 schon in vollständiger Besserung; die Stellen, wo die Rippenstücke entfernt sind, sind be-

deutend eingezogen, die Wunden heilten mit geringer Eiterabsonderung; das Allgemeinbefinden versprach einen vollen Erfolg.

3. Verwundet im Anfange August am Schipka, — perforirende Brustwunde; Einschuss hinten, 1½" (4 Cm.) vom letzten Brustwirbel links; Ausschuss genau in der Magengrube (Scrobiculum cordis). Im Moment der Verletzung: Ohnmacht, Durst, Hämoptoe: als er zu sich kam, fuhr und ging er eine grosse Strecke; beide Wunden heilten ohne Störung; aber im October, bei einer Untersuchung des Verwundeten in Bukarest, wurden Symptome einer linksseitigen |Pleuritis hinten gefunden

4. Verwundet am $\frac{18.}{30.}$ Juli bei dem 2. Angriff auf Plewna durch einen Schuss an der Vereinigungsstelle des Schulterblattes mit dem Schlüsselbeine; starke Hämoptoe auf dem Verbandplatze. Das Projectil verblieb in der Brust. Das Blutspeien dauerte 5 Tage an, darauf stellte sich Fieber ein, starkes Rasseln in der linken Lunge und gedämpfter Schall auf der linken Brustseite. Eine Eitersenkung neben der Wunde. Ende September befand sich der Verwundete, der per Transport nach Rumänien gekommen war, in so befriedigendem Zustande, dass er weiter geschickt werden konnte.

5. 3 Fälle mit in der Brust zurückgebliebener Kugel aus der Statistik des Prof. Kolomnin; in einem von diesen befand sich die Schussöffnung an der Vorderfläche der Schulter, in dem anderen unterhalb des Schulterblattwinkels; im dritten war zugleich mit der Brustwunde noch eine Oberarmfractur vorhanden. Alle drei hatten eine Zeitlang nach der Verwundung starke Hämoptoe und die Geschosse blieben in der Brust. Alle drei gingen nach 4—5 Wochen in befriedigendem Zustande mit einem Transport ab.

6. In Kiew im März 1878 besichtigte ich in den Lazarethen des rothen Kreuzes einen bei Plewna Verwundeten mit nur einer Schussöffnung, die schon ganz verheilt sich an der Brust vorn etwas links von der Mittellinie zwischen der 5. und 6. Rippe befand. Nach der Verletzung hatte er einige Zeit Bluthusten. Bei der Percussion fand ich eine Dämpfung von beträchtlicher Ausdehnung hinten am Rücken rechterseits in der Gegend der 8. Rippe; an dieser Stelle hatte sich vor etwa zwei Monaten ein Abscess gebildet, der spontan aufgebrochen war; das Projectil wurde in demselben nicht gefunden, doch stammte der ausfliessende Eiter aller Wahrscheinlichkeit nach aus der Pleurahöhle. Die Abscessöffnung hat sich nach und nach geschlossen und der Verwundete, der nach einem langwierigen Transporte in Kiew anlangte, bleibt trotz der zurückgebliebenen Kugel ganz gesund, ist wohlgenährt, hustet nicht und geht ohne Athembeschwerden.

Einige unter den von mir gesehenen und mir von Anderen mitgetheilten Fällen von (sicher perforirenden) Brustwunden hatten einen so leichten Verlauf, indem sie in kurzer Zeit unter dem Schorf heilten, dass sie eher für oberflächliche, als für perforirende Wunden gehalten werden konnten; unwillkürlich kommt Einem der Gedanke, ob die in die Brust eindringende Kugel nicht vielleicht eine Richtung einschlug, in welcher sie kein wichtiges Organ berührte. Behaupten doch Koch und Klebs, sich auf Versuche an Leichen stützend, dass bei einem Stich durch die Brust von rechts vorn im 3. und 4. Intercostalraum, nach hinten zum Köpfchen der 10. Rippe die Lungen, Gefässe u. s. w. unbeschädigt bleiben können.

Ich bedauere, dass ich nirgends sicheren Aufschluss darüber erhalten konnte, ob die vom Snidergeschoss herrührenden Brustwunden einen Unterschied im Verlauf und im Ausgange von den durch Peabody-Martiniprojectile verursachten zeigten. War nicht vielleicht ein grosser Theil der complicirten (mit Rippenfractur, starker Zerreissung der Lunge und der Blutgefässe) und mit dem Tode endenden Brustwunden durch Sniderprojectile verursacht? In späterer Zeit wird es vielleicht Jemandem gelingen, auch über diesen Gegenstand Kunde zu verschaffen.

4. Amputationen des Oberschenkels.

Im Kriege von 1877—78 in Bulgarien ausgeführte Oberschenkelamputationen.

Ort der Ausführung.	Gesammtzahl.	Unentschieden.	Gestorben bis 1878.	Mortal.-Proc.	Anmerkungen.
In d. Hospitälern erster Linie: (Bulgarien) Bogot, Bjela, Gorny - Studen, Bulgareni, Sistowa, Simniza u. a.	113	9	79	69,9	1 Exarticulation der Hüfte starb. Amputationen nach Gritti 10; alle gestorben. 37 primäre. Genesen 25 (19 primäre).
In d. Hospitälern zweiter Linie: (Rumänien) Frateschti, Bukarest und Jassy	15	3	8	53,3	Genesen 4.
Während des ganzen Krieges passirten die Jassy'sche Evacuationsbaracke	32	7	—	—	9 primäre. 7 secundäre. 23 unbestimmte. 32 in entfernte Hospit. evacuirt. 7 schwere.
In d. Hospitälern dritter Linie: Odessaer Bezirk und der südwestliche Rayon . . .	18	1	5 (Bis März 1878.)	27,7	Genesen 12.

Ich habe schon den Grund angegeben, warum ich ausschliesslich auf die Statistik der Oberschenkelamputationen Gewicht lege; der Grund ist derselbe, weshalb ich unter allen Schussverletzungen der Knochen mich nur an die Statistik der Fracturen des Oberschenkels und des Knies gehalten habe. Das legalisirte oder so zu sagen, normale Mortalitätsprocent der Schussverletzungen des Oberschenkels und des Knies war, wie wir sahen, im letzten Kriege ausserordentlichen — man könnte sagen — noch nicht dagewesenen Schwankungen unterworfen. Sehen wir nun zu, ob derartige Schwankungen auch bei den Oberschenkelamputationen vorkamen. Ob sich das Mortalitätsprocent nach dieser Operation, die in den letzten Kriegen Fiasco machte, auch verändert hat? Der erste Blick auf die beigefügte Tabelle nöthigt zu einer verneinenden Antwort.

Das allgemeine Mortalitätsprocent der Oberschenkelamputationen ist, wie aus der Tabelle ersichtlich, wie früher ein schlechtes geblieben, zwischen 53 und 69 %, und das rechtfertigt unsere gegenwärtige Neigung zu der conservativen Methode. Es ist aber zu berücksichtigen, dass wir mindestens die Hälfte von der Gesammtzahl der secundären (späten) Oberschenkelamputationen auf Rechnung der conservativen Behandlung der Oberschenkelbrüche und Kniewunden setzen und demnach das Mortalitätsprocent dieser Methode erhöhen müssen. Also hängt jetzt das ganze Schicksal der conservativen Behandlung bei Schussverletzungen des Oberschenkels und des Knies von der Entscheidung der Frage ab, ob das Minimum der Mortalität bei conservativer Behandlung der Schussfracturen des Oberschenkels und des Knies plus dem bekannten Mortalitätsprocent der secundären Amputationen (als Folgen der conservativen Behandlung) gleichkommen wird dem Minimum der Mortalität nach primären Oberschenkelamputationen bei denselben Verletzungen.

Ist es jedoch nicht merkwürdig, dass wir bisher immer noch nicht vollkommen von der verhängnissvollen Beständigkeit einer Zahl überzeugt sind, die aus den vierzigjährigen statistischen Beobachtungen nach so vielen Kriegen unseres Jahrhunderts entnommen ist? Und doch ist es so. Bei jedem neuen Kriege erneuert sich wieder diese Frage. In den vierziger Jahren wurde sie fast ausschliesslich nach Larrey entschieden, und nachdem schon eine die primären Amputationen verurtheilende Statistik von Malgaigne vorhanden war, gaben die Franzosen in Algier, wir im Jahre 1847 im Kaukasus und Stromeyer im holsteinischen Kriege von 1848 dennoch den Primäramputationen den Vorzug vor der conservativen Behandlung. Erst der Krimkrieg von 1854—56 öffnete uns zuerst die Augen und es muss noch zu unseren Gunsten angeführt werden, dass die Schussverletzungen in diesem Kriege (durch grobe Geschosse) in den meisten Fällen uns nichts Anderes zu unternehmen gestatteten ausser primären Amputationen. Wie sehr man sich im gegnerischen Lager auch bemühte, die Resultate der Amputationen erfolgreicher zu machen, so waren dieselben doch nicht überzeugend für uns. Es ist freilich wahr, unsere damaligen Verzeichnisse über die Verwundeten und Operirten konnten nicht als Statistik gelten; doch bedurfte es für die Amputationen des Oberschenkels auch keiner Statistik; es war sonnenklar, dass nie weniger als die Hälfte während des ganzen Krieges starben, nicht selten aber bedeutend mehr und ich bestimmte nach dem Gesammteindruck und nach Notizen, die ich in den ein-

zelnen Abschnitten des Krieges gemacht hatte, die Schwankungen
in der Mortalität nach primären Oberschenkelamputationen zwischen
50 und 85 % (s. meine Kriegschirurgie). In den bald auf die Krimcampagne folgenden Kriegen (dem italienischen von 1859 und im
Anfange des amerikanischen von 1861—65) wurden die primären
Amputationen noch in bedeutender Anzahl ausgeführt, bis der Krieg
von 1864 die deutschen Chirurgen davon überzeugte, dass auf die
früheren, vermeintlich glänzenden Resultate nicht zu rechnen sei;
nun wurden im preussisch-österreichischen Kriege von 1866 die
primären Amputationen im Allgemeinen schon viel seltener gemacht.
Stromeyer jedoch führte auch in diesem Kriege unter 325 Fällen
von Schussverletzungen der Knochen und Gelenke 98 primäre Amputationen aus; andererseits aber wurden in Horsitz unter 426 Schussverletzungen der unteren Extremitäten nur 45 Amputationen gemacht.
Darauf begannen im Kriege von 1870—71 die primären Amputationen immer mehr und mehr der conservativen Behandlung zu
weichen; in Versailles kamen auf 2004 Verwundete nicht mehr als
47 primäre Operationen und auf 1963 Verwundete nicht mehr als
52 Amputationen. Die Zahl der primären Operationen im Kriege
1870—71 übersteigt jedoch, wie wir sehen, noch um ein Bedeutendes
die unserige (in 16 grossen Schlachten 292) und zwar nicht nur absolut,
sondern auch relativ. Dies lässt sich theilweise damit erklären, dass
wir es in unserem letzten Kriege in Bulgarien wenig mit Schussverletzungen durch grobe Geschosse zu thun hatten, welche sofortige
Amputation erheischen; am bedeutsamsten ist dies aber als sicheres
Anzeichen des wankenden Glaubens an die Wunderwirkung der primären Amputationen.

In wie fern ist nun durch die primären Oberschenkelamputationen in unserem letzten Kriege das Vertrauen zu der conservativen
Behandlungsmethode erschüttert oder gestärkt worden?

Ehe wir zur Entscheidung dieser Frage uns an die Analyse
unserer statistischen Angaben machen, muss daran erinnert werden,
dass, wenn wir die conservative Behandlung in Parallele mit der
Oberschenkelamputation bringen, wir auch nur die Schussverletzungen des Oberschenkels und des Kniegelenkes berücksichtigen dürfen. Das Wesentliche bei der ganzen Frage ist: Was bietet
dem am Oberschenkel oder Knie mit Beschädigung des
Knochens Verwundeten mehr Aussicht auf Rettung: die
primäre Oberschenkelamputation oder die conservative
Behandlung? Das Eine schliesst das Andere aus. Leider wurde
diese wesentlichste Frage im letzten Kriege ebenso wenig entschieden wie in den vorhergehenden und zwar deshalb, weil weder
auf den Verbandplätzen, noch in den nahen Hospitälern in allen

Fällen Angaben über die Indicationen zur primären Oberschenkelamputation vorhanden waren; d. h. ob diese Operation wegen
einer Schussverletzung des Unterschenkels, des Knies oder des
Oberschenkels gemacht sei.

In unserer Statistik über den letzten Krieg erhielten wir Mittheilungen über primäre Oberschenkelamputationen hauptsächlich nur
aus einem Hospital, das bei dem 3. Angriff auf Plewna ($\frac{30.\ \text{Aug.}}{11.\ \text{Sept.}}$
1877) fast als Verbandplatz diente, dem t. Kriegshospital Nr. 63 in
Bulgareni. Aus diesen Mittheilungen geht hervor, dass auf den Verbandplätzen ausgeführt und in diesem Hospital behandelt wurden
primäre Oberschenkelamputationen:

	Zahl d. Fälle	Gestorben.
1. im oberen Drittel .	0	0
2. im mittleren Drittel	12	2 = 16,6 %
3. im unteren Drittel	9	2 = 22,2 %
	21	4 = 19 %.

Das Resultat ist, wie wir sehen, glänzend; aber 1. entscheidet
dieses Resultat nicht unsere Hauptfrage, insofern es unbekannt ist,
in welchen Fällen alle diese 21 primären Amputationen gemacht wurden, — ob bei Schussverletzungen des Unterschenkels, des Knies
oder des Oberschenkels selbst. Da im oberen Drittel keine einzige
Amputation gemacht wurde, so ist zu vermuthen, dass sie nicht wegen
Oberschenkelfractur ausgeführt wurden. 2. Wissen wir ebenfalls nichts
über das weitere Schicksal der in den Verzeichnissen als genesen
Verzeichneten; wir wissen nicht einmal, ob sie so lange Zeit im
Hospital Nr. 63 verbleiben konnten, wie zu einer gründlichen Genesung nach Oberschenkelamputationen erforderlich ist. Bekanntlich
kann man 4—5 Wochen nach dieser Operation noch nicht über das
definitive Resultat derselben sicher sein. Andererseits erfuhren wir
bei unserer Anwesenheit in Sistowa aus beinahe officieller Quelle,
dass von der Zahl 87 aller überhaupt auf den Verbandplätzen beim
dritten Sturm auf Plewna Operirten später im Hospital Nr. 63 in
Bulgareni nur 15 am Leben gefunden wurden; und in den Verzeichnissen des Hauptevacuationsplatzes in Jassy sind für die ganze Dauer
der Evacuationsstation (des Krieges) nur 9 primäre Oberschenkelamputationen notirt, von denen eine als „schwere“ bezeichnet ist
(s. unsere Tabelle); über die anderen 23 unbestimmten (d. h. ob
primär oder secundär) lässt sich nichts Positives sagen. 3. Endlich
ist aus dem uns zugekommenen Verzeichnisse ersichtlich, dass alle
anderen Oberschenkelamputationen, welche in diesem selben Hospital
Nr. 63 (das, wie gesagt, quasi als Verbandplatz diente) ausgeführt
wurden, einen schlechten Ausgang hatten; in welchem Verhältniss
aber man die unglücklichen Amputationen dieses Hospitales zu den
primären, intermediären oder späten zählen darf, ist wegen der un-

genauen Angaben unmöglich zu entscheiden. Aus den uns mitgetheilten Notizen erfahren wir, dass in dem t. Kriegshospital Nr. 63 in Simniza und Bulgareni zu verschiedenen Zeiten (vom 25. Juni bis zum 1. Nov. 1877) Oberschenkelamputationen ausgeführt wurden:

	Zahl d Fälle.	Gestorben.	Mortal.-Proc.
1. im oberen Drittel .	1	1	100
2. im mittleren Drittel	2	2	100
3. im unteren Drittel . . .	5	4	80
	8	7	87,5

Zu allen diesen Zweifeln an dem wirklichen Werth des Resultates, welches bei den primären Oberschenkelamputationen in dem t. Kriegshospital Nr. 63 erlangt wurde, ist noch das unzweifelhafte Factum hinzuzufügen, dessen Augenzeuge wir selbst waren, — nämlich der unglückliche Ausgang von 8 primären Oberschenkelamputationen (im mittleren und unteren Drittel) unter 10 von Prof. Bergmann auf dem Verbandplatze bei Gorny-Dubnjak ausgeführten; und ausserdem ersehen wir aus den Verzeichnissen des t. Kriegshospitales Nr. 67 in Gorny-Studen, dass zwei am $\frac{30.\ \text{Aug.}}{11.\ \text{Sept.}}$: primär am Oberschenkel Amputirte, welche am $\frac{5.}{17.}$ Septbr. in Gypsverbänden dorthin geschafft worden waren, sehr bald darauf starben. Wir kommen daher zu dem Schluss, dass in gleicher Weise wie in unserem letzten Kriege die Resultate der conservativen Behandlung bei Schussfracturen des Oberschenkels und des Knies günstig waren, die Resultate der primären Oberschenkelamputationen zweifelhaft blieben. — Wenden wir uns jetzt der vergleichenden Statistik zu.

Von den einzelnen Statistiken des letzten Krieges vermag ich nur zwei wenig umfangreiche und dazu sich nicht auf die Knochenverletzungen des Oberschenkels und des Knies allein beziehende anzuführen.

	Zahl d. Fälle.	Mortal.-Proc.
1. Statistik Prof. Kolomnin's, welche sich nur auf secundäre Oberschenkelamputationen bezieht (diese Amputationen sind in der Zahl der Fälle unserer Tabelle aufgenommen) . .	8	87,5
(starben	7)	
2. Im t. Kriegshospital Nr. 67 (Gorny - Studen) bis zum Nov. 1877 — 15 secundäre (4 im oberen, 5 im mittleren, 6 im unteren Drittel) und 2 primäre Oberschenkelamputationsn (unbekannt in welchem Drittel) — genas 1	17	94,1
(starben	16)	
3. Fälle Dr. Reyher's im Kaukasus von primären Amputationen verbunden mit primärer Behandlung nach Lister	4	0

Das Resultat Dr. Reyher's, das noch glänzender als dasjenige im t. Kriegshospital Nr. 63 ist, beweist aber ebenso wenig etwas, da 1. die primären Amputationen des Oberarmes und des Vorderarmes, 3 an der Zahl, an demselben Ort 100 % Mortal. gaben. Aus einer so unnormalen Vertheilung des Letalitätsprocentes unter einer kleinen Anzahl von primären Amputationen, 13, (3 Amputationen der Hand mit einbegriffen, die bei jeder Behandlung ein gutes Resultat geben), lässt sich natürlicherweise nicht über den Erfolg der Behandlung urtheilen. Im Kaukasus hatte ich einst bei 6 primären Oberschenkelamputationen bei ganz gewöhnlicher Behandlung gleichfalls 0 % Mortalität, 2. ersehen wir aus der Statistik von Dr. Reyher auch nicht, ob die primären Amputationen wegen einer Granatverletzung des Unterschenkels, Knies oder Oberschenkels ausgeführt wurden.

Stellen wir nun die 113 verschiedenen Oberschenkelamputationen (primäre, intermediäre und secundäre) aus unserer allgemeinen Statistik (s. die Hospitäler erster Linie unserer Tabelle) mit den 32 am Oberschenkel Amputirten zusammen, welche während der ganzen Dauer der Evacuation Jassy (mit der Bemerkung vorgeschrittene d. h. für weitere Transporte fähige) passirten, und betrachten wir diese beiden Zahlen als den Ausdruck für das Procentverhältniss der am Leben Gebliebenen zu den am Oberschenkel Amputirten, so kommen wir zu dem sehr betrübenden aber nicht neuen Resultat von 71,6 % Mortalität. Aus unserer Tabelle (s. die Hospitäler dritter Linie) ist jedoch ausserdem noch ersichtlich, dass auf die ganze Zahl der über Jassy Evacuirten noch lange nicht sicher zu zählen ist; von 18 sind jenseits Jassy bis zum März 1878 schon 5 zu Grunde gegangen, und zwar gehören diese zweifellos zu den 39, die Jassy passirten. Alles Gesagte führt, wie wir sehen, die Entscheidung der von uns aufgeworfenen Frage nicht herbei und bestimmt nicht das Verhältniss des Mortalitätsminimums der Oberschenkelamputationen zu dem Mortalitätsminimum der conservativen Behandlung bei Schussverletzungen des Oberschenkels und des Knies, die mehr oder weniger mit secundären Oberschenkelamputationen verbunden ist. Dazu bedarf es einer anderen Methode bei der Führung der Statistik auf dem Kriegsschauplatze, nicht einer solchen, deren Lücken das Militär-Medicinaldepartement bestrebt ist durch Publicationen von Instructionen an Aerzte und Hospitäler nach dem Kriege auszufüllen. Wenn wir gewillt sind alte, sich immer wiederholende Fragen der Kriegschirurgie mit Hülfe der Statistik zu entscheiden, so ist für eine solche besondere, specielle Angelegenheit auch ein besonderes Institut von Specialisten erforderlich, welche verpflichtet sind auf den Verbandplätzen und in den Hospitälern verschiedener Rayons persönlich zugegen zu sein, um Namensverzeichnisse und Berichte wenigstens über drei Hauptpunkte zu führen: 1. über die Eigenschaft, den Grad und den Ort der Verletzung des Verwundeten; 2. über die Zeit und die Art der chirurgischen Hülfleistung; 3. über den Ort der Absendung des Verwundeten und die Besonderheiten jedes Falles. Nur wenn sie vom Verbandplatze bis zur Hauptevacuationsstation jeden schwer Verwundeten nicht aus den Augen verlieren, könnten die Mitglieder dieses Institutes zu einem positiven Urtheil über die Resultate der verschiedenen Behandlungsmethoden gelangen. Jedoch diese schwere Verpflichtung dem während der Kriegszeit ohnehin mit Operationen, Verbänden oder mit der Sanitätsadministration beschäftigten Personal aufzubürden, hiesse sich direct von der Erreichung einer positiven Antwort durch die Statistik über praktische Fragen lossagen.

Zum Vergleich will ich auch das Mortalitätsprocent der Oberschenkelamputationen aus den Statistiken 3 anderer Kriege anführen: [1]

		Primäre.	Mort.-Proc.	Secundäre.	Mort.-Proc.
4. Im Krimkriege 1854—56					
bei den Franzosen .	.	1437	92,2	189	90,4
	(starben	1325		171)	
bei den Engländern		184	51,6	57	78,9
	(starben	95		45)	
5. Im deutsch - französischen Kriege von					
1870—71. Aus den Statistiken von Billroth, Beck, Biefel und Maas		12	50	64	60,9
	(starben	6		39)	

		Zahl d. Fälle.	Mortal.-Proc.
6. Aus dem amerikanischen Kriege von 1861—65 ist mir nur die Gesammtsumme der Oberschenkelamputationen bekannt ohne Eintheilung in primäre und secundäre		1597	64,3
	(starben	1029)	
Bei Stromeyer .		149	61,7
	(starben	92)	

Die Gesammtmortalität nach Oberschenkelamputationen aus allen 4 angeführten Statistiken ohne Unterschied von primären und secundären ist gleich 75 % und kommt der unserigen ziemlich gleich;

[1] Wir wollen bei dieser Gelegenheit aus einer Statistik von 257 Fällen von Oberschenkelamputationen nach Downie (Statistics of amputation of the thigh in Bengal. Centralbl. für Chirurgie Nr. 4. 1877) das Mortalitätsprocent in grossen und kleinen Hospitälern mittheilen:

Die Amputationen sind wegen traumatischen Verletzungen ausgeführt.	In grossen Hospitälern		In kleinen Hospitälern	
	Primäre	80,7% letal	52,1% letal	
	Secundäre	84,0%	45,7%	
	Primäre	Secundäre	Primäre	Secundäre
Im oberen Drittel	90,0%	83,3%	60,0%	62,5%
Im mittleren	60,0%	75,0%	66,6%	52,8%
Im unteren	85,7%	90,9%	41,1%	36,3%

immerhin aber liegt der Vortheil auf unserer Seite; bei uns erreichte wie wir sahen selbst bei der ungünstigsten Berechnung die Mortalität nur 71 %.

Es erübrigt noch eine bemerkenswerthe Differenz im Mortalitätsprocent aufzuklären, die von Billroth in seinen „Chirurgischen Briefen" S. 244 angegeben ist und die ich schon früher in meiner vergleichenden Statistik der Behandlungsmethoden bei Schussfracturen des Oberschenkels aufgenommen habe. Nach Billroth's Zusammenstellungen beträgt die Mortalität der Schussfracturen des Oberschenkels, welche in verschiedener Weise, operativ und nicht operativ, behandelt wurden, 60,8 % und die Mortalität ebenderselben Verletzungen bei exspectativer, nicht operativer Behandlung 70,9 %. Womit soll man eine solche Differenz im Mortalitätsprocent erklären? Vielleicht damit, dass die operative Hülfe bei der conservativen Behandlung dasselbe verringerte; dass bei dem Conservatismus energisches operatives Handeln dem ruhigen Abwarten vorzuziehen sei? Dieses Handeln aber besteht hauptsächlich in der Extraction von secundären Splittern und in secundären Oberschenkelamputationen. Kann nun wohl die secundäre Oberschenkelamputation die Mortalität um 10 % vermindern, wenn sie selbst 70 und 80 % Mortalität giebt? Und hinsichtlich der Splitterextraction finden wir in der Statistik des geschicktesten Vertheidigers dieser Operation, Billroth's, folgendes recht traurige Resultat. Unter 24 Schussfracturen der Diaphyse des Oberschenkels, welche in Weissenburg 1870 in seiner Behandlung waren, wurde in 16 Fällen die Extraction der secundären Splitter ausgeführt:

5 mal bei Fractur im oberen Drittel des Oberschenkels;
starben 5 = 100 % Mort.

6 mal bei Fractur im mittleren Drittel des Oberschenkels;
starben 3 = 50 % Mort.

5 mal bei Fractur im unteren Drittel des Oberschenkels;
starben 4 = 80 % Mort.

16 ————— 12 = 75 % Mort.

Bei 2 aus der Zahl der 12 Gestorbenen wurde noch die secundäre Amputation gemacht. Folglich konnten weder die Splitterextraction, noch die secundäre Amputation, die beiden einzigen operativen Hülfleistungen bei der conservativen Behandlung der Schussfracturen des Oberschenkels, die Mortalitätsziffer verringern. Es bleibt nur eine Erklärung, die natürlichste bei medicinisch statistischen Absurditäten, nämlich die ungleichmässige Gruppirung, d. h. der bedeutende Unterschied in der Zahl, den Eigenschaften und dem Grade der Krankheiten und Verletzungen, welche zum Vergleich und zu statistischen Folgerungen benutzt werden, mit anderen Worten die Vergleichung unähnlicher Objecte.

Die Statistik der Oberschenkelamputationen ist für den Chirurgen ein betrübender Gegenstand, das schlimmste aber ist ist die Statistik der secundären Amputationen. Zur Erklärung des schlechten Ausganges der primären kann man noch auf allerlei Verhältnisse recurriren: die ungenügende Antiseptik auf dem Verbandplatze, die schlechten Transporte u. dergl.; für den schlimmen Ausgang der secundären aber giebt es nur einen Grund und der ist bei der conservativen Behandlung nicht zu vermeiden. Ich bin der Meinung, dass, wenn man sich einmal zu dieser Behandlungsmethode bei Schussfracturen des Oberschenkels und des Knies entschlossen hat, man dieselbe auch consequent durchführen muss und die secundären Amputationen des Oberschenkels in solchen Fällen vermeiden soll, d. h. bei schlimmer Wendung der Dinge dem Verwundeten nicht die Amputation vorschlagen und ihn nicht dringend bereden darf. Ich habe aber mehrmals einen überraschend günstigen Ausgang bei secundären Oberschenkelamputationen in ganz verzweifelten Fällen beobachtet, wenn der Verwundete selbst dringend die Absetzung des Gliedes verlangte. Unter den von uns gesammelten Fällen von conservativer Behandlung der Oberschenkelfracturen zählen wir Dutzende solcher, bei denen der Tod auffallend rasch nach einem energischen Eingriff des Chirurgen eintrat.

Im letzten Kriege hatte ich keinmal Gelegenheit einen konischen Stumpf nach Oberschenkelamputationen zu beobachten und hörte nur von 2 oder 3 Fällen. Dies spricht natürlich zu Gunsten unserer Operateure; jedoch dürfen dieselben nicht zu viel auf diesen Erfolg geben; die konische Form des Stumpfes hängt nicht selten, und vielleicht sogar in den meisten Fällen von den Eigenschaften und dem Verlauf der Wunde ab. Aus dem Krimkriege erinnere ich mich einiger Fälle, in welchen ich bei der Oberschenkelamputation Haut und Muskeln mehr, als nöthig war, schonte und dennoch, wenn die Wundränder auseinandergingen und der Boden sich mit aufgequollenen, ungesunden Granulationen bedeckte, wenn sich zwischen den Muskeln Senkungen bildeten oder aus der Markhöhle fungöse Excrescenzen herauswucherten, drang der Knochen heraus und die Weichtheile retrahirten sich; ich war später bei glücklichem Ausgange gezwungen, entweder den vorstehenden Knochen abzusägen, nachdem ich die vernarbten Weichtheile losgetrennt und aus denselben zur Deckung zwei seitliche Lappen gebildet hatte, oder lange röhrenförmige Sequester zu extrahiren; ich besass eine Zeitlang eine ganze Collection derselben und weiss nicht, warum die jetzigen deutschen Chirurgen die Methode Prof. Volkmann's, die Sequester vor der Bildung einer Demarcationslinie zu extrahiren, indem man sie abbricht, für eine Neuerung halten. Dieses Verfahren wurde von mir sowohl damals, als auch schon früher ohne Schaden, aber auch ohne besonderen Nutzen ausgeübt; die Bildung der Narbe wird dadurch nicht viel beschleunigt. Wenn in diesem Kriege konische Stümpfe auch nach secundären Oberschenkelamputationen in der That nicht vorkamen, so schreibe ich dieses wie auch die anderen Besonderheiten dem günstigen Wundverlauf zu. Dieser Erklärung widerspricht das auch in diesem Kriege nicht verminderte Mortalitätsprocent der Oberschenkelamputationen nicht im Geringsten; es ist das legale, vom Schicksal bestimmte, d. h. es ist vorläufig — oder vielleicht nicht nur vorläufig — für uns das Minimum der Mortalität. Der günstige Verlauf äussert sich aber hauptsächlich an den Wunden der Glücklichen, die nicht in das verhängnissvolle Procent gerathen.

5. **Amputationen an der oberen Extremität (Exarticulation des Schultergelenkes und des Oberarmes) und an der unteren Extremität (am Unterschenkel und Fuss).**

In verschiedenen Hospitälern Bulgariens und Rumäniens im Kriege von 1877—78 ausgeführte Amputationen.

Ort der Ausführung	Bezeichnung der Operation	Gesammtzahl	Unentschieden	Gestorben bis 1878	Mortalitäts-Proc.	Während der ganzen Dauer des Krieges passirten die Baracken in Jassy
In den Hospitälern 1. und 2. Linie (Bulgarien und Rumänien) bis zu den Jassy'schen Hospitälern inclusive	Exarticulationen im Schultergelenk	15	2	13	72,2	1 secundäre 3 unbekannte
	Amputationen des Oberarmes	61	8	34	55,7	6 primäre 5 secundäre 48 unbekannte
	Amputationen des Vorderarmes	42		8	19,0	5 primäre 5 secundäre 19 unbekannte 8 Exartic. manus
	Amputationen des Unterschenkels	93	15	37	39,7	10 primäre 14 secundäre 55 unbekannte 3 Exarticul. genu
	Amputationen nach Pirogow	35	8	13	36,8	1 primäre 1 secundäre 6 unbekannte
	Andere Amputat. am Fuss	13	4	3	23,0	2 secundäre 6 unbekannte

Schon ein einziger Blick auf diese Tabelle sagt dem Kundigen, welchen Schwankungen das Mortalitätsprocent der Amputationen des Oberarmes und des Unterschenkels in unseren verschiedenen Hospitälern unterworfen gewesen sein muss, um in der Gesammtheit eine so unnormale Ziffer zu ergeben. So schwankte die Mortalität nach Amputationen des Oberarmes in den Hospitälern erster und zweiter Linie zwischen 43,5 % (für die erster Linie) und 77,2 % (für die zweiter Linie); nach Amputationen des Vorderarmes zwischen 12,9 % (erster Linie) und 36,3 % (zweiter Linie) und des Unterschenkels zwischen 37,1 % (erster Linie) und 53,1 % (zweiter Linie). — Alle diese Verminderungen und Erhebungen des Mortalitätsprocentes halte ich für innormal, weil sie nicht sowohl von den Eigenschaften der Verletzung selbst, als vielmehr von äusseren, häufig unerklärbaren Zufälligkeiten abhängen. Unter solchen zufälligen Umständen kann nicht nur die Mortalität nach einer Amputation, sondern nach einer jeden unbedeutenden Operation zwischen 0 % und 100 % schwanken; so kann die Pyämie, welche zuweilen in der Privatpraxis in bedeutendem Grade bei Kranken mit Panaritium beobachtet wird, die Mortalität auch an dieser Krankheit bis 50 oder 70 %/o steigern; aber das ist nicht die normale, d. h. von den Eigenschaften der Krankheit selbst abhängende Ziffer; offenbar würde sie unter anderen Bedingungen anders ausfallen. Uns sind z. B. aus dem letzten Kriege Fälle von Pyämie bekannt, welche sich nicht nur bei einer ganzen Reihe Operirter (im t. Kriegshospital Nr. 54 im Juli und August 1877), sondern auch bei Verwundungen der Weichtheile und bei Erfrierungen der Extremitäten (im t. Kriegshospital Nr. 75 in Frateschti) entwickelt hatten. Wenn wir auch die Lehre von den localen Ursachen als vollkommen ausreichend für die Erklärung der enormen Sterblichkeit nach den verschiedenen Amputationen, d. h. des enormen Pyämieprocentes, annehmen, so sind wir, im Grunde genommen, trotzdem nicht über das unbekannte und unfassbare X hinaus. Folgendes z. B. sagt einer der begabtesten Vertheidiger der localen Ursachen der Pyämie: „Zurückhaltung von extravasirtem Blut oder Wundseereten, die aus irgend welchen, meist unbekannten Gründen eine sehr giftige Beschaffenheit bekommen, wird die Quelle jener ominösen Infiltrate, welche ." (Billroth, Chirurgische Briefe, S. 287). Die Verklebung, welche ein Blutgerinnsel, Eiter u. dgl. in der frischen Wunde zurückhält, kann in der That zu der Entwickelung von Fermenten in einigen Stunden beitragen. Wäre es indessen nicht sonderbar, wenn ein erfahrener Chirurg nur auf dieser einen klaren und daher Jedem zugänglichen Ursache fussen würde, während er doch weiss, dass Dutzende, ja Hunderte am häufigsten an Pyämien nach secundären Operationen bei verschiedener Behandlung und in den Händen von Leuten, welche eine schädliche Wundverklebung oder Neigung zur Zersetzung der Coagula wohl zu bemerken wissen, zu Grunde gehen? Und wenn alle Pyämien localen Ursprungs wären, warum ereignet sich dies Alles namentlich nach den secundären Operationen? Es ist wahr, bei den Fracturen und Amputationen des Oberschenkels und des Knies fällt die Stabilität des Mortalitätsprocentes mit der bekannten Neigung zur Venenthrombose an den unteren Extremitäten zusammen. Aber womit soll man die Schwankungen und unerwarteten Steigerungen des Sterblichkeitsprocentes bei den Schussverletzungen und den Operationen an den oberen Extremitäten erklären? Wie unbeständig und ungreifbar auch die Ursachen dieser traurigen Erscheinung sein mögen, die hauptsächlichsten von ihnen kann man immerhin erkennen oder vermuthen. — Ueberall, wo viele schwer Verwundete angehäuft lagen, wo viele secundäre Operationen an schwer Verwundeten gemacht wurden und wo die Operirten mit frischen Wunden in denselben Räumen zusammen mit eiternden und langwierigen Wunden untergebracht wurden, dort zeigten die Pyämien immer ihre deletäre Wirkung auch bei solchen Operationen, deren Sterblichkeitsminimum noch sehr unbestimmt ist und aller Wahrscheinlichkeit nach zu einer bedeutenderen Herabsetzung fähig wäre. Alles Dieses war aber bei den Amputationen an der oberen Extremität, am Unterschenkel und am Fuss in den Hospitälern von Sistowa, Simniza und Frateschti der Fall.

Vergleichen wir nun unsere Statistik mit anderen aus den früheren Kriegen.

I. Exarticulation des Humeruskopfes.

	Zahl d. Fälle.	Mortal.-Proc.
1. Im Krimkriege von 1854—56		
bei den Franzosen	222	61,2
(starben	137)	
bei den Engländern	51	31,3
(starben	16)	
In den holstein. Kriegen (Stromeyer und Löffler)	20	45
(starben	9)	
3. Im amerikanischen Kriege von 1861—65 .	237	39,1
(starben	93)	
4. Im deutsch-französischen Kriege von 1870—71 (nach Ernesti)	114	42,9
(starben	49)	
In unserem letzten Kriege	18	72,2
(starben	13)	
im Ganzen	662	47
(starben 317)		

Auch hier kommen Schwankungen vor, obschon sie unbedeutender als in unseren Hospitälern sind; bei uns in den Hospitälern erster Linie starben von 16 — 11 = 68,7 %; in den Hospitälern zweiter Linie: 2 — starben 2 = 100 %. Ich vermag unsere Statistik aus dem Krimkriege nicht anzugeben; doch kann ich bestimmt behaupten, dass keine Operation bei traumatischen Verletzungen mir so schöne und, so zu sagen, deutliche Resultate gegeben hat, wie die Exarticulation des Oberarmes und die Amputation im Collum humeri, letztere noch bedeutend bessere als erstere. Natürlich gehörten alle glücklichen Fälle zu den primären Operationen und fast alle waren Verletzungen durch grobe Geschosse: Bomben und Granatsplitter (in der Krim), Kanonenkugeln (im Kaukasus) und Maschinen (in Civilhospitälern). Bei keiner Amputationswunde habe ich eine so grosse Tendenz zur Verheilung per primam bemerkt, wie bei den Exarticulationen des Oberarmkopfes und den Amputationen im Collum humeri. Deshalb bin ich geneigt zu glauben, dass die von den Engländern in der Krim erlangten 31 % das der Norm am nächsten stehende Mortalitätsprocent sei. Bei uns in der Krim nahm die Sterblichkeit nach diesen Operationen erst auf dem Höhepunkt des Krieges zu und in den Hospitälern Simferopols traf ich gegen Ende des Krieges ein ganzes Dutzend Verwundeter mit gut eiternden und schon heilenden Wunden an, welche später an Nachblutungen zu Grunde gegangen sind. Die neuere Statistik aus dem deutsch-französischen Kriege von 1870—71 bestätigt meine Ansicht über das günstige Mortalitätsprocent der primären Exarticulationen des Oberarmes. Ernesti berechnet die Mortalität nach dieser Operation mit 26,19 % und nach der secundären Exarticulation mit 58,4 %. Die statistischen Ergebnisse Ernesti's sind auch noch in anderer Beziehung von grosser Wichtigkeit, sie beweisen, dass von allen drei Behandlungsmethoden der Schussfracturen des Schultergelenkes und des Collum humeri die conservativ zuwartende Methode die zuverlässigste ist. Sie gab ein fast unglaublich glückliches Resultat, nur 5 % Mortalität; darauf folgt die primäre Exarticulation mit 26 % Mortalität und darnach die secundäre Resection des Gelenkes mit 37,4 % Mortalität (s. u.).

II. Amputationen des Oberarmes.

	Zahl d. Fälle.	Mortal.-Proc.
1. Im Krimkriege von 1854—56		
bei den Franzosen	1148	55,5
(starben	638)	
bei den Engländern	163	18,9
(starben	31)	
2. Nach Stromeyer, Löffler, Beck u. A. im holsteinischen und anderen Kriegen	113	37,1
(starben	42)	

	Zahl d. Fälle.	Mortal.-Proc.
3. Im amerikanischen Kriege von 1861—65	1948	21,2
(starben	414)	
4. In unserem Kriege	61	55,7
(starben	34)	
Im Ganzen	3439	33,7
(starben	1159)	

III. Amputationen des Unterschenkels.

	Zahl d. Fälle.	Mortal.-Proc.
1. Im Krimkriege bei den Franzosen	1255	71,9
(starben	903)	
bei den Engländern	154	33,7
(starben	51)	
2. Im holsteinischen Kriege nach Stromeyer . . .	46	39,1
(starben	18)	
3. Im amerikanischen Kriege	2348	26,4
(starben	611)	
4. Im deutsch - französischen Kriege bei Billroth, Czerny, Biefel und Maas	10	40,0
(starben	4)	
5. In unserem letzten Kriege	93	39,7
(starben	37)	
Im Ganzen	3906	41,5
(starben	1624)	

Ich lasse hier noch eine kleine und mehr oder weniger von der unserigen getrennte Statistik über secundäre Amputationen von Prof. Kolomnin (Frateschti und Jassy) folgen:

	Zahl d. Fälle.	Mortal.-Proc.
a) Amputation des Oberarmes	5	60
(starben	3)	
b) Amputationen des Unterschenkels	4	50
(starben	2)	
c) Amputationen des Fusses nach Pirogow	2	100
(starben	2)	
d) Nicht hierher bezügliche Amputationen des Oberschenkels	9	88,8
(starben	8)	

Wie wir aus den angeführten Statistiken ersehen, zeigt das Mortalitätsprocent der Amputationen des Oberarmes, des Unterschenkels und des Fusses, welches im letzten Kriege sehr bedeutenden Schwankungen in unseren Hospitälern erster und zweiter Linie unterworfen war, in der allgemeinen vergleichenden Statistik aus einigen Kriegen mehr Stabilität. Jedoch finden wir auch hier, dass die Sterblichkeit nach Amputationen des Unterschenkels bei den Franzosen in der Krim um 46 % höher war als bei ihren Verbündeten, den Engländern. Bei uns war im letzten Kriege, ganz wie bei den Amputationen des Oberschenkels, ein sehr grosser Unterschied zwischen der Sterblichkeit nach primären Amputationen des Unterschenkels und derjenigen nach secundären bemerkbar. Im Verzeichniss des

t. Kriegshospitales Nr. 63 sind 18 Amputationen des Unterschenkels notirt, welche auf den Verbandplätzen ausgeführt waren; davon starben 3 und 15 wurden in befriedigendem Zustande weiter befördert, das sind 16,6 % Mortalität. Im Hospitale selbst aber wurden 9 Amputationen des Unterschenkels gemacht, von denen 3 starben = 33,3 %,o Mortalität.

Jedenfalls müssen wir bei dem gegenwärtigen Stande der Kriegschirurgie die Grenzen für die Ausführung dieser beiden Operationen (Amputation des Oberarmes und des Unterschenkels) soviel wie möglich einschränken. Bei der conservativen Behandlung der Schussfracturen des Oberarmes und des Unterschenkels erhalten wir ein wenn auch nicht weniger schwankendes, so doch gewiss niedrigeres Mortalitätsprocent. So erhielt Dr. Reyher während des letzten Krieges im Kaukasus:

	Zahl d. Fälle.	Gestorben.	Mortal.-Proc.
1. Bei conservativer Behandlung der Schussfracturen des Oberarmes	16	5	31,2
a) primär nach Lister Behandelte	4	0	0
b) secundär nach Lister Behandelte	12	5	41,6
2. Bei conservativer Behandlung der Schussfracturen des Unterschenkels	34	5	14,5
a) primär nach Lister Behandelte .	12	0	0
b) secundär nach Lister Behandelte	22	5	22,7

IV. Die osteoplastische Amputation des Fusses nach meiner Methode gab nach dem Verzeichnisse des t. Kriegshospitales Nr. 63 in 5 primär ausgeführten Fällen 0 % Mortalität; alle 5, heisst es in diesem Verzeichniss, wurden in gutem Zustande weiterbefördert und von 3 secundären Operationen, welche in demselben Hospital gemacht wurden, starben 2 = 66,6 %. Ausserdem sah ich in den Hospitälern Bulgariens und Rumäniens mehr als 10 Fälle in sehr gutem Zustande und halte daher das in der Tabelle angeführte Mortalitätsprocent (36,8 %,o) für ungenau; ich erkläre mir diese Ungenauigkeit damit, dass an der Jassy'schen Hauptevacuationsstation bei der eiligen Zurüstung zum Transport der sich zu Zeiten in grosser Anzahl ansammelnden Verwundeten mit abgefrorenen Beinen, Schusswunden und Operationen an den Füssen es den Aerzten nicht möglich war, eine genaue Diagnose zu machen und wahrscheinlich einige von den nach meiner Methode ausgeführten Operationen in das Evacuationsverzeichniss unter irgend einem anderen Namen eingetragen wurden. Jedenfalls ist selbst das in unserer Tabelle verzeichnete Procent bedeutend günstiger, als die von Billroth in seinen Chirurgischen Briefen angegebenen 75 %. Er hat irrthümlicherweise in seiner Statistik in die Zahl der 152 Amputationen im Fussgelenk nach Syme und Pirogow 81 Operationen aus dem Krimkriege und

4 von Stromeyer aufgenommen, während doch weder die Engländer, noch die Franzosen in der Krim, noch Stromeyer wissentlich keine einzige Operation nach meiner Methode gemacht haben; wie viele aber bei den Amerikanern von den übrigen 67 Fällen auf meine Operation kommen, erinnere ich mich nicht.

Bei meiner Operation spielt die Behandlung der Wunde die Hauptrolle. Eben hier bei dieser Operation wende ich schon seit etwa zwanzig Jahren fast ausschliesslich die hermetische Aëration an; meine Behandlungsweise unterscheidet sich von der der Moskauer vielleicht nur darin, dass ich die Wundwinkel nie durch Nähte verschloss und seit etwa acht Jahren eine Drainröhre durchführe. Die durch Metallnähte (früher wandte ich Seide an) geschlossene Wunde bleibt vollkommen unbedeckt; der Lappen aber wird von unten durch einen Gypsverband gestützt, welcher auf den ganzen Unterschenkel und das Knie angelegt ist.

6. Gelenkresectionen.

Resectionen der Gelenke und der Knochen in der Continuität aus dem Kriege von 1877—78 in Bulgarien.

Ort der Ausführung	Bezeichnung der Operation	Gesammtzahl	Unentschiedene	Gestorben bis 1878	Mortalitäts-Proc.	Während der Gesammtdauer des Krieges passirten dieJassy'schen Evacuationsbaracken
In den Hospitälern erster und zweiter Linie (Bulgarien und Rumänien) bis zu den Jassy'schen Hospitälern inclusive.	Resection des Humeruskopfes	80	15	26	32,5	10 secundäre 11 unbekannte
	Resection des Ellbogengelenkes	134	25	43	32	1 primäre 15 secundäre 32 unbekannte
	Resect. des Handgelenkes	25	—	3	20	6 unbekannte
	Resect. des Humerus in der Continuität	8	2	3	37,5	passirten ohne Angabe des Knochens und ob an der oberen oder unteren Extremität.
	Resect. d. Vorderarmknochen in der Continuität	12	1	1	8,3	3 primäre 4 secundäre 12 unbekannte
	Resectionen des Kniegelenkes	23	1	21	91,3	In Sistowa wurde eine Resection des Femurkopfes gemacht — starb am 6. Tage
	Resectionen des Tibiotarsalgelenkes	32	6	9	28,1	7 secundäre 6 unbekannte
	Resect. des Oberschenkelknochens in der Continuit.		1		40	und 2 Resectionen des zerschmetterten Trochanters; beide genasen.
	Resectionen der Knochen d. Unterschenkels in der Continuität	5	1	0	0	

Mit der Statistik der Resectionen ist gewöhnlich die Frage
über die Functionsfähigkeit der erhaltenen Extremität
verbunden. Es ist der Gedanke ganz naturgemäss; warum soll man
das Leben für die Erhaltung eines Gliedes riskiren, welches zum
Gebrauch untauglich ist? Dieser Gedanke basirt jedoch auf der fal-
schen Ueberzeugung, als ob **das Glied zu verlieren** für den Verwundeten ebensoviel hiesse, **wie das Leben zu erhalten.** Man
darf natürlich nicht die Resection machen, ohne dabei die Function
der Extremität im Auge zu haben; aber man darf auch die Resection nicht nur von dieser Seite betrachten. Der Hauptzweck der Resection ist derselbe wie bei der Amputation, **die Erhaltung des
Lebens,** und wenn wir überzeugt sind, dass die Mortalität nach
der Resection des Gelenkes oder des Knochens auch nur um einige
Procent niedriger ist, als die Mortalität nach Abnahme der Extremität,
so sind wir verpflichtet die erstere Operation der zweiten vorzuziehen, selbst dann, wenn wir keine Hoffnung auf Wiederherstellung
der Functionsfähigkeit des Gliedes haben. Deshalb gehöre ich nicht
zu der Zahl derjenigen Kriegschirurgen, welche, auf den bedeutenden Störungen in der Function der durch die Resection erhaltenen
Gliedmassen bei den Invaliden fussend, gegen diese Operation opponiren. Freilich ist uns das normale Mortalitätsprocent nach vielen
Resectionen noch nicht bekannt; doch vergessen wir nicht, dass der
grössere Theil derselben an der oberen Extremität ausgeführt wird,
hier aber das Sterblichkeitsprocent aller Behandlungsmethoden bei
traumatischen Verletzungen bedeutenden Schwankungen unterliegt
und wir das Minimum desselben noch lange nicht kennen. Bei
dieser Unbestimmtheit bringen wir das Leben des Verwundeten in
keinem Falle durch die Resection des Gelenkes oder Knochens mehr
in Gefahr, als durch die Absetzung des Gliedes, und haben dabei
doch immer noch die Chance die Function desselben in gewissem
Grade zu erhalten. Vergessen wir auch das nicht, dass unsere
kriegschirurgische Statistik sich gegenwärtig in einem Zustande befindet, der uns bei Schussfracturen der oberen Extremitäten (und
auch der unteren Epiphysen des Unterschenkels und des Fusses)
zwingt viel häufiger die Wahl zwischen der Resection und der rein
exspectativen Behandlung als zwischen der Resection und der Amputation zu treffen. Es ist wohl noch zweifelhaft, ob sich unsere
Hoffnung auf eine dauernde Erhaltung der von unseren Chirurgen
schon erreichten Beweglichkeit in den operirten Gliedern erfüllen
wird; aber auch jetzt schon können wir die Reaction gegen die
Resection nur tadeln, welche nach dem Kriege von 1864 in der
Kriegschirurgie zu Tage trat. Bekanntlich erhob Dr. Hannover
nach dem holsteinischen Kriege von 1864 Zweifel an der Brauch-

barkeit der durch die Resection (des Schulter- und Ellbogengelenks) erhaltenen oberen Extremitäten. Er fand bei der Untersuchung
der resecirten Gelenke bei den (dänischen) Invaliden: 1. nach der
Resection des Schultergelenks bei vollständig ausgebildetem
Schlottergelenk absolute Unmöglichkeit irgend einer (activen) Bewegung des Gliedes; 2. eine allmälig mit der Zeit zunehmende
Schwäche und zuletzt vollkommene Unbrauchbarkeit; so konnte in
einem Falle der Verwundete anderthalb Jahre nach der Operation
noch schreiben, nach vier Jahren aber war die Extremität gelähmt
und nur die Finger konnten noch gebeugt und gestreckt werden.
3. Eine gleiche Verschlimmerung sah Hannover auch bei einem
Verwundeten nach einer totalen Ellbogenresection; zwei Monate
nach der Operation waren die activen Bewegungen so kräftig, dass
er einen halben Eimer voll Wasser aufheben konnte, aber nach sechs
Monaten war das active Bewegungsvermögen geschwunden und der
Arm hing schlaff am Körper nieder und verursachte Schmerzen.
Löffler hingegen beobachtete nach diesem Kriege: a) bei Schlotter-
gelenk der Schulter noch nicht vollständig geschwundene active
Beweglichkeit der Extremität; b) Ankylose, bei welcher nur bis
zu einem gewissen Grade Bewegungen des Vorderarmes und der
Hand möglich waren; c) in einem Falle zwanzig Monate nach der
Operation eine sehr feste Verbindung an der Stelle des resecirten
Schultergelenks, welche allmälig nachgab, so dass ein actives Erheben
bis zu 25° und ein passives mit dem Schulterblatt bis zu 90° möglich wurde; d) endlich bei einem Verwundeten nach totaler Ellbogenresection sah Löffler nach einigen Jahren fast vollständige Wiedergewinnung der Functionsfähigkeit des Armes. Der
Operirte war später Briefträger und konnte activ den Vorderarm
bis zum rechten Winkel und die Finger zu einer Faust beugen; die
active Streckung des Vorderarmes erreichte 120° und die Kraft im
Arme verminderte sich nicht mit der Zeit, sondern nahm zu. Billroth beobachtete, wie Hannover, einen Fall von Ellbogen-
resection, bei welcher der 54 Jahre zählende Patient nach sechs
Monaten den Vorderarm gut beugen und strecken, proniren und
supiniren konnte; aber nach vier Jahren bildete sich an der resecirten Stelle seitliche Verschiebbarkeit und Luxation des Ellbogens
nach oben und hinten aus. Was mich anbetrifft, so halte ich das
Resultat für ein vollkommen günstiges, wenn der Kranke nach
der Resection des Schultergelenks den Oberarm activ bis
zu 20—30° erhebt und den Ellbogen und die Finger beugt und
streckt und nach der Resection des Ellbogengelenks den
Vorderarm soweit beugt, dass er die Hand zur Stirn und zum Munde
führen kann und ihn bis zu 110—120° streckt, bis zu einem gewissen

Grade supinirt und die Finger gut beugt und streckt. Das Resultat
ist auch dann noch kein schlechtes, wenn an Stelle des resecirten
Gelenks eine feste Verwachsung, mehr oder weniger eine Ankylose entsteht. Ja auch das schlimmste, was nach der Resection des
Schulter- oder Ellbogengelenks eintreten kann, ein Schlottergelenk,
ist immer noch nicht so schlimm, wie der Verlust des Gliedes.
Dieser unerwünschten Beweglichkeit im Gelenk kann man einigermaassen durch irgend einen orthopädischen Apparat abhelfen; im
äussersten Falle kann man den ganzen Oberarm und Vorderarm am
Rumpfe befestigen, — es wird dem Kranken dann immer noch die
Hand verbleiben, mit der Möglichkeit Gegenstände mit den Fingern
zu ergreifen und zu halten. Nur das Gefühl der Schwere und
des Schmerzes in der operirten Extremität oder die Rechnung
auf vollen Abschied mit Pension (bei einem Militär) können den
Kranken zu einer Amputation treiben.

Hier gebe ich nun die Resultate der Resectionen an den oberen
Extremitäten. Sie sind fast alle in der Skizze von Prof. Kolomnin
mitgetheilt und einen grossen Theil von ihnen kann ich nach eigenen
Untersuchungen der Operirten bestätigen. Ueberdies war Prof.
Kolomnin so liebenswürdig mir Photographien zukommen zu
lassen, nach denen ich auch über die anderen Operirten urtheilen
konnte, welche schon aus den Hospitälern zur Zeit meiner Anwesenheit in Rumänien und Bulgarien ausgetreten waren.

Von den von mir gesehenen Schulter- und Ellbogenresectionen
und den von Prof. Kolomnin beschriebenen Fällen, deren ich etwa
30 zähle, führe ich folgende Resultate an, welche jedoch, wie ich
schon früher bemerkte, noch lange nicht endgültig sind. Fast
alle sind 3—4—5 Monate nach der Operation von mir besichtigt
oder von Prof. Kolomnin beschrieben worden.

a) Schulterresection. 1. Wenn bei der Untersuchung des
operirten Gelenks ein festes, den ganzen Raum unter dem Acromion
ausfüllendes Exsudat durchzufühlen war, so waren die Bewegungen
des Vorderarmes und der Hand viel kräftiger und der Operirte vermochte activ den Ellbogen spitzwinklig zu beugen, die Hand zum
Gesicht oder zur Brust zu führen, sich zu bekreuzigen, die Arme
abwärts zu strecken und in einem Falle sogar, nach dem Zeugnisse
Prof. Kolomnin's, die Hände auf den Kopf zu legen. Die Schulter
zeigte eine rundliche Form. In einigen Fällen war selbst eine active
Bewegung des Oberarmes nach vorn möglich. 2. Die active Abduction des Oberarmes vom Rumpfe war nur bis zu einem sehr
spitzen Winkel ausführbar und auch nur, wenn der Ellbogen gestützt wurde. In einigen Fällen jedoch konnten die Operirten die
kranken Extremitäten abwärts gestreckt steif halten ohne Stützung

des Ellbogens, indem sie den Oberarm an den Rumpf andrückten und den Vorderarm bis zu einem stumpfen Winkel von 120° streckten. Nur in einem Falle von Prof. Kolomnin war die active Abduction des Oberarmes vom Rumpfe mit Unterstützung des Ellbogens fast bis zu 45° möglich, so dass der Patient im Stande war die Hand auf die Brust unterhalb der Brustwarze zu legen. 3. Je weniger der Raum unter dem Acromion ausgefüllt war, je spitzer die Form der Schulter, d. h. je mehr das Acromion vorragte, desto schwächer waren die activen Bewegungen der ganzen Extremität. Jedoch erreichte in einem Falle (Prof. Bogdanowski) die Neubildung an der Stelle des resecirten Schultergelenkes um 2 Cm. nicht das Acromion und dennoch konnte der Patient, nach dem Zeugnisse Prof. Kolomnin's, sich bekreuzigen; und in einem anderen Falle mit bedeutender Knochenneubildung, welche bis 3½ Cm. unterhalb des Acromions reichte, vermochte der Operirte die Hand zur Nase zu führen. Das schlechteste Resultat, ein vollständiges Schlottergelenk, wurde in den Fällen beobachtet, wo bei der Operation zu viel vom Oberarmknochen weggenommen worden war und in einem Falle nach der Resection des Kopfes und des oberen Drittels des Humerus bei einem Verwundeten von Gorny-Dubnjak (Alexei Maximow) bildete der ganze obere Theil des Oberarmes nach Verheilung der Wunde, welche rasch und ohne Complicationen eingetreten war, ein weiches Kissen und die ganze Extremität konnte in den verschiedensten Richtungen ohne Schmerz unter einem rechten Winkel gebogen werden. Bei den anderen Schulterresectionen, welche die Jassy'sche Evacuationsstation passirten, bemerkte Prof. Kolomnin keine einzige mit guten activen Bewegungen und einige waren auf dem sicheren Wege zur Schlottergelenksbildung (s. Skizzen).

b) Ellbogenresectionen. Prof. Kolomnin hat die Resultate in Bezug auf active und passive Bewegung in 21 Fällen notirt, welche ich auch gesehen habe. Dieselben können in folgende Gruppen getheilt werden:

Unvollständige Resectionen. 1. Active Flexion und Extension von 60—35°; die Supination und Pronation sind entweder eingeschränkt und nur passiv, oder aber fast normal (in einem Falle activ). 2. Active und passive Flexion bis zum rechten Winkel; active Pronation und Supination nicht möglich. 3. Der Operirte hält den Ellbogen gewöhnlich unter einem Winkel von 125°, doch kann er ihn activ bis 100° beugen, passiv aber bis zum rechten Winkel. 4. Die passiven und activen Bewegungen sind sehr beschränkt. 5. Es sind nur passive Bewegungen möglich und 6. In 2 Fällen Ankylose. Einer der Genesenen nach unvollständiger Resection (Jakow Petrow),

„dessen heisser Wunsch es war, einen gut brauchbaren Arm zu behalten und der ihn deshalb beständig übte" — bildete die active Flexion, Extension, Pronation und Supination besser als alle anderen Operirten aus.

Vollständige Resectionen. 1. Die active Flexion erreicht fast einen rechten Winkel; die Extension, Pronation und Supination sind mehr oder weniger eingeschränkt. Jedoch wird der Ellbogen unter einem Winkel bis 140 ° gehalten. 2. Die active Flexion reicht bis 120 ° mit Pronation und Supination. 3. Die activen und passiven Bewegungen sind äusserst beschränkt oder sie (die activen) sind gar nicht vorhanden. Die Bewegung der Finger aber ist gut. Der Kranke hält den Ellbogen unter einem Winkel von 145 °. 4. Fast vollständige Ankylose und der Ellbogen wird unter einem Winkel von 100 ° gehalten (ein Fall von Prof. Bogdanowski). Bei 19 Resecirten mit vollständiger oder unvollständiger Ellbogenresection, welche ich gesehen habe, waren die activen Bewegungen sehr beschränkt und einzelne Bewegungen, wie Supination und Pronation konnten meist gar nicht ausgeführt werden. Alle diese Resultate sind ausschliesslich an Resecirten beobachtet, denen die Operation in Frateschti oder Jassy gemacht war; die Uebrigen aber, welche über Jassy evacuirt wurden, waren, nach den Aussagen Prof. Kolomnin's, entweder unvollkommen ankylotisch, oder es begann sich ein Schlottergelenk bei ihnen auszubilden. Zur Erklärung eines solchen Unterschiedes in den Resultaten der Resectionen, welche in Frateschti und Jassy unter der Leitung von Prof. Kolomnin (Frateschti) und Prof. Bogdanowski (Jassy) behandelt wurden, führt Prof. Kolomnin, abgesehen von der Sachkenntniss des Operateurs, der sorgfältigen Pflege, den rechtzeitigen Incisionen, den Uebungen u. dgl., auch noch das an, dass keiner von den bei ihnen in Frateschti und Jassy Resecirten vor der richtigen Zeit weiter befördert wurde.

Sehen wir jetzt zu, welche Resultate in Bezug auf die Brauchbarkeit des Gliedes die Schulterresectionen im deutsch-französischen Kriege von 1870—71 gaben. Aus der unlängst von Dr. Ernesti veröffentlichten Statistik (Centralbl. für Chir. Nr. 7 1879) ist ersichtlich, dass nach 50 primären Resectionen des Humeruskopfes 11 mal gute Gebrauchsfähigkeit, 6 mal geringe und 7 mal gar keine Gebrauchsfähigkeit zurückblieb; 13 mal bildete sich Schlottergelenk, 3 mal Ankylose aus und nur 1 mal trat freie Beweglichkeit ein. Leider ist in der Statistik nicht Genaueres über die Gebrauchsfähigkeit (d. h. Grad der Erhebung u. s. w.) angegeben. In einem Falle von Prof. v. Langenbeck war ein verwundeter Officier nach der Resection des Humeruskopfes und 16 Cm. der Diaphyse im Stande, ohne Mühe ein Gewicht von 10 Pfund von dem Boden auf den Tisch zu heben. Nach den intermediären Schulterresectionen behielten 54 % der Extremitäten ihre Gebrauchsfähigkeit, d. h. 6 % mehr als nach den primären. Von den 159 secundären Schulterresectionen endlich (es sind nur die nach der Operation am Leben Gebliebenen gezählt) behielt in 100 Fällen (63 %) die Extremität ihre Gebrauchsfähigkeit; 31 mal blieb Ankylose (mit guter aber geringer Brauchbarkeit des Armes) und 41 mal Schlottergelenk zurück. Von allen 198 Operirten also, denen die Schulterresection gemacht war und die am Leben geblieben waren, behielten 123 eine gute oder ziemlich gute Gebrauchsfähigkeit der Extremität = 62 %; bei den Uebrigen aber trat entweder keine Brauchbarkeit ein oder das Resultat ist unbekannt.

Wenden wir uns jetzt dem Mortalitätsprocent nach den Schulter- und Ellbogenresectionen zu und vergleichen wir dasselbe mit der Mortalität bei rein exspectativer Behandlung:

a) Schulterresection				b) Rein exspectative Behandlung			
	Zahl der Fälle	Gestorben	Mortalit.-Proc.		Zahl der Fälle	Gestorben	Mortalit.-Proc.
1. Im Krimkriege				1.			
bei den Franzosen	41	24	55,5				
bei den Engländern . .	17	4	23,5		} Unbekannt		
2. In beiden holstein. Kriegen	54	25	46,3	2.	15	11	73,3
3. Im amerikanischen Kriege (von 1861—65)	508	165	32,4	3.	36	16	44,4
4. Im preussisch-österreichischen Kriege (1866)	12	5	41,6	4.	10	5	50,0
Im deutsch-französischen Kriege von 1870—71 .	325	127	39,0	5.	119	6	5,0
6. In unserem letzten Kriege von 1877—78 in Bulgarien . .	80	26	32,5	6.	13	5	38,0
7. Im Kaukasus im Kriege 1877 bis 1878 bei Dr. Reyher							
a) primär nach Lister	6	0	0				
b) secundär nach Lister	7	3	42,8				
Im Ganzen .	1050	379	36,0		193	43	22,2

Primäre Resectionen:

Im amerikanischen Kriege .	23 %
Im deutsch-französischen Kriege von 1870—71	44 „
intermediäre (nach Ernesti)	47 „

Secundäre Resectionen:

Im amerikanischen Kriege	38,5 %
Im deutsch-französischen Kriege	37,4 „

Nach einer besonderen Statistik (der allgemeinen entnommen) von Prof. Kolomnin:

    (Frateschti und Jassy) .   8 gestorb. 0 } 8,3 %
    im türkisch-serbischen Kriege .   4   1}

Also beträgt die Mortalität:

Bei rein exspectativer Behandlung 22 %   (schwankt zwischen 5 u. 73 %)
Bei Schulterresection   36 „   (0 „ 58 „)
Bei primärer Resection   35 „   (23 „ 47 „)
Bei secundärer Resection   37 „   (8 „ 38 „)
Bei Exarticulation des Oberarmes .   47 „
    primär (im Kriege von 1870 – 71)   26,19 %
    secundär   58,4 %.

Das sind die Gesammtergebnisse. Im Detail aber müssen wir
uns wohl mehr an die Statistik des deutsch-französischen Krieges
von 1870—71 halten, wenn sie durch noch genauere Angaben bestätigt wird. Die Geschosse, welche im Kriege 1870—71 in Anwendung waren, sind den im letzten Kriege von 1877—78 gebrauchten
sehr ähnlich und wahrscheinlich wird man sich auch in den künftigen Kriegen ähnlicher bedienen. Ausserdem tritt in diesen beiden
Kriegen die Behandlung der Schussverletzungen des Oberarmes durch
die secundäre Resection in den Vordergrund und gleich darnach folgt in Bezug auf den Behandlungserfolg die exspectativ-
conservative Behandlungsmethode. Dies freut mich ganz
besonders, da ich nur nach dem Allgemeineindruck, den auf mich
der Krimkrieg machte, schon in meiner Kriegschirurgie der secundären Resection vor der primären den Vorzug gab, im Widerspruch zu der Ansicht Langenbeck's und Anderer. Ueber das
Resultat der exspectativen Behandlung in Bezug auf die Taug-
lichkeit der Extremität erfahren wir aus der Statistik Ernesti's,
dass von 104 Genesenen 49 das Bewegungsvermögen im Schultergelenk wiedererlangten (11 vollkommen; 38 eingeschränkt), und sogar
unter den 55 mit Ausgang in Ankylose nahm die Gebrauchsfähigkeit
der Extremität in der Folge mehr oder weniger zu. Ja auch Prof.
Kolomnin versichert, dass bei den (8) conservativ Behandelten
„die Wunden ohne Ankylosenbildung heilten und die Extremitäten
zu denselben Bewegungen brauchbar waren, wie bei den Resecirten".
— Und wir zählen in unseren Verzeichnissen aus einer Anzahl von
23 in diesem Kriege conservativ Behandelten wohl 20 Fälle mit
nicht weniger günstigem Ausgange als nach der Resection. — Die
Erfolge der exspectativ-conservativen Methode, welche in diesen
letzten Kriegen erreicht wurden, sind schlagend. Schon vor langer
Zeit hatte ich Gelegenheit 3 Fälle von Fractur des Humeruskopfes
zu beobachten mit sehr schweren Complicationen, welche zu meinem

Erstaunen einen unerwartet günstigen Ausgang hatten. Das waren zwei Schussfracturen mit Zerschmetterung des Humeruskopfes in mehrere Stücke (ein Fall im Kaukasus, der andere in der Krim); in einem von diesen Fällen willigte der verwundete Officier auf keinen Fall in die Operation und vertraute sich einem Hakim (tscherkessischer Arzt, Empyriker) an; während der ganzen Behandlungsdauer wurden gegen 20 Knochenfragmente, aus denen man später den Kopf und das ganze obere Drittel des Oberarmes zusammensetzen konnte, aus den Wunden und Fistelgängen ausgestossen oder von dem Hakim herausgezogen. Bei einem anderen Officier wurde die Operation unterlassen, weil man fürchtete, dass der geschwächte Patient sie nicht aushalten würde; das durch eine Kartätsche zerschmetterte Caput und Collum chirurgicum humeri lösten sich ab und wurden extrahirt. Beide Verwundete konnten den Arm so gut gebrauchen, dass sie den Dienst fortsetzten und ein Regiment commandirten. In dem dritten Falle hatte ein ungeheures Felsstück von mehreren Centnern Gewicht, das durch eine Mine beim Bau der Kiew-Odessaer Bahn abgesprengt worden war, die Haut und die Muskeln an der ganzen vorderen Seite des Oberarmes abgerissen, den Humeruskopf in drei Fragmente zersplittert, die Diaphyse bis zur Mitte in zwei Theile gespalten und die Gelenkpfanne des Schulterblattes abgebrochen; der Blutverlust, die Gangrän der ganzen Vorderseite des Oberarmes und die Schwäche waren so bedeutend, als ich den Patienten am dritten Tage nach der Verletzung sah, dass von irgend einer activen Hülfe gar nicht die Rede sein konnte. Antiseptica und Wein in grossen Dosen besserten den Allgemeinzustand und die Wunde in dem Grade, dass nach 5 Monaten alle Fragmente des zerschmetterten Knochens sich abgelöst hatten, die Wunden heilten und der Verwundete mit Hülfe eines inamoviblen Verbandes an der Schulter den Vorderarm und die Hand gut brauchen konnte. Ich glaube, dass in den folgenden Kriegen der exspectativen Methode bei Verletzungen der Schulter von allen Chirurgen der Vorzug gegeben werden wird; jedenfalls muss auf dem Verbandplatze d i e e x s p e c t a t i v e M e t h o d e a n S t e l l e d e r p r i m ä r e n S c h u l t e r r e s e c t i o n t r e t e n, von der ich noch nie glänzende Erfolge, wohl aber mehrmals nach derselben rasch eintretende Sepsis gesehen habe.

Der glückliche Erfolg, welcher durch die expectative Behandlung bei schweren Schulterverletzungen nicht nur in Bezug auf das Leben, sondern auch auf die Brauchbarkeit der Extremität erreicht werden kann, erschwert die Bestimmung der Grenzen für die Schulterresection; es giebt ja schon Beispiele genug, welche die Resection enormer Stücke der Diaphyse rechtfertigen. Sowohl Langenbeck als auch **Billroth**, **Esmarch** und unsere Chirurgen im letzten Kriege entfernten durch die Resection bis zu 16 Cm. vom Oberarmknochen, aber der Erfolg hängt von einer Menge Zufälligkeiten ab. Die Erhaltung des ganzen Periostcylinders bei der Operation nützt auch nicht immer; das beweist unter anderen ein Fall von **Billroth**; bei einem von ihm in Weissenburg Operirten war die periostale Röhre von 2 ″ Länge und 1½ ‴ Dicke nach 3 — 4 Monaten durch Eiterung vernichtet. Deshalb darf das im Falle eines Misserfolges zurückbleibende schlotternde Glied dem Operateur nicht zum Vorwurf gereichen; der Operirte blieb ja doch am Leben; der Monstrosität des zurückgebliebenen Armes vermag man durch orthopädische Mittel abzuhelfen, wenn er nicht durch sein Gewicht oder Schmerzen lästig ist, und die Hand kann durch Befestigung des Oberarmes an den Rumpf für den Verwundeten noch nutzbar gemacht werden.

a) Ellbogenresection				Exspectative Behandlung			
	Zahl d. Fälle	Gestorben	Mortalitäts-Proc.		Zahl d. Fälle	Gestorben	Mortalitäts-Proc.
1. Im Krimkriege bei den Engländern . .	15	2	13,3	1) Nach der Statistik Prof. Billroth's aus d. holsteinischen und deutsch-französischen Kriege von 1870—1871	24	2	8,3
In den zwei holsteinischen Kriegen .	78	15	19,2				
3. Im amerikanischen Kriege	288	62	21,5	2) Nach d. Statistik Prof. Kolomnin's in diesem Kriege in Bulgarien . .	19	4	21,0
4. Im deutsch-französ. Kriege und bei Stromeyer (Langensalza) nach Billroth . .	37	7	18,9	Von diesen wurden 2 secundär amputirt und 1 Verwundeter, der im Lazareth des rothen Kreuzes zu Lyssaja Gora behandelt wurde, hatte ausser der Ellbogenwunde noch 11 Wunden an den unteren Extremitäten.			
5. In unserem letzten Kriege von 1877—78 in Bulgarien . . .	134	43	32,0				
6. Im letzten Kriege im Kaukasus bei Dr. Reyher . . .	15	3	20,0	Anmerkung:			
7. Im türkisch-serbischen Kriege bei Prof. Kolomnin	8	3	37,5	Da Prof. Kolomnin nur 17 Fälle von Exspectativbehandlung aufzählt mit 1 Gestorbenen = 5 , so rechnet er wohl die beiden Amputirten nicht mit.			
Im Ganzen	575	135	23,4		43	6	13,9

Primäre Ellbogenresectionen	Zahl der Fälle	Gestorben	Mortalit.-Proc.	Secundäre und intermediäre Ellbogen-resectionen	Zahl der Fälle	Gestorben	Mortalit.-Proc.
1. Im Krimkriege bei den Engländern und in anderen Kriegen nach Billroth	33	3	9,0	1. Nach Billroth . .	80	17	21,2
				2. In unserem Kriege von 1877—78 in Bulgarien	134	43	32,0
2. In unserem Kriege v. 1877—78 im Kaukasus b. Dr. Reyher primär nach Lister Behandelte	9	1	11,1	3. In demselben Kriege im Kaukasus bei Dr. Reyher secundär nach Lister	6	2	33,3
Im Ganzen	42	4	9,5		220	62	28,2

Unter den 37 secundären Ellbogenresectionen, welche in Jassy und Fra-teschti gemacht wurden, zählt Prof. Kolomnin:

vollständige 15, starben 3 = 20,0 %

unvollständige . . . 22, starben 5 = 22,7 „

(Die Berechnung bei Prof. Kolomnin — S. 150 „Skizzen" — ist mir nicht recht klar).

Obgleich die Zahlen zu Gunsten der primären Ellbogen-resection sprechen, so sprechen sie doch vorläufig noch mehr zu Gunsten der exspectativ-conservativen Behandlungsme-thode; deshalb kann man bei dem gegenwärtigen Stande der chirurgischen Statistik bei Verletzungen des Ellbogens die primäre Resection auf dem Verbandplatze nicht em-pfehlen. Wenn aber weitere Beobachtungen zeigen werden, dass die Wiederherstellung der Gebrauchsfähigkeit des Armes nach trau-matischen Resectionen überhaupt nicht sehr zuverlässig ist und die Einführung des Listerverbandes in die Kriegspraxis mit der Zeit weniger Schwierigkeiten haben wird, so wird man ohne Zweifel der exspectativen Methode und den mit derselben verknüpften Indi-cationen für die secundäre Resection den Vorzug geben müssen. Unter den secundären wird aber die Indication für die vollstän-digen Resectionen häufiger eintreten als für die unvollständigen, welche, wie aus der Statistik ihres Vertheidigers selbst (Prof. Kolomnin) ersichtlich, in diesem Kriege ein weniger günstiges Mortalitätsprocent ergeben haben (bei der vollständigen 20 %, bei der unvollständigen 22 %). Die secundären Resectionen verdienen zu Kriegszeiten auch schon deshalb den Vorzug vor den primären, weil überhaupt derartige Operationen für die dem Schlachtfelde naheliegenden Hospitäler (wenigstens in offenen Feldkriegen) nicht geeignet sind; sie vertragen frühe Transporte noch schlechter als Amputationen. Der Erfolg bei den Resectionen wird bedingt: durch

sorgfältige Pflege und mehr oder weniger complicirte Anpassung
der inamoviblen (Gyps-)Verbände für den Gebrauch von Arm-
bädern, localer Gymnastik, Faradisation u. dergl., mit einem Wort
durch solche Forderungen, denen ein Hospital erster Linie nicht
genügen kann.

Obgleich in unserer Statistik die Zahl der exspectativ Behandelten nicht gross ist, so können wir sie doch trotzdem mit der
Zahl der primär Resecirten vergleichen; weil man füglich die Zahl
der ebenfalls mit einem Zuwarten verbundenen secundären Resectionen hinzuzählen kann und dann erhalten wir 43 + 220 = 263
mit 68 Gestorbenen = 25,8 % Mortalität. Die genaue Zahl der Ellbogenverletzungen, welche in diesem Kriege in Rumänien und Bulgarien exspectativ behandelt wurden, ist uns nicht bekannt und
ebensowenig die Resultate in Bezug auf die Letalität und den Ausgang; aber aus den Verzeichnissen einiger Hospitäler erster und
zweiter Linie und aus unseren Notizen während der Anwesenheit
auf dem Kriegsschauplatze bringen wir 42 Fälle von conservativ
behandelten Ellbogenwunden zusammen, welche günstig verliefen,
oder in den Verzeichnissen der Hospitäler als „genesen" notirt sind.

Ich sagte in dem Capitel über die Behandlung, dass das Eis
bei traumatischen Verletzungen in diesem Kriege fast keine Anwendung fand. Aus der Casuistik der Ellbogenverletzungen in der Skizze
von Prof. Kolomnin ist jedoch zu ersehen, dass das Eis zuweilen
in Jassy bei der exspectativen Behandlung angewandt wurde und
zwar mit Erfolg. Es gab eine Zeit, wo ich das Eis für das einzige
Rettungsmittel hielt; nach meinen ersten Ellbogenresectionen (in
Dorpat und St. Petersburg zu Ende der dreissiger und Anfang der
vierziger Jahre) umlagerte ich die (gestreckte) obere Extremität drei
bis vier Wochen lang nach der Operation mit sieben bis acht Eisbeuteln; der Erfolg war in einigen, namentlich traumatischen Resectionen für mich damals erstaunlich, — nicht die geringste Reaction,
ganz wie nach dem jetzigen Listerverbande. In der Folge brachte
der Gypsverband die wohlthätige Wirkung des Eises bei mir in Vergessenheit; aber nicht vergessen wurden von mir die tiefen und
weiten Incisionen der Kapsel des Ellbogengelenkes, welche ich
in der Krim oft bei acutpurulenten Oedemen machte, und ich weiss
nicht, weshalb Prof. Kolomnin diese, von ihm unter dem Namen
meine Resectionsschnitte beschriebenen Incisionen für eine
Neuerung in der kriegschirurgischen Praxis hält. Eben die rasche
Besserung des localen und allgemeinen Zustandes bei dem Verwundeten, welche gewöhnlich nach tiefen Incisionen des infiltrirten Ell-
bogen- und Handgelenks eintritt, hat mich dazu bewogen die
Petit'schen Incisionen beim Kniegelenk anzurathen. Der Unter-

schied zwischen beiden Gelenken ist jedoch zu gross, um nur nach
der Analogie sofort zur That zu schreiten; deshalb habe ich die von
mir empfohlenen Incisionen am Knie nie selbst ausgeführt und diejenigen, welche sie im letzten Kriege versuchten, sahen davon keinen
Erfolg. —

c) Resectionen des Radiocarpalgelenks. Im letzten
Kriege in Bulgarien hatte ich mehrfach Gelegenheit in den Hospitälern Schusswunden dieses Gelenks zu sehen, welche erfolgreich
heilten, d. h. ohne tiefe Eitersenkungen und mit Erhaltung einiger
Beweglichkeit in der Hand. Prof. Kolomnin führt gegen 15 solcher
Fälle an aus der chirurgischen Abtheilung des 45. t. Kriegshospitales in Jassy; und in Frateschti wurden in seiner Abtheilung die
Wunden des Radiocarpalgelenks gleichfalls entweder rein-exspectativ
oder mit Incisionen behandelt.

In der Casuistik Prof. Kolomnin's finde ich:

21 Fälle von Schussverletzungen des Radiocarpalgelenks.

Unter diesen:

7 Resectionen starben	2 = 28,5% Mort.
3 Amputationen (1 Oberarm, 2 Vorderarm; starb 1, bei dem vorher die Resection gemacht war).	
11 exspectativ und mit Incisionen Behandelte .	0% Mort.

Im Kaukasus bei Dr. Reyher kamen

7 Verletzungen des Handgelenks vor; von diesen wurden 6 resecirt, starb	1 = 14,2% Mort.

Aus der allgemeinen Statistik der Resectionen dieses Gelenkes
im letzten Kriege in Bulgarien:

25 Resectionen starben	5 = 20% Mort.

Bei uns sind aus verschiedenen Hospitälern Rumäniens und Bulgariens 8 Fälle mit günstigem Ausgange bei exspectativer Behandlung des Handgelenks notirt.

Aus Obigem geht hervor, dass wenn grössere Zahlen die Statistik der Hospitäler in Jassy und Frateschti bestätigen würden, die
Resection des Handgelenks noch eher als die primäre Ellbogen-
resection der exspectativen Behandlung, dem antiseptischen Listerverbande und den Incisionen weichen müsste; um so mehr, da bis
hierzu wohl kaum Jemand einen bedeutenden Unterschied zu Gunsten
der Resection in der Gebrauchsfähigkeit der erhaltenen Hand beobachtet hat. Sowohl bei der Resection, als auch bei der exspectativen Behandlung bleibt entweder eine beschränkte oder gar keine
Beweglichkeit in der Hand zurück.

d) Die Resectionen des Kniegelenks weisen in unserer
Statistik im Vergleich zu allen anderen Resectionen die traurigsten
Resultate auf = 91,3% Mortalität. Die verhältnissmässig grosse
Anzahl derselben (23 Fälle) hat sich nur in den Hospitälern erster

Linie angesammelt; in den Hospitälern zweiter Linie sind keine
mehr anzutreffen. Zwei Genesende, die einzigen von den 23, sahen
wir in ziemlich gutem Zustande. In Bjela lag im November 1877
im Hospital Nr. 56 noch ein Verwundeter vom $\frac{3.}{15.}$ September 1877
mit einem Knieschuss (Iwan Matwejew); das Projectil, welches
unter der Patella eingedrungen war, hatte den inneren Condylus
zerschmettert und war in den Fragmenten stecken geblieben. Am
$\frac{12.}{24.}$ September totale Resection mit Wegnahme der Kniescheibe und
der ganzen Gelenkkapsel, streng nach Lister; der Verband bis zum
$\frac{30.\ Oct.}{11.\ Nov.}$ gleichfalls nach Lister und später mit Salicylwatte und Jute.[1]
Den zweiten der Ueberlebenden, welchem nur eine unvollständige
(partielle) Resection gemacht war (es war die Patella entfernt und
der Condylus int. abgesägt), sahen wir im December 1877 in Sistowa
im Hospital Nr. 50.

Alle auf den Verbandplätzen Resecirten gingen schon in den
ersten Tagen nach der Operation zu Grunde. Intermediäre wurden
vier im t. Kriegshospital Nr. 63 in Bulgareni gemacht und alle
endeten letal. In Bogot im Hospitale I. M. der Kaiserin wurde
eine partielle Resection streng nach Lister ausgeführt (es wurde
das untere Ende des Femur, welches durch die eingekeilte Kugel
gespalten war, und die Cartilagin. semilun. entfernt; der Spalt reichte
über die Sägestelle hinauf), der Operirte lebte etwa eine Woche.
Im Kaukasus wurden unter Anwendung der Lister'schen Methode
weder primäre noch secundäre Knieresectionen gemacht. Es ist zu
hoffen, dass die durch die neuen Geschosse veränderten Wundeigen-
schaften, die vervollkommnete Anwendung der Lister'schen Methode in der kriegschirurgischen Praxis und die Verbindung dieser
Methode mit dem unbeweglichen Gypsverbande einstmals die riskirten chirurgischen Maassregeln überflüssig machen werden, welche
für die Verbandplätze und die Hospitäler erster Linie so unzweckmässig sind.

c) Resectionen des Tibiotarsalgelenks.

Resectionen des Gelenkes	Zahl der Fälle	Gestorben	Mortalit.-Proc.	Exspectative Behandlung	Zahl der Fälle	Gestorben	Mortalit.-Proc.
1. Nach Langenbeck aus dem holsteinischen und deutsch-französischen Kriege und aus dem amerikan. Kriege	30	8	26,6	1. Nach Billroth aus dem holsteinischen u. deutsch-französischen Kriege	26	7	26,9

[1] Dieser von mir operirte und behandelte Kranke wurde Ende Januar
1878 mit fast consolidirtem Kniegelenk evacuirt.   A. S.

Resection des Gelenkes				Exspectative Behandlung			
	Zahl der Fälle	Gestorben	Mortalit.-Proc.		Zahl der Fälle	Gestorben	Mortalit.-Proc.
2. Im letzten Kriege von 1877—78 in Bulgarien	32	9	25,1	2. Professor Kolomnin führt in seiner Skizze als conservativ Behandelte an	12	4	33,3
3. Im letzten Kriege von 1877—78 im Kaukasus bei Dr. Reyher primäre . . 2 secundäre . 4	6	2	33,3	3. im Kaukasus bei Dr. Reyher wurden exspectativ behandelt, primär und secundär mit Drainage nach Lister	6	0	0
Im Ganzen	68	19	27,9		44	11	25,0

Auch beim Vergleich mit dieser Resection steht die exspectative
Behandlung in Bezug auf den Erfolg nicht zurück und die Resultate
derselben sind nicht nur günstiger hinsichtlich des Mortalitätsprocentes, sondern auch in Betreff der Gebrauchsfähigkeit des Fusses.
Es stellt sich bei beiden Methoden sowohl eine feste Stütze für den
Körper, als auch eine gewisse Beweglichkeit im Gelenk wieder her.
Für die Verbandplätze und die Hospitäler erster Linie sind die Resectionen des Tibiotarsalgelenks ebenfalls und aus denselben Gründen
unzweckmässig, wie die anderen primären Resectionen.

f) Von Resectionen der Diaphysen habe ich einige noch
in der Periode der Wundheilung gesehen und vermag deshalb nichts
über das Endresultat zu sagen. Bei einem von diesen (den ich im
Kiew'schen Barackenhospital der Beamten der Kiew-Brester Eisenbahn sah), bei welchem Dr Schwartz ein 2 " grosses Stück der
Tibia resecirt hatte und bei dem die offene Wundbehandlung angewandt wurde, war die Regeneration (5—6 Wochen nach der Operation) schon ziemlich fortgeschritten.

Ich glaube, dass eine Anzahl von 30 während des Krieges gemachten Resectionen in continuitate, von denen die Hälfte in den
Hospitälern erster Linie ausgeführt wurde, nicht gering ist.

Die 20 an der oberen Extremität gemachten Operationen und
die 10 an der unteren Extremität ergaben eine gleiche Mortalitätsziffer von 20 %.

Die von mir angeführte vergleichende Statistik der Schussverletzungen der Knochen und Gelenke aus dem letzten Kriege in Bulgarien und zum Theil auch vom Kaukasus beweist, dass trotz aller
ungünstigen Verhältnisse in unserem Kriege, wie das ungesunde
Klima, die schlechte Jahreszeit, die schlechten Räume, die schlecht
organisirten Transporte auf Landwegen, die Fehler der Militärmedi-

cinal-Administration u. s. f. der Verlauf und Ausgang dieser Verletzungen nicht nur nicht schlimmer waren als in den vorangegangenen europäischen und dem amerikanischen Kriege, sondern bei den schwersten Schussfracturen und Verletzungen (des Oberschenkels, des Knies und der Brust) sich durch ein bedeutend vermindertes Mortalitätsprocent auszeichneten. Freilich können die von mir in den statistischen Tabellen angeführten Resultate noch nicht als endgültig angesehen werden; die Gruppe der zweifelhaften und derer mit unbekanntem Ausgange ist recht gross; aber wenn wir auch nur das Mortalitätsprocent der Gruppen mit schon bestimmtem Ausgange in Betracht ziehen, so erhalten wir doch ein verhältnissmässig günstiges Resultat. Der Leser wird sich aus der folgenden vergleichenden Uebersicht anschaulicher davon überzeugen.

Maximum und Minimum des Mortalitätsprocentes in unserem Kriege in Bulgarien 1877—78.	Maximum und Minimum der Schwankungen des Mortalitätsprocentes aus den Statistiken der vorhergegangenen 5 bis 6 Kriege.
1. Schussfracturen des Oberschenkels.	
21,8—38,5%	60% (Billroth).
Im oberen Drittel 19,0 „	70 „ — exspectative Behandlung.
Im mittleren Drittel 26,3 „	
Im unteren Drittel . 17,6 „	
Verblieben zweifelhaft 54 Fälle.	
2. Schussverletzungen des Knies.	
In den Hospitälern erster Linie 13,6%	Nach Heinzel 76,9%
„ zweiter „ 38,4 „	Conservativ ohne secundäre Amputation . 45
Verblieben zweifelhaft 75 Fälle.	Mit secundären Amputationen 78
	Nach Billroth 73—83
3. Perforirende Brustwunden.	
In den Hospitälern erster Linie 27%	Nach Billroth 30%
„ zweiter „ 19,7	Im amerikanischen Kriege 73 „
Verblieben zweifelhaft 12 Fälle.	
4. Amputationen des Oberschenkels.	
In den Hospitälern erster Linie 53,3%	Nach Stromeyer . 61%
„ zweiter 69,9 „	Im Krimkriege bei den Franzosen 95 „
Verblieben zweifelhaft 7 Fälle.	
Amputationen der Oberextremität, des Unterschenkels und am Fuss.	
a) Exarticulation d. Oberarmes 72,2%	a) In d. Krim bei d. Engländern 31
	„ „ „ Franzosen 61,2 „
b) Amputation des Oberarmes	b) In d. Krim bei d. Engländern 18,4 „
	„ „ Franzosen 55,0 „
c) Amputation des Vorderarmes 19	c) Unbekannt.
d) Amputat. d. Unterschenkels 39,7	d) Bei den Amerikanern 26
	In d. Krim bei d. Franzosen 79,9 „
e) Osteoplastische n. Pirogow 36,8 „	e) Nach Billroth 75
f) Andere Amputationen a. Fuss 23	f) Nach Billroth 33,7 „

6. Gelenkresectionen.

a) Resection d. Humeruskopfes	32,5%	a) In d. Krim bei d. Engländern	23,5%
Verblieben zweifelhaft 15 Fälle.		„ „ „ „ Franzosen	58,5 „
		Im holsteinischen Kriege	46 „
b) Ellbogenresection	„ 32	b) Bei den Amerikanern	21,5 „
Verblieben zweifelhaft 25 Fälle.		Nach Billroth	18,8 „
c) Resect. d. Radiocarpalgelenks	20 „	c) Unbekannt.	
d) Resection des Kniegelenks	91,3 „	d) Nach Billroth	81,7 „
e) Resect. d. Tibiotarsalgelenks	28,1 „	e) Nach Billroth	26,6 „

Aus dieser Uebersicht des Mortalitätsprocentes gewinnen wir die Ueberzeugung, dass wir im letzten Kriege 1877—78 in Bulgarien nur bei drei oder vier Arten von Operationen mehr Verluste im Vergleich zu den vorhergegangenen Kriegen gehabt haben, und zwar bei solchen Operationen, welche sich durch bedeutende Mortalitätsschwankungen auszeichnen und kein legales Procent haben; ja auch hier dürfen wir gerechterweise unsere Statistik nicht für ungünstiger halten, weil unserer Berechnung fast ausschliesslich nur secundäre Amputationen und Resectionen zu Grunde liegen, während die Zahlen in den Statistiken der vorhergegangenen Kriege meistentheils den Allgemeinberichten entnommen sind ohne Unterscheidung der primären Operationen — deren es ohne Zweifel viel mehr gab als bei uns — von den secundären. Günstiger als die unserigen sind in den anderen Kriegen nur die Resultate 1. bei den Exarticulationen des Oberarmes, 2. bei den Amputationen des Oberarmes (bei den Engländern in der Krim = 18 % meist primäre; auf 163 kommen 140 primäre und nur 16 secundäre); 3. bei den Resectionen des Ellbogens, des Knies und des Tibiotarsalgelenkes. Dafür hatten aber die Schussfracturen des Oberschenkels, die Knieverletzungen und die perforirenden Brustwunden, d. h. solche traumatische Verletzungen, welche sich bis dahin durch ein sehr stabiles, quasi normales Mortalitätsprocent auszeichneten und in allen Kriegen, auch dem deutsch-französischen von 1870—71 nicht ausgenommen, mit Recht für die schwersten galten, bei uns einen unerwartet glücklichen Ausgang. Natürlicherweise werden wir, wenn wir uns an dem Gesammtergebniss nicht genügen lassen, sondern die einzelnen Berichte, welche der allgemeinen Statistik zur Grundlage gedient haben, einer strengen Analyse unterwerfen, nicht überall einem günstigen Ausgange entsprechende Zahlen finden und namentlich in der Statistik der grossen Operationen. Begreiflicherweise konnte in den Einzelstatistiken derjenigen Chirurgen, welche es fast ausschliesslich nur mit intermediären grossen Operationen zu thun hatten, das Mortalitätsprocent kein günstiges sein. So finden wir in folgendem Bericht eines unserer geschicktesten Chirurgen, des Prof. Sklifassowski, welcher in drei Hospitälern in den ersten Tagen nach den grossen Schlachten bei Plewna und am Schipka fungirte, ein Mortalitätsprocent bei den Amputationen und Resectionen, welches als ein hohes bezeichnet werden muss; aber dies hing eben davon ab, dass er hauptsächlich nur intermediäre Operationen machte bei einer ungeheueren Anhäufung von Schwerverwundeten in den Hospitälern (Nr. 63, 50 und der 14. Division) in Simniza, Sistowa und Gabrowa.

In Simniza Nr. 63.

Gesammtzahl der Operationen	39,	starben 18	= 46,1%
„ Amputationen .	20,	9	= 45
Oberschenkelamputationen	6,	5	= 83,3 „
Gesammtzahl der Resectionen	18,	8	= 44,4 „

In Sistowa Nr. 50.

Gesammtzahl der Operationen	10,	starben 2	= 20
		(2 Ausg. unbek.)	
Oberschenkelamputation	1,	starb 1	= 100 „
Resectionen	3,	0	= 0

In Gabrowa (14. Infanterie-Division).

Gesammtzahl der Operationen	14,	starben 8	= 57,1 „
„ Amputationen .	6,	4	= 66,6 „
Oberschenkelamputationen	3,	3	= 100
Resectionen (des Knies)	5,	4	= 80
Im Ganzen wurden in allen 3 Hospitälern gemacht Operationen	63,	„ 28	= 44,4 „
		(bei 10 Ausg. unbek.)	
Gesammtzahl der Amputationen	27,	starben 14	= 51,8 „
Oberschenkelamputationen	10,	9	= 90
Gesammtzahl der Resectionen	26,	„ 12	= 46,1 „
		(1 mit unbek. Ausg.)	

Die Resultate der Conservativbehandlung bei Schussfracturen der anderen Knochen, wie namentlich des Oberarmes, des Vorderarmes und des Unterschenkels haben mich, wie ich eingestehen muss, in diesem Kriege nicht interessirt und ich habe bei der Besichtigung der Hospitäler in Bulgarien und Rumänien keine Angaben darüber gesammelt, getreu meinem Principe, dass nur diejenigen Schussverletzungen als feste Grundlage für die kriegschirurgische Statistik und für die Entscheidung der Frage über den Werth der conservativen Behandlung in Betracht kommen können, welche sich bisher durch eine grössere Stabilität des Mortalitätsprocentes auszeichneten. Der Vollständigkeit wegen will ich aber aus der Skizze Prof. Kolomnin's (Jassy und Fratoschti) und aus dem Berichte Dr. Reyher's (Kaukasus) die der Zahl der Fälle nach allerdings kleinen Statistiken der Schussfracturen des Oberarmes, Vorderarmes und Unterschenkels, welche conservativ behandelt wurden, hier mittheilen und führe zum Vergleiche die Statistik Billroth's aus seinen „Chirurgischen Briefen von 1872" an.

A. Schussfracturen der Diaphyse des Oberarmes.

	Zahl d. Fälle.	Gestorben.	Mortal.-Proc.
1. Nach der Statistik von Prof. Kolomnin aus Jassy und Frateschti .	59		11,9
Von 11 mit Verletzung des Collum chirurgicum humeri starben 3. In 1 Falle secundäre Amputation des Oberarmes und in 1 Falle Resection der scharfen Bruchenden. In 3 Fällen ist die Todesursache Malaria.			
2. Nach der Statistik Dr. Reyher's im Kaukasus	16	5	31,2
a) primär nach Lister behand. 4, starb 0 = 0 %			
b) secundär nach Lister beh. 12, „ 5 = 41,6 „			
3. Nach Billroth aus verschiedenen Kriegen ohne Unterschied der Behandlungsmethoden	2,426	609	25,1

B. Schussfracturen des Vorderarmes.

	Zahl d. Fälle.	Gestorben.	Mortal.-Proc.
1. Nach der Statistik Kolomnin's	25	3	12,0
In 2 Fällen Tod durch Malaria.			
In 1 Falle Amputation des Oberarmes.			
In 2 Fällen Unterbindung der Art. brachialis.			
Nach der Statistik Dr. Reyher's im Kaukasus	6	1	16,6
Bei Billroth fehlt eine Statistik über diese Verletzungen.			

C. Schussverletzungen der Diaphysen der Unterschenkelknochen.

	Zahl d. Fälle.	Gestorben.	Mortal.-Proc.
1. Nach der Statistik Prof. Kolomnin's in Frateschti und Jassy . .	22	4	18,1
In 1 Falle Unterbindung der Art. tibialis postica, ist gestorben.			
2. Nach der Statistik Dr. Reyher's	34	5	14,7
3. Nach der Statistik Billroth's aus verschiedenen Kriegen bei conservativer Behandlung	124	15	12,0

Aus dieser Tabelle ersehen wir, dass auch bei den Knochenverletzungen mit schwankendem Mortalitätsprocent die Oberarmfracturen bei uns bei rein exspectativer Behandlung ein günstigeres Procent gaben. Wenn wir das Procent für unsere 75 Fälle zusammen berechnen, so erhalten wir 16 % Mortalität, d. h. 9 % weniger als in der Statistik Billroth's (25,1 %) bei verschiedener Behandlung; die Schussverletzungen des Unterschenkels gaben bei uns im Mittel nur um 4 % Mortalität mehr (56 Fälle, starben 9 = 16 %, während in der Statistik Billroth's 12 %, dabei fehlt bei ihm noch die Angabe, ob alle bis zum Schluss conservativ behandelt wurden, ohne secundäre Amputation).

7. Arterienunterbindung bei traumatischen Aneurysmen und Blutungen.

Im Kriege von 1877—78 in Bulgarien ausgeführte Gefässunterbindungen.

Ort der Ausführung	Bezeichnung des Gefässes	Gesammtzahl	Unentschieden	Gestorben	Mortalitäts-Proc.	Anmerkungen
In den Hospitälern I., II. und III. Linie (Bulgarien, Rumänien und Neurussland	Art. carotis	4	—	3	75,0	genas 1 (über der Clavicula)
	Art. subclavia	4	—	3	75,0	
	Art. axillaris	7	1	4	57,0	
	Art. brachialis	17	5	4	23,5	
	Art. brachialis et ulnaris	4	—	—	—	genasen Alle
	Art. iliaca externa	9	1	4	44,4	
	Art. femoralis	15	3	12	80,0	
	Art. tibiales ant. et post.	8	—	2	25,0	
	Im Ganzen	68	10	32	47,0	

Die Gefässunterbindung wurde in den Hospitälern Bulgariens, Rumäniens und Bessarabiens in diesem Kriege fast ausschliesslich zur Unterdrückung der Nachblutungen ausgeführt. Hinsichtlich der Arterienunterbindung auf den Verbandplätzen habe ich nur ganz unbestimmt von Prof. Korschenewski etwas über 2—3 Fälle vernommen und zwar waren das Unterbindungen der Art. brachialis. Traumatische Aneurysmen wurden hingegen sehr selten angetroffen; ich selbst sah nur 3 Fälle, von 2 Fällen wurde mir berichtet und noch 2 andere erwähnen die Proff. Sklifassowski und Kolomnin. Ich gebe hier eine kurze Beschreibung dieser Fälle:

1. In einem Hospitale der freiwilligen Hülfe (des Grafen Scheremetjew) in Korneschti sahen wir eine perforirende Schusswunde im mittleren Drittel des rechten Oberschenkels. Bei der Verwundung am $\frac{3.}{15.}$ Juli geringer Blutverlust. Der Verwundete brachte bald nach der Verletzung etwa zwei Wochen im Hospital von Simniza zu; im Laufe dieser Zeit waren beide Schussöffnungen vernarbt; bald darauf aber stellten sich stechende Schmerzen ein und entstand eine starke, rasch zunehmende Geschwulst am Oberschenkel. Patient langte am $\frac{17.}{29.}$ Aug. in Korneschti an; die Haut am Schenkel war stark gespannt, jedoch von normaler Färbung. Die Geschwulst wurde wahrscheinlich für ein Infiltrat gehalten und es wurde am Rande des Adductor magnus eine grosse Incision gemacht. Die Geschwulst zeigte sich mit Blutgerinseln gefüllt. Unterbindung der Art. femoralis eine Handbreite unterhalb des Poupart'schen Bandes. Die Ligatur ging am zwölften Tage ab, und als wir das Hospital am $\frac{27.\text{Sept.}}{9.\text{ Oct.}}$ 77 besichtigten, war die Unterbindungswunde geheilt und der eröffnete Blutsack war schon verengt und mit guten Granulationen ausgefüllt. Eine Blutung hatte weder bei der Eröffnung desselben noch später stattgefunden.

2. Im t. Kriegshospital Nr. 75 in Frateschti untersuchten wir einen Varix aneurysmaticus der Femoralgefässe von der Grösse eines Hühnereies, welcher gleichfalls in Folge einer schon geheilten Schusswunde entstanden war und den Kranken gar nicht belästigte.

3. In Bogot, im Etappenlazareth J. M. der Kaiserin, sahen wir einen Fall von traumatischem Aneurysma im unteren Drittel des linken Oberschenkels bei einem Officier. Die Wunde war perforirend, durch einen Schuss entstanden und noch nicht geheilt; bei der Auscultation konnte in der Tiefe ein Geräusch vernommen werden, aber nicht deutlich. Wiederholte Blutungen. Die Geschwulst war gespannt und nahm das ganze untere Drittel des Oberschenkels ein. Unterbindung der Art. femoralis in der Mitte des Oberschenkels, wobei die Vene verletzt wurde. Compression und zeitweilig Tamponade. Tod nach 4 Wochen in Folge von Pyämie.

4. Im t. Kriegshospital Nr. 48 in Bjela. Schusswunde der Weichtheile des Oberschenkels (in der Mitte?). Traumatisches Aneurysma und Nachblutungen; verwundet am $\frac{23 \text{ Aug.}}{5 \cdot \text{Sept.}}$, am $\frac{3.}{15}$ Sept. Unterbindung der Art. femoralis unterhalb des Poupart'schen Bandes. Genesen.

5. In demselben Hospitale. Schusswunde der Weichtheile des Vorderarmes. Traumatisches Aneurysma im oberen Drittel des Vorderarmes. Unterbindung der Art. brachialis in der Mitte des Oberarmes. Genesung.

6. Im Lazareth des rothen Kreuzes in Komany. Ein kleines hasselnussgrosses traumatisches Aneurysma der Art. axillaris, welches sich einige Zeit nach der Verletzung, als die Wunde schon geheilt war, gebildet hatte und nach der Aussage Prof. Kolomnin's nicht die geringste Neigung zur Vergrösserung zeigte. Im Lazareth des rothen Kreuzes in Tschernjätin sahen wir ein gleichfalls hasselnussgrosses Aneurysma des Art. radialis, welches sich nach den Worten des an dieser Stelle contusionirten Kranken nach dem Verschwinden des dunklen Fleckes (Sugillation) gebildet hatte.

7. Im Hospitale Nr. 50 in Sistowa bei einem am $\frac{27. \text{ August}}{. \text{ Septbr}}$ Verwundeten (Einschuss 2 Finger breit über der Symphyse o. p., Ausschuss hinter dem grossen Trochanter). Faustgrosses traumatisches Aneurysma; arterielle Blutung. Unterbindung der beiden Enden der Art. femoralis unterhalb des Poupart'schen Bandes in loco. Tod.

Alle übrigen Unterbindungen in unserer Tabelle, mit Ausnahme von wenigen auf dem Verbandplatze ausgeführten und den 8 von mir angeführten, wurden wegen Nachblutungen gemacht. Von diesen kann man als intermediäre Unterbindungen nach unserem Verzeichniss nur 3 bezeichnen, welche im t. Kriegshospital Nr. 63 in Bulgareni gemacht wurden. Zwei Unterbindungen der Art. iliaca, starb einer; eine Unterbindung der Art. femoralis, — gestorben; und eine Unterbindung der Art. brachialis, — gestorben, und vielleicht noch drei Unterbindungen, welche nach Aussage Prof. Sklifassowski's in Sistowa gemacht wurden, nämlich 1. Unterbindung der rechten Art. carotis (bei einer Schussfractur des Oberkiefers) eine Woche nach der Verletzung (verwundet am $\frac{28. \text{ Aug.}}{9. \text{ Sept.}}$ und Prof. Sklifassowski befand sich nach dem $\frac{5.}{17.}$ Sept. in Sistowa), — Genesung. 2. Unterbindung der linken Art. subclavia (über dem Schlüsselbein) bei einem Verwundeten mit Schussfractur des Oberarmes (am $\frac{2}{14}$ Sept.) Anämie; tiefes Zellgewebsinfiltrat. Die Operation wurde am $\frac{18.}{30.}$ Sept. gemacht. Ausgang sehr zweifelhaft. Unterbindung der Art. brachialis bei einem am $\frac{30. \text{ Aug.}}{10. \text{ Sept.}}$ Verwundeten mit

Schussfractur des Radius. — Genesung. (Russisches militärärztliches Journal, Juli 1878 pag. 189—191). Wie man sieht, ist das Mortalitätsprocent nicht beneidenswerth.

Auch die Frühunterbindungen in diesem Kriege unterschieden sich nach Dr. Reyher im Kaukasus nicht durch einen günstigeren Ausgang von derartigen Operationen in den vorhergegangenen Kriegen. Dr. Reyher machte 5 Unterbindungen der Art. femoralis und axillaris theils auf dem Verbandplatze, theils im Feldlazareth, und alle 5 Operirten (secundär nach Lister) starben. (Die antiseptische Wundbehandlung in der Kriegschirurgie von Dr. C. Reyher. Volkmann's Samml. klin. Vortr. Nr. 142 u. 143).

Zum Glück waren die Nachblutungen im letzten Kriege in Bulgarien nicht häufig. Nach der Statistik von Prof. Kolomnin kamen in Frateschti auf die grosse Menge der täglich (zuweilen 6—7000) durchpassirenden und von den Transporten auf Landwegen erschöpften Kranken und Verwundeten vom August bis November 1878 nicht mehr als 14 Nachblutungen von Bedeutung vor, welche in 5 Fällen eine Unterbindung grosser Arterien nothwendig machten, und zwar: zwei Unterbindungen der Art. carotis, zwei der Art. axillaris und eine der Art. femoralis. Von diesen 14 Blutungen endeten 6 (unter denselben 5 Schussfracturen) letal. Der Ausgang bei den Uebrigen ist mir unbekannt geblieben. In Jassy kamen auf eine Anzahl von 30782 Verwundeten und Contusionirten, welche vom $\frac{16.}{28.}$ Juni 1877 bis zum $\frac{1.}{13.}$ Januar 1878 die Evacuationsbaracken passirten, in der ganzen Zeit auch nicht mehr als 14 Blutungen vor und nur drei aus grossen Stämmen (zwei aus der Art. brachialis und eine aus der Art. femoralis); unter den übrigen 11 Blutungen rührten nur drei oder vier von grossen Zweigarterien her, wie aus der Art. tibialis ant. (zwei), aus der Art. subscapularis, radialis, intercostalis, mammaria, palmaris und glutaea. Im Jassy'schen Hospital des rothen Kreuzes wurde im Laufe eines halben Jahres (vom Juli bis zum December 1877) unter 387 schwer Verwundeten nur in 11 Fällen eine grössere Blutung beobachtet (387 11 = 2,8 %). Wegen dieser Blutungen wurden im Jassy'chen Evacuationshospital nur eine und im Hospital des rothen Kreuzes zu Jassy nur 6 Unterbindungen grosser Gefässe gemacht, nämlich der Art. axillaris 1 mal, der Art. femoralis und brachialis 5 mal; in den übrigen Fällen wurden die Arterien mittleren Calibers (tibialis, radialis etc.) in loco unterbunden. Endlich wurden in den Jassy'schen t. Kriegshospitälern auch noch drei Unterbindungen grosser Arterien ausgeführt (Art. subclavia und brachialis).

Nach der Ansicht Prof. Kolomnin's rufen die Peabody- und Snidergeschosse, wenn sie das den Arterienstamm umgebende Zellgewebe durchdringen und sogar das Gefäss entblössen, doch keine bedeutenden Veränderungen in den Gefässwandungen hervor. Prof. Kolomnin beobachtete gesunde und sogar üppige Granulationsbildung in solchen Wunden, auf deren Boden ein auf einer Strecke von $1\frac{1}{2}$ Cm. entblösster Arterienstamm lag. (Ein Fall aus dem serbischen Kriege: Eine von einem Snidergeschoss herrührende Wunde in der Fossa poplitea mit vollständiger Blosslegung der Arterie; grosse Eitersenkungen am Oberschenkel, aber keine Blutung; Patient befindet sich auf dem Wege der Genesung).

Ueber interessante Fälle von Verletzungen grosser Arterien ohne Blutung habe ich in diesem Kriege wenig vernommen. Ich kann die zwei schon erwähnten Fälle von Schusswunden der Art. femoralis (in Korneschti und Frateschti) anführen; dann sah ich eine Schusswunde des Unterschenkels, welche mit Gangrän endete und bei welcher die Pulsation an der Ferse nicht zu fühlen war ohne Blutungen; ferner erinnere ich mich einer Schussfractur des Oberarmes mit Aufhebung des Radialpulses, Schwellung der ganzen Extremität und anderen Anzeichen einer Verletzung der Art. brachialis ohne Blutungen; endlich war in dem oben beschriebenen Falle von Oberarmamputation in Bogot (s. Cap. V), obgleich ein kleines traumatisches Aneurysma der Art. brachialis existirte, nicht die Blutung, sondern die Zersplitterung nahezu der ganzen Diaphyse des Oberarmes die directe Ursache für die Amputation. Im Kaukasus beobachtete Dr. Reyher eine vollständig durchschossene Art. subclavia mit geheilter Wunde ohne Blutungen (s. o.).

Alle derartige Verletzungen lassen sich in drei Gruppen bringen: entweder die Fälle sind vom Moment der Verletzung an hoffnungslos und enden rasch mit Gangrän, oder es sind leichte Fälle, welche keiner activen Hülfe bedürfen und mit geringer, nicht zunehmender Erweiterung der Arterien oder mit Communication mit einer Vene (Aneurysma varicosum) enden; oder endlich die Fälle sind gefährlich wegen der unerwartet raschen, fast momentanen Entwickelung traumatischer Blutinfiltrationen zu einer Zeit, wo die ganze Gefahr vorüber zu sein schien und die Wunden schon vernarbt sind.

Zum Vergleiche mit der Statistik der Nachblutungen von Prof. Kolomnin will ich dem Leser die Beobachtungen Billroth's in Weissenburg (1870) ins Gedächtniss zurückrufen. Er hatte 16 grössere Nachblutungen bei 132 Verwundeten ($= 12,1\,\%$) und von diesen 16 starben $13 = 81,2\,\%$, während nach der Statistik Prof. Kolomnin's auf 28 Blutungen (allerdings unbestimmt) 6—7 Todesfälle gezählt werden $= 25\,\%$; ein solcher Unterschied lässt sich übrigens ohne Schwierigkeiten dadurch erklären, dass Weissenburg damals zu den Hospitälern erster Linie, d. h. zu den dem Schlachtfelde zunächst liegenden gehörte, und ferner dadurch, dass Billroth unter den 16 Fällen 11 Unterbindungen machte, nämlich

5 Unterbindungen der Art. iliaca ext.;   starben 4
5   der Art. femoralis;   3
1   „   „   der Art. subclavia; ist gestorben.

8 von ihnen sind, wie auch zu erwarten stand, an Pyämie gestorben.

Da mir keine grösseren Statistiken zu Gebote stehen, so führe ich hier zum Vergleich mit der unsrigen alle Unterbindungen grosser Stämme an, welche von Billroth im Kriege 1870—71 ausgeführt wurden.

Nach unserer Statistik.	Mort.-Proc.	Nach Billroth.	Zahl d. Fälle	Mort.-Proc.
1. Art. carotis	75 %		1 (starb 1)	100 %
2. Art. subclavia			3 (starben 3)	100 „
3. Art. axillaris			1 (starb 1)	100 „
4. Art. brachialis . (17 Fälle)	23,5 „		1 (starb 0)	0 „
5. Art. iliaca ext.	44,1 „		5 (starben 4)	80 „
6. Art. femoralis	80		8 (starben 7)	87,5 „

Unter diesen:

In 3 Fällen Unterbindung nach Antyllus (genas 1).

In 2 Fällen nach Oberschenkelamputationen.

In 3 Fällen bei Schussfracturen des Oberschenkels.

Noch eine Unterbindung der Art. iliaca com. und darauf bei demselben Verwundeten Unterbindung der Aorta abdominalis (bei Schussfractur des Oberschenkels).

Wie wir sehen, fällt das höchste Mortalitätsprocent in unserer Statistik auf die Unterbindung der Art. femoralis; ohne Zweifel wird wohl auch in der Statistik anderer Kriege dasselbe der Fall sein und zwar deshalb: 1. weil die Indication für die Unterbindung der Art. femoralis häufiger vorkommt als für alle anderen Unterbindungen, vielleicht mit Ausnahme der Art. brachialis; 2. weil die Art. femoralis zu jetziger Zeit (bei der conservativen Behandlung) bei Schussfracturen des Oberschenkels und oft bei Blutungen nach Oberschenkelamputation unterbunden wird, d. h. in solchen Fällen, welche an und für sich schon ein hohes Mortalitätsprocent haben; 3. weil die Art. femoralis nicht an der richtigen Stelle, dem Ursprunge der Art. profunda fem. zu nahe, nicht immer in richtiger Weise und zuweilen sogar ganz unnütz unterbunden wird. Endlich, und das bezieht sich auf die Unterbindung aller grossen Arterien bei Schusswunden, warten wir mit dieser Operation zu lange oder wir machen sie zu früh. Zu lange warten heisst warten, bis der durch die Strapazen des Krieges schon vor

der Verwundung geschwächte Verwundete durch die wiederholten
Blutungen noch mehr geschwächt, anämisch und schon zum Theil
pyämisch wird. Indess erfordert meiner Ueberzeugung nach keine
Operation so viel organische Plasticität als die Unterbindung grosser
Gefässe; bei ihnen beruht der ganze Erfolg auf einem festen
Exsudat um die Ligaturstelle und auf einem dauerhaften
Thrombus. Unter zu früh unterbinden ist nicht die Blutstillung auf dem Verbandplatze zu verstehen, — diese zu unterlassen,
würde dem Arzte zum Vorwurf gereichen, — sondern die Ausführung der Operation in der intermediären Periode; dann gelingt sie
ebenso wenig wie die anderen intermediären Operationen (Amputationen und Resectionen). Natürlich ist sie in dieser Periode nicht
immer zu umgehen; aber in sehr vielen Fällen könnte man ihr
durch eine vorsichtige zuwartende Behandlung der Wunde, durch
antiseptische Occlusion, durch unbewegliche Verbände u. dergl. vorbeugen. Zu glauben, dass die Ligatur grosser Stämme durch verschiedene complicirte Proceduren weniger gefährlich sei, ist ungereimt. Alle diese Doppelligaturen mit Durchschneidung der Arterie
zwischen denselben, ebenso wie auch alle Apparate, Compressorien,
Acutorsion u. dergl. führen zu nichts. Bei allen ist eine bedeutendere Entblössung der Wandungen, eine gewaltsame Trennung des
Gefässes von seiner Scheide und der Scheide von dem umgebenden
Gewebe erforderlich, das sind solche Bedingungen, die dem Erfolge
geradezu schädlich sind. Ebenso ist Alles, was man zu Gunsten der
Unterbindung in loco vorgebracht hat, auch nur bedingungs-
weise gut. Ohne Zweifel ist es besser und sicherer, die beiden
Enden der verletzten Art. radialis, ulnaris, des Arcus volaris, in einzelnen Fällen der Art. tibiales und sogar der Art. brachialis zu unterbinden; aber das kann noch lange nicht als Regel gelten. Mögen
die jüngeren Chirurgen den wahrheitsgetreuen Bericht des Vertheidigers dieser Methode (der Unterbindung in loco), Billroth's auf
S. 116 seiner chirurgischen Briefe durchlesen; sie werden erfahren,
wie seine Operation eines traumatischen Aneurysma am Oberschenkel
nach der alten Methode des Antyllus endete, welche er auf der
Durchreise durch Wörth am 26. August 1870 ausführte. Eine Incision
in einen enormen Blutsack am Oberschenkel zu machen und in der
Tiefe neben der Vene zwischen den Blutgerinnseln und dem Infiltrat·
nach der verletzten Arterie oder vielleicht nach den beiden weit
retrahirten Enden des vollständig durchgetrennten Arterienstammes
zu suchen, ist wohl nur mit Hülfe der Esmarch'schen Binde möglich; wie lange ein Verwundeter mit einer durch Geschwulst stark
gespannten Extremität im Stande sein wird den circulären Druck
der Binde und des Schlauches auszuhalten weiss ich nicht. — Von

den anderen grossen Stämmen, wie die Art. carotis, iliaca, subclavia, ist selbstverständlich gar nicht zu reden. Uebrigens hat Prof. Lewschin bei einer Wunde in der Axillargegend die verletzte Arterie in loco mit Erfolg unterbunden. Prof. Sklifassowski beschreibt auch eine Unterbindung in loco am Poupart'schen Bande; leider ist sein Bericht zu kurz und giebt keine Aufklärung darüber, in welcher Weise bei dem Schnitt (vertical) durch das Poupart'sche Band während der Unterbindung die Blutung aus den beiden Enden der an dieser Stelle getrennten Art. iliofemoralis aufgehalten wurde.

Es bleiben in meinem Bericht die traumatischen Verletzungen einiger Körperregionen unbesprochen, und zwar deshalb, weil ich über dieselben aus diesem Kriege nichts Positives oder Neues mitzutheilen vermag und es daher Anderen überlasse. So habe ich vernommen, dass Prof. Bergmann sehr beachtungswerthe Präparate von Schädel und Gehirnverletzungen gesammelt hat, welche zu Gunsten der Localisirung der Gehirnfunctionen sprechen.

Es kamen Fälle vor, und ich selbst sah einen solchen, wo die Anwesenheit eines Projectils im Gehirn vermuthet wurde, mit glücklichem Ausgang, d. h. die Schussöffnung im Knochen heilte und die Besinnungslosigkeit, Paralyse und Sprachlosigkeit schwanden allmählich.

Es kamen auch einige Schussverletzungen des Schädels vor mit localen Paralysen, Blindheit oder Stummheit bei vollem Bewusstsein. Ich sah zwei Fälle von Gehirnvorfall aus der Wunde und einen solchen mit glücklichem Ausgange. Ausfluss von Gehirnmasse aus der Schädelwunde in kleineren Portionen wurde sogar häufig beobachtet, und ich sah einige derartige Verwundete, welche später per Transport mit nichtgeheilter Wunde aber bei vollem Bewusstsein weitergingen. In den Schädelknochen eingekeilte Projectile wurden in meiner Gegenwart einige Male extrahirt; bei einem Verwundeten habe ich selbst das hakenförmig um den Rand des perforirten Scheitelbeines umgebogene Projectil entfernt, welches einige Monate lang unter der fast geheilten Hautwunde sass und starke Kopfschmerzen verursachte.

Ueber die Trepanation hat man mir nur mitgetheilt, dass sie 4 mal gemacht worden sei (3 mal bei Prof. Lewschin in Simniza und 1 mal im Hospitale Nr. 67 in Gorny-Studen). Alle Operirten sind gestorben.

Nun will ich aber 4 interessante Fälle von traumatischen Leiden des Nervensystems mittheilen, welche ich bei dem Besuch der Hospitäler sah. Es ist bekannt, dass in jedem der neueren Kriege bemerkenswerthe Fälle von Neuralgie und Hyperästhesie vorkamen, welche Weir Mitchell das Material zu der Beschreibung einer neuen Krankheit, von ihm Causalgia genannt, boten und welche von den deutschen Aerzten mit dem Namen Glanzfinger bezeichnet werden. Bei meinem Besuch der deutschen Hospitäler während des Krieges 1870—71 sah ich zweimal dieses bemerkenswerthe traumatische Leiden nach Nervenverletzungen; die Hand des Leidenden mit den abgemagerten Fingern, den eingebogenen unförmlichen Nägeln, mit der gespannten, trocknen, glänzenden Haut hatte ein sehr charakteristisches Aussehen und ich suchte nach Fällen, um diese Krankheit und die Causalgie auch im letzten Kriege zu beobachten; jedoch fand ich bei meinen Nachfragen unter den Hospitalärzten und bei der Besichtigung der Verwundeten nur einen vollständig ausgesprochenen Fall dieser Krankheit und zwei andere wahrscheinlich im Beginn derselben, welche nicht weniger merkwürdig waren.

Den ersten Fall, welchen ich in Sistowa sah, beschreibt auch Prof. Sklifassowski. Die Schusswunde am äusseren Rande des Musc. biceps fast in der Mitte des linken Oberarmes; eine zweite Oeffnung (durch Ausschuss) 1″ unter der Axelhöhle nach hinten von den grossen Gefässen. Fractur des Humerus; der Verwundete fühlte von Anfang an, d. h. von der Verletzung starkes Stechen in der linken Handfläche; von hier begann die Hyperästhesie sich über den ganzen Körper zu verbreiten. Die geringste Berührung irgend eines Körpertheiles, besonders mit der trocknen Hand, verursachte ein unerträgliches Gefühl; um dasselbe zu vermeiden, befeuchtete der Kranke beständig seine Finger aus einer Schüssel mit Wasser, wenn er sich berühren oder etwas in die Hand nehmen wollte. Später wickelte er sowohl Hände als Füsse in nasse Lappen, da er nur einzig darin Erleichterung fand. Die Qual dauerte Tag und Nacht fort, wurde aber durch Lärm, grelles Licht und Gehen neben dem Bette des Verwundeten gesteigert. Prof. Sklifassowski hatte vor fünf Monaten (einen Monat nach der Verwundung) mehrere Sequester in dem schon callös verwachsenen Knochen gefunden und dieselben extrahirt, wobei der Callus zerbrach. Zwei Tage lang nach dieser Operation verspürte der Verwundete einige Erleichterung. Darauf heilten die Wunden nach zwei Monaten, die Hyperästhesie aber war fünf Monate nach der Verletzung noch nicht gewichen.

Zweiter Fall. Das Projectil war vorn und innen am rechten Oberarm dicht neben dem N. medianus eingedrungen und über dem inneren Condylus humeri, an der Durchgangsstelle des Ulnarnerven, ausgetreten. Heftige Neuralgien breiteten sich von der Wunde aufwärts zu dem Plexus brachialis über dem Schlüsselbein und abwärts über alle Finger aus. Die Wunden verheilten. Auf dem Ulnarnerv sass eine dicke Narbe, welche zusammen mit einem Stück des verdickten Nerven herausgeschnitten wurde; aber die Neuralgien liessen nicht nach; weder Narcotica noch die Elektricität konnten dem Kranken bedeutendere Linderung schaffen. Die Gesichtszüge drückten ein tiefes Leiden aus und der Verwundete war sehr deprimirt.

Dritter Fall. Bei einem kräftigen Soldaten war das Geschoss durch beide Oberschenkel im oberen Drittel gedrungen, von rechts nach links, ohne die Knochen zu beschädigen. Die Wunden verheilten ziemlich rasch, aber es entwickelte sich in den Fingern und Zehen eine so heftige Neuralgie, dass dadurch jede Bewegung behindert wurde; das eine Bein nahm die Flexionsstellung an.

Auch dieser Verwundete fand die einzige Erleichterung in kalten Anfeuchtungen der Hände und Füsse. Das gesunde Aussehen des Kranken brachte mich anfangs auf den Verdacht der Simulation, aber nachdem ich ihn genauer untersucht und den Arzt und die Umgebung ausgefragt hatte, musste ich meine Zweifel aufgeben.

Alle diese drei Fälle gehören zweifellos zu einer Kategorie. Der erste mit den ausgesprochenen Symptomen der Causalgie Mitchell's war wahrscheinlich durch einen Stoss und theilweise Verletzung der Nervenfasern des Medianus entstanden; das besonders charakteristische Kennzeichen dieser Krankheit, — die Erleichterung bei Berührung von kalten, feuchten Gegenständen und das unerträglich unangenehme Gefühl bei der Berührung mit trocknen — wurde auch im dritten Falle beobachtet; aber die eigentlichen Glanzfinger, nervöse trophische Erscheinungen, welche der Ausgang sind, waren in allen diesen Fällen nicht deutlich ausgesprochen.

Der vierte Fall kann meinetwegen zu den alten Luftstreifschüssen gezählt werden. Ein Bombensplitter flog an einem jungen Officier vorbei, welcher mit mehreren anderen, die auf der Stelle getödtet wurden, zusammenstand; der Officier stürzte besinnungslos hin, kam aber bald wieder zu sich, stand auf, ging den ganzen Tag herum, ohne den geringsten Schmerz zu empfinden und schlief ruhig in seinem Zelt auf der Erde ein; als er am Morgen erwachte, bemerkte er zu seinem Schrecken, dass seine Beine und die Harnblase gelähmt waren; es entwickelte sich eine vollständige Paralyse der Beine und Retentio urinae. Ich sah ihn in der Kiew'schen Officiersbaracke des rothen Kreuzes, drei bis vier Monate nach Beginn der Krankheit. Zu dieser Zeit fiel der Kranke durch die allgemeine Blässe der Haut auf; statt der Retention hatte sich Incontinenz eingestellt, nur die Füsse begann er willkürlich zu bewegen. Es waren die verschiedensten Mittel versucht worden, und der Kranke begann zu verzweifeln; aber wahrscheinlich haben die Jugend und die Zeit das Ihrige gethan, es wurde mir mitgetheilt, dass er vollständig genesen sei.

Unter den Schusswunden der Bauchhöhle kamen in dem letzten Kriege verhältnissmässig oft unzweifelhafte Verletzungen der Leber, mit Ausfluss von Galle aus der Wunde und späteren Gallenfisteln vor, welche glücklich verliefen. Ich sah in den Hospitälern zwei derartige Fälle. Dr. Kade beschreibt einen interessanten Fall von Leberverletzung, der mit einer Brustwunde complicirt war. Prof. Kolomnin macht in seiner Skizze Mittheilung von drei Fällen. Auch einige Fälle von Darmfisteln mit gutem Ausgange sind vorgekommen.

Schlussfolgerungen.

Der Leser, welcher mit Aufmerksamkeit alles von mir über die Schussverletzungen aus dem letzten türkischen und den vorhergegangenen Kriegen Mitgetheilte verfolgt hat, wird, wie ich glaube, gemeinsam mit mir zu folgendem Schluss kommen.

Die Kriegschirurgie befindet sich gegenwärtig an einem Scheidewege.

Einerseits steht ihr die Rolle des Fabius Cunctator bevor, „cunctando restituere rem", d. h. die primären Operationen noch mehr einzuschränken und die exspectativ-conservative Methode mit ihren Folgen, den secundären Operationen, zu cultiviren.

Andererseits eröffnet sich für die Kriegschirurgie ein weites Feld für die energischeste Thätigkeit auf dem Verbandplatze, die primären Operationen in bisher noch nicht dagewesenem Umfange: primäre Resectionen und Amputationen, sorgfältige Extraction der Splitter und der in den Knochen eingekeilten Projectile, kühne Incisionen der Gelenkkapseln, Durchführung von Drainageröhren, Auswaschung der Wunden mit antiseptischen Flüssigkeiten, Anlegung von antiseptischen Verbänden, mit einem Wort die Anwendung der antiseptischen Methode auf dem Verbandplatze in der strengsten Bedeutung des Wortes.

Die goldene Mittelstrasse zwischen diesen beiden extremen Richtungen zu wählen, ist nicht möglich. Wir sehen, was die Puristen der Lister'schen Schule in Bezug auf die Anwendung dieser Behandlungsmethode bei traumatischen Verletzungen fordern, und sie haben im Grunde genommen Recht mit ihrer starren Consequenz. Man kann nicht nur zur Hälfte Antiseptiker sein.

Um ein tadelloses Resultat zu erzielen, muss man vom Moment der Verwundung an auch tadellos handeln. Deshalb ist es nicht statthaft die exspectativ-conservative Methode mit der Lister'schen antiseptischen Behandlungsmethode zu verbinden. Wer nur von aussen die Wunde mit einem antiseptischen Verbande bedeckt und die Entwickelung der Fermente in der Tiefe, zwischen den Blutgerinnseln und im zerquetschten Gewebe, zulässt, der hat nur einen Theil der Aufgabe gelöst und zwar den unbedeutendsten.

Was die kommenden Kriege und Administrationen in dieser Beziehung ermöglichen werden, liegt im dunklen Schoosse der Zukunft verborgen, aber das Vorwärtsdringen der Wissenschaft nach diesen beiden Richtungen hin ist gesichert und unaufhaltbar.

ANLAGE.

—

Auszug aus der Dienstanweisung des Hospitalinspectors.[1)]

Militärgesetzsammlung Band IV vom Jahre 1869.

§. 305. Zu den Aufgaben des Hospitalinspectors gehören im Allgemeinen die Anordnungen hinsichtlich der Formation von Hospitälern bei der Armee und die Ueberwachung ihrer Verwaltung in allen Theilen überhaupt und in öconomischer Hinsicht insbesondere. Von ihm gehen alle Maassnahmen aus in Bezug auf Etablirung und Schliessung von Hospitälern auf dem Kriegsschauplatze.

§. 307. Er erstattet durch den Stabschef dem Hauptcommandirenden Bericht über den Zustand des Hospitalwesens und über alle Maassnahmen, welche erforderlich sind, um dasselbe für den Krieg in vollkommene Bereitschaft zu setzen. Hierbei soll berücksichtigt werden: 1. ob die im Rayon der Armee befindlichen beständigen Hospitäler zur Unterkunft der Kranken an denjenigen Punkten, wo sie belegen sind, genügen, und wo nicht, in welchem Maasse und auf welche Weise diese Hospitäler zu erweitern sind; 2. in welchem Zustande sich die Kriegs- und mobilen Hospitäler befinden, und welche Maassnahmen etwa zu treffen sind, um sie in volle Bereitschaft zu setzen; 3. in welcher Weise die mobilen Hospitäler unter die Truppen der Armee zu vertheilen, und wo die Kriegshospitäler zu etabliren sind; 4. ob die dem Hauptcommandirenden zur Verfügung gestellten Hospitalutensilien genügend sind und ob sie an geeigneten Punkten sich befinden.

§. 318. Der Hospitalinspector überwacht die Ordnung in den beständigen, temporären Kriegs- und mobilen Hospitälern auf dem Kriegsschauplatze, die rechte Verpflegung der Kranken in denselben... Etwaige Uebelstände und Unregelmässigkeiten beseitigt er entweder selbst oder durch Relation mit den betreffenden Verwaltungen.

§. 320. Der Hospitalinspector hat die auf dem Kriegsschauplatze befindlichen Depots an Hospitalgegenständen zu besichtigen und einem etwa möglichen Mangel an diesen Gegenständen und sonstigen Hospitalutensilien vorzubeugen und rechtzeitig darüber dem Stabschef der Armee zu berichten.

§. 323. Er hat sich über die bei den Truppentheilen vorhandenen Verbandmittel, Lazarethgegenstände, Tragen und Transportmittel in steter Kenntniss zu erhalten.

---

1) Der Hospitalinspector ist nicht Arzt, sondern ein General der Armee.

§. 324. Entsprechend den Truppendislocationen und den Kriegs-actionen vertheilt der Hospitalinspector die Hospitalmittel, damit nicht irgendwo eine Unterbrechung in der Verpflegung der Kranken und Verwundeten eintritt. Die hauptsächlichsten Weisungen erhält er hierbei vom Stabschef der Armee und handelt im Sinne dieser Weisungen...

§. 325. Dem Hospitalinspector liegt es ob alle Maassnahmen für den Transport der Kranken und Verwundeten zu treffen und für deren Verpflegung unterwegs Sorge zu tragen. Er hat daher persönlich oder durch Bevollmächtigte die Krankentransporte zu überwachen und zur Beseitigung etwaiger Mängel oder Unregelmässigkeiten sofort Maassnahmen zu treffen. Hinsichtlich des Kranken- und Verwundetentransports hat er sich mit dem Militär-Medicinalinspector und dem Intendanten der Armee in Verbindung zu setzen.

§. 326. Er dirigirt, entsprechend den Weisungen des Stabschefs, die mobilen Hospitäler in der Weise, dass ihre Mittel der Truppenzahl, bei welcher sie sich befinden, entsprechen, und dass jeder selbstständig agirende Truppentheil eine Abtheilung dieser Hospitäler besitzt, welche zur ersten Hülfsleistung hinreicht. Er dirigirt ferner die Dislocationen der Kriegshospitäler in der Weise, dass sie rechtzeitig an ihrem Bestimmungsorte eintreffen.

§. 327. Vor einer Schlacht trifft der Hospitalinspector alle von ihm abhängigen Maassnahmen zur Verpflegung und zum Transport der Verwundeten. Er etablirt die vorhandenen mobilen Hospitäler entsprechend den Bedürfnissen und trägt Sorge, dass auf dem Verbandplatz die gehörige Anzahl Priester sich befindet und dass für die Verwundeten rechtzeitig Speise zubereitet sei.

§. 328. Er trägt Sorge für regelrechte Anordnung des Verwundetentransports vom Schlachtfelde. Er trifft Anordnungen zur schleunigen Abfertigung der Verwundeten vom Verbandplatze in die nächstgelegenen Hospitäler und die nöthige Verpflegung.

Nach §. 320 erhält der Hospitalinspector Extrasummen zu seiner Verfügung, falls solche zur Unterbringung, Beköstigung, Verpflegung der Kranken und dergleichen nöthig sind.

Auszug aus der Dienstanweisung des Feld-Militär-Medicinalinspectors.[1)]

Militärgesetzsammlung Band IV vom Jahre 1869.

§. 343. In der Feld-Militär-Medicinalverwaltung concentriren sich: 1. Allgemeine Anordnungen: a) über hygienische und sanitätspolizeiliche Maassnahmen zur Erhaltung der Gesundheit der Truppen der Armee; b) über die Versorgung der Truppen und der Militärhospitäler auf dem Kriegsschauplatze mit Medicamenten, Apothekenutensilien und Instrumenten; 2. die Controle einer erfolgreichen Behandlung der Kranken und Verwundeten und 3. die Anordnungen hinsichtlich des medicinischen Personals bei der Armee.

§. 348. Der Militär-Medicinalinspector ist der Chef des medici-

---

1) Der Feld-Militär-Medicinalinspector ist ein Arzt.

nischen Theils sowohl in den Truppen der Armee, als auch in den Hospitälern und anderen Heilanstalten am Kriegsschauplatze.

§. 350. Der Militär-Medicinalinspector ist die nächste ausführende Instanz der allgemeinen Verordnungen des Stabschefs der Armee in medicinischer Beziehung und ist ihm direct untergestellt. Er erhält vom Stabschef alle allgemeinen Weisungen, und um den ärztlichen und den (öconomischen) Hospitaltheil in der Armee im allgemeinen Zusammenhang zu erhalten, hat er sich mit dem Hospitalinspector in stetige Verbindung zu setzen und alle seine Verordnungen im medicinischen Theil der Art zu treffen, dass sie mit denen des Hospitalinspectors im administrativen Theil im Einklang stehen. (Nicht umgekehrt!)

Die Aufgaben des Militär-Medicinalinspectors sind:

1. Während der Vorbereitung zum Kriege: a) Er besichtigt alle zur Armee zugetheilten Kriegs- und mobilen Hospitäler, die mobile Feldapotheke und temporären Apothekermagazine, welche an der Basis der Kriegsoperationen errichtet werden (§. 352); er macht durch den Stabschef dem Hauptcommandirenden Vorstellungen über etwa nöthige Maassnahmen zur vollkommenen Kriegsbereitschaft des medicinischen Theils.

b) Hinsichtlich des Personalbestandes: Der Militär-Medicinal-Inspector trägt Sorge, dass bei jedem Truppentheil und in jedem Hospital die etatmässige Zahl medicinischer und pharmaceutischer Beamten und Feldscheere vorhanden sei (§. 356). Er vertheilt alle ihm untergestellten Aerzte und Pharmaceuten in den Truppen und Hospitälern entsprechend ihren Kenntnissen und praktischen Erfahrungen und trägt Sorge für rechtzeitige Completirung mit medicinischen Beamten auf dem Kriegsschauplatze (§. 357). Er fordert von allen ihm untergestellten Beamten pünktliche Erfüllung ihrer Pflichten, führt beständige Aufsicht über ihre Thätigkeit, dirigirt die Behandlungsmethoden .... (§. 358).

2. Hinsichtlich der Aufsicht über Hospitäler: Der Militär-Medicinalinspector trägt Sorge für erfolgreiche Behandlung der Kranken und Verwundeten (§. 359). Er achtet darauf: 1. dass in den Hospitälern und sonstigen Heilanstalten allen gesetzlichen Forderungen der Aerzte Folge geleistet wird, und 2. dass die von den Hospital- und Truppenchefs getroffenen Maassnahmen den Bedingungen zu einer erfolgreichen Behandlung und vollkommenen Beruhigung der Kranken und Verwundeten entsprechen. Werden von ihm in dieser Beziehung Abweichungen und Ungesetzlichkeiten bemerkt, welche den Kranken Schaden bringen könnten oder Unordnungen der Hospitalverwaltung, so macht er darüber dem Hospitalinspector Mittheilung und in besonders wichtigen Fällen berichtet er dem Stabschef (§. 360)   Werden Unordnungen im medicinischen Theil bemerkt, so beseitigt er sie sofort selbstständig, bei Unordnungen im öconomischen Theile verfährt er jedoch auf Grund der vorhergehenden Paragraphen und ohne sich selbst in die Anordnungen dieser Abtheilung zu mengen, weist er nur die betreffenden Autoritäten darauf hin, was den Bedingungen für eine erfolgreiche Behandlung nicht entspricht (§. 361).

3. In Bezug auf Etablirung von Hospitälern: Der Militär-Medicinalinspector muss sich in stetiger genauer Kenntniss darüber erhalten, wo die temporären Kriegs- und mobilen Hospitäler sich befinden (§. 364). Bei Etablirung von temporären Kriegshospitälern ... besich-

tigt er, wo möglich, persönlich oder durch seinen Gehülfen gemeinschaftlich mit dem Hospitalinspector die Ortschaften, an denen diese Hospitäler eröffnet werden sollen und die Unterkünfte, überzeugt sich, ob diese
Ortschaften in hygieinischer Beziehung genügen, und falls sie sich als
nicht geeignet erweisen, so berichtet er darüber dem Stabschef der
Armee (§. 365).

4. In Bezug auf Krankentransport (vgl. §. 325): Er erhält
vor Abfertigung eines jeden Krankentransportes darüber vom Hospitalinspector Nachricht, woher, wohin und in welcher Zahl namentlich Kranke
und Verwundete transportirt werden sollen und trifft sofort Anordnungen
über: 1. die Abcommandirung der nöthigen Anzahl medicinischer und
pharmaceutischer Beamten zum Transport; 2. über Versorgung des Transports mit Arznei- und Verbandmitteln und 3. über den Verbleib der medicinischen und pharmaceutischen Beamten und der Materialien nach Ankunft des Transportes am Bestimmungsorte (§. 325). Er besichtigt
persönlich oder durch ihm untergebene Beamte die Kranken- und Verwundetentransporte und trifft im Einvernehmen mit dem Hospitalinspector
alle nöthigen Maassnahmen, um sie rechtzeitig mit allen ärztlichen Hülfsmitteln zu versehen.

5. Während der Schlacht: Vor der Schlacht trifft der Militär-
Medicinalinspector Anordnungen, dass die Verbandplätze mit allen noth-
wendigen medicinischen Hülfsmitteln versehen sind und vertheilt an diesen
Punkten alle freien Aerzte.

Ferner sei erwähnt, dass wie im Frieden, so auch im Kriege an der
Spitze der Verwaltung jeden Hospitales ein Commandeur als Hospitalchef (Natschalnik) steht. Dieser ist ein Officier ohne Rücksicht auf
Rang (§. 13) oder entsprechende Vorbildung. Seine Machtbefugnisse sind
recht bedeutend: Er überwacht die gewissenhafte Pflichterfüllung der
Hospitalbeamten und die barmherzigen Schwestern (§. 15), er inspicirt
das Hospital in jeglicher Beziehung, sieht darauf, dass Reconvalescenten
nicht unnützer Weise im Hospital behalten werden, d. h. ist berechtigt
sich in die ärztliche Behandlung zu mengen (§. 16). Er achtet darauf,
dass die für das Hospital gelieferten Materialien von guter Beschaffenheit
seien, beseitigt aber auch gleichzeitig ungesetzliche Forderungen von Seiten
der Hospitalbeamten beim Empfange der Materialien von den Lieferanten
(§. 31); er stellt die Hospitalbeamten und selbst den Chefarzt zu Beloh-
nungen vor. Er überwacht, dass der Chefarzt und die ordinirenden Aerzte
ihre Pflichten erfüllen (§. 31), er beauftragt den Chefarzt über das medicinische Personal (Aerzte und Pharmaceuten) Disciplinarstrafen zu ver-
hängen (§. 31). In aussergewöhnlichen Fällen trifft er unverzüglich Maassnahmen, die seine Machtbefugnisse übersteigen und berichtet darüber dem
Hospitalinspector (§. 35).

Der Chefarzt des Hospitals dagegen ist Chef der medicinischen Abtheilung; ihm sind die medicinischen und pharmaceutischen Beamten untergestellt, die Hospitalbedienung jedoch nur, so weit es sich auf die Krankenpflege bezieht (§. 65). Der Chefarzt ist dem Hospitalchef (Natschalnik)
hinsichtlich der Verwaltung des Hospitals untergeordnet. Der Chefarzt
vertheilt die Beschäftigungen unter den ordinirenden Aerzten, ordnet die
Dejouren an, überwacht die Erfüllung der ärztlichen Pflichten und nimmt
Antheil bei der Behandlung schwerer Krankheitsfälle. Bemerkt er jedoch Mängel im öconomischen Theil, so setzt er sich darüber mit dem

Hospitalaufseher (Smatritel, ebenfalls Militär) in Relation, und falls seinen gesetzlichen Forderungen nicht Folge geleistet wird, so berichtet er darüber dem Natschalnik (§§. 67—71). Der Smatritel (Aufseher) dagegen ist voller Chef im öconomischen und polizeilichen Theil des Hospitals (§. 183) und ist unmittelbar dem Natschalnik subordinirt (§. 184), vom Chefarzt also vollkommen unabhängig.

Nur in den Divisionslazarethen war während des letzten Krieges, wie auch später erwähnt wird, der Divisionsarzt voller und verantwortlicher Chef in administrativer, öconomischer und medicinischer Beziehung; ihm war sämmtliches Personal in jeder Beziehung untergeordnet.

A. Schmidt.

Russische Maasse und Gewichte.

1 Fuss	=	0,304	Meter.
1 Zoll	=	2,540	Centimeter.
1 Quadratfuss	=	0,092	Quadratmeter.
1 Quadratzoll	=	6,451	Quadratcentimeter.
1 Cubikfuss	=	0,028	Cubikmeter.
1 Cubiksaschen	=	9,712	Cubikmeter.
1 Saschen	=	2,133	Meter.
1 Arschin	=	0,711	Meter.
1 Werschok	=	0,044	Meter.
1 Saschen	=	7	Fuss = 3 Arschin = 48 Werschok.
1 Dessjatine	=	2400	Quadratsaschen = 0,9153 Hectar.
1 Werst	=	1,066	Kilometer.
1 Wedro	=	12,299	Liter.
1 Tschetwert	=	209,902	Liter.
1 Garnetz	=	3,23	Liter.
1 Pfund	=	409,531	Gramm.
1 Solotnik	=	4,266	Gramm.
1 Pfund	=	96	Solotnik.
1 Pud	=	40	Pfund = 16,3 Kilogramm.
1 Borkowetz	=	10	Pud = 163,8 Kilogramm.
1 Aequatorialgrad	=	104,3	Werst = 111,3 Kilometer.

Namensregister.

Abasa, S. 171, 216, 222.
Abernethy, S. 483.
Affanassjew, Juri, S. 514.
Alexander III., Kaiser, S. 219, 235.
Alexandra Josephowna, Grossfürstin, S. 501.
Ammenitski, S. 40, 46.
Antyllus, S. 562, 563.
Archipow, S. 272.
Arnhold, S. 244.

Bachtin, Jewsei, S. 491.
Baikow, S. 453, 454, 455, 462, 464.
Bakunin, S. 238.
Balaschew, S. 215, 254, 255.
Baranowski, S. 412.
Barjatinski, S. 217.
Baynton, S. 458, 459.
Beck, S. 495, 530, 536.
Benewski, S. 272, 274, 275.
Berdan, S. 366.
Bereskin, S. 47.
Bergmann, S. 32, 203, 204, 240, 309,
366, 379, 382, 383, 387, 388, 389, 390,
391, 395, 400, 424, 425, 426, 429, 430,
431, 436, 437, 441, 443, 444, 445, 453,
454, 460, 464, 471, 472, 473, 474, 475,
477, 480, 481, 482, 504, 509, 510, 511,
512, 513, 514, 515, 528, 564.
Bertenson, S. 206, 207, 243.
Biefel, S. 517, 530, 537.
Billroth, S. 312, 314, 316, 394, 418,
432, 468, 470, 471, 483, 488, 497, 499,
500, 501, 511, 516, 517, 521, 530, 531,
534, 537, 538, 541, 548, 549, 552, 554,
555, 557, 561, 562, 563.
Bjeljawski, S. 58.
Bobrinski, S. 18. 473, 514.
Bogdanowski, S. 543, 544.
Bogojawlenski, S. 47.
Bolchow, S. 374.
Bornhaupt, S. 345, 348, 363, 364, 365.
Botkin, S. 33, 36, 60, 105.
Bourbaki, S. 326.
Brown, S. 108.
Brücke, S. 485.
Bubnow, S. 47.
Burow, S. 446, 458, 461, 462, 463.
Burzow, S. 9.
Butschinski, S. 105.

Chassaignac, S. 459, 469.
Chenu, S. 139, 399.
Chilkow, S. 132, 134, 399.
Claude Bernard, S. 445.
Czerny, S. 499, 511, 517, 537.

Dante, S. 370, 416.
Deininger, S. 439.
Demme, S. 359, 361, 416, 438, 482.
Demidow von San-Donato, S. 266,
267.
Demotschani, S. 171.
Dieulofoi, S. 522.
Dominik, S. 439.
Dondukow-Korsakow, S. 235.
Downie, S. 530.
Dragomirow, S. 515.
Drenteln, S. 7, 21, 152.
Drschewetski, S. 72.
Druzki-Ljubezki, S. 166, 171.
Dürr, S. 435.

Elisabeth, Fürstin, S. 202.
Ernesti, S. 535, 536, 544, 545, 546.
Esmarch, S. 365, 431, 433, 438, 449,
487, 492, 504, 548, 563.

Fabius Cunctator, S, 567.
Fedotow-Tschechowsky, S. 272.
Finkelstein, S. 291.
Fischer, S. 323.
Fomin, Anissim. S. 522.

Gek, S. 219.
Geno, S. 265.
Gerasimowitsch, S. 171, 181.
Gesiph-Bey, S. 99.
Gessler-Bey, S. 18.
Ghika, S. 71.
Glasunow, S. 171, 181.
Glebow, S. 381, 383.
Golubzew, S. 239.
Gornitsch-Gornizky, S. 272.
Gortschakow, S. 165.
Greger, S. 32, 105.
Gritti, S. 413, 524.
Grigorjew, S. 272, 274, 275.
Grube, S. 382.
Gudin-Lewkowitsch, S. 272.
Guerim, S. 459.

Gurko, S. 143. 304, 343, 384.
Guschtschin, S. 308.
Guthrie, S. 367, 438, 516.

Hannover, S. 540, 541.
Heinzel, S. 403, 511, 554.
Helena Pawlowna, Grossfürstin, S. 186.
Hennen, S. 320.
Henrici, S. 14, 16, 26, 214.
Heyden, S. 216, 257.
Hofmann, S. 203.
Horwitz, S. 32, 105.
Hübbenet, S. 88, 335, 403.
Hueter, S. 312.
Humphrey Santwith, S. 146.
Hunter, S. 484, 487.

Imeretinski, S. 372, 382.
Issakow, S. 380.
Iwanoff, S. 214.

Janowitsch-Tschaïnski, S. 380, 381.
Johnsohn, S. 214, 216, 217, 277, 281.
Jusefowitsch, S. 19.
Jussupow, S. 131.

Kadazki, S. 337, 342, 373, 387.
Kade, S. 204, 205, 382, 383, 454, 455, 475, 477, 480, 481, 500, 505, 511, 516, 517, 518, 519, 566.
Karzow auch Karzewo, S. 47, 48, 219, 238.
Katalei, S. 195.
Katharina Michailowna, Grossfürstin, S. 388, 426.
Klebs, S. 523.
Koch, S. 523.
Köcher, S. 20, 86.
Kohan, S. 32, 105.
Kolbe, S. 245.
Kolbors auch Kaulbars, S. 17, 18.
Kolen, S. 171.
Kolomnin, S. 4, 161, 163, 193, 194, 195, 196, 200, 206, 207, 208, 311, 341, 344, 345, 362, 364, 365, 368, 405, 406, 418, 425, 431, 434, 454, 455, 460, 461, 462, 463, 464, 471, 475, 476, 477, 480, 494, 500, 507, 508, 509, 511, 516, 517, 518, 519, 520, 522, 523, 528, 537, 542, 543, 544, 546, 548, 549, 550, 551, 553, 556, 557, 558, 559, 560, 561, 566.
Kopjew, S. 272.
Korpettschenko, S. 56.
Korsak, S. 261.
Korschenewski, S. 33, 379, 380, 382, 472, 474, 522, 558.
Kossinski, S. 46.
Kostyrew, S. 446, 447, 448, 461, 463.
Kowaltschuk, Iwan, S. 493.
Krnka, S. 366.
Krüdener, S. 381.
Kusmin, S. 56, 317.

Langenbeck, von, S. 358, 364, 438, 443, 444, 488, 544, 546, 547, 552.
Larrey, S. 323, 397, 398, 438, 525.
Lenters, S. 244.
Lewaschew, im Original auch Lewaschow, S. 130, 216, 277, 278, 280, 281.
Lewschin, S. 54, 322, 380, 382, 406, 564.
Liebig, S. 230.
Lister, S. 233, 422, 423, 425, 426, 427, 428, 429, 430, 435, 437, 440, 441, 442, 443, 444, 446, 448, 453, 454, 455, 456, 457, 458, 459, 460, 461, 462, 463, 464, 465, 467, 468, 475, 480, 482, 489, 490, 491, 500, 505, 506, 510, 511, 513, 514, 515, 522, 528, 538, 545, 549, 550, 551, 552, 553, 557, 560, 567.
Löffler, S. 89, 496, 535, 536, 541.
Lücke, S. 358.
Lukoschkow, S. 245.
Lwow, S. 219, 257.

Maas, S. 517, 530, 537.
Macmod, S. 438.
Macleod, S. 323.
Makowezky, S. 272.
Malgaigne, S. 525.
Maria, Kaiserin, S. 93, 204, 205, 208, 215, 454, 505.
Markonet, S. 202.
Markownikow, S. 23, 55, 56, 71, 72, 73.
Matwejew, Iwan, S. 532.
Maximow, Alexei, S. 543.
Mazon, S. 268, 269, 272.
Meschtscherski, S. 217.
Mirski, S. 384, 385.
Mitchell, Weir, S. 564, 566.
Modestow, S. 478.
Moltschanow, S. 308.
Mundy, S. 414.

Nadeschdina, S. 32.
Neudörffer, S. 401.
Neuss, S. 86.
Nightingale, S. 238.
Novazki, S. 382.
Nowoswetow. S, 47.

Obermüller, S. 47, 501, 504.
Oettingen, 203, 204.
Omeltschenko, S. 64, 472.
Orlowsky, S. 291.
Osmann Pascha, S. 18, 99, 342.
Otis, S. 503, 504, 508.

Pansemkin, Timofei, S. 374.
Pastermazky, S. 272.
Pelchin, S. 382.
Percy, S. 397, 438.
Petit, S. 425, 550.
Petrow, Jakow, S. 543.
Pirogow, S. 533, 537, 538.
Pisarew, S. 9, 15, 16, 143.
Poljäkow, S. 4, 21, 25, 26, 52, 199.
Potechin, S. 272.

Poupart, S. 458, 558, 559, 564.
Priselkow, S. 46, 388.

Radetzki, S. 384.
Rawitz, S. 367.
Raymond, S. 358.
Reyher, S. 345, 348, 363, 426, 427, 428,
  429, 430, 437, 441, 442, 444, 452, 453,
  456, 458, 464, 468, 469, 474, 475, 480,
  481, 483, 486, 500, 511, 512, 513, 514,
  528, 529, 538, 545, 548, 549, 551, 553,
  556, 557, 560, 561.
Richter, Hauptbevollmächtigter, S. 9, 14.
Richter, Professor, S. 81, 397, 414,
  430, 434, 497.
Rinek, S. 147.
Rosenberger, S. 18.
Ryschew, S. 379, 382.

Sabinin, S. 238.
Sander, S. 15.
Scarpa, S. 484.
Schachowska, S. 45, 238, 380.
Scheremetjew, S. 206, 558.
Scherschewskaja, S. 47.
Schischkin, S. 245.
Schischkow, S. 355.
Schkljärewski, S. 47. 272, 424, 490.
Schmidt, Anton, S. 453, 454, 455, 462,
  482, 506.
Schwarz, S. 272, 553.
Scrive, S. 339, 398, 414.
Segorow, S. 267, 269.
Seidlitz, S. 105.
Simon, S. 471, 476, 477.
Skalon, S. 18.
Sklifassowski, S. 6, 10, 19, 22, 36,
  38, 40, 42, 43, 44, 56, 65, 86, 309, 311,
  380, 381, 383, 385, 388, 405, 406, 407,

  440, 444, 478, 508, 516, 517, 518, 519,
  556, 558, 559, 564, 565.
Skorlatesko, S. 144.
Skobelew II, S. 384, 385.
Skorschinsky, S. 255, 278.
Skrzinski, S. 221, 248, 251, 252, 253,
  254.
Smolenski, S. 308.
Sobansky auch Sabansky, S. 281,
  282.
Solotarew, S. 12.
Stolypin, S. 380.
Stolzenwald, S. 291.
Stromeyer, S. 168, 202, 203, 207, 365,
  406, 435, 438, 457, 492, 517, 525, 526,
  530, 535, 536, 537, 539, 548, 554.
Studentski, S. 54, 479.
Syme, S. 538.

Taylor, S. 443.
Theden, S. 488.
Tscherkaski, S. 9, 10, 14, 143, 289, 291.
Tschetwertinski, S. 145.

Ursati, S. 245.

Volkmann, S. 426, 437, 532, 560.

Wahl, S. 204, 383.
Welitschkowski, S. 36.
Weljäminow, S. 345, 348, 363, 364,
  365.
Werder, S. 322.
Wernitz, S. 514.
Winogradow, S. 153, 154, 155, 158,
  170.
Witik, Peter, auch Witsk, Peter, S. 514.
Wolkow, S. 281.
Wywodzow, S. 381.

Ortsregister.

Ablawa, S. 342, 386, 388.
Ajaslar, S. 342, 385.
Alexandria, S. 32, 149.
Antietam, S. 399.
Arabkonak, S. 342.
Archangelsk, S. 160.
Aternaz, S. 6, 69, 141, 142, 144, 145,
  147, 149, 150, 169, 201, 450.
Austerlitz, S. 81.
Awlijar, S. 426.

Baktschisarai, auch Bachtschis-
  sarai, S. 115, 283, 320, 416, 452.
Balta, S. 162, 172, 212.
Bazardschik, S. 342. 387.

Bender, S. 162, 164, 181, 182, 212,
  217, 266, 304, 327, 328, 329, 339, 403,
  345, 346, 347, 348.
Berditschew, S. 274.
Berlin, S. 89, 117, 193, 312, 320, 417,
  438.
Birsula, S. 92, 124, 162, 242, 245,
  276, 277, 282.
Bjela, S. 10, 12, 19, 20, 23, 31, 33, 36,
  58, 60, 68, 69, 97, 108, 119, 142, 148,
  326, 337, 374, 386, 387, 388, 453, 454,
  455, 460, 462, 463, 464, 474, 480, 481,
  482, 498, 499, 500, 505, 506, 509, 510,
  514, 515, 516, 524, 552, 559.
Bjelostok, S. 131.

Bogot, S. 3, 4, 18, 23, 24, 31, 35, 46,
47, 48, 49, 65, 69, 99, 107, 143, 148,
198, 235, 264, 308, 317, 371, 376, 383,
384, 388, 424, 430, 441, 443, 444, 445,
450, 463, 464, 467, 469, 472, 473, 481,
490, 491, 498, 501, 504, 509, 516, 522,
524, 559, 561.

Bokeo, S. 74.

Bonao, S. 161.

Bondurka, auch Bandurka, S. 162,
248, 250, 252.

Borodino, S. 81.

Braila, S. 6, 71, 113, 132, 161, 162,
165, 260, 271.

Brantschessi, S. 141.

Breslau, S. 81, 320, 397.

Brest-Litowsk, auch Brest, S. 124,
126, 129, 277, 514.

Bukarest, S. 32, 50, 51, 52, 70, 71,
73, 92, 94, 95, 103, 107, 132, 136, 139,
147, 151, 154, 156, 157, 161, 162, 192,
200, 201, 202, 203, 217, 233, 254, 498,
507, 509, 516, 518, 523, 524.

Bulgareni, S. 23, 35, 36, 38, 40, 42,
43, 45, 46, 54, 56, 58, 65, 69, 86, 89,
91, 92, 97, 142, 148, 375, 380, 381,
382, 383, 391, 405, 406, 407, 409, 413,
420, 441, 444, 450, 498, 509, 516, 524,
527, 528, 552, 559.

Buseo, S. 113, 158, 161.

Buseschti, S. 32.

Carlsbad, S. 502.

Carlsruhe, S. 117, 193, 497.

Chancellorsville, S. 404.

Charkow, S. 123, 124, 126, 130, 131,
164, 172, 173, 174, 175, 181, 212, 273,
274, 275, 277, 289, 415, 418.

Cherson, S. 162, 213, 248.

City-Point, S. 417.

Cyprian, St., S. 129, 168, 170, 208.

Daghestan, S. 400.

Depuzeni, S. 168, 206.

Dolny-Dubniak, S. 65.

Dorpat, S. 32, 315.

Drenowa, S. 10, 31, 69, 142, 148.

Dresden, S. 417.

Eilau, S. 81, 398.

Elena, S. 83, 308, 342, 372, 376, 388,
473.

Elisawetgrad, S. 121, 124, 130, 131,
162, 175, 212, 213, 215, 242, 243, 245,
246, 247, 248, 249, 250, 252, 260, 262,
277.

Elvas, S. 320.

Esserdschi, S. 342, 385.

Etropol, S. 18, 47, 134, 143, 388, 473.

Fastow, S. 121, 514.

Fokschani, S. 32.

Formosa, S. 129, 168, 170, 207, 208.

Frateschti, S. 4, 6, 7, 21, 23, 24, 25,

50, 51, 52, 54, 55, 57, 59, 69, 70, 71,
92, 93, 95, 101, 104, 112, 119, 124,
125, 126, 132, 136, 137, 138, 139, 140,
141, 142, 144, 145, 146, 147, 149, 151,
152, 153, 155, 156, 157, 158, 161, 162,
163, 165, 166, 167, 168, 169, 170, 174,
175, 176, 192, 199, 200, 201, 208, 210,
211, 224, 225, 289, 413, 419, 454, 460,
462, 463, 475, 479, 482, 491, 493, 494,
496, 497, 498, 500, 501, 507, 509, 511,
516, 522, 524, 534, 535, 537, 544, 546,
551, 556, 558, 560, 561.

Gabrowa, auch Gabrowo, S. 10, 53,
56, 116, 142, 148, 375, 376, 380, 381,
383, 384, 385, 388, 406, 407, 536.

Galaz, S. 6, 23, 112, 161, 181, 342, 385,
395, 405, 444, 508, 517.

Gerbowez, S. 129, 168, 200, 207, 208.

Gettisburg, S. 81, 399.

Golta', S. 92, 215, 219, 221, 243, 245,
246.

Gorny-Dubniak, auch Gorny-Dubnjak, S. 18, 46, 47, 62, 64, 69, 82,
87, 264, 308, 309, 342, 374, 376, 383,
388, 424, 431, 441, 444, 445, 463, 472,
493, 501, 504, 528, 543.

Gorny-Studen, S. 25, 57, 60, 61, 69,
144, 263, 372, 382, 450, 498, 507, 509,
516, 522, 524, 528, 561.

Gravelotte, S. 399.

Griwiza, S. 7, 380.

Gschatsk, S. 121, 162.

Heidelberg, S. 417, 471, 476.

Horsitz, S. 526.

Imetli, S. 384, 385.

Inkermann, S. 115.

Iwantschewo, S. 142.

Jagodina, S. 344.

Jaroslaw, S. 162.

Jassy, S. 7, 32, 50, 51, 53, 59, 71, 74,
75, 76, 79, 92, 95, 101, 103, 104, 112,
113, 118, 123, 124, 125, 126, 128, 129,
130, 131, 132, 136, 139, 140, 151, 152,
154, 155, 156, 157, 158, 159, 160, 161,
162, 163, 164, 165, 166, 167, 168, 169,
170, 171, 172, 173, 174, 175, 176, 177,
178, 179, 180, 181, 192, 194, 195, 196,
197, 199, 201, 203, 205, 206, 208, 209,
210, 211, 213, 216, 224, 225, 240, 251,
260, 272, 273, 275, 277, 278, 279, 280,
281, 282, 289, 290, 304, 327, 328, 329,
331, 339, 340, 345, 346, 347, 348, 364,
424, 441, 443, 460, 462, 463, 475, 482,
491, 493, 494, 496, 497, 498, 500, 509,
510, 511, 512, 516, 519, 524, 527, 529,
533, 537, 538, 539, 543, 544, 546, 551,
556, 560.

Jowan-Tschiftlik, S. 342, 386.

Kadykiöi, S. 342, 386.

Kalarasch, S. 129. 168, 195, 203, 207, 225. 252.
Kaluger, S. 10, 45, 58.
Karachassankiöi, S. 342, 385.
Kars, S. 426.
Kassabino, S. 342, 387.
Kasan, S. 54.
Kasanlyk, S. 384, 385, 501.
Kasarewizy, S. 386.
Kasjatin, S. 124, 129, 131, 274, 276, 277. 282.
Kazelewo, S. 342, 386.
Kiew, S. 31, 32, 50, 52. 53, 54, 56, 68, 71, 74, 93, 95, 116, 117, 120, 121, 124, 125, 128, 129. 130. 131, 141. 160, 161, 162, 163, 164, 165, 169, 172, 173, 174, 175, 180, 181, 195, 196, 201, 211, 212, 213, 214, 215, 221, 222, 223, 229, 234, 239, 252, 255, 256, 257, 260, 261, 262, 266, 267, 268, 269, 270, 271, 272, 273, 274, 275, 276, 277. 282, 289, 418, 463, 477, 502, 504, 509. 512, 514, 515, 523.
Kischinew, S. 17, 77, 78, 95, 113, 124, 125, 129, 133, 135, 159, 161, 162, 163, 164, 168, 169, 170, 172, 175, 195, 196, 197, 201, 203, 205, 206, 207, 208, 209, 210, 211, 212, 213, 215. 222, 224, 245, 248, 250, 254, 256, 262, 266, 515, 519.
Köln, S. 417.
Königgrätz, S. 81.
Königsberg, S. 398.
Komani, S. 147, 154, 200, 201, 518, 559.
Konotop, S. 128.
Konstantinopel, S. 329, 414.
Kopo, S. 205.
Korenewna, S. 31.
Korneschti, S. 92, 129, 168, 169, 195, 206, 209, 216, 225, 245, 454, 462, 463, 464, 492. 522, 558, 561.
Korsun, S. 271.
Krementschug, S. 36, 46, 57, 59, 60, 68. 69, 70, 123, 126, 162, 192, 196, 211, 212. 254, 282, 289.
Kulibapass (auch Kurtowa-), S. 342, 380, 381.
Kursk, S. 128, 164, 255, 267.

Langensalza, S. 548.
Leipzig, 81, 117, 193, 417, 426.
Leschan, auch Lejan, S. 9, 45, 58, 221, 420.
Letniza, S. 10, 45, 58. 221, 420.
Lissaja-Gora, S. 79, 92, 220, 221, 248, 251, 253, 254, 262, 420, 421, 548.
Lowtscha, S. 10. 342, 372, 378, 382.
Lublin, S. 181.
Ludwigsburg, S. 497.

Magenta, S. 81, 83.
Mailand, S. 320.
Mannheim, S. 314, 315, 417, 419.
Mawrodina, auch Marwodeni, S. 32, 33, 35, 141, 149.
Medjidie, S. 387.

Medschibosche, auch Meschibuschi, S. 260, 275.
Metschka, S. 337, 342, 386, 387.
Metz, S. 320, 325, 414.
Midhat Pascha, S. 263.
Misseleo, S. 380.
Moroteschti, S. 200.
Moskau, S. 6. 52, 69, 74, 76, 121, 160, 164, 248, 255, 273. 276, 277, 446, 448, 460. 461, 463, 491, 522, 539.
München, S. 117.

Nancy, S. 394.
Nikolajew, S. 276, 305.
Nikolaus, St., S. 383.
Nikopol, S. 36, 51, 69, 70, 71, 82, 83, 84, 151, 203, 215, 321, 342, 367, 375, 379. 380.
Nischne, S. 247.
Nowgorod, S. 92, 193, 199, 215, 218, 254, 255, 256, 262.
Nowoukraina, auch Nowo-Ukrajinka, S. 92, 200, 245. 246.
Nucha, S. 142.

Oblawo, auch Oblawa, S. 34, 69.
Odessa, S. 116, 120, 121, 123, 124, 125, 126, 128, 129, 130, 162, 163, 164, 165, 169, 172, 174, 175, 181, 196, 201, 210, 211, 212, 213, 214, 215, 216, 217, 222, 223, 242, 246, 255, 256, 257, 260, 262, 266, 272, 276, 277, 278, 279, 280, 281, 282, 289, 305, 346, 398, 497, 498, 509, 524.
Olwiopol, S. 215, 219, 221, 243, 245.
Orchanie, auch Orchanje, S. 47, 134, 142, 143, 148, 168, 198, 264, 265, 384, 388, 473, 522.
Orel, S. 380.
Orenburg, S. 92, 160, 194, 199, 214, 215, 216, 218, 219, 243, 246, 247, 262.

Pantaleon, St., S. 71.
Paris, S. 325, 438, 496.
Pawlo, S. 9, 15, 33, 142, 143, 148, 150, 236, 292.
Perekop, S. 137.
Perewal, S. 206, 209.
Perm, S. 92, 160, 194, 199, 215, 235, 246, 247, 262.
Petersburg, St., S. 32, 160, 181, 186, 203, 206, 208, 243, 248, 254, 263, 317, 323. 324, 418, 446, 453.
Philippopel, S. 338, 340, 342, 346, 384, 385.
Piatra, auch Pjätra, S. 141, 149, 379, 426.
Piteschti, S. 113, 158.
Plewna, S. 9, 10, 15, 36, 37, 38, 39, 40, 46, 47, 49, 50, 51, 52, 56, 57, 58, 60, 64, 65, 69, 71, 73, 82, 83, 84, 86, 87, 89, 103, 116, 143, 148, 151, 152, 158, 304, 308, 309, 317, 337, 342, 372, 375, 376, 378, 379, 380, 381, 382, 383,

384, 387, 388, 389, 390. 391, 405, 406, 407, 409, 441, 444, 450, 463, 473, 502, 505, 507, 523, 527.
Plojeschti, S. 32, 71.
Polikroescht, S. 142.
Poltawa, S. 123, 126, 130, 196, 212, 415.
Poradim, S. 18, 142, 380.
Prag, S. 320.
Privat, St., S. 81.
Pskow, S. 92, 215, 242.
Putinei, S. 141, 142, 144, 146, 147, 150, 169, 201.
Pyrgos, S. 342, 386.

Rachni, S. 92, 162, 200, 215, 254, 255.
Radischewo, S. 380.
Rasdelnaja, S. 124, 125, 129, 242, 245, 266, 273, 274, 275, 276, 282.
Richmond, S. 404.
Rossbach, S. 83.
Rustschuk, S. 142.

Saarbrücken, S. 224.
Sadowa, S. 99.
Salta, S. 349.
Saratow, S. 121, 162.
Schainowo, S. 385.
Schipka-(Pass), S. 86, 102, 103, 142, 148, 158, 304, 337, 340, 342, 346, 372, 375, 376, 381, 382, 383, 384, 399, 406, 407, 501, 504, 523.
Schiurschewo, S. 50, 55, 141, 156, 157.
Schmerinka, S. 124, 129, 131, 216, 220, 256, 257, 260, 261, 266, 273, 275, 276, 277, 282.
Sedan, S. 81, 394, 497.
Selwi, S. 10, 76.
Serbinowzi, S. 219, 247, 260, 261.
Sewastopol, S. 3, 26, 42, 43, 44, 65, 87, 115, 116, 122, 205, 276, 283, 305, 308, 310, 315, 317, 320, 349, 357, 389, 392, 398, 407, 408, 416, 423, 424, 425, 452.
Sewerinowka, S. 141, 255, 261, 266.
Sgalewiza, S. 58, 59, 69, 384.
Simferopol, auch Sympheropol, S. 3, 14, 20, 115, 137, 181, 283, 320, 416, 536.
Simnitscheli, S. 53.
Simniza, S. 4, 8, 12, 15, 19, 20, 21, 23, 24, 36, 38, 40, 45, 50, 51, 52, 53, 54, 55, 56, 57, 58, 65, 69, 70, 71, 92, 93, 97, 107, 112, 116, 119, 124, 125, 138, 139, 140, 141, 142, 144, 145, 148, 149, 151, 157, 163, 203, 211, 215, 224, 239, 240, 247, 289, 309, 322, 342, 378, 379, 380, 381, 382, 387, 389, 395, 405, 406, 407, 409, 413, 426, 498, 502, 509, 510, 516, 524, 528, 535, 556, 558, 564.
Sinankiöi, S. 342, 386.
Sistowa, S. 9, 10, 11, 12, 14, 36, 37, 38, 40, 55, 56, 57, 58, 68, 69, 70, 72, 92, 93, 95, 98, 112, 119, 124, 125, 138,

140, 142, 148, 149, 163, 203, 204, 231, 232, 239, 247, 263, 264, 291, 317, 382, 383, 384, 407, 413, 424, 431, 498, 500, 501, 505, 509, 516, 524, 527, 535, 539, 556, 559.
Skutari, S. 329, 398.
Slavuta, S. 271, 514.
Slawjansk, S. 164.
Smeloë, S. 271, 514.
Smolensk, S. 181.
Solferino, S. 81, 368, 399.
Sophia, S. 384.
Spichern, S. 83.
Spottsylvania, S. 404.
Stambul, S. 404, 412.
Strassburg, S. 99, 320, 322, 325.
Strelna, S. 501.
Strischowka, S. 271.
Stuttgart, S. 509.
Sulz, S. 394.
Sysran, S. 131.

Taganrog, S. 181.
Tagilsk, S. 247.
Tekutschi, S. 59, 155, 200.
Telisch, S. 99, 264.
Teplisch, S. 384.
Tiraspol, S. 162, 163, 164, 212, 266.
Tirnowa, S. 7, 10, 11, 25, 53, 54, 56, 57, 58, 60, 68, 116, 141, 142, 148, 372, 380, 381, 383, 386, 387, 407, 473, 498, 516.
Trawno, S. 384.
Trestenik, S. 342, 387.
Triklodenza, S. 380.
Tschaïrkiöi, S. 342, 386.
Tschernigow, S. 128.
Tschernjatin, S. 219, 220, 257, 258, 259, 260, 261, 266, 271, 273, 559.
Tschernika, S. 71.
Tschirikow, S. 376, 383, 424, 441.
Tutscheniza, S. 15, 64.

Ufa, S. 160.
Ungeni, S. 75, 121, 129, 168, 195, 206, 225.

Vionville, S. 81, 83, 412.
Versailles, S. 322, 438, 497, 526.

Wardin, S. 31, 69, 386, 387.
Warschau, S. 131, 160, 164, 181.
Waterloo, S. 83, 398.
Weissenburg, S. 83, 312, 394, 432, 470, 497, 501, 517, 548, 561.
Werchne-Tursk, S. 215, 247.
Wien, S. 132, 134, 416.
Wilderness, S. 404.
Wilna, S. 135, 164.
Winniza, S. 116, 135, 163, 212, 260, 271.
Wjatka, S. 160, 194, 199, 207, 208, 215.
Wodiza, S. 387.

Wologda, S. 92, 160, 193, 215, 220, 221, 235, 248, 250, 251, 252, 253.
Wolotschisk, S. 124, 126, 129, 141, 219, 257, 260, 266, 273, 274, 275, 276, 277.

Wosnescnsk, S. 212.
Wradjewka, S. 247.

Zarewiza, S. 204.
Zorndorf, S. 81.

Sachregister.

Abtheilungen für schwache Leute, S. 140, 141.
Abtritte, S. 24.   [371.
Administration, S. 332—334, 369—
Aërations-Methode und -Hermetismus, S. 446—448, 461, 463.
Amputationen, primäre, S. 437—443, 525—528. —, secundäre, S. 524—533. — der oberen Extremität, S. 533—537. — des Oberschenkels, S. 441—443, 525—528. — des Unterschenkels, S. 533—539. — des Fusses, S. 533, 537—539.
Aneurysmen, traumatische, S. 558.
Armeekrankheiten, Eintheilung ders., S. 305, 306, s. auch Krankheiten.
Arterienunterbindung, S. 444, 483—488, 558—563.
Aufnehmen der Verwundeten, S. 86, 87, 373, 374, 393, 398.
Augenkrankheiten, S. 329.

Baracken, S. 20, 21, 216, 217, 213, 418. —, amerikanische, S. 214, 245. — -Hospital Jassy, S. 205. — -Lazareth Tschernjatin S. 257—260.
Bauernhäuser, S. 251—253.
Behandlung, Individualisirung in derselben, S. 107. —, Anpassung an die Kriegsperiode, S. 108. —, Methoden bei Oberschenkelverletzungen, S. 475—478, 480. — bei Knieverletzungen, S. 481, 482, 513—515. — bei penetrirenden Brustwunden, S. 520, 521. —, conservative, bei Oberschenkelverletzungen, S. 525. —, bei Schussfracturen des Oberarmes und Unterschenkels, S. 538. —, bei Schulterverletzungen, S. 545, 546. —, bei Ellbogenverletzungen, S. 548, 549. — nach Lister, S. 425, 435, 446—448, 452—458, 462, 465. — und Reyher, S. 426—429. — nach Pirogow, S. 459, 460. — nach der Moskauer chirurgischen Gesellschaft, S. 446—448, 461, 463. —, offene, S. 446, 447.
Bekleidung, S. 106.
Beobachtungsabtheilung, S. 279.
Blennorrhö der Bindehaut, S. 334.
Bluttransfusion, S. 445, 494.
Blutungen, S. 482, 483, 558—564.
Brustwunden, penetrirende, S. 516—524.

Casuistik von Oberschenkelschuss-

fracturen, S. 501, 502, 504—506. — von penetrirenden Brustwunden, S. 522, 523. — von Humeruskopffracturen, S. 547, 548. — von Arterienunterbindungen, S. 558, 559. — von traumatischen Leiden des Nervensystems, S. 565, 566.
Causalgia, S. 565, 566.
Cholera, S. 335.
Collectivtraumatismus, S. 302.
Comité (der Petersburger Damen), S. 208. — (Hospital-), S. 66.
Compresses échauffantes, S. 470.

Denkschrift, S. 289—292.
Depôts, S. 233.
Diät, Erleichterung der Verordnungen, S. 109.
Diagnose, S. 104, 105.
Diarrhöen, S. 331.
Dienstanweisung des Hospitalinspectors, S. 568, 569. — des Feld-Militär-Medicinal-Inspectors, S. 569—572.
Diphtheritis der Wunden, S. 317, 318.
Divisionslazarethe, S. 61—65, 410. —, Organisation derselben, S. 30, 31, 63. —, Personalmangel ders., S. 85. — als Hauptverbandplätze, S. 375—403.
Divisionswagen, S. 132.
Dorf-Hütten, S. 10, 213, 221.
Dysenterie, S. 329.

Eis-Behandlung, S. 492, 550.
Eisenbahntransport, S. 135, 136, 154, 156, 224, 414.
Epidemie, traumatische, S. 299—302.
Erdhütten, S. 15, 16, 213.
Erfrierungen, S. 326, 329.
Erysipel, S. 316, 317, 320.
Etappen, S. 131, 142. 143, 169. — Putinei, S. 144, 146. — Aternaz, S. 145. — Komani, S. 147. — Rasdelnaja, S. 242. — Schmerinka, S. 256. — I. M. der Kaiserin, S. 262—265.
Etappenstationen, S. 65, 200, 201.
Evacuation, S. 110—184. —, Principien, S. 111, 112. —, Nothwendigkeit mehrerer Evacuationsstationen, S. 112, 113. — Schwerverwundeter, S. 114, 115, 118. —, Mangel an Vorbereitung, falsche Voranschläge, S. 116. —, Unmöglichkeit der Zurückhaltung in orientalischen Kriegen, S. 119. —, Schwierigkeit des Transportes

gegenüber d. Eisenbahnverkehr, S. 120.
—, Reformvorschläge, S. 123—126.
—, Direction der Transporte, S. 129.
—, Befugnisse der Evacuationscommissionen, S. 123—130. —, Nothwendigkeit der Evacuation, S. 149, 150.
— -Station Frateschti, S. 152, 153, 157, 167, 200. — Jassy, S. 158, 159, 161, 162, 166, 172, 182, 210. — der Leichtkranken, S. 163. —, Regelung derselben, S. 164—171. —, Phasen derselben, S. 165.—, Einfluss des rothen Kreuzes, S. 168, 170. —, Beschränkung derselben, S. 175.
Exarticulation des Oberarmes, S. 533—536.
Extensions-Behandlung, S. 449, 471, 474, 505, 515.
Extraction der Geschosse, S. 424.
— der Splitter, S. 436, 465—470.

Feldlazarethe, S. 409—412.
Feld-Militär-Medicinal-Inspector, S. 569—572.
Fissuren, S. 365.
Fixationsverbände, S. 433, s. auch Gypsverband.
Flechtwerk, S. 20.
Fracturen, Loch-, S. 364. —, Längs-, S. 364.
Fremdkörper (in den Knochen und Gelenken), S. 365.
Fuhrwerke, S. 132.

Gefässunterbindung, S. 444, 483—488, 558—563.
Geschosse, Beschaffenheit derselben, S. 348. —, Einfluss derselben auf die Wunden, S. 349, 363. —, Uebersicht derselben, S. 350—352. —, Bedingungen für gutartige Schusswunden Seitens derselben, S. 353, 354. —, Unterschiede zwischen einzelnen derselben, S. 355. —, Formveränderung derselben, S. 356, 360—362. —, verschiedene Wirkung, S. 359.
Glanzfinger, S. 565.
Gypsverband, S. 42—44, 401, 402, 423, 430, 431—435, 464—467, 471—473, 478, 479.

Häuser in Städten, S. 10—14, 214, 222. in Dörfern, S. 251—253.
Hauptverbandplätze, S. 31, 35, 65, 375—403. — auf dem rechten Flügel, S. 378—385. — auf dem linken Flügel, S. 385—387. —, Kritik derselben, S. 388, 389. —, Sortirung, Niederlegen, Besichtigung der Verwundeten auf denselben, S. 391—393.
Heizung, S. 7, 8.
Holzbaracken, S. 214.
Hospitäler, s. Kriegshospitäler (temporäre).

Hospitalbrand, S. 317—320.
Hospitalcomité, S. 66.
Hospital-Inspector, Auszug aus der Dienstanweisung desselben, S. 568, 569.
Hospital-Verwendung, S. 69, 70.
— -Verwaltung, S. 68. — -Wagen, S. 132. — -Zelte, s. Zelte.
Hülfleistung auf dem Verbandplatze, S. 423—449. — während des Landtransportes, S. 449, 450. — in den Hospitälern Bulgariens u. Rumäniens, S. 450—494.
Hülfsvertheilung, S. 233.

Incisions-Behandlung, S. 550.
Infectionen, S. 323.
Infectionskrankheiten, S. 272—275, 279, 280.
Injectionen, subcutane, S. 444, 445.
Isolirungsanstalt, S. 251.
Jurten, S. 17—20, 214, 218, 219.

Kibitken, S. 17, 225.
Kost, S. 231.
Krankenbewegung, S. 92—94.
Krankenpflege, S. 105, 226—233.
Krankenträger, S. 373—374.
Krankentransport, s. Transport.
Krankenzerstreuung, S. 121, 160, 415, 419, 420.
Krankheiten, Uebersicht über dieselben, S. 102, 103. —, Schwierigkeit der Diagnose bei inneren Krankheiten, unterstützende Momente für dieselbe, S. 104, 105. —, äussere und innere, S. 329. —, Ursachen für dieselben, S. 332.
Kriegschirurgie, Grundprincipien Pirogow's für dieselbe, S. 295—298.
Kriegshospitäler (temporäre) auf dem Kriegsschauplatz, Organisation derselben, S. 28, 29. — Nr. 56, S. 32—36. — Nr. 48, S. 36. — Nr. 63, S. 36—45. — Nr. 69, S. 46—49. — Nr. 46, S. 50, 51. — Nr. 57, S. 52—55. — Nr. 50, S. 56. — Nr. 66, S. 57, 58. — Nr. 71, S. 59. — Nr. 62 u. 67, S. 60. —, Organisationsvorschläge, S. 41, 66—68. —, Ergebnisse der Hospitalverwendung, S. 69, 70. — im Rücken der activen Armee, Nr. 54, S. 72, 73. — Nr. 45, S. 74. — Nr. 74, S. 75, 76. — Nr. 81, S. 76. — Nr. 60, S. 77. — in Privathäusern, S. 78. — in Dörfern, S. 79. — der Kaiserin Maria, S. 204. —, Verbleib der Verwundeten in denselben, S. 409—412.
Kriegslazarethe, s. Feldlazarethe.
Kriegspolizei, S. 45.
Kriegsseuchen, S. 322—326.
Kriegstraumatismus, S. 301, 302.

Lagerstellen, S. 90, 125.
Landtransport, S. 137—139, 145.

Lazarethe, s. Privathülfe.
Leber-Verletzungen, S. 566.
Lehmhütten, S. 214, 219, 220.
Leichenkammern, S. 24.

Marode, S. 140, 141.
Mauerwerk (preussisches), S. 214, 219, 220, 257.
Meldungs-Schema (Evacuation), S.
Miasmen, S. 7, 19. [127.
Militär-Bezirks-Behörde, S. 28.
— -Sanitäts-Behörde, S. 28. — -Sanitätswesen, S. 190. — -Züge, S. 132.
Morbidität, S. 303, 304, 327—329, 347.
Mortalitätsprocente, S. 303, 304, 327—329, 338, 339, 347, 495—497, 554, 555. — bei Oberschenkel-Schussfracturen, S. 498—500, 503, 512. — bei Kniegelenks-Schusswunden, S. 509—512. — bei penetrirenden Brustwunden, S. 516—520. — bei Amputationen des Oberschenkels, S. 524—533. — der oberen Extremität und des Unterschenkels, S. 533—539. — bei Resectionen der Schulter im Vergleich mit exspectativer Behandlung, S. 545. — des Ellbogens im Vergleich mit exspectativer Behandlung, S. 548, 549. — des Tibiotarsalgelenkes im Vergleich mit exspectativer Behandlung, S. 552, 553. — des Radiocarpalgelenkes, S. 551. — des Kniegelenkes, S. 551, 552. — bei Schussfracturen des Oberarmes, Vorderarmes und Unterschenkels, S. 557. — bei Unterbindung der Arterien, S. 558—563. — in Simniza, Sistowa und Gabrowa, S. 556.

Nachblutungen, S. 482, 483, 558—564.
Nervensystem, traumatische Leiden desselben, S. 565, 566.

Observationsstationen, S. 276.
Oedeme, acut purulente, S. 316, 317.
Organisation der Kriegshospitäler, S. 28, 29. — der Divisionslazarethe, S. 30, 31, 63. — der Feldlazarethe, S. 411, 412.
Osteomyelitis, S. 317.

Polizei, S. 45.
Primäroperationen, S. 310, 401—403, 436—444, 525—528.
Privathäuser, S. 10—14, 214, 222.
Privathülfe, Geschichtliches, S. 186. —, Eigenthümlichkeiten derselben in Russland, S. 187. —, Stellung derselben, S. 188, 189. —, Verhältniss zum Militär-Sanitätswesen, S. 190. —, Aufgaben, Maassnahmen derselben, S. 191 —194, 198, 223. —, Selbstständigkeit des rothen Kreuzes, S. 195. —, Militärbehörde und rothes Kreuz, S. 197. — zu Frateschti, S. 199. —, Etappen

derselben in Bulgarien, S. 201. —, Lazarethe derselben in der Nähe des Kriegsschauplatzes: Nicolai, S. 202; Dorpat, S. 203; das evangelische, S. 203; das t. Kriegshospital der Kaiserin Maria, S. 204. —, Lazarethe derselben zwischen Jassy und Kischinew: Barackenhospital Jassy, S. 205, 206; Ungeni, S. 206; I. M. der Kaiserin, S. 206; Kalarasch, S. 207; Gerbowez, S. 207; Formosa, S. 208; des Petersburger Damen-Comités St. Cyprian, S. 208; Kischinew, S. 208; Evacuationsstation Jassy, S. 210. — in den Bezirken Neurusslands: Kiew, Odessa, S. 211—282; Unterkünfte, S. 214—222; Transportmittel, S. 224, 225; Krankenpflege, S. 226—233; Sanitätspersonal, S. 234—241. —, Lazarethe: Rasdelnaja, S. 242; Pskow, S. 242; Orenburg, S. 243—245; Perm, S. 246; Nischne, Tagilsk, Werchne-Tursk, S. 247; Wologda, S. 248—253; Nowgorod, S. 254, 255; Schmerinka, S. 256; Tschernjatin, S. 257—260; Severinowka, S. 261, 262; I. M. der Kaiserin, S. 262—265. — in Kiew, S. 267—277. —, Bedeutung der Lazarethe im südwestlichen Rayon, S. 271. — in Odessa, S. 277—282: Maassnahmen gegen Flecktyphusverbreitung, S. 279, 280; Bedeutung von Odessa für Evacuation, S. 282.
Projectile, s. Geschosse.
Pyämie, S. 307, 311—316.

Reconvalescenten, S. 140, 141.
Resectionen, primäre, S. 443, 444. —, secundäre, S. 489, 539—557. — des Schultergelenkes, S. 539—546. — des Ellbogengelenkes, S. 539—546, 548—550. — des Radiocarpalgelenkes, S. 551. — des Kniegelenkes, S. 551, 552. — des Tibiotarsalgelenkes, S. 552, 553. — der Diaphysen, S. 553.
Rothes Kreuz, s. Privathülfe.
Ruhr, S. 331.

Sanitätsdienst, Selbstständigkeit desselben, S. 89. — während des Eisenbahntransportes, S. 154.
Sanitätspersonal, S. 13, 44, 29, 54, 85, 87, 96—101, 234, 235, 241. —, weibliches, S. 236—240.
Sanitäts-Waggons, S. 132. — -Züge, S. 132, 136, 155, 224.
Schädelwunden, S. 564.
Schussfracturen des Oberschenkels, S. 495—506, 531. — des Hüftgelenkes, S. 507, 508. — des Oberarmes, Unterarmes und Unterschenkels, S. 557. — des Schädels, S. 564.
Schusswunden, S. 353, 354, 364, 366,
Scorbut, S. 329. [367.

Septicämie, S. 307—311.
Septicopyämie, S. 307.
Seuchen, S. 322—326.
Sortirung, S. 112, 149, 150, 389—391.
Sortirungs-Baracken, S. 211. — -Stationen, S. 276.
Splitter, S. 436, 468, 469, 470.
Starrkrampf, S. 322, 493.
Sterblichkeit, S. 81—83, 92—95, 270, s. auch Mortalitätsprocente.
Syphilis, S. 334.

Tarantas, S. 225.
Telegen, S. 132, 133, 225.
Theetrinken, S. 283, 284.
Trachom, S. 334.
Transfusion, S. 445, 494.
Transport der Kranken und Verwundeten, Reformvorschläge, S. 88. —, Einfluss auf die Verwundeten, S. 91, 405, 406. —, Möglichkeit desselben bei Schwerverwundeten, S. 117. — auf Landfuhrwerken, S. 133. — auf Krankentransportwagen, S. 134. —, Eintheilung der zu Transportirenden, S. 155. — vom Verbandplatz in das t. Kriegshospital, S. 403—409. — aus den Feldlazarethen und Hospitälern auf die Evacuationsstationen, S. 412—415.
Transportstockungen, S. 413, s. auch Evacuation.
Transportärzte, S. 450.
Transportmittel, S. 132—139, 154, 156, 224, 225, 397, 399, 414.
Trauma — Traumatismus — Kriegstraumatismus, S. 301, 302.
Trepanation, S. 564.
Typhus, S. 272, 329, 330. —, exanthematischer, S. 280, 329.

Unterbindung grosser Gefässe, S. 444, 483—488, 558—563.
Unterbindungscallus, S. 484, 485.
Unterkünfte, S. 3—27, 213—222, 415

—422. —, Kritik derselben, S. 22, 214, 215.

Venerische Krankheiten, S. 329.
Ventilation, S. 9, 19, 21.
Verband nach primären Operationen, S. 445—448. — für den Transport, S. 448. — bei frischen Schusswunden der Weichtheile, S. 451—467. — nach secundären Amputationen und Resectionen, S. 489, 490.
Verbandmaterial, S. 231, 232, 378.
Verbandplätze, S. 371, 372. s. auch Hauptverbandplätze.
Verluste, Beziehung derselben zum Sanitätspersonal, S. 84. —, Beurtheilung des Sterblichkeitsprocentes, S. 94. —, Hospitalstatistik, S. 95, s. auch Mortalitätsprocente.
Verpflegung, S. 105. —, Grundsätze, Mittel und Verwendung derselben, S. 226—233.
Verpflegsstationen, S. 65, 131.
Verwaltung (Hospital), S. 68.
Verwundete, Statistik, Mortalitätsprocent derselben, Verhältniss zwischen Todten und Verwundeten, S. 336—347.

Wäsche, S. 231, 232.
Wechselfieber, S. 329.
Weibliches Sanitätspersonal, S. 236—240.
Wiener Wagen, S. 132, 225.
Woilache, S. 17.
Wunderweiterung, S. 424.
Wundinfection, S. 321.
Wunduntersuchung, S. 424, 437.

Zelte, S. 3—9, 23, 24, 214, 217, 218.
Zelthospital Jassy, S. 205.
Zerstreuung der Kranken und Verwundeten, S. 121, 160, 415, 419, 420.

Druckfehler und Berichtigungen.

Seite 18, Zeile 7 von unten, statt „Bokrinski“ lies „Bobrinski“.
„ 30, „ 10 von oben, statt „Kriegslazáreth“ lies „Kriegshospital“.
„ 47, „ 14 von oben und Seite 48 Zeile 5 von unten, statt „Karzewa“ lies „Karzow“.
„ 47, „ 17 von unten, statt „Schkljarewski“ lies „Schkljärewski“.
„ 58, „ 4 von unten, statt „Bljeljawski“ lies „Bjeljawski“.
„ 58, „ 3 von unten, statt „Slawewiza“ lies „Sgalewiza“.
„ 69, „ 19 von unten, statt „Baradina“ lies „Wardin“.
„ 77, „ 9 von oben, statt „$1/3$“ lies „$1/30$“.
„ 77, „ 7 von unten, statt „Amosowski'schen“ lies „Amosow'schen“.
„ 128, „ 16 von unten, statt „Konotope“ lies „Konotop“.
„ 152, „ 15 von oben, statt „Drentelen“ lies „Drenteln“.
„ 168, „ 21 von unten und Seite 206 Zeile 14 von oben, statt „Deuuzeui und Depureni“ lies [„Depuzeni“.
„ 238, „ 3 von unten und S. 380, Zeile 3 von unten, statt „Schachowskoi“ lies „Schachowska“.
„ 255, „ 15 von unten, statt „Skorschenski“ lies „Skorschinski“.
„ 274, „ 10 von oben, statt „Kosjatin“ lies „Kasjatin“.
„ 275, „ 15 von unten, statt „Wolocrysker“ lies „Wolotschisker“.
„ 381, „ 10 von unten, statt „Pauowitsch-Tschaïnski“ lies „Janowitsch-Tschaïnski“.
„ 386, „ 9 von oben, statt „Alabawa“ lies „Ablawa“.
„ 386, „ 21 von unten, statt „Rasarewizy“ lies „Kasarewizy“.
„ 138, „ 5 von oben, statt „Guttrie“ lies „Guthrie“.

Die Anmerkungen auf Seite 307—308, 317 und 340 finden sich irrthümlicherweise nicht mit A. Schmidt unterzeichnet.

INHALTSVERZEICHNISS.

Erster Theil.

I.

Vergleich des Krimkrieges und des französisch-deutschen Feldzuges mit dem letzten orientalischen Feldzuge. Unterbringung der Kranken und Verwundeten auf dem Kriegstheater: Zelte, Häuser in Städten. Dorfhütten. Erdhütten, Jurten und Baracken. Auswahl der Plätze für die Unterkunft   1

II.

Die temporären Kriegshospitäler. Die mobilen Divisionslazarethe. Geschichte der Kriegshospitäler. Mängel ihrer Organisation. Ergebnisse der eigenen Anschauung. Verbandplätze, Organisation und Mängel derselben. Schlussfolgerungen   28

III.

Statistik des Ausfalls aus der Front in den Schlachten. Zahlenverhältniss des Sanitätspersonals zur Zahl der Gesunden und Kranken der Armee. Das Aufnehmen der Verwundeten und Wegtragen auf die Verbandplätze. Zahl der Lagerstellen in den Hospitälern auf dem Kriegsschauplatze. Procente der Sterblichkeit in den temporären Kriegshospitälern. Etappenstationen und auf den Verbandplätzen. Reserve von Aerzten. Klimatische Krankheiten in den Armeen   80

IV.

Die Evacuation. Das unbegrenzte System der Krankenzerstreuung. Kritik der Evacuationsprincipien. Transporte auf Landwegen und Etappen. Abtheilungen von schwachen und maroden Mannschaften. Truppen- und Sanitätszüge. Evacuationsbaracken und Sortiren. Statistische Zahlen der Evacuation. Allgemeine Schlussfolgerungen   110

V.

Bedeutung und Principien der Privathülfe. — Verhältniss der Privathülfe zu den Militärbehörden während des Krieges. — Anstalten der Privathülfe während des Krieges. — Lazarethe und Evacuationsbaracken der Privathülfe. — Mobile Lazarethe und Etappen. — Allgemeiner Ueberblick über die Hospitalunterkünfte der Privathülfe. — Transportmittel. — Depôts. — Personal. — Unterhalt der Kranken durch die Privathülfe. — Geschichte der Lazarethe der Privathülfe in Rumänien, in den südwestlichen Provinzen und Neurussland. — Schlussfolgerungen   185

Beilage I   289

Beilage II   291

Zweiter Theil.

I.

Die Grundprincipien meiner Kriegschirurgie   295

II.

Der Krieg — eine traumatische Epidemie. Der Einzel- und der Collectivtraumatismus. Die traumatischen Infectionskrankheiten. Die Morbidität der Armee. Vergleichende Statistik der Morbidität der Armeen in den letzten Kriegen. Die Seuchen während des Krieges und ihre Kranken   299

III.

Der günstige Wundverlauf im letzten Kriege. — Vergleichende Statistik über die Zahl der Verwundeten. — Mortalitätsprocent der Verwundeten in verschiedenen Kriegen. — Drei Bedingungen, welche zum günstigen Wundverlauf beitrugen. — Eigenschaften der Schusswaffen. — Wärmeentwickelung, Erweichung und Zerfall bei den Chassepot- und Snyderprojectilen. — Vergleich der Wirkung der Chassepot-, Peabody-, Martini- und Snyderprojectile. — Anatomische Veränderungen an den Knochen bei Schussverletzungen. — Granatschussverletzungen und Verwundungen durch blanke Waffe 336

IV.

Der Kern des Kriegssanitätswesens liegt in der Administration. — Die Verwundeten vom Schlachtfelde bis in das Feldlazareth. — Die Einsammlung und Vertheilung der Verwundeten. — Die Einrichtung der Verbandplätze bei uns und im Auslande. — Die Verbandplätze und die Verwundetenzahl in unseren 16 Schlachten. — Vergleichende Statistik der primären Operationen. — Der Transport der Verwundeten in die vorgeschobenen Hospitäler. — Die traumatischen Infectionskrankheiten in den Hospitälern. — Getrennte Räume und Isolirung der Verwundeten 369

V.

Die Hülfleistung auf den Verbandplätzen. — Beurtheilung der Lister'schen Methode auf dem Verbandplatze. — Die Vorbereitung der Verwundeten für den Transport. — Die ungefensterten, gefensterten und abnehmbaren Gypsverbände. — Die Hülfleistung an den Verwundeten während des Transportes und in den vorgeschobenen Hospitälern. — Die Behandlung der Schussfracturen des Oberschenkels und der Kniegelenkswunden. — Combination der Lister'schen Methode mit dem Gypsverbande. — Der Gypsverband und die Extension. — Die Blutungen und die Unterbindung der grossen Arterien. — Der Wundverband nach Secundäroperationen. — Die subcutane Injection, die Transfusion und andere Besonderheiten bei der Behandlung 423

VI.

Die allgemeinen statistischen Ergebnisse und die Grundlagen unserer Statistik. — Vergleichende Statistik der Schussfracturen des Oberschenkels. — Statistiken verschiedener Behandlungsmethoden und Casuistik. — Vergleichende Statistik der Schusswunden des Kniegelenkes und deren Behandlungsweisen. — Vergleichende Statistik der Brustwunden und deren Behandlung. — Vergleichende Statistik der Amputationen des Oberschenkels. — Statistik der Amputationen des Oberarmes und des Unterschenkels. — Vergleichende Statistik der Resectionen und der exspectativen Behandlungsmethode. — Statistik der Schussfracturen des Oberarmes, des Unterschenkels und des Fusses. — Vergleichung der Resultate dieses Krieges und der vorhergehenden. — Statistik der Unterbindung der grossen Arterienstämme. — Bemerkung über die traumatischen Verletzungen anderer Körperregionen. — Schluss 494

Im Text gebrauchte Abkürzungen.

t. bedeutet temporär und zwar immer in Verbindung mit Kriegshospital: temporäres Kriegshospital.

r. Kr. bedeutet rothes Kreuz.

KARTE

mit besonderer Rücksicht auf den Sanitätsdienst und die Evacuation

zu

N. PIROGOW,

Das Kriegs-Sanitätswesen und die Privathülfe auf dem Kriegsschauplatz in Bulgarien u. im Rücken d. operirenden Armee 1877—1878.

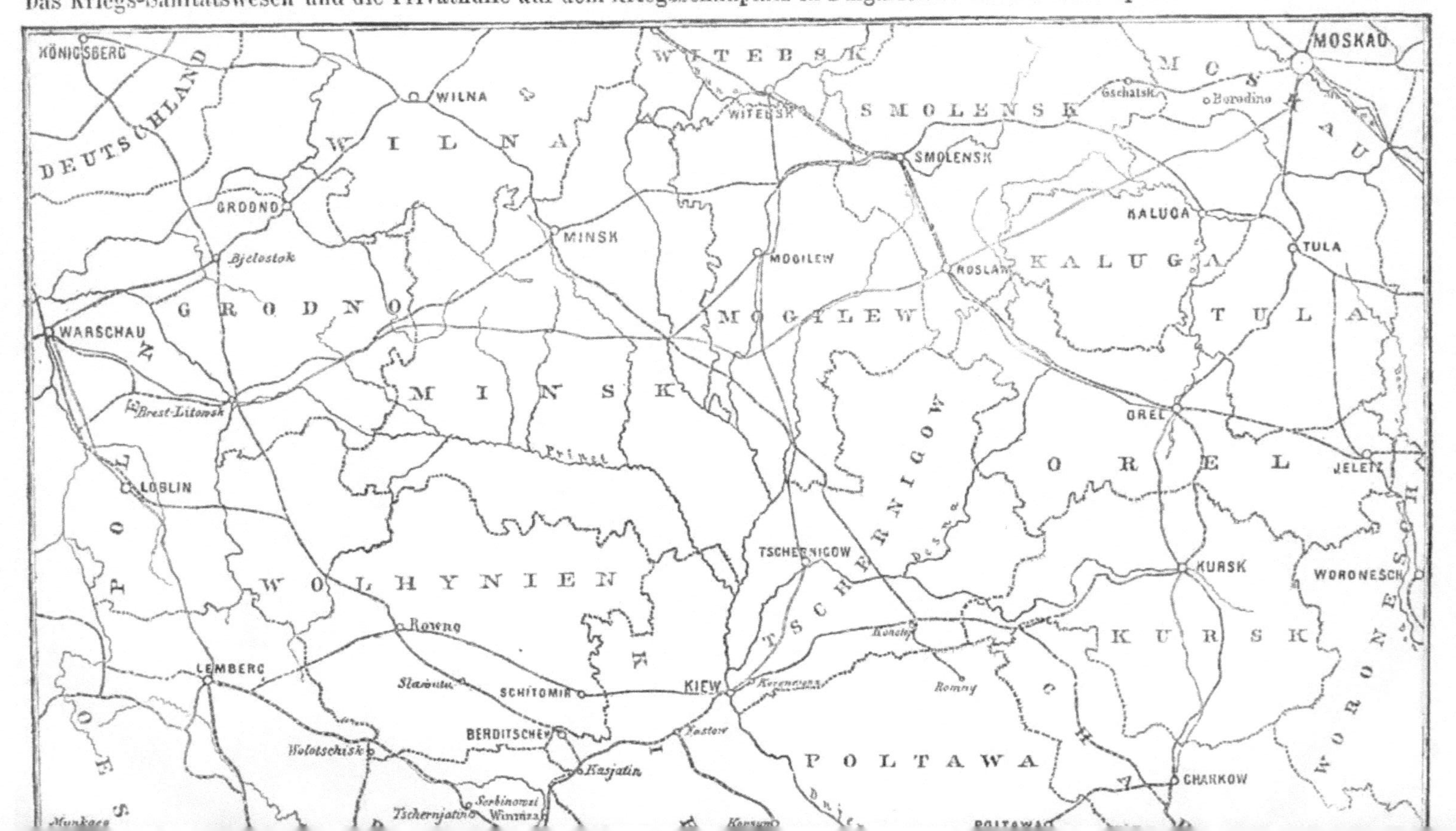

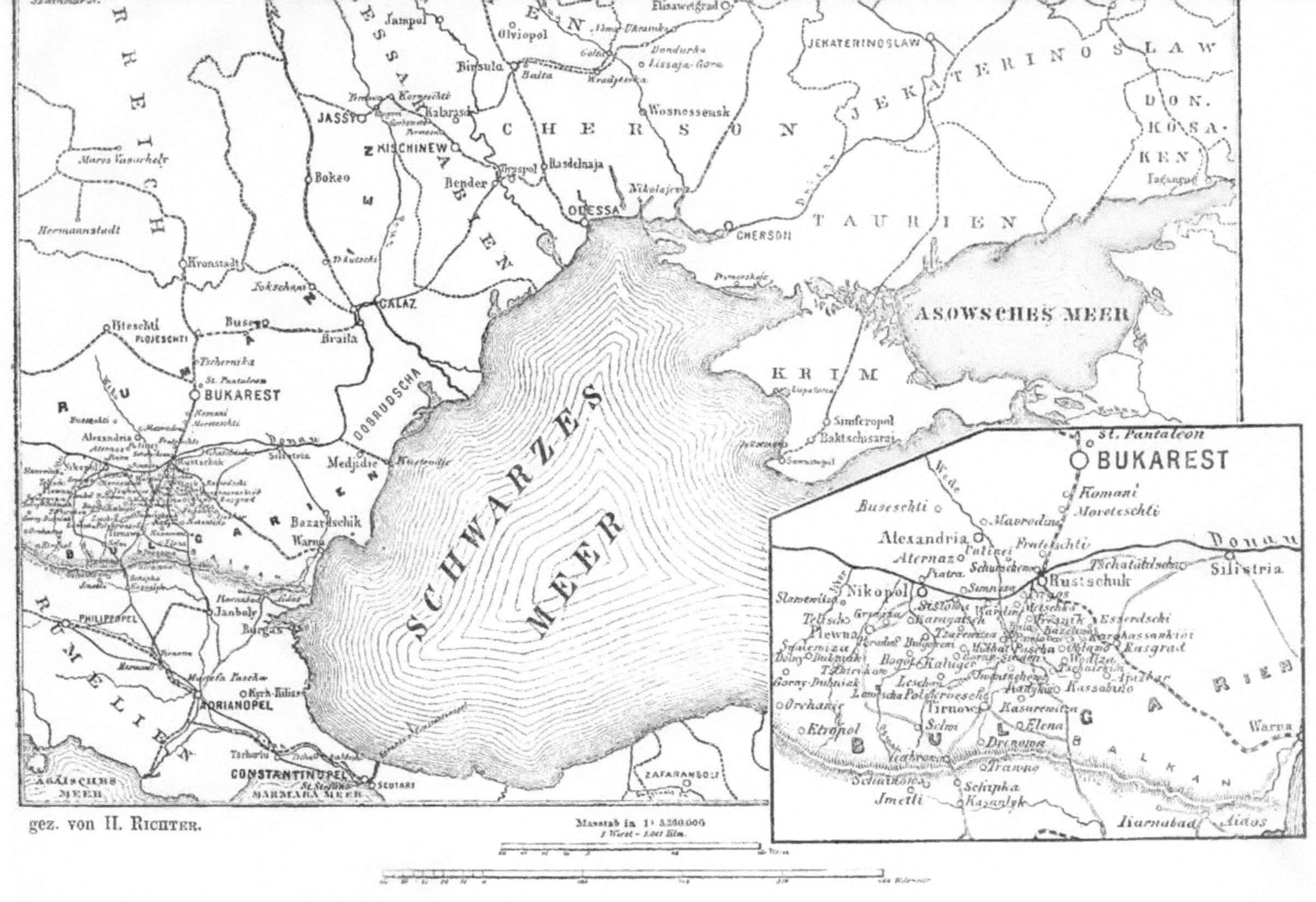

SCHWARZES MEER
ASOWSCHES MEER
ÄGÄISCHES MEER
MARMARA MEER
JEKATERINOSLAW
CHERSON
TAURIEN
KRIM
DON. KOSAKEN
BESSARABIEN
RUMELIEN
BULGARIEN
DOBRUDSCHA
OESTERREICH
Elisawetgrad
Jampol
Olviopol
Golta
Nowo-Ukrainka
Dondurka
Lissaja-Gora
Birsula
Balta
Krutowka
Wosnessensk
Tiraspol
Rasdelnaja
Nikolajewz
ODESSA
CHERSON
Simferopol
Baktschisarai
Sewastopol
Eupatoria
Promoskaje
Taganrog
JASSY
KISCHINEW
Bender
Bokeo
Kalarasch
Hermannstadt
Mares Vasarhely
Kronstadt
Fokschani
GALAZ
Buseo
Braila
Bteschti
PLOJESCHTI
Tschernika
St. Pantaleon
BUKAREST
Romani
Moreteschti
Alexandria
Mavrodin
Donau
Silistria
Medjidie
Küstendje
Bazardschik
Warna
ADRIANOPEL
Philippopel
Janboly
Burgas
Mustafa Pascha
Kyrk-Kilissa
Tschorlu
CONSTANTINOPEL
St. Stefano
Scutari
ZAFARANSOI
Massstab in 1 : 5.500.000
1 Werst = 1.067 Klm.
gez. von H. RICHTER.